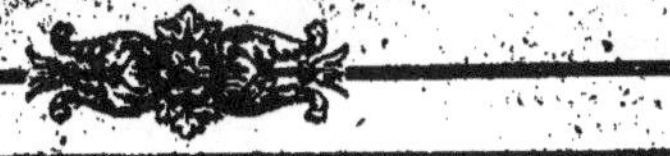

ENCYCLOPÉDIE

DES

SCIENCES MÉDICALES;

PAR MM. ALIBERT, BARBIER, BAYLE, BAUDELOQUE, BOUSQUET, BRACHET, BRICHETEAU, CAPURON, CAVENTOU, CAYOL, CLARION, CLOQUET, BOTTEREAU, DOUBLE, FOSTER, GERDY, GIBERT, GUÉRARD, HUGUIER, LAENNEC, LENOIR, LENORMAND, LISFRANC, MALLE, MARTINET, PELLETAN, RÉCAMIER, SERRES, AUGUSTE THILLAYE, VELPEAU, VIREY.

PREMIÈRE DIVISION.

ANATOMIE ET PHYSIOLOGIE.

Treizième Livraison.

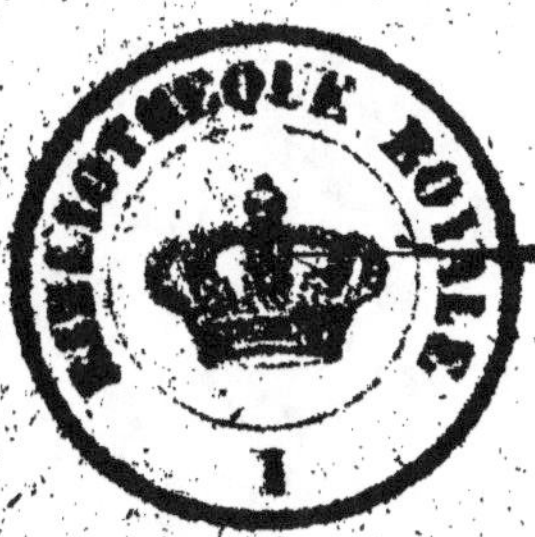

PARIS.

AU BUREAU DE L'ENCYCLOPÉDIE,

RUE SERVANDONI, 17.

JANVIER, 1835.

ENCYCLOPÉDIE

DES

SCIENCES MÉDICALES.

PARIS.—IMP. DE BÉTHUNE ET PLON,
RUE DE VAUGIRARD, 36.

ENCYCLOPÉDIE

DES

SCIENCES MÉDICALES;

PAR MM. ALIBERT, BARBIER, BAYLE, BAUDELOQUE, BOUSQUET, BRACHET,
BRICHETEAU, CAPURON, CAVENTOU, CAYOL, CLARION, CLOQUET,
COTTEREAU, DOUBLE, FUSTER, GERDY, GIBERT, GUÉRARD, LAENNEC, LENORMAND,
LISFRANC, MALLE, MARTINET, PELLETAN,
RÉCAMIER, SERRES, AUGUSTE THILLAYE, VELPEAU, VIREY.

TOME QUATRIÈME.

PREMIÈRE DIVISION.
ANATOMIE ET PHYSIOLOGIE.
IV.

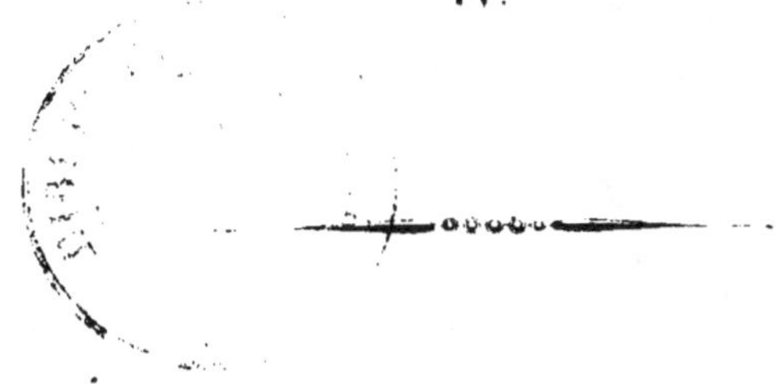

PARIS.

AU BUREAU DE L'ENCYCLOPÉDIE,
RUE SERVANDONI, 17.

1835.

Ce volume renferme trois des ouvrages les plus marquants qui aient été écrits sur la physiologie, trois monographies qu'il n'est permis à aucun médecin de n'avoir point lues et méditées, les *Recherches physiologiques sur la vie et la mort*, de BICHAT, et deux livres qui doivent être regardés comme des dépendances de celui-ci : *la Division la plus naturelle des phénomènes physiologiques*, de BUISSON, et *les Expériences sur le principe de vie*, de LEGALLOIS.

On s'accorde généralement à dire que les *Recherches sur la vie et la mort* sont le plus bel ouvrage de Bichat, celui où il s'élève aux considérations les plus hautes, aux conséquences les plus importantes pour la physiologie.

C'est là qu'il établit, avec cette éloquence qui lui est propre, cette belle division des deux vies, dont il existait à peine quelques vestiges

chez les anciens et les modernes, et qui a été suivie depuis par la plupart des physiologistes. Après avoir tracé les caractères qui distinguen(t)
les foncti..ns suivant le but auquel elles sont destinées, ainsi que ceu(x)
des organes des deux vies, il examine la manière dont la mort arriv(e)
dans toutes les circonstances possibles. Il démontre que la mort commenc(e)
toujours par l'un des trois organes suivants : le cerveau, le cœur et le
poumon. Il explique d'une manière admirable par quel enchaînement
successif la cessation de certaines fonctions entraîne celle des autres, et
il fait connaître en même temps quels sont les phénomènes qui se manifestent dans chacun de ces genres de mort. Les *Recherches* de Bichat re-
...nt ... reçoivent tous les jours des applications au lit du malade et du
mourant.

L'ouvrage de Buisson est une véritable continuation de celui de Bichat,
que nous venons de citer. Il est destiné à étendre certaines parties trop
peu développées dans les *Recherches* ... ..., à en ajouter
d'autres qui avaient été omises, et surtout à en expliquer et corriger
quelques autres qui pouvaient donner lieu à des erreurs graves. C'est
ainsi qu'il s'est surtout attaché à faire connaître l'homme moral et à
montrer l'immense distance qui existe entre l'homme et les animaux
sous le rapport des fonctions de relation, ce que n'avait pas fait Bichat,
qui, en parlant de ces fonctions, comprenait les mammifères en général.

L'ouvrage de Buisson ne le cède à Bichat ni en élévation, ni en profondeur, ni même en éloquence. Sous tous les rapports il devait faire
suite aux ... ...

Les expériences de Legallois sont entièrement de ... ... de Bichat,
dont elles développent et confirment certains points, en même temps
qu'elles en ... ... beaucoup d'autres entièrement faux. Aussi
... ...
... depuis ... ... Elles sont surtout
remarquables par ... ...

enchaînement de propositions et une logique sévère, qui décèlent dans son auteur un esprit de déduction peu commun.

L'auteur s'est principalement proposé pour but de déterminer quel est le siége du principe, 1° des forces du cœur et des autres organes des fonctions involontaires; 2° des mouvements inspiratoires et des fonctions soumises à la volonté.

Ses expériences ont également pour objet de fixer les attributions du cerveau et de la moelle épinière, et le degré de dépendance où ces deux parties du systéme nerveux sont l'une de l'autre dans les diverses classes du règne animal.

Les *Expériences sur le principe de vie* méritaient sous tous les rapports de figurer après les deux ouvrages que nous venons de citer.

On trouve dans ce volume un commencement de la mise à exécution de cette idée que nous avions annoncée dans l'*avant-propos* de l'ENCYCLOPÉDIE DES SCIENCES MÉDICALES, savoir : que non seulement nous donnerions des traités généraux de chaque branche de l'art de guérir, mais encore des séries de monographies sur les points les plus importants de ces sciences.

Nous avons lieu d'espérer que le public appréciera l'importance de cette marche, qui jusqu'ici a été généralement approuvée.

RECHERCHES PHYSIOLOGIQUES

DE XAVIER BICHAT

SUR

LA VIE ET LA MORT.

PREMIÈRE PARTIE.

On cherche dans des considérations abstraites la définition de la vie; on la trouvera, je crois, dans cet aperçu général : *La vie est l'ensemble des fonctions qui résistent à la mort.* — Tel est en effet le mode d'existence des corps vivants, que tout ce qui les entoure tend à les détruire. Les corps inorganiques agissent sans cesse sur eux; eux-mêmes exercent les uns sur les autres une action continuelle; bientôt ils succomberaient s'ils n'avaient en eux un principe permanent de réaction. Ce principe est celui de la vie; inconnu dans sa nature, il ne peut être apprécié que par ses phénomènes; or, le plus général de ces phénomènes est cette alternative habituelle d'action de la part des corps extérieurs, et de réaction de la part du corps vivant, alternative dont les proportions varient suivant l'âge. — Il y a surabondance de vie dans l'enfant, parce que la réaction surpasse l'action. L'adulte voit l'équilibre s'établir entre elles, et par là même cette turgescence vitale disparaître. La réaction du principe interne diminue chez le vieillard, l'action des corps extérieurs restant la même;

alors la vie languit et s'avance insensiblement vers son terme naturel, qui arrive lorsque toute proportion cesse. — La mesure de la vie est donc, en général, la différence qui existe entre l'effort des puissances extérieures, et celui de la résistance intérieure. L'excès des unes annonce sa faiblesse; la prédominance de l'autre est l'indice de sa force.

§ 1er. *Division de la vie en animale et organique.* — Telle est la vie considérée dans sa totalité; examinée plus en détail, elle nous offre deux modifications remarquables. L'une est commune au végétal et à l'animal, l'autre est le partage spécial de ce dernier. Jetez en effet les yeux sur deux individus de chacun de ces règnes vivants; vous verrez l'un n'exister qu'au dedans de lui, n'avoir avec ce qui l'environne que des rapports de nutrition, naître, croître et périr fixé au sol qui en reçut le germe; l'autre allier à cette vie intérieure dont il jouit au plus haut degré, une vie extérieure qui établit des relations nombreuses entre lui et les objets voisins, marie son existence à celle de tous les autres êtres, l'en éloigne ou l'en rapproche suivant ses craintes ou ses besoins, et semble ainsi, en lui appropriant tout dans la nature, rapporter tout à son existence isolée. — On dirait que le végétal est l'ébauche, le canevas de l'animal, et que, pour former ce dernier, il n'a fallu que revêtir ce canevas d'un appareil d'organes extérieurs, propres à établir des relations.— Il résulte de là que les fonctions de l'animal forment deux classes très-distinctes. Les unes se composent d'une succession habituelle d'assimilation et d'excrétion ; par elles il transforme sans cesse en sa propre substance les molécules des corps voisins, et rejette ensuite ces molécules, lorsqu'elles lui sont devenues hétérogènes. Il ne vit qu'en lui, par cette classe de fonctions ; par l'autre, il existe hors de lui, il est l'habitant du monde, et non, comme le végétal, du lieu qui le vit naître. Il sent et aperçoit ce qui l'entoure, réfléchit ses sensations, se meut volontairement d'après leur influence, et le plus souvent peut communiquer par la voix ses désirs et ses craintes, ses plaisirs ou ses peines.—J'appelle *vie organique* l'ensemble des fonctions de la première classe, parce que tous les êtres organisés, végétaux ou animaux, en jouissent à un degré plus ou moins marqué, et que la texture organique est la seule condition nécessaire à son exercice. Les fonctions réunies de la seconde classe forment *la vie animale*, ainsi nommée parce qu'elle est l'attribut exclusif du règne animal. — La génération n'entre point dans la série des phénomènes de ces deux vies, qui ont rapport à l'individu, tandis qu'elle ne regarde que l'espèce ; aussi ne tient-elle que par des liens indirects à la plupart des autres fonctions. Elle ne commence à s'exercer que lorsque les autres sont depuis longtemps en exercice ; elle s'éteint bien avant qu'elles finissent. Dans la plupart des animaux, ses périodes d'activité sont séparées par de longs intervalles de nullité ; dans l'homme, où ses rémittences sont moins durables, elle n'a pas des rapports plus nombreux avec les fonctions. La soustraction des organes qui en sont les agents est marquée presque toujours par un accroissement général de nutrition. L'eunuque jouit de moins d'énergie vitale ; mais les phénomènes de la vie se développent chez lui avec plus de plénitude. Faisons donc ici abstraction des lois qui nous donnent l'existence, pour ne considérer que celles qui l'entretiennent : nous reviendrons sur les premières.

§ II. *Subdivision de chacune des vies animale et organique en deux ordres de fonctions.* — Chacune des deux vies, animale et organique, se compose de deux ordres de fonctions qui se succèdent et s'enchaînent dans un sens inverse. — Dans la vie animale, le premier ordre s'établit de l'extérieur du corps vers le cerveau, et le second, de cet organe vers ceux de la locomotion et de la voix. L'impression des objets affecte successivement les sens, les nerfs et le cerveau. Les premiers reçoivent, les seconds transmettent, le dernier perçoit cette impression qui, étant ainsi reçue, transmise et perçue, constitue nos sensations. — L'animal est presque passif dans ce premier ordre de fonctions : il devient actif dans le second, qui résulte des actions successives du cerveau où naît la volition à la suite des sensations, des nerfs qui transmettent cette volition, des organes locomoteurs et vocaux, agents de son exécution. Les corps extérieurs agissent sur l'animal par le premier ordre de fonctions ; il réagit sur eux par le second. — Une proportion rigoureuse existe en général entre ces deux ordres : où l'un est très-marqué, l'autre se développe avec énergie. Dans la série des animaux, celui qui sent le plus se meut aussi davantage. L'âge des sensations vives est celui de la vivacité des mouvements ; dans le sommeil, où le premier ordre est suspendu, le second cesse, ou ne s'exerce que par secousses irrégulières. L'aveugle, qui ne vit qu'à moitié pour ce qui l'entoure, enchaîne ses mouvements avec une lenteur qu'il perdrait bientôt si ses communications extérieures s'agrandissaient.—Un double mouvement s'exerce aussi dans la vie organique ; l'un compose sans cesse, l'autre décompose l'animal. Telle est, en effet, comme l'ont observé les anciens, et d'après eux plusieurs modernes, sa manière d'exister, que ce qu'il était à une époque, il cesse de l'être à une autre ; son organisation reste toujours la même, mais ses éléments varient à chaque instant. Les molécules nutritives, tour à tour absorbées et rejetées, passent de l'animal à la plante ; de celle-ci au corps brut, reviennent à l'animal, et en ressortent ensuite. — La vie organique est accommodée à cette circulation continuelle de la matière. Un ordre de fonctions assimile à l'animal les substances qui doivent le nourrir ; un autre lui enlève ses substances devenues hétérogènes à son organisation, après en avoir fait quelque temps partie.— Le premier, qui est l'ordre d'assimilation, résulte de la digestion, de la circulation, de la respiration et de la nutrition. Toute molécule étrangère au corps reçoit, avant d'en devenir l'élément, l'influence de ces quatre fonctions. — Quand elle a ensuite concouru quelque temps à former nos organes, l'absorption la leur enlève, et la transmet dans le torrent circulatoire, où elle est charriée de nouveau ; et d'où elle sort par l'exhalation pulmonaire ou cutanée, et par les diverses sécrétions dont les fluides sont tous rejetés au dehors. — L'absorption, la circulation, l'exhalation, la sécrétion, forment donc le second ordre des fonctions de la vie organique, ou l'ordre de désassimilation. — Il suit de là que le système sanguin est un système moyen, centre de la vie organique, comme le cerveau est celui de la vie animale, où circulent confondues les molécules qui doivent être assimilées, et celles qui, ayant déjà servi à l'assimilation, sont destinées à être rejetées ; en sorte que le sang est composé de deux parties, l'une récrémentitielle qui vient surtout des aliments, et où la nutrition puise ses matériaux ; l'autre excrémentitielle, qui est comme le débris, le résidu de tous les organes, et qui fournit aux sécrétions et aux exhalations extérieures. Cependant ces dernières fonctions servent aussi quelquefois à transmettre au dehors les produits digestifs, sans que ces produits aient concouru à nourrir les parties. C'est ce qu'on voit dans l'urine et la sueur, à la suite des boissons copieuses. La peau et le rein sont alors organes excréteurs, non de la nutrition, mais bien de la digestion. C'est ce qu'on observe encore dans la production du lait, fluide provenant manifestement de la portion du sang qui n'a point encore été assimilée par le travail nutritif.—Il n'y a point entre les deux ordres des fonctions de la vie organique le même rapport qu'entre ceux de la vie animale ; l'affaiblissement du premier n'entraîne pas la diminution du second ; de là la maigreur, le marasme, états dans lesquels l'assimilation cesse en partie ; la désassimilation s'exerçant au même degré. — Ces grandes différences placées entre les deux vies de l'animal, ces limites non moins marquées qui séparent les deux ordres des phénomènes dont chacune est l'assemblage, me paraissent offrir au physiologiste la seule division réelle qu'il puisse établir entre les fonctions. — Abandonnons aux autres sciences les méthodes artificielles ; suivons l'enchaînement des phénomènes pour enchaîner les idées que nous nous en formons, et alors nous verrons la plupart des divisions physiologiques n'offrir que des bases incertaines à celui qui voudrait y élever l'édifice de la science. — Je ne rappellerai point ici ces divisions ; la meilleure manière d'en démontrer le vide, c'est, je crois, de prouver la solidité de celle que j'adopte. Parcourons donc en détail les grandes différences qui isolent l'animal au dehors, de l'animal existant au dedans, et se consumant dans une alternative d'assimilation et d'excrétion.

ART. II. — DIFFÉRENCES GÉNÉRALES DES DEUX VIES PAR RAPPORT AUX FORMES EXTÉRIEURES DE LEURS ORGANES RESPECTIFS.

La plus essentielle des différences qui distinguent les organes de la vie animale de ceux de la vie organique, c'est la symétrie des uns et l'irrégularité des autres. Quelques animaux offrent des exceptions à ce caractère, surtout pour la vie animale ; tels sont, parmi les poissons, les soles, les turbots, etc., diverses espèces parmi les animaux non vertébrés, etc. ; mais il est exactement tracé dans l'homme, ainsi que dans les genres voisins du sien par la perfection. Ce n'est que là où je vais l'examiner ; pour le saisir, l'inspection seule suffit.

§ Ier. *Symétrie des formes extérieures dans la vie animale.* — Deux globes parfaitement semblables reçoivent l'impression de la lumière. Le son et les odeurs ont chacun aussi leur organe double analogue. Une membrane unique est affectée aux saveurs, mais la ligne médiane y est manifeste ; chaque segment indiqué par elle est semblable à celui du côté opposé. La peau ne nous présente pas toujours des traces visibles de cette ligne, mais partout elle y est supposée. La nature, en oubliant pour ainsi dire de la tirer, plaça d'espace en espace des points saillants qui indiquent son trajet. Les rainures de l'extrémité du nez, du menton, du milieu des lèvres, l'ombilic, le raphé du périnée, la saillie des apophyses épineuses, l'enfoncement moyen de la partie postérieure du cou, forment principalement ces points d'indication. — Les nerfs qui transmettent l'impression reçue par les sens, tels que l'optique, l'acoustique, le lingual, l'olfactif, sont évidemment assemblés par paires symétriques. — Le cerveau, organe où l'impression est reçue, est remarquable par sa forme régulière ; ses parties paires se ressemblent de chaque côté, telles que la couche des nerfs optiques, les corps cannelés, les hippocampes, les corps frangés, etc. Les parties impaires sont toutes symétriquement divisées par la ligne médiane, dont plusieurs offrent des traces visibles, comme le corps calleux, la voûte à trois piliers, la protubérance annulaire, etc., etc. — Les nerfs qui transmettent aux agents de la locomotion et de la voix les volitions du cerveau ; les organes locomoteurs formés d'une grande partie du système musculaire, du système osseux et de ses dépendances ; le larynx et ses accessoires, doubles agents de l'exécution de ces volitions, ont une régularité, une symétrie qui ne se trahissent jamais. — Telle est même la vérité du caractère que j'indique, que les muscles et les nerfs cessent de devenir réguliers dès qu'ils n'appartiennent plus à la vie animale. Le cœur, les fibres musculaires des intestins, etc., en sont une preuve pour les muscles ; pour les nerfs, le grand sympathique, partout destiné à la vie intérieure, présente dans la plupart de ses branches une distribution irrégulière : les plexus soléaire, mésentérique, hypo-gastrique, splénique, stomachique, etc., en sont un exemple. — Nous pouvons donc, je crois, conclure, d'après la plus évidente inspection, que la symétrie est le caractère essentiel des organes de la vie animale de l'homme.

§ II. *Irrégularité des formes extérieures dans la vie organique.*—Si nous passons maintenant aux viscères de la vie organique, nous verrons qu'un caractère exactement opposé leur est applicable. Dans le système digestif, l'estomac, les intestins, la rate, le foie, etc., sont tous irrégulièrement disposés. — Dans le système circulatoire, le cœur, les gros vaisseaux, tels que la crosse de l'aorte, les veines caves, l'azygos, la veine porte, l'artère innominée, n'offrent aucune trace de symétrie. Dans les vaisseaux des membres, des variétés continuelles s'observent, et, ce qu'il y a de remarquable, c'est que dans ces variétés, la disposition d'un côté n'entraîne point celle du côté opposé. — L'appareil respiratoire paraît au premier coup d'œil exactement régulier ; cependant si l'on remarque que la bronche droite est différente de la gauche par sa longueur, son diamètre et sa direction ; que trois lobes composent l'un des poumons, que deux

seulement forment l'autre ; qu'il y a entre ces organes une inégalité manifeste de volume ; que les deux divisions de l'artère pulmonaire ne se ressemblent ni par leur trajet ni par leur diamètre ; que le médiastin, sur lequel tombe la ligne médiane, s'en dévie sensiblement à gauche, nous verrons que la symétrie n'était ici qu'apparente, et que la loi commune ne souffre point d'exception. — Les organes de l'exhalation, de l'absorption, les membranes séreuses, le canal thorachique, le grand vaisseau lymphatique droit, les absorbants secondaires de toutes les parties ont une distribution partout inégale et irrégulière. — Dans le système glanduleux, nous voyons les cryptes ou follicules muqueux partout disséminés sans ordre sous leurs membranes respectives. Le pancréas, le foie, les glandes salivaires même, quoiqu'au premier coup d'œil plus symétriques, ne se trouvent point exactement soumis à la ligne médiane. Les reins diffèrent l'un de l'autre par leur position, le nombre de leurs lobes dans l'enfant, la longueur et la grosseur de leur artère et de leur veine ; et surtout par leurs fréquentes variétés. — Ces nombreuses considérations nous mènent évidemment à un résultat inverse du précédent ; savoir, que l'attribut spécial des organes de la vie intérieure, c'est l'irrégularité de leurs formes extérieures.

§ III. *Conséquences qui résultent de la différence des formes extérieures dans les organes des deux vies.* — Il résulte de l'aperçu qui vient d'être présenté, que la vie animale est pour ainsi dire double ; que ses phénomènes, exécutés en même temps des deux côtés, forment dans chacun de ses côtés un système indépendant du système opposé ; qu'il y a, si je puis m'exprimer ainsi, une vie droite et une vie gauche ; que l'une peut exister, l'autre cessant son action, et que sans doute même elles sont destinées à se suppléer réciproquement. — C'est ce qui arrive dans ces affections maladives si communes, où la sensibilité et la motilité animale affaiblies ou même entièrement anéanties dans une des moitiés symétriques du corps, ne se prêtent à aucune relation avec ce qui nous entoure ; où l'homme n'est d'un côté guère plus que ce qu'est le végétal, tandis que de l'autre côté, il conserve tous ses droits à l'animalité, par le sentiment et le mouvement qui lui restent. Certainement ces paralysies partielles, dans lesquelles la ligne médiane est le terme où finit et l'origine où commence la faculté de sentir et de se mouvoir, ne doivent point s'observer avec autant de régularité dans les animaux qui, comme l'huître, ont un extérieur irrégulier. — La vie organique, au contraire, fait un système unique où tout se lie et se coordonne, où les fonctions d'un côté ne peuvent s'interrompre sans que, par une suite nécessaire, celles de l'autre ne s'éteignent. Le foie malade à gauche influe à droite sur l'état de l'estomac ; si le colon d'un côté cesse d'agir, celui du côté opposé ne peut continuer son action ; le même coup qui arrête la circulation dans les gros troncs veineux et la portion droite du cœur, l'anéantit aussi dans la portion gauche et les gros troncs artériels spécialement placés de ce côté, etc.; d'où il suit qu'en supposant que tous les organes de la vie interne, placés d'un côté, cessent leurs fonctions, ceux du côté opposé restent nécessairement dans l'inaction, et la mort arrive alors. (« Cette assertion est tout-à-fait fausse pour les organes respiratoires, bien des gens vivent avec un poumon. » (*Note de M. Magendie*, édit. de 1829 ; chez Béchet, libraire.) — Au reste, cette assertion est générale, elle ne porte que sur l'ensemble de la vie organique, et non point sur tous ses phénomènes isolés ; quelques-uns, en effet, sont doubles et peuvent se suppléer, comme le rein et le poumon en offrent un exemple. — Je ne rechercherai point la cause de cette remarquable différence qui, dans l'homme et les animaux voisins de lui, distingue les organes des deux vies ; j'observerai seulement qu'elle entre essentiellement dans l'ordre de leurs phénomènes, que la perfection des fonctions animales doit être liée à la symétrie généralement observée dans leurs organes respectifs, en sorte que tout ce qui troublera cette symétrie altérera plus ou moins ces fonctions.—C'est de là sans doute que naît cette autre différence entre les organes des deux vies, savoir, que la nature se livre bien plus rarement à des écarts de conformation dans la vie animale que dans la vie organique. Grimaud s'est servi de cette observation sans indiquer le principe auquel tient le fait qu'elle nous présente. — C'est une remarque qui n'a pu échapper à celui dont les dissections ont été un peu multipliées, que les fréquentes variations de formes, de grandeur, de position, de direction des organes internes, comme la rate, le foie, l'estomac,

les reins, les organes salivaires, etc. Telles sont ces variétés dans le système vasculaire, qu'à peine deux sujets offrent-ils exactement la même disposition au scalpel de l'anatomiste. Qui ne sait que les organes de l'absorption, les glandes lymphatiques en particulier, se trouvent rarement assujettis, dans deux individus, aux mêmes proportions de nombre, de volume, etc.? Les glandes muqueuses affectent-elles jamais une position fixe et analogue ?

Non-seulement chaque système, isolément examiné, est assujetti ainsi à de fréquentes aberrations, mais l'ensemble même des organes de la vie interne se trouve quelquefois dans un ordre inverse de celui qui lui est naturel. On apporta dans mon amphithéâtre, un enfant qui avait vécu plusieurs années avec un bouleversement général des viscères digestifs, circulatoires, respiratoires et sécrétoires : à droite se trouvaient l'estomac, la rate, l'S du colon, la pointe du cœur, l'aorte, le poumon à deux lobes, etc.; on voyait à gauche le foie, le cœcum, la base du cœur, les veines caves, l'azygos, le poumon à trois lobes, etc. Tous les organes placés sous la ligne médiane, tels que le médiastin, le mésentère, le duodénum, le pancréas, la division des bronches, affectaient aussi un ordre renversé. Plusieurs auteurs ont parlé de ces déplacements de viscères dont je ne connais pas cependant d'exemple aussi complet. — Jetons maintenant les yeux sur les organes de la vie animale, sur les sens, les nerfs, le cerveau, les muscles volontaires, le larynx ; tout y est exact, précis, rigoureusement déterminé dans la forme, la grandeur et la position. On n'y voit presque jamais de variétés de conformation ; s'il en existe, les fonctions sont troublées, anéanties ; tandis qu'elles restent les mêmes dans la vie organique, au milieu des altérations diverses des parties. — Cette différence entre les organes des deux vies tient évidemment à la symétrie des uns, que le moindre changement de conformation eût troublée, et à l'irrégularité des autres, avec laquelle s'allient très bien ces divers changements. — Le jeu de chaque organe est immédiatement lié, dans la vie animale, à sa ressemblance avec celui du côté opposé, s'il est double, ou à l'uniformité de conformation de ses deux moitiés symétriques, s'il est simple. D'après cela on conçoit l'influence des changements organiques sur le dérangement des fonctions. — Mais ceci deviendra plus sensible, quand j'aurai indiqué les rapports qui existent entre la symétrie ou l'irrégularité des organes, et l'harmonie ou la discordance des fonctions.

ART. III. — DIFFÉRENCE GÉNÉRALE DES DEUX VIES, PAR RAPPORT AU MODE D'ACTION DE LEURS ORGANES RESPECTIFS.

L'harmonie est aux fonctions des organes, ce que la symétrie est à leur conformation ; elle suppose une égalité parfaite de force et d'action, comme la symétrie indique une exacte analogie dans les formes extérieures et la structure interne. Elle est une conséquence de la symétrie, car deux parties essentiellement semblables par leur structure ne sauraient être différentes par leur manière d'agir. Ce simple raisonnement nous mènerait donc à cette donnée générale, savoir, que l'harmonie est le caractère des fonctions extérieures, que la discordance est au contraire l'attribut des fonctions organiques ; mais il est nécessaire de se livrer sur ce point à de plus amples détails.

§ Ier. *De l'harmonie d'action dans la vie animale.* — Nous avons vu que la vie extérieure résultait des actions successives des sens, des nerfs, du cerveau, des organes locomoteurs et vocaux. Considérons l'harmonie d'action dans chacune de ces grandes divisions. — La précision de nos sensations paraît être d'autant plus parfaite, qu'il existe entre les deux impressions, dont chacune est l'assemblage, une plus exacte ressemblance. Nous voyons mal, quand l'un des yeux, mieux constitué, plus fort que l'autre, est plus vivement affecté, et transmet au cerveau une plus forte image. C'est pour éviter cette confusion qu'un œil se ferme quand l'action de l'autre est artificiellement augmentée par un verre convexe : ce verre rompt l'harmonie des deux organes ; nous n'usons que d'un seul, pour qu'ils ne soient pas discordants. Ce qu'une lunette produit artificiellement, le strabisme nous l'offre dans l'état naturel. Nous louchons, dit Buffon, parce que nous détournons l'œil le plus faible de l'objet sur lequel le plus fort est fixé, pour éviter la confusion qui naîtrait dans la perception de deux images inégales. — Je sais que beaucoup d'autres causes concourent à produire cette affection, mais la réalité de celle-ci ne peut être mise en doute. Je sais aussi que chaque

œil peut isolément agir dans divers animaux ; que deux images diverses sont transmises en même temps par les deux yeux de certaines espèces ; mais cela n'empêche pas que, lorsque ces organes réunissent leur action sur le même objet, les deux impressions qu'ils transmettent au cerveau ne doivent être analogues. Un jugement unique en est en effet le résultat ; or, comment ce jugement pourra-t-il être porté avec exactitude, si le même corps se présente en même temps, et avec des couleurs vives, et avec un faible coloris, suivant qu'il se peint sur l'une ou l'autre rétine ? — Ce que nous disons de l'œil s'applique exactement à l'oreille. Si dans les deux sensations qui composent l'ouïe, l'une est reçue par une organe plus fort, mieux développé, elle y laissera une impression plus claire, plus distincte ; le cerveau, différemment affecté par chacune, ne sera le siége que d'une perception imparfaite. C'est ce qui constitue l'oreille fausse. Pourquoi tel homme est-il péniblement affecté d'une dissonance, tandis que tel autre ne s'en aperçoit pas ? C'est que, chez l'un, les deux perceptions du même son se confondant dans une seule, celle-ci est précise, rigoureuse, et distingue le moindre défaut du chant, tandis que, chez l'autre, les deux oreilles offrant des sensations diverses, la perception est habituellement confuse, et ne peut apprécier le défaut d'harmonie des sons. (« Cette supposition est ingénieuse, sans doute, mais elle manque de vérité. Si en effet le défaut de justesse de l'ouïe tenait à l'inégalité de force des deux organes, on remédierait nécessairement à ce défaut en ne se servant que d'une oreille ; or, l'expérience donne un résultat qui n'est pas celui-là. Nous ne discuterons point, par rapport au même principe d'inégalité dans les organes, l'explication du strabisme ; mais du moins, pour tout ce qui tient à la juste appréciation des couleurs, ce principe ne trouve pas plus son application que pour la juste appréciation des sons. Je connais un homme qui n'a jamais pu parvenir à distinguer le *bleu de ciel* du *vert de mer*, et en fermant un œil il n'y réussit pas davantage. » *Note de M. Magendie.*) — C'est par la même raison que vous voyez tel homme coordonner toujours l'enchaînement de sa danse à la succession des mesures, tel autre au contraire allier constamment aux accords de l'orchestre la discordance de ses pas. — Buffon a borné à l'œil et à l'ouïe ses considérations sur l'harmonie d'actions ; poursuivons-en l'examen dans la vie animale. — Il faut dans l'odorat, comme dans les autres sens, distinguer deux impressions, l'une primitive qui appartient à l'organe, l'autre consécutive qui affecte le *sensorium* ; celle-ci peut varier, la première restant la même. Telle odeur fait fuir certaines personnes du lieu où elle en attire d'autres ; ce n'est pas que l'affection de la pituitaire soit différente, mais c'est que l'âme attache des sentiments divers à une impression identique, en sorte qu'ici la variété des résultats n'en suppose point dans leur principe.— Mais quelquefois l'impression née sur la pituitaire diffère réellement de ce qu'elle doit être pour la perfection de la sensation. Deux chiens poursuivent le même gibier ; l'un n'en perd jamais la trace, fait les mêmes détours et les mêmes circuits ; l'autre le suit aussi, mais s'arrête souvent, perd le pied, comme on le dit, hésite et cherche pour le retrouver, court et s'arrête encore. Le premier de ces deux chiens reçoit une vive impression des émanations odorantes ; elles n'affectent que confusément l'organe du second. Or, cette confusion ne tient-elle point à l'inégalité d'action des deux narines, à la supériorité d'organisation de l'une, à la faiblesse de l'autre? les observations suivantes paraissent le prouver. — Dans le coryza qui n'affecte qu'une narine, si toutes deux restent ouvertes, l'odorat est confus ; fermez celle du côté malade, il deviendra distinct. Un polype développé d'un côté affaiblit l'action de la pituitaire correspondante, celle de l'autre restant la même ; de là, comme dans le cas précédent, défaut d'harmonie entre les deux organes, et par-là même, confusion dans la perception des odeurs. La plupart des affections d'une narine isolée ont des résultats analogues et qui peuvent être momentanément corrigés par le moyen que je viens d'indiquer ; pourquoi? parce qu'en rendant inactive une des pituitaires, on fait cesser sa discordance d'action avec l'autre. — Concluons de ceci que, puisque toute cause accidentelle qui rompt l'harmonie des fonctions des organes, rend confuse la perception des odeurs, il est probable que, quand cette perception est naturellement inexacte, il y a dans les narines une inégalité naturelle de conformation, et par-là même de force. — Disons du goût ce que nous avons dit de l'odorat : souvent l'un des côtés de la langue est seul affecté de pa-

ralysie, de spasme. La ligne médiane sépare quelquefois une portion insensible de l'autre qui conserve encore toute sa sensibilité. Pourquoi ce qui arrive en plus n'arriverait-il pas en moins? pourquoi l'un des côtés, en conservant la faculté de percevoir les saveurs, n'en jouirait-il pas à un moindre degré que l'autre? Or, dans ce cas, il est facile de concevoir que le goût sera irrégulier et confus, parce qu'une perception précise ne saurait succéder à deux sensations inégales et qui ont le même objet. Qui ne sait que dans certains corps où quelques-uns ne trouvent que d'obscures saveurs, les autres rencontrent mille causes subtiles de sensations pénibles ou agréables ? — La perfection du toucher est, comme celle des autres sens, essentiellement liée à l'uniformité d'actions de deux moitiés symétriques du corps, des deux mains en particulier. Supposons un aveugle naissant avec une main régulièrement organisée, tandis que l'autre, privée des mouvements d'opposition du pouce et de flexion des doigts, formerait une surface ronde et immobile ; cet aveugle-là n'acquerrait que difficilement les notions de grandeur, de figure, de direction, etc., parce qu'une même sensation ne naîtra pas de l'application successive des deux mains sur le même corps. Que toutes deux touchent une petite sphère, par exemple ; l'une, en l'embrassant exactement par l'extrémité de tous ses diamètres, fera naître l'idée de rondeur ; l'autre, qui ne sera en contact avec elle que par quelques points, donnera une sensation toute différente. Incertain entre ces deux bases de son jugement, l'aveugle ne saura que difficilement le porter ; il pourra même faire correspondre à cette double sensation un jugement double sur la forme extérieure du même corps. Ses idées seraient plus précises s'il condamnait l'une de ses mains à l'inaction, comme celui qui louche détourne de l'objet l'œil le plus faible, pour éviter la confusion, inévitable effet de la diversité des deux sensations. Les mains se suppléent donc réciproquement ; l'une confirme les notions que l'autre nous donne : de là l'uniformité nécessaire de leur conformation. — Les mains ne sont pas les agents uniques du toucher ; les plis de l'avant-bras, de l'aisselle, de l'aine, la concavité du pied, etc., peuvent, en embrassant les corps, nous fournir aussi des bases réelles, quoique moins parfaites, de nos jugements sur les formes extérieures. Or, supposons l'une des moitiés du corps tout différemment disposée que l'autre, la même incertitude dans la perception en sera le résultat. — Concluons de tout ce qui vient d'être dit que, dans tout l'appareil du système sensitif extérieur, l'harmonie d'action des deux organes symétriques, ou des deux moitiés semblables du même organe, est une condition essentielle à la perfection des sensations. — Les sens externes sont les excitants naturels du cerveau, dont les fonctions dans la vie animale succèdent constamment aux leurs, et qui languiraient dans une inaction constante, s'il ne trouvait en eux le principe de son activité. Des sensations dérivent immédiatement la perception, la mémoire, l'imagination, et par-là même le jugement ; or, il est facile de prouver que ces diverses fonctions, communément désignées sous le nom de *sens internes*, suivent dans leur exercice la même loi que les sens externes, et que, comme ceux-ci, elles sont d'autant plus voisines de la perfection, qu'il y a plus d'harmonie entre les deux portions symétriques de l'organe où elles ont leur siége. (« On ne peut sans confondre toutes les idées que nous nous formons des sens, donner ce nom à la mémoire, à l'imagination, au jugement ; tout au plus on pourrait nommer sens internes certaines sensations qui nous instruisent d'un état particulier de quelque organe intérieur, de même que les sens externes nous font reconnaître les propriétés et l'état des corps extérieurs. » (*Note de M Magendie.*) Supposons en effet l'un des hémisphères plus fortement organisé que l'autre, mieux développé dans tous ses points, susceptible par-là d'être plus vivement affecté, je dis qu'alors la perception sera confuse, car le cerveau est à l'âme ce que les sens sont au cerveau ; il transmet à l'âme l'ébranlement venu des sens, comme ceux-ci lui envoient les impressions que font sur eux les corps environnants. Or, si le défaut d'harmonie dans le système sensitif extérieur trouble la perception du cerveau, pourquoi l'âme ne percevrait-elle pas confusément, lorsque les deux hémisphères inégaux en force ne confondent pas en une seule la double impression qu'ils reçoivent ? — Dans la mémoire, faculté de reproduire d'anciennes sensations ; dans l'imagination, faculté d'en créer de nouvelles, chaque hémisphère paraît en reproduire ou en créer une. Si toutes deux ne sont

parfaitement semblables, la perception de l'âme qui doit les réunir sera inexacte et irrégulière. Or, il y aura inégalité dans les deux sensations, s'il en existe dans les deux hémisphères où elles ont leur siége. — La perception, la mémoire et l'imagination sont les bases ordinaires du jugement. Si les unes sont confuses comment l'autre pourra-t-il être distinct ? — Nous venons de supposer l'inégalité d'action des hémisphères, de prouver que le défaut de précision dans les fonctions intellectuelles doit en être le résultat ; mais ce qui n'est encore que supposition devient réalité dans une foule de cas. Quoi de plus commun que de voir coïncider avec la compression de l'hémisphère d'un côté par le sang, le pus épanché, un os déprimé, une exostose développée à la face interne du crâne, etc., de nombreuses altérations dans la mémoire, la perception, l'imagination, le jugement ? — Lors même que tout signe de compression actuelle a disparu, si, par l'influence de celle qu'il a éprouvée, l'un des côtés du cerveau reste plus faible, ces altérations ne se prolongent-elles pas ? diverses aliénations n'en sont-elles pas les funestes suites ? Si les deux côtés restaient également affectés, le jugement serait plus faible ; mais il serait plus exact. (« On ne conçoit pas comment le jugement peut être faible ou fort, si par-là on n'entend pas qu'il est habituellement faux ou juste. Celui-là a le jugement juste qui aperçoit communément les vrais rapports entre les choses ; et cela est indépendant du nombre et de la variété des idées sur lesquelles il a à prononcer. L'homme à l'esprit duquel il ne se présente qu'un petit nombre de rapports a peu d'imagination ; mais si ces rapports sont vrais, on ne peut pas dire qu'il ait le jugement faible. » *Note de M. Magendie.*) N'est-ce pas ainsi qu'il faut expliquer plusieurs observations souvent citées, où un coup porté sur une des régions latérales de la tête a rétabli les fonctions intellectuelles troublées depuis long-temps à la suite d'un autre coup reçu sur la région opposée ? — Je crois avoir établi qu'en supposant l'inégalité d'action des hémisphères, les fonctions intellectuelles doivent être troublées. J'ai indiqué ensuite divers cas maladifs où ce trouble est le résultat évident de cette inégalité. Nous voyons ici l'effet et la cause ; mais là où le premier seul est apparent, l'analogie ne nous indique-t-elle pas la seconde ? Quand habiuellement le jugement est inexact, que toutes les idées manquent de précision, ne sommes-nous pas conduits à croire qu'il y a défaut d'harmonie entre les deux côtés du cerveau? Nous voyons de travers, si la nature n'a mis de l'accord dans la force des deux yeux. (« Il y a un grand nombre de personnes chez lesquelles les deux yeux sont de force inégale et chez lesquelles la vision ne s'en exécute pas moins avec netteté et précision. » *Note de M. Magendie*). Nous percevons et nous jugeons de même, si les hémisphères sont naturellement discordants : l'esprit le plus juste, le jugement le plus sain, supposent en eux l'harmonie la plus complète. Que de nuances dans les opérations de l'entendement! ces nuances ne correspondent-elles point à autant de variétés dans le rapport de force des deux moitiés du cerveau? Si nous pouvions loucher de cet organe comme des yeux, c'est-à-dire, ne recevoir qu'avec un seul hémisphère les impressions externes, n'employer qu'un seul côté du cerveau à prendre des déterminations, à juger, nous serions maîtres alors de la justesse de nos opérations intellectuelles; mais une semblable faculté n'existe point.—Poursuivons l'examen de l'harmonie d'action dans le système de la vie animale. Aux fonctions du cerveau succèdent la locomotion et la voix : la première semble, au premier coup d'œil, faire exception à la loi générale de l'harmonie d'action. Considérez en effet les deux moitiés verticales du corps, vous verrez l'une constamment supérieure à l'autre, par l'étendue, le nombre, la facilité des mouvements qu'elle exécute. C'est, comme on le sait, la portion droite qui l'emporte communément sur la gauche. — Pour comprendre la raison de cette différence, distinguons dans toute espèce de mouvement la force et l'agilité. La force tient à la perfection d'organisation, à l'énergie de nutrition, à la plénitude de vie de chaque muscle; l'agilité est le résultat de l'habitude et du fréquent exercice. — Remarquons maintenant que la discordance des organes locomoteurs porte, non sur la force, mais sur l'agilité des mouvements. Tout est égal dans le volume, le nombre des fibres, les nerfs de l'un et l'autre des membres supérieurs ou inférieurs; la différence de leur système vasculaire est presque nulle. Il suit de là que cette discordance n'est pas, ou presque pas

dans la nature ; elle est la suite manifeste de nos habitudes sociales, qui, en multipliant les mouvements d'un côté, augmentent leur adresse, sans trop ajouter à leur force. — Tels sont en effet les besoins de la société, qu'ils nécessitent un certain nombre de mouvements généraux qui doivent être exécutés par tous dans la même direction, afin de pouvoir s'entendre. On est convenu que cette direction serait celle de gauche à droite. Les lettres qui composent l'écriture de la plupart des peuples sont dirigées dans ce sens. Cette circonstance entraîne la nécessité d'employer, pour former ces lettres, la main droite, qui est mieux adaptée que la gauche à ce mode d'écriture, comme celle-ci conviendrait infiniment mieux au mode opposé, ainsi qu'il est facile de s'en convaincre par le moindre essai. —La direction des lettres de gauche à droite impose la loi de les parcourir des yeux de la même manière. De l'habitude de lire ainsi, naît celle d'examiner la plupart des objets suivant le même sens.— La nécessité de l'ensemble dans les combats a déterminé à employer généralement la main droite pour saisir les armes ; l'harmonie, qui dirige la danse des peuples les plus sauvages, exige dans les jambes un accord qu'ils conservent en faisant toujours porter sur la droite leurs mouvements principaux. Je pourrais ajouter à ces divers exemples une foule d'autres analogues. — Ces mouvements généraux, convenus de tous dans l'ordre social, qui rompraient l'harmonie d'une foule d'actes, si tout le monde ne les exécutait pas dans le même sens, ces mouvements nous entraînent inévitablement, par l'influence de l'habitude, à employer pour nos mouvements particuliers les membres qu'ils mettent en action. Or, ces membres étant ceux placés à droite, il résulte que les membres de ce côté sont toujours en activité, soit pour les besoins relatifs aux mouvements que nous coordonnons avec ceux des autres individus, soit pour les besoins qui nous sont personnels. — Comme l'habitude d'agir perfectionne l'action, on conçoit la cause de l'excès d'agilité du membre droit sur le gauche. Cet excès n'est presque pas primitif ; l'usage l'amène d'une manière insensible. — Cette remarquable différence dans les deux moitiés symétriques du corps n'est donc point, dans la nature, une exception de la loi générale de l'harmonie d'action des fonctions externes. Cela est si vrai, que l'ensemble des mouvements exécutés avec tous nos membres est d'autant plus précis qu'il y a moins de différence dans l'agilité des muscles gauches et droits. Pourquoi certains animaux franchissent-ils avec tant d'adresse des rochers où la moindre déviation les entraînerait dans l'abîme, courent-ils avec une admirable précision sur des plans à peine égaux en largeur à l'extrémité de leurs membres? Pourquoi la marche de ceux qui sont les plus lourds n'est-elle jamais accompagnée de ces faux pas si communs dans la progression de l'homme? C'est que chez eux la différence étant presque nulle entre les organes locomoteurs de l'un et de l'autre côté, ces organes sont en harmonie constante d'action. — L'homme le plus adroit dans ses mouvements de totalité est celui qui l'est le moins dans les mouvements isolés du membre droit; car, comme je le prouverai ailleurs, la perfection d'une partie ne s'acquiert jamais qu'aux dépens de celle de toutes les autres. L'enfant qu'on élèverait à faire un emploi égal de ses quatre membres, aurait dans ses mouvements généraux une précision qu'il acquerrait difficilement pour les mouvements particuliers de la main droite, comme pour ceux qu'exigent l'écriture, l'escrime, etc. — Je crois bien que quelques circonstances naturelles ont influé sur le choix de la direction des mouvements généraux qu'exigent les habitudes sociales; tels sont le léger excès de diamètre de la sous-clavière droite, le sentiment de lassitude qui accompagne la digestion, et qui, plus sensible à gauche, à cause de l'estomac, nous détermine à agir pendant ce temps du côté opposé; tel est l'instinct naturel qui, dans les affections vives, nous fait porter la main sur le cœur, où la droite se dirige bien plus facilement que la gauche. Mais ces causes sont presque nulles, comparées à la disproportion des mouvements des deux moitiés symétriques du corps; et sous ce rapport il est toujours vrai de dire que leur discordance est un effet social, et que la nature les a primitivement destinées à l'harmonie d'action. — La voix est, avec la locomotion, le dernier acte de la vie animale, dans l'enchaînement naturel de ses fonctions. Or, la plupart des physiologistes, Haller en particulier, ont indiqué, comme cause de son défaut d'harmonie, la discordance des deux moitiés symétriques du larynx, l'inégalité de force dans les muscles qui meuvent les aryténoïdes, d'action dans

les nerfs qui vont de chaque côté à cet organe, de réflexion des sons dans l'une et l'autre narines, dans les sinus droits et gauches. Sans doute la voix fausse dépend souvent de l'oreille : quand nous entendons faux, nous chantons de même; mais quand la justesse de l'ouïe coïncide avec le défaut de précision des sons, la cause en est certainement dans le larynx. — La voix la plus harmonieuse est donc celle que les deux parties du larynx produisent à un degré égal, où les vibrations d'un côté, exactement semblables par leur nombre, leur force, leur durée, à celles du côté opposé, se confondent avec elles pour produire le même son, de même que le chant le plus parfait serait celui que produiraient deux voix exactement identiques par leur portée, leur timbre et leurs inflexions. — Des nombreuses considérations que je viens de présenter découle, je crois, ce résultat général, savoir, qu'un des principes essentiels de la vie animale, est l'harmonie d'action des deux parties analogues, ou des deux côtés de la partie simple, qui concourent à un même but. On voit facilement, sans que je l'indique, le rapport qui existe entre cette harmonie d'action, caractère des fonctions, et la symétrie de forme, attribut des organes de la vie animale.—Je préviens au reste, en finissant ce paragraphe, qu'en y indiquant les dérangements divers qui résultent, dans la vie animale, du défaut d'harmonie des organes, je n'ai prétendu assigner qu'une cause isolée de ces dérangements; je sais, par exemple, que mille circonstances autres que la discordance des deux hémisphères du cerveau peuvent altérer le jugement, la mémoire, etc., etc.

§ II. *Discordance d'action dans la vie organique.* — A côté des phénomènes de la vie externe, plaçons maintenant ceux de la vie organique; nous verrons que l'harmonie n'a sur eux aucune influence. Qu'un rein plus fort que l'autre sépare plus d'urine; qu'un poumon mieux développé admette, dans un temps donné, plus de sang veineux, et renvoie plus de sang artériel; que moins de force organique distingue les glandes salivaires gauches d'avec les droites; qu'importe? la fonction unique à laquelle concourt chaque paire d'organes n'est pas moins régulièrement exercée. Qu'un engorgement léger occupe l'un des côtés du foie, de la rate, du pancréas; la portion saine supplée, et la fonction n'est pas troublée.

a circulation reste la même au milieu
es variétés fréquentes du système vas-
ulaire des deux côtés du corps, soit que
es variétés existent naturellement, soit
qu'ils tiennent à quelques oblitérations
artificielles de gros vaisseaux, comme
dans l'anévrysme. — De là ces nombreuses irrégularités de structure, ces
vices de conformation qui, comme je l'ai
dit, s'observent dans la vie organique,
sans qu'il y arrive pour cela discordance
des fonctions; de là cette succession presque continue de modifications qui, agrandissant et rétrécissant tour à tour le cercle de ces fonctions, ne les laisse presque jamais dans un état fixe. Les forces
vitales et les excitants qui les mettent
en jeu, sans cesse variables dans l'estomac, les reins, le foie, les poumons, le
cœur, etc., y déterminent une instabilité
constante dans les phénomènes. Mille
causes peuvent à chaque instant doubler,
tripler l'activité de la circulation et de la
respiration, accroître ou diminuer la quantité de bile, d'urine, de salive sécrétée,
suspendre ou accélérer la nutrition d'une
partie : la faim, les aliments, le sommeil,
le mouvement, le repos, les passions, etc.,
impriment à ces fonctions une mobilité
telle, qu'elles passent chaque jour par cent
degrés divers de force ou de faiblesse.
— Tout, au contraire, est constant, uniforme, régulier dans la vie animale. Les
forces vitales des sens ne peuvent, de
même que les forces intérieures, éprouver ces alternatives de modifications, ou
du moins à un degré aussi marqué. En
effet, un rapport habituel les unit aux
forces physiques qui régissent les corps
extérieurs : or, celles-ci restant les mêmes dans leurs variations, chacune de
ces variations anéantirait le rapport, et
alors les fonctions cesseraient. — D'ailleurs, si cette mobilité qui caractérise la
vie organique était aussi l'attribut des
sensations, elle le serait, par là même, de
la perception, de la mémoire, de l'imagination, du jugement, et conséquemment de la volonté. Alors que serait
l'homme? entraîné par mille mouvements
opposés, jouet perpétuel de tout ce qui
l'entourerait, il verrait son existence, tour
à tour voisine de celle des corps bruts,
ou supérieure à celle dont il jouit en effet, allier à ce que l'intelligence montre
de plus grand ce que la matière nous
présente de plus vil.

ART. IV. — DIFFÉRENCES GÉNÉRALES DES
DEUX VIES, PAR RAPPORT A LA DURÉE
DE LEUR ACTION.

Je viens d'indiquer un des grands caractères qui distinguent les phénomènes
de la vie animale d'avec ceux de la vie
organique. Celui que je vais examiner
n'est pas, je crois, d'une moindre importance; il consiste dans l'intermittence
périodique des fonctions externes, et la
continuité non interrompue des fonctions
internes.

§ Ier. *Continuité d'action dans la
vie organique.* — La cause qui suspend
la respiration et la circulation suspend
et même anéantit la vie, pour peu qu'elle
soit prolongée. Toutes les sécrétions s'o-
pèrent sans interruption, et si quelques
périodes de rémittence s'y observent,
comme dans la bile, hors le temps de la
digestion, dans la salive, hors celui de
la mastication, etc., ces périodes ne portent que sur l'intensité, et non sur l'entier exercice de la fonction. L'exhalation
et l'absorption se succèdent sans cesse;
jamais la nutrition ne reste inactive, le
double mouvement d'assimilation et de
désassimilation dont elle résulte n'a de
terme que celui de la vie. — Dans cet
enchaînement continu des phénomènes
organiques, chaque fonction est dans
une dépendance immédiate de celles
qui la précèdent. Centre de toutes, la
circulation est toujours immédiatement
liée à leur exercice; si elle est troublée,
les autres languissent; elles cessent quand
le sang est immobile. Tels, dans leurs
mouvements successifs, les nombreux
rouages de l'horloge s'arrêtent-ils dès que
le pendule qui les met tous en jeu est
lui-même arrêté. Non-seulement l'action
générale de la vie organique est liée à
l'action particulière du cœur, mais encore chaque fonction s'enchaîne isolément à toutes les autres : sans sécrétion,
point de digestion; sans exhalation,
nulle absorption; sans digestion, défaut
de nutrition. — Nous pouvons donc, je
crois, indiquer, comme caractère général
des fonctions organiques, leur continuité
et la mutuelle dépendance où elles sont
les unes des autres.

§ II. *Intermittence d'action dans la
vie animale.* — Considérez, au contraire,
chaque organe de la vie animale dans
l'exercice de ses fonctions, vous y verrez
constamment des alternatives d'activité
et de repos, des intermittences complètes,

et non des rémittences comme celles qu'on remarque dans quelques phénomènes organiques. — Chaque sens fatigué par de longues sensations devient momentanément impropre à en recevoir de nouvelles. L'oreille n'est point excitée par les sons, l'œil se ferme à la lumière, les saveurs n'irritent plus la langue, les odeurs trouvent la pituitaire insensible, le toucher devient obtus, par la seule raison que les fonctions respectives de ces divers organes se sont exercées quelque temps. — Fatigué par l'exercice continué de la perception, de l'imagination, de la mémoire ou de la méditation, le cerveau a besoin de reprendre, par une absence d'action proportionnée à la durée d'activité qui a précédé, des forces sans lesquelles il ne pourrait redevenir actif. — Tout muscle qui s'est fortement contracté ne se prête à de nouvelles contractions qu'après être resté un certain temps dans le relâchement : de là les intermittences nécessaires de la locomotion et de la voix. — Tel est donc le caractère propre à chaque organe de la vie animale, qu'il cesse d'agir par là même qu'il s'est exercé, parce qu'alors il se fatigue, et que ses forces épuisées ont un besoin de se renouveler. L'intermittence de la vie animale est tantôt partielle, tantôt générale : elle est partielle quand un organe isolé a été long-temps en exercice, les autres restant inactifs. Alors cet organe se relâche ; il dort tandis que tous les autres veillent. Voilà sans doute pourquoi chaque fonction animale n'est pas dans une dépendance immédiate des autres, comme nous l'avons observé dans la vie organique. Les sens étant fermés aux sensations, l'action du cerveau peut subsister encore ; la mémoire, l'imagination, la réflexion y restent souvent. La locomotion et la voix peuvent alors continuer aussi ; celles-ci étant interrompues, les sens reçoivent également les impressions externes. — L'animal est maître de fatiguer isolément telle ou telle partie. Chacune devait donc pouvoir se relâcher, et par-là même réparer ses forces d'une manière isolée : c'est le sommeil partiel des organes.

§ III. *Application de la loi d'intermittence d'action à la théorie du sommeil.* — Le sommeil général est l'ensemble des sommeils particuliers ; il dérive de cette loi de la vie animale qui enchaîne constamment, dans ses fonctions, des temps d'intermittence aux périodes d'activité, loi qui la distingue d'une manière spéciale, comme nous l'avons vu, d'avec la vie organique : aussi le sommeil n'a-t-il jamais sur celle-ci qu'une influence indirecte, tandis qu'il porte tout entier sur la première. — De nombreuses variétés se remarquent dans cet état périodique auquel sont soumis tous les animaux. Le sommeil le plus complet est celui où toute la vie externe, les sensations, la perception, l'imagination, la mémoire, le jugement, la locomotion et la voix sont suspendus ; le moins parfait n'affecte qu'un organe isolé ; c'est celui dont nous parlions tout à l'heure. — Entre ces deux extrêmes, de nombreux intermédiaires se rencontrent : tantôt les sensations, la perception, la locomotion et la voix sont seules suspendues, l'imagination, la mémoire, le jugement restant en exercice ; tantôt à l'exercice de ces facultés qui subsistent se joint aussi l'exercice de la locomotion et de la voix. C'est là le sommeil qu'agitent les rêves, lesquels ne sont autre chose qu'une portion de la vie animale, échappée à l'engourdissement où l'autre portion est plongée. — Quelquefois même trois ou quatre sens seulement ont cessé leur communication avec les objets extérieurs : telle est cette espèce de somnambulisme, où à l'action conservée du cerveau, des muscles et du larynx, s'unit celle souvent très-distincte de l'ouïe et du tact. — N'envisageons donc point le sommeil comme un état constant et invariable dans ses phénomènes. A peine dormons-nous deux fois de suite de la même manière ; une foule de causes le modifient en appliquant à une portion plus ou moins grande de la vie animale, la loi générale de l'intermittence d'action. Ses degrés divers doivent se marquer par les fonctions diverses que cette intermittence frappe. — Le principe est partout le même, depuis le simple relâchement qui, dans un muscle volontaire, succède à la contraction, jusqu'à l'entière suspension de la vie animale. Partout le sommeil tient à cette loi générale d'intermittence, caractère exclusif de cette vie ; mais son application aux différentes fonctions externes varie infiniment. — Il y a loin sans doute de ces idées sur le sommeil à tous ces systèmes rétrécis où sa cause, exclusivement placée dans le cerveau, le cœur, les gros vaisseaux, l'estomac, etc., présente un phénomène isolé, souvent illusoire, comme base d'une des grandes modifications de la vie. — Pourquoi la lumière et les nèbres sont-elles, dans l'ordre naturel, régulièrement coordonnées à l'activité et à l'intermittence des fonctions externes? C'est que, pendant le jour, mille moyens d'excitation entourent l'animal, mille causes épuisent les forces de ses organes sensitifs et locomoteurs, déterminent leur lassitude, et préparent un relâchement que la nuit favorise par l'absence de tous les genres de stimulants. Aussi dans nos mœurs actuelles, où cet ordre est en partie interverti, nous rassemblons autour de nous, pendant les ténèbres, divers excitants qui prolongent la veille, et font coïncider avec les premières heures de la lumière l'intermittence de la vie animale, que nous favorisons d'ailleurs en éloignant du lieu de notre repos tout moyen propre à faire naître des sensations. — Nous pouvons, pendant un certain temps, soustraire les organes de la vie animale à la loi d'intermittence, en multipliant autour d'eux les causes d'excitation; mais enfin ils la subissent, et rien ne peut, à une certaine époque, en suspendre l'influence. Épuisés par une veille prolongée, le soldat dort à côté du canon, l'esclave sous les verges qui le frappent, le criminel au milieu des tourments de la question, etc., etc. — Distinguons bien, au reste, le sommeil naturel, suite de la lassitude des organes, de celui qui est l'effet d'une affection du cerveau, de l'apoplexie ou de la commotion, par exemple. Ici les sens s'éveillent, ils reçoivent les impressions, ils sont affectés comme à l'ordinaire; mais ces impressions ne pouvant être perçues par le cerveau malade, nous ne saurions en avoir la conscience. Au contraire, dans l'état ordinaire, c'est sur les sens, autant et même plus que sur le cerveau, que porte l'intermittence d'action. — Il suit de ce que nous avons dit dans cet article, que par sa nature, la vie organique dure beaucoup plus que la vie animale. En effet, la somme des périodes d'intermittence de celles-ci est presque à celle de ses temps d'activité, dans la proportion de la moitié; en sorte que sous ce rapport nous vivons au dedans presque le double de ce que nous existons au dehors.

C'est encore un des grands caractères qui distinguent les deux vies de l'animal, que l'indépendance où l'une est de l'ha-

bitude, comparée à l'influence que l'autre en reçoit.

§ Ier. *De l'habitude dans la vie animale.* — Tout est modifié par l'habitude dans la vie animale; chaque fonction, exaltée ou affaiblie par elle, semble, suivant les diverses époques où elle s'exerce, prendre des caractères tout différents: pour bien en estimer l'influence, il faut distinguer deux choses dans l'effet des sensations, le sentiment et le jugement. Un chant frappe notre oreille, sa première impression est, sans que nous sachions pourquoi, pénible ou agréable; voilà le sentiment. S'il continue, nous cherchons à apprécier les divers sons dont il est l'assemblage, à distinguer leurs accords; voilà le jugement. Or, l'habitude agit d'une manière inverse sur ces deux choses. Le sentiment est constamment émoussé par elle; le jugement, au contraire, lui doit sa perfection. Plus nous voyons un objet, moins nous sommes sensibles à ce qu'il a de pénible ou d'agréable, et mieux nous en jugeons tous les attributs.

§ II. *L'habitude émousse le sentiment.* — Je dis d'abord que le propre de l'habitude est d'émousser le sentiment, de ramener toujours le plaisir ou la douleur à l'indifférence, qui en est le terme moyen. Mais avant de prouver cette remarquable assertion, il est bon d'en préciser le sens. La douleur et le plaisir sont absolus ou relatifs. L'instrument qui déchire nos parties, l'inflammation qui les affecte, cause une douleur absolue; l'accouplement est un plaisir de même nature. La vue d'une belle campagne nous charme; c'est là une jouissance relative à l'état actuel où se trouve l'âme; car pour l'habitant de cette campagne, depuis long-temps sa vue est indifférente. Une sonde parcourt l'urètre pour la première fois; elle est pénible pour le malade: huit jours après il n'y est pas sensible; voilà une douleur de comparaison. Tout ce qui agit sur nos organes en détruisant leur tissu, est toujours cause d'une sensation absolue; le simple contact d'un corps sur le nôtre n'en produit jamais que de relatives. Il est évident, d'après cela, que le domaine du plaisir ou de la douleur absolus est bien plus rétréci que celui de la douleur et du plaisir relatifs; que ces mots, *agréable* et *pénible*, supposent presque toujours une comparaison entre l'impression que reçoivent les sens, et l'état de l'âme qui perçoit cette impression. Or, il est manifeste que le plaisir et la douleur relatifs sont seuls soumis à l'empire de l'habitude ; eux seuls vont donc nous occuper. — Les preuves se pressent en foule pour établir que toute espèce de plaisir et de peine relatifs est sans cesse ramenée à l'indifférence par l'influence de l'habitude. Tout corps étranger en contact pour la première fois avec une membrane muqueuse y détermine une sensation pénible, douloureuse même, que chaque jour diminue, et qui finit enfin par devenir insensible. Les pessaires dans le vagin, les tampons dans le rectum, l'instrument destiné à lier un polype dans la matrice ou le nez, les sondes dans l'urètre, dans l'œsophage ou la trachée-artère, les stylets, les sétons dans les voies lacrymales, présentent constamment ce phénomène. Les impressions dont l'organe cutané est le siége sont toutes assujetties à la même loi. Le passage subit du froid au chaud ou du chaud au froid entraîne toujours un saisissement incommode, qui s'affaiblit et cesse enfin si la température de l'atmosphère se soutient à un degré constant. De là les sensations variées qu'excite en nous le changement de saisons, de climats, etc. Des phénomènes analogues sont le résultat de la perception successive des qualités humides ou sèches, molles ou dures, des corps en contact avec le nôtre. En général, toute sensation très-différente de celle qui précède fait naître un sentiment que l'habitude use bientôt. — Disons du plaisir ce que nous venons de dire de la douleur. Le parfumeur placé dans une atmosphère odorante, le cuisinier dont le palais est sans cesse affecté par de délicieuses saveurs, ne trouvent point dans leurs professions les vives jouissances qu'elles préparent aux autres, parce que chez eux l'habitude de sentir a émoussé la sensation. Il en est de même des impressions agréables dont le siége est dans les autres sens. Tout ce qui flve délicieusement la vue ou frappe agréablement l'oreille ne nous offre que des plaisirs dont la vivacité est bientôt anéantie. Le spectacle le plus beau, les sons les plus harmonieux sont successivement la source du plaisir, de l'indifférence, de la satiété, du dégoût et même de l'aversion, par leur seule continuité. Tout le monde a fait cette remarque, que les poètes et les philosophes se sont appropriée, chacun à sa manière. — D'où naît cette facilité qu'ont nos sensations de subir tant de modifications diverses et souvent opposées? Pour le concevoir, remarquons d'abord que le centre de ces révolutions de plaisir, de peine et d'indifférence, n'est point dans les organes qui reçoivent ou transmettent la sensation, mais dans l'âme qui la perçoit : l'affection de l'œil, de la langue, de l'ouïe est toujours la même ; mais nous attachons à cette affection unique des sentiments variables. — Remarquons ensuite que l'action de l'âme dans chaque sentiment de peine ou de plaisir, né d'une sensation, consiste en une comparaison entre cette sensation et celles qui l'ont précédée, comparaison qui n'est point le résultat de la réflexion, mais l'effet involontaire de la première impression des objets. Plus il y aura de différence entre l'impression actuelle et les impressions passées, plus le sentiment en sera vif. La sensation qui nous affecte le plus est celle qui ne nous a jamais frappés. — Il suit de là qu'à mesure que les sensations se répètent plus souvent, elles doivent faire sur nous une moindre impression, parce que la comparaison devient moins sensible entre l'état actuel et l'état passé. Chaque fois que nous voyons un objet, que nous entendons un son, que nous goûtons un mets, etc., nous trouvons moins de différence entre ce que nous éprouvons et ce que nous avons éprouvé. — Il est donc de la nature du plaisir et de la peine de se détruire d'eux-mêmes, de cesser d'être parce qu'ils ont été. L'art de prolonger la durée de nos jouissances consiste à en varier les causes. — Je dirais presque, si je n'avais égard qu'aux lois de notre organisation matérielle, que la constance est un rêve heureux des poètes, que le bonheur n'est que dans l'inconstance, que ce sexe enchanteur qui nous captive aurait de faibles droits à nos hommages, si ses attraits étaient trop uniformes ; que si la figure de toutes les femmes était jetée au même moule, ce moule serait le tombeau de l'amour, etc. Mais gardons-nous d'employer les principes de la physique à renverser ceux de la morale ; les uns et les autres sont également solides, quoique parfois en opposition. Remarquons seulement que souvent les premiers nous dirigent presque seuls; alors l'amour, que l'habitude tâche d'enchaîner, fuit avec le plaisir et nous laisse le dégoût; alors le souvenir met un terme toujours prompt à la constance, en rendant uniforme ce que nous sentons et ce

que nous avons senti ; car telle paraît
être l'essence du bonheur physique, que
celui qui est passé émousse l'attrait de
celui dont nous jouissons. Voyez cet
homme que l'ennui dévore aujourd'hui,
à côté de celle près de qui les heures
fuyaient jadis comme l'éclair ; il serait
heureux s'il ne l'avait point été, ou s'il
pouvait oublier qu'il le fut autrefois. Le
souvenir est, dit-on, le seul bien des
amants malheureux : soit ; mais avouons
qu'il est le seul mal des amants heureux.
— Reconnaissons donc que le plaisir
physique n'est qu'un sentiment de comparaison, qu'il cesse d'exister là où l'u-
niformité survient entre les sensations
actuelles et les impressions passées, et
que c'est par cette uniformité que l'habitude tend sans cesse à le ramener à l'indifférence : voilà tout le secret de l'immense influence qu'elle exerce sur nos
jouissances. — Tel est aussi son mode
d'action sur nos peines. Le temps s'enfuit, dit-on, en emportant la douleur ; il
en est le sûr remède. Pourquoi ? C'est
que plus il accumule de sensations sur
celle qui nous a été pénible, plus il affaiblit le sentiment de comparaison établi
entre ce que nous sommes actuellement
et ce que nous étions alors. Il est enfin
une époque où ce sentiment s'éteint ;
aussi n'est-il pas d'éternelles douleurs ;
toutes cèdent à l'irrésistible ascendant
de l'habitude.

§ III. *L'habitude perfectionne le jugement.* — Je viens de prouver que tout
ce qui tient au sentiment, dans nos relations avec ce qui nous environne, est
affaibli, émoussé, rendu nul par l'effet
de l'habitude. Il est facile maintenant de
démontrer qu'elle perfectionne et agrandit tout ce qui a rapport au jugement
porté d'après ces relations. — Lorsque,
pour la première fois, la vue se promène
sur une vaste campagne, l'oreille est frappée par une harmonie, le goût ou l'odorat sont affectés d'une saveur ou d'une
odeur très-composées ; des idées confuses
et inexactes naissent de ces sensations ;
nous nous représentons l'ensemble ; les
détails nous échappent. Mais que ces
sensations se répètent, que l'habitude les
ramène souvent, alors notre jugement devient précis, rigoureux : il embrasse tout ;
la connaissance de l'objet qui nous a frappés devient parfaite, d'irrégulière qu'elle
était. — Voyez cet homme qui arrive
à l'Opéra, étranger à toute espèce de
spectacle ; il en rapporte des notions vagues. La danse, la musique ; les décora-

tions, le jeu des acteurs, l'éclat de l'assemblée, tout s'est confondu pour lui dans
une espèce de chants qui l'a charmé.
Qu'il assiste successivement à plusieurs
représentations : ce qui, dans ce bel ensemble, appartient à chaque art commence à s'isoler dans son esprit, bientôt
il saisit les détails : alors il peut juger,
et il le fait d'autant plus sûrement, que
l'habitude de voir lui en fournit des occasions plus fréquentes. — Cet exemple
nous offre en abrégé le tableau de l'homme commençant à jouir du spectacle
de la nature. L'enfant qui vient de naître
et pour qui tout est nouveau ne peut encore percevoir dans ce qui frappe ses
sens que les impressions générales. En
émoussant peu à peu ces impressions
qui retiennent d'abord toute l'attention de l'enfant, l'habitude lui permet
de saisir les attributs particuliers des
corps ; elle lui apprend ainsi insensiblement à voir, à entendre, à sentir, à goûter, à toucher, en le faisant successivement descendre, dans chaque sensation,
des notions confuses de l'ensemble aux
idées précises des détails. Tel est en effet
un des grands caractères de la vie animale, qu'elle a besoin, comme nous le
verrons, d'une véritable éducation. —
L'habitude, en émoussant le sentiment,
ainsi que nous l'avons vu, perfectionne
donc constamment le jugement, et même
ce second effet est inévitablement lié au
premier. Un exemple rendra ceci évident : je parcours une prairie émaillée
de fleurs ; une odeur générale, assemblage
confus de toutes celles que fournissent
isolément ces fleurs, vient d'abord me
frapper ; distraite par elle, l'âme ne peut
percevoir autre chose ; mais l'habitude affaiblit ce premier sentiment ; bientôt il
s'efface ; alors l'odeur particulière de chaque plante se distingue, et je puis porter
un jugement qui était primitivement
impossible. — Ces deux modes opposés
d'influence que l'habitude exerce sur le
sentiment et le jugement tendent donc,
comme on le voit, à un but commun, et
ce but est la perfection de chaque acte
de la vie animale.

§ IV. *De l'habitude dans la vie organique.* — Rapprochons maintenant de
ces phénomènes ceux de la vie organique ;
nous les verrons constamment soustraits
à l'empire de l'habitude. La circulation,
la respiration, l'exhalation, l'absorption,
la nutrition, les sécrétions ne sont jamais
modifiées par elle. Mille causes menace-
raient chaque jour l'existence, si ces fonc-

tions essentielles pouvaient en recevoir l'influence. — Cependant l'excrétion des urines, des matières fécales, peut quelquefois se suspendre, s'accélérer, revenir selon des lois qu'elle a déterminées ; l'action de l'estomac dans la faim, dans le contact des diverses espèces d'aliments, y paraît aussi subordonnée ; mais remarquons que ces divers phénomènes tiennent presque le milieu entre ceux des deux vies, se trouvent placés sur les limites de l'une et de l'autre, et participent presque autant à l'animale qu'à l'organique. Tous en effet se passent sur les membranes muqueuses, espèces d'organes qui, toujours en rapport avec des corps étrangers à notre propre substance, sont le siége d'un tact interne, analogue en tout au tact extérieur de la peau sur les corps qui nous entourent. Ce tact devait donc être assujetti aux mêmes modifications : doit-on s'étonner, d'après cela, de l'influence que l'habitude exerce sur lui ? — Remarquons d'ailleurs que la plupart de ces phénomènes relatifs au premier ou au dernier séjour des aliments dans nos parties qu'ils doivent réparer, phénomènes qui commencent, pour ainsi dire, et terminent la vie organique, entraînent après eux divers mouvements essentiellement volontaires, et par conséquent du domaine de la vie animale.— Je ne parle point ici d'une foule d'autres modifications dans les forces, les goûts, les désirs, etc., modifications qui tirent leur source de l'habitude. Je renvoie aux ouvrages nombreux qui en ont considéré l'influence sous des points de vue différents de celui que je viens de présenter.

ART. VI. — DIFFÉRENCES GÉNÉRALES DES DEUX VIES, PAR RAPPORT AU MORAL.

Il faut considérer sous deux rapports les actes qui, peu liés à l'organisation matérielle des animaux, dérivent de ce principe si peu connu dans sa nature, mais si remarquable par ses effets, centre de tous leurs mouvements volontaires, et sur lequel on eût moins disputé, si, sans vouloir remonter à son essence, on se fût contenté d'analyser ses opérations. Ces actes, que nous considérons surtout dans l'homme où ils sont à leur plus haut point de perfection, sont ou purement intellectuels et relatifs seulement à l'entendement, ou bien le produit immédiat des passions. Examinés sous le premier point de vue, ils sont l'attribut exclusif de la vie animale ; en-

visagés sous le second, ils appartiennent essentiellement à la vie organique.

§ Ier. *Tout ce qui est relatif à l'entendement appartient à la vie animale.* — Il est inutile, je crois, de s'arrêter longuement à prouver que la méditation, la réflexion, le jugement, tout ce qui tient, en un mot, à l'association des idées, est le domaine de la vie animale. — Nous jugeons d'après les impressions reçues autrefois, d'après celles que nous recevons actuellement, ou d'après celles que nous créons nous-mêmes. La mémoire, la perception et l'imagination sont les bases principales sur lesquelles appuient toutes les opérations de l'entendement ; or, ces bases reposent elles-mêmes sur l'action des sens.— Supposez un homme naissant dépourvu de tout cet appareil extérieur qui établit nos relations avec les objets environnants ; cet homme-là ne sera pas tout-à-fait la statue de Condillac ; car, comme nous le verrons, d'autres causes que les sensations peuvent déterminer en nous l'exercice des mouvements de la vie animale ; mais au moins, étranger à tout ce qui l'entoure, il ne pourra point juger, parce que les matériaux du jugement lui manqueront ; toute espèce de fonctions intellectuelles sera nulle chez lui ; la volonté, qui est le résultat de ces fonctions, ne pourra avoir lieu ; par conséquent cette classe si étendue de mouvements qui a son siége immédiat dans le cerveau, et qui est une suite des impressions que celui-ci a reçues des objets extérieurs, ne sera point son partage. — C'est donc par la vie animale que l'homme est si grand, si supérieur à tous les êtres qui l'entourent ; par elle, il appartient aux sciences, aux arts, à tout ce qui l'éloigne des attributs grossiers sous lesquels nous nous représentons la matière pour le rapprocher des images sublimes que nous nous formons de la spiritualité. L'industrie, le commerce, tout ce qui est beau, tout ce qui agrandit le cercle étroit où restent les animaux, est l'apanage de la vie extérieure. — La société actuelle n'est autre chose qu'un développement plus régulier, une perfection plus marquée dans l'exercice des diverses fonctions de cette vie, lesquelles établissent nos rapports avec les êtres environnants ; car, comme je le prouverai en détail, c'est un de ses caractères majeurs de pouvoir s'étendre, se perfectionner, tandis que dans la vie organique chaque partie n'abandonne jamais les limites que la nature lui a posées. Nous vivons organiquement d'une manière tout aussi parfaite, tout aussi régulière dans le premier âge que dans l'âge adulte; mais comparez la vie animale du nouveau-né à celle de l'homme de trente ans, et vous verrez la différence. — D'après ce que nous venons de dire, on peut considérer le cerveau, organe central de la vie animale, comme centre de tout ce qui a rapport à l'intelligence et à l'entendement. Je pourrais parler ici de sa proportion de grandeur dans l'homme et dans les animaux, où l'industrie semble décroître à mesure que l'angle facial devient aigu, et que la cavité cérébrale se rétrécit ; des altérations diverses dont il est le siége, et qui toutes sont marquées par des troubles notables dans l'entendement. Mais tous ces rapports sont assez connus, il suffit de les indiquer. Passons à cet autre ordre de phénomènes qui, étrangers, comme les précédents, aux idées que nous nous formons des phénomènes immatériels, ont cependant un siége essentiellement différent.

§ II. *Tout ce qui est relatif aux passions appartient à la vie organique.* — Mon objet n'est point ici de considérer les passions sous le rapport métaphysique. Qu'elles ne soient toutes que des modifications diverses d'une passion unique; que chacune tienne à un principe isolé, peu importe : remarquons seulement que beaucoup de médecins, en traitant de leur influence sur les phénomènes organiques, ne les ont point assez distinguées des sensations. Celles-ci en sont l'occasion, mais elles en diffèrent essentiellement. — La colère, la tristesse, la joie n'agiteraient pas, il est vrai, notre âme, si nous ne trouvions dans nos rapports avec les objets extérieurs les causes qui les font naître. Il est vrai aussi que les sens sont les agents de ces rapports, qu'ils communiquent la cause des passions, mais ils ne participent nullement à l'effet ; simples conducteurs dans ce cas, ils n'ont rien de commun avec les affections qu'ils produisent. Cela est si vrai, que toute espèce de sensation a son centre dans le cerveau, car toute sensation suppose l'impression et la perception. Ce sont les sens qui reçoivent l'impression, et le cerveau qui la perçoit ; en sorte que là où l'action de cet organe est suspendue, toute sensation cesse. Au contraire, il n'est jamais affecté dans les passions ; les organes de la vie interne en sont le siége unique (Voyez dans la livraison suivante, les notes de Buisson sur ce paragraphe). — Il est sans doute étonnant que les passions qui entrent essentiellement dans nos relations avec les êtres placés autour de nous, qui modifient à chaque instant ces relations, sans quoi la vie animale ne serait qu'une froide série de phénomènes intellectuels, qui animent, agrandissent, exaltent sans cesse tous les phénomènes de cette vie; il est, dis-je, étonnant que les passions n'aient jamais leur terme ni leur origine dans ses divers organes ; qu'au contraire les parties servant aux fonctions internes soient constamment affectées par elles, et même les déterminent suivant l'état où elles se trouvent. Tel est cependant ce que la stricte observation nous prouve. — Je dis d'abord que l'effet de toute espèce de passion, constamment étranger à la vie animale, est de faire naître un changement, une altération quelconque dans la vie organique. La colère accélère les mouvements de la circulation, multiplie, dans une proportion souvent incommensurable, l'effort du cœur ; c'est sur la force, la rapidité du cours du sang, qu'elle porte son influence. Sans modifier autant la circulation, la joie la change cependant ; elle en développe les phénomènes avec plus de plénitude, l'accélère légèrement, la détermine vers l'organe cutané. La crainte agit en sens inverse ; elle est caractérisée par une faiblesse dans tout le système vasculaire, faiblesse qui, empêchant le sang d'arriver aux capillaires, détermine cette pâleur générale qu'on remarque alors sur l'habitude du corps, et en particulier à la face. L'effet de la tristesse, du chagrin, est à peu près semblable. — Telle est même l'influence qu'exercent les passions sur les organes circulatoires, qu'elles vont, lorsque l'affection est très-vive, jusqu'à arrêter le jeu de ces organes : de là les syncopes dont le siége primitif est toujours, comme je le prouverai bientôt, dans le cœur, non dans le cerveau, qui ne cesse alors d'agir que parce qu'il ne reçoit plus l'excitant nécessaire à son action. De là même la mort, effet quelquefois subit des émotions extrêmes ; soit que ces émotions exaltent tellement les forces circulatoires, que, subitement épuisées, elles ne puissent se rétablir, comme dans la mort produite par un accès de colère ; soit que, comme dans celle occasionnée par une violente douleur, les forces, tout à coup frappées d'une excessive débilité, ne puissent revenir à leur état ordinaire. — Si la cessation totale ou instantanée de la circulation n'est pas déterminée par cette débilité, souvent les parties en conservent une impression durable, et deviennent consécutivement le siége de diverses lésions organiques. Desault avait remarqué que les maladies du cœur, les anévrysmes de l'aorte, se sont multipliés dans la révolution, à proportion des maux qu'elle a enfantés. — La respiration n'est pas dans une dépendance moins immédiate des passions: ces étouffements, cette oppression, effet subit d'une douleur profonde, ne supposent-ils pas dans le poumon un changement notable, une altération soudaine? Dans cette longue suite de maladies chroniques ou d'affections aiguës, triste attribut du système pulmonaire, n'est-on pas souvent obligé de remonter aux passions du malade pour trouver le principe de son mal? — L'impression vive ressentie au pylore dans les fortes émotions, l'empreinte ineffaçable qui s'en conserve quelquefois, et d'où naissent les squirrhes dont il est le siége, le sentiment de resserrement qu'on éprouve dans toute la région de l'estomac, au cardia en particulier; dans d'autres circonstances, les vomissements spasmodiques qui succèdent quelquefois tout à coup à la perte d'un objet chéri, à la nouvelle d'un accident funeste, à toute espèce de trouble déterminé par les passions; l'interruption subite des phénomènes digestifs par une nouvelle agréable ou fâcheuse, les affections d'entrailles, les lésions organiques des intestins, de la rate, observées dans la mélancolie, l'hypochondrie, maladies que préparent et qu'accompagnent presque toujours de sombres affections; tout cela n'indique-t-il pas le lien étroit qui enchaîne à l'état des passions celui des viscères de la digestion? — Les organes sécrétoires n'ont pas, avec les affections de l'âme, une moindre connexion. Une frayeur subite suspend le cours de la bile, et détermine la jaunisse; un accès de colère est l'origine fréquente d'une indisposition, et même d'une fièvre bilieuse; les larmes coulent en abondance dans le chagrin, dans la joie, quelquefois dans l'admiration; le pancréas est fréquemment malade dans l'hypochondrie, etc. — L'exhalation, l'absorption et la nutrition ne paraissent pas recevoir des passions, une influence aussi directe que la circulation, la digestion, la respiration et les sécrétions; mais cela tient sans doute à ce que ces fonctions n'ont point, comme les autres, de foyers principaux, de viscères essentiels dont nous puissions comparer l'état avec celui où se trouve l'âme. Leurs phénomènes, généralement disséminés dans tous les organes, n'appartenant exclusivement à aucun, ne sauraient nous frapper aussi vivement que ceux dont l'effet est concentré dans un espace plus étroit. — Cependant les altérations qu'elles éprouvent alors ne sont pas moins réelles, et même, au bout d'un certain temps, elles deviennent apparentes. Comparez l'homme dont la douleur marque toutes les heures, à celui dont les jours se passent dans la paix du cœur et la tranquillité de l'âme, vous verrez quelle différence distingue la nutrition de l'un d'avec celle de l'autre. — Rapprochez le temps où toutes les passions sombres, la crainte, la tristesse, le désir de la vengeance, semblaient planer sur la France, de celui où la sûreté, l'abondance y appelaient les passions gaies, si naturelles aux Français; rappelez-vous comparativement l'habitude extérieure de tous les corps dans ces deux temps, et vous direz si la nutrition ne reçoit pas l'influence des passions. Ces expressions, *sécher d'envie*, *être rongé de remords*, *être consumé par la tristesse*, etc., n'annoncent-elles pas combien les passions modifient le travail nutritif? — Pourquoi l'absorption et l'exhalation ne seraient-elles pas aussi soumises à leur empire, quoiqu'elles le paraissent moins? Les collections aqueuses, les hydropisies, les infiltrations de l'organe cellulaire, les vices essentiels de ces deux fonctions, ne peuvent-elles pas dépendre souvent de nos affections morales? — Au milieu de ces bouleversements, de ces révolutions partielles ou générales, produites par les passions dans les phénomènes organiques, considérez les actes de la vie animale : ils restent constamment au même degré, ou bien, s'ils éprouvent quelques dérangements, la source primitive en est constamment, comme je le montrerai, dans les fonctions internes. — Concluons donc de ces diverses considérations, que c'est toujours sur la vie organique, et non sur la vie animale, que les passions portent leur influence; aussi tout ce qui nous sert à les peindre se rapporte-t-il à la mière et non à la seconde. Le geste, expression muette du sentiment et de l'entendement, en est une preuve remarquable : si nous indiquons quelques phénomènes intellectuels relatifs à la mémoire, à l'imagination, à la perception, au jugement, etc., la main se porte involontairement sur la tête : voulons-nous exprimer l'amour, la joie, la tristesse, la haine, c'est sur la région du cœur, de l'estomac, des intestins, qu'elle se dirige.—L'acteur qui ferait une équivoque à cet égard, qui, en parlant de chagrins, rapporterait les gestes à la tête, ou les concentrerait sur le cœur pour annoncer un effort de génie, se couvrirait d'un ridicule que nous sentirions mieux encore que nous ne le comprendrions. — Le langage vulgaire distinguait les attributs respectifs des deux vies, dans le temps où tous les savants rapportaient au cerveau, comme siége de l'âme, toutes nos affections. On a toujours dit, *une tête forte*, *une tête bien organisée*, pour énoncer la perfection de l'entendement ; *un bon cœur*, *un cœur sensible*, pour indiquer celle du sentiment. Ces expressions, *la fureur circulant dans les veines*, *remuant la bile ; la joie faisant tressaillir les entrailles ; la jalousie distillant ses poisons dans le cœur*, etc., etc., ne sont point des métaphores employées par les poètes, mais l'énoncé de ce qui est réellement dans la nature. Aussi toutes ces expressions, empruntées des fonctions internes, entrent-elles spécialement dans nos chants, qui sont le langage des passions de la vie organique par conséquent, comme la parole ordinaire est celui de l'entendement, de la vie animale. La déclamation tient le milieu ; elle anime la langue froide du cerveau, par la langue expressive des organes intérieurs du cœur, du foie, de l'estomac, etc. — La colère, l'amour, inoculent, pour ainsi dire, aux humeurs, et à la salive en particulier, un vice radical qui rend dangereuse la morsure des animaux agités par ces passions, lesquelles distillent vraiment dans les fluides un funeste poison, comme l'indique l'expression commune. Les passions violentes de la nourrice impriment à son lait un caractère nuisible, d'où naissent souvent diverses maladies pour l'enfant. C'est par les modifications que le sang de la mère reçoit des émotions vives qu'elle éprouve, qu'il faut expliquer comment ces émotions influent sur la nutrition, la con-

formation, la vie même du fœtus, auquel le sang parvient par l'intermède du placenta. — Non seulement les passions portent essentiellement sur les fonctions organiques, en affectant leurs viscères d'une manière spéciale ; mais l'état de ces viscères, leurs lésions, les variations de leurs forces, concourent, d'une manière marquée, à la production des passions. Les rapports qui les unissent avec les tempéraments, les âges, etc., établissent incontestablement ce fait. Qui ne sait que l'individu dont l'appareil pulmonaire est très-prononcé, dont le système circulatoire jouit de beaucoup d'énergie, qui est, comme on le dit, très-sanguin, a dans les affections une impétuosité qui le dispose surtout à la colère, à l'emportement, au courage ; que là où prédomine le système bilieux, certaines passions sont plus développées, telles que l'envie, la haine, etc. ; que les constitutions où les fonctions des lymphatiques sont à un plus haut degré, impriment aux affections une lenteur opposée à l'impétuosité du tempérament sanguin ? — En général, ce qui caractérise tel ou tel tempérament, c'est toujours telle ou telle modification, d'une part dans les passions, de l'autre part dans l'état des viscères de la vie organique et la prédominance de telle ou telle de ses fonctions. La vie animale est presque constamment étrangère aux attributs des tempéraments.—Disons la même chose des âges. Dans l'enfant, la faiblesse d'organisation coïncide avec la timidité, la crainte ; dans le jeune homme, le courage, l'audace se déploient à proportion que les systèmes pulmonaire et vasculaire deviennent supérieurs aux autres : l'âge viril, où le foie et l'appareil gastrique sont plus prononcés, est l'âge de l'ambition, de l'envie, de l'intrigue, etc. — En considérant les passions dans les divers climats, dans les diverses saisons, le même rapport s'observerait entre elles et les organes des fonctions internes ; mais assez de médecins ont indiqué ces analogies, il serait superflu de les rappeler. — Si de l'homme en santé nous portons nos regards sur l'homme malade, nous verrons les lésions du foie, de l'estomac, de la rate, des intestins, du cœur, etc., déterminer dans nos affections une foule de variétés, d'altérations, qui cessent d'avoir lieu dès l'instant où la cause qui les entretenait cesse elle-même d'exister. — Ils connaissaient mieux que nos modernes mécaniciens les lois de l'économie, les anciens qui croyaient que les sombres affections s'évacuaient par les purgatifs avec les mauvaises humeurs. En débarrassant les premières voies, ils en faisaient disparaître la cause de ces affections. Voyez en effet quelle sombre teinte répand sur nous l'embarras des organes gastriques. — Les erreurs des premiers médecins sur l'atrabile prouvaient la précision de leurs observations sur les rapports qui lient ces organes à l'état de l'âme. — Tout tend donc à prouver que la vie organique est le terme où aboutissent, et le centre d'où partent les passions. On demandera sans doute ici comment les végétaux, qui vivent organiquement, ne nous en présentent aucun vestige? C'est que, outre qu'ils manquent de l'excitant naturel des passions, savoir, de l'appareil sensitif extérieur, ils sont dépourvus des organes internes qui concourent plus spécialement à leur production, tels que l'appareil digestif, celui de la circulation générale, celui des grandes sécrétions, que nous remarquons chez les animaux, ils respirent par trachées, et non par un foyer concentré, etc. — Voilà pourquoi les passions sont si obscures, et même presque nulles dans le genre des zoophytes, dans les vers, etc.; pourquoi, à mesure que, dans la série des animaux, la vie organique se simplifie davantage, perd tous ses organes importants, les passions décroissent proportionnellement.

§ III. *Comment les passions modifient les actes de la vie animale, quoiqu'elles aient leur siége dans la vie organique.*—Quoique les passions soient l'attribut spécial de la vie organique, elles ont cependant sur les mouvements de la vie animale une influence qu'il faut examiner. Tantôt elles sont mises en jeu par elles; tantôt elles en exaltent les mouvements; tantôt elles semblent agir sur eux d'une manière sédative. — Voyez cet homme que la colère, la fureur agitent; ses forces musculaires doublées, triplées même, s'exercent avec une énergie que lui-même ne peut modérer : où chercher la source de cet accroissement? Elle est manifestement dans le cœur. — Cet organe est l'excitant naturel du cerveau par le sang qu'il lui envoie, comme je le prouverai fort au long dans la suite de cet ouvrage, en sorte que, selon que l'excitation est plus ou moins vive, l'énergie cérébrale est plus ou moins grande, et nous avons

vu que l'effet de la colère est d'imprimer à la circulation une extrême vivacité, de pousser par conséquent vers le cerveau une grande quantité de sang dans un temps donné. Il résulte de là un effet analogue à celui qui survient toutes les fois que la même cause se développe, comme dans les accès de fièvre ardente, dans l'usage du vin à un certain degré, etc. — Alors, fortement excité, le cerveau excite avec force les muscles qui sont soumis à son influence; leurs mouvements deviennent, pour ainsi dire, involontaires : ainsi la volonté est-elle étrangère à ces spasmes musculaires déterminés par une cause qui irrite l'organe médullaire, comme une esquille, du sang, du pus dans les plaies de tête, le manche du scalpel ou tout autre instrument, dans nos expériences. — L'analogie est exacte; le sang abordant en plus grande quantité qu'à l'ordinaire, produit sur le cerveau l'effet de ces excitants divers. Il est donc, pour ainsi dire, passif dans ces divers mouvements. C'est bien de lui que partent, comme à l'ordinaire, les irradiations nécessaires; mais ces irradiations y naissent malgré lui, et nous ne sommes pas maîtres de les suspendre. — Ainsi remarquez que, dans la colère, un rapport constant existe entre les contractions du cœur et celles des organes locomoteurs : quand les unes augmentent, les autres s'accroissent; si l'équilibre se rétablit d'un côté, bientôt nous l'observons de l'autre. Dans tout autre cas, au contraire, aucune apparence de ce rapport ne se manifeste; l'action du cœur reste la même au milieu des nombreuses variations du système musculaire locomoteur. Dans les convulsions ou les paralysies, dont ce système est le siége, la circulation ne s'accélère ni ne se ralentit jamais. — Nous voyons dans la colère le mode d'influence qu'exerce la vie organique sur la vie animale. Dans la crainte, où, d'une part, les forces du cœur affaiblies poussent au cerveau moins de sang, et par-là même y dirigent une cause moindre d'excitation, où, d'autre part, on remarque un affaiblissement d'action dans les muscles extérieurs, nous saisissons aussi l'enchaînement de la cause à l'effet. Cette passion offre au premier degré le phénomène que présente au dernier les vives émotions qui, suspendant tout à coup l'effort du cœur, déterminent une cessation subite de la vie animale, et par-là même la syncope. —

Mais comment expliquer les modifications mille fois variées qu'apportent à chaque instant les autres passions dans les mouvements qui appartiennent à cette vie ? comment dire la cause de ces nuances infinies qui se succèdent si souvent, avec une inconcevable rapidité, dans le mobile tableau de la face ? comment expliquer pourquoi, sans que la volonté y participe, le front se ride ou s'épanouit, les sourcils se froncent ou se déploient, les yeux s'enflamment ou languissent, brillent ou s'obscurcissent, la bouche se relève ou s'abaisse, etc... ? — Tous les muscles, agents de ces mouvements, reçoivent leurs nerfs du cerveau, et sont ordinairement volontaires. Pourquoi, dans les passions, cessent-ils donc de l'être ? pourquoi rentrent-ils dans la classe des mouvements de la vie organique, qui tous s'exercent sans que nous les dirigions, ou même que nous en ayons la conscience ? Voici, je crois, l'explication la plus probable de ce phénomène. — Des rapports sympathiques nombreux unissent tous les viscères internes avec le cerveau ou avec ses différentes parties. Chaque pas fait dans la pratique nous offre des exemples d'affections de cet organe, nées sympathiquement de celles de l'estomac, du foie, des intestins, de la rate, etc. Cela posé, comme l'effet de toute espèce de passion est de produire une affection, un changement de force dans l'un de ces viscères, il devra aussi d'exciter sympathiquement, ou le cerveau en totalité, ou seulement quelques-unes de ses parties, dont la réaction sur les muscles qui en reçoivent les nerfs, y détermine les mouvements qu'on observe alors. Dans la production de ces mouvements, l'organe cérébral est donc, pour ainsi dire, passif, tandis qu'il est actif lorsque la volonté préside à ses efforts. — Ce qui arrive dans les passions est semblable à ce que nous observons dans les maladies des organes internes, qui font naître sympathiquement des spasmes, une faiblesse, ou même la paralysie des muscles locomoteurs. — Peut-être les organes internes n'agissent-ils pas sur les muscles volontaires par l'excitation intermédiaire du cerveau, mais par des communications nerveuses directes ; qu'importe le comment ? ce n'est pas de la question tant agitée du mode des communications sympathiques qu'il s'agit ici. — Ce qui est essentiel, c'est le fait lui-même : or, dans ce fait, voici ce qui est évident :

d'une part, affection d'un organe intérieur par les passions ; de l'autre, mouvement déterminé, à l'occasion de cette affection, dans les muscles sur lesquels cet organe n'a aucune influence dans la série ordinaire des phénomènes des deux vies. C'est bien là sûrement une sympathie ; car entre elle et celles que nous présentent les convulsions, les spasmes de la face, occasionnés par la lésion du centre phrénique, par une plaie à l'estomac, etc., la différence n'est que dans la cause qui affecte l'organe interne. — L'irritation de la luette, du pharynx, agite convulsivement le diaphragme ; l'action trop répétée des liqueurs fermentées sur l'estomac donne des tremblements : pourquoi ce qui arrive dans un mode d'affection des viscères gastriques n'arriverait-il pas dans un autre ? Que l'estomac, le foie, etc., soient irrités par une passion ou par une cause matérielle, qu'importe ? c'est de l'affection, et non de la cause qui la produit que naît la sympathie. — Voilà donc, en général, comment les passions arrachent à l'empire de la volonté des mouvements naturellement volontaires, comment elles s'approprient, si je puis m'exprimer ainsi, les phénomènes de la vie animale, quoiqu'elles aient essentiellement leur siège dans la vie organique. — Quand elles sont très-fortes, l'affection très-vive des organes internes produit si impétueusement les mouvements sympathiques des muscles, que l'action ordinaire du cerveau est absolument nulle sur eux. Mais la première impression étant passée, le mode ordinaire de locomotion revient. — Un homme apprend, par lettre et devant une assemblée, une nouvelle qu'il a intérêt de cacher ; tout à coup son front se ride, il pâlit, ou ses traits s'animent suivant la passion qui est mise en jeu : voilà des phénomènes sympathiques nés de quelques viscères abdominaux subitement affectés par cette passion, et qui, par conséquent, appartiennent à la vie organique. Bientôt cet homme se contraint ; son front s'épanouit ; sa rougeur renaît ou ses traits se resserrent, quoique le sentiment intérieur subsiste : c'est le mouvement volontaire qui l'a emporté sur le sympathique ; c'est le cerveau dont l'action a surmonté celle de l'estomac, du foie, etc. ; c'est la vie animale qui a repris son empire. — Il y a dans presque toutes les passions mélange ou succession des mouvements de la vie animale à ceux de la vie organique, en sorte que, dans presque toutes, l'action musculaire est en partie dirigée par le cerveau, suivant l'ordre naturel, et a en partie son siége dans les viscères organiques, comme le cœur, le foie, l'estomac, etc. Ces deux foyers, tour à tour prédominés l'un par l'autre, ou restant en équilibre, constituent, par leur mode d'influence, toutes les variétés nombreuses que nous présentent nos affections morales. — Ce n'est pas seulement sur le cerveau, mais encore sur toutes les autres parties, que les viscères affectés par les passions exercent leur influence sympathique : la peur affecte primitivement l'estomac, comme le prouve le resserrement qu'on ressent alors dans cette région. Ainsi affecté, l'organe réagit sur la peau avec laquelle il a tant de rapport, et celle-ci devient alors le siége d'une sueur froide et subite, si fréquente dans cette affection de l'âme. Cette sueur est de la nature de celles qu'on détermine par l'action d'une substance qui, comme le thé, agit d'abord sur l'estomac, lequel réagit ensuite sympathiquement sur l'organe cutané. Ainsi un verre d'eau froide, un air très-frais suppriment-ils cette excrétion, par le rapport qu'il y a entre cet organe et les surfaces muqueuses de l'estomac ou des bronches. Il faut bien distinguer les sueurs sympathiques de celles dont la cause agit directement sur la peau, comme la chaleur, l'air, etc. — Quoique le cerveau ne soit pas, d'après cela, le but unique de la réaction des viscères internes affectés par les passions, il est cependant le principal, et sous ce rapport on peut toujours le considérer comme un foyer toujours en opposition avec celui que représentent les organes internes.

§ IV. *Du centre épigastrique ; il n'existe point dans le sens que les auteurs ont entendu.* — Les auteurs n'ont jamais varié sur le foyer cérébral ; tous les mouvements volontaires ont toujours été envisagés par eux comme un effet de ses irradiations. Mais ils ne sont pas également d'accord sur le foyer épigastrique ; les uns le placent dans le diaphragme, d'autres au pylore, quelques-uns dans le plexus solaire du grand sympathique. — (« Cet entrelacement nerveux, émané principalement du ganglion semi-lunaire, appartient à presque tout le système vasculaire abdominal, dont il suit les diverses ramifications. Il est, dans la manière de voir ordinaire, une

des divisions du grand sympathique ; mais il me semble que les idées des anatomistes sur ce nerf important, sont très-peu conformes à ce qu'il est dans la nature. — Tout le monde se le représente comme un cordon médullaire, étendu depuis la tête jusque dans la région sacrée, envoyant dans ce trajet diverses ramifications au cou, à la poitrine et au bas-ventre, suivant dans ses distributions une marche analogue à celle des nerfs de l'épine, et tirant son origine de ces nerfs, selon les uns, de ceux du cerveau, suivant les autres. Quel que soit le nom sous lequel on le désigne, sympathique, intercostal, trisplanchnique, etc., la manière de l'envisager est toujours la même. — Je crois que cette manière est entièrement fausse, qu'il n'existe réellement aucun nerf analogue à celui qu'on désigne par ces mots, que ce qu'on prend pour un nerf n'est qu'une suite de communications entre divers centres nerveux placés à différentes distances les uns des autres. — Ces centres nerveux sont les ganglions. Disséminés dans les différentes régions, ils ont tous une action indépendante et isolée. Chacun est un foyer particulier qui envoie en divers sens une foule de ramifications, lesquelles portent dans leurs organes respectifs, les irradiations de ce foyer dont elles s'échappent. Parmi ces ramifications, quelques-unes vont d'un ganglion à l'autre ; et comme ces branches qui unissent les ganglions forment par leur ensemble une espèce de cordon continu, on a considéré ce cordon comme un nerf isolé ; mais ces branches ne sont que des communications, de simples anastomoses, et non un nerf analogue aux autres. — Cela est si vrai, que souvent ces communications sont interrompues. Il est des sujets, par exemple, où l'on trouve un intervalle très-distinct entre les portions pectorale et lombaire de ce qu'on appelle grand sympathique, qui semble coupé en cet endroit. J'ai vu aussi ce prétendu nerf cesser et renaître ensuite, soit aux lombes, soit dans la région sacrée. Qui ne sait que tantôt une seule branche, tantôt plusieurs, passent d'un ganglion à l'autre, surtout entre le dernier cervical et le premier dorsal ; que le volume de ces branches varie singulièrement ; qu'après avoir fourni une foule de divisions, le sympathique est plus gros qu'avant d'en avoir distribué aucune ? — Ces diverses considérations prouvent évidemment que les branches communicantes des ganglions ne supposent pas plus un nerf continu que les rameaux qui passent de chacune des paires cervicales, lombaires ou sacrées, aux deux paires qui lui sont supérieures et inférieures. En effet, malgré ses communications, on considère chaque paire d'une manière séparée, on ne fait point un nerf de leur ensemble. — Il faut de même envisager isolément chaque ganglion, et décrire les rameaux qui en naissent. — D'après cela, je diviserai désormais dans mes descriptions, où j'ai jusqu'ici suivi la marche ordinaire, les nerfs en deux grands systèmes, l'un émané du cerveau, l'autre des ganglions; le premier est à centre unique, le second en a un très-grand nombre. — J'examinerai d'abord les divisions du système cérébral; je traiterai ensuite du système des ganglions, qu'on peut subdiviser en ceux de la tête, du cou, du thorax, de l'abdomen et du bassin. — A la tête, on trouve le lenticulaire, celui de Meckel, celui de la glande sublinguale, etc., etc. Quoique aucune communication ne lie ces divers centres, soit entre eux, soit avec le prétendu grand sympathique, leur description appartient cependant à celle des nerfs dont celui-ci est l'ensemble, puisque les communications ne sont que des dispositions accessoires à ce système de nerfs. — Au cou les trois ganglions cervicaux, quelquefois un autre sur le côté de la trachée-artère, dans la poitrine les douze thorachiques, dans l'abdomen le semi-lunaire, les lombaires, etc., dans le bassin, les sacrés; voilà les divers centres dont il faut isolément examiner les ramifications, comme on considère celles du centre cérébral. — Par exemple, je décrirai d'abord le ganglion semi-lunaire, comme on fait pour le cerveau; puis j'examinerai ses branches, parmi lesquelles se place celle par laquelle il communique avec les ganglions thorachiques, c'est-à-dire le grand splanchnique; car c'est une expression très-impropre que celle qui désigne ce nerf comme donnant naissance au ganglion. De même, dans le cou et la tête, chaque ganglion sera d'abord décrit; puis je traiterai de ses branches, parmi lesquelles se trouvent celles de communication. La disposition étant à peu près commune pour les ganglions de la poitrine, du bassin et des lombes, etc., la description deviendra à peu près générale pour chaque région. — Cette manière d'envisager les nerfs, en plaçant une démarcation sensible entre les deux grands systèmes,

présente ces systèmes tels qu'ils sont réellement dans la nature. — Quel anatomiste n'a pas été frappé, en effet, des différences qui se trouvent entre les nerfs de l'un et de l'autre? Ceux du cerveau sont plus gros, moins nombreux, plus blancs, plus denses dans leur tissu, exposés à des variétés assez peu fréquentes. Au contraire, ténuité extrême, nombre très-considérable, surtout vers le plexus, couleur grisâtre, mollesse de tissu remarquable, variétés extrêmement communes, voilà les caractères des nerfs venant des ganglions, si vous en exceptez ceux de communication avec les nerfs cérébraux et quelques-uns de ceux qui unissent entre eux ces petits centres nerveux. — D'ailleurs, cette division du système général des nerfs en deux autres secondaires, s'accorde très-bien avec celle de la vie. On sait en effet que les fonctions externes, les sensations, la locomotion, la voix, sont sous la dépendance du système nerveux cérébral; qu'au contraire la plupart des organes servant aux fonctions internes, tirent des ganglions leurs nerfs, et avec eux le principe de leur action. On sait que la sensibilité et la contractilité animales naissent des premiers; que là où les seconds se trouvent seuls, il n'y a que la sensibilité et la contractilité organiques. — J'ai dit ailleurs que le terme de cette espèce de sensibilité et l'origine de la contractilité correspondante, sont dans l'organe même où on les observe; mais peut-être ce terme et cette origine sont-ils plus éloignés, et existent-ils dans le ganglion dont l'organe reçoit ses nerfs, comme le terme de la sensibilité animale et l'origine de la contractilité de même espèce se trouvent toujours dans le cerveau. Si cela est ainsi, comme les ganglions sont très-multipliés, on conçoit pourquoi les forces de la vie organique ne se rapportent point, ainsi que celles de la vie animale, à un centre commun. — Il est manifeste, d'après ces considérations, qu'il n'existe point de nerf grand sympathique, que ce qu'on désigne par ce mot n'est qu'un assemblage de petits systèmes nerveux, à fonctions isolées, mais à branches communicantes. — On conçoit donc ce qu'il faut penser des disputes des anatomistes sur l'origine de ce prétendu nerf, fixée dans la sixième, la cinquième paire, etc., celles du cou, du dos, etc..... — Plusieurs physiologistes ont eu sur les ganglions des idées analogues à celles que je viens de présenter, en considérant ces corps comme de petits cerveaux ; mais il est essentiel de réaliser ces vues dans la description qui, telle qu'on la présente, donne une idée très-inexacte et de ces centres nerveux, et des nerfs qui en sortent. — L'expression de *branches nerveuses donnant naissance à tel ou tel ganglion*, etc., ressemble à celle par laquelle on désignerait le cerveau comme naissant des nerfs dont il est lui-même l'origine. » *Note de l'auteur.*) — Tous me semblent errer sur ce point, en ce qu'assimilant le second au premier foyer, ils croient que les passions, comme les sensations, se rapportent constamment à un centre unique et invariable. — Ce qui les a conduits à cette opinion, c'est le sentiment d'oppression qui se fait sentir au voisinage du cardia dans les affections pénibles. — Mais remarquons que, dans les organes internes, le sentiment né de l'affection d'une partie, est toujours un indice infidèle du siége et de l'étendue de cette affection : par exemple, la faim porte son influence sur la totalité de l'estomac, et cependant le cardia semble seul nous en transmettre la sensation. Une large surface enflammée dans la plèvre ou le poumon, ne donne lieu le plus souvent qu'à la douleur concentrée sur un point. Combien de fois, à la tête, à l'abdomen, etc., une douleur fixe et occupant un petit espace, ne coïncide-t-elle pas avec une affection largement disséminée, et ayant même un siége tout différent de celui que nous présumons ? Il ne faut donc jamais considérer le lieu où nous rapportons le sentiment, comme le sûr indice du lieu précis qu'occupe l'affection, mais seulement comme un signe qu'elle se trouve là, ou dans le voisinage. — Il suit, d'après cela, que pour juger l'organe avec lequel telle ou telle passion est en rapport, on doit recourir, non pas au sentiment, mais à l'effet produit dans les fonctions de l'organe par l'influence de la passion. Or, en partant de ce principe, il est aisé de voir que ce sont tantôt les organes digestifs, tantôt le système circulatoire, quelquefois les viscères appartenant aux sécrétions, qui éprouvent un changement, un trouble dans nos affections morales. — Je ne reviendrai pas sur les preuves qui établissent cette vérité ; mais en m'appuyant sur elles, comme étant démontrées, je dirai qu'il n'y a point pour les passions, de centre fixe et constant, comme il en existe un pour les sen-

sations ; que le foie, le poumon, la rate, l'estomac, le cœur, etc., tour à tour affectés, forment tour à tour ce foyer épigastrique si célèbre dans nos ouvrages modernes ; que si nous rapportons, en général, dans cette région, l'impression sensible de toutes nos affections, c'est que tous les viscères importants de la vie organique s'y trouvent concentrés ; que si la nature eût séparé ces viscères par deux grands intervalles, en plaçant, par exemple, le foie dans le bassin, l'estomac au cou, le cœur et la rate restant à leur place ordinaire, alors le foyer épigastrique disparaîtrait, et le sentiment local de nos passions varierait suivant l'organe sur lequel elles porteraient leur influence. » — Camper, en déterminant l'angle facial, a donné lieu à de lumineuses considérations sur l'intelligence respective des animaux. Il paraît que non seulement les fonctions du cerveau, mais toutes celles en général de la vie animale, qui y trouvent leur centre commun, ont à peu près cet angle pour mesure de perfection. — Il serait bien curieux d'indiquer aussi une mesure qui, prise dans les parties servant à la vie organique, pût fixer le rang de chaque espèce sous le rapport des passions. Pourquoi le sentiment est-il porté à un si haut point chez le chien ? pourquoi la reconnaissance, la tristesse, la joie, la haine, l'amitié, etc., l'agitent-elles avec tant de facilité ? C'est, de ce côté, qu'il est supérieur aux autres animaux : a-t-il dans la vie organique quelque chose de plus parfait ? Le singe nous étonne par son industrie, sa disposition à l'imitation, son intelligence ; c'est par la supériorité de sa vie animale qu'il laisse loin de lui les espèces les mieux organisées. D'autres animaux, comme l'éléphant, nous intéressent par leur attachement, leurs affections, leurs passions, et nous charment par leur adresse, l'étendue de leur perception, de leur intelligence. Chez eux le centre cérébral et les fonctions intérieures ou organiques sont perfectionnées au même degré ; la nature semble avoir également reculé les bornes de leurs deux vies. — Un rapide coup d'œil jeté sur la série des animaux nous montrera ainsi, tantôt les phénomènes relatifs aux sensations prédominant sur ceux qui naissent des passions, tantôt ceux-ci l'emportant sur les premiers, quelquefois l'équilibre étant établi entre eux, et suivant ces diverses circonstances, la vie organique et animale supérieures, inférieures, ou égales une à l'autre. — Ce que nous observons dans la longue chaîne des êtres animés, nous le remarquons dans l'espèce humaine prise isolément. Chez l'un, les passions qui dominent sont le principe du plus grand nombre des mouvements ; l'influence de la vie animale, à chaque instant surpassée par celle de l'organique, laisse naître sans cesse des actes auxquels la volonté est presque étrangère, et qui, trop souvent, entraînent après eux les regrets amers, qui se font sentir lorsque la vie animale reprend son empire. Dans l'autre, c'est cette vie qui est supérieure à la première ; alors tous les phénomènes relatifs aux sensations, à la perception, à l'intelligence, semblent s'agrandir aux dépens des passions qui restent dans un silence auquel l'organisation de l'individu les condamne. Alors la volonté préside à tout ; les muscles locomoteurs sont dans une continuelle dépendance du cerveau, tandis que dans le cas précédent ce sont principalement les organes gastriques et pectoraux qui les mettent en jeu. — L'homme dont la constitution est la plus heureuse et en même temps la plus rare, est celui qui a ses deux vies dans une espèce d'équilibre, dont les deux centres, cérébral et épigastrique, exercent l'un sur l'autre une égale action, chez qui les passions animent, échauffent, exaltent les phénomènes intellectuels, sans en envahir le domaine, et qui trouve dans son jugement un obstacle qu'il est toujours maître d'opposer à leur impétueuse influence. — C'est cette influence des passions sur les actes de la vie animale, qui compose ce qu'on nomme le *caractère*, lequel, comme le tempérament, appartient manifestement à la vie organique : aussi en a-t-il les divers attributs ; tout ce qui en émane est, pour ainsi dire, involontaire. Nos actes extérieurs forment un tableau dont le fond et le dessin sont à la vie animale, mais sur lequel la vie organique répand la nuance et le coloris des passions. Or, cette nuance, ce coloris, c'est le caractère. — Tous les philosophes ont presque remarqué cette prédominance alternative des deux vies ; Platon, Marc - Aurèle, saint Augustin, Bacon, saint Paul, Leibnitz, Vanhelmont, Buffon, etc., ont reconnu en nous deux espèces de principes ; par l'un nous maîtrisons tous nos actes moraux, l'autre semble les produire involontairement. Qu'est-il besoin de vouloir, comme la plupart d'entre eux, rechercher la nature de ces principes ?

observons les phénomènes, analysons les rapports qui les unissent les uns aux autres, sans remonter à leurs causes premières. (Note. On trouvera sur ces dernières propositions d'excellentes remarques dans l'ouvrage de Buisson, ayant pour titre *de la Division la plus naturelle des phénomènes physiologiques*).

ART. VII. — DIFFÉRENCES GÉNÉRALES DES DEUX VIES, PAR RAPPORT AUX FORCES VITALES.

La plupart des médecins qui ont écrit sur les propriétés vitales ont commencé par en rechercher le principe ; ils ont voulu descendre de l'étude de sa nature à celle de ses phénomènes, au lieu de remonter de ce que l'observation indique à ce que la théorie suggère. L'âme de Stahl, l'archée de Vanhelmont, le principe vital de Barthez, la force vitale de quelques-uns, etc., tour à tour considérés comme centre unique de tous les actes qui portent le caractère de la vitalité, ont été tour à tour la base commune où se sont appuyées, en dernier résultat, toutes les explications physiologiques. Chacune de ces bases s'est successivement écroulée, et au milieu de leurs débris sont restés seuls les faits que fournit la rigoureuse expérience sur la sensibilité et la motilité. — Telles sont, en effet, les étroites limites de l'entendement humain, que la connaissance des causes premières lui est presque toujours interdite. Le voile épais qui les couvre enveloppe de ses innombrables replis quiconque tente de le déchirer. — Dans l'étude de la nature, les principes sont, comme l'a observé un philosophe, certains résultats généraux des causes premières, d'où naissent d'innombrables résultats secondaires : l'art de trouver l'enchaînement des premiers avec les seconds est celui de tout esprit judicieux. Chercher la connexion des causes premières avec leurs effets généraux, c'est marcher en aveugle dans un chemin où mille sentiers mènent à l'erreur. — Que nous importe d'ailleurs la connaissance de ces causes? Est-il besoin de savoir ce que sont la lumière, l'oxygène, le calorique, etc., pour en étudier les phénomènes? De même, ne peut-on, sans connaître le principe de la vie, analyser les propriétés des organes qu'elle anime? Faisons dans la science des animaux comme les métaphysiciens modernes dans celles de l'entendement, supposons les causes, et ne nous attachons qu'à leurs grands résultats.

§ Ier. *Différence des forces vitales d'avec les lois physiques.* — En considérant sous ce rapport les lois vitales, le premier aperçu qu'elles nous offrent, c'est la remarquable différence qui les distingue des lois physiques. Les unes, sans cesse variables dans leur intensité, leur énergie, leur développement, passent souvent avec rapidité du dernier degré de prostration au plus haut point d'exaltation, s'accumulent et s'affaiblissent tour à tour dans les organes, et prennent, sous l'influence des moindres causes, mille modifications diverses. Le sommeil, la veille, l'exercice, le repos, la digestion, la faim, les passions, l'action des corps environnant l'animal, etc., tout les expose à chaque instant à de nombreuses révolutions. Les autres, au contraire, fixes, invariables, constamment les mêmes dans tous les temps, sont la source d'une série de phénomènes toujours uniformes. Comparez la faculté vitale de sentir à la faculté physique d'attirer, vous verrez l'attraction être toujours en raison de la masse du corps brut où on l'observe, tandis que la sensibilité change sans cesse de proportion dans la même partie organique et dans la même masse de matière. — L'invariabilité des lois qui président aux phénomènes physiques permet de soumettre au calcul toutes les sciences qui en sont l'objet, tandis qu'appliquées aux actes de la vie, les mathématiques ne peuvent jamais offrir de formules générales. On calcule le retour d'une comète, les résistances d'un fluide parcourant un canal inerte, la vitesse d'un projectile, etc. ; mais calculer, avec Borelli, la force d'un muscle, avec Keil la vitesse du sang, avec Jurine, Lavoisier, etc., la quantité d'air entrant dans le poumon, c'est bâtir sur un sable mouvant un édifice solide par lui-même, mais qui tombe bientôt faute de base assurée. — Cette instabilité des forces vitales, cette facilité qu'elles ont de varier à chaque instant en plus ou en moins, impriment à tous les phénomènes vitaux un caractère d'irrégularité qui les distingue des phénomènes physiques, remarquables par leur uniformité : prenons pour exemple les fluides vivants et les fluides inertes. Ceux-ci, toujours les mêmes, sont connus quand ils ont été analysés une fois avec exactitude ; mais qui pourra dire connaître les autres d'après une seule analyse, ou même d'après plusieurs faites dans les mêmes circonstances ? On analyse l'urine, la salive, la bile, etc. prises indifféremment sur tel ou tel sujet, et de leur examen résulte la chimie animale : soit ; mais ce n'est pas là la chimie physiologique ; c'est, si je puis parler ainsi, l'anatomie cadavérique des fluides. Leur physiologie se compose de la connaissance des variations sans nombre qu'éprouvent les fluides suivant l'état de leurs organes respectifs. — L'urine n'est point après le repas ce qu'elle est après le sommeil ; elle contient dans l'hiver des principes qui lui sont étrangers dans l'été, où les excrétions principales se font par la peau : le simple passage du chaud au froid peut, en supprimant la sueur, en affaiblissant l'exhalation pulmonaire, faire varier sa composition. Il en est de même des autres fluides : l'état des forces vitales dans les organes qui en sont la source change à chaque instant. Ces organes doivent donc eux-mêmes éprouver des changements continuels dans leur mode d'action, et par conséquent faire varier les substances qu'ils séparent du sang. Qui osera croire connaître la nature d'un fluide de l'économie vivante, s'il ne l'a analysé dans l'enfant, l'adulte et le vieillard, dans la femme et dans l'homme, dans les saisons diverses, pendant le calme de l'âme et l'orage des passions, qui, comme nous l'avons vu, en influencent si manifestement la nature à l'époque des évacuations menstruelles, etc. ? Que serait-ce, s'il fallait connaître aussi les altérations diverses dont ces fluides sont susceptibles dans les maladies ? — L'instabilité des forces vitales a été l'écueil où sont venus échouer tous les calculs des physiciens-médecins du siècle passé. Les variations habituelles des fluides vivants qui dérivent de cette instabilité pourraient bien être un obstacle non moins réel aux analyses des chimistes-médecins de celui-ci. — Il est facile de voir, d'après cela, que la science des corps organisés doit être traitée d'une manière toute différente de celles qui ont les corps inorganiques pour objet. Il faudrait, pour ainsi dire, y employer un langage différent ; car la plupart des mots que nous transportons des sciences physiques dans celle de l'économie animale ou végétale, nous y rappellent sans cesse des idées qui ne s'allient nullement avec les phénomènes de cette science. — Si la physiologie eût été cultivée par les hommes avant la physique, comme celle-ci 'a été avant elle, je suis persuadé qu'ils auraient fait de nombreuses applications de la première à la seconde, qu'ils auraient vu les fleuves coulant par l'action tonique de leurs rivages, les cristaux se réunissant par l'excitation qu'ils exercent sur leur sensibilité réciproque, les planètes se mouvant parce qu'elles s'irritent réciproquement à de grandes distances, etc. Tout cela paraîtrait bien éloigné de la raison, à nous qui ne voyons que la pesanteur dans ces phénomènes. Pourquoi ne serions-nous pas aussi voisins du ridicule, lorsque nous arrivons avec cette même pesanteur, avec les affinités, les compositions chimiques, et un langage tout basé sur ces données fondamentales, dans une science où elles n'ont que la plus obscure influence? La physiologie eût fait plus de progrès, si chacun n'y eût pas porté des idées empruntées des sciences que l'on appelle *accessoires*, mais qui en sont essentiellement différentes. — La physique, la chimie, etc., se touchent, parce que les mêmes lois président à leurs phénomènes; mais un immense intervalle les sépare de la science des corps organisés, parce qu'une énorme différence existe entre leurs lois et celles de la vie. Dire que la physiologie est la physique des animaux, c'est en donner une idée extrêmement inexacte; j'aimerais autant dire que l'astronomie est la physiologie des astres. — Mais c'est trop s'arrêter à une simple digression; revenons aux forces vitales, considérées sous le rapport des deux vies de l'animal.

§ II. *Différence des propriétés vitales d'avec celles de tissu.* — En examinant les propriétés de tout organe vivant, on peut les distinguer en deux espèces : les unes tiennent immédiatement à la vie, commencent et finissent avec elle, ou plutôt en forment le principe et l'essence; les autres n'y sont liées qu'indirectement, et paraissent plutôt dépendre de l'organisation, de la texture des parties. — La faculté de sentir, celle de se contracter spontanément, sont des propriétés vitales. L'extensibilité, la faculté de se resserrer lorsque l'extension cesse, voilà des propriétés de tissu : celles-ci, il est vrai, empruntent de la vie un surcroît d'énergie, mais elles restent encore aux organes après qu'elle les a abandonnés, et la décomposition de ces organes est le terme unique de leur existence. Je vais d'abord examiner les propriétés vitales.

§ III. *Des deux espèces de sensibilités, animale et organique.* — Il est facile de voir que les propriétés vitales se réduisent à celles de sentir et de se mouvoir : or, chacune d'elles porte dans les deux vies un caractère différent. Dans la vie organique, la sensibilité est la faculté de recevoir une impression; dans la vie animale, c'est la faculté de recevoir une impression, plus, de la rapporter à un centre commun : — « Il ne faut pas perdre de vue que l'existence d'une telle sensibilité est purement conjecturale. Puisqu'elle ne se transmet point à un centre commun, nous ne pouvons la reconnaître que par des effets. Or, pour expliquer ces effets, il n'est nullement besoin d'admettre une semblable faculté. Cette sensibilité, d'ailleurs, si l'on voulait l'admettre, se trouverait sans cesse en défaut. L'estomac, par exemple, laisse sortir de sa cavité une substance qui ne pourra jamais servir d'aliment, si cette substance présente un degré de fluidité approchant de celui du chyme. Les absorbants pompent les fluides les plus nuisibles, ceux même dont l'action est assez énergique pour désorganiser leurs parois; le cœur se contracte sans l'abord du sang, etc. » (*Note de M. Magendie*). — L'estomac est sensible à la présence des aliments, le cœur à l'abord du sang, le conduit excréteur au contact du fluide qui lui est propre : mais le terme de cette sensibilité est dans l'organe même; elle n'en dépasse pas les limites. La peau, les yeux, les oreilles, les membranes du nez, de la bouche, toutes les surfaces muqueuses à leur origine, les nerfs, etc., sentent l'impression des corps qui les touchent, et la transmettent ensuite au cerveau, qui est le centre général de la sensibilité de ces divers organes. — Il est donc une sensibilité organique, et une sensibilité animale : sur l'une roulent tous les phénomènes de la digestion, de la circulation, de la sécrétion, de l'exhalation, de l'absorption, de la nutrition, etc.; elle est commune à la plante et à l'animal; le zoophyte en jouit comme le quadrupède le plus parfaitement organisé. De l'autre découlent les sensations, la perception, ainsi que la douleur et le plaisir qui les modifient. La perfection des animaux est, si je puis parler ainsi, en raison de la dose de cette sensibilité qu'ils ont reçue en partage. Cette espèce n'est point l'attribut du végétal. — La différence de ces deux espèces de forces sensitives est surtout bien marquée par la manière dont elles finissent dans les morts violentes qui frappent l'animal d'un coup subit. Alors en effet la sensibilité animale s'anéantit sur-le-champ. Plus de traces de cette faculté dans l'instant qui succède à une forte commotion, à une grande hémorrhagie, à l'asphyxie; mais la sensibilité organique lui survit plus ou moins long-temps. Les lymphatiques absorbent encore ; le muscle sent également l'aiguillon qui l'excite; les ongles et les poils peuvent aussi se nourrir encore ; être sensibles par conséquent aux fluides qu'ils puisent dans la peau, etc. — « Ceci est tout-à-fait inexact : un ongle en croissant ne se nourrit point, pas plus que, dans les fosses nasales, ne se nourrit le mucus, ou l'urine dans la vessie. L'ongle, le poil, le cheveu, toutes les productions épidermoïques, en un mot, sont le résultat de véritables sécrétions qui ne diffèrent des sécrétions dont nous venons de parler, que parce que le produit, au lieu de rester liquide comme l'urine, ou visqueux comme le mucus, se durcit en sortant de l'organe sécréteur comme fait le fil du ver à soie ou celui de l'araignée. » (*Note de M. Magendie*). Ce n'est qu'au bout d'un temps souvent assez long que toutes les traces de cette sensibilité se sont effacées, tandis que l'anéantissement de l'autre a été subit, instantané. — Quoiqu'au premier coup d'œil ces deux sensibilités, animale et organique, présentent une différence notable, cependant leur nature paraît être essentiellement la même ; l'une n'est probablement que le maximum de l'autre. C'est toujours la même force qui, plus ou moins intense, se présente sous divers caractères : les observations suivantes en sont une preuve. — Il y a diverses parties dans l'économie où ces deux facultés s'enchaînent et se succèdent d'une manière insensible : l'origine de toutes les membranes muqueuses en est un exemple. Nous avons la sensation du trajet des aliments dans la bouche et l'arrière-bouche ; cette sensation s'affaiblit dans le commencement de l'œsophage, devient presque nulle dans son milieu, disparaît à sa fin et sur l'estomac, où reste seule la sensibilité organique. Même phénomène dans l'urètre, dans les parties génitales, etc. Au voisinage de la peau, il y a sensibilité animale, qui diminue peu à peu, et devient organique dans l'intérieur des parties. — Divers excitants appliqués au même organe peuvent alternativement y déterminer l'un et l'autre mode de sensibilité. Irrités par les acides, par les alcalis très-concentrés,

ou par l'instrument tranchant, les ligaments ne transmettent point au cerveau la forte impression qu'ils reçoivent ; mais sont-ils tordus, distendus, déchirés, une vive sensation de douleur en est le résultat. J'ai constaté, par diverses expériences, ce fait publié dans mon *Traité des Membranes* ; en voici un autre de même genre que j'ai observé depuis. Les parois artérielles, sensibles, comme on sait, au sang qui les parcourt, sont le terme de leur sentiment qui ne se propage point au sensorium : injectez dans ce système un fluide étranger, l'animal par ses cris témoigne qu'il en ressent l'impression. — « Tant que le liquide injecté ne sort point de l'artère, ce que l'on obtient facilement au moyen de quelques ligatures, il n'y a aucune douleur manifestée ; mais si la substance irritante est portée par les vaisseaux au cœur ou à une autre partie sensible, on conçoit très-bien que l'animal devra éprouver de la douleur, car l'irritant produit toujours son effet, qu'il soit porté directement sur la partie, ou qu'il arrive par le moyen de la circulation. » (*Note de M. Magendie*). — Nous avons vu que le propre de l'habitude est d'agir en émoussant la vivacité du sentiment, de transformer en sensations indifférentes toutes celles de plaisirs ou de peine : par exemple, les corps étrangers font sur les membranes muqueuses une impression pénible dans les premiers jours de leur contact ; ils y développent la sensibilité animale ; mais peu à peu elle s'use, et l'organique seule subsiste. Ainsi l'urètre ressent la sonde tandis qu'elle y séjourne, puisque ce séjour est constamment accompagné d'une plus vive action des glandes muqueuses, d'où naît une espèce de catarrhe ; mais si l'individu n'a que dans les premiers moments la conscience douloureuse de son contact. — Chaque jour l'inflammation, en exaltant dans une partie la sensibilité organique, la transforme en sensibilité animale. Ainsi les cartilages, les membranes séreuses, etc., qui, dans l'état ordinaire, n'ont que l'obscur sentiment nécessaire à leur nutrition, se pénètrent alors d'une sensibilité animale souvent plus vive que celle des organes auxquels elle est naturelle. Pourquoi ? parce que le propre de l'inflammation est d'accumuler les forces dans une partie, et que cette accumulation suffit pour changer le mode de la sensibilité organique, qui ne diffère de l'animale que par sa moindre proportion.

— D'après toutes ces considérations, il est évident que la distinction établie ci-dessus dans la faculté de sentir, porte non sur sa nature, qui est partout la même, mais sur les modifications diverses dont elle est susceptible. Cette faculté est commune à tous les organes ; tous en sont pénétrés, aucun n'est insensible ; elle forme leur véritable caractère vital ; mais, plus ou moins abondamment répartie dans chacun, elle donne un mode d'existence différent : aucun n'en jouit dans la même proportion, elle a mille degrés divers. — Dans ces variétés, il est une mesure au-dessus de laquelle le cerveau en est le terme, et au-dessous de laquelle l'organe seul excité reçoit et perçoit la sensation sans la transmettre. — Si, pour rendre mon idée, je pouvais me servir d'une expression vulgaire, je dirais que, distribuée à telle dose dans un organe, la sensibilité est animale, et qu'à telle autre dose inférieure, elle est organique. — « Ces expressions *dose*, *somme*, *quantité* de sensibilité, sont inexactes en ce qu'elles présentent cette faculté vitale sous le même point de vue que les forces physiques, que l'attraction, par exemple ; en ce qu'elles nous la montrent comme susceptible d'être calculée, etc. ; mais, faute de mots créés pour une science, il faut bien, afin de se faire entendre, en emprunter dans les autres sciences. Il en est de ces expressions comme des mots *souder*, *coller*, *décoller*, etc., qu'on emploie à défaut d'autres pour le système osseux, et qui présenteraient réellement des idées très-inexactes, si l'esprit n'en corrigeait le sens. » (*Note de l'auteur*).
— Or, ce qui varie la dose de sensibilité, c'est tantôt l'ordre naturel ; ainsi la peau et les nerfs sont supérieurs, sous ce rapport, aux tendons, aux cartilages, etc. : tantôt les maladies ; ainsi, en doublant la dose de sensibilité des seconds, l'inflammation les égale, les rend même supérieurs aux premiers. Comme mille causes peuvent à chaque instant exalter ou diminuer cette force dans une partie, elle peut à chaque instant être animale ou organique. Voilà pourquoi les auteurs qui en ont fait l'objet de leurs expériences ont eu des résultats si divers ; pourquoi les uns trouvent insensibles la dure-mère, le périoste, etc., où d'autres observent une extrême sensibilité.

§ IV. *Du rapport qui existe entre la sensibilité de chaque organe, et les corps qui lui sont étrangers.* — Quoique la sensibilité soit sujette, dans chaque organe, à des variétés continuelles, cependant chacun paraît en avoir une somme primitivement déterminée, à laquelle il revient toujours à la suite de ces alternatives d'augmentation et de diminution ; à peu près comme, dans ses oscillations diverses, le pendule reprend constamment la place où le ramène sa pesanteur. — C'est cette somme de sensibilité déterminée pour chaque organe qui compose spécialement sa vie propre ; c'est elle qui fixe la nature de ses rapports avec les corps qui lui sont étrangers, mais qui se trouvent en contact avec lui. Ainsi la somme ordinaire de sensibilité de l'urètre le met en rapport avec l'urine ; mais si cette somme augmente, comme dans l'érection portée à un haut degré, le rapport cesse, le canal se soulève contre ce fluide, et ne se laisse traverser que par la semence, qui n'est point à son tour en rapport avec la sensibilité de l'urètre dans l'état de non-érection. — Voilà comment la somme déterminée de sensibilité des conduits de Sténon, de Warthon, cholédoque, pancréatique, de tous les excréteurs, en un mot, exactement analogue à la nature des fluides qui les parcourent, mais disproportionnée à celles des autres, ne permet pas à ceux-ci d'y pénétrer, fait qu'en passant au-devant d'eux ils en occasionent le spasme, le froncement, lorsque quelques-unes de leurs molécules s'y engagent. Ainsi le larynx se soulève contre tout corps, autre que l'air, qui s'y introduit accidentellement. — Par-là, les excréteurs, quoique en contact sur les surfaces muqueuses, avec une foule de fluides divers qui passent ou séjournent sur ces surfaces, ne s'en trouvent jamais pénétrés. Voilà encore comment les bouches des lactés, ouvertes dans les intestins, n'y puisent que le chyle, et n'absorbent point les fluides qui se trouvent mêlés à lui ; fluides avec lesquels leur sensibilité n'est point en rapport.
— Ce n'est pas seulement entre les sommes diverses de la sensibilité des organes, et les divers fluides du corps, qu'existent ces rapports ; ils peuvent encore s'exercer entre les corps extérieurs et nos différentes parties. La somme déterminée de sensibilité de la vessie, des reins, des glandes salivaires, etc., a une analogie spéciale avec les cantharides, le mercure, etc. — On pourrait croire que, dans chaque organe, la sensibilité prend

une modification, une nature particulière, et que c'est cette diversité de nature qui constitue la différence des rapports des organes avec les corps étrangers qui les touchent. Mais une foule de considérations prouvent que la différence porte non sur la nature, mais sur la somme, la dose, la quantité de sensibilité, si l'on peut appliquer ces mots à une propriété vitale. Voici ces considérations : — Les orifices absorbants des surfaces séreuses baignent quelquefois des mois entiers dans le fluide des hydropisies, sans y rien puiser : que l'action des toniques et l'effort de la nature y exaltent la sensibilité, elle se met, si je puis m'exprimer ainsi, en équilibre avec le fluide ; et alors l'absorption se fait. La résolution des tumeurs présente le même phénomène : tant que les forces de la partie sont affaiblies, les lymphatiques refusent d'admettre les substances extravasées dans ces tumeurs ; que la somme de ces forces soit doublée, triplée, au moyen des résolutifs, bientôt la tumeur a disparu par l'action des lymphatiques. — Sur ce principe repose l'explication de tous les phénomènes des résorptions de pus, de sang et autres fluides que les lymphatiques prennent tantôt avec une sorte d'avidité, et qu'ils refusent tantôt de recevoir, suivant que la somme de leur sensibilité est ou n'est pas en rapport avec eux. (« Tout ce que l'on dit ici de la sensibilité des vaisseaux lymphatiques, qui leur fait tantôt admettre et tantôt exclure les fluides épanchés, est d'autant plus hypothétique que rien jusqu'à présent ne prouve que ces vaisseaux soient les agents de l'absorption. Il faut remarquer que les liquides qu'on suppose absorbés par eux diffèrent essentiellement, quant à la composition chimique, du liquide que l'on trouve habituellement dans leur cavité. Ce liquide d'ailleurs ne varie que fort peu dans sa composition, bien que l'apparence qu'il présente ne soit pas constamment la même ; or, s'il était le résultat de l'absorption de fluides très-différents entre eux, sa composition devrait varier aussi comme varie celle du chyle, suivant la nature des aliments. — Avant que l'on connût les vaisseaux lymphatiques, on avait observé les principaux phénomènes d'absorption ; il était naturel de les attribuer à l'action des veines. Cette opinion se maintint même assez long-temps après la découverte des lymphatiques. Enfin, vers le milieu du dernier siècle, G. Hunter s'étant beaucoup occupé de ces vaisseaux,

que ses travaux ont le plus contribué à faire connaître, pensa qu'on devait voir en eux les agents de l'absorption, et cette opinion fut généralement admise. Si nous cherchons par quels moyens il est parvenu à renverser l'ancienne théorie, nous sommes étonnés de voir que c'est au moyen de cinq expériences seulement. Ce n'est pas avec cette facilité que Harvey a fait admettre la circulation du sang, et il n'existe peut-être pas un second exemple d'une opinion anciennement établie, abandonnée aussi aisément. Mais il faut remarquer qu'on était encore dans l'étonnement où jeta la découverte d'un système de vaisseaux si répandus, et pourtant si long-temps ignorés ; on était impatient de leur connaître quelque usage : les veines avaient déjà l'emploi de reporter au cœur le sang apporté par les artères ; on crut ne les pas trop appauvrir en les dépouillant de la faculté d'absorber pour en enrichir les lymphatiques. Des cinq expériences qu'a faites Hunter, deux sont destinées à prouver que les veines n'absorbent point ; les trois autres ont pour but de faire voir que les lymphatiques absorbent. — Dans la première expérience il injecta de l'eau tiède dans une anse d'intestin, et le sang qui revenait par la veine ne lui parut ni plus délayé ni plus léger qu'auparavant. On conçoit bien que d'après le simple aspect il n'est pas possible de juger si le sang ne contient pas une certaine quantité d'eau absorbée, quantité qui doit être proportionnellement assez petite, si l'on considère tout le sang qui traverse les veines mésentériques dans le temps nécessaire à l'absorption du liquide. Hunter, dans la même expérience, lia l'artère qui se rendait à l'anse intestinale, et examina l'état de la veine. Elle ne se gonfla point, et son sang ne devint pas plus aqueux. Mais après cette ligature, l'absorption continua-t-elle de s'opérer dans cette anse d'intestin, qui avait encore sans doute des vaisseaux lymphatiques ? C'est ce que l'auteur ne dit point. Comment d'ailleurs a-t-il pu croire que la veine continuerait son action, l'artère étant liée ? — Dans la deuxième expérience, Hunter a injecté du lait dans une anse d'intestin, et il n'a pu reconnaître la présence de ce liquide dans le sang des veines mésentériques ; mais à l'époque où cette expérience a été faite, on était bien loin de pouvoir reconnaître dans le sang une très-faible partie de lait, et aujourd'hui même, avec tous les secours de la chimie, on aurait peine à y connaître une petite quantité qu'on y aurait mêlée directement. Ces deux expériences ne prouvent donc rien contre l'absorption des veines ; quant à celles qu'il apporte en faveur de l'absorption exercée par les lymphatiques, elles ne sont pas plus concluantes. Je me contenterai dans rapporter une seule. Il injecta, dans une portion vide d'intestin, une certaine quantité de lait chaud, et l'y maintint par deux ligatures. Les veines qui se rendaient à cette anse furent vidées de leur sang par plusieurs piqûres faites à leur tronc. Les artères correspondantes furent liées. Il remit ensuite les parties dans le ventre, puis les retira au bout d'une demi-heure. Les ayant examinées avec attention, il reconnut que ces veines étaient presque désemplies, qu'elles ne contenaient aucun fluide blanc, pendant que les vaisseaux lactés en étaient pleins. Mais ce fluide blanc qui les remplissait n'était-il pas du chyle plutôt que du lait ? N'y était-il pas contenu avant l'injection de ce liquide ? Puisqu'il s'agissait de déterminer ce qui se passe pendant l'absorption dans les vaisseaux lymphatiques, il fallait commencer par examiner l'état de ces vaisseaux avant l'expérience. Or, c'est ce que Hunter n'a pas fait, et ce qui rend son expérience tout-à-fait insignifiante. Il n'est pas fort étonnant au reste qu'il ait pris le chyle pour du lait, puisqu'en a pris si long-temps le lait pour du chyle. Flandrin, professeur à l'école vétérinaire d'Alfort, a plusieurs fois répété cette expérience de Hunter ; mais d'abord il avait eu soin de s'assurer qu'avant l'injection du lait les lymphatiques ne contenaient aucun fluide blanc ; il n'en a jamais trouvé après l'expérience dans leur cavité. J'ai fait moi-même plusieurs fois cette expérience, en prenant les mêmes précautions, et les résultats que j'ai obtenus ont été constamment les mêmes que ceux de Flandrin. — Il serait trop long de discuter toutes les raisons qui ont été apportées pour ou contre l'absorption des lymphatiques ; je me contenterai de rapporter quelques-unes des expériences que j'ai faites à ce sujet ; mais avant je dois faire observer que l'absorption s'exerce indubitablement dans les parties telles que l'œil, le cerveau, le placenta, où l'anatomie la plus scrupuleuse n'a pu découvrir le moindre vaisseau lymphatique.

» *Première expérience*. On a fait prendre à un chien quatre onces d'une décoction de rhubarbe, après une demi-heure on l'a tué, et l'on a reconnu que plus de la moitié du liquide avait disparu : l'urine contenait sensiblement de la rhubarbe, mais la lymphe contenue dans le canal thoracique n'en offrait aucune trace.

» *Deuxième expérience*. Un chien a avalé quelques onces d'alcool étendu d'eau ; au bout d'un quart-d'heure le sang de l'animal offrait une odeur d'alcool très-prononcée, la lymphe ne présentait rien de semblable.—Flandrin a fait une expérience à peu près semblable sur un cheval auquel il fit prendre une demi-livre d'assa-fœtida dissous dans une égale quantité de miel. Seize heures après l'animal fut tué. L'odeur de l'assa-fœtida était très-sensible dans le sang des veines de l'estomac, de l'intestin grêle et du cœcum ; on ne put la reconnaître dans la lymphe.

» *Troisième expérience*. On a fait avaler à un chien six onces d'une dissolution de prussiate de potasse dans l'eau. Un quart-d'heure après l'urine contenait, d'une manière très-apparente, le prussiate : la lymphe extraite du canal thoracique n'en présentait point.

» *Quatrième expérience*. Je fis boire à un chien, auquel j'avais lié le canal thoracique, deux onces d'une décoction de noix vomique. Les effets de l'absorption furent aussi rapides que si le canal avait été libre. Après la mort de l'animal je m'assurai que ce canal avait été bien lié, et qu'il n'y avait pas d'autre branche par laquelle la lymphe pût encore parvenir dans la veine sous-clavière, comme cela arrive quelquefois. — J'ai varié cette expérience de plusieurs manières en plaçant, soit dans le rectum, soit dans le sac des plèvres ou du péritoine, le liquide vénéneux. Les résultats ont été constamment les mêmes.

» *Cinquième expérience*. Sur un chien qui avait mangé abondamment quelques heures auparavant, afin que les lymphatiques chylifères devinssent faciles à apercevoir, nous fîmes, M. Delille et moi, une incision aux parois abdominales, et nous tirâmes au dehors une anse d'intestin grêle sur lequel nous appliquâmes deux ligatures à trois pouces l'une de l'autre. Les lymphatiques qui se rendaient à cette portion d'intestins étaient remplis de chyle et très-apparents. Ils furent tous liés et coupés. Les vaisseaux sanguins furent aussi liés et coupés, à l'exception d'une veine et d'une artère ; l'anse intestinale fut de même coupée en dehors des ligatures, et ainsi elle ne communiquait plus avec le reste de l'animal que par le moyen de la veine et de l'artère qu'on avait épargnées. Ces deux vaisseaux furent disséqués avec le plus grand soin, et même dépouillés de leur tunique celluleuse, de peur que les lymphatiques n'y fussent restés cachés ; nous injectâmes alors dans la cavité de l'anse intestinale une décoction de noix vomique, et nous l'y maintînmes au moyen d'une nouvelle ligature. L'anse, enveloppée d'un linge fin, fut replacée dans l'abdomen ; six minutes après les effets du poison se manifestèrent avec leur intensité ordinaire.

» *Sixième expérience.* M. Delille et moi, nous séparâmes du corps la cuisse d'un chien en laissant seulement intactes l'artère et la veine crurale, qui conservaient la communication entre les deux parties. Ces deux vaisseaux furent disséqués avec soin, isolés dans l'étendue de deux à trois pouces, et dépouillés même de leur tunique celluleuse, de peur que cette tunique ne recelât quelque petit vaisseau lymphatique. Deux grains d'un poison très-actif (l'upas tieuté) furent alors enfoncés dans la patte, et les effets furent aussi prompts et aussi intenses que si la cuisse n'eût point été séparée du corps. — Comme on pouvait objecter que, malgré toutes les précautions prises, les parois de l'artère ou de la veine pouvaient contenir encore quelque lymphatique, nous variâmes notre expérience de manière à ne laisser aucun doute sur ce point. On coupa l'artère entièrement, puis on rétablit la communication entre les deux bouts, au moyen d'un tuyau de plume introduit dans leur cavité, et fixé par des ligatures convenables. On en fit autant pour la veine. Ainsi il n'y eut plus de communication entre la cuisse et le reste du corps, si ce n'est par le sang artériel qui arrivait à la cuisse, et par le sang veineux qui retournait au tronc ; le poison introduit ensuite dans la patte produisit ses effets dans le temps ordinaire, c'est-à-dire au bout d'environ quatre minutes. — De ces diverses expériences, on est en droit de conclure que les radicules veineuses jouissent de la faculté absorbante ; qu'elles l'exercent à la surface des membranes muqueuses, des membranes séreuses, et dans l'intérieur des organes ; que les expériences qu'on a citées en faveur de l'absorption des lymphatiques sont inexactes ou mal interprétées ; et que rien ne prouve encore que ces vaisseaux absorbent autre chose que le chyle. — En résumé, je pense, avec M. Magendie, qu'on peut conclure des expériences qui précèdent que l'imbibition des petits vaisseaux est une des causes principales de l'absorption appelée veineuse. Si les lymphatiques ne paraissent pas jouir de la même manière de cette faculté d'absorption, cela tient probablement, dit-il, non pas à la nature de leurs parois, dont les propriétés physiques sont à peu près les mêmes que celles des veines, mais au défaut d'un courant continu à leur intérieur.) » (*Note de M. Magendie*). — L'art du médecin, dans l'application des résolutifs, est de trouver le terme moyen, et d'y ramener les vaisseaux, soit en leur ajoutant des forces nouvelles, soit en retranchant en partie celles dont ils sont pourvus, suivant que leur somme de sensibilité est inférieure ou supérieure au degré qui les met en rapport avec les fluides à absorber. C'est ainsi que les résolutifs peuvent être également pris, suivant les circonstances, et dans la classe des remèdes qui fortifient et dans celle des médicaments qui affaiblissent. — Toute la théorie des inflammations se lie aussi aux idées que nous présentons ici. On sait que le système des canaux où circule le sang donne naissance à une foule d'autres petits vaisseaux qui n'admettent que la portion séreuse de ce fluide, comme l'exhalation le prouve sans réplique. Pourquoi les globules rouges n'y passent-ils pas, quoiqu'il y ait continuité ? Ce n'est point par la disproportion du diamètre, comme Boerhaave l'avait cru ; la largeur des vaisseaux blancs serait double, triple de celle des vaisseaux rouges, que les globules de cette couleur n'y passeraient pas, s'il n'y a un rapport entre la somme de sensibilité de ces vaisseaux et ces globules rouges, comme nous avons vu le chyme ne point passer dans le cholédoque, quoique le diamètre de ce conduit surpasse celui des molécules atténuées des aliments. Or, dans l'état naturel, la sensibilité des vaisseaux blancs étant inférieure à celle des rouges, il est évident que le rapport nécessaire à l'admission de la partie colorée ne peut exister. Mais qu'une cause quelconque exalte les forces des premiers vaisseaux, alors leur sensibilité se monte au même niveau que celle des seconds, le rapport s'établit, et le passage des fluides, jusque-là repoussés, se fait avec facilité.

— Voilà comment les surfaces les plus exposées aux agents qui exaltent la sensibilité sont aussi les plus sujettes aux inflammations locales, comme on le voit dans la conjonctive, dans le poumon, etc. Tel est alors le plus souvent, comme je l'ai dit, l'accroissement de sensibilité, que, d'organique qu'elle était, elle devient animale, et transmet alors au cerveau l'impression des corps extérieurs. — L'inflammation dure tant que l'excès de sensibilité subsiste ; peu à peu elle s'affaiblit et revient à son deg. naturel ; alors aussi les globules rouges cessent de passer dans les vaisseaux blancs, et la résolution se fait. — On voit, d'après cela, que la théorie de l'inflammation n'est qu'une suite naturelle des lois qui président au passage des fluides dans leurs divers canaux ; on conçoit aussi combien sont vides toutes les hypothèses empruntées de l'hydraulique, laquelle n'offre presque jamais d'application réelle à l'économie animale, parce qu'il n'y a nulle analogie entre une suite de tuyaux inertes, et une série de conduits vivants, dont chacun a une somme de sensibilité propre, qui le met en rapport avec tel ou tel fluide, et repousse les autres, qui peut, en augmentant ou diminuant par la moindre cause, changer de rapport, admettre le fluide qu'ils rejetaient, et rejeter celui qu'ils admettaient. — Je ne finirais pas, si je voulais multiplier les conséquences de ces principes dans les phénomènes de l'homme vivant, en santé ou en maladie. Les lecteurs y suppléeront facilement, et pourront agrandir le champ de ces conséquences, dont l'ensemble forme presque toutes les grandes données de la physiologie, et les points essentiels de la théorie des maladies. — On demandera sans doute pourquoi, dans la distribution des diverses sommes de sensibilité, la nature n'a doué de cette propriété qu'à des degrés inférieurs, les organes du dedans, ceux de la vie intérieure, tandis que ceux du dehors en sont si abondamment pourvus ; pourquoi, par conséquent, chaque organe digestif, circulatoire, respiratoire, nutritif, absorbant, ne transmet point au cerveau les impressions qu'il reçoit, lorsque tous les actes de la vie animale supposent cette transmission ? La raison en est simple ; c'est que tous les phénomènes qui nous mettent en rapport avec les êtres voisins, devaient être et sont en effet sous l'influence de la volonté, tandis que tous ceux qui ne servent qu'à l'assimilation

échappent et devaient en effet échapper à cette influence. Or, pour qu'un phénomène dépende de la volonté, il faut évidemment que nous en ayons la conscience ; pour qu'il soit soustrait à son empire, il est nécessaire que cette conscience soit nulle.

§ V. *Des deux espèces de contractilités, animale et organique.* — Le mode le plus ordinaire de mouvement dans les organes animaux, est la contraction : quelques parties cependant se meuvent en se dilatant ; tels sont l'iris, le corps caverneux, le mamelon, etc. En sorte que les deux facultés générales d'où dérive la motilité spontanée, sont la contractilité et l'extensibilité active, qu'il faut bien distinguer de l'extensibilité passive dont nous parlerons bientôt : l'une tient à la vie, l'autre au seul tissu des organes. Mais trop peu de données existent encore sur la nature et le mode de mouvement qui résulte de la première, un trop petit nombre d'organes nous la présente pour que nous y ayons égard dans ces considérations générales. La contractilité seule va donc nous occuper ; je renvoie, pour l'extensibilité, à ce qu'ont écrit les médecins de Montpellier. — La motilité spontanée, faculté inhérente aux corps vivants, nous présente, comme la sensibilité, deux grandes modifications très-différentes entre elles, suivant que nous l'examinons dans les phénomènes de l'une et de l'autre vie. Il est une contractilité animale, et une contractilité organique. —L'une, essentiellement soumise à l'influence de la volonté, a son principe dans le cerveau, reçoit de lui les irradiations qui la mettent en jeu, cesse d'exister dès que les organes où on l'observe ne communiquent plus avec lui par les nerfs, participe constamment à tous les états où il se trouve, a exclusivement son siége dans les muscles qu'on nomme *volontaires*, et préside à la locomotion, à la voix, aux mouvements généraux de la tête, du thorax, de l'abdomen, etc. L'autre, indépendante d'un centre commun, trouve son principe dans l'organe même qui se meut, échappe à tous les actes volontaires, et donne lieu aux phénomènes digestifs, circulatoires, sécrétoires, absorbants, nutritifs, etc. — Toutes deux sont, comme les deux espèces de sensibilités, essentiellement distinctes dans les morts violentes, qui anéantissent subitement la contractilité animale, et permettent encore à l'organique de s'exercer plus ou moins long-temps : elles le sont aussi dans les asphyxies, images si ressemblantes de la mort, et où la première est entièrement suspendue, la seconde demeurant en activité ; elles le sont enfin dans les paralysies que l'on produit artificiellement, ou que la maladie amène dans un membre, et dans lesquelles tout mouvement volontaire cesse, les mouvements organiques restant intacts.—L'une et l'autre espèce de contractilités se lient à l'espèce correspondante de sensibilité ; elles en sont, pour ainsi dire, une suite. Les sensations des objets extérieurs mettent en action la contractilité animale. Avant que la contractilité organique du cœur ne s'exerce, sa sensibilité a été préliminairement excitée par l'abord du sang. — Cependant l'enchaînement n'est pas le même dans les deux espèces de facultés. La sensibilité animale peut isolément s'exercer, sans que la contractilité analogue entre nécessairement pour cela en exercice : il y a un rapport général entre la sensation et la locomotion ; mais ce rapport n'est pas direct et actuel ; au contraire, la contractilité organique ne se sépare jamais de la sensibilité de même espèce : la réaction des conduits excréteurs est immédiatement liée à l'action qu'exercent sur eux les fluides sécrétés : la contraction succède d'une manière nécessaire à l'abord du sang. Aussi tous les auteurs n'ont-ils point isolé ces deux choses dans leurs considérations, et même dans leur langage : *irritabilité* désigne en même temps et la sensation excitée sur l'organe par le contact d'un corps, et la contraction de l'organe réagissant sur ce corps.—La raison de cette différence, dans le rapport des deux espèces de sensibilités et de contractilités, est très-simple : il n'y a dans la vie organique aucun intermédiaire dans l'exercice des deux facultés ; le même organe est le terme où aboutit la sensation, et le principe d'où part la contraction. Dans la vie animale, au contraire, il y a entre ces deux actes des fonctions moyennes, celles des nerfs et du cerveau, fonctions qui peuvent, en s'interrompant, interrompre le rapport.—C'est à la même cause qu'il faut rapporter l'observation suivante ; savoir : qu'il existe toujours dans la vie organique une proportion rigoureuse entre la sensation et la contraction, tandis que dans la vie animale l'une peut être exaltée ou diminuée, sans que l'autre s'en ressente.

§ VI. *Subdivision de la contractilité organique en deux variétés.*—La contractilité animale est toujours à peu près la même, quelle que soit la partie où elle se manifeste ; mais il existe dans la contractilité organique deux modifications essentielles, qui sembleraient y indiquer une différence de nature, quoiqu'il n'y ait que diversité dans l'apparence extérieure : tantôt, en effet, elle se manifeste d'une manière apparente ; d'autres fois quoique très-réelle, elle est absolument impossible à apprécier par l'inspection. — La contractilité organique sensible s'observe dans le cœur, l'estomac, les intestins, la vessie, etc. Elle s'exerce sur les masses considérables de fluides animaux. — La contractilité organique insensible est celle en vertu de laquelle les conduits excréteurs réagissent sur leurs fluides respectifs, les organes sécrétoires sur le sang qui y aborde, les parties où s'opère la nutrition sur leurs sucs nourriciers, les lymphatiques sur les substances qui excitent leurs extrémités ouvertes, etc. Partout où les fluides sont disséminés en petites masses, où ils sont très-divisés, là se développe cette seconde espèce de contractilité. — On peut donner de toutes deux une idée assez précise, en comparant l'une à l'attraction qui s'exerce sur les grands agrégats de matière, l'autre à l'affinité chimique dont les phénomènes se passent dans les molécules des diverses substances. Barthez, pour faire sentir la différence qui les sépare, prend la comparaison d'une montre dont l'aiguille à secondes parcourt d'une manière très-apparente la circonférence, et dont l'aiguille à heures se meut aussi, quoiqu'on ne distingue pas sa marche. — La contractilité organique sensible répond à peu près à ce qu'on nomme *irritabilité* ; la contractilité organique insensible, à ce qu'on appelle *tonicité*. Mais ces deux mots semblent supposer, dans les propriétés qu'ils indiquent, une diversité de nature, tandis que cette diversité n'existe que dans l'apparence extérieure. Aussi je préfère d'employer pour toutes deux un terme commun, *contractilité organique*, qui désigne leur caractère général, celui d'appartenir à la vie intérieure, d'être indépendantes de la volonté, et d'ajouter à ce terme commun un adjectif qui exprime l'attribut particulier à chacune. — On aurait, en effet, des idées bien inexactes de ces deux modes de mouvements, si on les considérait comme tenant à des principes différents. L'un n'est que l'extrême de l'autre ; tous deux s'enchaînent par des gradations insensibles. Entre la contractilité obscure, mais réelle, nécessaire à la nutrition des ongles, des poils, etc., et celle que nous présentent les mouvements des intestins, de l'estomac, etc., il est des nuances infinies qui servent de transition : tels sont les mouvements du dartos, des artères, de certaines parties de l'organe cutané, etc. — La circulation est très-propre à nous donner une idée de cet enchaînement graduel des deux espèces de contractilité organiq : c'est en effet celle qui est sensible, qui préside, dans le cœur et les gros vaisseaux à cette fonction. (« On pourrait croire, d'après cette phrase, que Bichat supposait que les grosses artères influaient sur le cours du sang par une contraction active analogue à la contraction musculaire ; mais cette opinion n'est point la sienne. Il a voulu dire seulement que le sang continuait à se mouvoir dans les grosses artères uniquement sous l'influence du cœur. (*Note de M. Magendie* »). Peu à peu elle devient moins apparente, à mesure que le diamètre du système vasculaire diminue ; enfin elle est insensible dans les capillaires, où la tonicité seule s'observe. — Considérer, avec la plupart des auteurs, l'irritabilité comme une propriété exclusivement inhérente aux muscles, comme étant un de leurs caractères distinctifs de ceux des autres organes, exprimer cette propriété par un mot qui indique ce siége exclusif, c'est, je crois, ne pas la concevoir telle que la nature l'a distribuée à nos parties. — Les muscles occupent sans doute, sous ce rapport, le premier rang dans l'échelle des solides animés ; ils ont le maximum de contractilité organique : mais tout organe qui vit, réagit comme eux, quoique d'une manière moins apparente, sur l'excitant qu'on y applique artificiellement, ou sur le fluide qui y aborde dans l'état naturel, pour y porter la matière des sécrétions, de la nutrition, de l'exhalation ou de l'absorption. — Rien de plus incertain, par conséquent, que la règle communément adoptée pour prononcer sur la nature musculaire ou non musculaire d'une partie ; règle qui consiste à examiner si elle se contracte sous l'action des irritants naturels ou artificiels.—Voilà comment on admet une tunique charnue dans les artères, quoique tout, dans leur organisation, soit étranger à celle des muscles ; comment on prononce que la matrice est charnue, quoiqu'une foule

de différences la distinguent de ces sortes de substances ; comment on a admis une texture musculaire dans le dartos, l'iris, etc., quoique rien de semblable ne s'y observe. — La faculté de se contracter sous l'action des irritants est, comme celle de sentir, inégalement répartie dans les organes ; ils en jouissent à des degrés différents : ce n'est pas la concevoir que de la considérer comme exclusivement propre à certains. Elle n'a point son siége unique dans la fibrine des muscles, comme quelques-uns l'ont pensé. Vivre est la seule condition qui soit nécessaire aux fibres pour en jouir. Leur tissu particulier n'influe que sur la somme qu'ils en reçoivent ; il paraît qu'à telle texture organique est attribuée, si je puis parler ainsi, telle dose de contractilité ; à telle autre texture, telle autre dose, etc. ; en sorte que pour employer les expressions qui m'ont servi en traitant de la sensibilité, expressions impropres il est vrai, mais seules capables de rendre mon idée, les différences dans la contractilité organique de nos diverses parties, ne portent que sur la quantité et non sur la nature de cette propriété : voilà en quoi consistent uniquement les nombreuses variétés de cette propriété, suivant qu'on la considère dans les muscles, les ligaments, les nerfs, les os, etc. — Si un mode spécial de contraction devait être exprimé dans les muscles par un mode particulier, ce ne serait pas sans doute la contractilité organique, mais bien celle des muscles volontaires, puisque eux seuls, entre toutes nos parties, se meuvent sous l'influence du cerveau. Mais cette propriété est étrangère à leur tissu, et ne leur vient que de cet organe ; car, là où ils cessent de communiquer directement avec lui par les nerfs, ils cessent aussi d'être à mouvement volontaire. — Ceci nous mène à examiner les limites placées entre l'une et l'autre espèce de contractilité. Nous avons vu que celles qui distinguent les deux modes de sensibilité ne paraissent tenir qu'à la proportion plus ou moins grande de cette force ; qu'à telle dose cette propriété est, si je puis m'exprimer ainsi, animale, à telle autre plus faible, organique, et que souvent, par la simple augmentation ou diminution d'intensité, elles empruntent, tour à tour et réciproquement, leurs caractères respectifs. Nous avons vu un phénomène presque analogue dans les deux subdivisions de la contractilité organique. — Il n'en est pas ainsi des deux grandes divisions de la contractilité considérée en général. L'organique ne peut jamais se transformer en animale ; quels que soient son exaltation, son accroissement d'énergie, elle reste constamment de même nature. L'estomac, les intestins prennent souvent une susceptibilité pour la contraction, telle que le moindre contact les fait soulever («M. Magendie a fait de nombreuses expériences desquelles il conclut : 1° Que le vomissement peut arriver sans que l'estomac présente aucun indice de contraction ; — 2° Que la pression exercée immédiatement sur l'estomac par le diaphragme et les muscles de l'abdomen, paraît suffire pour la production du vomissement lorsque l'occlusion de la partie inférieure de l'œsophage n'y met point d'obstacle ; — 3° Que la contraction convulsive du diaphragme et des muscles abdominaux, dans le vomissement par le tartrite antimonié de potasse et les substances vomitives proprement dites, est le résultat d'une action directe de ces substances sur le système nerveux, et indépendante de l'impression ressentie par l'estomac »), et y détermine de violents mouvements ; or ces mouvements conservent toujours alors leur type et leur caractère primitif, jamais le cerveau n'en règle les secousses irrégulières, comme dans l'accroissement de sensibilité organique; il perçoit les pressions qui auparavant n'arrivaient point à lui.—D'où naît cette différence dans les phénomènes de la sensibilité et de la contractilité? Je ne puis résoudre cette question d'une manière précise et rigoureuse.

§ VII. *Extensibilité et contractilité de tissu.* — Après avoir présenté quelques réflexions générales sur les forces qui tiennent à la vie d'une manière immédiate, je vais examiner les propriétés qui ne dépendent que du tissu, de l'arrangement organique des fibres de nos parties ; ce sont l'extensibilité et la contractilité de tissu. — Ces deux propriétés se succèdent, s'enchaînent réciproquement, et sont dans une indépendance mutuelle, comme dans les phénomènes vitaux les sensibilité et contractilité organiques ou animales. — L'extensibilité de tissu ou la faculté de s'allonger, de se distendre au-delà de son état ordinaire, par une impulsion étrangère (ce qui la distingue de l'extensibilité de l'iris, des corps caverneux, etc.), appartient d'une manière sensible à un grand nombre d'organes. Les muscles extenseurs prennent une longueur remarquable dans les fortes tensions des membres ; la peau se prête pour envelopper les tumeurs qui la soulèvent; les aponévroses se distendent quand un fluide s'accumule au-dessous d'elles, comme on le voit dans l'hydropisie ascite, dans la grossesse, etc. Les membranes muqueuses des intestins, de la vessie de la vésicule, etc., les membranes séreuses de la plupart des cavités présentent un phénomène analogue dans la plénitude de leurs cavités respectives : les membranes fibreuses et les os eux-mêmes en sont aussi susceptibles ; ainsi, dans l'hydrocéphale, la dure-mère, le péricrâne et les os du crâne, dans le spina-ventosa et le pédarthrocacé, le périoste, les extrémités ou le milieu des os longs éprouvent-ils une semblable distension. Le rein, le cerveau, le foie, dans les abcès qui se développent à leur intérieur, la rate et le poumon, lorsqu'une grande quantité de sang en pénètre le tissu, les ligaments dans les hydropisies articulaires, tous les organes, en un mot, dans mille circonstances diverses, nous offrent des preuves sans nombre de cette propriété qui est inhérente à leur tissu, et non précisément à leur vie ; car tant que ce tissu reste intact, l'extensibilité subsiste lors même que depuis long-temps la vie les a abandonnés. La décomposition, la putréfaction, et tout ce qui altère le tissu organique, est le seul terme de l'exercice de cette propriété, dans laquelle les organes sont toujours passifs, et soumis à une influence mécanique de la part des différents corps qui agissent sur eux. — Il est, pour les divers organes, une échelle d'extensibilité : au haut se placent ceux qui jouissent de plus de mollesse dans l'arrangement de leurs fibres, comme les muscles, la peau, le tissu cellulaire, etc. ; au bas se trouvent ceux que caractérise une grande densité, comme les os, les cartilages, les tendons, les ongles, etc. — Prenons garde cependant de nous en laisser imposer par certaines apparences sur l'extensibilité de nos parties. Ainsi les membranes séreuses, sujettes, au premier coup-d'œil, à d'énormes distensions, s'agrandissent cependant beaucoup moins par elles-mêmes que par le développement de leurs plis, comme je l'ai prouvé ailleurs très-longuement. Ainsi le déplacement de la peau qui abandonne les parties voisines, pour venir recouvrir certaines tumeurs, pourrait-il faire croire à une extensibilité plus grande que celle dont elle est susceptible, etc. — A l'extensibilité de tissu répond un mode particulier de contractilité, dont on peut désigner le caractère par le même mot, ou par cette expression, *contractilité par défaut d'extension*. En effet, pour qu'elle entre en exercice dans un organe, il suffit que l'extensibilité cesse d'y être en action. — Dans l'état ordinaire, la plupart de nos organes sont entretenus à un certain degré de tension par différentes causes ; les muscles locomoteurs par leurs antagonistes ; les muscles creux par les substances diverses qu'ils renferment ; les vaisseaux par les fluides qui y circulent ; la peau d'une partie par celle des parties voisines ; les parois alvéolaires par les dents qu'elles contiennent, etc. Or, si ces causes cessent, la contraction survient : coupez un muscle long, l'antagoniste se raccourcit ; videz un muscle creux, il se resserre ; empêchez l'artère de recevoir le sang, elle devient ligament ; incisez la peau, les bords de l'incision se séparent, entraînés par la rétraction des parties cutanées voisines ; arrachez une dent, l'alvéole s'oblitère, etc. — Dans ces cas, c'est la cessation de l'extension naturelle qui détermine la contraction ; dans d'autres, c'est la cessation d'une extension contre nature. Ainsi voit-on se resserrer le bas-ventre après l'accouchement ou la ponction ; le sinus maxillaire, après l'extirpation d'un fongus ; le tissu cellulaire, après l'ouverture d'un dépôt ; la tunique vaginale, après l'opération de l'hydrocèle ; la peau du scrotum, après l'amputation du testicule volumineux qui la distendait ; les poches anévrysmales, après l'évacuation du fluide, etc. — Ce mode de contractilité est parfaitement indépendant de la vie ; il ne tient, comme l'extensibilité, qu'au tissu, à l'arrangement organique des parties ; il reçoit bien des forces vitales un accroissement d'énergie, ainsi la rétraction d'un muscle coupé après la mort est-elle bien moindre que celle d'un muscle divisé pendant la vie, ainsi l'écartement de la peau varie-t-il aussi dans ces deux circonstances ; mais quoique moins prononcée, la contractilité subsiste toujours ; elle n'a de terme, comme l'extensibilité, que dans la désorganisation des parties par la décomposition, la putréfaction, etc., et non dans l'anéantissement de leurs forces vitales. — La plupart des auteurs ont confondu les phénomènes de cette contractilité avec ceux de la contractilité organique insensible, ou de la tonicité ; tels sont Haller, Blumenbach, Barthez, etc.,

qui ont rapporté au même principe le retour sur elles-mêmes des parties abdominales distendues, l'écartement de la peau ou d'un muscle divisé, et la contraction du dartos par le froid, la crispation des parties par certains poisons, par les styptiques, etc. Les premiers de ces phénomènes sont dus à la contractilité par défaut d'extension, qui ne suppose jamais d'irritants appliqués sur les parties ; les seconds à la tonicité, qui ne s'exerce jamais que par leur influence. — Je n'ai pas non plus assez distingué ces deux modes de contraction dans mon ouvrage sur *les membranes* ; mais on doit évidemment établir entre eux des limites tranchantes. — Une application rendra ceci beaucoup plus sensible. Prenons pour cela un organe où se rencontrent toutes les espèces de contractilités dont j'ai parlé jusqu'ici, un muscle volontaire, par exemple ; en y distinguant ces espèces avec précision, nous pourrons en donner une idée claire et distincte. — Ce muscle entre en action, 1° par l'influence des nerfs qu'il reçoit du cerveau : c'est la contractilité animale ; 2° par l'excitation d'un agent chimique ou physique appliqué sur lui, excitation qui y détermine artificiellement un mouvement de totalité analogue à celui qui est naturel au cœur et aux autres muscles involontaires : c'est la contractilité organique sensible, l'irritabilité ; 3° par l'abord des fluides qui en pénètrent toutes les parties pour y porter la matière de la nutrition, et qui y développent un mouvement d'oscillation partiel dans chaque fibre, dans chaque molécule, mouvement nécessaire à cette fonction, comme dans les glandes il est indispensable à la sécrétion, dans les lymphatiques à l'absorption, etc. : c'est la contractilité organique insensible, la tonicité ; 4° par la section transversale de son corps, qui détermine la rétraction des bouts divisés vers leur point d'insertion : c'est la contractilité de tissu, ou la contractilité par défaut d'extension. — Chacune de ces espèces peut isolément cesser dans un muscle : coupez les nerfs qui vont s'y rendre, plus de contractilité animale ; mais les deux modes de contractilités organiques subsisteront. Imprégnez ensuite le muscle d'opium, en y laissant pénétrer les vaisseaux, il cessera de se mouvoir en totalité sous l'impression des irritants ; il perdra son irritabilité, mais les mouvements toniques y resteront encore, déterminés par l'abord du sang. Tuez enfin l'animal, ou plutôt, en le laissant vivre, liez tous les vaisseaux qui vont se rendre au membre, le muscle perdra aussi ses forces toniques, et alors restera seule la contraction de tissu, qui ne cessera que lorsque la gangrène, suite de l'interruption de l'action vitale, surviendra dans le membre. — Cet exemple servira facilement à faire apprécier les différentes espèces de contractilités, dans les organes où ces espèces sont assemblées en moins grand nombre que dans les muscles volontaires, comme dans le cœur, les intestins, où il y a contractilité organique sensible, organique insensible et de tissu, l'animale étant de moins; dans les organes blancs, les tendons, les aponévroses, les os, etc., où les contractilités animale et organique sensible manquent, l'organique insensible et celle du tissu restant seules. — En général, ces deux dernières sont inhérentes à toutes espèces d'organes, les deux premières n'appartenant qu'à quelques-uns en particulier. Donc on doit choisir la tonicité ou contractilité organique insensible pour le caractère général de toutes les parties qui vivent, et la contractilité de tissu pour attribut commun à toutes les parties vivantes ou mortes qui sont organiquement tissues. « Pourquoi inventer un mot nouveau, quand on a celui d'élasticité, qui exprime, pour tous les corps en général, organiques ou inorganiques, cette tendance à reprendre leur forme et leur volume accoutumés, quand la cause qui l'en a fait changer a cessé de s'exercer ? » (*Note de M. Magendie.*) Au reste, cette dernière contractilité a, comme l'extensibilité, etc., à laquelle elle est toujours proportionnée, ses degrés divers, son échelle d'intensité : les muscles, la peau, le tissu cellulaire, etc., d'une part; les tendons, les aponévroses, les os, de l'autre, forment, sous ce rapport, les extrêmes. — D'après tout ce qui a été dit dans cet article, il est aisé de voir que dans la contractilité de tout organe, il y a deux choses à considérer : savoir, la contractilité ou la faculté, et la cause qui met en jeu cette faculté. La contractilité est toujours la même, elle tient à l'organe, elle lui est inhérente : mais la cause qui en détermine l'exercice varie singulièrement, et de là les diverses espèces de contractions animales, organiques, et par défaut d'extension; en sorte que ces mots devraient en effet être joints plutôt à celui de contraction, qui en exprime l'action, qu'à celui de contractilité, qui en indique le principe.

§ VIII. *Résumé des propriétés des corps vivants.*— Nous pouvons, je crois, offrir le résumé de cet article sur les propriétés des corps vivants, dans le tableau suivant, qui présentera sous le même coup-d'œil toutes ces propriétés :

PROPRIÉTÉS.	CLASSES.	GENRES.	ESPÈCES.	VARIÉTÉS.
	Iʳᵉ Vitales.	Iᵉʳ Sensibilité.	Iʳᵉ Animale.	
			IIᵉ Organique.	
		IIᵉ Contractilité.	Iʳᵉ Animale.	
			IIᵉ Organique.	Iʳᵉ Sensible.
	IIᵉ De tissu.	Iᵉʳ Extensibilité.		IIᵉ Insensible.
		IIᵉ Contractilité.		

Je n'ai pas fait entrer dans ce tableau le mode de mouvement de l'iris, des corps caverneux, etc., mouvement qui précède l'abord du sang, et qui n'est point déterminé par lui, la dilatation du cœur, et en un mot cette espèce d'extensibilité active et vitale dont certaines parties paraissent susceptibles. C'est que j'avoue qu'en reconnaissant la réalité de cette modification du mouvement vital, je n'ai point encore d'idées claires et précises sur les rapports qui l'unissent aux autres espèces de mobilité, ni sur les différences qui l'en distinguent. — Des propriétés que je viens d'exposer découlent toutes les fonctions, tous les phénomènes que nous offre l'économie animale : il n'en est aucun que l'on ne puisse, en dernière analyse, y rapporter, comme dans tous les phénomènes physiques nous renconrons toujours les mêmes principes, les mêmes causes, savoir l'attraction, l'élasticité, etc. — Partout où les propriétés vitales sont en activité, il y a un dégagement et une perte de calorique propres à l'animal, qui lui composent une température indépendante de celle du milieu où il vit. Le mot *caloricité* est impropre à exprimer ce phénomène, qui est un effet général des deux grandes facultés vitales en exercice, qui ne dérive nullement d'une faculté spéciale, distincte de celle-là. On ne dit pas *digestibilité*, *respirabilité*, *sécrétionabilité*, *exhalabilité*, etc., parce que la digestion, la respiration, la sécrétion, l'exhalation sont des résultats de fonctions qui dérivent des lois communes ; disons-en autant de la production de la chaleur. — C'est aussi sous ce rapport que la force digestive de Grimeau présente une idée inexacte. L'assimilation des substances hétérogènes à nos organes est un des grands produits de la sensibilité et de la mobilité, et non d'une force propre. Telles sont encore les forces de formation de Blumenbach, le situation fixe de Barthez, et les principes divers admis par une foule d'auteurs, qui ont attribué à des fonctions, à des résultats, des dénominations qui indiquent des lois, des propriétés vitales, etc. — La vie propre de chaque organe se compose des modifications diverses que subissent dans chacune, la sensibilité et la mobilité vitales, modifications qui entraînent inévitablement dans la circulation et la température de l'organe. Chacun, au milieu de la sensibilité, de la mobilité, de la température, de la circulation générales, a un mode particulier de sentir, de se mouvoir, une chaleur indépendante de celle du corps, une circulation capillaire qui, soustraite à l'empire du cœur, ne reçoit que l'influence de l'action tonique de la partie. Mais, passons sur un point de physiologie si souvent discuté, et assez approfondi par d'autres auteurs. — Je ne présente, au reste, ce que je viens de dire des forces vitales, que comme un aperçu sur les modifications diverses qu'elles éprouvent dans les deux vies, que comme quelques idées détachés qui formeront bientôt la base d'un travail plus étendu.—Je n'ai point indiqué non plus les diverses divisions des forces de la vie adoptées par les auteurs ; le lecteur les trouvera dans leurs ouvrages, et saisira aisément la différence qui les distingue de celle que je présente. J'observe seulement que si ces divisions eussent été claires et précises, si les mots *sensibilité*, *irritabilité*, *tonicité*, etc., eussent offert à tous le même sens, nous trouverions de moins dans les écrits de Haller, de Lecat, de Wyth, de de Haen, de tous les médecins de Montpellier, etc., une foule de disputes stériles pour la science, et fatigantes pour ceux qui l'étudient.

ART. VIII. — DE L'ORIGINE ET DU DÉVELOPPEMENT DE LA VIE ANIMALE.

S'il est une circonstance qui établisse une ligne réelle de démarcation entre les deux vies, c'est sans doute le mode et l'époque de leur origine. L'une, l'organique, est en activité dès les premiers instants de l'existence, l'autre, l'animale, n'entre en exercice qu'après la naissance, lorsque les objets extérieurs offrent à l'individu qu'ils entourent des moyens de rapport, de relation : car, sans excitants externes, cette vie est condamnée à une inaction nécessaire, comme, sans les fluides de l'économie, qui sont les excitants internes de la vie organique, celle-ci s'éteindrait. Mais ceci mérite une discussion plus approfondie. — Voyons d'abord comment la vie animale, primitivement nulle, naît ensuite et se développe.

§ 1er. *Le premier ordre des fonctions de la vie animale est nul chez le fœtus.* — L'instant où le fœtus commence à exister est presque le même que celui où il est conçu ; mais cette existence, dont chaque jour agrandit la sphère, n'est point la même que celle dont il jouira quand il aura vu la lumière. — On a comparé à un sommeil profond l'état où il se trouve ; cette comparaison est infidèle : dans le sommeil, la vie animale n'est qu'en partie suspendue ; chez lui, elle est entièrement anéantie ou plutôt elle n'a pas commencé. Nous avons vu en effet qu'elle consiste dans l'exercice simultané ou distinct des fonctions du poumon, des nerfs, du cerveau, des organes locomoteurs et vocaux ; or, tout est alors inactif dans ces fonctions diverses. — Toute sensation suppose et l'action des corps extérieurs sur le nôtre, et la perception de cette action, perception qui se fait en vertu de la sensibilité, laquelle est ici de deux sortes, ou plutôt transmet deux espèces d'actions, les unes générales, les autres particulières. — La faculté de percevoir des impressions générales, considérée en exercice, forme le *tact*, qui, très-distinct du *toucher*, a pour objet de nous avertir de la présence des corps, de leurs qualités chaudes ou froides, sèches ou humides, dures ou molles, etc., et autres attributs communs. Percevoir les modifications particulières des corps est l'apanage des sens, dont chacun se trouve en rapport avec une espèce de ces modifications. — Le fœtus a-t-il des sensations générales? Pour le décider, voyons quelles impressions peuvent, chez lui, exercer le tact. Il est soumis à une température habituelle; il nage dans un fluide; il heurte, en nageant, contre les parois de la matrice : voilà trois sources de sensations générales. — Remarquons d'abord que les deux premières sont presque nulles; qu'il ne peut avoir la conscience ni du milieu où il se nourrit, ni de la chaleur qui le pénètre. Toute sensation suppose en effet une comparaison entre l'état actuel et l'état passé. Le froid ne nous est sensible que parce que nous avons éprouvé une chaleur antécédente. Si l'atmosphère était à un degré invariable de température, nous ne distinguerions point ce degré. Le Lapon trouve le bien-être sous un ciel où le Nègre trouverait la douleur et la mort s'il s'y était subitement transporté. Ce n'est pas dans le temps des solstices, mais dans celui des équinoxes, que les sensations de chaleur et de froid sont plus vives, parce qu'alors leurs variétés, plus nombreuses, font naître des comparaisons plus fréquentes entre ce que nous sentons et ce que nous avons senti précédemment.—Il en est des eaux de l'amnios comme de la chaleur; le fœtus n'en éprouve pas l'influence, parce que le contact d'un autre milieu ne lui est pas connu. Avant le bain, l'air ne nous est pas sensible; en sortant de l'eau, l'impression en est pénible; pourquoi? c'est qu'alors il nous affecte par la seule raison qu'il y a eu une interruption dans son action sur l'organe cutané. — Le choc des parois de la matrice est-il une cause d'excitation plus réelle que les eaux de l'amnios ou la chaleur? Il semble que oui au premier coup d'œil, parce que le fœtus n'étant soumis que par intervalles à cet excitant, la sensation qui en naît doit être plus vive. Mais remarquons que la densité de la matrice, surtout dans la grossesse, n'étant pas très-supérieure à celle des eaux, l'impression doit être moindre. En effet, plus les corps se rapprochent, par leur consistance, du milieu où nous vivons, moins

leur action est puissante sur nous. L'eau réduite en vapeur, dans le brouillard ordinaire, n'affecte que légèrement le tact; mais à mesure qu'elle se condense dans l'atmosphère, et que le brouillard, en s'épaississant, s'éloigne de la densité de l'air, il est la cause d'une affection plus vive. — L'air, pour l'animal qui respire, est donc vraiment le terme de comparaison général auquel il rapporte, sans s'en douter, toutes les sensations du tact. Plongez la main dans le gaz acide carbonique, le tact ne vous apprendra pas à le distinguer de l'air, parce que leur densité est à peu près la même. — La vivacité des sensations est en raison directe de la différence de la densité de l'air avec celle des corps, objets de sensation. De même la mesure des sensations du fœtus est l'excès de densité de la matrice sur celui des eaux; cet excès n'étant pas très-considérable, les sensations doivent être obtuses. C'est ainsi que ce qui nous paraît d'une grande densité doit moins vivement affecter les poissons à raison du milieu où ils vivent.—Cette assertion, relative au fœtus, deviendra plus générale, si nous y ajoutons celle-ci, savoir, que les membranes muqueuses, siége du tact interne, comme la peau l'est du tact extérieur, n'ont point encore chez lui commencé leurs fonctions. Après la naissance, continuellement en contact avec des corps étrangers au nôtre, elles trouvent dans ces corps des causes d'irritation, qui, renouvelées sans cesse, en deviennent plus puissantes pour les organes. Mais chez le fœtus, point de succession dans ces causes; c'est toujours la même urine, le même méconium, le même mucus qui exercent leur action sur la vessie, les intestins, la membrane pituitaire, etc.—Concluons de tout cela que les sensations générales du fœtus sont faibles, presque nulles, quoiqu'il soit environné de la plupart des causes qui dans la suite doivent les lui procurer. Les sensations particulières ne sont pas chez lui plus actives; mais cela tient vraiment à l'absence des excitants. — L'œil que ferme la membrane pupillaire, la narine dont le développement est à peine ébauché, ne seraient point susceptibles de recevoir d'impressions, en supposant que la lumière ou les odeurs pussent agir sur eux. Appliquée contre le palais, la langue n'est en contact avec aucun corps qui puisse y produire un sentiment de saveur; le fût-elle avec les eaux de l'amnios, l'effet en

serait nul, parce que, comme nous l'a-
vons dit, il y a nullité de sensation là où
il n'y a pas variété d'impression. Notre
olive est savoureuse pour un autre ; elle
est insipide pour nous. — L'ouïe n'est
éveillée par aucun son ; tout est calme,
tout repose en paix pour le petit individu. — Voilà donc déjà, si je puis m'exprimer ainsi, quatre portes fermées chez
lui aux sensations particulières, et qui ne
s'ouvriront, pour les lui transmettre,
que quand il aura vu le jour. Mais observons que la nullité d'action de ces sens
entraîne presque inévitablement celle du
toucher. — Ce sens est en effet spécialement destiné à confirmer les notions acquises par les autres, à les rectifier même;
car souvent ils sont des agents de l'illusion, tandis que lui ne l'est jamais que
de la vérité. Aussi, en lui attribuant cet
usage, la nature le soumit-elle directement à la volonté, tandis que la lumière,
les odeurs, les sons viennent souvent
malgré nous frapper leurs organes respectifs. — L'exercice des autres sens précède celui-ci, et même le détermine. Si
un homme naissait privé de la vue, de
l'odorat et du goût, conçoit-on comment
le toucher pourrait avoir lieu chez lui?
— Le fœtus ressemble à cet homme-là :
il a de quoi exercer le toucher, dans ses
mains déjà très-développées, et sur quoi
l'exercer dans les parois de la matrice.
Et cependant il est dans une nullité
constante d'action, parce que ne voyant,
ne sentant, ne goûtant, n'entendant rien,
il n'est porté par rien à toucher. Ses
membres sont pour lui ce que sont pour
l'arbre ses branches et ses rameaux, qui
ne lui rapportent point l'impression des
corps qu'ils touchent et auxquels ils s'en-
trelacent. — J'observe, en passant,
qu'une grande différence du tact et du
toucher, autrefois confondus par les physiologistes, c'est que la volonté dirige
toujours les impressions du second, tandis que celles du premier, qui nous donne
les sensations générales de chaud, de
froid, du sec, de l'humide, etc., sont constamment hors de son influence. — Nous
pouvons donc, en général, établir que la
portion de vie animale qui constitue les
sensations est encore presque nulle chez
le fœtus. — Cette nullité dans l'action
des sens en suppose une dans celle des
nerfs qui s'y rendent, et du cerveau dont
ils partent ; car transmettre est la fonction des uns, percevoir est celle de l'autre. Or, sans objets de transmission et de
perception, ces deux actes ne sauraient

avoir lieu. — De la perception dérivent
immédiatement la mémoire et l'imagination ; de l'une de ces trois facultés, le
jugement ; de celui-ci, la volonté. —
Toute cette série de facultés qui se succèdent et s'enchaînent n'a donc point
encore commencé chez le fœtus, par-là
même qu'il n'a point encore eu de sensations. Le cerveau est dans l'attente
de l'acte ; il a tout ce qu'il faut pour agir ;
ce n'est pas l'excitabilité, c'est l'excitation qui lui manque. — Il résulte de là
que toute la première division de la vie
animale, celle qui a rapport à l'action
des corps extérieurs sur le nôtre, est à
peine ébauchée dans le fœtus : voyons
s'il en est de même de la seconde division, ou de celle qui est relative à la réaction de notre corps sur les autres.

§ II. *La locomotion existe chez le
fœtus, mais elle appartient chez lui à la
vie organique.* — A voir, dans les animaux, l'étroite connexion qu'il y a entre
ces deux divisions, entre les sensations et
toutes les fonctions qui en dépendent
d'une part, la locomotion et la voix d'une
autre part, on est porté à croire que les
unes sont constamment en rapport direct
des autres, que le mouvement volontaire
croît ou diminue toujours à mesure que
le sentiment de ce qui entoure l'animal
croît ou diminue en lui ; car le sentiment
fournissant les matériaux de la volonté,
là où il n'existe pas, elle, et par conséquent les mouvements qui en dépendent,
ne sauraient se rencontrer. D'inductions
en inductions, on arriverait ainsi à
prouver que les muscles volontaires doivent être inactifs chez le fœtus, et que,
par conséquent, toute espèce de mouvement dans le tronc ou les membres ne
saurait exister chez lui. — Cependant il
se meut ; souvent même de fortes secousses sont le résultat de ses mouvements.
S'il ne produit point de sons, ce n'est pas
que les muscles du larynx restent passifs, c'est que le milieu nécessaire à cette
fonction lui manque. Comment allier l'i-
nertie de la première partie de la vie animale avec l'activité de la seconde? le
voici. — Nous avons vu, en parlant des
passions, que les muscles locomoteurs,
c'est-à-dire ceux des membres du tronc,
ceux en un mot différents du cœur, de
l'estomac, etc., étaient mis en action de
deux manières, 1° par la volonté, 2° par
les sympathies. Ce dernier mode d'action a lieu quand, à l'occasion de l'affection d'un organe intérieur, le cerveau
s'affecte aussi et détermine des mouve-

ments alors involontaires dans les muscles locomoteurs : ainsi une passion porte son influence sur le foie ; le cerveau, excité sympathiquement, excite les muscles volontaires ; alors c'est dans le foie qu'existe vraiment le principe de leurs mouvements, lesquels, dans ce cas, sont de la classe de ceux de la vie organique ; en sorte que ces muscles, quoique toujours mis en jeu par le cerveau, peuvent cependant appartenir tour à tour, dans leurs fonctions, et à l'une et à l'autre vie. — Il est facile, d'après cela, de concevoir la locomotion du fœtus ; elle n'est point chez lui, comme elle sera chez l'adulte, une portion de la vie animale ; son exercice ne suppose point de volonté préexistante qui la dirige et en règle les actes ; elle en est un effet purement sympathique, et qui a son principe dans la vie organique. — Tous les phénomènes de cette vie se succèdent alors, comme nous allons le voir, avec une extrême rapidité ; mille mouvements divers s'enchaînent sans cesse dans les organes circulatoires et nutritifs ; tout y est dans une action très-énergique : or, cette activité de la vie organique suppose de fréquentes influences exercées par les organes internes sur le cerveau, et par conséquent de nombreuses réactions exercées par celui-ci sur les muscles, qui se meuvent alors sympathiquement. — Le cerveau est d'autant plus susceptible de s'affecter par ces sortes d'influences, qu'il est alors plus développé à proportion des autres organes, et qu'il est passif du côté des sensations. — On conçoit donc à présent ce que sont les mouvements du fœtus : ils appartiennent à la même classe que plusieurs de ceux de l'adulte, qu'on n'a point encore assez distingués ; ils sont les mêmes que ceux produits par les passions sur les muscles volontaires ; ils ressemblent à ceux d'un homme qui dort, et qui, sans qu'aucun rêve agite le cerveau, se meut avec plus ou moins de force. Par exemple, rien de plus commun que de violents mouvements dans le sommeil qui succède à une digestion pénible : c'est l'estomac qui, étant dans une vive action, agit sur le cerveau, lequel met en activité les muscles locomoteurs. — A cet égard, distinguons bien deux espèces de locomotions dans le sommeil : l'une, pour ainsi dire, volontaire, produite par les rêves, est une dépendance de la vie animale ; l'autre, effet de l'influence des organes internes, a son principe dans la vie organique, à laquelle elle appartient ; c'est précisément ceux du fœtus. — Je pourrais trouver divers autres exemples de mouvements involontaires, et par conséquent organiques, exécutés dans l'adulte par les muscles volontaires, et propres par conséquent à donner une idée de ceux du fœtus ; mais ceux-là suffisent. Remarquons seulement que les mouvements organiques, ainsi que l'affection sympathique du cerveau qui en est la source, disposent peu à peu cet organe et les muscles, l'un à la perception des sensations, l'autre au mouvement de la vie animale, qui commenceront après la naissance. Voyez, du reste, sur ce point, les Mémoires judicieux de Cabanis. — D'après ce qui a été dit dans cet article, nous pouvons, je crois, conclure avec assurance que, dans le fœtus, la vie animale est nulle, que tous les actes attachés à cet âge sont dans la dépendance de l'organique. Le fœtus n'a, pour ainsi dire, rien dans ses phénomènes de ce qui caractérise spécialement l'animal ; son existence est la même que celle du végétal ; sa destruction ne porte que sur un être vivant, et non sur un être animé. Aussi, dans la cruelle alternative de le sacrifier ou d'exposer la mère à une mort presque certaine, le choix ne doit pas être douteux. — Le crime de détruire son semblable est plus relatif à la vie animale qu'à l'organique. C'est l'être qui sent, qui réfléchit, qui veut, qui exécute des actes volontaires, et non l'être qui respire, se nourrit, digère, qui est le siège de la circulation, des sécrétions ; etc., que nous regrettons, et dont la mort violente est entourée des images horribles sous lesquelles l'homicide se peint à notre esprit. A mesure que, dans la série des animaux, les fonctions intellectuelles décroissent, le sentiment pénible que nous cause la vue de leur destruction s'éteint et s'affaiblit peu à peu, il devient nul lorsque nous arrivons aux végétaux, à qui la vie organique reste seule. — Si le coup qui termine par un assassinat l'existence de l'homme ne détruisait en lui que cette vie, et que, laissant subsister l'autre, il n'altérât en rien toutes les facultés qui établissent nos rapports avec les êtres voisins, ce coup serait vu d'un œil indifférent ; il n'exciterait ni la pitié pour celui qui en est la victime, ni l'horreur pour celui qui en est l'instrument. — Pourquoi une large blessure, d'où s'écoule beaucoup de sang, inspire-t-elle l'effroi ? ce n'est pas parce qu'elle arrête la circulation, mais parce que la défailce, qui en est bientôt la suite, rompt subitement tous les liens qui attachent notre existence à tout ce qui nous entoure, à tout ce qui est hors de nous.

§ III. *Développement de la vie animale ; éducation de ses organes.* — Un nouveau mode d'existence commence pour l'enfant, lorsqu'il sort du sein de sa mère. Diverses fonctions s'ajoutent à la vie organique, dont l'ensemble devient plus compliqué, et dont les résultats se multiplient. La vie animale entre en exercice, établit entre le petit individu et les corps voisins, des rapports jusque-là inconnus. Alors tout prend chez lui une manière d'être différente ; mais, dans cette époque remarquable des deux vies, où l'une s'accroît presque du double, et où l'autre commence, toutes deux prennent un caractère distinct, et l'agrandissement de la première ne suit point les mêmes lois que le développement de la seconde. — Nous remarquerons bientôt que les organes de la vie interne atteignent tout à coup la perfection ; que dès l'instant où ils agissent, ils le font avec autant de précision que pendant tout le reste de leur activité. Au contraire, les organes de la vie externe ont besoin d'une espèce d'éducation ; ils ne parviennent que peu à peu à ce degré de perfection que leur jeu doit dans la suite nous offrir. Cette importante différence mérite un examen approfondi : commençons par l'apprécier dans la vie animale. — Parcourez les diverses fonctions de cette vie qui, à la naissance, sort tout entière du néant où elle était plongée ; vous observerez, dans leur développement, une marche lente, graduée ; vous verrez que c'est insensiblement, et par une véritable éducation, que les organes parviennent à s'exercer avec justesse. — Les sensations, d'abord confuses, ne tracent à l'enfant que des images générales ; l'œil n'a que le sentiment de lumière, l'oreille que celui de son, le goût que celui de saveur, le nez que celui d'odeur ; rien encore n'est distinct dans ces affections générales des sens. Mais l'habitude émousse insensiblement ces premières impressions : alors naissent les sensations particulières ; les grandes différences des couleurs, des sons, des odeurs, des saveurs sont perçues ; peu à peu les différences secondaires le sont aussi ; enfin, au bout d'un certain temps, l'enfant a appris, par l'exercice, à voir, à entendre, à goûter, à sentir et à toucher. — Tel l'homme qui sort d'une obscurité profonde où il a été long-temps retenu, est-il frappé d'abord seulement par la lumière, et n'arrive-t-il que par gradation à distinguer les objets qui la réfléchissent ; tel, comme je l'ai dit, celui devant lequel se déploie pour la première fois le magique spectacle de nos ballets, n'aperçoit-il au premier coup-d'œil qu'un tout qui le charme, et ne parvient-il que peu à peu à isoler les jouissances que lui procurent en même temps la danse, la musique, les décorations, etc. — Il en est de l'éducation du cerveau comme de celle des sens ; tous les actes dépendants de son action n'acquièrent que graduellement le degré de précision auquel ils sont destinés : la perception, la mémoire, l'imagination, facultés que les sensations précèdent et déterminent toujours, croissent et s'étendent à mesure que des excitants nouveaux viennent à en déterminer l'exercice. Le jugement, dont elles sont la triple base, n'associe d'abord qu'irrégulièrement des notions elles-mêmes irrégulières ; bientôt plus de clarté distingue ses actes ; enfin ils deviennent rigoureux et précis. — La voix et la locomotion présentent le même phénomène : les cris des jeunes animaux ne présentent d'abord qu'un son informe et qui ne porte aucun caractère ; l'âge les modifie peu à peu, et ce n'est qu'après des exercices fréquemment répétés qu'ils affectent les consonnances particulières à chaque espèce, et auxquelles les individus de même espèce ne se trompent jamais, surtout dans la saison des amours. Je ne parle pas de la parole ; elle est trop évidemment le fruit de l'éducation. — Voyez l'animal nouveau-né ;dans ses mouvements multipliés; ses muscles sont dans une continuelle action. Comme tout est nouveau pour lui, tout l'excite, tout le fait mouvoir ; il veut toucher tout ; mais la progression, la station même n'ont point encore lieu dans ces contractions sans nombre des organes musculaires locomoteurs : il faut que l'habitude lui ait appris l'art de coordonner telle ou telle contraction avec telle ou telle autre, pour produire tel ou tel mouvement, ou pour prendre telle ou telle attitude. Jusque-là il vacille, chancelle et tombe à chaque instant. — Sans doute que l'inclinaison du bassin dans le fœtus humain, la disposition de ses fémurs, le défaut de courbure de sa colonne vertébrale, etc., le rendent peu propre à la station aussitôt après la naissance ; mais à cette cause se joint certainement le défaut d'exercice. Qui ne sait que, si on laisse long-temps un membre immobile, il perd l'habitude de se mouvoir; et que, lorsque l'on veut ensuite s'en servir, il faut qu'une espèce d'éducation nouvelle apprenne aux muscles la justesse des mouvements, qu'ils n'exécutent d'abord qu'avec irrégularité? L'homme qui se serait condamné au silence pendant un long espace de temps, éprouverait certainement le même embarras lorsqu'il voudrait le rompre, etc. — Concluons donc de ces diverses considérations, que nous devons apprendre à vivre hors de nous, que la vie extérieure se perfectionne chaque jour, et qu'elle a besoin d'une espèce d'apprentissage dont la nature s'est chargée pour la vie intérieure.

§ IV. *Influence de la société sur l'éducation des organes de la vie animale.* — La société exerce sur cette espèce d'éducation des organes de la vie animale une influence remarquable ; elle agrandit la sphère d'action des uns, rétrécit celle des autres, modifie celle de tous. — Je dis d'abord que la société donne presque constamment à certains organes externes une perfection qui ne leur est pas naturelle, et qui les distingue spécialement des autres. Telle est, en effet, dans nos usages actuels, la nature de nos occupations, que celle à laquelle nous nous livrons habituellement exerce presque toujours un de ces organes plus particulièrement que tous les autres. L'oreille chez le musicien, le palais chez le cuisinier, le cerveau chez le philosophe, les muscles chez le danseur, le larynx chez le chanteur, etc., ont, outre l'éducation générale de la vie extérieure, une éducation particulière que le fréquent exercice perfectionne singulièrement. — On pourrait même, sous ce rapport, diviser en trois classes les occupations humaines. La première comprendrait celles qui mettent les sens spécialement en jeu : telles sont la peinture, la musique, la sculpture, les arts du parfumeur, du cuisinier, et tous ceux, en un mot, dont les résultats charment la vue, l'ouïe, etc. Dans la seconde se rangeraient les occupations où le cerveau est le plus exercé : telles sont la poésie, qui appartient à l'imagination, les sciences de nomenclature, qui sont du ressort de la mémoire, les hautes sciences, que le jugement a en partage d'une manière plus spéciale. Les occupations qui, comme la danse, l'équitation, tous les arts mécaniques, met-

tent en jeu les muscles locomoteurs formeraient la troisième classe. — Chaque occupation de l'homme met donc presque toujours en activité permanente un organe particulier : or, l'habitude d'agir perfectionne l'action ; l'oreille d'un musicien entend dans une harmonie, la vue du peintre distingue dans un tableau ce que le vulgaire laisse échapper. Souvent même cette perfection d'action s'accompagne, dans l'organe plus exercé, d'un excès de nutrition : on le voit dans les muscles des bras chez les boulangers, dans ceux des membres inférieurs chez les danseurs, dans ceux de la face chez les histrions, etc., etc. — J'ai dit, en second lieu, que la société rétrécit la sphère d'action de plusieurs organes externes. — En effet, par-là même que dans nos habitudes sociales un organe est toujours plus occupé, les autres sont plus inactifs : or, l'habitude de ne pas agir les rouille, comme on le dit; ils semblent perdre en aptitude ce que gagne celui qui s'exerce fréquemment. L'observation de la société prouve à chaque instant cette vérité. — Voyez ce savant qui, dans ses abstraites méditations, exerce sans cesse ses sens internes, et qui, passant sa vie dans le silence du cabinet, condamne à l'inaction les externes et les organes locomoteurs : voyez-le s'adonnant par hasard à un exercice du corps, vous rirez de sa maladresse et de son air emprunté. Ses sublimes conceptions vous étonnaient ; la pesanteur de ses mouvements vous amusera. — Examinez au contraire ce danseur qui, par ses pas légers, semble retracer à nos yeux tout ce que, dans la fable, les ris et les grâces offrent de séduisant à notre imagination. Vous croiriez que de profondes méditations d'esprit ont amené cette heureuse harmonie de mouvements; causez avec lui, vous trouverez l'homme le moins surprenant sous ces dehors qui vous ont surpris. — L'esprit observateur qui analyse les hommes en société, fait à tout instant de semblables remarques. Vous ne verrez presque jamais coïncider la perfection d'action des organes locomoteurs avec celle du cerveau ni des sens ; et réciproquement, il est très-rare que ceux-ci, étant très-habiles à leurs fonctions respectives, les autres soient très-aptes aux leurs.

§ V. *Lois de l'éducation des organes de la vie animale.* — Il est donc manifeste que la société intervertit en partie l'ordre naturel de l'éducation de la vie

nimale, qu'elle distribue irrégulièrement à ses divers organes une perfection
dont ils jouiraient sans elle dans une proportion plus uniforme, quoique cependant toujours inégale. — Une somme
déterminée de force a été répartie en général à cette vie : or, cette somme doit
rester toujours la même, soit que sa distribution ait lieu également, soit qu'elle
se fasse avec inégalité ; par conséquent
l'activité d'un organe suppose nécessairement l'inaction des autres.—Cette vérité
nous mène naturellement à ce principe
fondamental de l'éducation sociale, savoir, qu'on ne doit jamais appliquer
l'homme à plusieurs études à la fois, si
l'on veut qu'il réussisse dans chacune.
Les philosophes ont déjà souvent répété
cette maxime ; mais je doute que les raisons morales sur lesquelles ils l'ont fondée, vaillent cette belle observation physiologique qui la démontre jusqu'à l'évidence, savoir que, pour augmenter les
forces d'un organe, il faut les diminuer
dans les autres. C'est pourquoi je ne crois
pas inutile de m'arrêter encore à cette
observation, et de l'appuyer par un grand
nombre de faits. — L'ouïe, et surtout le
le toucher, acquièrent chez l'aveugle une
perfection que nous croirions fabuleuse,
si l'observation journalière n'en consta-
tait la réalité. Le sourd et muet a dans
sa vue une justesse étrangère à ceux
dont tous les sens sont très-développés.
L'habitude de n'établir que peu de rapports entre les corps extérieurs et les sens
affaiblit ceux-ci chez les extasiés, et
donne au cerveau une force de contem-
plation telle, qu'il semble que chez eux
tout dorme, hors ce viscère, dans la vie
animale.—Mais qu'est-il besoin de chercher dans des faits extraordinaires une
loi dont l'animal en santé nous présente
à chaque instant l'application ? — Considérez dans la série des animaux la perfection relative de chaque organe, vous
verrez que quand l'un excelle, les autres
sont moins parfaits. L'aigle à l'œil per-
çant n'a qu'un odorat obscur ; le chien,
que distingue la finesse de ce dernier
sens, a le premier à un moindre degré ;
c'est l'ouïe qui domine chez la chouette,
le lièvre, etc. ; la chauve-souris est remarquable par la précision de son toucher ; l'action du cerveau prédomine
chez les singes, la vigueur de la locomotion chez les carnassiers, etc., etc.—Chaque espèce a donc une division de sa vie
animale qui excelle sur les autres, celles-
ci étant à proportion moins développées.

Vous n'en trouverez aucune où la perfection d'un organe ne semble s'être acquise aux dépens de celle des autres.
— L'homme a, en général, abstraction
faite de toute autre considération, l'ouïe
plus marquée que les autres sens, et
qu'il ne doit en effet l'avoir dans l'ordre
naturel, parce que la parole, qui exerce
sans cesse l'oreille, est pour elle une
cause permanente d'activité, et par-là de
perfection. — Ce n'est pas seulement
dans la vie animale que cette loi est remarquable ; la vie organique y est presque constamment soumise dans tous ses
phénomènes. L'affection d'un rein double
la sécrétion de l'autre. A l'affaissement
d'une des parotides, dans le traitement
des fistules salivaires, succède dans l'autre une énergie d'action qui fait qu'elle
remplit seule les fonctions de toutes deux.
— Voyez ce qui arrive à la suite de la
digestion : chaque système est alors successivement le siège d'une exaltation des
forces vitales qui abandonnent les autres
en même proportion. Aussitôt après l'entrée des aliments dans l'estomac, l'action
de tous les viscères gastriques augmente;
les forces, concentrées sur l'épigastre,
abandonnent les organes de la vie interne. De là, comme l'ont observé divers
auteurs, les lassitudes, la faiblesse des
sens à recevoir les impressions externes,
la tendance au sommeil, la facilité des
téguments à se refroidir, etc. — La digestion gastrique étant achevée, la vasculaire lui succède ; le chyle est introduit dans le système circulatoire pour y
subir l'influence de ce système et de celui
de la respiration. Tous deux alors deviennent un foyer d'action plus prononcée ;
les forces s'y transportent, le pouls s'é-
lève ; les mouvements du thorax se précipitent, etc. — C'est ensuite le système
glanduleux, puis le système nutritif,
qui jouissent d'une supériorité marquée
dans l'état des forces vitales. Enfin, lorsqu'elles se sont ainsi successivement déployées sur tous, elles reviennent aux
organes de la vie animale ; les sens reprennent leur activité, les fonctions du
cerveau leur énergie, les muscles leur
vigueur. Quiconque a réfléchi sur ce qu'il
éprouve à la suite d'un repas un peu co-
pieux, se convaincra facilement de la
vérité de cette remarque. — L'ensemble
des fonctions représente alors une espèce
de cercle, dont une moitié appartient à
la vie organique, et l'autre moitié à la
vie animale. Les forces vitales semblent
successivement parcourir ces deux moi-

tiés : quand elles se trouvent dans l'une, l'autre reste peu active, à peu près comme tout paraît alternativement languir et se ranimer dans les deux portions du globe, suivant que le soleil leur accorde ou leur refuse ses rayons bienfaisants. — Voulez-vous d'autres preuves de cette inégalité de répartition des forces ? examinez la nutrition ; toujours dans un organe elle est plus active, parce qu'il vit plus que les autres. Dans le fœtus, le cerveau et les nerfs, les membres inférieurs après la naissance, les parties génitales et les mamelles à la puberté, etc., semblent croître aux dépens des autres parties où la nutrition est moins prononcée. — Voyez toutes les maladies, les inflammations, les spasmes, les hémorrhagies spontanées. Si une partie devient le siége d'une action plus énergique ; la vie et les forces diminuent dans les autres. Qui ne sait que la pratique de la médecine est en partie fondée sur ce principe qui dirige l'usage des ventouses, du moxa, des vésicatoires, des rubéfiants, etc., etc.? — D'après cette foule de considérations, nous pouvons donc établir comme une loi fondamentale de la distribution des forces, que, quand elles s'accroissent dans une partie, elles diminuent dans le reste de l'économie vivante; que la somme n'en augmente jamais, que seulement elles se transportent successivement d'un organe à l'autre. Avec cette donnée générale, il est facile de dire pourquoi l'homme ne peut en même temps perfectionner toutes les parties de la vie animale, et exceller par conséquent dans toutes les sciences à la fois. — L'universalité des connaissances, dans le même individu, est une chimère ; elle répugne aux lois de l'organisation, et si l'histoire nous offre quelques génies extraordinaires jetant un éclat égal dans plusieurs sciences, ce sont autant d'exceptions à ces lois. Qui sommes-nous pour oser poursuivre sur plusieurs points la perfection, qui le plus souvent nous échappe sur un seul? — S'il était permis d'unir ensemble plusieurs occupations, ce serait sans doute celles qui ont le plus d'analogie par les organes qu'elles mettent en jeu, comme celles qui se rapportent aux sens, celles qui exercent le cerveau, celles qui font agir les muscles, etc. — En nous restreignant ainsi dans un cercle plus étroit, nous pourrions plus facilement exceller dans plusieurs parties ; mais ici encore le secret d'être supérieur dans une, c'est d'être médiocre

dans les autres. — Prenons pour exemple les sciences qui mettent en exercice les fonctions du cerveau. Nous avons vu que ces fonctions se rapportent spécialement à la mémoire, qui préside aux nomenclatures, à l'imagination, qui a la poésie sous son empire; à l'attention qui est spécialement en jeu dans les calculs; au jugement, dont le domaine embrasse la science du raisonnement. Or chacune de ces diverses facultés, ou de ces diverses opérations, ne se développe, ne s'étend qu'aux dépens des autres. — Pourquoi l'habitude de réciter les beautés de Corneille n'agrandit-elle pas l'âme du lecteur, ne lui donne-t-elle pas une énergie de conception au-dessus de celle du vulgaire? Cela tient, sans doute, aux dispositions naturelles ; mais cela dépend aussi de ce que, chez lui, la mémoire et la faculté d'imiter s'exercent spécialement, et que les autres facultés du cerveau se dépouillent, pour ainsi dire, afin d'enrichir celles-ci.—Quand je vois un homme vouloir en même temps briller par l'adresse de sa main dans les opérations de chirurgie, par la profondeur de son jugement dans la pratique de la médecine, par l'étendue de sa mémoire dans la botanique, par la force de son attention dans les contemplations métaphysiques, etc., il me semble voir un médecin qui, pour guérir une maladie, pour expulser, suivant l'antique expression, l'humeur morbifique, voudrait en même temps augmenter toutes les sécrétions, par l'usage simultané des sialagogues, des diurétiques, des sudorifiques, des emménagogues, des excitants de la bile, du suc pancréatique, des sucs muqueux, etc. — La moindre connaissance des lois de l'économie ne suffirait-elle pas pour dire à ce médecin qu'une glande ne verse plus de fluide que parce que les autres en versent moins, qu'un de ces médicaments nuit à l'autre, qu'exiger trop de la nature, c'est être sûr souvent de n'en rien obtenir? Dites-en autant à cet homme qui veut que ses muscles, son cerveau, ses sens, acquièrent une perfection simultanée, qui prétend doubler, tripler même sa vie de relation, quand la nature a voulu que nous puissions seulement détacher de quelques-uns de ces organes quelques degrés de forces pour les ajouter aux autres, mais jamais accroître la somme totale de ces forces. — Voulez-vous qu'un organe devienne supérieur aux autres? condamnez ceux-ci à l'inaction. On châtre les hommes pour changer leur voix; comment la barbare idée de les aveugler, pour les rendre musiciens, n'est-elle pas aussi venue, puisqu'on sait que les aveugles, n'étant point distraits par l'exercice de la vue, donnent plus d'attention à celui de l'ouïe? Un enfant qu'on destinerait à la musique, et dont on éloignerait tout ce qui peut affecter la vue, l'odorat, le toucher, pour ne le frapper que par des sons harmonieux, ferait sans doute, toutes choses égales d'ailleurs, de bien plus rapides progrès. — Il est donc vrai de dire que notre supériorité dans tel art ou telle science, se mesure presque toujours par notre infériorité dans les autres, et que cette maxime générale, consacrée par un vieux proverbe, que la plupart des philosophes anciens ont établi, mais que beaucoup de philosophes modernes voudraient renverser, a pour fondement une des grandes lois de l'économie animale, et sera toujours aussi immuable que la base sur laquelle elle appuie.

§ VI. *Durée de l'éducation des organes de la vie animale.* — L'éducation des organes de la vie animale se prolonge pendant un temps sur lequel trop de circonstances influent pour pouvoir le déterminer; mais ce qu'il y a de remarquable dans cette éducation, c'est que chaque âge semble être consacré à perfectionner certains organes en particulier. — Dans l'enfance, les sens sont spécialement éduqués; tout semble se rapporter au développement de leurs fonctions. Environné de corps nouveaux pour lui, le petit individu cherche à les connaître tous; il tient, si je puis m'exprimer ainsi, dans une érection continuelle les organes qui établissent des rapports entre lui et ce qui l'avoisine. Aussi, tout ce qui est relatif à la sensibilité, se trouve chez lui très-prononcé. Le système nerveux, comparé au système musculaire, est proportionnellement plus considérable que dans tous les âges suivants, tandis que, par la suite, la plupart des autres systèmes prédominent sur celui-ci. On sait que, pour bien voir les nerfs, on choisit toujours des enfants. — A l'éducation des sens se lie nécessairement le perfectionnement des fonctions du cerveau qui ont rapport à la perception. — A mesure que la somme des sensations s'agrandit, la mémoire et l'imagination commencent à entrer en activité. L'âge qui suit l'enfance est celui de l'éducation des parties du cerveau qui y ont rapport; alors il y a, d'un côté, assez de sensations antécédentes pour que l'une puisse s'exercer à nous les retracer, et que l'autre y trouve le type des sensations illusoires qu'elle nous présente. D'un autre côté, le peu d'activité du jugement, à cette époque, favorise l'énergie d'action de ces deux facultés: alors aussi la révolution qu'amène la puberté, les goûts nouveaux qu'elle enfante, les désirs qu'elle crée, étendent la sphère de la seconde. — Lorsque la perception, la mémoire et l'imagination ont été perfectionnées, que leur éducation est finie, celle du jugement commence, ou plutôt devient plus active; car dès qu'il a des matériaux, le jugement s'exerce. A cette époque, les fonctions des sens et une partie de celles du cerveau n'ont plus rien à acquérir: toutes les forces se concentrent pour le perfectionnement de celui-ci. — D'après ces considérations, il est manifeste que la première portion de la vie animale, ou celle par laquelle les corps extérieurs agissent sur nous, et par laquelle nous réfléchissons cette action, a dans chaque âge une division qui se forme et s'agrandit; que le premier âge est celui de l'éducation des sens; que le second préside au perfectionnement de l'imagination, de la mémoire; que le troisième a rapport au développement du jugement. — Ne faisons donc jamais coïncider avec l'âge où les sens sont en activité, l'étude des sciences qui exigent l'exercice du jugement : suivons dans notre éducation artificielle les mêmes lois qui président à l'éducation naturelle des organes extérieurs. Appliquons l'enfant au dessin, à la musique, etc.; l'adolescent aux sciences de nomenclature, aux beaux-arts que l'imagination a sous son empire; l'adulte aux sciences exactes, à celles dont le raisonnement enchaîne les faits. L'étude de la logique et des mathématiques terminait l'ancienne éducation: c'était un avantage parmi ses imperfections. — Quant à la seconde portion de la vie animale, ou celle par laquelle l'animal réagit sur les corps extérieurs, l'enfance est caractérisée par le nombre, la fréquence et la faiblesse des mouvements, l'âge adulte par leur vigueur, l'adolescence par une disposition mixte. La voix ne suit point ces proportions; elle est soumise à des influences qui naissent surtout des organes génitaux. — Je ne m'arrête point aux modifications diverses qui naissent, pour la vie animale, des climats, des saisons, du sexe, etc. Tant d'auteurs ont traité ces questions, que je pourrais difficilement ajouter à ce qu'ils ont dit. — En parlant des lois de l'éducation dans les organes de la vie externe, j'ai supposé ces organes en état d'intégrité complète, ayant ce qu'il faut pour se perfectionner, jouissant de toute la force de tissu qui est nécessaire ; mais si leur texture originaire est faible, délicate, irrégulière, si quelques vices de conformation s'y observent, alors ces lois ne sauraient y trouver qu'une application imparfaite. — C'est ainsi que l'habitude de juger ne rectifie point le jugement, si le cerveau mal constitué présente, dans ses deux hémisphères, une inégalité de force et de conformation : c'est ainsi que l'exercice fréquent du larynx, des muscles locomoteurs, etc., ne peut jamais suppléer à l'irrégularité d'action que produit en eux une irrégularité d'organisation, etc., etc.

ART. IX. — DE L'ORIGINE ET DU DÉVELOPPEMENT DE LA VIE ORGANIQUE.

Nous venons de voir la vie animale, inactive dans le fœtus, ne se développer qu'à la naissance, et suivre dans son développement des lois toutes particulières : la vie organique, au contraire, est en action presque à l'instant où le fœtus est conçu : c'est elle qui commence l'existence. Dès que l'organisation est apparente, le cœur pousse dans toutes les parties le sang qui y porte les matériaux de la nutrition et de l'accroissement : il est le premier formé, le premier en action ; comme tous les phénomènes organiques sont sous sa dépendance, de même que le cerveau a sous la sienne tous ceux de la vie animale, on conçoit comment les fonctions internes sont tout de suite mises en jeu.

§ I. *Du mode de la vie organique chez le fœtus.* — Cependant la vie organique du fœtus n'est point la même que celle dont jouira l'adulte. Recherchons en quoi consiste la différence, considérée d'une manière générale. Nous avons dit que cette vie résulte de deux grands ordres de fonctions, dont les unes, la digestion, la circulation, la respiration, la nutrition, assimilent sans cesse à l'animal les substances qui le nourrissent ; les autres, l'exhalation, les sécrétions, l'absorption, lui en enlèvent les substances devenues hétérogènes, en sorte que cette vie est un cercle habituel de création et de destruction ; dans le fœtus, ce cercle se rétrécit singulièrement. — D'abord les

fonctions qui assimilent sont beaucoup moins nombreuses. Les molécules ne se trouvent point soumises, avant d'arriver à l'organe qu'elles doivent réparer, à un aussi grand nombre d'actions ; elles pénètrent dans le fœtus, déjà élaborées par la digestion, la circulation et la respiration de la mère. Au lieu de traverser l'appareil des organes digestifs, qui paraissent presque entièrement inactifs à cet âge, elles entrent tout de suite dans le système circulatoire ; le chemin qu'elles y parcourent est moindre. Il ne faut point qu'elles aillent successivement se présenter à l'influence de la respiration ; et sous ce rapport, le fœtus des mammifères a dans son organisation préliminaire une assez grande analogie avec les reptiles adultes, chez lesquels une assez petite portion de sang passe, en sortant du cœur, dans les vaisseaux du poumon. — Les molécules nourricières passent donc presque directement du système circulatoire, dans celui de la nutrition. Le travail général de l'assimilation est par conséquent bien plus simple, bien moins compliqué à cet âge que dans le suivant. — D'un autre côté, les fonctions qui décomposent habituellement nos organes, celles qui transmettent au dehors les substances devenues étrangères, nuisibles même à leur tissu, après en avoir formé partie, sont à cet âge dans une inactivité presque complète. L'exhalation pulmonaire, la sueur, la transpiration, n'ont point encore commencé dans leurs organes respectifs. Toutes les sécrétions, celles de la bile, de l'urine, de la salive, ne fournissent qu'une quantité de fluide très-petite en proportion de celle qu'elles doivent donner par la suite ; en sorte que la portion de sang qu'elles, ainsi que les exhalations, dépenseront dans l'adulte, refluent presque entièrement dans le système de la nutrition. — La vie organique du fœtus est donc remarquable, d'un côté par une extrême promptitude dans l'assimilation, promptitude qui dépend de ce que les fonctions concourant à ce travail général sont en très-petit nombre ; de l'autre, par une extrême lenteur dans la désassimilation, lenteur qui dérive du peu d'action des diverses fonctions qui sont les agents de ce grand phénomène. — Il est facile, d'après les considérations précédentes, de concevoir la rapidité remarquable qui caractérise l'accroissement du fœtus, rapidité qui est en disproportion manifeste avec celle des autres âges. En effet, tanfis que tout active la progression de la matière nutritive vers les parties qu'elle doit réparer, tout semble, en même temps, forcer cette matière, qui n'a presque pas d'émonctoires, à séjourner dans ces parties. — Ajoutons à la grande simplicité de l'assimilation dans le fœtus, la grande activité des organes qui y concourent, activité qui dépend de la somme plus considérable de forces vitales qu'ils ont alors en partage. Toutes celles de l'économie semblent en effet se concentrer sur les deux systèmes, circulatoire et nutritif : ceux de la digestion, de la respiration, des sécrétions, de l'exhalation, n'étant que dans un exercice obscur, n'en jouissent qu'à un faible degré : ce qui est de moins dans ceux-ci, est de plus dans les premiers. — Si nous observons maintenant que les organes de la vie animale, condamnés à une inaction nécessaire, ne sont le siége que d'une très-petite portion de forces vitales, dont le surplus reflue alors sur la vie organique, il sera facile de concevoir que la presque totalité des forces qui, dans la suite, doivent se déployer généralement sur tous les systèmes, se trouve alors concentrée sur ceux qui servent à nourrir, à composer les parties diverses du fœtus, et que, par conséquent, tout se rapportant chez lui à la nutrition et à l'accroissement, ces fonctions doivent être marquées à cet âge par une énergie étrangère à tous les autres.

§ II. *Développement de la vie organique après la naissance.* — Sorti du sein de sa mère, le fœtus éprouve dans sa vie organique un accroissement remarquable : cette vie se complique davantage ; son étendue devient presque double ; plusieurs fonctions qui n'existaient pas auparavant y sont alors ajoutées ; celles qui existaient s'agrandissent. Or, dans cette révolution remarquable, on observe une loi tout opposée à celle qui préside au développement de la vie animale. — Les organes internes qui entrent alors en exercice, ou qui accroissent beaucoup leur action, n'ont besoin d'aucune éducation ; ils atteignent tout à coup une perfection à laquelle ceux de la vie animale ne parviennent que par l'habitude d'agir souvent. Un coup d'œil rapide sur le développement de cette vie, suffira pour nous en convaincre. — A la naissance, la digestion, la respiration, etc., une grande partie des exhalations et des absorptions commencent tout à coup à s'exercer : or, après les premières ins-

pirations et expirations, après l'élaboration, dans l'estomac, du premier lait sucé par l'enfant, après que les exhalants du poumon et de la peau ont rejeté quelques portions de leurs fluides respectifs, les organes respiratoires, digestifs, exhalants, jouent avec une facilité égale à celle qu'ils auront toujours. — Alors toutes les glandes qui dormaient, pour ainsi dire, qui ne versaient qu'une quantité très-petite de fluide, sont réveillées de leur assoupissement au moyen de l'excitation portée par différents corps à l'extrémité de leurs conduits excréteurs. Le passage du lait à l'extrémité des canaux de Sténon et de Warton, du chyme au bout du cholédoque et du pancréatique, le contact de l'air sur l'orifice de l'urètre, etc., éveillent les glandes salivaires, le foie, le pancréas, le rein, etc. L'air sur la surface interne de la trachée-artère et des narines, les aliments sur celle des voies digestives, etc., agacent, dans ces différentes parties, les glandes muqueuses qui entrent en action. — Alors aussi commencent les excrétions, qui jusque là avaient été suspendues pour le peu de fluide séparé par les glandes. Or, observez ces divers phénomènes, et vous les verrez s'exécuter tout de suite avec précision ; vous verrez les divers organes qui y concourent n'avoir besoin d'aucune espèce d'éducation. — Pourquoi cette différence dans le développement des deux vies ? Je ne le rechercherai pas ; j'observerai seulement que, par la même raison qu'à l'époque de leur développement les organes de la vie interne ne se perfectionnent point par l'exercice et l'habitude, qu'ils atteignent, en entrant en activité, le degré de précision qu'ils auront toujours, chacun n'est point par la suite susceptible d'acquérir sur les autres un degré de supériorité, comme nous l'avons observé dans la vie animale. — Cependant rien de plus commun que la prédominance d'un système de la vie organique sur les autres systèmes ; tantôt c'est l'appareil vasculaire, tantôt le pulmonaire, souvent l'ensemble des organes gastriques, le foie surtout, qui sont supérieurs aux autres pour leur action, et qui impriment même par là un caractère particulier au tempérament de l'individu. Mais ceci tient à une autre cause : c'est de l'organisation primitive, de la structure des parties, de leur conformation, que naît cette supériorité ; elle n'est point le produit de l'exercice, comme dans la vie animale. Le fœtus dans le sein de sa mère, l'enfant en voyant le jour, présentent ce phénomène à un degré aussi réel, quoique moins apparent, que dans les âges suivants. — De même l'affaiblissement d'un système des fonctions internes tient toujours, ou à la constitution originaire, ou à quelques vices causés accidentellement par une affection morbifique, qui use les ressorts organiques de ce système, ceux des autres restant intacts.—Telle est donc la grande différence des deux vies de l'animal, par rapport à l'inégalité de perfection des divers systèmes de fonctions dont chacune résulte ; savoir, que dans l'une la prédominance ou l'infériorité d'un système, relativement aux autres, tient presque toujours à l'activité ou à l'inertie plus grandes de ce système, à l'habitude d'agir ou de ne pas agir ; que dans l'autre, au contraire, cette prédominance ou cette infériorité sont immédiatement liées à la texture des organes, et jamais à leur éducation.—Voilà pourquoi le tempérament physique et le caractère moral ne sont point susceptibles de changer par l'éducation, qui modifie si prodigieusement les actes de la vie animale ; car, comme nous l'avons vu, tous deux appartiennent à la vie organique. — Le caractère est, si je puis m'exprimer ainsi, la physionomie des passions ; le tempérament est celle des fonctions internes : or, les unes et les autres étant toujours les mêmes, ayant une direction que l'habitude et l'exercice ne dérangent jamais, il est manifeste que le tempérament et le caractère doivent être aussi soustraits à l'empire de l'éducation. Elle peut modérer l'influence du second, perfectionner assez le jugement et la réflexion, pour rendre leur empire supérieur au sien, fortifier la vie animale, afin qu'elle résiste aux impulsions de l'organique. Mais vouloir par elle dénaturer le caractère, adoucir ou exalter les passions dont il est l'expression habituelle, agrandir ou resserrer leur sphère, c'est une entreprise analogue à celle d'un médecin qui essaierait d'élever ou d'abaisser de quelques degrés, et pour toute la vie, la force de contraction ordinaire au cœur dans l'état de santé, de précipiter ou de ralentir habituellement le mouvement naturel aux artères, et qui est nécessaire à leur action, etc. — Nous observerions à ce médecin, que la circulation, la respiration, etc., ne sont point sous le domaine de la volonté, qu'elles ne peuvent être modifiées par l'homme, sans passer à l'état maladif, etc. Faisons la même observation à ceux qui croient qu'on change le caractère, et par-là même les passions, puisque celles-ci sont un produit de l'action de tous les organes internes, ou qu'elles y ont au moins spécialement leur siége.

ART. X.— DE LA FIN NATURELLE DES DEUX VIES.

Nous venons de voir les deux vies de l'animal commençant à des époques assez éloignées l'une de l'autre, se développant suivant des lois qui sont absolument inverses. Je vais les montrer maintenant se terminant aussi d'une manière différente, cessant leurs fonctions dans des temps très-distincs, et présentant, lorsqu'elles finissent, des caractères aussi séparés que pendant toute la durée de leur activité. Je n'aurai égard ici qu'à la mort naturelle ; toutes celles qui tiennent à des causes accidentelles seront l'objet de la seconde partie de cet ouvrage.

§ Ier. *La vie animale cesse la première dans la mort naturelle.*—La mort naturelle est remarquable, parce qu'elle termine presque entièrement la vie animale, long-temps avant que l'organique ne finisse.—Voyez l'homme qui s'éteint à la fin d'une longue vieillesse : il meurt en détail ; ses fonctions extérieures finissent les unes après les autres ; tous ses sens se ferment successivement ; les causes ordinaires des sensations passent sur eux sans les affecter. — La vue s'obscurcit, se trouble, et cesse enfin de transmettre l'image des objets, c'est la cécité sénile. Les sons frappent d'abord confusément l'oreille, bientôt elle y devient entièrement insensible. L'enveloppe cutanée, racornie, endurcie, privée en partie des vaisseaux, qui se sont oblitérés, n'est plus le siége que d'un tact obscur et peu distinct ; d'ailleurs l'habitude de sentir y a émoussé le sentiment. Tous les organes dépendants de la peau s'affaiblissent et meurent ; les cheveux, la barbe blanchissent. Privés des sucs qui les nourrissaient, un grand nombre de poils tombent. Les odeurs ne font sur le nez qu'une légère impression. — Le goût se soutient un peu, parce que, lié à la vie organique autant qu'à l'animale, ce sens est nécessaire aux fonctions intérieures ; aussi, lorsque toutes les sensations agréables, fuient le vieillard, quand leur absence a déjà brisé en partie les liens qui l'attachent aux corps environnants, celle-ci lui reste encore : elle est le dernier fiel auquel est suspendu le bonheur d'exister. — Ainsi isolé au milieu de la nature, privé déjà en partie des fonctions des organes sensitifs, le vieillard voit bientôt s'éteindre aussi celle du cerveau. Chez lui presque plus de perception, par-là même que presque rien du côté des sens n'en détermine l'exercice ; l'imagination s'émousse et bientôt devient nulle. — La mémoire des choses présentes se détruit ; le vieillard oublie en un instant ce qu'on vient de lui dire, parce que ses sens externes affaiblis, et déjà pour ainsi dire morts, ne lui confirment point ce que son esprit lui apprend. Les idées fuient, quand des images tracées par les sens n'en retiennent pas l'empreinte. Au contraire, le souvenir du passé reste encore dans ce dernier âge. Ce que le vieillard sait d'autrefois, ce sont ces sens qui le lui ont appris, ou du moins qui le lui ont confirmé. — Il diffère de l'enfant en ce que celui-ci ne juge que d'après les sensations qu'il éprouve, et que lui ne le fait que d'après celles qu'il a éprouvées.—Le résultat de ces deux états est le même ; car le jugement est également incertain, soit que les sensations actuelles, soit que les sensations passées lui servent exclusivement d'appui ; sa justesse tient essentiellement à leur comparaison. Qui ne sait, par exemple, que dans les jugements fondés sur la vision, l'impression actuelle nous tromperait souvent, si l'impression passée ne rectifiait l'erreur ? D'un autre côté, n'observe-t-on pas que bientôt les sensations antécédentes deviennent confuses, si des sensations nouvelles et analogues ne regravent les traits du tableau qu'elles ont laissé en nous ? — Le présent et le passé sont donc également nécessaires dans nos sensations, pour la perfection du jugement qui en résulte. Que l'un ou l'autre manque, plus de comparaison entre eux, plus de précision par conséquent dans le jugement. — Voilà comment le premier et le dernier âges sont également remarquables par leur incertitude ; comment on s'exprime avec beaucoup de vérité, quand on dit que les vieillards tombent en enfance ; ces deux périodes de la vie se touchent par l'irrégularité du jugement ; ils ne diffèrent que par le principe de cette irrégularité. —De même

que l'interruption des fonctions du cerveau est, dans le vieillard, une suite de l'anéantissement presque entier de celle du système sensitif externe, de même l'affaiblissement de la locomotion et de la voix succèdent inévitablement à l'inaction du cerveau. Cet organe réagit n effet sur les muscles, dans la même proportion que les sens agissent sur lui. — Les mouvements du vieillard sont lents et rares ; il ne sort qu'avec peine de l'attitude où il se trouve. Assis près du feu qui le réchauffe, il y passe les jours concentré en lui-même, étranger à ce qui l'entoure, privé de désirs, de passions, de sensations, parlant peu, parce qu'il n'est déterminé par rien à rompre le silence, heureux de sentir qu'il existe encore, quand tous les autres sentiments se sont déjà presque évanouis pour lui. —Ajouterai-je à cette cause de l'inaction des vieillards, la rigidité de leurs muscles, la diminution de contractilité dans ces organes ? sans doute cela y influe spécialement, mais ce n'est pas là la raison principale, puisque le cœur et les fibres musculaires des intestins contractent aussi cette rigidité, et sont privés cependant bien moins vite que les muscles volontaires de la faculté de se mouvoir. Ce n'est pas la faculté que ceux-ci perdent, c'est la cause qui en détermine l'exercice, je veux dire l'action cérébrale. — S'il était possible de composer un homme, d'une part avec les organes des sens et le cerveau du vieillard, de l'autre avec les muscles d'un adolescent, les mouvements volontaires, chez cet homme-là, ne seraient guère plus développés, parce qu'il ne suffit pas qu'un muscle puisse se contracter, il faut que sa puissance soit mise en action ; or, quelle cause déterminera ici cette action ? —Il est facile de voir, d'après ce que nous venons de dire, que les fonctions externes s'éteignent peu à peu chez le vieillard, que la vie animale a déjà presque entièrement cessé lorsque l'organique est encore en activité. Sous ce rapport, l'état de l'animal que la mort naturelle va anéantir se rapproche de celui où il se trouvait dans le sein de sa mère, et même de celui du végétal, qui ne vit qu'au dedans, et pour qui toute la nature est en silence.—Si on se rappelle maintenant que le sommeil retranche plus d'un tiers de sa durée à la vie animale, si l'on ajoute cet intervalle d'action à son absence complète dans les neuf premiers mois, et à l'inactivité presque entière à laquelle elle se trouve

4.

réduite dans les derniers temps de l'existence, il sera facile de voir combien est grande la disproportion de sa durée avec celle de la vie organique qui s'exerce d'une manière continue. — Mais pourquoi, lorsque nous avons cessé d'être au dehors, existons-nous encore au dedans, puisque les sens ou la locomotion, etc., sont destinés surtout à nous mettre en rapport avec les corps qui doivent nous nourrir ? pourquoi ces fonctions s'affaiblissent-elles dans une disproportion plus grande que les internes ? pourquoi n'y a-t-il pas un rapport exact entre leur cessation ? — Je ne puis entièrement résoudre cette question. J'observe seulement que la société influe spécialement sur cette différence. — L'homme au milieu de ses semblables se sert beaucoup de sa vie animale, dont les ressorts sont habituellement plus fatigués que ceux de la vie organique. Tout est usé dans cette vie sous l'influence sociale ; la vue, par les lumières artificielles ; l'ouïe, par des sons trop répétés, surtout par la parole qui manque aux animaux, dont les communications entre eux, au moyen de l'oreille, sont bien moins nombreuses ; l'odorat, par des odeurs dépravées ; le goût, par des saveurs qui ne sont point dans la nature ; le toucher et le tact, par les vêtements ; le cerveau, par la réflexion, etc. ; tout le système nerveux, par mille affections que la société donne seule, ou du moins qu'elle multiplie. — Nous vivons donc au dehors avec excès, si je puis me servir de ce terme ; nous abusons de la vie animale ; elle est circonscrite par la nature dans des limites que nous avons trop agrandies pour sa durée : aussi n'est-il pas étonnant qu'elle finisse promptement. En effet, nous avons vu les forces vitales divisées en deux ordres, l'un appartenant à cette vie, l'autre à l'organique. On peut comparer ces deux ordres à deux lumières qui brûlent en même temps, et qui n'ont pour aliment qu'une quantité déterminée de matériaux. Si l'une est plus excitée que l'autre, si plus de vent l'agite, il faut bien qu'elle s'éteigne plus vite. — Cette influence sociale sur les deux vies est, jusqu'à un certain point, avantageuse à l'homme, qu'elle dégage peu à peu des liens qui l'attachent à ce qui l'entoure, et pour qui elle rend ainsi moins cruel l'instant qui vient rompre ces liens. — L'idée de notre heure suprême n'est pénible que parce qu'elle termine notre vie animale, que parce qu'elle fait cesser toutes les fonctions qui nous mettent en rapport avec ce qui nous entoure. C'est la privation de ces fonctions qui sème l'épouvante et l'effroi sur les bords de notre tombe. — Ce n'est pas la douleur que nous redoutons ; combien n'est-il pas de mourants pour qui le don de l'existence serait précieux, quoiqu'il s'achèterait par une suite non interrompue de souffrances ! Voyez l'animal qui vit peu au dehors, qui n'a de relations que pour ses besoins matériels, il ne frissonne point en voyant l'instant où il va cesser d'être. — S'il était possible de supposer un homme dont la mort, ne portant que sur toutes les fonctions internes, comme la circulation, la digestion, les sécrétions, etc., laissât subsister l'ensemble de la vie animale, cet homme verrait d'un œil indifférent s'approcher le terme de sa vie organique, parce qu'il sentirait que le bien de l'existence ne lui est point attaché, et qu'il sera en état, après ce genre de mort, de sentir et d'éprouver presque tout ce qui auparavant faisait son bonheur. — Si la vie animale donc vient à cesser par gradation, si chacun des nœuds qui nous enchaînent au plaisir de vivre se rompt peu à peu, ce plaisir nous échappera sans que nous nous en apercevions, et déjà l'homme en aura oublié le prix lorsque la mort viendra le frapper. — C'est ce que nous remarquons dans le vieillard qui arrive, par la perte successive et partielle de ses fonctions externes, à la perte totale de son existence. Sa destruction se rapproche de celle du végétal, qui, faute de relations, n'ayant pas la conscience de sa vie, ne saurait avoir celle de sa mort.

§ II. *La vie organique ne finit pas dans la mort naturelle comme dans la mort accidentelle.* — La vie organique restée au vieillard, après la perte presque totale de la vie animale, se termine chez lui d'une manière toute différente de celle que nous offre sa fin dans les morts violentes et subites. Celles-ci ont véritablement deux périodes : la première est marquée par la cessation soudaine de la respiration et de la circulation, double fonction qui finit presque toujours alors en même temps que la vie animale ; la seconde, plus lente dans ses phénomènes, nous montre le terme des autres fonctions organiques, amené d'une manière lente et graduée. — Les sucs digestifs dissolvent encore dans l'estomac les aliments ais'y trouvent, et sur lesquels ses parois, assez long-temps irritables, peuvent aussi agir. Les expériences des médecins anglais et italiens sur l'absorption, expériences que j'ai toutes répétées, ont trouvé que cette fonction restait souvent en activité après la mort générale ; sinon aussi long-temps que quelques-uns ont assuré, au moins pendant un intervalle très-marqué. Qui ne sait que les excrétions de l'urine, des matières fécales, effet de l'irritabilité conservée dans la vessie et dans le rectum, se font plusieurs heures après les morts subites? —La nutrition est encore manifeste dans les cheveux et les ongles ; elle le serait sans doute dans toutes les autres parties, ainsi que les sécrétions, si nous pouvions observer les mouvements insensibles dont ces deux fonctions résultent. Le cœur étant enlevé dans les grenouilles, on peut observer encore la circulation capillaire, sous la seule influence des forces toniques. La chaleur animale se conserve dans la plupart des mort subites, dans les asphyxies en particulier, bien au-delà du terme nécessaire à un corps non vivant pour perdre celle qui est développée à l'instant où cesse la vie générale. — Je pourrais ajouter à ces observations une foule d'autres faits qui établiraient comme elles, que la vie organique finit dans les morts subites d'une manière lente et graduée ; que ces morts frappent d'abord l'harmonie des fonctions internes, qu'elles atteignent aussi tout à coup la circulation générale et la respiration, mais qu'elles ne portent sur les autres qu'une influence successive : c'est d'abord l'ensemble, ce sont ensuite les détails de la vie organique, qui se terminent dans ces genres de morts.—Au contraire, dans celle qu'amène la vieillesse, l'ensemble des fonctions ne cesse que parce que chacune s'est successivement éteinte. Les forces abandonnent peu à peu chaque organe ; la digestion languit, les sécrétions et l'absorption finissent, la circulation capillaire s'embarrasse : dépourvue des forces toniques, qui y président habituellement, elle s'arrête. Enfin la mort vient aussi suspendre dans les gros vaisseaux la circulation générale. C'est le cœur qui finit le dernier ses contractions : il est, comme l'on dit, l'*ultimum moriens*. — Voici donc la grande différence qui distingue la mort de vieillesse d'avec celle qui est l'effet d'un coup subit ; c'est que, dans l'une, la vie commence à s'éteindre dans toutes les parties, et cesse ensuite dans le cœur: la mort exerce son empire de la circonférence au centre. Dans l'autre, la vie s'éteint dans le cœur, et ensuite dans toutes les parties : c'est du centre à la circonférence que la mort enchaîne ses phénomènes.

DEUXIÈME PARTIE.

ART 1er. — CONSIDÉRATIONS GÉNÉRALES SUR LA MORT.

J'ai exposé, dans la première partie de cet ouvrage, les deux grandes divisions de la vie générale : les différences notables qui distinguent l'animal vivant au dehors pour ce qui l'entoure, de l'animal existant au dedans pour lui-même ; les caractères exclusivement propres à chacune des deux vies secondaires, animale et organique, les lois particulières suivant lesquelles toutes deux commencent, se développent et s'éteignent dans l'ordre naturel. — Je vais m'occuper, dans cette seconde partie, à rechercher comment elles finissent accidentellement, comment la mort vient en arrêter le cours avant le terme que la nature a fixé pour leur durée. — Telle est, en effet, l'influence exercée sur elles par la société, que nous arrivons rarement à ce terme. Presque tous les animaux l'atteignent, tandis que la cessation de notre être qu'amène la seule vieillesse est devenue une espèce de phénomène. — La mort qui survient accidentellement mérite donc de fixer particulièrement notre attention. Or, il arrive ainsi de deux manières différentes : tantôt elle est le résultat subit d'un grand trouble excité dans l'économie; tantôt les maladies la font succéder à la vie, d'une manière lente et graduée. — Il est, en général, assez facile de rechercher suivant quelles lois se terminent les fonctions, à la suite d'un coup violent et subit, comme, par exemple, dans l'apoplexie, les grandes hémorrhagies, la commotion, l'asphyxie, etc., parce que tous les organes étant alors parfaitement intacts, cessent d'agir par des causes directement opposées à celles qui les entretiennent ordinairement en exercice. Or, comme celles-ci sont en partie découvertes, leur connaissance conduit à celle des autres, d'une manière presque nécessaire ; d'ailleurs nous pouvons imiter sur les animaux ce genre de mort, et analyser par conséquent, dans nos expériences, ces phénomènes divers. —Il est au contraire rarement en notre pouvoir de produire artificiellement, dans les espèces différentes de la nôtre, des maladies semblables à celles qui nous affligent. Nous aurions cette faculté, que la science y gagnerait peu : les lois vitales sont en effet tellement modifiées, changées, je dirais presque dénaturées par les affections morbifiques, que nous ne pouvons plus alors partir des phénomènes connus de l'animal vivant, pour rechercher ceux de l'animal qui meurt. Il serait nécessaire pour cela de savoir ce qu'est cet état intermédiaire à la santé et à la mort, où toutes les fonctions éprouvent un changement si remarquable, changement qui, varié à l'infini, produit les innombrables variétés des maladies. Or, quel médecin peut, d'après les données actuelles de son art, percer le voile épais qui cache ici les opérations de la nature? quel esprit judicieux osera dépasser sur ce point les limites de la stricte observation? — Nous aurons donc plus égard, dans ces recherches, au premier qu'au second genre de mort. Celui-ci ne nous occupera qu'accessoirement : il faudrait d'ailleurs, pour bien en analyser les causes, une expérience médicale encore étrangère à mon âge, et que donne seule l'habitude d'avoir vu beaucoup de malades. — La première remarque que

fait naître l'observation des espèces diverses de morts subites, c'est que, dans toutes, la vie organique peut, jusqu'à un certain point, subsister, l'animale étant éteinte; que celle-ci, au contraire, est dans une telle dépendance de l'autre, que jamais elle ne dure après son interruption. L'individu que frappent l'apoplexie, la commotion, etc., vit encore quelquefois plusieurs jours au dedans, tandis qu'il cesse tout à coup d'exister au dehors : la mort commence ici par la vie animale. Si elle porte, au contraire, sa première influence sur quelques fonctions organiques essentielles, comme sur la circulation dans les plaies, les ruptures anévrysmales du cœur, etc., etc., sur la respiration dans les asphyxies, etc., alors les fonctions finissent presque subitement, il est vrai, mais aussi la vie animale est également anéantie tout à coup ; et même, dans ce cas, une partie de la vie organique subsiste, comme nous l'avons vu, plus ou moins longtemps, pour ne s'éteindre que par gradation. — Vous ne verrez jamais un animal à sang rouge et chaud vivre encore au dehors, lorsque déjà il n'est plus au dedans : en sorte que la cessation des phénomènes organiques est toujours un sûr indice de la mort générale. On ne peut même prononcer sur la réalité de celle-ci que d'après cette donnée, l'interruption des phénomènes externes étant un signe presque constamment infidèle. — A quoi tient cette différence dans la manière dont se terminent accidentellement les deux vies? elle dépend du mode d'influence qu'elles exercent l'une sur l'autre, de l'espèce de lien qui les unit : car, quoiqu'une foule de caractères les distinguent, leurs fonctions principales s'enchaînent cependant d'une manière réciproque. — Ce mode d'influence, ce lien des deux vies, paraissent spécialement exister entre le cerveau, d'une part, pour l'animale, le poumon ou le cœur, d'une autre part, pour l'organique. L'action de l'un de ces trois organes est essentiellement nécessaire à l'un des deux autres. Quand l'un cesse entièrement d'agir, les autres ne sauraient continuer à être en activité ; et comme ils sont les trois centres où viennent aboutir tous les phénomènes secondaires des deux vies, ces phénomènes s'interrompent inévitablement aussi, et la mort générale arrive. — Les physiologistes ont connu de tout temps l'importance de ce triple foyer : presque tous

ment fonctions vitales celles qui ont [leu]r siége, parce que la vie leur est im[mé]diatement enchaînée, tandis qu'elle [n'a] que des rapports plus éloignés avec [ce] qu'ils appellent fonctions naturelles [et] animales. — Je crois que, d'après ce [qu]i a été dit jusqu'ici, on trouvera la [di]vision que j'ai adoptée préférable à [ce]lle-ci; mais elle n'en mérite pas moins [de] fixer notre attention sous le point de [vu]e qui nous occupe.—Toute espèce de [m]ort subite commence en effet par l'in[te]rruption de la circulation, de la respi[ra]tion ou de l'action du cerveau.—L'une [d]e ces trois fonctions cesse d'abord. [T]outes les autres finissent ensuite suc[ce]ssivement; en sorte que, pour exposer [av]ec précision les phénomènes de ces [g]enres de morts, il faut les considérer [so]us ces trois rapports essentiels : tel est [au]ssi l'ordre que nous suivrons. — Les [m]orts subites qui ont leur principe dans [l]e cœur vont premièrement nous occu[p]er; puis celles qui commencent par le [p]oumon et le cerveau fixeront notre at[t]ention. Dans chacune, je dirai d'abord [c]omment, un de ces trois organes étant [a]ffecté, les deux autres meurent; je dé[m]ontrerai ensuite par quel mécanisme la [m]ort de toutes les parties dérive de celle [d]e l'organe affecté. Enfin, je détermine[ra]i, d'après les principes que j'aurai ex[p]osés, la nature des différentes espèces [d]e maladies qui frappent le cœur, le [p]oumon ou le cerveau.

ART. II. — DE L'INFLUENCE QUE LA MORT [DU] CŒUR EXERCE SUR CELLE DU CER[VEAU.]

[J']aurai manifestement fixé quel est ce [m]ode d'influence, si j'établis comment [l']action du cœur entretient celle du cer[v]eau; car ici la cause de la mort n'est [qu]e l'absence de celle de la vie : celle-ci [é]tant connue, l'autre le deviendra donc [p]ar là même. Or, le cœur ne peut agir [s]ur le cerveau que de deux manières; [à] savoir, par les nerfs ou par les vaisseaux [q]ui servent à les unir. Ces deux organes [n]'ont pas en effet d'autres moyens de [c]ommunication.—Il est évident que les [n]erfs ne sont point les agents du rapport [q]ui nous occupe; car le cerveau agit par [l]eur moyen sur les diverses parties, [t]andis que les diverses parties n'influen[c]ent jamais le cerveau par leur inter[mè]de, si ce n'est dans les sympathies. [L]iez un faisceau nerveux allant à des [m]uscles volontaires, ces muscles cessent

leurs fonctions, et rien n'est altéré dans celles de la masse cérébrale.« Il n'est pas vrai que la ligature d'un nerf ne produise ses effets que sur la partie à laquelle ce nerf se distribuait : le cerveau est aussi affecté; car, sans cela, comment expliquerait-on la douleur perçue et l'excitation qui est souvent assez forte pour déterminer des convulsions, quelquefois même pour produire la mort? » (*Note de M. Magendie.*)—Je me suis assuré, par diverses expériences, que les phénomènes galvaniques qui se propagent si énergiquement du cerveau vers les organes où les nerfs se distribuent, qui descendent le long du nerf, si je puis m'exprimer ainsi, ne remontent presque pas en sens opposé. Armez un nerf lombaire et les muscles des membres supérieurs; faites ensuite communiquer les deux armatures : il n'y aura pas de contractions, ou au moins elles seront à peine sensibles; tandis que, si l'armature du nerf restant la même, on transporte l'autre sous les muscles des membres inférieurs, et que la communication soit établie, de violents mouvements convulsifs se manifestent à l'instant. J'ai même observé qu'en plaçant deux plaques métalliques, l'une sous les nerfs lombaires, l'autre sous les membres supérieurs, la communication de ces deux plaques, par un troisième métal, détermine l'action des membres inférieurs alors dépourvus d'armatures, pendant que les supérieurs ou restent inactifs, ou se meuvent faiblement. —Ces expériences sont surtout applicables au cœur par rapport au cerveau. Non-seulement la section, la ligature, la compression des nerfs cardiaques sont nulles pour les fonctions du second, mais elles ne modifient même qu'indirectement les mouvements du premier, comme nous le verrons. — Nous pouvons donc établir que les vaisseaux sont les agents exclusifs de l'influence du cœur sur la vie du cerveau.— Les vaisseaux sont, comme on le sait, de deux sortes, artériels ou veineux, à sang rouge ou à sang noir. Les premiers répondent au côté gauche, les seconds au côté droit du cœur. Or, leurs fonctions étant très-différentes, l'action de l'une des portions de cet organe sur le cerveau ne saurait être la même que celle de l'autre portion. Nous allons rechercher comment toutes deux agissent.—En nommant ces deux portions, je ne me servirai point de l'expression de *droite* et de *gauche* pour les distinguer, mais de celle de *cœur à sang rouge* et de *cœur à sang noir*. Chacune, en effet, forme un organe isolé, distinct de celui auquel il est adossé, pouvant même ne point y être joint dans l'adulte. Il y a vraiment deux cœurs, l'un artériel; l'autre veineux. Cependant ces adjectifs conviennent peu pour les indiquer, car tous deux font système, et avec les veines et avec les artères; le premier avec les veines de tout le corps et avec l'artère du poumon, le second avec les veines de cet organe et avec le gros tronc artériel dont les branches se distribuent à toutes les parties. D'un autre côté, ni l'un ni l'autre ne sont exactement à gauche ou à droite, en devant ou en arrière. D'ailleurs, cette dénomination n'est point applicable aux animaux. Celle *à sang rouge* et *à sang noir*, étant empruntée des deux systèmes de sang dont chacun est le centre et l'agent d'impulsion, me paraît infiniment préférable.

§ Ier *Déterminer comment la cessation des fonctions du cœur à sang rouge interrompt celle du cerveau.* — Le ventricule et l'oreillette à sang rouge influencent manifestement le cerveau par le fluide qu'y conduisent les carotides et les vertébrales. Or, ce fluide peut, en y abordant, l'exciter de deux manières : 1° par le mouvement dont il est agité; 2° par la nature des principes qui le constituent et qui le distinguent du sang noir. — Il est facile de prouver que le mouvement du sang, en se communiquant au cerveau, entretient son action et sa vie. Mettez en partie cet organe à découvert sur un animal, de manière à voir ses mouvements; liez ensuite les carotides. Quelquefois le mouvement cérébral s'affaiblit, et alors l'animal est étourdi; d'autres fois, il continue comme à l'ordinaire, les vertébrales suppléant exactement aux artères liées, et alors rien n'est dérangé dans les fonctions principales. Toujours il y a un rapport entre l'énergie vitale et l'abaissement et l'élévation alternatifs du cerveau. — En général, l'oblitération des carotides n'est jamais subitement mortelle. Les animaux vivent sans elles, au moins pendant un certain temps. J'ai conservé en cet état, et durant plusieurs jours, des chiens qui m'ont servi ensuite à d'autres expériences : deux cependant n'ont pu survivre que six heures. — Si, à la suite des essais dont je viens de parler, une portion du crâne est enlevée dans un autre animal, et qu'on intercepte le cours du sang dans tous les vaisseaux qui vont à la tête, on voit aussitôt le mouvement encéphalique cesser, et la vie s'anéantir. — La secousse générale, née de l'abord du sang au cerveau, est donc une condition essentielle à ses fonctions; mais appuyons cette assertion sur de nouvelles preuves. — 1° Il est une foule de compressions qui ne peuvent évidemment agir qu'en empêchant l'organe d'obéir à ces secousses. On voit souvent une collection purulente ou sanguine, une esquille osseuse, etc., interrompre toutes les fonctions relatives à la perception, à l'imagination, à la mémoire, au mouvement volontaire même. Qu'on enlève ces diverses causes de compression, à l'instant toutes les sensations renaissent. Il est donc manifeste qu'alors le cerveau n'était point désorganisé, qu'il n'était qu'affaissé, qu'il se trouvait seulement hors d'état d'être excité par le cœur. « Comme nous ne savons absolument rien sur la manière dont se produisent dans le cerveau les phénomènes intellectuels, nous ne pouvons dire si la compression s'oppose à leur développement en faisant cesser les mouvements dont l'organe est habituellement agité, en empêchant l'abord du sang artériel, ou enfin d'une toute autre manière que nous ne soupçonnons pas. » (*Note de M. Magendie.*) — Je ne cite point d'observations sur ces sortes de cas : tous les auteurs qui ont traité des plaies de tête nous en offrent en foule. Je me contente de remarquer que l'on peut produire artificiellement le même effet dans les expériences sur les animaux. Tour à tour comprimé et libre, le cerveau y est tour à tour en excitement ou en collapsus, suivant que le sang le soulève et l'agite avec plus ou moins de facilité. — 2° Il est des espèces, parmi les reptiles, où le cœur ne détermine aucun mouvement dans la masse cérébrale. J'ai fait souvent cette observation sur la grenouille. En enlevant la portion supérieure du crâne, le cerveau, exactement à découvert, ne laisse pas apercevoir le moindre soulèvement. Or, on peut, dans cette espèce, ainsi que dans celle des salamandres, priver cet organe de tout abord du sang, sans que pour cela les fonctions cessent tout de suite, comme il arrive dans toutes les espèces à sang rouge et chaude. — Les muscles volontaires agissent ; les yeux sont vifs ; le tact est manifeste pendant quelque temps, après que le cœur a été enlevé, ou qu'on a lié la double ranche naissant du gros vaisseau que fournit le ventricule unique du cœur de les animaux. « Il y a dans l'organisation de ces animaux trop de différence avec celle de l'homme pour qu'on puisse conclure de l'une à l'autre, surtout en ce qui concerne les fonctions du système nerveux. On connaît une expérience de M. Duméril, dans laquelle une salamandre vécut long-temps après l'amputation de la tête et la formation d'une parfaite cicatrice au cou, qui devait intercepter le passage de l'air dans les poumons. » (*Note de M. Magendie.*) J'ai répété un très-grand nombre de fois ces deux moyens d'interrompre la circulation générale, et le même effet en est toujours résulté par rapport au cerveau. — 3° On observe en général, comme l'a remarqué un médecin, que les animaux à cou allongé, chez lesquels, par-là même, le cœur, plus éloigné du cerveau, peut moins vivement agiter cet organe, ont l'intelligence plus bornée, les fonctions cérébrales plus rétrécies, par conséquent ; qu'au contraire un cou très-court et le rapprochement du cœur et du cerveau coïncident communément avec l'énergie de celui-ci. Les hommes dont la tête est très-loin des épaules, comparés à ceux où elle en est près, offrent quelquefois le même phénomène. — D'après tous ces faits, on peut, sans crainte d'erreur, établir la proposition suivante : savoir, que l'un des moyens par lesquels le cœur à sang rouge tient sous sa dépendance les phénomènes du cerveau consiste dans le mouvement habituel qu'il imprime à cet organe. — Ce mouvement diffère essentiellement de celui qui, dans les autres viscères, comme le foie, la rate, etc., naît de la même cause; ceux-ci le présentent en effet d'une manière peu manifeste ; il est au contraire ici très-apparent. Cela tient à ce que tous les gros troncs artériels, placés à la base du cerveau, se trouvent là entre lui et les parois osseuses du crâne, éprouvent, à l'instant où ils se redressent, une résistance qui répercute tout le mouvement sur la masse encéphalique : celle-ci est soulevée par ce redressement, comme il arrive dans les diverses espèces de tumeurs, lorsqu'une artère considérable passe entre elles et un plan très-solide. —Les tumeurs situées au cou, sur la carotide, à l'endroit où elle - même appuie sur la colonne vertébrale, et celles situées à l'aine, sur la crurale, quand elle traverse l'arcade osseuse du même

tronc, etc., etc., nous offrent fréquemment de semblables exemples, et par-là même, des motifs de bien examiner si ce n'est point un anévrysme. — Les organes, autres que le cerveau, ne reposent point par leur base sur des surfaces résistantes, analogues à celles de la partie inférieure du crâne ; aussi le mouvement des artères qui y abordent, se perdant dans le tissu cellulaire et les parties molles environnantes, est presque nul pour ces organes, comme on le voit au foie, au rein, etc. ; comme on l'observe encore dans les tumeurs du mésentère et dans toutes celles placées sur les artères qui n'ont au-dessous d'elles que des muscles ou des organes à tissu mou et spongieux. — L'intégrité des fonctions du cerveau est non-seulement liée au mouvement que lui communique le sang, mais encore à la somme de ce mouvement, qui doit être toujours dans un juste milieu : trop faible et trop impétueux, il est également nuisible ; les expériences suivantes le prouvent. 1° Injectez de l'eau par la carotide d'un chien ; le contact de ce fluide n'est point funeste ; et l'animal vit très-bien, quand cette injection a été faite avec ménagement ; mais poussez-la impétueusement, l'action cérébrale se trouble aussitôt, et souvent ne se rétablit qu'avec peine. Toujours il existe un rapport entre la force de l'impulsion et l'état du cerveau ; si l'on augmente seulement un peu cette impulsion, il y a dans tous les muscles de la face, dans les yeux, etc., une agitation subite. Le calme renaît si l'impulsion est ralentie ; la mort survient si elle est portée au plus haut point. 2° D'un autre côté, si on met le cerveau à découvert, et qu'on ouvre ensuite une artère de manière à produire une hémorrhagie, on voit le mouvement du cerveau diminuer à mesure que le sang qui se perd s'y porte avec moins de force, et discontinuer enfin lorsque ce fluide n'est plus en quantité suffisante. Or, toujours alors l'énergie cérébrale, qui se marque par l'état des yeux, du tact, des mouvements volontaires, etc., s'affaiblit et cesse à proportion. « Il n'est pas rare de voir des malades conserver parfaitement intactes leurs facultés intellectuelles lorsque les mouvements du cœur sont si faibles, qu'ils ne peuvent certainement déterminer, dans la masse du cerveau, aucun ébranlement sensible. » (*Note de M. Magendie*).—Il est facile de voir, d'après cela, pourquoi la diminution du mouvement encéphalique accompagne toujours l'état de prostration et de langueur, etc., effet constant des grandes évacuations sanguines. — On concevra aussi, je crois, très-facilement, par ce qui a été dit ci-dessus, pourquoi tout le système artériel du cerveau est d'abord concentré à sa base, avant de se distribuer entre ses lobes ; tandis que c'est à la convexité de sa superficie que s'observent presque exclusivement les gros troncs veineux. Cet organe, présentant en bas moins de surface, y est plus susceptible de recevoir l'influence du mouvement vasculaire que sur sa convexité, où ce mouvement, trop disséminé, aurait eu sur lui un effet peu marqué ; d'ailleurs, c'est inférieurement qu'existent toutes les parties essentielles du cerveau. Ses lésions sont mortelles, et par conséquent ses fonctions doivent être très-importantes en cet endroit. En haut, au contraire, on ne trouble souvent que très-peu son action, en le coupant, le déchirant, etc., comme le prouvent les expériences et l'observation habituelle des plaies de tête. — Voilà pourquoi cet organe présente, d'un côté, une enveloppe presque impénétrable aux agents extérieurs, et que de l'autre côté la voûte qui le protège n'oppose point à ses agents un obstacle aussi solide. Or, il était indispensable que là, où la vie est plus active, où son énergie est plus nécessaire, il reçût du cœur et la première et la plus forte secousse. — Nous sommes, je crois, en droit de conclure, d'après tout ce qui a été dit dans ce paragraphe, que l'interruption de l'action du cœur à sang rouge fait cesser celle du cerveau, en anéantissant son mouvement. — Ce mouvement n'est point le seul mode d'influence du premier sur le second de ces organes ; car, s'il en était ainsi, on pourrait, en injectant par les carotides un fluide aqueux au moyen d'un tuyau bifurqué, et avec une impulsion analogue à celle qui est naturelle au sang, agiter l'organe et ranimer ainsi ses fonctions affaiblies. Poussés avec une égale force, le sang noir et le sang rouge n'auraient point alors sur lui une action différente ; ce qui, comme nous le verrons, est manifestement contraire à l'expérience. — Le ventricule et l'oreillette à sang rouge agissent donc aussi sur le cerveau, par la nature du fluide qu'ils y envoient. Mais comme le poumon est le foyer où se prépare le sang, qui ne fait que traverser le cœur sans y éprouver d'altérations, nous renverrons l'examen de son influence sur le système céphalique, à l'article où nous traiterons des rapports de ce système avec le pulmonaire.

§ II. *Déterminer comment la cessation des fonctions du cœur à sang noir interrompt celles du cerveau.* — Il est infiniment rare que la mort générale commence par le ventricule et l'oreillette à sang noir : ils sont, au contraire, presque toujours les derniers en action. Quand ils cessent d'agir, déjà le cerveau, le cœur à sang rouge et le poumon ont interrompu leurs phénomènes. — Cependant une plaie, une rupture anévrysmale, peuvent tout-à-coup anéantir leurs contractions, ou du moins les rendre inutiles pour la circulation, à cause de l'écoulement du sang hors les voies de cette fonction. — Alors le cerveau devient inactif et meurt de la même manière que dans le cas précédent ; car les cavités à sang rouge, cessant de recevoir ce sang, ne peuvent le pousser à la tête : plus de mouvement, par conséquent ; et, par là même, bientôt plus de vie dans la masse encéphalique. — Il est un autre genre de mort du cerveau, qui dépend de ce que le ventricule et l'oreillette à sang noir ne peuvent recevoir ce fluide : tel est le cas où, toutes les jugulaires étant liées, il stagne nécessairement et même remonte dans le système veineux cérébral. Alors ce système s'engorge ; le cerveau s'embarrasse, il cesse d'agir, comprimé et par le sang noir qui reflue, et par le sang rouge qui afflue dans sa substance. Mais assez d'auteurs ont fait ces expériences, et présenté leurs résultats : il est inutile de m'y arrêter. — Je vais examiner, dans cet article, un genre de mort dont plusieurs placent le principe dans le cœur, dans son côté à sang noir surtout, mais qui me paraît porter sur le cerveau son influence principale et même unique. Je veux parler de celui qu'on détermine par l'injection de l'air dans les veines. — On sait, en général, et depuis très-longtemps, que dès qu'une quantité quelconque de ce fluide est introduite dans le système vasculaire, le mouvement du cœur se précipite, l'animal s'agite, pousse un cri douloureux, est pris de mouvements convulsifs, tombe privé de la vie animale, vit encore organiquement pendant un certain temps, et bientôt cesse entièrement d'exister. Or, quel organe est atteint si promptement par le contact de l'air ? Je dis que c'est le cerveau et non le cœur ; que la circulation ne s'inrrompt que parce que l'action cérébrale t préliminairement anéantie. Voici les reuves de cette assertion. — 1° Le cœur nt encore dans ce genre de mort, après que la vie animale, et par conséquent le cerveau, qui en est le centre, ont cessé d'être en activité. « Ce fait est inexact, et la mort arrive, au contraire, par la cessation des mouvements du cœur. Le ventricule droit se remplit d'air ; et cet air, dilaté par la chaleur, le distend tellement, qu'il ne peut plus revenir sur lui-même. Le mouvement qui agite quelquefois la totalité de l'organe est dû seulement aux contractions de l'autre moitié du cœur qui ne se trouve point distendue par l'air. » (*Note de M. Magendie*).— 2° En injectant de l'air au cerveau, par une des carotides, j'ai déterminé la mort avec les phénomènes analogues, excepté cependant l'agitation du cœur, agitation produite par le contact, sur les parois de cet organe, d'un corps qui leur est étranger, et qui les excite par là même avec force. — 3° Morgagni cite diverses observations de morts subites, dont la cause parut être évidemment la réplétion des vaisseaux sanguins du cerveau, par l'air qui s'y était spontanément développé, et qui avait, dit-il, comprimé, par la raréfaction, l'origine des nerfs. Je ne crois pas que cette compression puisse être le résultat de la petite quantité d'air qui, étant poussée par la carotide, suffit pour faire périr l'animal : aussi je doute que cette compression fût réellement dans l'observation de Morgagni ; mais ces observations n'en sont pas moins importantes. Quelle que soit la manière dont il agne, l'air est mortel en arrivant au cerveau ; et c'est là le point essentiel. Qu'importe le comment ? le fait seul nous intéresse. — 4° Toutes les fois qu'un animal a péri par l'insufflation de l'air, dans une de ses veines, je me suis assuré que tout le côté à sang rouge du cœur est plein, comme celui à sang noir, d'un sang écumeux, mêlé de bulles d'air ; que les carotides et les vaisseaux du cerveau en contiennent aussi de semblable, et que, par conséquent, il a dû agir sur cet organe de la même manière que dans les deux espèces d'apoplexies, artificielle et spontanée, que nous venons de rapporter. — 5° Si l'on pousse de l'air dans une des divisions de la veine porte, du côté du foie, il ne peut que difficilement passer dans le système capillaire de cet organe ; il oscille dans les gros troncs, ne parvient au cœur que tard ; et j'ai

remarqué que l'animal n'éprouve alors qu'au bout d'un temps assez long, les accidents qui sont subits, lorsqu'on fait pénétrer ce fluide dans une des veines du grand système, parce qu'alors le cœur le transmet tout de suite au cerveau. — « Quand on introduit de l'air dans la veine porte, non-seulement on n'observe pas d'accidents à l'instant de l'injection, mais même il n'en résulte ordinairement pour l'animal aucun effet apparent. Il n'en est pas de même quand on injecte de l'air dans les veines du système général, et qu'on le pousse avec assez de précaution, pour ne pas produire instantanément la mort par la dilatation du cœur. Les effets ne se montrent alors en effet que long-temps après l'injection ; mais ils sont tout-à-fait différents des accidents primitifs que nous avons décrits. — Ces symptômes consécutifs de l'entrée de l'air dans les veines sont, ainsi que l'a remarqué Nysten, le résultat de l'engouement des poumons produit par l'accumulation de l'air dans les dernières divisions de l'artère pulmonaire. L'embarras de la respiration se montre souvent au bout d'une demi-journée, il devient de plus en plus considérable, les bronches se remplissent d'un liquide visqueux, et l'animal meurt ordinairement dans le troisième ou le quatrième jour. A l'ouverture, on ne trouve plus d'air dans le cœur ni dans les vaisseaux ; mais les poumons, au lieu d'être rosés, sont grisâtres, tachetés de brun, et gorgés de beaucoup de sang et de mucosités écumeuses. — Boerhaave pensait que la mort qui suit l'injection de l'air dans les veines était toujours due, comme elle l'est dans ce cas, à la présence de l'air qui oppose, dans les petits vaisseaux, un obstacle mécanique au passage du sang veineux. » (*Note de M. Magendie*). — 6° Cette rapidité avec laquelle, dans certaines expériences, l'anéantissement de l'action cérébrale succède à l'insufflation de l'air dans les veines, pourrait faire croire, avec une foule d'auteurs, que ce phénomène arrive de la même manière qu'il se manifeste dans une plaie du cœur, dans la syncope, etc.; c'est-à-dire parce que l'action de cet organe, tout à coup suspendue par la présence de l'air qui distend ses parois, ne peut plus communiquer le mouvement au cerveau : mais, 1° la plus simple inspection suffit pour remarquer la permanence du mouvement au cerveau ; 2° comme ces mouvements sont prodigieusement accélérés par le contact du fluide étranger, ils poussent, à fravers le poumon et le système artériel, le sang écumeux avec une extrême promptitnde, et on conçoit par là cette rapidité dans les lésions cérébrales. — 7° Si le cerveau cessait d'agir par l'absence des mouvements du cœur, la mort surviendrait, comme dans la syncope, dans les grandes hémorrhagies de l'aorte, des ventricules, etc., c'est-à-dire sans mouvements convulsifs bien marqués. Ici, au contraire, ces mouvements sont souvent extrêmement violents un instant après l'injection, et annoncent, par là même, la présence d'un irritant sur le cerveau : or, cet irritant, c'est l'air qui y aborde. — Concluons de tout ce que nous venons de dire que, dans le mélange accidentel de l'air avec le sang du système veineux, c'est le cerveau qui meurt le premier, et que la mort du cœur est le résultat, l'effet, et non le principe de la sienne. Du reste, j'expliquerai ailleurs comment le premier de ces organes cessant d'agir, le second interrompt son action.

ART. III. — DE L'INFLUENCE QUE LA MORT DU COEUR EXERCE SUR CELLE DES POUMONS.

Le poumon est le siége de deux espèces bien différentes de phénomènes. Les premiers, entièrement mécaniques, sont relatifs aux mouvements d'élévation ou d'abaissement des côtes et du diaphragme, à la dilatation ou au resserrement des vésicules aériennes, à l'entrée ou à la sortie de l'air, effet de ces mouvements. Les seconds, purement chimiques, se rapportent aux altérations diverses qu'éprouve l'air, aux changements de composition du sang, etc.—Ces deux espèces de phénomènes sont dans une dépendance mutuelle. L'instant où les uns s'interrompent est toujours voisin de celui où les autres cessent de se développer. Sans les mécaniques, les chimiques, manquant de matériaux, ne sauraient s'exercer. Au défaut de ces derniers, le sang cessant, comme nous le verrons, d'être un excitant pour le cerveau, celui-ci ne pourrait porter son influence sur les intercostaux et le diaphragme, ces muscles deviendraient inactifs, et par là même les phénomènes mécaniques seraient anéantis. — La mort du cœur ne termine pas de la même manière ces deux espèces de phénomènes : suivant qu'elle naît d'une lésion du côté à sang noir ou des gros troncs veineux, d'une affection du côté à sang rouge ou des grosses artères, elle frappe différemment le poumon.

§ Ier. *Déterminer comment, le cœur à sang noir cessant d'agir, l'action du poumon est interrompue.* — Le cœur à sang noir n'a visiblement aucune influence sur les phénomènes mécaniques du poumon ; mais il concourt essentiellement à produire les chimiques, en envoyant à cet organe le fluide qui doit puiser dans l'air de nouveaux principes et lui communiquer ceux qui le surchargent. — Lors donc que le ventricule et l'oreillette du système à sang noir, ou quelques-uns des gros vaisseaux veineux qui concourent à former ce système, interrompent leurs fonctions, comme il arrive par une plaie, par une ligature faite dans les expériences, etc., etc., alors les phénomènes chimiques sont tout-à-coup anéantis ; mais l'air entre encore dans le poumon par la dilatation et le resserrement de la poitrine. — Cependant rien n'arrive au ventricule à sang rouge : si un peu de sang y pénètre pendant quelques instants, il est noir, n'ayant subi aucune altération. Sa quantité est insuffisante pour produire le mouvement cérébral qui cesse alors faute d'agent d'impulsion. Les fonctions du cerveau sont par là même suspendues, d'après ce qui a été dit ci-dessus ; par conséquent, plus d'action sur les intercostaux ni sur le diaphragme, qui restent en repos, et laissent sans exercice les phénomènes mécaniques. Voilà donc comment arrive la mort du poumon, lorsque le cœur à sang noir meurt lui-même. Elle succède d'une manière inverse à la mort du cœur à sang rouge.

§ II. *Déterminer comment, le cœur à sang rouge cessant d'agir, l'action du poumon est interrompue.* — Lorsqu'une plaie intéresse le ventricule ou l'oreillette à sang rouge, l'aorte ou ses grosses divisions, lorsqu'une ligature est appliquée artificiellement à celles-ci, lorsqu'un anévrysme dont elles sont le siége se rompt, etc., le poumon cesse ses fonctions dans l'ordre suivant : — 1° plus d'impulsion reçue par le cerveau ; 2° plus de mouvement de cet organe ; 3° plus d'action exercée sur les muscles ; 4° plus de contraction des intercostaux et du diaphragme ; 5° plus de phénomènes mécaniques. Or, sans ceux-ci, les chimiques ne peuvent avoir lieu. Ils s'interrompent dans le cas précédent, faute de sang ; c'est le défaut d'air qui les arrête dans celui-ci :

et ces deux choses leur sont également nécessaires ; sans l'une, l'autre est inutile pour eux. — Telle est donc la différence de la mort du poumon, à la suite des lésions du cœur, que, si c'est le côté à sang noir qui est affecté, les phénomènes chimiques cessent d'abord, puis les mécaniques finissent ; que, si l'affection existe au contraire dans le côté à sang rouge, les premiers terminent et les derniers commencent la mort. Comme la circulation est très-rapide, un très-court intervalle existe dans l'interruption des uns et des autres.

ART. IV. — DE L'INFLUENCE QUE LA MORT DU COEUR EXERCE SUR CELLE DE TOUS LES ORGANES.

Je diviserai cet article, comme les précédents, en deux sections : l'une sera consacrée à examiner comment, le cœur à sang rouge cessant d'agir, tous les organes interrompent leur action ; dans l'autre, je rechercherai le mode d'influence de la mort du cœur à sang noir sur celle de toutes les parties.

§ Ier. *Déterminer comment la cessation des fonctions du cœur à sang rouge interrompt celles de tous les organes.*— Toutes les fonctions appartiennent ou à la vie animale, ou à l'organique. De là, deux classes très-distinctes entre elles. Comment la première classe s'interrompt-elle dans la lésion de l'oreillette ou du ventricule à sang rouge? de deux manières. D'abord, parce que le cerveau, rendu immobile, devient inerte, et ne peut ni recevoir les sensations, ni exercer son influence sur les organes locomoteurs et vocaux. — Tout cet ordre de fonctions s'arrête alors, comme quand la masse encéphalique a éprouvé une violente commotion, qui a subitement détruit son action. Voilà comment une plaie du cœur, un anévrysme qui se rompt, etc., anéantissent tout à coup nos rapports avec les objets extérieurs. — On n'observe point de lien entre le mouvement du cœur et les fonctions de la vie animale, dans les animaux où le cerveau n'a pas besoin, pour agir, de recevoir du sang une secousse habituelle. Arrachez à un reptile son cœur, ou liez ses gros vaisseaux, il vivra encore long-temps pour ce qui l'entoure : la locomotion, les sensations, etc., ne s'éteindront point à l'instant, comme dans les espèces à sang rouge et chaud. Au reste, en supposant que le cerveau n'interrompît point son action dans les

lésions du cœur à sang rouge, la vie animale finirait également, à une époque beaucoup plus éloignée, il est vrai, mais qui n'arriverait pas moins ; car, à l'exercice des fonctions de cette vie, est attachée, comme cause nécessaire, l'excitation de ses organes, par le sang qui y aborde : or, cette excitation tient ici, comme ailleurs, à deux causes : 1° au mouvement; 2° à la nature du sang. Je n'examinerai ici que le premier mode d'influence, l'autre appartenant au poumon. — Ce n'est pas seulement dans la vie animale, mais encore dans l'organique, que les parties ont besoin, pour agir, d'un mouvement habituel qui entretienne leur action : c'est une condition essentielle aux fonctions des muscles, des glandes, des vaisseaux, des membranes, etc...... Or, ce mouvement, né en partie du cœur, diffère essentiellement de celui que le sang communique au cerveau. — Ce dernier organe obéit d'une manière très-sensible, très-apparente, à l'impulsion de totalité qui soulève sa masse pulpeuse, ou lui permet de s'abaisser pendant l'intermittence. Au contraire, le mouvement intérieur qui agite isolément chacune de ses parties est très-peu marqué : ce qui dépend de ce que ses vaisseaux, divisés à l'infini, d'abord dans ses anfractuosités, puis sur la pie-mère, ne pénètrent sa substance que par des ramifications presque capillaires. — Le mouvement déterminé dans les autres organes par l'abord du sang offre un phénomène exactement inverse : on ne voit en eux ni abaissement, ni soulèvement ; ils ne sont point agités par une secousse générale, parce que, comme je l'ai dit, l'impulsion des artères se perd dans les parties molles environnantes, tandis qu'au cerveau les parties dures voisines la répercutent sur ce viscère. Au contraire, les vaisseaux s'insinuant par des troncs considérables dans presque tous les organes, ne se divisant que très-peu avant d'y arriver, leur pulsation y fait naître une agitation intestine, des oscillations partielles, des secousses propres à chacun des lobes, des feuillets ou des fibres dont ils sont l'assemblage.—Comparez la manière dont le cerveau, d'une part, de l'autre le foie, la rate, les reins, les muscles, la peau, etc., reçoivent le sang rouge qui les nourrit, et vous concevrez facilement cette différence. — Il était nécessaire que le cerveau fût distingué des autres organes par le mouvement de totalité que lui imprime l'abord du sang, parce que, renfermé dans une boîte osseuse, il n'est point, comme eux, en butte à mille autres causes d'agitation générale. — Remarquez, en effet, que tous les organes ont autour d'eux une foule d'agents destinés à suppléer à l'impulsion qui leur manque du côté du cœur. Dans la poitrine, l'élévation et l'abaissement alternatifs des intercostaux et du diaphragme, la dilatation et le resserrement successifs dont les poumons et le cœur sont le siége ; dans l'abdomen, l'agitation non interrompue, produite sur les parois abdominales par la respiration ; l'état sans cesse variable de l'estomac, des intestins, de la vessie, qui sont tour à tour distendus ou concentrés sur eux-mêmes ; le déplacement des viscères flottants, continuellement occasionné par les attitudes diverses que nous prenons ; dans les membres, leurs flexion et extension, adduction et abduction, élévation et abaissement, qui ont lieu à chaque instant, soit pour leur totalité, soit pour leurs diverses parties, etc., etc., voilà des causes permanentes de mouvement, qui équivalent bien, pour entretenir la vie des organes autres que le cerveau, à celles résultant de l'abord du sang à celui-ci. — Je ne prétends pas cependant exclure tout-à-fait cette dernière cause de l'excitation nécessaire à la vie des organes ; elle se joint vraisemblablement à celle que je viens d'exposer ; et voilà sans doute pourquoi la plupart des viscères reçoivent, ainsi que le cerveau, le sang rouge par leur surface concave, comme on le voit au rein, au foie, à la rate, aux intestins, etc. Par cette disposition, l'impulsion du cœur, moins disséminée, est plus facilement ressentie ; mais ce n'est là qu'une condition accessoire à l'entretien des fonctions. — D'après tout ce qui vient d'être dit, nous sommes en droit d'ajouter une raison à celle qui a été présentée plus haut, pour établir comment, le cœur à sang rouge cessant d'agir, toutes les fonctions de la vie animale sont interrompues. Nous pouvons aussi commencer à expliquer le même phénomène dans l'organique : la raison est, en effet, commune à toute deux. Or, voici quelle est cette raison : — 1° Le mouvement intestin, né, dans chacun des organes des deux vies, du mode de distribution artérielle, étant alors totalement suspendu, il n'y a plus d'excitation dans ces organes, et bientôt par là même, plus de vie. 2° Ils n'ont plus autour d'eux des causes d'agitation gé-

nérale ; car presque toutes ces causes tiennent à des mouvements auxquels le cerveau préside : tels sont ceux de la respiration, de la locomotion des membres, de l'œil, des muscles sous-cutanés, de ceux du bas-ventre, etc. Or, comme le cerveau est en collapsus dès qu'il ne reçoit rien du cœur, tous ses mouvements sont aussi manifestement nuls ; et par là même, l'excitation qui en résultait pour les organes voisins, est anéantie. — Il suit de là que le cœur exerce sur les divers organes deux modes d'influence, l'un direct et sans intermédiaire, l'autre indirect et par l'entremise du cerveau ; de sorte que la mort de ces organes, à la suite des lésions du premier, arrive médiatement et immédiatement. — Nous avons quelquefois des exemples de mort partielles analogues à cette mort générale : c'est ainsi que, lorsque la circulation est tellement empêchée dans un membre que le sang rouge ne se distribue plus aux parties qui s'y trouvent, ces parties sont frappées d'abord d'insensibilité et de paralysie, bientôt ensuite de gangrène. L'opération de l'anévrysme ne nous fournit que trop d'exemples de ce phénomène, que l'on produit également dans les expériences sur les animaux vivants. — Sans doute qu'ici le défaut d'action, né ordinairement des éléments qui composent le sang rouge et le distinguent du noir, influe spécialement ; mais celui provenant de l'absence du mouvement intestin, que ce sang communique aux parties, n'est pas moins réel. — Quant à l'interruption de la nutrition, elle ne peut être admise comme cause des symptômes qui succèdent à l'oblitération d'une grosse artère : la manière lente, graduée, insensible, dont s'opère cette fonction, ne s'accorde pas visiblement avec leur invasion subite, instantanée, surtout par rapport aux fonctions de la vie animale, qui sont anéanties dans le membre à l'instant même où le sang n'y coule plus, comme elles le sont aussi dès que, par la section des nerfs, il est privé de l'influence de ceux-ci. — Outre les causes précédentes qui, lorsque le cœur cesse d'agir, suspendent en général toutes les fonctions animales et organiques, il en est une autre relative au plus grand nombre de ces dernières ; savoir : à la nutrition, à l'exhalation, à la sécrétion, et, par-là même, à la digestion, qui ne s'opère que par des fluides sécrétés. Cette autre cause consiste en ce que ces diverses fonctions, ne recevant plus de matéiaux qui les entretiennent, finissent nécessairement. Leur terme n'arrive cependant que peu à peu, parce que ce n'est pas dans la circulation générale, mais dans la capillaire, qu'elles puisent les matériaux : or, cette dernière circulation n'est soumise qu'à l'influence des forces contractiles insensibles de la partie où elle s'exécute ; elle s'exerce indépendamment du cœur, comme on le voit dans la plupart des reptiles, où cet organe peut être enlevé, et où, lorsqu'il manque, le sang oscille encore long-temps dans les petits vaisseaux. Il est donc manifeste que toute la portion de ce fluide qui se trouvait dans le système capillaire à l'instant de l'interruption de la circulation générale doit servir encore quelque temps à ces diverses fonctions, lesquelles ne finiront par conséquent que graduellement.—Voici donc, en général, comment l'anéantissement de toutes les fonctions succède à l'interruption de celles du cœur. — Dans la vie animale, c'est, 1° parce que tous ces organes cessent d'être excités au dedans par le sang, et au dehors par le mouvement des parties voisines ; 2° parce que le cerveau, manquant également de causes excitantes, ne peut communiquer avec aucun de ces organes. — Dans la vie organique, la cause de l'interruption de ses phénomènes est alors 1° comme dans l'animale, le défaut d'excitation interne et externe des différents viscères ; 2° l'absence des matériaux nécessaires aux diverses fonctions de cette vie, toutes étrangères à l'influence du cerveau.—Au reste, une foule de considérations, autres que celles exposées ci-dessus, prouvent, et la réalité de l'excitation des organes par le mouvement que leur imprime le cœur ou le système vasculaire, et la vérité de la cause que nous assignons à leur mort, lorsque cette excitation cesse. Voici quelques-unes de ces considérations :—1° Les organes qui ne reçoivent point de sang, et que les fluides blancs pénètrent seuls, tels que les cheveux, les ongles, les poils, les cartilages, les tendons, etc., jouissent, et d'une vitalité moins prononcée, et d'une action moins énergique que ceux où ce fluide circule, soit par l'influence du cœur, soit par celle des forces contractiles insensibles de la partie même. — 2° Quand l'inflammation détermine le sang à se porter accidentellement dans les organes blancs, ces organes prennent tout à coup un surcroît de vie, une surabondance de sensibilité, qui les mettent

souvent, sous le rapport des forces, au niveau de ceux qui, dans l'état ordinaire, en sont doués au plus haut degré. — 3° Dans les parties où le sang pénètre habituellement, si l'inflammation augmente la quantité de ce fluide, si une pulsation contre nature indique un accroissement d'impétuosité dans son cours, toujours on remarque une exaltation locale dans les phénomènes de la vie ; ce changement des forces précède, il est vrai, celui de la circulation, dans les deux cas précédents : c'est parce que la sensibilité organique a été augmentée dans la partie, que le sang s'y porte d'abord en plus grande abondance ; mais ensuite c'est l'accès du sang qui entretient les forces au degré contre nature où elles se sont montées ; il est l'excitant continuel de ces forces. Une quantité déterminée de ce fluide était nécessaire, dans l'état ordinaire, pour les soutenir dans la proportion fixée par la nature. Cette proportion étant alors doublée, triplée même, il faut bien que l'excitant soit aussi double, triple, etc. ; car il y a toujours ces trois choses dans l'exercice des forces vitales : la faculté, qui est inhérente à l'organe; l'excitant, qui lui est étranger, et l'excitation, qui résulte de leur contact mutuel. — 4° C'est sans doute par cette raison, qu'en général les organes auxquels le sang est apporté habituellement par les artères, jouissent de la vie à un point d'autant plus marqué, que la quantité de ce fluide y est plus considérable, comme on le voit par les muscles, ou encore par le gland, le corps caverneux, le mamelon, à l'instant de leur érection, etc., par la peau de la face dans les passions vives qui la colorent et en gonflent le tissu, par l'exaltation des fonctions cérébrales, lorsque c'est en dedans que le sang se dirige avec impétuosité, etc. — 5° De même que tout ce qui accroît chacun des phénomènes de la vie en particulier, détermine toujours un accroissement local de la circulation ; de même, lorsque l'ensemble de ces phénomènes s'exalte, tout le système circulatoire prononce davantage son action. L'usage des spiritueux, des aromatiques, etc., à une certaine dose, est suivi momentanément d'une énergie généralement accrue et dans les forces et dans la circulation : les accès de fièvre ardente doublent, triplent même l'intensité de la vie, etc. — Je n'ai égard, dans ces considérations, qu'au mouvement que le sang communique aux organes ; je fais abstraction de l'excitation qui naît en eux de la nature de ce fluide, du contact des principes qui le rendent rouge ou noir. Je fixerai plus loin l'attention du lecteur sur cet objet. — Terminons là ces réflexions qui suffisent pour convaincre de plus en plus combien le sang, par son simple abord dans les organes, et indépendamment de la matière nutritive qu'il y porte, est nécessaire à l'activité de leur action, et combien, par conséquent, la cessation des fonctions du cœur doit influer promptement sur leur mort.

ART. V. — DE L'INFLUENCE QUE LA MORT DU COEUR EXERCE SUR LA MORT GÉNÉRALE.

Toutes les fois que le cœur cesse d'agir, la mort générale survient de la manière suivante : l'action cérébrale s'anéantit d'abord, faute d'excitation ; par-là même, les sensations, la locomotion et la voix, qui sont sous l'immédiate dépendance de l'organe encéphalique, se trouvent interrompues. D'ailleurs, faute d'excitation de la part du sang, les organes de ces fonctions cesseraient d'agir, en supposant que le cerveau, resté intact, pût encore exercer sur eux son influence ordinaire. Toute la vie animale est donc subitement anéantie. L'homme, à l'instant où son cœur est mort, cesse d'exister pour ce qui l'environne. — L'interruption de la vie organique, qui a commencé par la circulation, s'opère en même temps par la respiration. Plus de phénomènes mécaniques dans le poumon, dès que le cerveau a cessé d'agir, puisque le diaphragme et les intercostaux sont sous sa dépendance. Plus de phénomènes chimiques, dès que le cœur ne peut recevoir ni envoyer les matériaux nécessaires à leur développement ; en sorte que dans les lésions du cœur, ces derniers phénomènes sont interrompus directement et sans intermédiaire, et que les premiers cessent au contraire indirectement et par l'entremise du cœur, qui est mort préliminairement. — La mort générale se continue ensuite peu à peu d'une manière graduée, par l'interruption des sécrétions, des exhalations et de la nutrition. Cette dernière finit d'abord dans les organes qui reçoivent habituellement du sang, parce que l'excitation, née de l'abord de ce fluide, est nécessaire pour l'entretenir dans ces organes, et qu'elle manque alors de ce moyen. Elle ne cesse que consécutivement dans les parties blanches, parce

que, moins soumises à l'influence du cœur, elles ressentent plus tard les effets de sa mort. — Dans cette terminaison successive des derniers phénomènes de la vie interne, ses forces subsistent encore quelque temps, lorsque déjà ses fonctions ont cessé : ainsi, la sensibilité organique et les contractilités organiques sensible et insensible, survivent-elles aux phénomènes digestifs, sécrétoires, nutritifs, etc. — Pourquoi les forces vitales sont-elles encore quelque temps permanentes dans la vie interne, tandis que, dans la vie externe, celles qui leur correspondent, savoir l'espèce de sensibilité et de contractilité appartenant à cette vie, se trouvent subitement éteintes? c'est que l'action de sentir et de se mouvoir organiquement ne suppose point l'existence d'un centre commun ; qu'au contraire, pour se mouvoir et agir animalement, l'influence cérébrale est nécessaire. Or, l'énergie du cerveau étant éteinte dès que le cœur n'agit plus, tout sentiment et tout mouvement externes doivent cesser à l'instant même. — C'est dans l'ordre que je viens d'exposer, que s'enchaînent les phénomènes de la mort générale qui dépend d'une rupture anévrysmale, d'une plaie au cœur ou aux gros vaisseaux, des polypes formés dans leurs cavités, des ligatures qu'on y applique artificiellement, de la compression trop forte que certaines tumeurs exercent sur eux, des abcès de leurs parois, etc., etc. — C'est encore de cette manière que nous mourons dans les affections vives de l'âme. Un homme expire à la nouvelle d'un événement qui le transporte de joie ou qui le plonge dans une affreuse tristesse, à la vue d'un objet qui le saisit de crainte d'un ennemi dont la présence l'agite de fureur, d'un rival dont les succès irritent sa jalousie, etc. ; eh bien ! c'est le cœur qui cesse d'agir le premier dans tous ces cas ; c'est lui dont la mort entraîne successivement celle des autres organes ; la passion a porté spécialement sur lui son influence : par-là, son mouvement est arrêté ; bientôt toutes les parties deviennent immobiles. — Ceci nous mène à quelques considérations sur la syncope, qui présente en moins le même phénomène qu'offrent en plus ces espèces de morts subites.—Cullen rapporte à deux chefs généraux les causes de cette affection : les unes existent, selon lui, dans le cerveau, les autres dans le cœur. Il place parmi les premières, les vives affections de l'âme, les évacuations dirses, etc. ; mais il est facile de prouver que la syncope qui succède aux passions n'affecte que secondairement le cerveau, et que toujours c'est le cœur qui, interrompant le premier, détermine par la mort momentanée le défaut d'action du cerveau. Les considérations suivantes laisseront, je crois, peu de doutes sur ce point. 1° J'ai prouvé, à l'article des passions, que jamais elles ne portent sur le cerveau leur première influence ; que cet organe n'est qu'accessoirement mis en action par elles ; que tout ce qui a rapport à nos affections morales appartient à la vie organique, etc., etc. — 2° Les syncopes que produisent les vives émotions sont analogues en tout, dans leurs phénomènes, à celles qui naissent des polypes, des hydropisies du péricarde, etc. Or, dans celles-ci, l'affection première est dans le cœur ; elle doit donc l'être aussi dans les autres. 3° A l'instant où la syncope se manifeste, c'est à la région précordiale, et non dans celle du cerveau, que nous éprouvons un saisissement. Voyez l'acteur qui joue sur la scène cette mort momentanée ; c'est sur le cœur, et non sur la tête, qu'il porte sa main en se laissant tomber, pour exprimer le trouble qui l'agite. 4° À la suite des passions vives qui ont produit la syncope, ce ne sont pas des maladies du cerveau, mais bien des affections du cœur, qui se manifestent : rien de plus commun que les vices organiques de ce viscère à la suite des chagrins, etc. Les folies diverses, qui sont produites par la même cause, ont le plus souvent leur foyer principal dans quelque viscère de l'épigastre, profondément affecté, et le cerveau ne cesse plus que par contre-coup d'exercer régulièrement ses fonctions. 5° Je prouverai plus bas que le système cérébral n'exerce aucune influence directe sur celui de la circulation ; qu'il n'y a point de réciprocité entre ces deux systèmes ; que les altérations du premier n'entraînent point dans le second des altérations analogues, tandis que celles du second modifient la vie du premier d'une manière nécessaire. Rompez toutes les communications nerveuses qui unissent le cœur avec le cerveau, la circulation continue comme à l'ordinaire ; mais dès que les communications vasculaires, qui tiennent le cerveau sous l'empire du cœur, se trouvent interceptées, alors plus de phénomènes cérébraux apparents. 6° Si l'influence des passions n'est pas portée au point de suspendre tout à coup le mouvement circulatoire, de produire la syncope, par conséquent, des palpitations et autres mouvements irréguliers en naissent fréquemment. Or, c'est constamment au cœur, et jamais au cerveau, que se trouve le siége de ces altérations secondaires, où il est facile de distinguer l'organe affecté, parce que lui seul est troublé, et que tous ne cessent pas alors d'agir, comme il arrive dans la syncope. Ces petits effets des passions sur le cœur servent à éclairer la nature des influences plus grandes qu'il en reçoit dans cette affection.—Concluons, de ces diverses considérations, que le siége primitif du mal, dans la syncope, est toujours au cœur ; que cet organe ne cesse pas alors d'agir parce que le cerveau interrompt son action ; mais que celui-ci meurt parce qu'il ne reçoit point du premier, le fluide qui l'excite habituellement, et que l'expression vulgaire de *mal de cœur* indique avec exactitude la nature de cette maladie. — Que la syncope dépende d'un polype, d'un anévrysme, etc., ou qu'elle soit le résultat d'une passion vive, l'affection successive des organes est toujours la même ; toujours ils meurent momentanément, comme nous avons dit qu'ils périssaient réellement dans une plaie du cœur, dans la ligature de l'aorte, etc. — C'est encore de la même manière que sont produites les syncopes qui succèdent à des évacuations de sang, de pus, d'eau, etc. Le cœur, sympathiquement affecté, cesse d'agir ; et tout de suite le cerveau, faute d'excitant, interrompt aussi son action. («La syncope se produit dans ce cas parce qu'il s'opère un changement subit dans la circulation du cerveau, dans la pression à laquelle il est soumis, dans l'excitation qu'il reçoit intérieurement par le sang, extérieurement par le liquide céphalo-spinal ; mais ce changement est différent suivant le siége où s'est formé l'épanchement. Si son siége est dans la cavité péritonéale, la pression qu'il exerce gêne la circulation dans tous les organes contenus dans l'abdomen ; l'aorte descendante se trouve comprimée, et le sang refoulé vers les parties supérieures, s'accumule dans les sinus et dans les vaisseaux du cerveau. Si le liquide vient à être évacué par la ponction, l'équilibre se rétablit dans les diverses parties du système vasculaire, le sang se précipite dans ces vaisseaux, dont l'abord ne lui est plus interdit ; il abandonne en partie ceux du cerveau, et ce changement subit dans la circulation de l'organe est ce qui détermine la syncope. Si au contraire l'épanchement s'est formé sous l'arachnoïde, ou, pour parler plus correctement, si la quantité du liquide céphalo-rachidien qui y existe toujours se trouve considérablement augmentée, comme dans le spina-bifida, quand on évacue le liquide par le moyen de la ponction, les vaisseaux du cerveau se trouvent tout à coup délivrés de la pression à laquelle ils étaient soumis, et le sang, qui auparavant était forcé de refluer vers les parties inférieures, s'y précipite avec impétuosité; le changement est, comme on le voit, en sens inverse du précédent, mais le résultat est le même; cependant, ce n'est pas seulement au défaut de pression que la syncope est due, et il paraît que le liquide céphalo-rachidien, par sa composition chimique, produit sur la superficie du cerveau et sur celle de la moelle allongée une excitation nécessaire pour l'accomplissement des fonctions cérébrales. » *Note de M. Magendie.*) — Les syncopes nées des odeurs, des antipathies, etc., paraissent aussi offrir dans leurs phénomènes la même marche, quoique leur caractère soit plus difficile à saisir. — Il y a une grande différence entre syncope, asphyxie et apoplexie : dans la première, c'est par le cœur; dans la seconde, c'est par le poumon; dans la troisième, par le cerveau, que commence la mort générale. — La mort qui succède aux diverses maladies, enchaîne ordinairement ces divers phénomènes, d'abord l'un de ces trois organes aux deux autres, et ensuite aux diverses parties. La circulation, la respiration ou l'action cérébrale cessent; les autres fonctions s'interrompent après cela d'une manière nécessaire. Or, il arrive assez rarement que le cœur soit le premier qui finisse dans ces genres de mort. On l'observe cependant quelquefois : ainsi, à la suite de longues douleurs, dans les grandes suppurations, dans les pertes, dans les hydropisies, dans certaines fièvres, dans les gangrènes, etc., souvent des syncopes surviennent à différents intervalles; une plus forte se manifeste; le malade ne peut la soutenir, il y succombe; et alors, quelle que soit la partie de l'économie qui se trouve affectée, quel que soit le viscère ou l'organe malade, les phénomènes de la mort se succèdent en commençant par le cœur, et

s'enchaînent de la manière que nous l'avons exposé plus haut pour les mor[ts] subites dont les lésions de cet orga[ne] sont le principe. — Dans les autres cas le cœur finit ses fonctions après l[es] autres parties; il est l'*ultimum mo*[*riens.*]

En général, il est beaucoup plus com[m]un dans les diverses affections morb[i]fiques, soit chroniques, soit aiguës, qu[e] la poitrine s'embarrasse, et que la mo[rt] commence par le poumon, que par l[e] cœur ou le cerveau. — Quand une syn[-] cope termine les différentes maladies, o[n] observe constamment, sur le cadavre[,] que les poumons sont dans une vacui[té] presque entière : le sang ne les engorg[e] point. Si aucun vice organique n'exis[te] préliminairement en eux, ils sont af[-] faissés, n'occupent qu'une partie de l[a] cavité pectorale, présentent la couleu[r] qui leur est naturelle. — La raison de c[e] fait anatomique est simple. La circula[-] tion, qui a été tout à coup interrompue[,] qui ne s'est point graduellement affai[-] blie, n'a pas eu le temps de remplir les vaisseaux du poumon, comme cela arrive lorsque la mort générale commence par celui-ci, et même par le cerveau, comme nous le verrons. J'ai déjà un grand nombre d'observations de sujets où le poumon s'est trouvé ainsi vide, et dont j'ai appris que la fin avait été amenée par une syncope. — En général, toutes les fois que la mort a commencé par le cœur ou les gros vaisseaux, et qu'elle a été subite, on peut considérer cette vacuité des poumons comme un phénomène presque universel. On le remarque dans les grandes hémorrhagies par les plaies, dans les ruptures anévrysmales, dans les morts par les passions violentes, etc. Je l'ai observé sur les cadavres de personnes suppliciées par la guillotine. Tous les animaux que l'on tue dans nos boucheries présentent cette disposition. Le poumon de veau, que l'on sert sur nos tables, est toujours affaissé, et jamais infiltré de sang. — On pourrait, en faisant périr lentement l'animal, par le poumon, engorger cet organe, et lui donner un goût qui serait tout différent de son goût naturel, et qui se rapprocherait de celui que la rate nous présente plus communément. Les cuisiniers ont avantageusement mis à profit l'infiltration sanguine où se trouve presque constamment ce dernier viscère, pour assaisonner différents mets. A son défaut, on pourrait à volonté se procurer un poumon également infiltré, en asphyxiant peu à peu l'animal.

ART. VI. — DE L'INFLUENCE QUE LA MORT DU POUMON EXERCE SUR CELLE DU CŒUR.

Nous avons dit plus haut que les fonctions du poumon étaient de deux sortes, mécaniques et chimiques. Or la cessation d'activité de cet organe commence tantôt par les unes, tantôt par les autres. — Une plaie qui le met à découvert de l'un et de l'autre côté, dans une étendue considérable, et qui en détermine l'affaissement subit ; la section de la moelle épinière, qui paralyse tout à coup les intercostaux et le diaphragme ; une compression très-forte exercée en même temps et sur tout le thorax et sur les parois de l'abdomen, compression d'où naît une impossibilité égale, et pour la dilatation suivant le diamètre transversal, et pour celle suivant le diamètre perpendiculaire de la poitrine ; l'injection subite d'une grande quantité de fluide dans cette cavité, etc. : voilà des causes qui font commencer la mort du poumon par les phénomènes mécaniques. Celles qui portent sur les chimiques leur première influence, sont l'asphyxie, par les différents gaz, par la strangulation, par la submersion, par le vide produit d'une manière quelconque, etc. — Examinons, dans l'un et l'autre genre de mort du poumon, comment arrive celle du cœur.

§ Ier. *Déterminer comment le cœur cesse d'agir par l'interruption des phénomènes mécaniques du poumon.* — L'interruption de l'action du cœur ne peut succéder à celle des phénomènes mécaniques du poumon, que de deux manières : 1° directement, parce que le sang trouve alors dans cet organe un obstacle mécanique réel à sa circulation ; 2° indirectement, parce que le poumon cessant d'agir mécaniquement, il ne reçoit plus l'aliment nécessaire à ses phénomènes chimiques, dont la fin détermine celle de la contraction du cœur. — Tous les physiologistes ont admis le premier mode d'interruption dans la circulation pulmonaire. Repliés sur eux-mêmes, les vaisseaux ne leur ont point paru propres à transporter le sang, à cause des nombreux frottements qu'il y éprouve. C'est par cette explication, empruntée des phénomènes hydrauliques, qu'ils ont rendu raison de la mort qui succède à une expiration trop prolongée. — Goodwyn a prouvé que l'air restant alors dans les

vésicules aériennes, en assez grande quantité, pouvait suffisamment les distendre pour permettre mécaniquement le passage de ce fluide, et qu'ainsi la permanence, contre nature, de l'expiration n'agit point de la manière dont on le croit communément. C'est un pas fait vers la vérité ; mais on peut s'en approcher de plus près, l'atteindre même, en assurant que ce n'est point seulement parce que tout l'air n'est pas chassé du poumon par l'expiration, que le sang y circule encore avec facilité, mais bien parce que les plis produits dans les vaisseaux, par l'affaissement des cellules, ne peuvent être un obstacle réel à son cours. Les observations et expériences suivantes établissent, je crois, incontestablement ce fait. — 1° J'ai prouvé ailleurs que l'état de plénitude ou de vacuité de l'estomac, et de tous les organes creux en général, n'apporte, dans leur circulation, aucun changement apparent ; que, par conséquent, le sang traverse aussi facilement les vaisseaux repliés sur eux-mêmes, que distendus en tous sens. Pourquoi un effet tout différent naîtrait-il dans le poumon de la même disposition des parties ? — 2° Il est différents vaisseaux dans l'économie, que l'on peut, alternativement et à volonté, ployer sur eux-mêmes ou étendre en tous sens : tels sont ceux du mésentère, lorsqu'on les a mis à découvert par une plaie pratiquée à l'abdomen d'un animal. Or, dans cette expérience, déjà faite pour prouver l'influence de la direction flexueuse des artères sur le mécanisme de leur pulsation, si l'on ouvre une des mésentériques, qu'on la plisse et qu'on la déploie tour à tour, le sang jaillira, dans l'un et l'autre cas, avec la même facilité ; et dans deux temps égaux, l'artère versera une égale quantité de ce fluide. J'ai répété plusieurs fois comparativement cette double expérience sur la même artère : toujours j'en ai obtenu le résultat que j'indique. Or, ce résultat ne doit-il pas être aussi uniforme dans le poumon ? l'analogie l'indique, l'expérience suivante le prouve. — 3° Prenez un animal quelconque, un chien, par exemple ; adaptez à sa trachée-artère mise à nu et coupée transversalement, le tube d'une seringue à injection ; retirez subitement, en faisant le vide avec celle-ci, tout l'air contenu dans le poumon ; ouvrez en même temps l'artère carotide. Il est évident que, dans cette expérience, la circulation devrait subitement s'interrompre, puisque les vaisseaux pulmonaires passent tout à coup du degré d'extension ordinaire au plus grand reploiement possible, et cependant le sang continue encore quelque temps à être lancé avec force par l'artère ouverte, et, par conséquent, à circuler à travers le poumon affaissé sur lui-même. Il cesse ensuite peu à peu ; mais c'est par d'autres causes que nous indiquerons. (« Ce n'est point parce que les vaisseaux du poumon sont devenus plus flexueux que le sang éprouve de la difficulté à les traverser, mais parce qu'ils sont comprimés. Goodwyn aurait pu se dispenser de chercher des raisons pour prouver que l'affaissement de cet organe n'oppose point au cours du sang un obstacle mécanique. S'il eût observé avec attention les phénomènes de la respiration, il eût vu que ce resserrement, s'il n'interrompt pas complètement la circulation du sang dans le poumon, la modifie du moins d'une manière bien remarquable. Lorsque le poumon revient sur lui-même, non-seulement les cellules bronchiques sont affaissées, mais les vaisseaux pulmonaires sont comprimés, et tendent à expulser le sang contenu dans leur cavité. Ce liquide reflue donc d'une part vers le ventricule droit par l'artère pulmonaire, et de l'autre il s'accumule dans les veines pulmonaires avant de pénétrer dans l'oreillette gauche. On voit d'après cela que le jet par l'artère carotide doit augmenter plutôt que de décroître pendant les premiers instants. Mais si la compression persiste, comme la capacité des ramifications de l'artère pulmonaire est diminuée, ainsi que celle des veines du même nom, la quantité de sang qui traverse le poumon est moindre, et le jet par la carotide décroît nécessairement. L'expérience rapportée par Bichat est donc tout-à-fait contraire à l'opinion qu'il émet. — Ce n'est pas seulement en influant sur la marche du sang dans le système des vaisseaux pulmonaires que le mouvement alternatif du thorax modifie la circulation. Si l'on met à nu sur un chien la veine jugulaire, on aperçoit que le sang ne se meut pas dans la cavité sous la seule influence de l'oreillette droite, mais aussi d'une manière plus tranchée sous l'influence des mouvements de la respiration. — A chaque fois que la poitrine se dilate pour inspirer, la veine se vide brusquement, s'aplatit, et ses parois s'appliquent quelquefois exactement l'une contre l'autre ; elle se gonfle au contraire, et se remplit de sang quand la poitrine

se resserre. Un phénomène analogue se passe dans les veines caves. Pour le rendre sensible, il suffit d'introduire par la veine jugulaire jusque dans la veine cave, une sonde de gomme élastique ; on voit alors que le sang coule par l'extrémité de la sonde seulement pendant le temps de l'expiration. On observe un effet semblable si on introduit la sonde dans la veine crurale en la dirigeant vers l'abdomen. — Haller et Lorry, qui se sont occupés de ce phénomène, à l'occasion des mouvements du cerveau, en ont proposé une explication qui semble fort satisfaisante au premier aperçu, quoique réellement elle soit incomplète. Quand la poitrine se dilate, elle aspire, disent-ils, le sang des veines caves, et, de proche en proche, celui des veines qui y aboutissent. Le mécanisme de cette inspiration est à peu près semblable à celui par lequel l'air est attiré dans la trachée-artère. Quand la poitrine se resserre, au contraire, le sang est refoulé dans les veines caves par la pression que supportent tous les organes pectoraux, vaisseaux, cœur, poumons, de la part des puissances expiratrices, et de proche en proche aussi parvient aux veines qui s'y terminent. De là l'alternative de vacuité et de plein qu'offrent les veines jugulaires. — Si l'on ouvre une artère, et qu'on examine avec attention le jet du sang, on voit qu'il augmente dans l'expiration, et cela est surtout très-marqué lorsque l'animal expire fortement ou qu'il fait un effort ; mais comme on ne peut toujours faire naître à volonté les efforts, ou une grande inspiration, on peut en quelque sorte simuler le phénomène et produire le resserrement des poumons en comprimant avec les mains les côtés du thorax ; on voit alors le jet du sang artériel grandir ou diminuer, en raison de la pression que l'on exerce. Si la respiration produit cet effet sur le cours du sang dans les artères, il est naturel de penser qu'elle peut influencer le cours du sang veineux, non pas seulement par le moyen des veines, comme le pensaient Haller et Lorry, mais encore par le moyen des artères. Afin de m'en assurer, j'ai fait l'expérience suivante. Je liai la veine jugulaire d'un chien ; le vaisseau se vida au-dessous de la ligature, et se gonfla beaucoup au-dessus, comme cela arrive constamment. Je piquai légèrement avec une lancette la portion distendue, de manière à faire une très-petite ouverture. J'obtins de cette manière un jet de sang que les mouvements ordinaires de la respiration ne modifiaient pas sensiblement, mais qui triplait ou quadruplait de grandeur, si l'animal faisait quelque effort un peu énergique. — On pouvait objecter que l'effet de la respiration ne s'était pas transmis par les artères à la veine ouverte, mais par les veines qui étaient restées libres, et qui auraient transporté le sang des veines caves, vers la veine liée, au moyen des anastomoses. Il était facile de lever cette difficulté : en effet, chez le chien la veine jugulaire interne n'est, pour ainsi dire, qu'un vestige, et la circulation de la tête et du cou se fait presque entièrement par les veines jugulaires externes, qui sont très-grosses. En liant à la fois ces deux veines, j'étais sûr d'empêcher, en très-grande partie, le reflux dont il vient d'être question : mais, bien loin que cette double ligature diminuât le phénomène dont je viens de parler, le jet devint au contraire plus étroitement en rapport avec les mouvements de la respiration, car il était évidemment modifié, même par la respiration ordinaire ; ce qui, comme on a vu, n'avait pas lieu dans le cas d'une seule ligature. Pour rendre la chose plus évidente, je pouvais d'ailleurs agir sur la veine crurale : cette veine et toutes ses branches étant garnies de valvules qui s'opposent, pour ainsi dire, à tout reflux, si le phénomène de l'accroissement du jet se montrait durant l'expiration, on pourrait être sûr que l'impulsion serait venue du côté des artères. C'est ce que j'observai en effet dans plusieurs expériences. La veine crurale étant liée et piquée au-dessous de la ligature, le jet qui se forma s'accrut sensiblement dans les grandes expirations, dans les efforts et les compressions mécaniques des parois du thorax avec les mains.—On voit par cette expérience et par la précédente, qu'on ne peut adopter sans modification l'expression de Haller et de Lorry relativement au gonflement des veines. Ce gonflement a lieu, non seulement, comme ils le disent, par le refoulement du sang des veines caves dans les branches qui s'y ouvrent médiatement ou immédiatement, mais encore par l'arrivée dans la veine d'une plus grande quantité de sang provenant des artères. ») (*Note de M. Magendie.*) — 4° On produit le même effet en ouvrant, des deux côtés, la poitrine d'un animal vivant : alors le poumon s'affaisse aussitôt, parce que l'air échauffé et ra-

réfié contenu dans cet organe ne peut faire équilibre avec l'air frais qui le presse au dehors. Or, ici aussi la circulation n'éprouve point l'influence de ce changement subit ; elle se soutient encore quelques minutes au même degré, et ne s'affaiblit ensuite que par gradation. On peut, pour plus d'exactitude, pomper avec une seringue le peu d'air resté encore dans les vésicules, et le même phénomène s'observe également dans ce cas. — 5° A côté de ces considérations, plaçons, comme accessoires, la permanence et même la facilité de la circulation pulmonaire dans les collections aqueuse, purulente ou sanguine, soit de la plèvre, soit du péricarde, collections dont quelques-unes rétrécissent si prodigieusement les vésicules aériennes, plissent par conséquent les vaisseaux de leurs parois d'une manière si manifeste, nous aurons alors assez de données pour pouvoir évidemment conclure que la disposition flexueuse des vaisseaux ne saurait jamais y être un obstacle au passage du sang, que, par conséquent, l'interruption des phénomènes mécaniques de la respiration ne fait point directement cesser l'action du cœur, mais qu'elle la suspend indirectement, parce que les phénomènes chimiques ne peuvent plus s'exercer, faute de l'aliment qui les entretient. — Si donc nous parvenons à déterminer comment, lorsque ces derniers phénomènes sont anéantis, le cœur reste inactif, nous aurons résolu une double question. — Plusieurs auteurs ont admis comme cause de la mort qui succède à une inspiration trop prolongée, la distension mécanique des vaisseaux pulmonaires par l'air raréfié, distension qui empêche la circulation. Cette cause n'est pas plus réelle que celle des plis à la suite de l'expiration. En effet, gonflez le poumon par une quantité d'air plus grande que celle des plus fortes inspirations ; maintenez cet air dans les voies aériennes, en fermant un robinet adapté à la trachée-artère ; ouvrez ensuite la carotide, vous verrez le sang couler encore assez long-temps avec une impétuosité égale à celle qu'il affecte lorsque la respiration est parfaitement libre ; ce n'est que peu à peu que son cours se ralentit, tandis qu'il devrait subitement s'interrompre, si cette cause, qui agit d'une manière subite, était en effet celle qui arrête le sang dans ses vaisseaux.

§ II. *Déterminer comment le cœur cesse d'agir par l'interruption des phé-*

nomènes chimiques du poumon. — Selon Goodwyn, la cause unique de la cessation des contractions du cœur, lorsque les phénomènes chimiques s'interrompent, est le défaut d'excitation du ventricule à sang rouge, qui ne trouve point dans le sang noir un stimulus suffisant; en sorte que, dans sa manière de considérer l'asphyxie, la mort n'arrive alors que parce que cette cavité ne peut plus rien transmettre aux divers organes. Elle survient presque comme dans une plaie du ventricule gauche, ou plutôt comme dans une ligature de l'aorte à sa sortie du péricarde. Son principe, sa source, sont exclusivement dans le cœur. Les autres parties ne meurent que faute de recevoir du sang; à peu près comme dans une machine dont on arrête le ressort principal, tous les autres cessent d'agir, non par eux-mêmes, mais parce qu'ils ne sont point mis en action. — Je crois, au contraire, que, dans l'interruption des phénomènes chimiques du poumon, il y a affection générale de toutes les parties; qu'alors le sang noir, poussé partout, porte sur chaque organe où il aborde, l'affaiblissement et la mort; que ce n'est pas faute de recevoir du sang, mais faute d'en recevoir du rouge, que chacun cesse d'agir; qu'en un mot, tous se trouvent alors pénétrés de la cause matérielle de leur mort, savoir, du sang noir; en sorte que, comme je le dirai, on peut isolément asphyxier une partie, en y poussant cette espèce de fluide par une ouverture faite à l'artère, tandis que toutes autres reçoivent le sang rouge du ventricule. — Je remets aux articles suivants à prouver l'effet du contact du sang noir sur les autres parties; je me borne dans celui-ci à bien rechercher les phénomènes de ce contact sur les parois du cœur. — Le mouvement du cœur peut se ralentir et cesser sous l'influence du sang noir, de deux manières : 1° parce que, comme l'a dit Goodwyn, le ventricule gauche n'est point excité par lui à sa surface interne; 2° parce que, porté dans son tissu par les artères coronaires, ce fluide empêche l'action de ses fibres, agit sur elles comme sur toutes les autres parties de l'économie, en affaiblissant leur force, leur activité. Or, je crois que le sang noir peut, comme le rouge, porter à la surface interne du ventricule aortique une excitation qui le force à se contracter. Les observations suivantes me paraissent confirmer cette assertion : — 1° Si l'asphyxie avait sur les fonctions du cœur une semblable influence, il est évident que ses phénomènes devraient toujours commencer par la cessation de l'action de cet organe, que l'anéantissement des fonctions du cerveau ne devrait être que secondaire, comme il arrive dans la syncope, où le pouls est sur-le-champ suspendu, et où, par-là même, l'action cérébrale se trouve interrompue. — Cependant, asphyxiez un animal, en bouchant sa trachée-artère, en le plaçant dans le vide, en ouvrant sa poitrine, en le plongeant dans le gaz acide carbonique, etc., vous observerez constamment que la vie animale s'interrompt d'abord, que les sensations, la perception, la locomotion volontaire, la voix se suspendent, que l'animal est mort au dehors, mais qu'au dedans le cœur bat encore quelque temps, que le pouls se soutient, etc. — Il arrive donc alors, non ce qu'on observe dans la syncope, où le cerveau et le cœur s'arrêtent en même temps, mais ce qu'on remarque dans les violentes commotions, où le second survit encore quelques instants au premier. Il suit de là que les différents organes ne cessent pas d'agir dans l'asphyxie parce que le cœur n'y envoie plus de sang, mais parce qu'il y pousse un sang qui ne leur est point habituel. — 2° Si on bouche la trachée d'un animal, une artère quelconque étant ouverte, on voit, comme je le dirai, le sang qui en sort s'obscurcir peu à peu, et enfin devenir aussi noir que le veineux. Or, malgré ce phénomène, qui se passe d'une manière très-apparente, le fluide continue encore quelque temps à jaillir avec une force égale à celle du sang rouge. Il est des chiens qui, dans cette expérience, versent par l'artère ouverte une quantité de sang noir plus que suffisante pour les faire périr d'hémorrhagie, si la mort n'était pas déjà amenée chez eux par l'asphyxie où ils se trouvent. — 3° On pourrait croire que quelques portions d'air respirable, restées dans les cellules aériennes tant que le sang noir continue à couler, lui communiquent encore quelques principes d'excitation : eh bien! pour s'assurer que le sang veineux passe dans le ventricule à sang rouge, tel qu'il était exactement dans celui à sang noir, pompez avec une seringue tout l'air de la trachée-artère, préliminairement mise à nu, et coupée transversalement pour y adapter le robinet; ouvrez ensuite une artère quelconque, la carotide, par exemple : dès que le sang rouge contenu dans cette artère se sera écoulé, le sang noir lui succédera presque tout à coup et sans passer, comme dans le cas précédent, par diverses nuances; alors aussi le jet reste encore très-fort pendant quelque temps; il ne s'affaiblit que peu à peu; tandis que si le sang noir n'était point un excitant du cœur, son interruption devrait être subite, ici où le sang ne peut éprouver aucune espèce d'altération dans le poumon, où il est dans l'aorte ce qu'il était dans les veines caves. — 4° Voici une autre preuve du même genre. Mettez à découvert un seul côté de la poitrine, en sciant exactement les côtes en avant et en arrière; aussitôt le poumon de ce côté s'affaisse, l'autre restant en activité. Ouvrez une des veines pulmonaires; remplissez une seringue échauffée à la température du corps, du sang noir pris dans une veine du même animal, ou dans celle d'un autre; poussez ce fluide dans l'oreillette et le ventricule à sang rouge : il est évident que son contact devrait, d'après l'opinion commune sur l'asphyxie, non pas anéantir le mouvement de ces cavités, puisqu'elles reçoivent en même temps du sang rouge de l'autre poumon, mais au moins le diminuer d'une manière sensible. Cependant, je n'ai point observé ce phénomène dans quatre expériences que j'ai faites successivement; l'une m'a offert même un surcroît de battement à l'instant où j'ai poussé le piston de la seringue.— 5° Si le sang noir n'est point un excitant du cœur, tandis que le rouge en détermine la contraction, il paraît que cela ne peut dépendre que de ce qu'il est plus carboné et plus hydrogéné que lui, puisque c'est par là qu'il en diffère principalement. Or, si le cœur a cessé de battre dans un animal tué exprès par une lésion du cerveau ou du poumon, on peut, tant qu'il conserve encore son irritabilité, rétablir l'exercice de cette propriété en soufflant par l'aorte, ou par une des veines pulmonaires, soit du gaz hydrogène, soit du gaz acide carbonique, dans le ventricule et l'oreillette à sang rouge. Donc, ni le carbone, ni l'hydrogène n'agissent sur le cœur comme sédatifs. — Les expériences que j'ai faites et publiées l'an passé, sur les emphysèmes produits dans divers animaux avec ces deux gaz, ont également établi cette vérité pour les autres muscles, puisque leurs mouvements ne cessent point dans ces expériences, et qu'après la mort, l'ir-

ritabilité se conserve comme à l'ordinaire.—Enfin, il m'est également arrivé de rétablir les contractions du cœur, anéanties dans diverses morts violentes, par le contact du sang noir injecté dans le ventricule et l'oreillette à sang rouge, avec une seringue adaptée à l'une des veines pulmonaires. — Le cœur à sang rouge peut donc aussi pousser le sang noir dans toutes les parties; et voilà comment arrive, dans l'asphyxie, la coloration des différentes surfaces, coloration dont je présenterai le détail dans l'un des articles suivants. — Le simple contact du sang noir n'agit pas à la surface interne des artères d'une manière plus sédative. En effet, si, pendant que le robinet adapté à la trachée-artère est fermé, on laisse couler le sang de l'un des vaisseaux les plus éloignés du cœur, d'un de ceux du pied, par exemple, il jaillit encore quelque temps avec une force égale à celle qu'il avait lorsque le robinet était ouvert, et que par conséquent il était rouge. L'action exercée dans tout son trajet, depuis le cœur, sur les parois artérielles, ne diminue donc point l'énergie de ces parois. Lorsque cette énergie s'affaiblit, c'est, au moins en grande partie, par des causes différentes.—Concluons des expériences dont je viens d'exposer les résultats, et des considérations diverses qui les accompagnent, que le sang noir arrivant en masse au ventricule à sang rouge, et dans le système artériel, peut, par son seul contact, en déterminer l'action, les irriter, comme on le dit, à leur surface interne, en être un excitant; que, si aucune autre cause n'arrêtait leurs fonctions, la circulation continuerait, sinon peut-être avec tout autant de force, au moins d'une manière très-sensible. — Quelles sont donc les causes qui interrompent la circulation dans le cœur à sang rouge et dans les artères, lorsque le poumon y envoie du sang noir? (Car, lorsque celui-ci y a coulé quelque temps, son jet s'affaiblit peu à peu, cesse enfin presque entièrement; et si on ouvre alors le robinet adapté à la trachée-artère, il se rétablit bientôt avec force.)— Je crois que le sang noir agit sur le cœur ainsi que sur toutes les autres parties, comme nous verrons qu'il influence le cerveau, les muscles volontaires, les membranes, etc., tous les organes en un mot, où il se répand, c'est-à-dire en pénétrant son tissu, en affaiblissant chaque fibre en particulier : en sorte que je suis très-persuadé que s'il était possible de pousser par l'artère coronaire du sang noir, pendant que le rouge passe, comme à l'ordinaire, dans l'oreillette et le ventricule aortiques, la circulation serait presque aussi vite interrompue que dans les cas précédents, où le sang noir ne pénètre le tissu du cœur par les artères coronaires qu'après avoir traversé les deux cavités à sang rouge. — C'est par son contact avec les fibres charnues, à l'extrémité du système artériel, et non par son contact sur la surface interne du cœur, que le sang noir agit. Aussi, ce n'est que peu à peu, et lorsque chaque fibre en a été bien pénétrée, que sa force diminue et cesse enfin, tandis que la diminution et la cessation devraient, comme je l'ai fait observer, être presque subites dans le cas contraire. — Comment le sang noir agit-il ainsi, à l'extrémité des artères, sur les fibres des différents organes? est-ce sur ces fibres elles-mêmes, ou bien sur les nerfs qui s'y rendent, qu'il porte son influence? Je serais assez porté à admettre la dernière opinion, et à considérer la mort par l'asphyxie comme un effet généralement produit par le sang noir sur les nerfs qui, dans toutes les parties, accompagnent les artères où circule alors cette espèce de fluide. Car, d'après ce que nous dirons, l'affaiblissement qu'éprouve alors le cœur n'est qu'un symptôme particulier de cette maladie dans laquelle tous les organes sont le siége d'une semblable débilité. On pourrait aussi demander comment le sang noir agit sur les nerfs ou sur les fibres. Est-ce que les principes qu'il contient en abondance en affaiblissent directement l'action, ou bien n'interrompt-il cette action que par l'absence de ceux qui entrent dans la composition du sang rouge, etc.? Là reviendraient les questions de savoir si l'oxygène est le principe de l'irritabilité, si le carbone et l'hydrogène agissent d'une manière inverse, etc. — Arrêtons-nous quand nous arrivons aux limites de la rigoureuse observation; ne cherchons pas à pénétrer là où l'expérience ne peut nous éclairer. Or, je crois que nous établirons une assertion très-conforme à ces principes, les seuls, selon moi, qui doivent diriger tout esprit judicieux, en disant, en général, et sans déterminer comment, que le cœur cesse d'agir lorsque les phénomènes chimiques du poumon sont interrompus, parce que le sang noir qui pénètre ses fibres charnues n'est point propre à entretenir leur action. — D'après cette manière d'envisager les phénomènes de l'asphyxie, relativement au cœur, il est évident qu'ils doivent également porter leur influence sur l'un et sur l'autre ventricules, puisque alors le sang noir est distribué en proportion égale dans les parois charnues de ces cavités, par le système des artères coronaires. Cependant on observe constamment que le côté à sang rouge cesse le premier d'agir, que celui à sang noir se contracte encore quelque temps, qu'il est, comme on le dit, l'*ultimum moriens*. — Ce phénomène suppose-t-il un affaiblissement plus réel, une mort plus prompte dans l'une que dans l'autre des cavités du cœur? Non, car, comme l'observe Haller, il est commun à tous les genres de mort de tous les animaux à sang chaud, et n'a rien de particulier pour l'asphyxie. — Si d'ailleurs le ventricule à sang rouge mourait le premier, comme le suppose la théorie de Goodwyn, alors voici ce qui devrait arriver dans l'ouverture des cadavres asphyxiés : 1° distension de ce ventricule et de l'oreillette correspondante, par le sang noir qu'ils n'auraient pu chasser dans l'aorte; 2° plénitude égale des veines pulmonaires et même des poumons; 3° engorgement consécutif de l'artère pulmonaire et des cavités à sang noir. En un mot, la congestion du sang devrait commencer dans celui de ses réservoirs qui cesse le premier son action, et se propager ensuite, de proche en proche, dans les autres. — Quiconque a ouvert des cadavres d'asphyxiés, a pu se convaincre, au contraire, 1° que les cavités à sang rouge et les veines pulmonaires ne contiennent alors qu'une quantité de sang noir très-petite, en comparaison de la quantité du même fluide qui distend les cavités opposées; que le terme où le sang s'est arrêté est principalement dans le poumon, et que c'est depuis là qu'il faut partir pour suivre sa stase dans tout le système veineux; que les artères en renferment à proportion tout autant que le ventricule qui leur correspond, et que ce n'est point par conséquent dans le ventricule plutôt qu'ailleurs, qu'a commencé la mort. — Pourquoi cette portion du cœur cesse-t-elle donc de battre avant l'autre? Haller l'a dit : c'est que celle-ci est plus long-temps excitée, contient une quantité plus grande de sang, laquelle afflue des veines et reflue du poumon. On connaît la fameuse exrience par laquelle, en vidant les cavités à sang noir, et en liant l'aorte pour retenir ce fluide dans les poches à sang rouge, il a prolongé le battement des secondes bien au-delà de celui des premières. Or, dans cette expérience, il est manifeste que c'est du sang noir qui s'accumule dans l'oreillette et le ventricule artiques, puisque, pour la faire, il faut ouvrir préliminairement la poitrine, et que dès que les poumons sont à nu, l'air, ne pouvant y pénétrer, ne saurait colorer le fluide dans son passage à travers le tissu de ces organes. — Voulez-vous encore une preuve plus directe? fermez la trachée-artère par un robinet, immédiatement avant l'expérience : elle réussira également bien, et cependant le sang arrivera alors nécessairement noir dans les cavités à sang rouge. On peut, d'ailleurs, en ouvrant ces cavités à la suite de cette expérience et de la précédente, s'assurer de la couleur du sang. J'ai plusieurs fois constaté ce fait remarquable. — Concluons de là que le sang noir excite presque autant que le rouge, la surface interne des cavités qui contiennent ordinairement ce dernier, et que, si elles cessent leur action avant celles du côté opposé, ce n'est pas parce qu'elles sont en contact avec lui, mais au contraire parce qu'elles n'en reçoivent pas une quantité suffisante, ou même quelquefois parce qu'elles en sont presque entièrement privées, tandis que les cavités à sang noir s'en trouvent remplies. — Je ne prétends pas, malgré ce que je viens de dire, rejeter entièrement la non-excitation de la surface interne du ventricule à sang rouge par le sang noir. Il est possible que celui-ci soit un peu moins susceptible que l'autre d'entretenir cette excitation, surtout s'il est vrai qu'il agisse sur les nerfs que l'on sait s'épanouir à la surface interne et dans le tissu du cœur; mais je crois que les considérations précédentes réduisent à bien peu de chose cette différence d'excitation. Voici cependant une expérience où elle paraît assez manifeste. Si un robinet est adapté à la trachée-artère coupée et mise à nu, et qu'on vienne à le fermer, le sang noircit et jaillit noir pendant quelque temps avec sa force ordinaire; mais enfin le jet s'affaiblit peu à peu. Donnez alors accès à l'air; le sang redevient rouge presque tout à coup, et son jet augmente aussi très-visiblement.—Cette augmentation subite paraît d'abord ne tenir qu'au simple contact de ce fluide sur la surface interne du ventricule aortique, puisqu'il n'a pas eu le temps d'en pénétrer le tissu; mais pour peu qu'on examine les choses attentivement, on observe bientôt qu'ici cette impétuosité d'impulsion dépend surtout de ce que l'air, entrant tout à coup dans la poitrine, détermine l'animal à de grands mouvements d'inspiration et d'expiration, lesquels deviennent très-apparents à l'instant où le robinet est ouvert. Or, le cœur, excité à l'extérieur, et peut-être un peu comprimé par ces mouvements, expulse alors le sang avec une force étrangère à ses contractions habituelles. — Ce que j'avance est si vrai que lorsque l'inspiration et l'expiration reprennent leur degré accoutumé, le jet, quoiqu'aussi rouge, diminue manifestement; il n'est même plus poussé au-delà de celui qu'offrait le sang noir dans les premiers temps de son écoulement, et avant que le tissu du cœur fût pénétré de ce fluide. — D'ailleurs, l'influence des grandes expirations sur la force de projection du sang, par le cœur, est très-manifeste, sans toucher à la trachée-artère. Ouvrez la carotide, précipitez la respiration en faisant beaucoup souffrir l'animal (car j'ai constamment observé que toute douleur subite apporte tout à coup ce changement dans l'action du diaphragme et des intercostaux); précipitez, dis-je, la respiration, et vous verrez alors le jet du sang augmenter manifestement. Vous pourrez même souvent produire artificiellement cette augmentation, en comprimant avec force et d'une manière subite les parois pectorales. Ces expériences réussissent surtout sur les animaux déjà affaiblis par la perte d'une certaine quantité de sang : elles sont moins apparentes sur ceux pris avant cette circonstance.—Pourquoi, dans l'état ordinaire, les grandes expirations faites volontairement ne rendent-elles pas le pouls plus fort, puisque, dans les expériences, elles augmentent très-souvent le jet du sang? j'en ignore la raison. — Il suit de ce que nous venons de dire, que l'expérience dans laquelle le sang rougit et jaillit tout à coup assez loin à l'instant où le robinet est ouvert, n'est pas aussi concluante que d'abord elle m'avait paru; car, pendant plusieurs jours, ce résultat m'a embarrassé, attendu qu'il ne s'alliait point avec la plupart de ceux que j'obtenais. —Reconnaissons donc encore une fois, que si l'irritation produite par le sang rouge à la surface interne du cœur est un peu plus considérable que celle déterminée par le noir, l'excès est peu sensible, presque nul, et que l'interruption des phénomènes chimiques agit principalement de la manière que j'ai indiquée.—Dans les animaux à sang rouge et froid, dans les reptiles spécialement, l'action du poumon n'est point dans un rapport aussi immédiat avec celle du cœur que dans les animaux à sang rouge et chaud. — J'ai lié sur deux grenouilles les poumons à leur racine, après les avoir mis à découvert par deux incisions faites latéralement à la poitrine; la circulation a continué comme à l'ordinaire pendant un temps assez long. En ouvrant la poitrine, j'ai vu même quelquefois le mouvement du cœur précipité à la suite de cette expérience; ce qui, il est vrai, tenait sans doute au contact de l'air.— Je terminerai cet article par l'examen d'une question importante, celle de savoir comment, lorsque les phénomènes chimiques du poumon s'interrompent, l'artère pulmonaire, le ventricule et l'oreillette à sang noir, tout le système veineux, en un mot, se trouvent gorgés de sang, tandis qu'on en rencontre beaucoup moins dans le système vasculaire à sang rouge, lequel en présente cependant davantage que dans la plupart des autres morts. Le poumon semble, en effet, être alors le terme où est venue finir la circulation, qui s'est ensuite arrêtée, de proche en proche, dans les autres parties. — Ce phénomène a dû frapper tous ceux qui ont ouvert des asphyxiés. Haller et autres l'expliquaient par les replis des vaisseaux pulmonaires : j'ai dit ce qu'il fallait penser de cette opinion. — Avant d'indiquer une cause plus réelle, remarquons que le poumon où s'arrête le sang, parce qu'il offre le premier obstacle à ce fluide, se présente dans un état qui varie singulièrement, suivant la manière dont s'est terminée la vie. Quand la mort a été prompte et instantanée, alors cet organe n'est nullement engorgé; l'oreillette et le ventricule à sang noir, l'artère pulmonaire, les veines caves, etc., ne sont pas très-distendus. — J'ai observé ce fait, 1° sur les cadavres de deux personnes qui s'étaient pendues, et qu'on a apportées dans mon amphithéâtre; 2° sur trois sujets tombés dans le feu, qui y avaient été tout à coup étouffés, et, par-là même, asphyxiés; 3° sur des chiens que je noyais subitement, ou dont j'interceptais l'air de la respiration, en fermant tout à coup un robinet adapté à leur

trachée-artère; 4° sur des cochons-d'Inde que je faisais périr dans le vide, dans différents gaz, dans le carbonique spécialement, ou bien dont je liais l'aorte à sa sortie du cœur, ou enfin dont j'ouvrais simplement la poitrine pour interrompre les phénomènes mécaniques de la respiration; car, dans cette dernière circonstance, c'est, comme je l'ai observé, parce que les phénomènes chimiques cessent, que le cœur n'agit plus, etc., etc. Dans tous ces cas, le poumon n'était presque pas gorgé de sang. — Au contraire, faites finir dans un animal les phénomènes chimiques de la respiration, d'une manière lente et graduée, noyez-le en le plongeant dans l'eau et le retirant alternativement; asphyxiez-le en le plaçant dans un gaz où vous laisserez, d'instants en instants, pénétrer un peu d'air ordinaire pour le soutenir, ou en ne fermant qu'incomplètement un robinet adapté à sa trachée-artère; en un mot, en faisant durer le plus long-temps possible cet état de gêne et d'angoisse qui, dans l'interruption des fonctions du poumon, est intermédiaire à la vie et à la mort; toujours vous observerez cet organe extrêmement engorgé par le sang, ayant un volume double, triple même de celui qu'il présente dans le le cas précédent. — Entre l'extrême engorgement et la vacuité presque complète des vaisseaux pulmonaires, il est des degrés infinis; or, on est le maître, suivant la manière dont on fait périr l'animal, de déterminer tel ou tel de ces degrés : je l'ai très-souvent observé. C'est ainsi qu'il faut expliquer l'état d'engorgement du poumon de tous les sujets dont une longue agonie, une affection lente dans ses progrès ont terminé la vie : la plupart des cadavres apportés dans nos amphithéâtres présentent cette disposition. — Mais quel que soit l'état du poumon dans les asphyxiés, qu'il se trouve gorgé ou vide de sang, que la mort ait été par conséquent longuement amenée ou subitement produite, toujours le système vasculaire à sang noir est alors plein de ce fluide, surtout aux environs du cœur; toujours il y a, sous ce rapport, une grande différence entre lui et le système vasculaire à sang rouge; toujours, par conséquent, c'est dans le poumon que la circulation trouve son principal obstacle. — De quelle cause peut donc naître cet obstacle, que ne présente point au sang les plis de l'organe, ainsi que nous l'avons vu? Ces causes sont relatives, au sang, 2° au poumon, 3° au cœur. La cause principale relative au sang est la grande quantité de ce fluide qui passe alors des artères dans les veines. En effet, nous verrons bientôt que le sang noir, circulant dans les artères, n'est point susceptible de fournir aux sécrétions, aux exhalations et à la nutrition, les matériaux divers nécessaires à ces fonctions : ou que, s'il apporte ces matériaux, il ne peut point exciter les organes, il les laisse inactifs. — Il suit de là que toute la portion de ce fluide portée ordinairement au système artériel par ces diverses fonctions reflue dans le système veineux avec la portion qui doit y passer naturellement, et qui est le résidu de celui qui a été employé : d'où une quantité de sang beaucoup plus grande que dans l'état habituel ; de là, par conséquent, bien plus de difficulté pour ce fluide à traverser le poumon. — Tous les praticiens qui ont ouvert des cadavres d'asphyxiés ont été frappés de l'abondance du sang qu'on y rencontre. M. Portal a fait cette observation ; je l'ai toujours constatée dans mes expériences. Les causes relatives au poumon, qui, chez les asphyxiés, arrêtent dans cet organe le sang qui le traverse, sont d'abord son défaut d'excitation par le sang rouge. En effet, les artères bronchiques, qui y portent ordinairement cette espèce de fluide, n'y conduisent plus alors que du sang noir ; de là, la couleur de brun obscur que prend cet organe, dès qu'on empêche d'une manière quelconque l'animal de respirer. On voit surtout très-bien cette couleur, et on distingue même ses nuances successives, lorsque, la poitrine étant ouverte, l'air ne peut pénétrer dans les cellules aériennes affaissées, pour rougir le sang qui y circule encore. — La noirceur du sang des veines pulmonaires concourt aussi, et même plus efficacement, vu sa quantité plus grande, à cette coloration, qu'il faut bien distinguer des taches bleuâtres naturelles au poumon dans certains animaux. — Le sang noir circulant dans les vaisseaux bronchiques, produit sur le poumon le même effet qui, dans le cœur, naît de son contact, lorsqu'il pénètre cet organe par les coronaires : il affaiblit ses diverses parties, empêche leur action et la circulation capillaire qui s'y opère sous l'influence de leurs forces toniques.—La seconde cause qui, dans l'interruption des phénomènes chimiques du poumon, gêne la circulation de cet organe, c'est le défaut de son excitation par l'air vital. Le premier effet de cet air parvenant sur les surfaces muqueuses des cellules aériennes, est de les exciter, de les stimuler, d'entretenir par conséquent le poumon dans une espèce d'éréthisme continuel (« Je ne vois pas ce qui a pu porter Bichat à admettre cet éréthisme du poumon dont on ne devine point l'utilité. C'est bien assez de supposer dans les organes l'existence de ces propriétés cachées, quand on en a besoin pour expliquer leurs fonctions. » *Note de M. Magendie*) ; ainsi les aliments arrivant dans l'estomac excitent-ils ses forces, ainsi tous les réservoirs sont-ils agacés par l'abord des fluides qui leur sont habituels. — Cette excitation des membranes muqueuses par les substances étrangères en contact avec elles, soutient leurs forces toniques, qui tombent en partie, et laissent par conséquent la circulation capillaire moins active lorsque ce contact devient nul.—Les différents fluides aériformes qui remplacent l'air atmosphérique dans les diverses asphyxies, paraissent agir à des degrés très-variés sur les forces toniques ou sur la contractilité organique insensible. Les uns, en effet, les abattent presque subitement et arrêtent tout à coup la circulation, que d'autres laissent encore durer pendant plus ou moins long-temps. Comparez l'asphyxie par le gaz nitreux, l'hydrogène sulfuré, etc., à celle par l'hydrogène pur, par le gaz acide carbonique, etc., vous verrez une différence notable. Cette différence, ainsi que les effets variés qui résultent des diverses asphyxies, tiennent aussi, comme nous le verrons, à d'autres causes; mais celle-ci y influe bien évidemment.—Enfin la cause relative au cœur, qui chez les asphyxiés fait stagner le sang dans le système vasculaire veineux, c'est l'affaiblissement du ventricule et de l'oreillette de ce système, lesquels, pénétrés dans toutes leurs fibres par le sang noir, ne sont plus susceptibles de pousser avec énergie ce fluide vers le poumon, de surmonter par conséquent la résistance qu'il y trouve : ils se laissent donc distendre par lui, et ne peuvent non plus résister à l'abord de celui qu'y versent les veines caves. Celles-ci se gonflent aussi, comme tout le système veineux, parce que leurs parois, cessant d'être excitées par le sang rouge, étant toutes pénétrées du noir, perdent peu à peu le ressort nécessaire à leurs fonctions. — Il est facile de concevoir, d'après ce que nous venons de dire , comment tout le système vasculaire à sang noir se trouve gorgé de ce fluide dans l'asphyxie. — On comprendra aussi, par les considérations suivantes, comment le système à sang rouge en contient une moindre quantité. — 1° Comme l'obstacle commence au poumon, ce système en reçoit évidemment bien moins que de coutume ; de là, ainsi que nous avons vu, la cessation plus prompte des contractions du ventricule gauche. — 2° La force naturelle des artères, quoique affaiblie par l'abord du sang noir dans les fibres de leurs parois, est cependant bien supérieure à celle du système veineux, soumis d'ailleurs à la même cause de débilité ; par conséquent, ces vaisseaux et le ventricule aortique peuvent bien plus facilement surmonter la résistance des capillaires de tout le corps, que les veines et le ventricule veineux ne peuvent vaincre celle des capillaires du poumon. — 3° Il n'y a , dans la circulation capillaire générale, qu'une cause de ralentissement, savoir, le contact du sang noir sur tous les organes, tandis qu'à cette cause se joint, dans le poumon , l'absence d'excitation habituelle déterminée sur lui par l'air atmosphérique. Donc au poumon, d'une part, plus de résistance est offerte au sang qu'y apportent les veines, et moins de force se trouve , d'autre part, pour surmonter cette résistance ; tandis que , dans toutes des parties, on observe, au contraire, à la terminaison des artères et lors du passage de leur sang dans les veines, des obstacles plus faibles d'un côté, de l'autre des forces plus grandes pour vaincre ces obstacles. — 4° Dans le système capillaire général, qui est l'aboutissant de celui des artères, si la circulation s'embarrasse d'abord dans un organe particulier, elle peut se faire encore un peu dans les autres , et alors le sang reflue par là dans les veines. Au contraire, comme tout le système capillaire auquel aboutit celui des veines se trouve concentré dans le poumon, si ce viscère perd ses forces, sa sensibilité et sa contractilité organiques insensibles, alors il est nécessaire que toute la circulation veineuse s'arrête. — Les considérations précédentes donnent, je crois, l'explication de l'inégalité dans la plénitude des deux systèmes vasculaires, inégalité que les cadavres asphyxiés ne présentent pas seuls, mais qui est aussi plus ou moins frappante à la suite de presque toutes les maladies. — Quoique

le système capillaire général offre [...] l'asphyxie moins de résistance aux ar[tères] que le système capillaire pulmonaire [...] présente alors aux veines, cepen[dant] cette résistance, née surtout de l'a[bord] du sang noir à tous les organes dont [...] saurait entretenir les forces, y est [...] manifeste, et elle produit deux phé[no]mènes assez remarquables.—Le pre[mier] est la stase, dans les artères, d['une] quantité de sang noir bien plus cons[idé]rable qu'à l'ordinaire, quoique cep[en]dant beaucoup moindre que dans les [vei]nes. De là une grande difficulté, chez [les] asphyxiés, à faire les injections, qui r[éus]sissent en général d'autant mieux que [les] artères sont plus vides : le sang qui [se] trouve alors est fluide, rarement pri[s en] caillot, parce qu'il est veineux, et [en] tant qu'il porte ce caractère, il est mo[ins] facilement coagulable , comme le pr[ou]vent, 1° les expériences des chimi[stes] modernes, 2° la comparaison de ce[lui] renfermé dans les varices avec ce[lui] contenu dans les anévrysmes, 3° l'in[s]pection de celui qui stagne ordinai[re]ment après la mort dans les veines [du] voisinage du cœur, etc.—Le second ph[é]nomène né, dans l'asphyxie, de la ré[sis]tance qu'oppose aux artères le systè[me] capillaire général affaibli, c'est la co[u]leur livide que présentent la plupart d[es] surfaces, et les engorgements des div[er]ses parties, comme de la face, de la la[n]gue, des lèvres, etc. Ces deux phéno[mènes] indiquent une stase de sang no[ir] aux extrémités artérielles qu'il ne p[eut] traverser, comme ils dénotent le mêm[e] effet dans les vaisseaux pulmonaires, [où] l'engorgement est bien plus manifeste[,] parce que, comme je l'ai dit, le systèm[e] capillaire est concentré là dans un trè[s] petit espace, tandis qu'aux extrémité[s] artérielles il est largement disséminé. — Tous les auteurs rapportent la couleu[r] livide des asphyxiés au reflux du san[g] des veines vers les extrémités ; cette caus[e] est peu réelle. En effet, ce reflux, qui es[t] très-sensible dans les troncs, va toujour[s] en diminuant vers les ramifications, o[ù] les valvules le rendent nul et même pres[]que impossible. — Voici d'ailleurs un[e] expérience qui prouve manifestement qu[e] c'est à l'impulsion du sang noir transmi[s] par le ventricule aortique dans toutes le[s] artères, qu'il faut attribuer cette colora[]tion : — 1° Adaptez un tube à robinet [à] la trachée-artère mise à nu et coupé[e] transversalement en haut ; 2° ouvrez l'ab[]domen de manière à distinguer les in-

ts, l'épiploon, etc. ; 3° fermez en-
le robinet. Au bout de deux ou trois
ues, la teinte rougeâtre qui anime
d blanc du péritoine, et que cette
rane emprunte des vaisseaux ram-
au-dessous d'elle, se changera en un
obscur, que vous ferez disparaître et
aître à volonté en ouvrant le robi-
en le refermant. — On ne peut ici,
me si on faisait l'expérience sur d'au-
parties, soupçonner un reflux se pro-
ant du ventricule droit vers les extré-
veineuses puisque les veines mésen-
ques font, avec les autres branches de
ine porte, un système à part, in-
ndant du grand système à sang noir,
ns communication avec les cavités
eur, qui correspond à ce système. —
eviendrai ailleurs sur la coloration
parties par le sang noir ; cette expé-
ce suffit pour prouver qu'elle est un
manifeste de l'impulsion artérielle,
elle s'exerce sur ce fluide étranger
artères dans l'état ordinaire. — Il est
ce, d'après tout ce que nous avons
d'expliquer comment le poumon est
ou moins gorgé de sang, plus ou
brun ; comment les taches livides
ndues sur les différentes parties du
sont plus ou moins marquées, sui-
que l'asphyxie a été plus ou moins
ongée. — Il est évident que si, avant
ort, le sang noir a fait dix ou douze
le tour des deux systèmes, il engor-
bien davantage leurs extrémités,
s'il les a seulement parcourus deux
ois fois, puisqu'à chacune il en reste
ces extrémités une quantité plus ou
ns grande par le défaut d'action des
sseaux capillaires. — J'observe, en
inant cet article, que la rate est le
organe de l'économie susceptible,
me le poumon, de prendre des vo-
es très-différents. A peine la trouve-
deux fois dans le même état. Tantôt
gorgée de sang, tantôt presque vide
e fluide, elle se montre, dans les di-
s sujets, sous des formes très-varia-
.—On a faussement cru qu'il y avait
rapport entre la plénitude ou la va-
té de l'estomac et les inégalités de la
. Les expériences m'ont appris le
traire, comme je l'ai dit ailleurs :
inégalités, étrangères à la vie, pa-
sent survenir seulement à l'instant
la mort. — Je crois qu'elles dé-
dent spécialement de l'état du foie,
t les vaisseaux capillaires sont l'abou-
ant de tous les troncs de la veine
te, comme les capillaires du poumon

sont celui du grand système veineux, en
sorte que, quand les capillaires hépatiques sont affaiblis par une cause quelconque, nécessairement la rate doit s'engorger, et se remplir du sang qui ne
peut traverser le foie. Il survient alors,
si je puis m'exprimer ainsi, une asphyxie
isolée dans l'appareil vasculaire abdominal. — Dans ce cas, le foie est à la rate
ce que le poumon est aux cavités à sang
noir dans l'asphyxie ordinaire : c'est dans
le premier organe qu'est la résistance ;
c'est dans le second que se fait la stase
sanguine. Mais ceci pourra être éclairé
par des expériences sur des animaux tués
de différentes manières. Je me propose
de fixer rigoureusement, par ce moyen,
l'analogie qu'il y a entre le séjour du
sang dans les branches diverses de la
veine porte, et celui qu'on observe dans
le système veineux général, à la suite des
divers genres de mort. Je n'ai point observé de particularités pour la rate et son
système de veines, dans l'asphyxie ordinaire. — Au reste, il est inutile de dire
qu'on doit distinguer l'engorgement de
ce viscère par le sang qui l'infiltre à l'instant de la mort, engorgement que tous
ceux qui ont vu des cadavres ont observé, d'avec celui plus rare que déterminent, dans cet organe, les maladies diverses. L'inspection suffit pour ne pas s'y
méprendre.

ART. VII. — DE L'INFLUENCE QUE LA MORT
DU POUMON EXERCE SUR CELLE DU CER-
VEAU.

Nous venons de voir que c'est en envoyant du sang noir dans les fibres charnues du cœur, en agissant peut-être sur
les nerfs par le contact de ce sang, que le
poumon influe, dans l'asphyxie, sur la
cessation des battements de cet organe. Ce
fait semble d'avance nous en indiquer
un analogue dans le cerveau : l'observation le prouve indubitablement. — Quelle
que soit la manière dont s'interrompe
l'action pulmonaire, que les phénomènes
chimiques ou que les mécaniques cessent les uns avant les autres, toujours ce
sont les premiers dont l'altération jette le
trouble dans les fonctions cérébrales. Ce
que j'ai dit sur ce point, relativement
au cœur, est exactement applicable au
cerveau ; je ne me répéterai pas. — Il
s'agit donc de montrer, par l'expérience
et par l'observation des maladies, que,
dans l'interruption des fonctions chimiques du poumon, c'est le sang noir qui

interrompt l'action du cerveau, et sans doute celle de tout le système nerveux. Examinons d'abord les expériences relatives à cet objet. — J'ai d'abord commencé par transfuser au cerveau d'un animal le sang artériel d'un autre, afin que cet essai me servît de terme de comparaison pour les suivants. L'une des carotides étant ouverte dans un chien, on y adapte un tube du côté du cœur, et on lie la portion correspondante au cerveau ; on coupe ensuite la même artère sur un autre chien : une ligature est placée au-dessus de l'ouverture à laquelle on fixe l'autre extrémité du tube. Alors un aide, qui fait avec les doigts la compression de la carotide du premier chien, cesse d'y interrompre le cours du sang, lequel est poussé avec force par le cœur de cet animal vers le cerveau de l'autre : aussitôt les battements de l'artère, qui avaient cessé dans celui-ci, au-dessus du tube, se renouvellent et indique le trajet du fluide. Cette opération fatigue peu l'animal qui reçoit le sang, surtout si on à en soin d'ouvrir une de ses veines, pour éviter une trop grande plénitude des vaisseaux : il vit très-bien ensuite. — Nous pouvons donc conclure de cette expérience, souvent répétée, que le contact d'un sang rouge étranger n'est nullement capable d'altérer les fonctions cérébrales. — J'ai, après cela, adapté à la carotide ouverte sur un chien, tantôt l'une des veines d'un autre chien par un tube droit, tantôt la jugulaire du même par un tube recourbé, de manière à ce que le sang noir parvînt au cerveau par le système à sang rouge. L'animal qui était censé recevoir le fluide n'a éprouvé aucun trouble dans plusieurs expériences, ce qui m'étonnait d'autant plus que leur résultat ne s'accordait point avec celui des essais tentés sur les autres organes. J'en ai enfin aperçu la raison : c'est que le sang noir ne parvient point alors au cerveau. Le mouvement qui s'établit dans la partie supérieure de l'artère ouverte, et qui projette le sang rouge en sens opposé à celui où il coule ordinairement, est égal et même supérieur à l'impulsion veineuse qu'il surmonte, et dont il empêche l'effet, comme on peut le voir en ouvrant la portion d'artère placée au-dessus du tube qui devrait y conduire du sang noir. Ce mouvement paraît dépendre et des forces contractiles organiques de l'artère (cette prétendue contractilité n'est autre chose que l'élasticité des parois artérielles), et

de l'impulsion du cœur, qui fait re[…] le sang par les anastomoses, en se[…] posé à celui qui lui est naturel. — [Il] donc recourir à un moyen plus actif[…] pousser cette espèce de sang au cer[…] Or, ce moyen était bien simple à[…] ver. J'ai ouvert sur un animal la [caro]tide et la jugulaire ; j'ai reçu, dan[s une] seringue échauffée à la températu[re du] corps, le fluide que versait cette [der]nière, et je l'ai injecté au cervea[u de] la première, que j'avais liée du cô[té du] cœur pour éviter l'hémorrhagie. Pre[sque] aussitôt l'animal s'est agité ; sa res[pira]tion s'est précipitée ; il a paru dan[s des] étouffements analogues à ceux que[…] termine l'asphyxie ; bientôt il a[…] présenté tous les symptômes, la vie [ani]male s'est suspendue entièrement[… le] cœur a continué à battre encore, [… la] circulation à se faire pendant une d[emi-]heure, au bout de laquelle la mort a[… ter]miné aussi la vie organique. Le chien [était] de taille moyenne, et six onces de s[ang] noir ont été à peu près injectées a[vec] une impulsion douce, de peur qu'on n[e at]tribuât au choc mécanique ce qui ne [de]vait être que l'effet de la nature, [… la] composition du fluide. J'ai répété co[nsé]cutivement cette expérience sur [deux] chiens le même jour, et ensuite, à di[ffé]rentes reprises, sur plusieurs autre[s : le] résultat a été invariable, non-seule[ment] quant à l'asphyxie de l'animal, mais m[ême] quant aux phénomènes qui accom[pagnent la mort. — On pourrait cr[oire] que, sorti de ses vaisseaux et exposé [au] contact de l'air, le sang reçoit de ce fl[uide] des principes funestes ou lui comm[uni]que ceux qui étaient nécessaires à l'e[ntre]tient de la vie, et qu'à cette cause[… est] due la mort subite qui survient lorsqu[on] pousse le sang au cerveau. Pour écla[ir]cir ce soupçon, j'ai fait, à la jugul[aire] d'un chien, une petite ouverture à [la]quelle a été adapté le tube d'une serin[gue] échauffée, dont j'ai ensuite retiré le p[is]ton, de manière à pomper le sang d[e] la veine, sans que l'air pût être en c[on]tact avec ce fluide : il a été poussé t[out] de suite par une ouverture faite à la c[a]rotide : aussitôt les symptômes se so[nt] manifestés comme dans les cas précéden[ts :] la mort est survenue, mais plus lent[e]ment il est vrai, et avec une agitati[on] moins vive. Il est donc possible que lo[rs]que l'air est en contact avec le sang v[i]vant, sorti de ses vaisseaux, il l'altère [un] peu et le rende moins susceptible d'e[n]tretenir la vie des solides ; mais la ca[u]

...entielle de la mort est toujours, d'a-
...s l'expérience précédente, dans la
...ceur de ce fluide. — Il paraît donc,
...près cela, que le sang noir, ou n'est
...nt un excitant capable d'entretenir
...tion cérébrale, ou même qu'il agit
...ne manière délétère sur l'organe en-
...phalique. En poussant par la carotide
...verses substances étrangères, on pro-
...it des effets analogues. — J'ai tué des
...maux en leur injectant de l'encre, de
...huile, du vin, de l'eau colorée avec
...bleu ordinaire, etc. La plupart des
...des excrémentitiels, tels que l'urine,
...bile, les fluides muqueux pris dans
...affections catarrhales, ont aussi sur le
...rveau une influence mortelle, par leur
...ple contact. — La sérosité du sang qui
...sépare du caillot dans une saignée,
...duit aussi la mort, lorsqu'on la
...asse artificiellement au cerveau; mais
...effets sont plus lents, et souvent l'ani-
...survit plusieurs heures à l'expérience.
...Au reste, c'est bien certainement en
...assant sur le cerveau et non sur la sur-
...ce interne des artères que ces diver-
...substances sont funestes. Je les ai in-
...tées toutes comparativement par la
...rale. Aucune n'est mortelle de cette
...nière: seulement j'ai remarqué qu'un
...gourdissement, une paralysie même
...cède presque toujours à l'injection. —
...sang noir est sans doute funeste au cer-
...au, qu'il frappe d'atonie par son con-
...t, de la même manière que les diffé-
...nts fluides dont je viens de parler.
...elle est cette manière? je ne le re-
...rcherai point: là commenceraient les
...jectures; elles sont toujours le terme
...je m'arrête. — Nous sommes déjà, je
...dis, autorisés à penser que, dans l'as-
...yxie, la circulation qui continue quel-
...e temps après que les fonctions chi-
...ques du poumon ont cessé, inter-
...mpt celle du cerveau, en y apportant
...sang noir par les artères. Une autre
...nsidération le prouve: c'est qu'alors
...mouvements de cet organe continuent
...mme à l'ordinaire. — Si on met la sur-
...ce cérébrale à découvert sur un animal,
...qu'on asphyxie cet animal d'une ma-
...ère quelconque, en poussant, par
...emple, différents gaz dans sa trachée-
...tère, au moyen d'un robinet qui y a été
...apté, ou bien seulement en fermant ce
...binet, on voit que déjà toute la vie
...imale est presque anéantie, que les
...nctions du cerveau ont cessé par consé-
...ent, et que cependant cet organe est
...core agité de mouvements alternatifs

d'élévation et d'abaissement, mouvements qui sont dépendants de l'impulsion donnée par le sang noir. Puis donc
que cette cause de vie subsiste encore
dans le cerveau, il faut bien que sa mort
soit due à la nature du fluide qui le pénètre. — Cependant si une affection cérébrale coïncide avec l'asphyxie, la mort
que détermine celle-ci est plus prompte
que dans les cas ordinaires. J'ai d'abord
frappé de commotion un animal, je l'ai
ensuite privé d'air; sa vie, qui n'était
que troublée, a été subitement éteinte. En
asphyxiant un autre animal, déjà assoupi
par une compression exercée artificiellement sur le cerveau, toutes les fonctions
m'ont paru aussi cesser un peu plus tôt
que lorsque le cerveau est intact pendant l'opération. Mais éclaircissons, par
de nouvelles expériences, les conséquences déduites de celles présentées jusqu'ici.
— Si, dans l'asphyxie, le sang noir suspend, par son contact, l'action cérébrale,
il est clair qu'en ouvrant une artère dans
un animal qui s'asphyxie, la carotide, par
exemple, en y prenant ce fluide et l'injectant doucement vers le cerveau
d'un autre animal, celui-ci doit mourir
également asphyxé au bout de peu de
temps. C'est en effet ce qui arrive constamment. — Coupez sur un chien la trachée-artère; bouchez-la ensuite hermé-
tiquement. Au bout de deux minutes le
sang coule noir dans le système à sang
rouge. Si vous ouvrez ensuite la carotide,
et que vous receviez dans une seringue
celui qui jaillit par l'ouverture, pour le
pousser au cerveau d'un autre animal,
celui-ci tombe bientôt avec une respiration entrecoupée, quelquefois avec des
cris plaintifs, et la mort ne tarde pas à
survenir. — J'ai fait une expérience analogue à celle-ci, et qui donne cependant
un résultat un peu différent. Elle nécessite deux chiens, et consiste 1° à adapter
un robinet à la trachée-artère du premier, et l'extrémité d'un tube d'argent à
sa carotide; 2° à fixer l'autre extrémité de
ce tube dans la carotide du second, du
côté qui correspond au cerveau; 3° à lier
chaque artère du côté opposé à celui où
le tube est engagé, pour arrêter l'hémorrhagie; 4° à laisser un instant le cœur
de l'un de ces chiens pousser du sang
rouge au cerveau de l'autre; 5° à fermer
le robinet, et à faire ainsi succéder du
sang noir à celui qui coulait d'abord. —
Au bout de quelque temps, le chien qui
reçoit le fluide est étourdi, s'agite, laisse
tomber sa tête, perd l'usage de ses sens

externes, etc.; mais ces phénomènes sont plus tardifs à se déclarer que quand on injecte du sang noir pris dans le système veineux ou artériel. Si on cesse la transfusion, l'animal peut se ranimer, vivre même après que les symptômes de l'asphyxie se sont dissipés, tandis que la mort est constante lorsqu'on se sert de la seringue pour pousser le même fluide, quel que soit le degré de force que l'on emploie. L'air communique-t-il donc au sang quelque principe plus funeste encore que celui que lui donnent les éléments qui le rendent noir? — J'observe que, pour cette expérience, il faut que le chien dont la carotide pousse le sang soit vigoureux, et même plus gros que l'autre, parce que l'impulsion est diminuée à mesure que le cœur se pénètre de sang noir, et que le tube ralentit d'ailleurs le mouvement, quoique cependant ce mouvement soit très-sensible, et qu'une pulsation manifeste indique au-dessus du tube l'influence du cœur de l'un sur l'artère de l'autre.—J'ai voulu essayer de rendre le sang veineux propre à entretenir l'action cérébrale, en le rougissant artificiellement. J'ai donc ouvert la jugulaire et la carotide d'un chien : l'une m'a fourni une certaine quantité de sang noir qui, reçu dans un bocal rempli d'oxygène, est devenu tout de suite d'un pourpre éclatant; je l'ai injecté par l'artère ; l'animal est mort subitement, et avec une promptitude que je n'avais point encore observée. On conçoit combien j'étais loin d'attendre un pareil résultat. Mais ma surprise a bientôt cessé par la remarque suivante : une très-grande quantité d'air se trouvait mêlée avec le fluide, qui est arrivé au cerveau très-écumeux et boursouflé. Or, nous avons vu qu'un très-petit nombre de bulles aériennes tuent les animaux quand on les introduit dans le système vasculaire, soit du côté du cerveau, soit du côté du cœur.—Ceci m'a fait répéter mes expériences sur l'injection du sang noir, pour voir si quelques bulles ne s'y mêlaient point, et n'occasionaient pas la mort : j'ai constamment observé que non. Une autre difficulté s'est présentée à moi : il est possible que le peu d'air contenu dans l'extrémité du tube de la seringue, que celui qui a pu s'être introduit par l'artère ouverte, poussés par l'injection vers le cerveau, suffisent pour en anéantir l'action; mais une simple réflexion a fait évanouir ce doute : si cette cause était réelle, elle devrait produire le même effet dans l'injection de tout fluide, dans celle de l'eau, par exemple : rien de semblable ne s'observe avec ce fluide. — Nous pouvons donc assurer, je crois, que c'est réellement par la nature des principes qu'il contient, que le sang noir, ou est incapable d'exciter l'action cérébrale, ou agit sur elle d'une manière délétère; car je ne puis dire si c'est négativement ou positivement que s'exerce son influence ; tout ce que je sais, c'est que les fonctions du cerveau sont suspendues par elle. — D'après cette donnée, il paraît qu'on devrait ranimer la vie des asphyxiés en poussant au cerveau du sang rouge, qui en est l'excitant naturel. Distinguons à cet égard deux périodes dans l'asphyxie : 1° celle où les fonctions cérébrales sont seules suspendues; 2° celle où la circulation s'est déjà arrêtée, ainsi que le mouvement de la poitrine ; car cette maladie est toujours caractérisée par la perte subite de toute vie animale, et ensuite par celle de l'organique, qui ne vient que consécutivement. Or, tant que l'asphyxie est à la première période dans un animal, j'ai observé qu'en transfusant vers le cerveau du sang rouge, au moyen d'un tube adapté à la carotide d'un autre animal et à la sienne, le mouvement se ranime peu à peu; les fonctions cérébrales reprennent en partie leur exercice, et même souvent des agitations subites dans la tête, les yeux, etc., annoncent le premier abord du sang ; mais aussi bientôt le mieux disparaît et l'animal retombe, si la cause asphyxiante continue, si, par exemple, le robinet adapté à la trachée-artère reste fermé. — D'un autre côté, si l'on ouvre le robinet dans cette première période, presque toujours le contact d'un air nouveau sur le poumon on ranime peu à peu cet organe. Le sang rouge se colore, est poussé au cerveau, et la vie se rétablit sans la tranfusion précédente, qui est toujours nulle pour l'animal dont l'asphyxie est à la seconde période, c'est-à-dire dont les mouvements organiques, ceux du cœur spécialement, sont suspendus ; en sorte que cette expérience ne nous offre qu'une preuve de ce que nous connaissons déjà : savoir, de la différence de l'influence du sang noir et du rouge sur le cerveau, et non un remède contre les asphyxies.—J'observe de plus qu'elle ne réussit pas après l'injection du sang veineux par une seringue. Alors, quoique la cause asphyxiante ait cessé après l'injection, quoiqu'on pousse du sang artériel

la même ouverture, soit en le transfusant de l'artère d'un autre animal, soit en
injectant après l'avoir pris dans une artère ouverte, et en avoir rempli un siphon,
l'animal ne donne que de faibles mar-
ques d'excitation ; souvent aucune n'est
sensible : toujours la mort est inévitable.
En général l'asphyxie occasionnée par
le sang pris dans le système veineux
même, et poussé au cerveau, est plus
prompte, plus certaine, et diffère bien
manifestement de celle que fait naître,
dans le poumon même, le changement
gradué du sang rouge en sang noir, lors
de l'interruption de l'air, de l'introduction des gaz dans la trachée, etc.—Après
avoir établi, par diverses expériences,
l'influence funeste du sang noir sur le
cerveau, qui le reçoit des artères dans
l'interruption des phénomènes chimiques du poumon, il n'est pas inutile, je
crois, de montrer que les phénomènes
des asphyxies observés sur l'homme s'accordent très-bien avec ces expériences,
qui me paraissent leur servir d'explication. — 1° Tout le monde sait que toute
espèce d'asphyxie porte sa première influence sur le cerveau ; que les fonctions
de cet organe sont d'abord anéanties,
que la vie animale cesse, surtout du côté
des sensations ; que tout rapport avec ce
qui nous environne est tout à coup suspendu, et que les fonctions internes ne
s'interrompent que consécutivement.
Quel que soit le mode d'asphyxie, par la
submersion, par la strangulation, par le
vide, par les divers gaz, etc., le même
symptôme se manifeste toujours.—2° Il
est curieux de voir comment, dans les
expériences où l'on asphyxie un animal
dont une artère est ouverte, à mesure
que le sang s'obscurcit et devient noir,
l'action cérébrale se trouble et se trouve
déjà presque anéantie, que celle du
cœur continue encore avec énergie. —
3° On sait que la plupart des asphyxiés
qui échappent à la suffocation n'ont
éprouvé qu'un engourdissement général,
un assoupissement dont le siége évident
est au cerveau ; que chez tous ceux où
le pouls et le cœur ont cessé de se faire
sentir, la mort est presque certaine.
Dans de nombreuses expériences, je n'ai
jamais vu l'asphyxie se guérir à cette
période. — 4° Presque tous les malades
qui ont survécu à cet accident, surtout
lorsqu'il est déterminé par la vapeur du
charbon, disent avoir ressenti d'abord
une douleur plus ou moins violente à la
tête, effet probable du premier contact

du sang noir sur le cerveau. Ce fait a
été noté par la plupart des auteurs qui
ont traité cette matière. — 5° Ces expressions vulgaires, *le charbon entête,
porte à la tête*, etc., ne prouvent-elles
pas que le premier effet de l'asphyxie que
cette substance détermine par sa vapeur
se porte au cerveau et non sur le cœur ?
Souvent le peuple, qui voit sans le pres-
tige des systèmes, observe mieux que
nous, qui ne voyons quelquefois que ce
que nous cherchons à apercevoir d'après
l'opinion que nous nous sommes préliminairement formée. — 6° Il est divers
exemples de malades qui, revenus de l'é-
tat d'asphyxie où les a plongés la vapeur
du charbon, conservent plus ou moins
long-temps diverses altérations dans les
fonctions intellectuelles et dans les mouvements volontaires, altérations qui ont
évidemment leur siége au cerveau. Plusieurs jours après l'accident, s'il a été à
un certain degré, les malades vacillent,
ne peuvent se soutenir sur leurs jambes ;
leurs idées sont confuses. C'est en
moins ce que présente en plus l'apoplexie. Quelquefois des mouvements
convulsifs se manifestent presque tout
à coup à la suite de l'impression des vapeurs méphytiques. Souvent un mal de
tête a duré plusieurs jours après la disparition des autres symptômes. On peut
voir dans les observateurs, dans l'ouvrage de M. Portal en particulier, ces
preuves multipliées de l'influence funeste et souvent prolongée du sang noir
sur le cerveau, où le transmettent les
artères.—Cette influence, quoique réelle
sur les animaux à sang froid, sur les
reptiles en particulier, est cependant
beaucoup moins manifeste. J'ai fait, sur
les côtés de la poitrine, deux incisions à
une grenouille ; le poumon est sorti de
l'un et de l'autre côté : je l'ai lié là où les
vaisseaux y pénètrent. L'animal a cependant vécu encore très-long-temps, quoique toute communication fût rompue
entre le cerveau et l'organe pulmonaire.
Si, au lieu de lier celui-ci, on en fait l'extirpation, le même phénomène se remarque. — Dans les poissons, que l'organisation des branchies fait essentiellement
différer des reptiles, le rapport entre le
poumon et le cerveau m'a paru un peu
plus immédiat, quoique cependant beaucoup moins que dans les espèces à sang
rouge et chaud. — J'ai enlevé, dans une
carpe, la lame cartilagineuse qui recouvre les branchies : celles-ci, mises à nu,
s'écartaient et se rapprochaient alterna-

tivement de l'axe du corps. La respiration a paru se faire comme à l'ordinaire, et l'animal a vécu très-long-temps sans trouble apparent dans ses fonctions. — J'ai embrassé ensuite, par un fil de plomb, toutes les branchies et les anneaux cartilagineux qui les soutiennent ; ce fil a été serré de manière que tout mouvement s'est trouvé empêché dans l'appareil pulmonaire. Bientôt la carpe a langui ; ses nageoires ont cessé d'être tendues ; le mouvement musculaire s'est peu à peu affaibli ; il a cessé entièrement, et l'animal est mort au bout d'un quart d'heure. — Les mêmes phénomènes se sont à peu près manifestés dans une autre carpe dont j'avais arraché les branchies ; seulement j'ai observé que l'instant qui a suivi l'expérience a été marqué par divers mouvements irréguliers, après lesquels l'animal s'est relevé dans l'eau, s'y est maintenu comme à l'ordinaire, a perdu beaucoup de sang, et a ensuite succombé entièrement au bout de vingt minutes. — Au reste, le genre particulier de rapports qui unit le cœur, le cerveau et le poumon dans les animaux à sang rouge et froid mérite, je crois, de fixer d'une manière spéciale l'attention des physiologistes. Ces animaux ne doivent point être sujets, comme ceux à sang rouge et chaud, aux défaillances, à l'apoplexie et aux autres maladies où la mort est subite par l'interruption de ces rapports ; ou du moins leurs maladies analogues à celles-là doivent porter d'autres caractères ; leur asphyxie est infiniment plus longue à s'opérer. Revenons aux espèces voisines de l'homme. D'après l'influence du sang noir sur le cœur, sur le cerveau et sur tous les organes, j'avais pensé que les personnes affectées d'anévrysme variqueux devaient moins vite périr asphyxiées que les autres, si elles se trouvaient privées d'air, parce que le sang rouge, passant dans leurs veines, traverse le poumon sans avoir besoin d'éprouver d'altération, et doit par conséquent entretenir l'action cérébrale. — Pour m'assurer si ce soupçon était fondé, j'ai fait d'abord communiquer sur un chien l'artère carotide avec la veine jugulaire, par un tuyau recourbé, qui portait le sang de la première dans la seconde, et lui communiquait un mouvement de pulsation très-sensible. J'ai ensuite fermé le robinet adapté préliminairement à la trachée-artère de l'animal, qui a paru en effet rester un peu plus

long-temps sans éprouver les phénomènes de l'asphyxie. Mais la différence n'a pas été très-marquée ; elle s'est trouvée nulle sur un second animal, où j'ai répété la même expérience. — Nous pouvons, je crois, conclure avec certitude des expériences et des considérations diverses exposées dans ce paragraphe : 1° Que dans l'interruption des phénomènes chimiques du poumon le sang noir agit sur le cerveau comme sur le cœur, c'est-à-dire en pénétrant le tissu de cet organe et en le privant par là de l'excitation nécessaire à son action ; 2° Que son influence est beaucoup plus prompte sur le premier que sur le second de ces organes ; 3° Que c'est l'inégalité de cette influence qui détermine la différence de cessation des deux vies dans l'asphyxie, où l'animale est toujours anéantie avant l'organique. — Nous pouvons aussi concevoir, d'après ce qui a été dit dans cet article et dans le précédent, combien est peu fondée l'opinion de ceux qui ont cru que chez les suppliciés par la guillotine le cerveau pouvait vivre encore quelque temps, et même que les sensations de plaisir ou de douleur pouvaient s'y rapporter. L'action de cet organe est immédiatement liée à sa double excitation, 1° par le mouvement, 2° par la nature du sang qu'il reçoit : or, cette excitation devenant alors subitement nulle, l'interruption de toute espèce de sentiment doit être subite. — Quoique dans la cessation des phénomènes chimiques du poumon, le trouble des fonctions cérébrales influe beaucoup sur la mort des autres organes, cependant il n'en est le principe que dans la vie animale, où même d'autres causes se joignent aussi à celle-là, comme nous allons le voir. La vie organique cesse par le seul contact du sang noir sur les divers organes. La mort du cerveau n'est qu'un phénomène isolé et partiel de l'asphyxie, laquelle ne réside exclusivement dans aucun organe, mais les frappe tous également par l'influence du sang qu'elle y envoie. Ceci va se développer dans l'article suivant.

ART. VIII. — DE L'INFLUENCE QUE LA MORT DU POUMON EXERCE SUR CELLE DE TOUS LES ORGANES.

Je viens de montrer comment l'interruption des phénomènes chimiques du poumon anéantit les fonctions du cœur et du cerveau. Il me reste à faire voir que ce n'est pas seulement sur ces deux organes que le sang noir exerce son influence, que tous ceux de l'économie en reçoivent une funeste impression, lorsqu'il y est conduit par les artères, et que, par conséquent, l'asphyxie est, comme je l'ai dit, une maladie générale à tous les organes. — Je ne reviendrai pas sur la division des phénomènes pulmonaires en mécaniques et chimiques. Que la mort commence par les uns ou par les autres, c'est toujours, comme je l'ai prouvé, l'interruption des derniers qui fait cesser la vie : eux seuls vont donc m'occuper. — Mais avant d'analyser les effets produits par la cessation de ces phénomènes sur tous les organes, et, par conséquent, le mode d'action du sang noir sur eux, il n'est pas inutile, je crois, d'exposer les phénomènes de la production de cette espèce de sang à l'instant où les fonctions pulmonaires s'interrompent. Ce paragraphe, qui paraîtra peut-être intéressant, pouvait indifféremment appartenir aux deux articles précédents, ou à celui-ci.

§ Ier. *Exposer les phénomènes de la production du sang noir, dans l'interruption des fonctions chimiques du poumon.* — On sait, en général, que le sang se colore en traversant le poumon, que de noir qu'il était il devient rouge; mais jusqu'ici, cette matière intéressante n'a été l'objet d'aucune expérience précise et rigoureuse. Le poumon des grenouilles, à larges vésicules, à membranes minces et transparentes, serait propre à observer cette coloration, si, d'un côté, la lenteur de la respiration chez ces animaux, la différence de son mécanisme d'avec celui de la respiration des animaux à sang chaud, la somme trop petite du sang qui traverse leurs poumons, n'empêchaient d'établir des analogies complètes entre eux et les espèces voisines de l'homme, ou l'homme lui-même, et si, d'un autre côté, la ténuité de leurs vaisseaux pulmonaires, l'impossibilité de comparer les changements dans la vitesse de la circulation, avec ceux de la couleur du sang, ne rendaient incomplètes toutes les expériences faites sur ces petits amphibies. — C'est sur les animaux à double ventricule, à circulation pulmonaire complète, à température supérieure à celle de l'atmosphère, à deux systèmes non communiquants pour le sang rouge et le sang noir, qu'il faut rechercher les phénomènes de la respiration humaine et de

toutes les fonctions qui en dépendent. Quelles inductions rigoureuses peut-on tirer des expériences faites sur les espèces où des dispositions opposées se présentent? — D'un autre côté, dans tous les mammifères que leur organisation pulmonaire range à côté de l'homme, l'épaisseur des vaisseaux et des cavités du cœur empêche, sinon de distinguer entièrement la couleur du sang, au moins d'en saisir les nuances avec précision. Les expériences faites sans voir ce fluide à nu ne peuvent donc qu'offrir des approximations, et jamais des notions rigoureuses. — C'est ce qui m'a déterminé à rechercher d'une manière exacte ce que jusqu'ici on n'avait que vaguement déterminé. — Une des meilleures méthodes pour bien juger la couleur du sang, est, à ce qui me semble, celle dont je me suis servi. Elle consiste, comme je l'ai déjà dit souvent, à adapter d'abord à la trachée-artère, mise à nu et coupée transversalement, un robinet que l'on ouvre ou que l'on ferme à volonté, et au moyen duquel on peut laisser pénétrer dans le poumon la quantité précise d'air nécessaire aux expériences, y introduire différents gaz, les y retenir, pomper tout l'air que l'organe renferme, le distendre par ce fluide au-delà du degré ordinaire, etc. L'animal respire très-bien par ce robinet lorsqu'il est ouvert; il vivrait avec lui pendant un temps très-long, sans un trouble notable dans ses fonctions. — On ouvre, en second lieu, une artère quelconque, la carotide, la crurale, etc., afin d'observer les altérations diverses de la couleur du sang qui en jaillit, suivant la quantité, la nature de l'air qui pénètre les cellules aériennes. — En général, il ne faut pas choisir de petites artères, le sang s'y arrête trop vite. Le moindre spasme, le moindre tiraillement peut y suspendre son cours, tandis que la circulation générale continue. D'un autre côté, les grosses artères dépensent en peu de temps une quantité si grande de ce fluide, que bientôt l'hémorrhagie pourrait tuer l'animal. Mais on remédie à cet inconvénient, en adaptant à ces vaisseaux un tube à diamètre très-petit, ou plutôt en ajustant au tube adapté à l'artère, un robinet qui, ouvert à volonté, ne fournit qu'un jet de la grosseur qu'on désire. — Tout étant ainsi préparé sur un animal quelconque, d'une stature un peu grande, sur un chien, par exemple, voyons quelle est la série des phénomènes que nous offre la coloration du sang.

—En indiquant, dans ces phénomènes, le temps précis que la coloration reste à se faire, je ne dirai que ce que j'aurai vu, sans prétendre que dans l'homme la durée des phénomènes soit uniforme, que cette durée soit même constante dans les animaux examinés aux époques diverses du sommeil, de la digestion, de l'exercice, du repos des passions, s'il était possible de répéter les expériences à ces époques diverses. En général, c'est peu connaître, comme je l'ai dit, les fonctions animales, que de vouloir les soumettre au moindre calcul, parce que leur instabilité est extrême. Les phénomènes restent toujours les mêmes, et c'est ce qui nous importe ; mais leurs variations en plus ou en moins sont sans nombre. — Revenons à notre objet, et commençons par les phénomènes relatifs au changement en noir du sang rouge, ou plutôt au non-changement en rouge du sang noir. 1° Si on ferme le robinet tout de suite après une inspiration, le sang commence, au bout de trente secondes, à s'obscurcir ; sa couleur est foncée après une minute ; elle est parfaitement semblable à celle du sang veineux après une minute et demie ou deux minutes. 2° La coloration en noir est plus prompte de plusieurs secondes, si on ferme le robinet à l'instant où l'animal vient d'expirer, surtout si, l'expiration ayant été forte, il a rendu beaucoup d'air : après une expiration ordinaire, la différence est peu sensible. 3° Si on adapte au robinet le tube d'une seringue à injection, et qu'en tirant le piston on pompe tout l'air contenu dans le poumon, soit en une fois, soit en deux, suivant le rapport de capacité de la seringue et des vésicules aériennes, le sang passe tout à coup du rouge au noir : vingt à trente secondes suffisent pour cela. Il semble qu'il ne faille alors que le temps nécessaire pour évacuer le sang rouge contenu depuis le poumon jusqu'à l'artère ouverte, et que tout de suite le noir lui succède. Il n'y a point ici de gradation. Les nuances ne deviennent point successivement plus foncées pendant la coloration ; elle est subite : c'est le sang qui sort par les artères tel qu'il était dans les veines. 4° Si, au lieu de faire le vide dans le poumon, on y pousse une quantité d'air un peu plus grande que celle que l'animal absorbe dans la plus grande inspiration, et qu'on l'y retienne en fermant le robinet, le sang reste plus long-temps à se colo-

rer ; ce n'est qu'après une minute qu'il s'obscurcit ; il ne jaillit complètement noir qu'au bout de trois ; cela varie cependant suivant l'état et la quantité d'air qui est poussée. En général, plus il y a de fluide dans le poumon, plus la coloration tarde à se faire. — Il résulte de toutes ces expériences que la durée de la coloration du sang rouge en noir est, en général, en raison directe de la quantité d'air contenue dans le poumon ; que tant qu'il en existe de respirable dans les dernières cellules aériennes, le sang conserve plus ou moins la rougeur artérielle ; que cette couleur s'affaiblit à mesure que que la portion respirable diminue ; qu'elle reste la même qu'elle est dans les veines, quand tout l'air vital a été épuisé à l'extrémité des bronches. — J'ai remarqué que dans les diverses expériences où l'on asphyxie un animal, en fermant le robinet et en retenant ainsi de l'air dans sa poitrine pendant l'expérience, s'il agite avec force cette cavité par des mouvements analogues à ceux de l'inspiration et de l'expiration, la coloration en noir tarde plus à se faire, ou plutôt celle en rouge est plus longue à cesser que si la poitrine reste immobile : c'est qu'en imprimant à l'air des secousses, ces mouvements le font probablement circuler dans les cellules aériennes, et par conséquent présentent sous plus de points sa portion respirable au sang qui doit, ou s'unir à elle, ou lui communiquer les principes devenus hétérogènes à sa nature. Ce que je dirai bientôt sur les animaux qui respirent dans des vessies rendra évidente cette explication. — Je passe maintenant à la coloration en rouge du sang rendu noir par les expériences précédentes. Les phénomènes dont elles ont été l'objet se passent pendant le temps qui, de l'asphyxie, conduit à la mort : ceux-ci ont lieu durant l'époque qui, de l'asphyxie, ramène à la vie. 1° Si on ouvre le robinet fermé depuis quelques minutes, l'air pénètre aussitôt les bronches. L'animal expire avec force celui qu'elles contiennent, en absorbe de nouveau avec avidité, et répète précipitamment six à sept grandes inspirations et expirations. Si, pendant ce temps, on examine l'artère ouverte, on voit presque tout à coup un jet très-rouge succéder au noir qu'elle fournissait : l'intervalle de l'un à l'autre est tout au plus de trente secondes. Il ne faut que le temps nécessaire pour que le sang noir contenu depuis le poumon jusqu'à l'ouverture de l'artère se soit évacué ; à l'instant le rouge lui succède. C'est le même phénomène, en sens inverse, que celui indiqué plus haut, au sujet de l'asphyxie par le vide fait en pompant l'air avec la seringue. On ne voit point ici de nuances successives du noir au rouge ; le passage est tranchant ; l'éclat de la dernière couleur paraît même plus vif que dans l'état ordinaire. 2° Si, au lieu d'ouvrir subitement le robinet, on laisse pénétrer l'air dans la trachée-artère par une très-petite fente, la coloration est beaucoup moins vive, mais elle est aussi prompte. 3° Si on adapte au robinet une seringue chargée d'air, qu'on pousse ce fluide vers le poumon, après avoir ouvert le robinet, et qu'on le ferme ensuite, le sang devient rouge, mais beaucoup moins manifestement que lorsque l'entrée de l'air est due à une respiration volontaire. Cela tient probablement à ce que la portion d'air injectée par la seringue refoule dans le fond des cellules celles qui existe déjà dans le poumon, tandis qu'au contraire, si on ouvre simplement le robinet, l'expiration rejette d'abord l'air devenu inutile à la coloration, et l'inspiration le remplace ensuite par de l'air nouveau. L'expérience suivante paraît confirmer ceci. 4° Si, au lieu de pousser de l'air sur celui qui est déjà renfermé dans le poumon, on pompe d'abord celui-ci, et qu'on en injecte ensuite du nouveau, la coloration est plus rapide et surtout plus vive que dans le cas précédent. Cependant elle l'est encore un peu moins que quand c'est par l'inspiration et l'expiration naturelles que se renouvelle l'air. 5° Le poumon étant mis à découvert de l'un et l'autre côté, par la section latérale des côtes, la circulation continue encore pendant un certain temps. Alors si, au moyen de la seringue adaptée au robinet de la trachée-artère, on dilate alternativement les vésicules pulmonaires, et qu'on les vide de l'air qu'on y a poussé, les couleurs rouge et noire s'observent tour à tour, et à un degré à peu près égal à celui de l'expérience précédente, pendant le temps que la circulation dure, et malgré l'absence de toute fonction mécanique. —Nous pouvons, je crois, tirer des faits que je viens d'exposer les conséquences suivantes : 1° La rapidité avec laquelle le sang redevient rouge quand on ouvre le robinet ne permet guère de douter que le principe qui sert à cette coloration ne passe direc-

tement du poumon dans le sang à travers les parois membraneuses des vésicules, et qu'une voie plus longue, telle, par exemple, que celle du système absorbant, ne saurait être parcourue par lui. J'établirai d'ailleurs bientôt cette assertion sur d'autres faits. 2° L'expérience célèbre de Hook, par laquelle on accélère les mouvements affaiblis du cœur, chez les asphyxiés ou chez les animaux dont la poitrine est ouverte, en poussant de l'air dans leur trachée-artère, se conçoit très-bien d'après la coloration observée précédemment dans la même expérience. Le sang rouge, en pénétrant les fibres du cœur, fait cesser l'affaiblissement dont les frappait le contact du sang noir. 3° Je ne crois pas que jamais on soit venu à bout de ressusciter par ce moyen les mouvements du cœur, une fois qu'ils sont anéantis par le contact du sang noir. Je l'ai toujours inutilement tenté, quoique plusieurs auteurs prétendent y avoir réussi. Cela se conçoit aisément : en effet, pour que l'action de l'air vivifie le cœur, il faut que le sang qu'elle colore pénètre cet organe : or, si la circulation a cessé, comment pourra-t-il y arriver ? — On doit cependant distinguer deux cas dans l'interruption de l'action du cœur par l'asphyxie. Quelquefois la syncope survient, et arrête le mouvement de cet organe avant que l'influence du sang noir ait pu produire cet effet : alors, en poussant de l'air dans le poumon, celui-ci, excité par ce fluide, réveille sympathiquement le cœur, comme il arrive lorsqu'une cause irritante est appliquée, dans la syncope, sur la pituitaire, le visage, etc. Ce sont les nerfs qui forment alors les moyens de communication entre le poumon et le cœur. Mais quand ce dernier a cessé d'agir parce que le sang noir en pénètre le tissu, alors il n'est plus susceptible de répondre à l'excitation sympathique qu'exerce sur lui le poumon, parce qu'il contient en lui la cause de son inertie, et que, pour surmonter cette cause, il en faudrait une autre qui agît en sens inverse, je veux dire le contact du sang rouge ; or, ce contact est devenu impossible. — J'ai voulu m'assurer quelle était l'influence des différents gaz respirés sur la coloration du sang. J'ai donc adapté au tube fixé dans la trachée-artère différentes vessies, dont les unes contenaient de l'hydrogène, les autres du gaz acide carbonique. — L'animal, en respirant et en inspirant, fait alternativement gonfler et resserrer la vessie. Il reste d'abord assez calme : mais au bout de trois minutes, on le voit qui commence à s'agiter ; la respiration se précipite et s'embarrasse : alors le sang qui jaillit d'une des carotides ouvertes s'obscurcit et devient enfin noir au bout de quatre ou cinq minutes. — La différence dans la durée et dans l'intensité de la coloration m'a toujours paru très-peu marquée , quel que fût celui des deux gaz dont je me servisse pour l'expérience. Cette remarque mérite d'être rapprochée des expériences des commissaires de l'Institut, qui ont vu l'asphyxie complète ne survenir qu'après dix minutes dans l'hydrogène pur, et se manifester au bout de deux, dans le gaz acide carbonique. Le sang noir circule donc plus long-temps dans le système artériel , lors de la première , que lors de la seconde asphyxie, sans tuer l'animal et sans anéantir par conséquent l'action de ses organes. Cela confirme quelques réflexions que je présenterai sur la différence des asphyxies. — Pourquoi la coloration est-elle plus tardive en adaptant les vessies au robinet , qu'en fermant simplement celui-ci sans faire respirer aucun gaz ? cela tient à ce que l'air contenu dans la trachée-artère et dans ses divisions, à l'instant de l'expérience, étant à plusieurs reprises poussé dans la vessie et repoussé dans le poumon , toute la portion respirable qu'il contient se présente successivement aux orifices capillaires, qui la transmettent au sang. — Au contraire, en se contentant de fermer le robinet, l'air ne peut être agité que difficilement d'un semblable mouvement, en sorte que, dès que la portion respirable de celui que renferment les cellules bronchiques est épuisée, le sang cesse de se colorer en rouge, quoiqu'il reste dans la trachée et dans ses grosses divisions, une quantité assez grande de ce fluide qui n'a point été dépouillée de son principe vivifiant, comme il est facile de s'en assurer, même après l'entière asphyxie de l'animal , en coupant la trachée au-dessous du robinet, et en y plongeant ensuite une bougie. — En général, il paraît que la coloration ne se fait qu'aux extrémités bronchiques , et que la surface interne des gros vaisseaux aériens est étrangère à ce phénomène. — On peut d'ailleurs se convaincre de la réalité de l'explication que je viens de présenter, en pompant préliminairement l'air du poumon , en adaptant ensuite au robinet une vessie pleine d'un des deux gaz que l'animal inspire et expire seul et sans mélanges. Alors la coloration est presque subite. Mais ici, comme dans l'expérience précédente, il n'y a que peu de différence dans l'intensité et dans la rapidité de cette coloration, soit que l'un soit que l'autre gaz ait été employé. J'ai choisi ces deux gaz, parce qu'ils entrent dans les phénomènes de l'inspiration naturelle. — Lorsqu'on adapte à la trachée-artère une vessie pleine d'oxygène, que l'animal respire alors presque pur, le sang reste très-long-temps à se colorer en noir ; mais il ne prend pas d'abord une teinte plus rouge que celle qui lui est naturelle, comme je l'avais soupçonné.

§ II. *Le sang resté noir par l'interruption des phénomènes chimiques du poumon pénètre tous les organes, et circule quelque temps dans le système vasculaire à sang rouge.* — Nous venons d'établir les phénomènes de la coloration du sang dans l'interruption des phénomènes chimiques du poumon. Avant de considérer l'influence de cette coloration sur la mort des organes, prouvons d'abord que tous sont pénétrés par le sang resté noir. — J'ai démontré que la force du cœur subsistait encore quelque temps à un degré égal à celui qui lui est ordinaire , quoique le sang noir y aborde ; que ce sang jaillit d'abord avec un jet semblable à celui du rouge ; que l'affaiblissement de ce jet n'est que graduel et consécutif, etc. Je pourrais déjà conclure de là, 1° que la circulation artérielle continue encore pendant un certain temps, quoique les artères contiennent un fluide différent de celui qui leur est habituel ; 2° que l'effet nécessaire de cette circulation prolongée est de pénétrer de sang noir tous les organes qui n'étaient accoutumés qu'au contact du rouge. Mais déduisons cette conclusion d'expériences précises et rigoureuses. — Pour bien apprécier ce fait important, il suffit de mettre successivement à découvert les divers organes, pendant que le tube adapté à la trachée est fermé, et par conséquent que l'animal s'asphyxie. J'ai donc ainsi examiné tour à tour les muscles, les nerfs, les membranes, les viscères, etc. Voici le résultat de mes observations : — 1° La matière colorante des muscles se trouve dans deux états différents ; elle est libre ou combinée, libre dans les vaisseaux où elle circule avec le sang auquel elle appartient, combinée avec les fibres, et alors hors des voies circulatoires ; c'est cette dernière partie qui forme spécialement la couleur du muscle. Or, elle n'éprouve dans l'asphyxie aucune altération ; elle reste constamment la même : au contraire, l'autre noircit sensiblement. Coupé en travers, l'organe fournit une infinité de gouttelettes noirâtres qui sont les indices des vaisseaux divisés, et qui ressortent sur le rouge naturel des muscles : c'est le sang circulant dans le système artériel de ces organes, auxquels il donne la teinte livide qu'ils présentent alors, et qui est très-sensible sur le cœur, où beaucoup de ramifications se rencontrent à proportion de celles des autres muscles. — Les nerfs sont habituellement pénétrés par une foule de petites artères qui rampent dans leur tissu, et qui vont y porter l'excitation et la vie. Dans l'asphyxie, le sang noir qui les traverse s'annonce par une couleur brune obscure que l'on voit succéder au blanc de rose naturel à ces organes. — 3° Il est peu de parties où le contact du sang noir soit plus visible que sur la peau ; les taches livides, si fréquentes dans l'asphyxie, ne sont, comme nous l'avons dit, que l'effet de l'obstacle qu'il éprouve à passer dans le système capillaire général, dont la contractilité organique insensible n'est point suffisamment excitée par lui. A cette cause sont aussi dus l'engorgement et la tuméfaction de certaines parties, telles que les joues, les lèvres, la face en général, la peau du crâne, quelquefois celle du cou, etc. Ce phénomène est le même que celui que présente le poumon, lequel, ne pouvant être traversé par le sang, dans les derniers instants, devient le siège d'un engorgement qui affecte surtout le système capillaire. Au reste, ce phénomène y est toujours infiniment plus marqué dans le système capillaire général, par les raisons exposées plus haut. — 4° Les membranes muqueuses nous offrent aussi, lorsque les fonctions chimiques du poumon s'interrompent, un semblable phénomène. La tuméfaction si fréquente de la langue, chez les noyés, chez les pendus, chez les asphyxiés par les vapeurs de charbon, etc. ; la lividité de la membrane de la bouche, des bronches, des intestins, etc., observées par la plupart des auteurs, ne tiennent pas à d'autres principes. En voici d'ailleurs la preuve : — Retirez, sur un animal, une portion d'intestin ; fendez-la de manière à mettre sa surface interne à découvert, fermez le robinet

préliminairement adapté à la trachée-artère ; au bout de quatre à cinq minutes, quelquefois plus tard, une teinte brune obscure a succédé au rouge qui caractérise cette surface dans l'état naturel. — 5° J'ai fait la même observation sur les bourgeons charnus d'une plaie faite à un animal pour y observer cette coloration par le sang noir. Remarquons cependant que, dans les deux expériences précédentes, ce phénomène est plus lent à se produire que dans plusieurs autres circonstances. — 6° La coloration des membranes séreuses, par le moyen que j'ai indiqué, est beaucoup plus prompte, comme on peut s'en assurer en examinant comparativement les surfaces internes et externes de l'intestin, pendant que le robinet est fermé : cela tient à ce que, dans ces sortes de membranes, la teinte livide qu'elles prennent dépend, non du sang qui les pénètre, mais des vaisseaux qui rampent au-dessous d'elles : telles sont les artères du mésentère sous le péritoine, celles du poumon sous la plèvre, etc. Or, ces vaisseaux étant considérables, c'est la grande circulation qui s'y opère, et par conséquent le sang noir y aborde presque dès l'instant où il est produit. Dans les membranes muqueuses, au contraire, ainsi que dans les cicatrices, c'est par le système capillaire de la membrane elle-même que se fait la coloration. Or, ce système est bien plus lent à recevoir le sang noir, et à s'en pénétrer, que le premier ; quelquefois même il refuse de l'admettre en certains endroits : ainsi, j'ai vu plusieurs fois la membrane des fosses nasales être très-rouge dans les animaux asphyxiés, tandis que celle de la bouche était livide, etc. — En général, le sang noir se comporte de trois manières dans le système capillaire général : 1° il est des endroits où il ne pénètre nullement, et alors les parties conservent leur couleur naturelle ; 2° il en est d'autres où il passe manifestement, mais où il s'arrête, et alors on observe une simple coloration s'il y en aborde peu ; cette coloration, plus une tuméfaction de la partie, si beaucoup y pénètre ; 3° enfin, dans d'autres cas, le sang noir traverse sans s'arrêter le système capillaire, et passe dans les veines, comme le faisait le sang rouge. — Dans le premier et le second cas, la circulation générale trouve l'obstacle qui l'arrête dans le système capillaire général ; dans le troisième, qui est beaucoup plus général, c'est aux capillaires du poumon que le sang va suspendre son cours, après avoir circulé dans les veines. — Ces deux genres d'obstacles coïncident souvent l'un avec l'autre. Ainsi, dans l'asphyxie, une partie du sang noir circulant dans les artères, s'arrête à la face, aux surfaces muqueuses, à la langue, aux lèvres, etc.; l'autre partie, bien plus considérable, qui n'a point trouvé d'obstacle dans le système capillaire général, va engorger le poumon, et y trouver le terme de son mouvement. — Pourquoi certaines parties du système capillaire général refusent-elles d'admettre le sang noir, ou, si elles l'admettent, ne peuvent-elles le faire passer dans les veines, tandis que d'autres, moins facilement affaiblies par l'influence de son contact, favorisent sa circulation comme à l'ordinaire? Pourquoi le premier phénomène est-il plus particulièrement observable à la face? Cela ne peut dépendre que du rapport qu'il y a entre la sensibilité de chaque partie et cette espèce de sang : or, ce rapport nous est inconnu. — J'ai voulu me servir de la facilité que l'on a de faire varier la couleur du sang, suivant l'état du poumon, pour distinguer l'influence de la circulation de la mère sur celle de l'enfant. Je me suis procuré une chienne pleine ; je l'ai asphyxiée en fermant un tube adapté à sa trachée-artère. Quatre minutes après que toute communication a été interceptée entre l'air extérieur et ses poumons, elle a été ouverte ; la circulation continuait : la matrice a été incisée ainsi que ses membranes, et j'ai mis le cordon à découvert sur deux ou trois fœtus. Nous n'avons aperçu aucune différence entre le sang de la veine et des artères ombilicales : il était également noir dans l'un et l'autre genre de vaisseaux. — Je n'ai pu avoir d'autres chiennes pleines et d'une assez grande stature, pour répéter cette expérience d'une autre manière. Il faudrait en effet, 1° mettre à nu le cordon, et comparer d'abord la couleur naturelle du sang de l'artère avec la couleur naturelle de celui de la veine ombilicale. Leur différence, dans plusieurs fœtus de cochon-d'Inde, m'a paru infiniment moindre qu'elle ne l'est chez l'adulte, dans les deux systèmes vasculaires ; et même elle s'est trouvée entièrement nulle dans plusieurs circonstances. Les deux sangs offraient une noirceur égale, malgré que la respiration de la mère se fît très-bien encore son ventre étant ouvert. 2° On fermerait le robinet de la trachée, et on

observerait si les changements de la coloration du sang de l'artère ombilicale du fœtus (en supposant que son sang soit différent de celui de la veine) correspondraient à ceux qui s'opéreraient inévitablement alors dans le système artériel de la mère, ou si les uns n'influeraient point sur les autres. Les expériences faites dans cette vue et sur de grands animaux pourront beaucoup éclairer le mode de communication vitale de la mère à l'enfant. On a aussi à désirer des observations sur la couleur du sang dans le fœtus humain, sur la cause du passage de sa couleur livide à un rouge très-marqué, quelque temps après être sorti du sein de sa mère, etc., etc. — Je pourrais ajouter différents exemples à ceux que je viens de rapporter sur la coloration par le sang noir des différents organes. Ainsi, le rein d'un chien ouvert pendant qu'il s'asphyxie présente une lividité bien plus remarquable que durant sa vie, dans la substance corticale, où se distribuent surtout les artères, comme on le sait. Ainsi, la rate ou le foie, coupés en travers, ne laissent-ils plus échapper que du sang noir, au lieu de ce mélange de jets noirs et rouges qu'on observe lorsqu'on fait la section de ces organes sur un animal vivant dont la respiration est libre, etc. — Mais nous avons, je crois, assez de faits pour établir avec certitude que le sang reste noir, après l'interruption des phénomènes chimiques du poumon, circule encore quelque temps, pénètre tous les organes, et y remplace le sang rouge qui en arrosait le tissu. — Cette conséquence nous mène à l'explication d'un phénomène qui frappe sans doute tous ceux qui font des ouvertures de cadavres, savoir, qu'on n'y rencontre jamais que du sang noir, même dans les vaisseaux destinés au sang rouge. — Dans les derniers instants de l'existence, quel que soit le genre de mort, nous verrons que le poumon s'embarrasse presque toujours, et finit ses fonctions avant que le cœur n'ait interrompu les siennes. Le sang fait encore plusieurs fois le tour de son double système, après qu'il a cessé de recevoir l'influence de l'air : il circule donc noir pendant un certain temps, et par conséquent reste tel dans tous les organes, quoique cependant la circulation soit bien moins marquée que dans l'asphyxie, ce qui établit les grandes différences de ce genre de mort, différences dont nous parlerons. Rien de plus facile d'après cela que de concevoir les phéno-

les suivants : — Lorsque le ventricule et l'oreillette à sang rouge, la crosse
de l'aorte, etc., etc., contiennent du sang,
et toujours du noir, comme le savent
bien ceux qui ont l'habitude d'injecter souvent. En exerçant les élèves
à la pratique des opérations chirurgi-
cales sur le cadavre, j'ai toujours vu que,
que les artères ouvertes ne sont pas
entièrement vides, et qu'elles laissent
suinter un peu de sang, ce sang offre
constamment la même couleur. — 2° Le
corps caverneux est toujours gorgé de
cette espèce de fluide, soit qu'il se trouve
dans l'état de flaccidité habituelle, soit
qu'il reste en érection, comme je l'ai vu
sur deux sujets apportés à mon amphithéâtre : l'un s'était pendu, l'autre avait
éprouvé une violente commotion à laquelle il paraissait avoir subitement succombé. — 3° On ne trouve presque jamais rouge le sang qui distend plus ou
moins la rate des cadavres ; cependant
l'extérieur de cet organe et sa surface
concave présentent quelquefois des taches
d'une couleur écarlate très-vive, que je
ne sais trop à quoi attribuer. — 4° Les
membranes muqueuses perdent à la mort
la rougeur qui les caractérisait pendant
la vie ; elles prennent presque toujours
une teinte sombre, foncée, etc.—5° Lorsque l'on examine le sang épanché dans le
cerveau des apoplectiques, on le trouve
presque constamment noir. — 6° Souvent, au lieu de se porter au-dedans, c'est
au-dehors que le sang se dirige. Toute la
face, le cou, quelquefois les épaules, se
s'enflent alors et s'infiltrent de sang : il
est assez commun de voir des cadavres
où se rencontre cette disposition que je
n'ai encore jamais vu coïncider avec un
épanchement interne. Or, examinez alors
la couleur de la peau ; elle est violette ou
d'un brun très-foncé, signe manifeste de
l'espèce de sang qui l'engorge. Ce n'est
pas, comme on l'a dit à cause de cette
couleur, le reflux du sang veineux qui
produit ce phénomène, mais bien la stase
du sang noir qui circule, à l'instant de la
mort, dans le système capillaire extérieur,
où il trouve un obstacle, et qu'il engorge
au lieu de le rompre, d'en briser les parois et de s'épancher, comme il arrive
dans le cerveau. Je présume que cette
différence tient à la résistance plus grande, à la texture plus serrée des vaisseaux
externes que des internes.— Je ne pousse
pas plus loin les conséquences nombreuses du principe établi ci-dessus, savoir,
que la circulation du sang noir dans le
système artériel pendant les derniers
moments qui terminent la vie ; j'observe
seulement que, lorsque c'est par la circulation que commence la mort, comme dans
une plaie du cœur, etc., les phénomènes
précédents ne s'observent pas, ou du
moins sont très-peu sensibles.—Passons
à l'examen de l'influence que le sang noir
exerce sur les organes dont il pénètre le
tissu.

§ III. *Le sang noir n'est point propre à entretenir l'activité et la vie des
organes, qu'il pénètre dès que les
fonctions chimiques du poumon ont
cessé.*—Quelle est l'influence du sang
noir abordant aux organes par les artères? Pour le déterminer, remarquons
que le premier résultat du contact du
sang rouge est d'exciter ces organes, de
les stimuler, d'entretenir leur vie, comme
le prouvent les observations suivantes :
— 1° Comparez les tumeurs inflamma-
toires, l'érysipèle, le phlegmon, etc., à
la formation desquels le sang rouge concourt essentiellement, avec les taches
scorbutiques, les pétéchies, etc., etc.,
que le sang noir produit surtout ; vous
verrez les unes caractérisées par l'exaltation, les autres par la prostration locale
des forces de la vie. — 2° Examinez deux
hommes, dont l'un à face rouge, à poitrine
large, à surface cutanée, que le moindre
exercice colore fortement en rose, etc.,
annonce la plénitude du développement
des fonctions qui changent en rouge le
sang noir, et dont l'autre, à teint blême
et livide, à poitrine resserrée, etc., indique, par son extérieur, que ces fonctions
languissent chez lui ; vous verrez quelle
est la différence dans l'énergie de leurs
forces respectives. — 3° La plupart des
gangrènes séniles commencent par une
lividité dans la partie, lividité qui est
l'indice évident de l'absence ou de la diminution du sang rouge. — 4° La rougeur des branchies est, dans les poissons, le signe auquel on reconnaît leur
vigueur. — 5° Plus les bourgeons charnus sont rouges, meilleure est leur nature : plus ils sont pâles ou bruns, moins
la cicatrice a de tendance à se faire. —
6° La couleur vive de toute la tête, de la
face surtout, l'ardeur des yeux, etc.,
coïncident toujours avec l'extrême énergie que prend, dans certains accès fé-
briles, l'action du cerveau. — 7° Plus
les animaux ont leur système pulmonaire
développé, plus la coloration du sang y
est active, par conséquent plus la vie
générale de leurs organes divers est par-

faite et bien développée. — 8° La jeunesse, qui est l'âge de la vigueur, est celui où le sang rouge prédomine dans l'économie. Qui ne sait que les vieillards ont, à proportion, et leurs artères plus rétrécies, et leurs veines plus larges que dans les premières années? qui ne sait que le rapport des deux systèmes vasculaires est inverse dans les deux âges extrêmes de la vie? — J'ignore comment le sang rouge excite et entretient, par sa nature, la vie de toutes les parties. Peut-être est-ce par la combinaison des principes qui le colorent, avec les divers organes auxquels il parvient. En effet, voici la différence des phénomènes qu'offrent les deux systèmes capillaires, général et pulmonaire. — Dans le premier, le sang, en changeant de couleur, laisse dans les parties les principes qui le rendent rouge ; au lieu que dans le second, les éléments auxquels il doit sa noirceur sont rejetés par l'expiration et par l'exhalation qui l'accompagnent. Or, cette union des principes colorant le sang artériel, avec les organes, n'entre-t-elle pas pour beaucoup dans l'excitation habituelle où ils sont entretenus, excitation nécessaire à leur action? Si cela est, on conçoit que le sang noir, ne pouvant offrir les matériaux de cette union, ne saurait agir comme excitant de nos diverses parties. — Du reste, je propose cette idée sans y tenir en aucune manière; on peut la mettre à côté de l'action sédative, que j'ai dit être peut-être exercée sur les nerfs par le sang noir. Quelque probable que paraisse une opinion, dès que la rigoureuse expérience ne saurait la démontrer, tout esprit judicieux ne doit y attacher aucune importance. — Recherchons donc, abstraction faite de tout système, comment le contact du sang noir sur les parties en détermine la mort. — On peut, comme nous l'avons fait en parlant de la mort du cœur, diviser ici les parties en celles qui appartiennent à la vie animale, et en celles qui concourent aux phénomènes organiques. Voyons comment les unes et les autres finissent alors d'agir. — Tous les organes de la vie animale sont sous la dépendance du cerveau; si ce viscère interrompt ses phénomènes, les leurs cessent alors nécessairement. Or, nous avons vu que le contact du sang noir frappe d'atonie les forces cérébrales d'une manière presque soudaine. Sous ce premier rapport, les organes locomoteurs, vocaux et sensitifs, doivent donc

rester dans l'inertie chez les asphyxiés; c'est même la seule cause qui en suspend l'exercice dans les expériences diverses où l'on pousse du sang noir au cerveau, les autres parties n'en recevant point. Mais lorsque le fluide circule dans tout le système, lorsque tous les organes sont, comme lui, soumis à son influence, deux autres causes se joignent à celle-ci. — 1° Les nerfs qui s'en trouvent pénétrés ne sont plus, par là même, susceptibles d'établir des communications entre le cerveau et les sens d'une part, et de l'autre entre ce même viscère et les organes locomoteurs ou vocaux. — 2° Le contact du sang noir sur ces organes eux-mêmes y anéantit leur action. Injectez en effet, dans l'artère crurale d'un animal cette espèce de sang pris dans une de ses veines ; vous verrez bientôt ses mouvements s'affaiblir d'une manière sensible, quelquefois même une paralysie momentanée survenir. J'observe que dans cette expérience, c'est à la partie la plus supérieure de l'artère qu'il faut injecter le fluide, lequel doit être poussé en assez grande abondance. Si on ouvre le vaisseau à sa partie moyenne, les muscles de la cuisse recevant presque tous du sang rouge, continueraient, sans nulle altération, leurs mouvements divers. Cela m'est arrivé dans deux ou trois circonstances. — Je sais qu'on peut dire que la ligature de l'artère, nécessaire dans cette expérience, est seule capable de paralyser le membre. En effet, il m'est arrivé deux fois, sinon d'anéantir entièrement, au moins d'affaiblir les mouvements par ce seul moyen; mais aussi souvent j'ai remarqué que son influence était presque nulle, sans doute parce qu'alors les capillaires suppléent, ce qui ne peut arriver dans l'expérience connue de Sténon, où la ligature est appliquée à l'aorte, et où le mouvement est toujours tout de suite intercepté. Cependant le résultat de l'injection du sang noir est presque constamment le même que celui que j'ai indiqué ; je dis presque, car 1° je l'ai vu manquer une fois, quoiqu'avec les précautions requises; 2° l'affaiblissement des mouvements varie, suivant les animaux, et dans sa durée, et dans le degré auquel on l'observe. — Il y a aussi dans cette expérience une suspension manifeste du sentiment, laquelle arrive quelquefois plus tard que celle du mouvement, mais qui est toujours réelle surtout si on a le soin de répéter trois quatre fois, et à de légers intervalles.

jection du sang noir. — On produit un effet analogue, mais plus tardif et plus difficile, en adaptant à la canule placée dans la crurale, un tube déjà fixé dans la carotide d'un autre animal, dont la trachée-artère est ensuite fermée, de manière que son cœur pousse du sang noir dans la cuisse du premier. — Les organes de la vie interne, indépendants de l'action cérébrale, ne sont point arrêtés, comme ceux de la vie externe, par la suspension de cette action, lorsque le sang noir circule dans le système artériel; le seul contact de ce sang est la cause qui en suspend les fonctions. La mort de ces organes a donc un principe de moins que celle des organes locomoteurs, vocaux, etc. — J'ai déjà démontré cette influence du sang noir sur les organes de la circulation; nous avons vu comment le cœur cesse d'agir dès qu'il en est pénétré; c'est aussi en partie parce que ce fluide se répand dans les parois artérielles et veineuses par les petits vaisseaux qui concourent à la structure de ces parois qu'elles s'affaiblissent et cessent leurs fonctions. — Il sera sans doute toujours difficile de prouver d'une manière rigoureuse, que les sécrétions, l'exhalation, la nutrition, ne sauraient puiser dans le sang noir les matériaux propres à les entretenir; car cette espèce de sang ne circule pas assez long-temps dans les artères pour pouvoir faire des expériences sur ces fonctions. — J'ai voulu cependant tenter quelques essais : ainsi, 1° j'ai mis à découvert la surface externe de la vessie d'un animal vivant, après avoir coupé la symphyse et ouvert le bas-ventre; j'ai examiné ensuite le suintement de l'urine par l'orifice des uretères, pendant que j'asphyxiais l'animal en fermant le robinet adapté à sa trachée-artère; 2° j'ai coupé le conduit déférent, préliminairement mis à nu, pour voir si, pendant l'asphyxie, la semence coulerait, etc., etc. En général, j'ai toujours remarqué que, pendant la circulation du sang noir dans les artères, aucun fluide ne paraissait s'écouler des divers organes sécréteurs. Mais j'avoue que, dans toutes ces expériences et dans d'autres analogues que j'ai aussi tentées, l'animal éprouve un trouble trop considérable, et par l'asphyxie et par les grandes incisions qu'on lui fait souffrir; le temps que dure l'expérience est trop court pour pouvoir en tirer des conséquences de nature à être admises sans défiance par un esprit méthodique. —

C'est donc principalement par l'analogie de ce qui arrive aux autres organes que j'assure que ceux des sécrétions, de l'exhalation et de la nutrition cessent leurs fonctions lorsque le sang noir y aborde. — Cela s'accorde d'ailleurs très-bien avec divers phénomènes des asphyxiés : 1° ainsi le défaut d'exhalation cutanée pendant le temps assez long où le sang noir circule dans les artères avant la mort, est-il peut-être une des causes de la permanence de la chaleur animale dans les sujets attaqués de cet accident; 2° ainsi j'ai constamment observé sur différents chiens morts lentement d'asphyxie, pendant la digestion, en leur retranchant peu à peu l'air au moyen du robinet, que les conduits hépathique, cholédoque et le duodénum contiennent beaucoup moins de bile qu'ils n'en présentent ordinairement, lorsqu'à cette époque on met à découvert ces organes sur un animal vivant; 3° ainsi, comme je l'ai dit, le sang ne perdant rien par les diverses fonctions indiquées plus haut, s'accumule en grande quantité dans ses vaisseaux. Voilà même pourquoi il est très-fatigant de disséquer les cadavres de pendus, d'asphyxiés par le charbon, etc.; la fluidité et l'abondance de leur sang embarrassent. Cette abondance, observée par divers auteurs, peut tenir aussi à ce que les absorbants affaiblis ne prennent point, après la mort par asphyxie, la portion séreuse du sang contenu dans les artères, comme il arrive chez presque tous les cadavres, où cette portion se sépare du caillot qui reste dans le vaisseau; ici il n'y a ni séparation, ni absorption. — Les excrétions paraissent alors aussi ne point se faire par l'affaiblissement qu'excite dans l'organe excréteur le contact du sang noir; ainsi a-t-on observé fréquemment la vessie très-distendue chez les asphyxiés, comme le remarque M. Portal. C'est l'urine qui s'y trouvait avant l'accident, et qui n'a pu être évacuée, quoique la vie ait encore duré quelque temps. En général, jamais les asphyxies par le sang noir seul et sans cause délétère ne sont accompagnées de ces contractions si fréquentes à l'instant de plusieurs autres morts, ou quelques instants après, dans le rectum, la vessie, etc., contractions qui vident presque entièrement ces organes de leurs fluides, et qui doivent être bien distinguées du simple relâchement des sphincters, d'où naissent des effets analogues. Toujours les symptômes d'un affaiblissement général dans les parties se manifestent : jamais on ne voit ce surcroît de vie, ce développement de forces, qui marquent si souvent la dernière heure des mourants. — Voilà pourquoi, peut-être, on remarque dans les cadavres des personnes asphyxiées, une grande souplesse des membres. La roideur des muscles paraît en effet tenir assez souvent à ce que, la mort les frappant à l'instant de la contraction, les fibres restent rapprochées et très-cohérentes entre elles. Ici, au contraire, un relâchement général, un défaut d'action universel, existant dans les parties lorsque la vie les abandonne, elles restent en cet état, et cèdent aux impulsions qu'on leur communique.—J'avoue cependant que cette explication présente une difficulté dont je ne puis donner la solution ; la voici : les asphyxiés par les vapeurs méphytiques périssent à peu près de la même manière que les noyés; ou du moins, si la cause de la mort diffère, le sang noir coule également pendant un temps assez long dans les artères. On peut le voir en ouvrant la carotide sur deux chiens, en même temps que chez l'un on fait parvenir, par un tube adapté à sa trachée-artère, des vapeurs de charbon dans le poumon, et que chez l'autre on pousse dans cet organe une certaine quantité d'eau, que l'on y maintient en fermant le robinet, et qui se trouve bientôt réduite en écume, comme chez les noyés.—Malgré cette analogie des derniers phénomènes de la vie, les membres restent souples et chauds pendant un certain temps dans le premier; ils deviennent roides et glacés dans le second, surtout si on plonge son corps dans l'eau pendant l'expérience (car j'ai observé qu'il y a une perte moins prompte du calorique en noyant l'animal par l'eau qu'on injecte, et qui intercepte sa respiration, qu'en le plongeant tout entier dans un fluide.) Mais revenons à notre objet. — Nous pouvons conclure, je crois, avec assurance, de tous les faits et de toutes les considérations renfermés dans cet article, 1° que lorsque les fonctions chimiques du poumon s'interrompent, tous les organes cessent simultanément leurs fonctions par l'effet du contact du sang noir, quelle que soit la manière d'agir de ce sang, ce que je n'examine point ; 2° que leur mort coïncide avec celle du cerveau et du cœur, mais qu'elle n'en dérive pas immédiatement ; 3° que s'il était possible à ces deux organes de re-

cevoir du sang rouge pendant que le [...] pénètrerait les autres, ceux-ci fini[...] leurs fonctions, tandis qu'eux conti[...] raient les leurs ; 4° qu'en un mot [...] phyxie est un phénomène général q[...] développe en même temps dans to[...] organes, et qui n'est prononcé trè[...] cialement dans aucun. — D'après [...] manière d'envisager l'influence du [...] noir sur les parties, il paraît que, [...] peu que son passage dans les artèr[...] continue, la mort en est bientôt l[...] sultat. Cependant certains vices org[...] ques ont prolongé quelquefois au[...] de la naissance le mélange des deu[...] pèces de sang, mélange qui a lieu, co[...] on sait, chez le fœtus : tel était le [...] de conformation de l'aorte naissan[...] une branche dans chacun des vent[...] les, chez un enfant dont parle Sandi[...] telle paraît être encore, au premier [...] d'œil, l'ouverture du trou botal chez [...] dulte. — Remarquons cependant [...] l'existence de ce trou ne suppose p[...] toujours le passage du sang noir [...] l'oreillette à sang rouge, comme tou[...] monde le croit. En effet, les deux [...] vules semi-lunaires entre lesquelle[...] est situé, quand on le rencontre au[...] de la naissance, s'appliquent néces[...] rement l'une contre l'autre, par la p[...] sion que le sang contenu dans les or[...] lettes exerce sur elles lors de la contr[...] tion simultanée de ces cavités. Le [...] est alors nécessairement bouché, et [...] oblitération est beaucoup plus exacte [...] celle de l'ouverture des ventricules [...] les valvules mitrale et tricuspide, [...] que celle de l'aorte et de la pulmon[...] par les sigmoïdes. — Au reste, il [...] très-commun de rencontrer ce trou [...] vert dans les cadavres; je l'ai déjà [...] plusieurs fois. Quand il n'existe pas, [...] de plus facile que de détruire l'adh[...] rence, ordinairement très-faible, ce [...] tractée par les deux valvules qui le f[...] ment, en glissant entre elles le man[...] d'un scalpel. Si on examine l'ouvert[...] qui résulte de ce procédé, on voit qu[...] n'a produit souvent aucune solution [...] continuité, et qu'il n'y a qu'un sim[...] décollement. — Le trou botal, ainsi [...] tificiellement pratiqué, présente la mê[...] disposition que celui qu'offrent natur[...] lement certains cadavres. Or, si on e[...] mine cette disposition, on verra q[...] lorsque les oreillettes se contractent n[...] cessairement le sang se forme à lui-mê[...] un obstacle, et ne peut passer de l'u[...] dans l'autre. Il est facile même de s'a[...]

de la réalité du mécanisme dont je
..., par deux injections de couleur
...rente, faites en même temps des
... côtés du cœur, par les veines caves
... les pulmonaires. — D'après tout
...ue nous avons dit, et de l'influence
...xerce le sang sur les divers organes,
...par le mouvement dont il est agité,
...par les principes divers qui le cons-
...nt, et de la mort qui succède, dans
...organes, à l'anéantissement de ces
...modes d'influence, il est évident
...les organes blancs où le sang ne pé-
...e point dans l'état ordinaire, et que
...eur n'a point, par conséquent, di-
...ement sous sa dépendance, doivent
...er d'exister différemment que ceux
...ui sont immédiatement soumis. L'as-
...ie ne peut point tout à coup les at-
...dre; ils ne sauraient, comme les
...es, cesser presque subitement leurs
...ions dans les plaies du cœur, les
...opes, etc. En un mot, leur vie étant
...urente, leur mort ne doit point être la
...e. Or, je ne puis déterminer com-
...t cette mort arrive; car je ne connais
...ot assez la vie qui la précède. Rien
...re ne me paraît rigoureusement dé-
...tré sur le mode circulatoire de ces
...nes, sur les fluides qui les pénètrent,
...leurs rapports nutritifs avec ceux où
...rde le sang, etc., etc.

§. IX. — DE L'INFLUENCE QUE LA MORT
DU POUMON EXERCE SUR LA MORT GÉNÉ-
RALE.

...n résumant ce qui a été dit, dans
...articles précédents, de l'influence
...xerce le poumon sur le cœur, sur le
...rveau et sur tous les organes, il est fa-
...e de se former une idée de la termi-
...on successive de toutes les fonctions,
...que les phénomènes respiratoires
...t interrompus, tant dans leur portion
...canique que dans leur portion chimi-
...e. — Voici comment la mort arrive si
...phénomènes mécaniques du poumon
...ent, soit par les diverses causes ex-
...ées dans l'article 5°, soit par d'au-
...s analogues, comme par une rupture
...diaphragme survenue à la suite d'une
...te sur l'abdomen, dont les viscères
...été refoulés supérieurement, ainsi
...j'ai déjà eu deux fois occasion de
...server, par la fracture simultanée
...n grand nombres de côtes, par l'écra-
...ment du sternum, etc., etc. 1° Plus
...phénomènes mécaniques; 2° plus de
...nomènes chimiques, faute d'air qui

les entretienne; 3° plus d'action cérébrale, faute de sang rouge qui excite le
cerveau; 4° plus de vie animale, de sensation, de locomotion et de voix, faute d'excitation dans les organes de ces fonctions,
par l'action cérébrale et par le sang rouge; 5° plus de circulation générale; 6°
plus de circulation capillaire, de sécrétion, d'absorption, d'exhalation, faute
d'action exercée par le sang rouge sur les
organes de ces fonctions; 7° plus de digestion, faute de sécrétion et d'excitation des organes digestifs, etc. — Les
phénomènes de la mort s'enchaînent différemment lorsque les fonctions chimiques du poumon sont interrompues; ce
qui arrive; 1° dans la machine du vide;
2° lors de l'oblitération de la trachée-
artère par un robinet adapté artificiellement à ce canal, par un corps étranger
qui y est tombé, par un autre qui fait
saillie à la partie antérieure de l'œsophage, par la strangulatoin, par un
polype, par des matières muqueuses
amassées dans les cavités aériennes, etc.;
3° dans les différentes affections inflam-
matoires, squirrheuses et autres, de la
bouche, du gosier, du larynx, etc.; 4°
dans la submersion; 5° lors d'un séjour
sur le sommet des plus hautes montagnes; 6° dans l'introduction accidentelle
des différents gaz non respirables, tels
que les gaz acide carbonique, azote, hydrogène, muriatique oxygéné, ammo-
niac, etc.; 7° lors d'une respiration trop
prolongée dans l'air ordinaire, dans
l'oxygène, etc., etc. Dans tous ces cas la
mort survient de la manière suivante:
1° interruption des phénomènes chimiques; 2° suspension nécessairement sub-
séquente de l'action cérébrale; 3° cessation des sensations, de la locomotion volontaire, par la même raison, de la voix
et des phénomènes mécaniques de la respiration, phénomènes dont les mouvements sont les mêmes que ceux de la locomotion volontaire; 4° anéantissement
de l'action du cœur et de la circulation
générale; 5° terminaison de la circulation capillaire, des sécrétions, de l'exhalation, de l'absorption, et consécutivement de la digestion; 6° cessation de
la chaleur animale, qui est le résultat de
toutes les fonctions, et qui n'abandonne
le corps que lorsque tout a cessé d'y être
en activité. Quelle que soit la fonction
par laquelle commence la mort, c'est
toujours par celle-ci qu'elle s'achève.

§ 1er. *Remarques sur les différences
que présentent les diverses asphyxies.*

Quoique, dans le double genre de mort dont je viens d'exposer l'enchaînement successif, le sang noir influe toujours spécialement, par son contact, sur l'affaiblissement et l'interruption de l'action des organes, il ne faut pas croire cependant que cette cause soit constamment la seule. Si cela était, toutes les asphyxies se ressembleraient par leurs phénomènes, comme le prouvent les considérations suivantes. — D'un côté, il y a dans toutes ces affections interruption de la coloration du sang noir, et par conséquent circulation de cette espèce de sang dans le système artériel ; d'un autre côté, le sang ne présente aucune nuance particulière à chaque asphyxie, dans tout il est le même, c'est-à-dire qu'il passe dans l'appareil vasculaire à sang rouge, tel qu'il était dans l'appareil opposé. J'ai eu occasion de m'assurer très-souvent de ce fait. Quelle que soit la manière dont j'aie essayé de faire cesser les fonctions chimiques du poumon, dans mes expériences, la noirceur m'a toujours paru à peu près uniforme.—Malgré cette uniformité relative aux phénomènes de la coloration du sang dans les asphyxies, rien n'est plus varié que leurs symptômes et que la marche des accidents qu'elles occasionnent. Leurs différences ont rapport, tantôt au temps que la mort reste à s'opérer, tantôt aux phénomènes qui se développent dans les derniers instants, tantôt à l'état des organes, à la somme des forces qu'ils conservent après que la vie les a abandonnés, etc. 1° L'asphyxie varie par rapport à sa durée : elle est prompte dans les gaz hydrogène sulfuré, nitreux, dans certaines vapeurs qui s'élèvent des fosses d'aisance, etc. ; elle est plus lente dans les gaz acide carbonique, azote, dans l'air épuisé par la respiration, dans l'hydrogène pur, dans l'eau, dans le vide, etc. 2° Elle varie par les phénomènes qui l'accompagnent : tantôt l'animal s'agite avec violence, est pris de convulsions subites, finit sa vie dans une agitation extrême ; tantôt il semble tranquillement voir ses forces lui échapper, passer d'abord de la vie au sommeil, et ensuite du sommeil à la mort. Lorsqu'on compare les nombreux effets du plomb des fosses d'aisances, des vapeurs du charbon, des différents gaz, de la submersion, etc., sur l'économie animale, on voit que chacune de ces causes l'influence d'une manière très-différente et souvent opposée. 3° Enfin, les phénomènes qui suivent l'asphyxie sont aussi très-variables. Comparez le cadavre toujours froid d'un noyé, aux restes longtemps chauds d'un homme suffoqué par les vapeurs du charbon ; lisez le résumé des diverses expériences exposées dans le rapport des commissaires de l'Institut sur l'influence que le galvanisme rend des diverses asphyxies ; parcourez l'exposé des symptômes qui accompagnent le méphytisme des fosses d'aisance, symptômes développés dans un ouvrage de M. Hallé, qui a aussi spécialement concouru au rapport dont je viens de parler; rapprochez les nombreuses observations éparses dans les ouvrages de différents autres médecins, de M. Portal, de Louis, de Haller, de Troja, de Pechlin, de Bartholin, de Morgagni, etc., et faites les expériences les plus ordinaires, les plus faciles à répéter sur la submersion, sur la strangulation, sur la suffocation par les divers gaz ; vous verrez partout des différences très-remarquables dans toutes ces espèces d'asphyxies; vous observerez que chacune est presque caractérisée par un état différent dans les cadavres des animaux qui y ont été exposés. — Pour rechercher les causes de ces différences, distinguons d'abord les asphyxies en deux classes: 1° en celles qui surviennent par le simple défaut d'air respirable ; 2° en celles où, à cette première cause, se joint l'introduction dans le poumon d'un fluide délétère.—Lorsque le simple défaut d'air respirable occasione l'asphyxie, comme dans celles produites par le vide, par la strangulation, par le séjour trop prolongé dans un air qui ne peut se renouveler, etc., par un corps étranger dans la trachée-artère, etc., alors la cause immédiate de la mort me paraît être uniquement le contact du sang noir sur toutes les parties, comme je l'ai exposé très en détail dans le cours de cet ouvrage.—L'effet général de ce contact est toujours le même, quelle que soit l'espèce d'accident qui le produise ; aussi les symptômes concomitants et les résultats secondaires de tous ces genres de mort présentent-ils en général peu de différence entre eux. Leur durée est la même; si elle varie, cela ne dépend que de l'interruption plus ou moins prompte de l'air, qui est tantôt subitement arrêté comme dans la strangulation, et qui tantôt n'est qu'en partie intercepté, comme lorsque les corps étrangers ne bouchent qu'inexactement la glotte.—Cette variété dans la durée et dans l'intensité des

use asphyxiante peut bien en détermi-
r quelqu'une dans certains symptômes:
la sont la lividité et le gonflement plus
moins grands de la face, l'embarras
us ou moins considérable du poumon,
c., le trouble plus ou moins marqué
dans les fonctions de la vie animale, l'irrégularité plus ou moins sensible du
muscle, etc. Mais toutes ces différences ne
supposent point de diversité de nature
mais la cause qui interrompt les phénomènes chimiques ; elles n'indiquent que
des modifications diverses de cette même
cause. Voilà, par exemple, 1° comment
un pendu ne meurt point de même qu'un
homme suffoqué par une tumeur inflammatoire, de même que celui dans la trachée-artère duquel est tombée une fève,
un pois, etc. ; 2° comment, si on fait
mourir un animal sous une cloche pleine
d'air atmosphérique, il restera bien plus
long-temps à s'asphyxier que si on bouche la trachée-artère avec un robinet, et
bien moins que si la cloche contient de
l'oxygène ; 3° comment les symptômes de
l'asphyxie, à une hauteur de l'atmosphère
où l'air trop raréfié n'offre pas assez d'a-
liment à la vie, dans une chaleur étouf-
fante qui produit sur ce fluide le même
effet, diffèrent beaucoup en apparence
de l'asphyxie que déterminent l'ouverture subite de la poitrine, une compression très-forte de cette cavité, en un
mot, toutes les causes qui font commencer la mort par les phénomènes mécaniques. — Dans tous ces cas, il n'y a
qu'un principe unique de la mort ; savoir, l'absence du sang rouge dans le
système artériel ; mais suivant que le sang
noir passe tout de suite dans ce système,
tel qu'il était dans les veines, ou qu'il
laisse encore quelque chose dans le poumon, les phénomènes qui se manifestent
pendant les derniers instants, et même
après la mort, varient singulièrement.
Je dis après la mort, car j'ai constamment observé que, dans toutes les asphyxies produites par le simple défaut d'air
respirable, plus la vie tarde à se terminer, et plus, par conséquent, l'état
d'angoisses et de malaise qui la sépare de
la mort est prolongé par un peu d'air
que reçoivent encore les poumons, moins
l'irritabilité et même la susceptibilité galvanique se montrent avec énergie dans
les expériences consécutives. — Mais si,
dans l'asphyxie, l'introduction d'un fluide aériforme étranger dans les bronches
se joint au défaut d'air respirable, alors
la variété des symptômes ne tient plus à

la variété des modifications de la cause
asphyxiante, mais bien à la différence de
sa nature.—Cette cause est, en effet,
double dans le cas qui nous occupe. 1°
Le sang, resté noir faute des éléments
qui le colorent, et porté dans tous les
organes à travers le système artériel,
comme dans les cas précédent, détermine également l'affaiblissement et la mort
de ces organes, ou plutôt ne peut entretenir leur action. 2° Des principes per-
nicieux, introduits dans le poumon avec
les gaz auxquels ils sont unis, agissent directement sur les forces de la vie, et les
frappent de prostration et d'anéantissement. Il y a donc ici absence d'un excitant propre à entretenir l'énergie vitale,
et présence d'un délétère qui détruit
cette énergie.—J'observe cependant que
tous les gaz n'agissent pas de cette manière : il paraît que plusieurs ne font
périr les animaux que parce qu'ils ne
sont point respirables, que parce qu'ils
ne contiennent point les principes qui
colorent le sang. Tel est, par exemple,
l'hydrogène pur, où l'asphyxie s'opère à
peu près de la même manière que lorsque la trachée-artère est simplement
oblitérée, que lorsque l'air de la respiration a été tout épuisé, etc., et où, comme
l'observent les commissaires de l'Institut,
elle est beaucoup plus lente à s'effectuer
que dans les autres fluides aériformes.—
Mais lorsque, par les exhalaisons qui s'é-
lèvent, à l'air libre, d'une fosse d'aisance, d'un caveau, d'un cloaque, où des
matières putrides se sont amassées, un
homme tombe asphyxié à l'instant même
où il les respire et avec des mouvements
convulsifs, des agitations extrêmes, etc.,
alors, certainement il y a plus que l'interruption des phénomènes chimiques,
et par conséquent que la non-coloration
en rouge du sang noir. — En effet, 1° il
entre encore dans le poumon assez d'air
respirable avec les vapeurs méphitiques
dont cet air est le véhicule, pour entretenir pendant un certain temps la vie et
ses diverses fonctions ; 2° en supposant
que la quantité des vapeurs méphitiques
fût telle qu'aucune place ne restât pour
l'air respirable, la mort ne devrait venir
que par gradation, sans des secousses
violentes et subites ; elle devrait être, en
un mot, telle qu'elle est produite par la
simple privation de cet air : or, la manière toute différente dont elle survient
indique qu'il y a ici, outre le contact
du sang noir, l'action d'une substance
délétère dans l'économie animale.—Ces

deux causes agissent donc simultanément dans l'asphyxie par les différents gaz. Tantôt l'une prédomine ; tantôt leur action est égale. Si le délétère est très-violent, il tue souvent l'animal avant que le sang noir ait pu produire beaucoup d'effet ; s'il l'est moins, la vie s'éteint sous l'influence de ce dernier autant que sous celle du premier ; s'il est faible, c'est principalement le sang noir qui suffoque. —Les asphyxies par le gaz ou les vapeurs méphitiques se ressemblent donc toutes par l'affaiblissement qu'éprouvent les organes de la part du sang noir ; c'est sous ce rapport aussi qu'elles sont analogues à celles que détermine la simple privation de l'air respirable. Elles diffèrent par la nature du délétère : cette nature varie à l'infini : on croit la connaître dans quelques fluides aériformes, mais dans le plus grand nombre nous l'ignorons encore presque entièrement : elle nous est surtout peu connue dans les vapeurs qui s'élèvent des matières fécales long-temps retenues, des égoûts, etc. (« On connaît un peu mieux aujourd'hui la composition de ces vapeurs; on sait que l'ammoniaque forme en grande partie la vapeur désignée sous le nom de *mitte* par les fossoyeurs, et que celle qu'ils nomment le *plomb* est formée presque entièrement d'hydrogène sulfuré ; mais il en est encore dans lesquels nos moyens d'analyse n'ont pu déterminer le principe délétère ; ainsi dans l'*aria-cattiva*, dont les funestes effets dépeuplent la campagne aux environs de Rome, nos chimistes n'ont encore trouvé d'éléments constants, que ceux qui entrent dans la composition de l'air atmosphérique. »*Note de M. Magendie.*) —D'après cela, je ferai abstraction de la nature spéciale des différentes espèces de délétères, et de la variété des symptômes qui peuvent naître de l'action de chacune en particulier : je n'aurai égard qu'aux effets qui résultent de cette action considérée d'une manière générale. — Je remarque aussi que la variété de ces effets peut beaucoup dépendre de l'état dans lequel se trouve l'individu, en sorte que le même délétère produira des symptômes divers suivant le tempérament, l'âge la disposition du poumon, celle du cerveau, etc. Mais en général, ces variétés portent plus sur l'intensité, sur la force ou la faiblesse des symptômes, que sur leur nature, qui reste assez constamment la même. — Comment les différentes substances délétères qui sont introduites dans le poumon, avec les vapeurs méphitiques qu'elles composent en partie, agissent-elles sur l'économie ? Ce ne peut être que de deux manières : 1° en affectant les nerfs du poumon, qui réagissent ensuite sympathiquement sur le cerveau ; 2° en passant dans le sang, et en allant directement porter, par la circulation, leur influence sur cet organe, ou en général sur tous ceux de l'économie animale. Je crois bien que la simple action d'une substance délétère sur les nerfs du poumon peut avoir un effet très-marqué dans l'économie, qu'elle est même capable d'en troubler les fonctions d'une manière très-sensible ; à peu près comme une odeur, en frappant simplement la pituitaire, agit sympathiquement sur le cœur, et détermine la syncope, comme la vue d'un objet hideux produit le même effet, comme un lavement irritant réveille presque tout à coup et momentanément les forces de la vie, comme la vapeur du vinaigre, le jus d'oignon, portés sur la conjonctive pendant la syncope, suffisent quelquefois pour réveiller tous les organes comme l'introduction de certaines substances dans l'estomac se fait subitement ressentir dans toute l'économie, avant que ces substances aient eu le temps de passer dans le torrent circulatoire, etc. —On rencontre à chaque instant de ces exemples où le simple contact d'un corps sur les surfaces muqueuses produit tout à coup une réaction sympathique sur les divers organes, et occasionne des phénomènes très-remarquables dans tout le corps. — Nous ne pouvons donc rejeter ce mode d'action des substances délétères qui s'introduisent dans le poumon. Mais la même raison qui nous porte à l'admettre dans plusieurs cas nous engage à ne pas en exagérer l'influence. — Je ne connais point, en effet, d'exemple où le simple contact d'un corps délétère sur une surface muqueuse produise subitement la mort ; il peut l'amener au bout d'un certain temps, mais jamais le déterminer dans l'instant qui suit celui où il agit. — Cependant, dans l'asphyxie des vapeurs méphitiques, telle est souvent la rapidité avec laquelle survient la mort, qu'à peine le sang noir a-t-il eu le temps d'exercer son influence, et que bien manifestement, la cause principale de la cessation des fonctions est l'action des substances délétères. — Cette considération nous porte donc à croire que ces substances passent dans le sang à travers le poumon, et que, circulant ave

e fluide, elles vont porter à tous les organes, et principalement au cerveau, la
cause immédiate de leur mort. Plusieurs
médecins ont déjà soupçonné et même
admis, mais sans beaucoup de preuves,
le passage dans le sang des substances
délétères introduites par la respiration
des vapeurs méphitiques. Voici un très-
grand nombre de considérations qui me
paraissent l'établir d'une manière indubitable : — 1° On ne peut douter, je
crois, que le poison de la vipère, que
celui de plusieurs animaux venimeux,
que celui de la rage même, ne s'introduisent dans le système sanguin, soit par
les veines, soit par les lymphatiques, et
qu'ils ne déterminent par leur circulation avec le sang les funestes effets qui
en résultent. Pourquoi des effets plus funestes encore, et surtout plus subits, ne
seraient-ils pas produits de la même manière dans les asphyxies par les vapeurs
méphitiques ? — 2° Il paraît très-certain
qu'une portion de l'air qu'on respire
passe dans le sang, et que, se combinant
avec lui, il sert à sa coloration. Ce passage se fait à travers la membrane muqueuse même, et non par le système absorbant, comme le prouve, dans mes
expériences, la promptitude de cette coloration. Or, qui empêche que les vapeurs méphitiques ne suivent la même
route que la portion respirable de l'air ?
Je sais que la sensibilité propre du poumon peut le mettre en rapport avec cette
portion respirable, et non avec ces vapeurs, qu'il peut, par conséquent, admettre l'une et refuser les autres : voilà
même sans doute pourquoi, dans l'état
ordinaire, les principes constitutifs de
l'air atmosphérique, autres que celui qui
sert à la vie, ne traversent point ordinairement le poumon, et ne se mêlent
pas au sang. Mais connaissons-nous les
limites précises des rapports de la sensibilité du poumon avec toutes les substances ? ne peut-il pas laisser passer les
unes, quoique délétères, et s'opposer à
l'introduction des autres ? — 3° La respiration d'un air chargé des exhalaisons
qui s'élèvent de l'huile de térébenthine
donne aux urines une odeur particulière.
C'est ainsi que le séjour dans une chambre nouvellement vernissée influe d'une
manière aussi remarquable sur ce fluide.
Dans ce cas, c'est bien évidemment par
le poumon, au moins en partie, que le
principe odorant passe dans le sang,
pour se porter de là sur le rein. En effet, je me suis plusieurs fois assuré qu'en

respirant dans un grand bocal, et au
moyen d'un tube, l'air chargé de ce
principe, qui ne saurait alors agir sur
la surface cutanée, l'odeur de l'urine est
toujours notablement changée. Si donc
le poumon peut laisser pénétrer diverses
substances étrangères à l'air respirable,
pourquoi n'admettrait-il pas aussi les
vapeurs méphitiques des mines, des
lieux souterrains, etc.? — 4° On connaît
l'influence de la respiration d'un air humide sur la production des hydropisies.
Plusieurs médecins ont exagéré cette influence, qui n'est point aussi étendue
qu'ils l'ont dit, mais qui, cependant très-
réelle, prouve, et le passage d'un fluide
aqueux dans le sang avec l'air de la respiration, et par analogie, la possibilité
du passage de toute autre substance différente de l'air respirable. (« Dans les
climats chauds, l'humidité excessive de
l'air ne paraît nullement favoriser la formation des hydropisies. Si un air humide
et froid produit assez fréquemment cet
effet, c'est en modifiant l'action de la
peau, et non en introduisant dans la circulation par le poumon une quantité
d'eau tout-à-fait insignifiante, si on la
compare à celle que les boissons font
passer si rapidement dans les veines. »
Note de M. Magendie.) — 5° Si on asphyxie un animal dans le gaz hydrogène
sulfuré, et que, quelque temps après sa
mort, on place sous un de ces organes,
sous un muscle, par exemple, une plaque
de métal, la surface de cette plaque contiguë à l'organe devient sensiblement
sulfurée. Donc le principe étranger qui,
ici, est uni à l'hydrogène, s'est introduit
dans la circulation par le poumon, a
pénétré avec le sang toutes les parties
que probablement il a concouru à affaiblir; et même à interrompre dans leurs
fonctions. Les commissaires de l'Institut
ont observé, dans leurs expériences, ce
phénomène qui prouve manifestement et
directement le mélange immédiat des vapeurs méphitiques avec le sang, ainsi
que leur action sur les organes. J'ai fait
une observation analogue, dans l'asphyxie, avec le gaz nitreux. On connaît
les phénomènes de même nature qui accompagnent l'usage du mercure, pris intérieurement ou extérieurement. — Je
crois que nous sommes presque déjà en
droit de conclure, d'après les phénomènes que je viens d'exposer, et d'après
les réflexions qui les accompagnent, que
les substances délétères, dont les différents gaz sont le véhicule, passent dans

le sang à travers le poumon, et que, portés par la circulation aux divers organes, elles vont les frapper de leur mortelle influence. Mais poursuivons nos recherches sur cet objet, et tâchons d'accumuler d'autres preuves sur les premières. — Je me suis assuré, par un grand nombre d'expériences, qu'on peut, sur un animal vivant, faire passer dans le sang, par la voie du poumon, l'air atmosphérique en nature, ou tout autre fluide aériforme. — Coupez la trachée-artère d'un chien, pour y adapter un robinet; poussez, par ce moyen, et avec une seringue, une quantité de gaz plus considérable que celle que le poumon contient dans une inspiration ordinaire; retenez le gaz dans les bronches, en fermant le robinet : aussitôt l'animal s'agite, se débat, fait de grands efforts avec les muscles pectoraux. Ouvrez alors une des artères, même parmi celles qui sont les plus éloignées du cœur, comme à la jambe, au pied : le sang jaillit aussitôt écumeux, et présente une grande quantité de bulles d'air.—Si c'est du gaz hydrogène que vous avez employé, vous vous assurerez qu'il a passé en nature dans le sang, en approchant de ces bulles une bougie allumée qui les enflammera. Je fais ordinairement l'expérience de cette manière-là. — Quand le sang a coulé écumeux pendant trente secondes, et même moins, la vie animale s'interrompt; le chien tombe avec tous les symptômes de la mort qui succède à l'insufflation de l'air dans le système vasculaire à sang noir. Il périt bientôt, quoiqu'on donne accès à l'air en ouvrant le robinet, et en rétablissant ainsi la respiration.— En général, dès que le sang s'est écoulé de l'artère, mêlé avec des bulles d'air, déjà il a porté son influence funeste au cerveau, et on peut assurer que, quelque moyen qu'on emploie, la mort est inévitable. — On voit qu'ici les causes qui déterminent la mort sont les mêmes que celles qui naissent de l'insufflation de l'air dans une veine. Toute la différence est que, dans le premier cas, l'air passe du poumon dans le système artériel, et que, dans le second, c'est du système veineux et à travers le poumon, qu'il se glisse dans les artères. — Dans l'ouverture cadavérique des animaux morts à la suite de ces expériences, on trouve tout l'appareil vasculaire à sang rouge, en commençant par l'oreillette et le ventricule aortiques, plein de bulles d'air plus ou moins importantes. Dans

quelques circonstances, le sang passe aussi en cet état par le système capillaire général, et tout l'appareil vasculaire à sang noir est également rempli de fluide écumeux. D'autres fois les capillaires de tout le corps sont le terme où s'arrête l'air mêlé au sang, et alors quoique la circulation ait encore continué quelque temps après l'interruption de la vie animale, cependant le sang noir ne présente pas la moindre bulle aérienne, tandis que le rouge en est surchargé. — Je n'ai jamais observé, dans ces expériences, qui ont été très-souvent répétées, que les bronches aient éprouvé la moindre déchirure : cependant, j'avoue qu'il est difficile de s'en assurer dans leurs dernières ramifications; seulement voici un phénomène qui peut jeter quelque jour sur cet objet : toutes les fois qu'on pousse l'air avec une trop grande impétuosité dans le poumon, on produit, outre le passage de ce fluide dans le sang, son infiltration dans le tissu cellulaire, où il se propage de proche en proche, et détermine par là l'emphysème de la poitrine, du cou, etc. Mais si l'impulsion est modérée, et que seulement la quantité d'air soit augmentée au delà de la mesure d'une grande inspiration, il n'y a que le passage de l'air en nature dans le sang, et jamais l'infiltration cellulaire. — Les expériences dont je viens de donner le détail présentent des phénomènes qui se passent dans un état différent de l'inspiration ordinaire : je sens bien, par conséquent, qu'on ne peut en tirer une rigoureuse induction pour le passage des substances délétères dans la masse du sang ; mais, cependant, je crois qu'elles en confirment beaucoup la possibilité, qui, d'ailleurs, est démontrée par plusieurs des remarques précédentes. — D'après tout ce qui a été dit ci-dessus, je ne pense pas qu'on puisse refuser d'admettre ce passage. En effet 1° nous avons vu que la seule transmission du sang noir dans les artères ne suffisait pas pour rendre raison d'une foule de phénomènes infiniment variés que présentent les diverses asphyxies; 2° que le simple contact, sur les nerfs pulmonaires, des substances délétères qui forment certaines vapeurs méphitiques ne pouvait produire une mort aussi rapide que celle observée quelquefois dans ces accidents; 3° que nous étions conduits conséquemment à soupçonner, d'après le défaut d'autres causes, celle du passage de ces substances délétères dans le sang ; 4° qu'une foule de considérations établissaient positivement ce passage, qui se trouve ainsi prouvé, et par voie indirecte, et par voie directe. — Ce principe étant une fois établi, voyons quelles conséquences en résultent. La première de ces conséquences est le mode d'action qu'exercent les substances délétères sur les divers organes où les porte le torrent de la circulation. — Rechercher le mécanisme précis de cette action, ce serait quitter la voie de l'expérience pour entrer dans celle des conjectures. Je ne m'en occuperai pas plus que je ne me suis occupé à trouver comment le sang noir agit précisément sur les organes dont il interrompit l'action. — Je me borne donc à examiner sur quel système se porte principalement l'influence des substances délétères mêlées avec le sang dans diverses espèces d'asphyxies. Or, tout nous annonce, 1° que c'est en général sur le système nerveux, sur celui surtout qui préside aux fonctions de la vie animale ; car les fonctions organiques ne sont troublées que consécutivement; 2° que dans le système nerveux animal, c'est le cerveau qui se trouve spécialement affecté ; 3° que sous ce rapport M. Pinel a eu raison de classer parmi les névroses différentes asphyxies, celles surtout dans lesquelles il y a, outre le contact du sang noir, la présence d'un délétère. Voici différentes considérations qui me paraissent laisser peu de doutes sur cet objet. — 1° Dans toutes les asphyxies où l'on ne peut révoquer en doute la présence d'un délétère, comme, par exemple, dans celles produites par le plomb, les symptômes se rapportent presque toujours à deux phénomènes généraux et opposés ; savoir au spasme, à celui surtout des muscles à mouvement volontaire, ou à une torpeur, à un engourdissement analogue aux affections soporeuses. Deux ouvriers sortent d'une fosse d'aisances de la rue Saint-André-des-Arcs, frappés des vapeurs du plomb: l'un s'assied sur une borne, s'endort et tombe asphyxié ; l'autre s'enfuit en sautant convulsivement jusqu'à la rue du Battoir, et tombe également asphyxié. Le sieur Verville s'approche d'un ouvrier tué par le plomb ; il respire l'air qui s'exhale de sa bouche : soudain il est renversé sans connaissance, et bientôt il est pris de fortes convulsions. La vapeur du charbon enivre souvent, comme on le dit. J'ai vu périr les animaux asphyxiés par d'autres gaz avec une roideur

des membres qui indique le plus violent spasme. Le centre de tous ces symptômes, l'organe spécialement affecté dont ils émanent, est sans contredit le cerveau. Il arrive alors ce qui survient quand on met cet organe à découvert, et qu'on l'irrite ou qu'on le comprime d'une manière quelconque : l'irritation ou la compression donne lieu tantôt à l'assoupissement, tantôt aux convulsions, suivant leurs degrés, et quelquefois suivant la disposition du sujet. Ici il n'y a point de compression, mais l'irritant est le délétère apporté au cerveau par la circulation. — 2° La vie animale est toujours subitement interrompue avant l'organique, dans le cas où l'asphyxie a été telle qu'on ne peut soupçonner le contact du sang noir de l'avoir seul produite. Or, le centre de cette vie est le cerveau ; c'est lui auquel se rapportent les sensations, et d'où partent les volitions. Tout doit donc être anéanti dans les phénomènes de nos rapports avec les êtres voisins, lorsque l'action cérébrale a cessé. — 3° J'ai prouvé que, lorsque le sang noir tue seul l'animal, le cerveau se trouve d'abord spécialement affecté par son contact. Pourquoi les substances délétères, qui, dans l'asphyxie, sont apportées comme le sang par les artères céphaliques, n'agiraient-elles pas de la même manière sur la pulpe cérébrale ? — 4° J'ai poussé par la carotide différents gaz délétères, l'hydrogène sulfuré, par exemple ; j'ai fait parvenir au cerveau quelques-unes des substances connues qui vicient la nature de ces gaz, en les mêlant avec des liquides ; et toujours l'animal a péri asphyxié, soit avec les symptômes de spasme, soit avec ceux de torpeur indiqués plus haut. En général, rien de plus semblable aux asphyxies des différents gaz délétères, que la mort déterminée par les substances nuisibles, quelle que soit leur nature, qu'on introduit artificiellement dans la carotide pour les faire parvenir au cerveau. J'ai exposé dans un des articles précédents plusieurs expériences relatives à cet objet.—5° Tous les accidents qu'entraînent après elles ces sortes d'asphyxies, lorsque le malade revient à la vie, supposent une lésion, un trouble dans le système nerveux, dans celui surtout dont le cerveau est le centre : ce sont des paralysies, des tremblements, des douleurs vagues, des dérangements dans l'appareil sensitif extérieur, etc., etc.—Concluons des considérations précédentes, que c'est sur le cerveau, sur le système nerveux cérébral, et par conséquent sur tous les organes de la vie animale qui en sont indépendants, que les principes délétères introduits dans la grande circulation par les asphyxies portent leur première et leur principale influence, et que c'est de la mort de ces parties que dérive spécialement celle des autres. Les divers organes sont sans doute aussi frappés et et affaiblis directement dans ce cas; ils peuvent même mourir par le contact immédiat des principes qui y abordent avec le sang; et, sous ce rapport, leur action est analogue à celle que nous avons dit être produite par le contact du sang noir. Mais tous ces phénomènes sont constamment bien plus marqués dans la vie animale que dans l'organique, où ils se développent sans doute, comme nous avons dit que cela arrive par le contact du sang noir.—Au reste, n'oublions jamais d'associer, dans la cause de ces sortes de mort, l'influence de ce sang noir à celle des délétères, quoique nous ayons fait ici abstraction de cette influence. Elle est d'autant plus marquée, que la circulation a continué plus long-temps après la première invasion des symptômes, parce que le sang noir a eu plus le temps de pénétrer les organes. — D'après ce que nous avons dit de l'introduction des délétères dans le sang, et de leur action sur les diverses parties, on se fera aisément, je pense, une idée de toutes les différences indiquées plus haut dans les asphyxies qu'ils produisent. La nature infiniment variée de ces délétères doit produire en effet des symptômes très-différents par leur intensité, par leur rapidité, par les traces qu'ils laissent, et dans la vie des organes de celui qui échappe à l'asphyxie, et dans les cadavres de ceux qui y succombent. — Au reste, ces différences tiennent beaucoup aussi à la disposition du sujet : le même délétère peut, comme je l'ai dit, produire suivant cette disposition des effets très-divers, et quelquefois opposés en apparence.

§ II. *Dans le plus grand nombre des maladies, la mort commence par le poumon.* — Je viens de parler des morts subites, disons un mot de celles qui succèdent lentement aux diverses maladies. Pour peu qu'on ait observé d'agonies, on s'est, je crois, facilement persuadé que le plus grand nombre termine la vie par une affection du poumon. Quelque soit le siége de la maladie principale, que ce soit un vice organique ou une lé-

sion générale des fonctions, telle qu'une fièvre, etc., presque toujours dans les derniers instants de l'existence, le poumon s'embarrasse, la respiration devient pénible, l'air sort et entre avec peine, la coloration du sang ne se fait que très-difficilement, il passe presque noir dans les artères. — Les organes, déjà affaiblis généralement par la maladie, reçoivent bien plus facilement alors l'influence funeste du contact de ce sang que dans les asphyxies, où ces organes sont intacts. La perte des sensations et des fonctions intellectuelles, bientôt celle des mouvements volontaires, succèdent à l'embarras du poumon. L'homme n'a plus de rapport avec ce qui l'entoure ; toute sa vie animale s'interrompt, parce que le cerveau, pénétré par le sang noir, cesse ses fonctions qui, comme on sait, président à cette vie. — Peu à peu le cœur et tous les organes de la vie interne se pénétrant de ce sang, finissent aussi leurs mouvements. C'est donc ici le sang noir qui arrête tout-à-fait le mouvement vital, que la maladie a déjà singulièrement affaibli. En général, il est très-rare que cet affaiblissement, né de la maladie, amène la mort d'une manière immédiate : il la prépare, il rend les organes entièrement susceptibles d'être influencés par la moindre altération du sang rouge : mais c'est presque toujours cette altération qui finit la vie. La cause de la maladie n'est alors qu'une cause indirecte de la mort générale ; elle détermine celle du poumon, laquelle entraîne ensuite celle de tous les organes. — On conçoit très-bien, d'après cela, comment le peu de sang contenu dans le système artériel des cadavres est presque toujours noir, ainsi que nous l'avons déjà dit. En effet 1° le plus grand nombre des morts commencent par le poumon ; 2° nous verrons que celles qui ont leur principe dans le cerveau doivent présenter aussi ce phénomène. Donc, il n'y a que celles, assez rares, où le cœur cesse subitement d'agir, à la suite desquelles le sang rouge peut se trouver dans l'oreillette et le ventricule aortiques ou dans les artères. En général, on ne fait guère une semblable observation que dans le cœur des animaux qui ont péri subitement d'une grande hémorrhagie, dans celui des guillotinés, etc., quelquefois dans les cadavres de ceux qui ont fini par une syncope, circonstance où cependant cela n'arrive pas toujours. — D'après la fréquence des morts qui commencent par un embarras du poumon, on conçoit aussi comment cet organe se trouve presque toujours gorgé de sang dans les cadavres. En général, il est d'autant plus gros, plus pesant, que l'agonie a été plus longue. — Quand ces deux choses, 1° la présence à sang noir dans le système vasculaire du sang rouge, 2° l'engorgement du poumon dans ce sang noir, se trouvent réunies, on peut dire que la mort a commencé chez le sujet par le poumon, quelle qu'ait été d'ailleurs sa maladie. En effet, la mort n'enchaîne jamais ces phénomènes immédiats (je ne parle pas des phénomènes éloignés) que de l'un des trois organes, pulmonaire, céphalique ou cardiaque, à tous les autres. Or, nous avons déjà vu, d'un côté, que si elle a son principe dans le cœur, il y a vacuité presque entière des vaisseaux pulmonaires, et ordinairement présence du sang rouge dans le ventricule aortique; d'un autre côté, nous verrons que si la mort frappe d'abord le cerveau, on observe il est vrai du sang noir dans l'appareil à sang rouge, mais aussi nécessairement le poumon se trouve alors vide, à moins qu'une affection antécédente et étrangère aux phénomènes de la mort ne l'ait engorgé. Donc, le signe que j'indique ici dénote que les premiers phénomènes de la mort se sont d'abord développés dans le poumon.

ART. X. — DE L'INFLUENCE QUE LA MORT DU CERVEAU EXERCE SUR CELLE DU POUMON.

Dès que le cerveau de l'homme cesse d'agir, le poumon interrompt subitement toutes ses fonctions. Ce phénomène constamment observé dans les animaux à sang rouge et chaud, ne peut arriver que de deux manières : 1° parce que l'action du cerveau est directement nécessaire à celle du poumon; 2° parce que celui-ci reçoit du premier une influence indirecte par les muscles intercostaux et par le diaphragme, influence qui cesse lorsque la masse céphalique est inactive. Déterminons lequel de ces deux modes est celui qu'à fixé la nature.

§ Ier. *Déterminer si c'est directement que le poumon cesse d'agir par la mort du cerveau.* — J'aurai prouvé, je crois, que ce n'est point directement que la mort du cerveau entraîne celle du poumon, si j'établis qu'il n'y a aucune influence directe exercée par le premier sur le second de ces organes; or, rien de plus facile à démontrer par les expériences, que ce principe essentiel. — Le cerveau ne peut influencer directement le poumon que par la paire vague ou par le grand sympathique, seuls nerfs qui établissent des communications entre ces deux organes; suivant l'opinion commune, car, suivant les lois de la nature, le grand sympathique n'est qu'un agent de communication entre les organes et les ganglions, et non entre le cerveau et les organes. Or, premièrement, la paire vague ne porte point au poumon une influence actuellement nécessaire aux fonctions qui s'y exercent : les considérations et les expériences suivantes prouveront, je crois, cette assertion. — 1° Irritez la paire vague d'un seul côté ou des deux à la fois, dans la région du cou d'un chien, la respiration se précipite d'abord un peu; l'animal s'agite; le poumon semble gêné. Vous croiriez d'abord que ces phénomènes indiquent une influence directe, détrompez-vous; toute espèce de douleur subite produit presque constamment, quels que soient et son siège et les parties qu'elles intéressent, un semblable phénomène qui, du reste, se dissipe dès que l'irritation cesse. Une simple plaie au cou, sans lésion de la huitième paire, occasione le même effet, si elle fait beaucoup souffrir l'animal. — 2° Si on coupe un seul de ces nerfs, la respiration s'embarrasse aussi tout-à-coup par l'effet de la douleur; mais l'embarras dure encore quelque temps après que la cause de la douleur a cessé; peu à peu il se dissipe, et au bout de quinze ou vingt heures, la vie enchaîne ses phénomènes avec leur régularité ordinaire. — 3° Si on divise, sur un autre chien, les deux nerfs vagues, la respiration se précipite beaucoup plus; elle ne revient point à son degré ordinaire comme dans l'expérience précédente; elle continue à être laborieuse pendant quatre ou cinq jours, et l'animal périt. (« La section des nerfs de la huitième paire au cou, produit deux genres d'effets qu'il faut soigneusement distinguer; les uns sont relatifs au larynx, les autres aux poumons. Parmi les premiers l'aphonie est un des signes les plus frappants. On se rend très-bien raison de ce phénomène, quand on sait que le nerf récurrent est une division de la huitième paire; mais, outre l'abolition de la voix, souvent la section de la huitième paire détermine un tel rapprochement des bords de la glotte que l'air ne peut plus pénétrer dans le larynx, et que la mort arrive aussitôt. — Le plus ordinairement, le rapprochement n'est pas assez exact pour s'opposer entièrement à l'entrée de l'air dans la poitrine ; mais comme la glotte a perdu ses mouvements en rapport avec ceux de la respiration, cette fonction s'exécute toujours d'une manière plus ou moins incomplète. — Lorsque ces observations ont été faites pour la première fois, il n'était guère possible d'en donner une explication rigoureuse ; mais depuis que j'ai fait connaitre la manière dont les nerfs récurrents et laryngés se distribuent aux muscles du larynx, il n'y a plus aucune difficulté. Par la section de la huitième paire à la partie inférieure du cou, les muscles dilateurs de la glotte sont paralysés ; cette ouverture ne s'élargit plus dans l'instant de l'inspiration, tandis que les constricteurs qui reçoivent leurs nerfs des laryngés supérieurs conservent toute leur action, et ferment plus ou moins complétement la glotte. — Quand la section de la huitième paire ne ferme point la glotte d'une manière assez complète pour que la mort arrive immédiatement, on voit se développer un autre ordre de phénomènes. — D'abord la respiration est gênée, et son rhythme offre souvent une altération remarquable ; l'inspiration est lente, l'expiration brusque et courte. L'animal éprouve une sorte d'aversion pour le mouvement, et parait se fatiguer très-facilement. Dans les premiers moments, la formation du sang artériel n'est point empêchée ; mais bientôt sa couleur vermeille s'altère, elle devient foncée, elle se rapproche de plus en plus de celle du sang veineux. La température baisse, la respiration très-embarrassée ne se fait plus qu'avec l'aide de toutes les puissances musculaires ; le refroidissement devient manifeste, et l'animal ne tarde pas à périr. — A mesure que cette série d'accidents se développe, les animaux, ainsi que l'ont prouvé les expériences, consument moins d'oxygène, et forment de moins en moins d'acide carbonique. — On trouve à l'ouverture, les bronches remplies d'un liquide écumeux, et quelquefois sanguinolent ; le poumon est engorgé ; les divisions de l'artère pulmonaire sont fortement distendues par un sang très-noir. — De tout ce que nous venons d'exposer, il est naturel de conclure que, dans ce dernier cas, les animaux périssent parce que la respiration ne peut plus s'effectuer, le poumon étant tellement altéré que l'air ne peut plus arriver jusqu'aux cellules bronchiques. Il faut ajouter encore à cette cause la difficulté qu'éprouve le sang à passer des artères dans les veines pulmonaires. »*Note de M. Magendie.*) Il résulte de ces deux dernières expériences, que le nerf de la huitième paire est bien nécessaire, il est vrai, aux fonctions pulmonaires ; que le cerveau exerce bien, par conséquent, une espèce d'influence sur ces fonctions, mais que cette influence n'est point actuelle, que sans elle le poumon continue encore long-temps son action, et que ce n'est pas par conséquent son interruption qui fait cesser tout à coup la respiration dans les lésions du cerveau.—L'influence des nerfs que le poumon reçoit des ganglions est-elle plus immédiatement liée à ses fonctions ? Les faits suivants décideront cette question : 1° Si on coupe de l'un et de l'autre côté du cou le filet nerveux qu'on regarde comme le tronc du grand sympathique, la respiration n'est presque pas troublée consécutivement. Souvent on n'y aperçoit pas le moindre signe d'altération. — 2° Si on divise en même temps, et les deux sympathiques et les deux nerfs vagues, la mort arrive au bout d'un certain temps, et d'une manière à peu près analogue à celle où les nerfs vagues sont seulement détruits. — 3° En coupant, au cou, le sympathique, on ne prive pas le poumon des nerfs venant du premier ganglion thorachique ; or, ces nerfs peuvent un peu concourir à entretenir l'action de cet organe ; malgré la section de leur tronc, puisque, comme je l'ai dit, chaque ganglion est un centre nerveux qui envoie ces irradiations particulières, indépendamment des autres centres avec lesquels il communique. — Je n'ai pu lever, par des expériences faites sur ces nerfs mêmes, ce doute très-raisonnable ; car telle est la position du premier ganglion thorachique, qu'on ne peut l'enlever dans les animaux, sans des lésions trop considérables, et qui feraient périr l'individu, ou le jetteraient dans un trouble tel, que les phénomènes que nous chercherions alors, se confondraient parmi ceux nés du trouble universel. Mais l'analogie de ce qui arrive aux autres organes internes, lorsqu'on détruit les ganglions qui y envoient des nerfs, ne permet pas de penser que le poumon cesserait d'agir à l'instant où le premier des thorachiques serait détruit. — D'ailleurs, le raisonnement suivant me parait prouver d'une manière indubitable le principe que j'avance. Si les grandes lésions du cerveau interrompent tout à coup la respiration, parce que cet organe ne peut plus influencer poumon au moyen des nerfs venant du premier ganglion thorachique, il est évident qu'en rompant la communication du cerveau avec ce ganglion, l'influence doit cesser, et par conséquent la respiration s'interrompre (car l'influence ne peut s'exercer que successivement, 1º du cerveau à la moelle épinière ; 2º de celle-ci aux dernières paires cervicales et aux premières dorsales ; 3º de ces paires à leurs branches communiquant avec le ganglion ; 4º du ganglion aux branches qu'il envoie au poumon ; 5º de ces branches au poumon lui-même). Or, si on coupe, comme l'a fait Cruiskshank, la moelle épinière au niveau de la dernière vertèbre cervicale, et par conséquent au-dessus du premier ganglion thorachique, la vie et la respiration continuent encore long-temps, malgré le défaut de communication entre le cerveau et le poumon, par le premier ganglion thorachique. — Je n'ai point rapporté les particularités diverses qui accompagnent la section des nerfs du poumon, lesquelles vont aussi à beaucoup d'autres organes, comme on le sait. Les phénomènes relatifs à la respiration m'ont seuls occupé : on trouvera les autres dans les auteurs qui ont fait avant moi, et sous un rapport différent, ces expériences curieuses. — Nous pouvons conclure, je crois, de toutes les expériences précédentes, que le cerveau n'a sur le poumon aucune influence directe et actuelle ; que par conséquent il faut chercher d'autres causes de sa cessation subite et instantanée des fonctions du second, lorsque celles du premier s'interrompent. — Il est cependant un phénomène qui peut jeter quelques doutes sur cette conséquence, et qui semble porter atteinte au principe qu'elle établit. Je veux parler du trouble subit qu'occasione, comme je l'ai dit, toute douleur un peu vive dans la respiration et dans la circulation. Ce trouble n'indique-t-il pas que le cœur et le poumon sont sous l'immédiate dépendance du cerveau? Plusieurs auteurs l'ont pensé, fondés sur le raisonnement suivant : toute sensation de douleur ou de plaisir se rapporte certainement au cerveau, comme au centre qui perçoit cette sensation. Or, si toute douleur violente précipite la circulation et la respiration, il est manifeste que c'est le cerveau affecté qui réagit alors sur le poumon et sur le cœur, et trouble ainsi leurs fonctions. Mais ce raisonnement est, comme on va

le voir, plus spécieux que solide. — Toute douleur un peu forte, produite soit dans l'homme, soit dans les animaux, est presque toujours accompagnée d'une émotion vive, d'une affection du principe sensitif, et non du principe intellectuel. Tantôt c'est la crainte, tantôt c'est la fureur qui agitent l'animal souffrant ; quelquefois ce sont d'autres sentiments que nous ne pouvons exactement dénommer, que nous éprouvons, mais que nous ne saurions rendre, et qui rentrent tous dans la classe des passions. — D'après cela, il y a dans le grand nombre de douleurs, 1º sensation ; 2º passion, émotion, affection. Or, j'ai prouvé que toute sensation se rapporte à la vie animale, et spécialement au cerveau, centre de cette vie, que toute passion, toute émotion, au contraire, a rapport à la vie organique, au poumon, au cœur, etc. Donc, quoique, dans toute douleur, ce soit le cerveau qui perçoive la sensation, quoique ce soit dans cet organe que se trouve le principe qui souffre, cependant il ne réagit point sur les viscères internes : donc le trouble qui affecte alors et la respiration et la circulation, ne dépend point de cette réaction, mais de l'influence immédiate qu'exercent les passions qui agitent alors l'animal, sur son cœur et sur son poumon. Les conséquences suivantes me paraissent d'ailleurs justifier ces considérations d'une manière décisive. — 1º Souvent le trouble de la respiration et de la circulation préexiste à la douleur ; examinez le thorax, et placez la main sur le cœur d'un homme auquel on va pratiquer une opération, d'un animal qu'on va soumettre à une expérience après qu'il en a déjà éprouvé d'autres : vous vous convaincrez facilement de cette vérité. — 2º Il y a quelquefois une disproportion évidente entre la sensation de douleur qu'on éprouve, et le trouble né dans la circulation et dans la respiration. Un malade mourut subitement après la section du prépuce. L'opération de la fistule à l'anus par la ligature fut également presque tout à coup mortelle pour un autre qu'opérait Desault, etc. Or, dans ces cas, ce n'est pas sûrement la douleur qui a tué (je ne crois pas qu'elle tue jamais d'une manière subite) ; mais la mort est arrivée comme elle survient à la nouvelle d'un événement qui frappe l'homme d'effroi, qui l'agite de fureur, comme j'ai dit que la syncope se manifeste, etc., ce sont le cœur et le poumon qui ont été directement affectés par la passion, et non par la réaction cérébrale. — 3° Il est des malades assez courageux pour supporter de vives douleurs avec sang-froid, et sans qu'aucune passion, sans qu'aucune émotion se manifeste : hé bien, examinez la poitrine, placez la main sur le cœur de ces malades à l'instant de leurs souffrances ; vous ne trouverez aucune altération dans leur circulation, ni dans leur respiration. Cependant leur cerveau perçoit la douleur comme celui des autres ; cet organe devrait conséquemment réagir également sur les organes internes et troubler leur action. — 4° Ce n'est pas par les cris ou par le silence des malades qu'il faut juger de l'état de leur âme pendant les opérations qu'ils subissent. Ce signe est trompeur, parce que la volonté peut chez eux maîtriser assez les mouvements pour les empêcher de céder à l'impulsion que leur donnent les organes internes : mais examinez le cœur et le poumon, leurs fonctions sont, et je puis m'exprimer ainsi, le thermomètre des affections de l'âme. Ce n'est pas sans raison que l'acteur qui joue un rôle de courage saisit la main de celui qu'il veut rassurer, et la place sur son cœur, pour lui prouver que l'aspect du danger ou de la douleur ne l'intimide pas. C'est par la même raison qu'il ne faut pas juger l'état intérieur de l'âme par les mouvements extérieurs des passions. Ces mouvements peuvent être également réels ou simulés ; réels, si c'est le cœur qui en est le principe, simulés, s'ils ne partent que du cerveau : car, dans le premier cas, ils sont involontaires ; dans le second, ils dépendent de la volonté. Examinez donc toujours dans les personnes chez qui la fureur, la douleur, le chagrin se manifestent, si l'état du pouls correspond aux mouvements externes. Quand je vois une femme pleurer, s'agiter, être prise de mouvements convulsifs à la nouvelle de la perte d'un objet chéri, et que je trouve son pouls dans son état naturel, je fais ce raisonnement : la vie animale est ici seule agitée ; l'organique est calme : or, les passions, les émotions portent toujours leur influence sur la dernière ; donc l'émotion de cette femme n'est pas vive ; donc ses mouvements sont simulés. Au contraire, j'en vois une autre dont le chagrin concentré ne se manifeste par aucun signe extérieur ; cependant son cœur bat avec force, ou s'est tout à coup ralenti, ou a éprouvé, en un mot, un trouble quelconque. Je dis alors que cette femme si-

mule un calme qui n'est pas dans son âme. Il n'y aurait pas d'équivoque s'il était possible de distinguer les mouvements involontaires produits, dans les passions, par l'action du cœur sur le cerveau, et ensuite par la réaction de celui-ci sur les muscles, d'avec les mouvements volontaires déterminés par la simple action du cerveau sur le système locomoteur de la vie animale. Mais dans l'impossibilité de faire cette distinction, il faut toujours comparer les mouvements externes avec l'état des organes intérieurs. — 5° Quelque vives que soient les douleurs dans lesquelles survient le trouble de la respiration et de la circulation dont nous avons parlé, ce trouble cesse bientôt, pour peu que les douleurs soient permanentes. Cependant le cerveau qui continue à percevoir la douleur devrait continuer aussi à réagir sur le poumon et sur le cœur, si sa réaction était une cause réelle du trouble de leurs fonctions. A quoi tient donc ce calme des fonctions internes uni à l'affection douloureuse du cerveau ? Le voici, dans notre manière de concevoir les choses. Nous avons vu que l'habitude émousse bientôt toute émotion de l'âme : quand donc la douleur subsiste, l'émotion disparaît, et la sensation reste, alors plus d'influence directe exercée sur les organes internes : le cerveau seul est affecté ; alors aussi plus de trouble dans les fonctions internes. On conçoit que je ne parle ici que des cas où la fièvre produite par la douleur n'a point encore troublé l'action du cœur ou du poumon. Ce mode intermédiaire d'influence que les affections du cerveau exercent sur celles de ces organes, n'est point ici de mon objet. — Je pourrais ajouter beaucoup d'autres considérations à celles-ci, pour établir, 1° que, quoique le cerveau soit le siége où se rapporte la douleur, il n'est point cependant le principe d'où émanent les altérations des organes internes que cette douleur détermine ; 2° que ces altérations tiennent toujours à une émotion, à une affection de l'âme, à une passion dont l'effet et la nature sont, comme je l'ai dit, absolument distincts de la nature et de l'effet de toute espèce de sensation soit de plaisir, soit de douleur. — Ce phénomène ne dérange donc rien à la conséquence que nous avons tirée plus haut de nos expériences ; savoir, que ce n'est point directement que le poumon cesse d'agir par la mort du cerveau.

§ II. *Déterminer si c'est indirecte-*

*...ent que le poumon cesse d'agir par
...c mort du cerveau.* — Puisque ce n'est
...s le poumon même qui meurt tout à
...up dans l'interruption de l'action cé-
...brale, puisque sa mort n'est alors qu'in-
...recte, il doit y avoir entre lui et le
...rveau des intermédiaires qui, dans ce
...s, finissent d'abord leurs fonctions, et
...t par-là déterminent la cessation des
...ennes. Ces intermédiaires sont le dia-
...ragme et les muscles intercostaux. Sou-
...is, par les nerfs qu'ils reçoivent, à l'in-
...uence immédiate du cerveau, ils de-
...ennent paralytiques dès que celui-ci a
...rdu entièrement son action. Les expé-
...ences suivantes le prouvent. — 1°
...ruikshank coupa la moelle épinière d'un
...ien, entre la dernière vertèbre cervi-
...le et la première dorsale. Aussitôt les
...rfs intercostaux, privés de communica-
...on avec le cerveau, cessèrent leur action;
...s muscles du même nom se paralysèrent;
...n respiration ne s'opéra que par le dia-
...hragme, qui recevait ses nerfs phréni-
...ues d'un point de la moelle supérieur à
...a section. Il est facile, dans cette expé-
...ence, que j'ai répétée plusieurs fois, de
...ger de la forte action du diaphragme,
...u'on ne voit pas, par celle des muscles
...bdominaux qui se distinguent très-ma-
...ifestement. — 2° Si on divise les nerfs
...hréniques seuls, le diaphragme devient
...mmobile, et la respiration ne se fait que
...uivant l'axe transversal et par les inter-
...ostaux; tandis que, dans le cas précé-
...ent, elle ne s'opérait que suivant l'axe
...erpendiculaire. — 3° Dans les deux ex-
...ériences précédentes, la vie se conserve
...ncore assez long-temps. Mais si on vient
...à couper en même temps les nerfs phré-
...iques et la moelle épinière vers la fin de
...a région cervicale, ou ce qui revient ab-
...olument au même, si on coupe la moelle
...au-dessus de l'origine des nerfs phréni-
...ques, alors, comme toute communication
...e trouve interrompue entre le cerveau
...et les agents actifs de la respiration, la
...mort est subite. — 4° J'avais souvent ob-
...servé dans mes expériences, qu'un demi-
...pouce de différence dans la hauteur à la-
...quelle on fait la section de la moelle, pro-
...duit une différence telle, qu'au-dessus la
...mort arrive à l'instant, et qu'au-dessous
...elle ne survient souvent qu'au bout de
...quinze à vingt heures. En disséquant les
...cadavres des animaux tués de cette ma-
...nière, j'ai constamment observé que cette
...différence ne tenait qu'au nerf phréni-
...que. Dès que la section lui est supérieure,
...la respiration et par conséquent la vie

cessent à l'instant, parce que ni le diaphragme, ni les intercostaux ne peuvent
agir. Quand elle est inférieure, l'action
du premier soutient encore quelque temps
et la vie et les phénomènes respiratoires.
— D'après les expériences précédentes,
il est évident que la respiration cesse
tout à coup, de la manière suivante, dans
les lésions de la portion du système nerveux qui est placée au-dessus de l'origine des nerfs phréniques : 1° interruption d'action dans les nerfs volontaires
inférieurs à la lésion, et par conséquent
dans les intercostaux et les phréniques;
2° paralysie de tous ou presque tous les
muscles de la vie animale, des intercostaux et du diaphragme spécialement; 3°
cessation des phénomènes mécaniques
de la respiration, faute d'agents nécessaires à ces phénomènes; 4° anéantissement des phénomènes chimiques, faute
de l'air dont les mécaniques déterminent
l'introduction dans le poumon. L'interruption de tous ces mouvements est aussi
rapide que leur enchaînement est prompt
dans l'ordre naturel. — C'est ainsi que
périssent subitement les malades qui
éprouvent une violente lésion dans la
portion de la moelle épinière située entre
le cerveau et l'origine des nerfs phréniques, comme cela arrive par une plaie,
par une compression, effet d'un déplacement de la seconde vertèbre, etc., etc.
— Les médecins ont été fort embarrassés
pour fixer avec précision l'endroit du cou
où une lésion de la moelle cesse d'être
subitement mortelle. Ils ont bien vu,
en général, que le haut et le bas de cette
région présentent, sous ce rapport, une
différence marquée; mais rien ici n'est
précis ni exactement déterminé. Or,
d'après ce que j'ai dit, la limite est facile
à assigner : c'est toujours l'origine des
nerfs phréniques. — Voilà encore comment périssent les malades qui éprouvent
tout à coup une violente commotion, une
forte compression, un épanchement considérable dans le cerveau, etc. — Il faut
observer cependant que ces diverses causes de mort agissent à des degrés très-
différents. Si elles sont faibles, leur effet
subit ne porte que sur les fonctions intellectuelles. Ce sont ces fonctions qui
s'altèrent toujours les premières dans les
lésions du cerveau, et qui sont le plus
susceptibles de céder à l'influence d'un
petit dérangement. En général, toute la
portion de la vie animale par laquelle
nous recevons l'impression des objets
extérieurs, et les fonctions dépendantes

de cette portion, telles que la mémoire, l'imagination, le jugement, etc., commencent d'abord à se troubler. Si la lésion est plus forte, des secousses irrégulières se manifestent tout à coup dans les muscles volontaires des membres ; les convulsions y surviennent, ou la paralysie les affecte, etc. Enfin, si la lésion est au plus haut point, tout se paralyse dans les muscles de la vie animale, les intercostaux et le diaphragme comme les autres. La mort est alors subitement déterminée. — Nous pouvons facilement répondre, d'après tout ce qui a été dit jusqu'ici, à la question que nous nous sommes proposée dans ce paragraphe, en établissant en principe que c'est indirectement que la mort du cerveau occasione celle du poumon. — Il suit aussi des expériences détaillées plus haut, que la respiration est une fonction mixte placée, pour ainsi dire, entre les deux vies auxquelles elle sert de point de contact, appartenant à l'animale par ses fonctions mécaniques, et à l'organique par ses fonctions chimiques. Voilà pourquoi, sans doute, l'existence du poumon est autant liée à celle du cerveau, qui est le centre de la première, qu'à celle du cœur, qui est comme le foyer de la seconde. — On observe que, dans la série des animaux, à mesure que l'organisation cérébrale se rétrécit davantage, la respiration perd aussi beaucoup de ses phénomènes. Cette fonction est bien plus développée chez les oiseaux et les mammifères, que chez les reptiles et les poissons, dont la masse céphalique est moins grosse, à proportion, que celle des animaux des deux premières classes. On sait que le système nerveux des animaux qui respirent par trachées est moins parfait et présente toujours des dispositions particulières ; que là où il n'y a plus de système nerveux, celui de la respiration disparaît aussi. — En général, le rapport est réciproque entre le cerveau et le poumon, surtout dans les mammifères et les oiseaux. Le premier détermine l'action du second, en favorisant l'entrée de l'air dans les bronches, par le mouvement des muscles respiratoires ; le second entretient l'activité du premier par le sang rouge qu'il y envoie. — Il serait bien curieux de fixer avec précision le rapport du système nerveux avec la respiration, dans les insectes où l'air pénétrant par divers points, par des trachées ouvertes à l'extérieur, il ne paraît pas y avoir d'action mécanique, et où la respiration

semble par conséquent appartenir toute entière à la vie organique, et être indépendante de l'animale, tandis qu'elle tient le milieu, comme nous l'avons dit, dans les espèces à poumon distinct, soit que cet organe ait une structure bronchiale, soit qu'il en ait une vésiculaire.

ART. XI. — DE L'INFLUENCE QUE LA MORT DU CERVEAU EXERCE SUR CELLE DU COEUR.

Nous venons de voir dans l'article précédent, comment, le cerveau cessant d'agir, le poumon reste inactif. Le même phénomène à lieu aussi dans le cœur ; cet organe ne bat plus dès que le cerveau est mort. Recherchons comment cela arrive. — Il est évident que ce phénomène ne peut avoir lieu que de deux manières : 1° parce que le cœur est sous l'immédiate dépendance du cerveau ; 2° parce qu'il y a entre ces deux organes un organe intermédiaire qui interrompt d'abord ses fonctions, et qui par là arrête celles du premier.

§ 1er. *Déterminer si c'est immédiatement que le cœur cesse d'agir par l'interruption de l'action cérébrale.* — La plupart des médecins parlent, en général, d'une manière trop vague de l'influence cérébrale ; ils n'en déterminent pas assez l'étendue et les limites relativement aux divers organes. — Il est évident que nous aurons répondu à la question proposée dans ce paragraphe, si nous déterminons ce qu'est cette influence par rapport au cœur. Or, tout paraît prouver qu'il n'y a aucune influence directe exercée par le cerveau sur cet organe, lequel au contraire tient, comme nous l'avons vu, le cerveau sous son immédiate dépendance par le mouvement qu'il lui communique. — Cette assertion n'est pas nouvelle : tous les bons physiologistes l'admettent ; mais comme plusieurs opinions de médecine appuient sur un principe tout opposé, il n'est pas inutile, je crois, de s'arrêter un peu à bien établir celui-ci. L'observation et les expériences le démontrent également : commençons par la première. 1° Toute irritation un peu violente sur le cerveau, produite soit par un esquille, soit par du sang, soit par toute autre cause, détermine presque toujours des mouvements convulsifs, partiels ou généraux, dans les muscles de la vie animale. Or, examinez alors ceux de la vie organique, le cœur en particulier ; rien n'est troublé dans leur action. 2° Toute compres-

...on de la masse cérébrale, soit que du ...us, de l'eau et du sang, soit que des os ...cturés la déterminent, agit assez ordi- ...irement en sens inverse, c'est-à-dire ...elle affecte de paralysie les muscles ...ntaires. Or, tant que l'affection ne ...end pas aux muscles pectoraux, l'ac- ...on du cœur n'est nullement diminuée. ...L'opium, le vin, pris à une certaine ...ose, diminuent momentanément l'éner- ...ie cérébrale, rendent le cerveau im- ...ropre aux fonctions qui ont rapport à la ...ie animale. Or, dans cet affaiblissement ...stantané, le cœur continue à agir com- ...ie à l'ordinaire ; quelquefois même son ...ction est accrue. 4° Dans les palpita- ...ions, dans les divers mouvements irré- ...uliers du cœur, on n'observe point que ...e principe de ces dérangements existe au ...erveau, qui est alors parfaitement in- ...act, et qui continue son action comme à ...ordinaire. Cullen s'est trompé ici, com- ne au sujet de la syncope. 5° Les phéno- ...mènes nombreux de l'apoplexie, de l'épi- epsie, de la catalepsie, du narcotisme, de ...a commotion, etc., phénomènes qui ont ...eur source principale dans le cerveau, ...me paraissent jeter un grand jour sur ...l'indépendance actuelle où le cœur est ...de cet organe. 6° Tout organe soumis à ...l'influence directe du cerveau est par ...là lui-même volontaire. Or, je crois que, ...malgré l'observation de Stahl, personne ...ne range plus le cœur parmi ces sortes ...d'organes. Que serait la vie, si nous ...pouvions, à notre gré, suspendre le ...mouvement du viscère qui l'anime ? La ...mort viendrait donc, par une simple vo- ...lition, en arrêter le cours.—Je crois que ...nous pourrions déjà, sans crainte d'er- ...reur, conclure de la simple observation ...que ce n'est point immédiatement que le ...cœur cesse d'agir, lorsque les fonctions ...cérébrales s'interrompent. Mais, ap- ...puyons sur les expériences cette donnée ...fondamentale de physiologie et de patho- ...logie. 1° Si on irrite de différentes ma- ...nières le cerveau mis à découvert sur un ...animal, avec des agents mécaniques, ...chimiques, spécifiques, etc. ; si on le ...comprime, etc., on produit diverses al- ...térations des organes de la vie animale ; ...mais le cœur reste constamment dans ...ses fonctions ordinaires, tant que les ...muscles pectoraux ne sont pas paralysés ...2° Les expériences diverses faites sur la ...moelle épinière mise à découvert dans ...la région du cou, présentent un résultat ...parfaitement analogue. 3° Si l'on irrite ...les nerfs de la huitième paire, dont plu-

sieurs filets se distribuent au cœur, le mouvement de cet organe ne se pré- cipite pas ; il ne s'arrête point si on fait la section des deux troncs. Je ne saurais trop recommander à ceux qui répètent ces expériences, de bien distinguer ce qui appartient à l'émotion, aux senti- ments divers de crainte, de colère, etc., nés dans l'animal qui souffre l'expé- rience, d'avec ce qui est le résultat de l'irritation ou de la section du nerf. 4° Outre la huitième paire, le tronc ner- veux, qu'on nomme *grand sympathi- que*, fournit au cœur différents rameaux qui se distribuent dans sa substance, et par lesquels le cerveau peut l'influencer, au moins d'après l'opinion commune qui place l'origine de ce nerf dans un de ceux provenant de cette masse médul- laire. Mais j'ai déjà dit que le système nerveux du grand sympathique était ab- solument indépendant de celui du cer- veau ; qu'il n'y avait même aucun nerf qui méritât ce nom ; que ce qu'on avait pris pour ce nerf était une suite de com- munication entre un grand nombre de petits systèmes nerveux, tous indépen- dants les uns des autres, et qui ont cha- cun un ganglion pour centre, comme le grand système nerveux de la vie animale a pour centre le cerveau. (« Les physio- logistes se sont beaucoup occupés du nerf grand sympathique. Ils ont fait re- lativement à ses usages beaucoup de con- jectures et fort peu d'expériences ; aussi n'avons-nous sur ce sujet que des notions très-peu positives. La situation profonde des ganglions les rend presque tous inac- cessibles, le cervical supérieur est pres- que le seul qu'on puisse extraire sans causer un désordre qui détermine seul la mort. M. Dupuy, professeur de l'é- cole vétérinaire d'Alfort, a trouvé un procédé au moyen duquel il en fait as- sez facilement l'ablation. Il résulte de ces expériences, que les phénomènes qui se manifestent après l'ablation de ce ganglion, et qui ne dépendent nulle- ment de l'opération, sont le resserrement de la pupille, la rougeur de la conjonc- tive, l'amaigrissement général, accom- pagné de l'infiltration des membres, et l'éruption de gale qui finit par affecter toute la surface cutanée.» *Note de M. Ma- gendie*). Il me semble que cette manière de voir le grand sympathique jette quel- que jour sur l'indépendance où le cœur est du cerveau ; mais poursuivons l'ex- posé des expériences propres à constater cette indépendance. 5° Si on répète sur les filets cardiaques du sympathique, filets qui viennent tous directement ou indirectement des ganglions, les expériences faites précédemment sur le nerf vague ou sur ses diverses branches qui émanent du cerveau, les résultats sont parfaitement analogues : rien n'est troublé dans les mouvements de l'organe. Ces mouvements n'augmentent point lorsqu'on irrite les nerfs ; ils ne diminuent pas lorsqu'on les coupe, comme cela arrive toujours dans les muscles de la vie animale. — Je ne présente point très-en détail toutes ces expériences, dont la plupart sont connues, mais que j'ai voulu cependant exactement répéter, parce que tous les auteurs ne s'accordent pas sur les phénomènes qui en résultent. — Il est un autre genre d'expériences analogues à celles-ci, qui peuvent encore éclairer les rapports du cœur et du cerveau : ce sont celles du galvanisme. Je ne négligerai point ce moyen de prouver que le premier de ces organes est toujours actuellement indépendant du second. — J'ai fait ces expériences avec une attention d'autant plus scrupuleuse, que plusieurs auteurs très-estimables ont avancé dans ces derniers temps une opinion contraire, et ont voulu établir que le cœur et les autres muscles de la vie organique ne diffèrent point, sous le rapport de la susceptibilité pour l'influence galvanique, des muscles divers de la vie animale. Je vais d'abord dire ce que j'ai observé sur les animaux à sang rouge et froid. 1º J'ai armé plusieurs fois, dans une grenouille, d'une part son cerveau avec du plomb, d'une autre part son cœur et ses muscles des membres inférieurs avec une longue lame de zinc qui touchait au premier par son extrémité supérieure, et aux seconds par l'inférieure. La communication établie avec de l'argent entre les armatures des muscles et celles du cerveau a déterminé constamment des mouvements dans les membres ; mais aucune accélération ne m'a paru sensible dans le cœur lorsqu'il battait encore ; aucun mouvement ne s'est manifesté quand il avait cessé d'être en action. Quelque soit le muscle volontaire que l'on arme en même temps que le cœur, pour comparer les phénomènes qu'ils éprouvent lors de la communication métallique, il y a toujours une différence tranchante. 2º J'ai armé sur une autre grenouille, par une tige métallique commune, d'une part la portion cervicale de la moelle épinière dans

la région supérieure du cou, afin d'[être] au-dessus de l'endroit d'où les nerfs [qui] vont au sympathique, et de là au cœur tirent leur origine ; d'autre part, [le] cœur est un muscle volontaire quelconque. Toujours j'ai observé un résul[tat] analogue à celui de l'expérience précédente, en établissant la communication. Toujours de violentes agitations d[ans] les muscles volontaires, jointes au défa[ut] de changement manifeste dans les mouvements du cœur, se sont fait apercev[oir]. 3º J'ai tâché de mettre à découvert les ne[rfs] qui vont au cœur des grenouilles ; plusieurs filets grisâtres à peine sensible[s] et dont, à la vérité, je ne puis certifi[er] positivement la nature, ont été arm[és] d'un métal, tandis que le cœur repos[ait] sur un autre. La communication établi[e] par un troisième n'a déterminé aucu[n] effet sensible. — Il me semble que c[es] essais, déjà tentés en partie avant mo[i], sont très-convenables pour détermin[er] positivement si le cerveau influence directement le cœur, surtout lorsqu'on a soin de les répéter, comme j'ai fait e[n] armant successivement, et tour à tour, l[a] surface interne, la surface externe et l[a] substance même de ce dernier organe. Dans tous ces essais, en effet, la disposition naturelle est conservée entre les diverses parties qui servent à l'unir au cerveau. Il est un autre mode d'expérience qui consiste, 1º à détacher le cœur de l[a] poitrine ; 2º à le mettre en contact avec deux métaux différents, par deux point[s] de sa surface, ou avec des portions d[e] chair armées de métaux ; 3º à faire communiquer les armatures par un troisième métal : alors Humboldt a vu des mouvements se manifester. J'avoue que souvent, en répétant strictement ces expériences, telles qu'elles sont indiquées, je n'ai rien aperçu de semblable : d'autres fois cependant un petit mouvement, très-différent de celui qui animait alors le cœur, s'est manifesté, et a paru tenir à l'influence galvanique. J'aurais presque pris ce mouvement pour l'effet de l'irritation mécanique des armatures, sans l'autorité respectable de cet auteur et d'une foule d'autres physiciens très-estimables, qui ont reconnu dans leurs essais l'influence du galvanisme sur le cœur lorsqu'il y est appliqué de cette manière. Je suis loin de prétendre voir dans mes expériences mieux que ceux qui se sont occupés du même objet ; je dis seulement ce que j'ai observé. — Au reste, les expériences où les arma-

...tes ne portent pas, d'un côté, sur une portion du système nerveux, de l'autre sur les fibres charnues du cœur, ne me semblent pas très-concluantes pour décider si l'influence que le cerveau exerce sur cet organe est directe. Quelle induction rigoureuse peut-on tirer des mouvements produits par l'armature de ces portions charnues? — Je passe maintenant aux expériences faites sur les animaux à sang rouge et chaud : elles sont d'autant plus nécessaires que le mode de contractilité des animaux à sang rouge et froid diffère essentiellement du leur, comme on le sait. 1° J'eus l'autorisation, dans l'hiver de l'an 7, de faire différents essais sur les cadavres des guillotinés. Je les avais à ma disposition trente à quarante minutes après le supplice. Chez quelques-uns, toute espèce de motilité était éteinte; chez d'autres, on ranimait cette propriété avec plus ou moins de facilité dans tous les muscles, par les agents ordinaires. On la développait, surtout dans les muscles de la vie animale, par le galvanisme. (« On a fait à différentes fois, sur des suppliciés, l'essai des excitations galvaniques. Vassali, Giulio et Rossi en firent un grand nombre à Turin ; mais les piles que l'on employait alors étaient bien faibles en comparaison de celles dont on se sert maintenant. Cependant dans les expériences qui eurent lieu à Newgate sur le corps d'un criminel, les membres furent violemment agités, les yeux ouverts et fermés, la bouche et les mâchoires travaillèrent en tout sens, et la face jetée dans des convulsions effroyables. La dernière observation et la plus complète que l'on connaisse a été faite à Glascow au mois de novembre 1818, par le docteur Andrew Ure. Il se servit, pour ces expériences, d'une batterie composée de deux cent soixante-dix paires de plaques de quatre pouces, avec des fils de communication, et des tiges métalliques à pointes, munies de poignées propres à les isoler, afin d'appliquer l'électricité d'une manière plus commode.—L'individu sur lequel on a fait ces expériences était de moyenne taille, âgé d'environ trente ans, et de constitution athlétique. Il fut attaché au gibet presque une heure, et il ne fit aucun mouvement convulsif après avoir été pendu, tandis qu'un voleur exécuté en même temps que lui s'agita avec violence pendant un temps considérable. Il fut porté à l'amphithéâtre anatomique de l'université, dix minutes environ après qu'on l'eut détaché du gibet. Sa face avait un aspect parfaitement naturel, n'étant ni livide ni tuméfiée, et son cou n'offrait aucune dislocation. — Environ cinq minutes avant l'arrivée des officiers de police avec le cadavre, la batterie fut chargée avec de l'acide nitro-sulfurique étendu, lequel la mit promptement en état d'exercer une action intense.

» *Première expérience.* Une grande incision fut faite immédiatement au-dessous de l'occiput. On enleva ensuite, avec des tenailles tranchantes, la moitié postérieure de la première vertèbre, et l'on mit à nu la moelle épinière, on fit en même temps une incision considérable dans l'épaisseur du muscle grand fessier, pour mettre à découvert le nerf sciatique. On fit de plus une légère incision au talon: il ne sortit du sang nulle part. La tige pointue qui communiquait avec une extrémité de la batterie fut mise en contact avec la moelle épinière, tandis que l'autre tige était appliquée au nerf sciatique. Tous les muscles du corps furent à l'instant agités de mouvements convulsifs qui ressemblaient à un frisson violent. Le côté gauche éprouva les plus vives convulsions; à chaque renouvellement du contact électrique en faisant mouvoir la seconde tige de la hanche au talon, le genou étant préalablement plié, la jambe fut lancée avec tant de violence, qu'elle faillit renverser un des assistants qui essayait en vain d'en prévenir l'extension.

» *Deuxième expérience.* On mit ensuite à nu le nerf phrénique gauche, vers le bord extérieur du muscle sterno-thyroïdien, à 3 ou 4 pouces au-dessus de la clavicule; comme ce nerf va au diaphragme, et qu'il communique avec le cœur par la huitième paire, on s'attendait à ce qu'en transmettant par lui la force galvanique, on renouvellerait le jeu de la respiration. En conséquence une petite incision ayant été faite sous le cartilage de la septième côte, la pointe d'une tige isolée fut mise en contact avec le diaphragme, tandis que l'autre fut appliquée au nerf phrénique du cou. Ce muscle, le principal agent de la respiration, se contracta sur-le-champ, mais avec moins de force qu'on ne s'y attendait. Comme je savais par de nombreuses expériences qu'on pouvait produire de plus pressants effets de l'excitation galvanique, en laissant les tiges extrêmes communicantes parfaitement en contact avec les parties sur lesquelles on avait à opérer, tandis que, pour compléter la chaîne ou le circuit électrique, on promenait le bout des fils le long des plaques, dans la dernière cuve de l'un des pôles, et qu'on plongeait tout de suite l'autre fil dans la dernière cellule du côté opposé, j'eus recours à ce procédé sans perdre de temps. Le succès en fut vraiment étonnant : à l'instant commença une forte et laborieuse respiration. La poitrine se levait et tombait ; le ventre était poussé en avant, et s'affaissait ensuite ; le diaphragme se contractait et se relâchait. Tous ces mouvemen's se manifestèrent sans interruption aussi longtemps que je continuai les commotions électriques.—Au jugement de plusieurs savants qui étaient témoins de la scène, cette expérience fut peut-être la plus frappante qu'on ait jamais faite avec un appareil électrique. Il faut se souvenir que pendant une bonne demi-heure, avant ce moment-là, le cadavre avait été à peu près épuisé de sang, et que la moelle épinière avait été lacérée sans ménagement — On ne put apercevoir de pulsation ni au cœur ni au poignet. (Il était tout-à-fait inutile de chercher au poignet un indice des battements du cœur, et cet organe se fût contracté que l'artère radicale n'eût encore présenté aucune pulsation. En effet, le double mouvement de dilatation et de redressement dont sont agitées les artères pendant la vie, ne leur est point imprimé directement par le cœur, mais est produit par le sang qui y arrive par ondées. Or, chacun sait qu'après la mort les artères sont vides et qu'ainsi le moyen de communication manquant il ne peut y avoir de mouvement produit.)

» *Troisième expérience.* On mit à nu le nerf sourcilier à sa sortie du trou sus-orbitaire. On appliqua l'une des tiges conductrices au nerf et l'autre au talon ; on vit les grimaces les plus extraordinaires, chaque fois qu'on excita les commotions électriques, en promenant le fil le long des bords de la dernière cuve galvanique, de la 220e à la 227e plaque ; de cette manière cinquante chocs tous plus grands les uns que les autres se succédèrent en deux secondes. Tous les muscles furent mis simultanément en action d'une manière effroyable ; la rage, l'horreur, le désespoir, l'angoisse et d'affreux sourires unirent leur hideuse expression sur la face de l'assassin. A ce spectacle plusieurs des spectateurs fu-

rent forcés de quitter la salle à cau... leur malaise et de leur effroi ; l'un... s'évanouit.

» *Quatrième expérience.* La der... expérience galvanique se fit en t... mettant le fluide électrique de la m... épinière au nerf cubital près du co... on vit les doigts se mouvoir avec... lité comme ceux d'un joueur de viol... un des assistants essaya de tenir le p... fermé, trouva que la main s'ouvrai... force en dépit de ses efforts. On ap... qua une tige à une légère incision... au bout du premier doigt ; on avait... paravant fermé le poing ; ce doigt... tendit à l'instant, et d'après l'action... vulsive du bras, le mort semblait m... trer au doigt les différents spectate... dont quelques-uns crurent qu'il était... venu à la vie.—Une heure s'était éc... lée dans ces diverses expériences.»N... *de M. Magendie*). Or, il m'a toujo... été impossible de déterminer le moin... mouvement en armant soit la moelle é... nière et le cœur, soit ce dernier organe... les nerfs qu'il reçoit des ganglions par... sympathique, ou du cerveau par la p... vague. Cependant les excitants méca... ques, directement appliqués sur les... bres charnues, en occasionaient la c... traction. Cela tenait-il à l'isolement... étaient depuis quelques temps les fil... nerveux du cœur d'avec le cervea... Mais alors, pourquoi ceux des muscl... volontaires, également isolés, se pr... taient-ils aux phénomènes galvanique... D'ailleurs les expériences suivant... éclairciront ce doute. — 2o J'ai armé... deux métaux différents, sur des chie... et sur des cochons d'Inde, d'abord... cerveau et le cœur, ensuite le tronc... la moelle épinière et ce dernier organ... enfin ce même organe et le nerf de... paire vague dont il reçoit plusieurs nerf... Les deux armatures étant mises en com... munication, aucun résultat sensible n... été apparent ; je n'ai point vu les mou... vements se ranimer. lorsqu'ils avaie... cessé, ou s'accélérer lorsqu'ils conti... nuaient encore.—3o Les nerfs cardiaqu... de deux chiens ont été armés soit dan... leurs filets antérieurs, soit dans les pos... térieurs ; une autre armature a été placé... sur le cœur, tantôt à sa surface interne... tantôt à l'externe, quelquefois dans so... tissu. La communication n'a pas produ... non plus de mouvements très-apparent... Dans toutes ces expériences, il ne fau... établir cette communication que quelqu... temps après que l'armature du cœur...

été placée, afin de ne point attribuer au galvanisme ce qui n'est que l'effet de l'irritation métallique. — 4° Humboldt dit que, lorsqu'on détache le cœur promptement et avec le soin d'y laisser quelques-uns de ses nerfs isolés, on peut exciter des contractions en armant ceux-ci d'un métal, et en touchant l'armature d'un autre métal : je l'ai inutilement tenté plusieurs fois; cela a paru me réussir cependant dans une occasion. — J'ai presque constamment réussi, au contraire, à produire des contractions sur les animaux à sang rouge et chaud, en leur arrachant le cœur, en le mettant en contact par deux points différents avec des métaux, et en établissant la communication. C'est le seul moyen, je crois, de produire sur cet organe, avec efficacité et évidence, les phénomènes galvaniques. Mais ce moyen, constaté déjà plusieurs fois, et par M. Jadelot en particulier, ne prouve nullement ce que nous recherchons ici; savoir s'il y a une influence directe exercée par le cerveau sur le cœur. — J'ai répété chacune de ces expériences sur le galvanisme un très-grand nombre de fois et avec les plus minutieuses précautions. Cependant je ne prétends pas, comme je l'ai dit, jeter des doutes sur la réalité de celles qui ont offert des résultats différents à des physiciens estimables. On sait combien sont variables les effets des expériences qui ont les forces vitales pour objet. Au reste, en admettant même des résultats différents des miens, je ne crois pas qu'on puisse s'empêcher de reconnaître que, sous le rapport de l'excitation galvanique, il y a une différence énorme entre les muscles de la vie animale et ceux de la vie organique. Rien ne plus propre à faire reconnaître cette différence, dans les expériences sur le cœur et sur les intestins, que d'armer toujours avec le même métal qui sert à l'armature de ces muscles, un de ceux de la vie animale, et d'établir ainsi un parallèle entre eux. — D'ailleurs, en supposant que les phénomènes galvaniques eussent sur ces deux espèces de muscles une égale influence, que prouverait ce fait? rien autre chose, sinon que ces phénomènes suivent, dans leur succession, des lois tout opposées à celles des phénomènes de l'irritation ordinaire des nerfs et des muscles auxquels ces nerfs correspondent. — Voilà, je crois, un nombre assez considérable de preuves tirées soit de l'observation des maladies,

soit des expériences, pour répondre à la question proposée dans ce paragraphe, et assurer que le cerveau n'exerce sur le cœur aucune influence directe; que, par conséquent, lorsque le premier cesse d'agir, c'est indirectement que le second interrompt ses fonctions.

§ II. *Déterminer si, dans les lésions du cerveau, la mort du cœur est causée par celle d'un organe intermédiaire.* — Puisque la cessation des fonctions du cœur n'est point directe dans les grandes lésions du cerveau, et que cependant cette cessation arrive alors subitement, il faut bien qu'il y ait un organe intermédiaire dont l'interruption d'action en soit la cause prochaine. (Il résulte des belles expériences de Legallois, que le cœur puise le principe de ses forces dans la moelle épinière. Cependant la destruction de la moelle épinière n'anéantit pas entièrement les mouvements du cœur : mais elle les affaiblit assez pour empêcher la circulation, et cet affaiblissement est d'autant plus prononcé, qu'il y a eu une plus grande portion de la moelle détruite. On pouvait présumer d'après cela que, malgré l'affaiblissement qui résulte de l'ablation d'une partie de cette moelle, la circulation pourrait encore continuer si l'on diminuait la somme des forces que le cœur doit dépenser pour l'entretenir. Il suffit pour cela de diminuer par des ligatures, faites aux artères, l'étendue du cercle auquel le cœur distribue le sang. L'expérience a confirmé cette conjecture. On a vu, par exemple, que la destruction de la moelle qui est très-promptement mortelle pour des lapins adultes, cesse de l'être si, avant de la pratiquer, on commence par lier l'aorte ventrale entre les artères cœliaques et mésentériques supérieures; l'application du même principe à d'autres parties du corps conduit à un résultat bien plus surprenant encore, c'est que pour pouvoir entretenir la vie dans des lapins d'un certain âge, après leur avoir détruit la moelle cervicale, il faut commencer par leur couper la tête. Ils sont morts sans retour si l'on détruit d'abord cette moelle sans les décapiter; cela tient à ce qu'en coupant la tête on retranche toute cette partie du domaine de la circulation, et par là que le cœur ayant besoin de moins de force pour continuer sa fonction, on peut l'affaiblir par la destruction de la moelle cervicale sans qu'il cesse de la remplir. *Note de M. Magendie.*) Or, cet organe, c'est le poumon. Voici donc quelle est, dans la mort du cœur déterminée par celle du cerveau, l'enchaînement des phénomènes : — 1° Interruption de l'action cérébrale ; 2° anéantissement de l'action de tous les muscles de la vie animale, des intercostaux et du diaphragme par conséquent ; 3° cessation consécutive des phénomènes mécaniques de la respiration ; 4° suspension des phénomènes chimiques, et conséquemment de la coloration du sang ; 5° pénétration du sang noir dans les fibres du cœur ; 6° affaiblissement et cessation d'action de ces fibres. — La mort qui succède aux lésions graves du cerveau a donc beaucoup d'analogie avec celles des différentes asphyxies ; elle est seulement plus prompte, par les raisons que j'indiquerai. Les expériences suivantes prouvent évidemment que les phénomènes de cette mort s'enchaînent de la manière que je viens d'indiquer.—1° J'ai constamment trouvé du sang noir dans le système à sang rouge de tous les animaux tués par la commotion ou la compression cérébrale, etc. ; leur cœur est livide, et toutes les surfaces sont colorées à peu près comme dans l'asphyxie.—2° J'ai ouvert sur un chien l'artère carotide ; aussitôt le sang rouge s'est écoulé : l'artère a été liée ensuite, et j'ai assommé l'animal en lui portant un coup violent derrière l'occipital. A l'instant la vie animale a été anéantie ; tout mouvement volontaire a cessé ; les fonctions mécaniques, et par une suite nécessaire les fonctions chimiques du poumon, se sont trouvées arrêtées. L'artère déliée alors a versé du sang noir par un jet plus faible qu'à l'ordinaire ; ce jet a diminué, s'est ensuite interrompu, et le sang a coulé, comme on le dit, en bavant. Enfin, le mouvement du cœur a fini au bout de quelques minutes. — 3° J'ai toujours obtenu un semblable résultat en ouvrant une artère sur différents animaux que je faisais périr ensuite, soit par une section de la moelle entre la première vertèbre et l'occipital, soit par une forte compression exercée sur le cerveau, préliminairement mis à nu, soit par la destruction de ce viscère, etc. C'est encore ainsi que meurent les animaux par la carotide desquels on pousse au cerveau des substances délétères. — 4° Les expériences précédentes expliquent la noirceur du sang qui s'écoule de l'artère ouverte des animaux qu'on saigne dans nos boucheries, après les avoir assommés. Si le coup porté sur la tête a été très-violent, le sang sor[t] presque tel qu'il était dans les vein[es]. S'il a été moins fort et que l'action [du] diaphragme et des intercostaux n'ait [été] qu'affaiblie au lieu d'avoir subitem[ent] cessé, la rougeur du sang n'est qu'ob[s]curcie, etc. En général, il y a un [rap]port constant entre les degrés divers [de] cette couleur et la force du coup. — [On] se sert, pour l'usage de nos tables, [du] sang des animaux. Sans doute que le n[oir] et le rouge diffèrent ; que l'un des d[eux] serait préférable dans certains cas. [Et] on pourrait avoir à volonté l'un ou l'au[tre], en saignant les animaux après [ou] avant de les avoir assommés, parce q[ue] dans le premier cas, la respiration a ce[ssé] avant l'hémorrhagie, et que, dans le [se]cond, elle continue pendant que le sa[ng] coule. En général, l'état de la respi[ra]tion, qui est altéré par un grand nomb[re] de causes pendant les grandes hémorr[ha]gies, fait singulièrement varier la cou[]leur du sang qui sort des artères : vo[ilà] pourquoi dans les grandes opération[s,] dans l'amputation, dans le cancer, l[e] sarcocèle, etc., on trouve tant de nua[n]ces au sang artériel. On sait qu'il so[rt] quelquefois très-rouge au commenc[e]ment, et très-brun à la fin de l'opéra[]tion. Examinez la poitrine pendant c[es] variétés, vous verrez constamment [la] respiration se faire exactement lorsqu['il] est coloré en rouge, être au contrai[re] embarrassée quand sa couleur s'obscu[r]cit. — En servant d'aide à Desault, pe[n]dant ses opérations, j'ai eu occasi[on] d'observer plusieurs fois et ces variét[és] et leur rapport avec la respiration. C[e] rapport m'avait frappé avant même qu[e] j'en connusse la raison. Je l'ai consta[té] depuis par un très-grand nombre d'ex[]périences sur les animaux. Je l'ai vérif[ié] et fait observer dans l'extirpation d'un[e] tumeur cancéreuse des lèvres que j[e] pratiquai l'an passé. — En général, [il] est rare que le sang artériel sorte aus[si] noir que celui des veines dans les opéra[]tions ; sa couleur devient seulement plu[s] ou moins foncée.—Je n'ai jamais trouvé[,] dans mes expériences, de rapport entr[e] le brun obscur de cette espèce de san[g] et la compression exercée au-dessus de l'artère, comme quelques-uns l'ont as[su]ré. Il en existe bien un entre la couleur et l'impétuosité du jet, qui s'affai[]blit en général lorsque cette couleur a été foncée pendant quelques instants. Mais c'est dans la respiration qu'est le principe de ce rapport, qu'on expliquer[a]

tlement d'après ce que j'ai dit en dif-
rents endroits de cet ouvrage. Revenus au point de doctrine qui nous occupe, et dont nous nous étions écartés.
Je crois que, d'après toutes les considérations et les expériences contenues
dans cet article, la manière dont le cœur
cesse d'agir par l'interruption des fonctions cérébrales, ne peut plus être révoquée en doute, et que nous pouvons
résoudre d'une manière positive la question proposée plus haut, en assurant que,
dans cette circonstance, le poumon est
l'organe intermédiaire dont la mort entraîne celle du cœur, laquelle ne pourrait alors arriver directement. — Il y a
donc cette différence entre la mort du
cœur par celle du cerveau, et la mort du
cerveau par celle du cœur, que, dans le
dernier cas, la mort de l'un n'est qu'une
cause indirecte de celle de l'autre; que,
dans le second cas, au contraire, cette
cause agit directement, comme nous l'a-
vons vu plus haut. Si quelques hommes
ont jamais pu suspendre volontairement
les battements de leur cœur, cela ne
prouve pas, comme le disaient les disciples de Stahl, l'influence de l'âme sur
les mouvements de la vie organique,
mais seulement sur les phénomènes mécaniques de la respiration, qui, dans ce
cas, ont dû être, ainsi que les phénomènes chimiques, préliminairement arrêtés. — Dans les animaux à sang rouge et
froid, dans les reptiles en particulier, la
mort du cœur ne succède pas aussi
promptement à celle du cerveau que
dans les animaux à sang rouge et chaud.
La circulation continue encore très-long-
temps dans les grenouilles, dans les salamandres, etc., après que l'on a enlevé
leur masse céphalique. Je m'en suis assuré par de fréquentes expériences. —
On concevra facilement ce phénomène,
si on se rappelle que la respiration peut
être long-temps suspendue chez ces animaux, sans que pour cela le cœur arrête
ses mouvements, comme, d'ailleurs, on
peut s'en assurer en les forçant de séjourner sous l'eau plus que de coutume.
— En effet, comme, d'après ce que nous
avons dit, le cœur ne finit son action,
lorsque celle du cerveau est interrompue, que parce qu'alors le poumon meurt
préliminairement, il est manifeste qu'il
doit exister, entre la mort violente du
cerveau et celle du cœur, un intervalle
à peu près égal au temps que peut durer,
dans l'état naturel, la suspension de la
respiration.

En rappelant ici la division des organes en deux grandes classes, savoir, en
ceux de la vie animale, et en ceux de la
vie organique, l'on voit d'abord que les
fonctions des organes de la première
classe doivent s'interrompre à l'instant
même où le cerveau meurt. En effet,
toutes ces fonctions ont, ou indirectement, ou directement, leur siège dans
cet organe. Celles qui ne lui appartiennent que d'une manière indirecte, sont
les sensations, la locomotion et la voix,
fonctions que d'autres organes exécutent,
il est vrai, mais qui, ayant leur centre
dans la masse céphalique, ne peuvent
continuer dès qu'elle cesse d'agir. D'un
autre côté, tout ce qui, dans la vie animale, dépend immédiatement du cerveau, comme l'imagination, la mémoire,
le jugement, etc..., ne peut évidemment
s'exercer que quand cet organe est en
activité. La grande difficulté porte donc
sur les fonctions de la vie organique.
Recherchons comment elles finissent
dans le cas qui nous occupe.

§ Ier. *Déterminer si l'interruption
des fonctions organiques est un effet
direct de la cessation de l'action cérébrale.* — L'observation et l'expérience
vont nous servir ici, comme dans l'article précédent, à prouver que toutes les
fonctions de la vie interne sont, de même
que l'action du cœur, soustraites à l'empire immédiat du cerveau, et que par
conséquent leur interruption ne saurait
immédiatement dériver de la mort de cet
organe. Je commence par l'observation.
1° Il est une foule de maladies du cerveau
qui, portées au dernier degré, déterminent une suspension presque générale
de la vie animale, qui ne laissent ni sensations, ni mouvements volontaires, si
ce n'est de faibles agitations dans les intercostaux et dans le diaphragme, qui
seules soutiennent alors la vie générale.
Or, dans cet état, où l'homme a perdu la
moitié de son existence, l'autre moitié,
que composent les fonctions organiques,
continue encore souvent très-long-temps
avec la même énergie. Les sécrétions, les
exhalations, la nutrition, etc., s'opèrent
presque comme à l'ordinaire. Chaque
jour l'apoplexie, la commotion, les épanchements, l'inflammation cérébrale, etc.,
etc., nous offrent ces sortes de phéno-

mènes. — 2° Dans le sommeil, les sécrétions s'opèrent certainement, quoique Bordeu s'appuie sur l'opinion contraire, pour prouver l'influence des nerfs sur les glandes : la digestion se fait aussi parfaitement bien alors ; toutes les exhalations, la sueur en particulier, augmentent souvent au-delà du degré habituel ; la nutrition continue comme à l'ordinaire, et même il y a beaucoup de preuves très-solides en faveur de l'opinion de ceux qui prétendent qu'elle augmente pendant que les animaux dorment. Or, tout le monde le sait, et il résulte spécialement de ce que nous avons dit dans la première partie de cet ouvrage, que le sommeil survient parce que le cerveau, affaibli par l'exercice trop soutenu de ses fonctions, est obligé de les suspendre durant un certain temps. Donc le relâchement des organes internes n'est pas une suite de celui du cerveau : donc l'influence qu'il exerce sur eux n'est pas directe ; donc, quand il meurt, ce n'est pas immédiatement qu'ils interrompent leur action. — 3° Le sommeil des animaux dormeurs fait mieux contraster encore que le sommeil ordinaire, l'interruption de la vie animale, des fonctions cérébrales par conséquent, avec la permanence de la vie organique. — 4° Dans les paralysies diverses, dans celles, par exemple, qui affectent les membres inférieurs et les viscères du bassin, à la suite d'une commotion ou d'une compression de la partie inférieure de la moelle épinière, la communication des parties paralysées avec le cerveau, est, ou entièrement rompue, ou au moins très-affaiblie. Elle est rompue quand toute espèce de sentiment et de mouvement a cessé ; elle n'est qu'affaiblie quand l'une ou l'autre propriété reste encore. Or, dans ces deux cas, la circulation générale et celle capillaire continuent ; l'exhalation s'opère comme à l'ordinaire dans le tissu cellulaire et à la surface cutanée ; l'absorption s'exerce également, puisque sans elle l'hydropisie surviendrait. La sécrétion peut avoir lieu aussi : rien en effet de plus fréquent, dans les paralysies complètes de vessie, qu'une sécrétion abondante d'humeur muqueuse à la surface interne de cet organe. Quant à la nutrition, il est évident que, si les diverses espèces de paralysies la diminuent un peu, jamais elles ne l'arrêtent entièrement. — 5° Les spasmes, les convulsions qui naissent d'une énergie contre nature dans l'action cérébrale, et qui portent

d'une manière si visible leur influence sur les fonctions externes, modifient très faiblement, et souvent pas du tout, les exhalations, les sécrétions, la circulation, la nutrition des parties où ils se développent. Dans ces divers phénomènes maladifs, c'est une chose bien digne de remarque, que le calme où se trouve la vie organique, comparé au trouble, au bouleversement qui agite la vie animale dans le membre, ou dans la partie affectée. — 6° Les fœtus acéphales ont, dans le sein de leur mère, une vie organique tout aussi active que les fœtus bien conformés ; ils sont même quelquefois, en naissant, dans des proportions supérieures à l'accroissement naturel. J'ai eu occasion de m'en assurer sur deux fœtus de cette espèce, apportés l'an passé dans mon amphitéâtre : non seulement le face était plus développée, comme il arrive toujours, parce que le système vasculaire cérébral étant nul, le facial s'accroît à proportion ; mais encore toutes les parties, celles de la génération en particulier, qui, avant la naissance, semblent ordinairement être à peine ébauchées, avaient un développement correspondant. Donc, la nutrition, la circulation, etc., sont alors aussi actives qu'à l'ordinaire, quoique l'influence cérébrale manque absolument à ces fonctions. — 7° Qui ne sait que, dans les animaux sans cerveau, dans ceux même où aucun système nerveux n'est apparent, comme dans les polypes, la circulation capillaire, l'absorption, la nutrition, etc., s'opèrent également bien ? Qui ne sait que la plupart des fonctions organiques sont communes à l'animal et au végétal ? que celui-ci vit réellement organiquement, quoique ses fonctions ne soient influencées ni par un cerveau, ni par un système nerveux ? — 8° Si on médite un peu les diverses preuves que Bordeu donne de l'influence nerveuse sur les sécrétions, on verra qu'aucune n'établit positivement l'action actuelle du cerveau sur cette fonction. Il n'y en aurait qu'une qui serait tranchante, savoir, l'interruption des fluides sécrétés par la section des nerfs des diverses glandes : or, je ne sais qui a jamais pu faire exactement cette section. On parle beaucoup d'une expérience de cette nature, pratiquée sur les parotides. La disposition de cette glande rend cet essai si visiblement impossible, que je n'ai pas même tenté de le répéter ; il n'y a guère que le testicule où il est praticable. J'ai donc isolé dans un chien le ordon des vaisseaux spermatiques ; les nerfs ont été coupés sans toucher aux vaisseaux. Je n'ai pu juger des effets de cette expérience par rapport à la sécrétion de la semence, parce que l'inflammation est survenue dans le testicule où s'est ensuite formé un dépôt. Mais cette inflammation même, ainsi que la suppuration, formées sans l'influence nerveuse du cerveau, ne supposent-elles pas la possibilité de la sécrétion, indépendamment de cette influence? On ne peut, dans cette expérience, isoler l'artère spermatique du plexus qu'elle reçoit du grand sympathique, tant est inextricable l'entrelacement de ces nerfs. Mais, au reste, leur section importe assez peu, attendu qu'ils viennent des ganglions : l'essentiel est de rompre toute communication avec le cerveau, en détruisant les filets lombaires. —Je pourrais ajouter une foule d'autres considérations à celles-ci, dont plusieurs ont déjà été indiquées par d'autres auteurs, pour prouver que les fonctions organiques ne sont nullement sous la dépendance actuelle du cerveau, que, par conséquent, lorsque celui-ci meurt, ce n'est point directement qu'elles cessent d'être en activité. — C'est ici, surtout, que la distinction de la sensibilité et de la contractilité, en animales et en organiques, mérite, je crois, d'être attentivement examinée. En effet, l'idée de sensibilité rappelle presque toujours celle des nerfs dans notre manière de voir ordinaire, et l'idée des nerfs amène celle du cerveau, en sorte qu'on ne sépare guère ces trois choses : cependant il n'y a réellement que dans la vie animale où l'on doit les réunir ; dans la vie organique elles ne sauraient être associées, au moins directement. — Je ne dis point que les nerfs cérébraux n'aient pas sur la sensibilité organique une influence quelconque ; mais je soutiens, d'après l'observation et l'expérience, que cette influence n'est point directe, qu'elle n'est point de la nature de celle qu'on observe dans la sensibilité animale. — Plusieurs auteurs on déjà très-bien vu que l'opinion qui place dans les nerfs le siège exclusif et immédiat du sentiment est sujette à une foule de difficultés ; ils ont même cherché d'autres moyens d'expliquer les phénomènes de cette grande propriété des corps vivants. Mais il en est de la question des agents, comme de celle de la nature de la sensibilité : nous nous y égarerons toujours, tant que le fil de la rigoureuse expérience ne nous guidera

pas ; or, cette question ne me parait guère susceptible de se prêter à ce moyen de certitude. — Contentons-nous donc d'analyser les faits, de bien les recueillir, de les comparer entre eux, de saisir leurs rapports généraux. L'ensemble de ces recherches forme la vraie théorie des forces vitales ; tout le reste n'est que conjecture. — Outre les considérations que je viens de présenter, il en est une autre qui me paraît prouver bien manifestement que les fonctions organiques ne sont point sous l'immédiate influence du cerveau : c'est que la plupart des viscères qui servent à ces fonctions, ne reçoivent point ou presque point de nerfs cérébraux, mais bien des filets provenant des ganglions. — On observe ce fait anatomique dans le foie, le rein, le pancréas, la rate, les intestins, etc., etc. Dans les organes mêmes de la vie animale, il y a souvent des nerfs qui servent aux fonctions externes, et d'autres aux internes ; alors les uns viennent directement du cerveau, les autres des ganglions. Ainsi les nerfs ciliaires, naissant du ganglion ophthalmique, président-ils à la nutrition et aux sécrétions de l'œil, tandis que l'optique, né du cerveau, sert directement à la vision. Ainsi l'olfactif est-il dans la pituitaire l'agent de la perception des odeurs, tandis que les filets du ganglion de Meckel n'ont rapport qu'aux phénomènes organiques de cette membrane, etc. — Or, les nerfs des ganglions ne peuvent transmettre l'action cérébrale : car nous avons vu que le système nerveux partant de ces corps doit être considéré comme parfaitement indépendant du système nerveux cérébral ; que le grand sympathique ne tire point son origine du cerveau, de la moelle épinière ou des nerfs de la vie animale ; que cette origine est exclusivement dans les ganglions ; que ce nerf n'existe même point, à proprement parler ; qu'il n'est qu'un ensemble d'autant de petits systèmes nerveux qu'il y a de ganglions, lesquels sont des centres particuliers de la vie organique, analogues au grand et unique centre nerveux de la vie animale, qui est le cerveau. — Je pourrais ajouter bien d'autres preuves à celles indiquées plus haut, pour établir que le grand sympathique n'existe réellement pas, et que les communications nerveuses qu'on a prises pour lui ne sont que des choses accessoires aux systèmes des ganglions. Voici quelques-unes de ces preuves : 1° ces communications nerveuses ne se rencontrent point au cou des oiseaux, où, comme l'observe M. Cuvier, on ne trouve entre le ganglion cervical supérieur et le premier thorachique, aucune trace du grand sympathique. Le ganglion cervical supérieur est donc, dans les oiseaux, ce que sont dans l'homme l'ophthalmique, le ganglion de Meckel, etc., c'est-à-dire indépendant et isolé des autres petits systèmes nerveux dont chacun des ganglions inférieurs forme un centre ; cependant, malgré l'absence de communication, les fonctions se font également bien. Cette disposition naturelle aux oiseaux s'accorde très-bien avec celle non ordinaire à l'homme, que j'ai quelquefois observée entre le premier ganglion lombaire et le dernier thorachique, entre les ganglions lombaires mêmes, ainsi qu'entre les sacrés. 2° Souvent il n'y a point de ganglion à l'endroit où le prétendu nerf sympathique communique avec la moelle épinière. Cela est manifeste au cou de l'homme, dans l'abdomen des poissons, etc., etc. Cette disposition prouve-t-elle que l'origine du sympathique est dans la moelle épinière? non ; elle indique seulement une communication moins directe que dans les autres parties entre les ganglions et le système nerveux de la vie animale. Voici en effet comment on doit envisager cette disposition : le ganglion cervical inférieur fournit un gros rameau qui remonte au supérieur pour établir entre eux une communication directe ; mais, en remontant, il distribue diverses branches à chaque paire cervicale, qui forment une communication secondaire. Cette disposition ne change donc rien à notre manière de voir. — Rapprochons maintenant ces considérations de celles exposées dans la note de la page 92, et nous serons de plus en plus convaincus, 1° que le grand sympathique n'est qu'un assemblage de petits systèmes nerveux, ayant chacun un ganglion pour centre, étant tous indépendants les uns des autres, quoique ordinairement communiquant entre eux et avec la moelle épinière ; 2° que les nerfs appartenant à ces petits systèmes ne sauraient être considérés comme une dépendance du grand système nerveux de la vie animale; 3° que, par conséquent, les organes pourvus exclusivement de ces nerfs, ne sont point sous l'immédiate dépendance du cerveau. — Il ne faut pas croire cependant que tous les organes qui servent à des fonctions internes reçoivent exclusivement leurs nerfs des ganglions. Dans plusieurs,

c'est le cerveau qui le fournit ; et cependant les expériences prouvent également dans ces organes que leurs fonctions ne sont pas sous l'immédiate influence de l'action cérébrale. — Nous n'avons encore que le raisonnement et l'observation pour base du principe important qui nous occupe, savoir, que ce n'est point directement que les fonctions internes ou organiques cessent par la mort du cerveau. Mais les expériences sur les animaux vivants ne le démontrent pas d'une manière moins évidente. — 1° J'ai toujours observé qu'en produisant artificiellement des paralysies ou des convulsions dans les nerfs cérébraux des diverses parties, on n'altère d'une manière sensible et subite ni les exhalations, ni l'absorption, ni la nutrition de ces parties. — 2° On sait depuis très-long-temps qu'en irritant les nerfs des ganglions qui vont à l'estomac, aux intestins, à la vessie, etc., on ne détermine point de spasme dans les fibres charnues de ces organes, comme on en produit dans les muscles de la vie animale par l'irritation des nerfs cérébraux qui vont se distribuer à ces muscles. — 3° La section des nerfs des ganglions ne paralyse point subitement les organes creux, dont le mouvement vermiculaire ou de resserrement continue encore plus ou moins long-temps après l'expérience. — 4° J'ai répété, par rapport à l'estomac, aux intestins, à la vessie, à la matrice, etc., les expériences galvaniques dont les résultats, par rapport au cœur, ont été exposés. J'ai armé d'abord de deux métaux différents le cerveau et chacun de ces viscères en particulier : aucune contraction n'a été sensible à l'instant de la communication des deux armatures. Chacun de ces viscères a ensuite été armé en même temps que la portion de moelle épinière placée au-dessus d'eux. Enfin, j'ai armé simultanément et les nerfs que quelques-uns reçoivent de ce prolongement médullaire et ces organes eux-mêmes : ainsi l'estomac et les nerfs de la paire vague, la vessie et les nerfs qu'elle reçoit des lombaires, ont été armés ensemble. Or, dans presque tous ces cas, la communication des deux armatures n'a produit aucun effet bien marqué ; seulement dans le dernier j'ai aperçu deux fois un petit resserrement sur l'estomac et la vessie. Dans ces diverses expériences, je produisais cependant de violentes agitations dans les muscles de la vie animale, que j'armais toujours du même métal que celui dont je ne servais pour les muscles de la vie organique, afin d'avoir un terme de comparaison. — 5° Dans tous les cas précédents, ce sont les diverses portions du système nerveux cérébral qui ont été armées en même temps que les muscles organiques. J'ai voulu galvaniser aussi les nerfs des ganglions avec les mêmes muscles. La poitrine d'un chien étant ouverte, on trouve sous la plèvre le grand sympathique, qu'il est facile d'armer d'un métal. Comme, suivant l'opinion commune, ce nerf se distribue dans tout le bas-ventre, en armant d'un autre métal chacun des viscères qui s'y trouvent contenus, et en établissant des communications, je devais espérer d'obtenir des contractions, à peu près comme on en produit en armant le faisceau des nerfs lombaires et les divers muscles de la cuisse. Cependant aucun effet n'a été sensible. — 6° Dans notre manière de voir le nerf sympathique, on conçoit ce défaut de résultat. En effet, les ganglions intermédiaires aux organes gastriques et au tronc nerveux de la poitrine ont pu arrêter les phénomènes galvaniques. J'ai donc mis à découvert les nerfs qui partent des ganglions pour aller directement à l'estomac, au rectum, à la vessie, et j'ai galvanisé par ce moyen ces divers organes : aucune contraction ne m'a paru ordinairement en résulter ; quelquefois un petit resserrement s'est fait apercevoir ; mais il était bien faible en comparaison de ces violentes contractions qu'on remarque dans les muscles de la vie animale. Je ne saurais trop encore recommander ici de bien distinguer ce qui appartient au contact mécanique des métaux, d'avec ce qui est l'effet du galvanisme. — 7° Ces expériences sont difficiles sur les intestins à cause de la ténuité de leurs nerfs. Mais comme ces nerfs forment un plexus très-sensible autour de l'artère mésentérique qui va avec eux se distribuer dans le tissu de ces organes, on peut, en mettant cette artère à nu, et l'entourant d'un métal, tandis qu'un autre est placé sur un point quelconque du tube intestinal, galvaniser également ce tube. Or, dans cette expérience, je n'ai obtenu non plus aucun résultat bien manifeste. — 8° Tous les essais précédents ont été faits sur des animaux à sang rouge et chaud ; j'en ai tenté aussi d'analogues sur des animaux à sang rouge et froid. Le cerveau et les viscères musculeux de l'abdomen d'une grenouille, les mêmes viscères et la portion cervicale de la moelle épinière, ont

été armés en même temps de deux métaux divers. Rien de sensible n'a paru à l'instant de leur communication, et cependant les muscles de la vie animale entraient ordinairement alors en contraction, même sans être armés, et par le seul contact d'un métal sur l'armature du système nerveux. Ce n'est pas faute de multiplier les points de contact sur les viscères gastriques que le succès a pu manquer ; car j'avais soin de passer un fil de plomb dans presque tout le tube intestinal pour lui servir d'armature. — 9° Quant aux nerfs qui vont directement aux fibres charnues des organes gastriques, ils sont si ténus sur les grenouilles, qu'il est très-difficile de les armer. M. Jadelot a cependant obtenu, dans une expérience, un resserrement lent des parois de l'estomac, en agissant directement sur les nerfs de ce viscère. Mais certainement ce resserrement, analogue sans doute à ceux que j'ai observés souvent dans d'autres expériences, ne peut être mis en parallèle avec les effets étonnants qu'on obtient dans les muscles volontaires ; et il sera toujours vrai de dire que, sous le rapport des phénomènes galvaniques, comme sous tous les autres, une énorme différence existe entre les muscles de la vie animale et ceux de la vie organique. — Voilà, je crois, une somme de preuves plus que suffisante pour résoudre avec certitude la question proposée dans ce paragraphe, en établissant comme un principe fondamental, 1° que le cerveau n'influence point d'une manière directe les organes et les fonctions de la vie interne ; 2° que, par conséquent, l'interruption de ces fonctions, dans les grandes lésions du cerveau, n'est point un effet immédiat de ces lésions. — Je suis loin cependant de regarder l'action cérébrale comme entièrement étrangère à la vie organique ; mais je crois être fondé à établir que cette vie n'en emprunte que des secours secondaires indirects, et que nous ne connaissons encore que très-peu. — Si je me suis un peu étendu sur cet objet, c'est que rien n'est plus vague, en médecine, que le sens qu'on attache communément à ces mots : *action nerveuse, action cérébrale*, etc. On ne distingue jamais assez ce qui appartient aux forces d'une vie, d'avec ce qui est l'attribut des forces de l'autre. On peut faire surtout à Cullen le reproche de trop exagérer l'influence du cerveau.

§ II. *Déterminer si l'interruption*

des fonctions de la vie organique est un effet indirect de la cessation de l'action cérébrale.—Puisque la vie organique ne cesse pas immédiatement par la cessation de l'action cérébrale, il y a donc des agents intermédiaires qui déterminent, par leur mort, cette cessation. Or, ces agents sont principalement, comme dans la mort du cœur par celle du cerveau, les organes mécaniques de la respiration. Voici la série des phénomènes qui arrivent alors : — 1° Interruption des fonctions cérébrales. 2° Cessation des fonctions mécaniques du poumon. 3° Anéantissement de ses fonctions chimiques. 4° Circulation du sang noir dans toutes les parties. 5° Affaiblissement du mouvement du cœur et de l'action de tous les organes. 6° Suspension de ce mouvement et de cette action. — Tous les organes internes meurent donc à peu près comme dans l'asphyxie, c'est-à-dire, 1° parce qu'ils sont frappés du contact du sang noir ; 2° parce que la circulation cesse de leur communiquer le mouvement général nécessaire à leur action, mouvement dont l'effet est indépendant de celui que produit le sang par les principes qu'il contient.—Cependant il y a plusieurs différences entre la mort par l'asphyxie et celle par les grandes lésions du cerveau. 1° La vie animale est assez communément interrompue dans la seconde, à l'instant même du coup ; elle ne l'est, dans la première, qu'à mesure que le sang noir pénètre le cerveau. 2° La circulation est quelque temps à cesser dans la plupart des asphyxiés, soit parce que la coloration en noir n'est que graduelle, soit parce que l'agitation des membres et de tous les organes à mouvements volontaires l'entretient tant que le cerveau peut encore déterminer ces mouvements. Au contraire, dans les lésions du cerveau, d'un côté l'interruption de la respiration étant subite, la noirceur du sang ne se fait point par degrés ; d'un autre côté, la vie animale étant tout à coup arrêtée, tous les organes deviennent à l'instant immobiles, et ne peuvent plus favoriser le mouvement du sang. Cette observation est surtout applicable à la poitrine, dont les parois favorisent singulièrement la circulation pulmonaire, et même les mouvements du cœur, par l'élévation et l'abaissement alternatifs dont elles sont le siége. C'est là véritablement l'influence mécanique que la circulation reçoit dans la respiration. Celle née de la dilatation ou du res-

serrement du poumon est absolument illusoire, ainsi que nous l'avons vu.—Au reste, les deux genres de mort, dont l'un commence au poumon et l'autre au cerveau, peuvent s'éloigner ou se rapprocher par la manière dont ils arrivent et il s'en faut de beaucoup que les différences que je viens d'indiquer soient générales. Ainsi, quand l'asphyxie est subite, comme, par exemple, lorsqu'on fait tout à coup le vide dans la trachée-artère, en y pompant l'air avec une seringue, il n'y a ni taches livides, ni engorgement du poumon ; la circulation cesse très-vite : cette mort se rapproche de celle où la vie du cerveau est anéantie subitement. — Au contraire, si le coup qui frappe ce dernier organe ne fait qu'altérer profondément ses fonctions et permet encore aux muscles inspirateurs de s'exercer faiblement pendant un certain temps, le système du poumon peut s'engorger ; ce système capillaire général peut se pénétrer aussi de sang en diverses parties. La circulation est alors lente à cesser. Cette mort a de l'analogie avec celle de beaucoup d'asphyxies.—On conçoit par-là que la mort dont le principe est dans le cerveau, et celle qui commence dans le poumon se rapprochent ou s'éloignent l'une de l'autre, suivant que la cause qui frappe l'un de ces deux organes agit avec plus ou moins de promptitude ou de lenteur. L'enchaînement des phénomènes est toujours à peu près le même, surtout lorsque le premier est affecté : la cause de cet enchaînement ne varie pas, mais les phénomènes eux-mêmes présentent de nombreuses variétés. — On a demandé souvent comment mouraient les pendus : les uns ont cru qu'il y avait chez eux luxation aux vertèbres cervicales, compression de la moelle épinière, et par conséquent mort très-analogue à celle qui est l'effet de la commotion, de l'enfoncement des pièces osseuses du crâne, etc.; les autres ont dit que le défaut seul de respiration les faisait périr. J'ai eu occasion de disséquer un pendu où il n'y avait pas luxation, mais fracture de la troisième vertèbre cervicale. J'ai soupçonné, il est vrai, que cette solution de continuité n'était pas arrivée à l'instant de l'accident. La personne s'était elle-même donné la mort ; l'agitation du cou ne pouvait donc avoir été très-considérable. C'était sans doute un effet produit sur le cadavre même, dans une chute, dans une fausse position, etc., ce que je me rappelle pas cependant avoir observé sur d'autres cadavres. Au reste, que les pendus périssent par compression de la moelle, ce qui n'arrive certainement pas toujours, ou que, chez eux, le seul défaut de respiration cause la mort, on voit que l'enchaînement des phénomènes n'est pas très-différent dans l'un et l'autre cas. Quand il y a luxation, toujours aussi il y a asphyxie simultanée; et alors cette affection est produite, d'un côté directement, parce que la pression de la corde intercepte le passage de l'air; d'un autre côté indirectement, parce que les intercostaux et le diaphragme paralysés ne peuvent plus dilater la poitrine pour recevoir ce fluide.—En général, il y a plus de rapports entre les deux modes par lesquels la mort du cerveau ou celle du poumon produit la mort des organes, qu'entre un de ces deux premiers modes, et celui par lequel, le cœur mourant, toutes les parties meurent aussi.—On pourra facilement, je crois, faire, d'après ce que j'ai dit, la comparaison de ces trois genres de mort; comparaison qui me paraît importante, et dont voici quelques traits : — 1° Il y a toujours du sang noir dans le système à sang rouge, quand c'est par le cerveau ou par le poumon que commence la mort; souvent au contraire ce système contient du sang rouge, quand le cœur cesse subitement ses fonctions. — 2° La circulation dure encore quelque temps dans les deux premiers cas; elle est subitement anéantie dans le troisième. — 3° C'est à cause de l'absence de son mouvement général que le sang cesse d'entretenir la vie des organes, lorsque leur mort dépend de celle du cœur : c'est bien en partie de cette manière, mais aussi c'est principalement par la nature des éléments qui composent le sang, que ce fluide ne peut plus animer l'action des mêmes organes, quand leur mort dérive de celle du poumon ou du cerveau, etc., etc.—J'indique seulement le parallèle des phénomènes divers de ce genre de mort, le lecteur l'achèvera sans peine. — Dans les animaux à sang rouge et froid, la mort de tous les organes succède bien plus lentement à celle du cerveau, que dans les animaux à sang rouge et chaud. Il est assez difficile de rendre raison de ce fait, parce qu'on ne connaît encore bien, chez les animaux, ni la différence du sang artériel avec le sang veineux, ni le rapport qu'a le contact de chacun de ces deux sangs avec la vie des organes. —

Quand les reptiles, la grenouille, par exemple, restent long-temps sous l'eau, est-ce que le sang artériel devient noir faute de respiration, et ces animaux ne meurent-ils pas alors, parce que chez eux le contact de ce sang est moins funeste aux organes que chez les animaux à sang chaud? ou bien le sang veineux continue-t-il long-temps alors à se rougir, parce que l'air contenu comme en dépôt dans les poumons à grandes vésicules de ces animaux ne peut que lentement s'épuiser, attendu que, chez eux, très-peu de sang passe dans l'artère pulmonaire qui n'est qu'une branche de l'aorte? L'expérience par laquelle nous avons vu qu'on prolonge la coloration en rouge, par l'injection de beaucoup d'air dans la trachée-artère des chiens et autres animaux à sang chaud, semble confirmer cette dernière opinion : mais ceci a besoin, malgré les essais de Goodwyn, de beaucoup d'expériences ultérieures, comme en général tout ce qui a rapport aux trois grandes fonctions des animaux à sang froid.

ART. XIII. — DE L'INFLUENCE QUE LA MORT DU CERVEAU EXERCE SUR LA MORT GÉNÉRALE.

En résumant tout ce qui a été dit dans les articles précédents, rien n'est plus facile, je crois, que de se former une idée précise de la manière dont s'enchaînent les phénomènes de la mort générale qui commence au cerveau. Voici cet enchaînement :—1° Anéantissement de l'action cérébrale. 2° Cessation subite des sensations et de la locomotion volontaire. 3° Paralysie simultanée du diaphragme et des intercostaux. 4° Interruption des phénomènes mécaniques de la respiration, de la voix, par conséquent. 5° Annihilation des phénomènes chimiques. 6° Passage du sang noir dans le système à sang rouge. 7° Ralentissement de la circulation par le contact de ce sang sur le cœur et les artères, et par l'immobilité absolue où se trouvent toutes les parties, la poitrine en particulier. 8° Mort du cœur et cessation de la circulation générale. 9° Interruption simultanée de la vie organique, surtout dans les parties où pénètre habituellement le sang rouge. 10° Abolition de la chaleur animale qui est le produit de toutes les fonctions. 11° Terminaison consécutive de l'action des organes blancs, qui sont plus lents à mourir que toutes les autres parties, parce que les sucs qui les nourrissent sont plus indépendants de la grande circulation. — Quoique dans ce genre de mort, comme dans les deux précédents, les fonctions soient anéanties subitement, cependant plusieurs propriétés vitales restent encore aux parties pendant un certain temps : la sensibilité et la contractilité organiques sont, par exemple, très-manifestes dans les muscles des deux vies; la susceptibilité galvanique reste très-prononcée dans ceux de la vie animale. — Cette permanence des propriétés organiques est à peu près la même dans tous les cas; la seule cause qui y apporte quelque différence, c'est la manière plus ou moins lente dont l'animal a péri. Plus la mort a été rapide, plus la contractilité se prononce avec énergie, et plus elle tarde à disparaître. Plus, au contraire, les organes ont fini lentement leurs fonctions, moins cette propriété est susceptible d'être mise en jeu. — Toutes choses étant égales dans la durée des phénomènes qui précèdent la mort générale par celle du cerveau, les expériences sur la contractilité présentent toujours à peu près le même résultat, parce que l'enchaînement de ces phénomènes et la cause immédiate qui les produit restent toujours aussi à peu près les mêmes. L'apoplexie, la commotion, l'inflammation, la compression violente du cerveau, la section de la moelle épinière sous l'occipital, la compression par une luxation des vertèbres, etc., sont des causes éloignées très-différentes, mais qui déterminent toutes une cause immédiate constamment uniforme. — Il n'en est pas de même de l'asphyxie par les différents gaz, maladie à la suite de laquelle l'état de la contractilité varie beaucoup, quoique souvent la durée des phénomènes de la mort ait été analogue. Cela tient, comme nous l'avons vu, à la diver-

sité de nature dans les délétères qui so[nt] introduits par les voies aériennes, [trans]portés, par la circulation, sur les div[ers] organes qu'ils frappent d'un affaiblis[se]ment plus ou moins direct. — L'état [du] poumon varie beaucoup dans les cada[-]vres des personnes dont la mort a eu [son] principe dans le cerveau. Tantôt gorg[é,] tantôt vide de sang, il indique en géné[-]ral, suivant ces deux états, si la cessati[on] des fonctions a été graduée, si par consé[-]quent le coup n'a pas subitement anéan[ti] l'action cérébrale, ou bien si la mort gé[-]nérale a été soudaine. Dans les cadavr[es] apportés à mon amphithéâtre, avec d[es] plaies de tête, des épanchements sangui[ns] du cerveau, effet de l'apoplexie, etc., [à] peine ai-je trouvé sur deux le poumo[n] avec la même disposition. L'état d'en[-]gorgement et de lividité des surfaces ex[-]térieures de la peau de la tête, du co[u,] etc., varie également. — La mort qu[i] succède aux diverses maladies commenc[e] beaucoup plus rarement au cerveau qu'a[u] poumon. Cependant, dans certains accè[s] de fièvres aiguës, le sang violemmen[t] porté au cerveau anéantit quelquefois l[a] vie. Le malade a le transport, comme o[n] le dit vulgairement. Si ce transport e[st] porté au dernier degré, il est mortel, e[t] alors l'enchaînement des phénomènes e[st] le même que celui dont nous venons d[e] parler pour les morts subites. — Il est u[n] grand nombre de cas autres que celu[i] des fièvres aiguës, où le commencemen[t] de la mort peut être au cerveau, quoiqu[e] cet organe ne soit pas celui qui est affect[é] par la maladie. — C'est dans ces cas[,] surtout, où l'état de plénitude ou de va[-]cuité du poumon varie beaucoup. En général, cet état ne donne aucune notion sur la maladie dont est mort le sujet; il n'indique que la manière dont les fonctions ont fini dans les derniers instants de l'existence.

ADDITIONS AUX RECHERCHES

SUR

LA VIE ET LA MORT.

DE LA DIVISION LA PLUS NATURELLE

DES

PHÉNOMÈNES PHYSIOLOGIQUES,

PAR M. F.-R. BUISSON.

Id est maximè naturale quod Natura fieri optimè patitur.
QUINTILIANUS.

AVERTISSEMENT.

L'ouvrage que l'on va lire ne doit point être regardé comme un traité de physiologie, dans lequel toutes les fonctions sont examinées en détail, mais plutôt comme une suite de considérations physiologiques tendantes à saisir les rapports des diverses fonctions entr'elles, et à déterminer les caractères fondamentaux qui doivent servir à les distinguer les unes des autres, pour les présenter dans l'ord   le plus naturel.

J'ai donc supposé que les phénomènes de l'homme vivant étaient disposés naturellement suivant un certain ordre, et que toute division physiologique n'était point essentiellement arbitraire, comme on serait tenté d'abord de le croire. J'ai supposé que cet ordre naturel pouvait être saisi, et que dès lors tout se réduisait à le découvrir le plus exactement possible par la voie de l'observation et du raisonnement.

Ces réflexions ont été faites avant moi, et le travail dont je parle a été exécuté en grande partie. On sait avec quel succès le cit. Bichat s'en est occupé, et quel jour sa division a jeté sur la physiologie. Chercher une autre division, c'eût été dès lors une inconséquence de ma part, puisque, sur le même objet, il ne peut y avoir qu'une vérité.

Je m'en suis donc tenu au point de vue présenté par le cit, Bichat : j'ai distingué deux vies, comme lui ; mais j'ai cru devoir faire aux principes d'où il était parti, plusieurs changements qui m'ont paru essentiels. J'ai cru devoir ranger plusieurs phénomènes dans un ordre différent de celui où il les présentait ; et, persuadé que la division ainsi modifiée acquerrait plus de précision et de solidité, qu'elle en serait par conséquent plus naturelle, je me suis permis assez souvent de mettre mes opinions à la place de celles du cit. Bichat, quoique mon but fût d'ajouter des changements. J'ai fait plus ; souvent j'ai combattu d'une manière directe les opinions que je n'admettais pas : ce qui était absolument nécessaire pour faire ressortir les vérités que je voulais énoncer. J'espère donc qu'on ne me reprochera point ces discussions polémiques abrégées, que je ne pouvais éviter sans négliger des moyens auxiliaires très-importants pour appuyer mes assertions. On ne s'étonnera point que de pareilles attaques se trouvent dirigées précisément contre un de ceux à qui je suis le plus intimement attaché par les liens de l'amitié aussi bien que par ceux du sang, si l'on fait attention que cette liaison intime était précisément ce qui devait donner plus de liberté à ma plume. Moins ami de l'auteur, j'aurais craint peut-être de l'offenser en attaquant quelques articles de ses ouvrages ; j'aurais craint que des raisons données contre sa doctrine ne lui parussent des calomnies dirigées contre sa personne : mais il ne m'était pas permis d'attribuer un vice de raisonnement semblable à celui dont je suis à même d'apprécier tous les jours le bon esprit aussi bien que les talents.

Sans doute il eût été imprudent et présomptueux à moi de prétendre faire autorité. Lorsqu'on en est encore à prouver son instruction, on ne doit point prendre le ton de ceux qui ont acquis le droit d'instruire ; et le dernier effort que l'on fait pour sortir avec honneur de la carrière des études ne peut, quelqu'heureux qu'il soit, porter celui qui l'entreprend jusqu'à la place des juges qui distribuent les prix. Je me suis donc appuyé des témoignages les plus graves et les plus respectables, toutes les fois que j'ai proposé sé quelqu'idée nouvelle en apparence, et je n'ai pas moins cherché à prouver l'antiquité de cette idée que sa solidité. Ainsi j'ai montré dans Stahl les principes de la définition que j'ai donnée de l'homme ; et cette définition elle-même sur laquelle est fondé tout le plan de cet essai, je l'ai prise tout entière, soit pour le fond, soit pour les termes, dans les écrits d'un homme qui, accoutumé à l'étude de la société, a su le premier approfondir les véritables lois constitutives, et les tracer avec cette force et cette élévation de pensées qui caractérisent le génie. C'est à ces esprits vastes et féconds, qui saisissent avec une égale exactitude et l'ensemble et les détails, qu'il appartient de nous donner les premières notions : leurs ouvrages sont une source inépuisable d'idées saines et lumineuses, et on ne s'égare jamais en suivant les routes qu'ils ont tracées, pourvu qu'on y marche avec la circonspection qui les dirige eux-mêmes.

On remarquera que je me suis souvent appuyé du langage vulgaire pour confirmer, quelquefois même pour établir certaines assertions. Cette autorité est plus grave que beaucoup de personnes ne le pensent. En effet, les hommes ne peuvent exprimer que ce dont ils ont l'idée ou le sentiment. S'ils se trompent quant à l'explication, ils ne peuvent donc se tromper quant à la chose elle-même. Ils la défigureront, l'altéreront de mille manières pour la forme, mais le fond sera plein de vérité, et l'unanimité d'une expression ne s'alliera jamais avec un principe faux sous tous les rapports.

L'étendue de cette dissertation étonnera peut-être ceux qui en verront le titre, et l'on aura peine à concevoir que des considérations aussi générales, qui supposent les connaissances physiologiques plutôt qu'elles ne les présentent, n'aient pu être réduites à un plus petit volume. Mais si j'ai dû passer rapidement sur les détails de faits, j'ai dû insister beaucoup sur les détails de preuves et de raisonnement ; et mon travail en devenait dès lors et plus difficile et plus

...g de toute manière. Cependant j'ai ...thé constamment d'éviter la prolixité ; ...j même souvent sacrifié le style à la ...précision, et si quelquefois je n'ai pas ...oint de répéter les mêmes mots, c'est ...isque la netteté des idées m'a paru ...xiger. Cette précision n'est pas tou- ...jours, je le sais, ce qui réunit le plus ...grand nombre de suffrages ; souvent elle est mise au-dessous de l'abondance et de l'harmonie du discours ; mais elle l'emporte toujours au jugement des hommes justes et éclairés, les seuls à qui l'on doit s'efforcer de plaire ; et c'est à de pareils titres, que j'ose espérer de ceux à qui j'offre cet ouvrage, un accueil favorable et indulgent pour le premier résultat de mes travaux.

CONSIDÉRATIONS GÉNÉRALES.

...o. Lorsque l'anatomie nous a éclairés sur ...l structure organique du corps humain, ...la physiologie nous instruit sur les fonctions de ses organes. Plus agréable dans ...les détails, elle nous montre le mouvement et la vie là où nous n'avions vu jusqu'alors qu'un tableau froid et inanimé ; à une étude descriptive succède une étude historique ; des événements sont mis à la place des images, et l'intérêt le plus vif remplace une stérile admiration. Cet intérêt est fondé, puisqu'il s'agit d'expliquer le mécanisme de notre conservation ; mais l'étude n'en devient pas plus facile. L'inspection seule, aidée d'un peu d'adresse manuelle, avait suffi pour pénétrer les secrets d'une organisation que la mort respecte encore quelque temps, après avoir fait disparaître ses phénomènes. Désormais, au contraire, l'inspection ne suffit plus toute seule ; un grand nombre de fonctions lui échappent absolument ; et celles qu'on peut observer sur les animaux les plus ressemblants à l'homme, sont toujours plus ou moins troublées par les expériences mêmes qui tendent à les mettre en évidence. — Si l'on ajoute à ces premières difficultés l'extrême variabilité des forces vitales chez les individus soumis à l'observation ; si l'on remarque que les hommes, en s'accordant assez bien lorsqu'il s'agit de voir, s'accordent avec peine lorsqu'il s'agit de raisonner, s'étonnera-t-on de la lenteur avec laquelle la physiologie est parvenue au point où nous la voyons, tandis que l'anatomie avait fait en peu de temps les plus rapides progrès ? Sera-t-on surpris, si un grand nombre de faits physiologiques sont encore inconnus ou douteux, tandis que toutes les vérités anatomiques, dès le moment de leur découverte, sont susceptibles de démonstration ? Faudra-t-il imiter ceux qui, découragés dès les premiers efforts, ou obstinés à nier tout ce qui ne peut être immédiatement reconnu par les sens, refusent à la physiologie le titre de science, et la relèguent toute entière dans cette foule de systèmes qui n'ont pour appui que l'imagination bizarre de leurs inventeurs ? Non, sans doute. Convenons, avec tous les esprits justes et droits, qu'il est un certain nombre de vérités physiologiques parfaitement constatées, universellement reconnues ; et, s'il faut renoncer à tout découvrir, tâchons au moins de nous former des idées nettes sur tout ce qui est à notre portée dans la belle science dont nous nous occupons. — Pour peu qu'on y réfléchisse, on voit bientôt que toutes les fonctions vitales s'enchaînent ensemble sans aucune interruption, et forment un tout continu, dont il est impossible d'isoler absolument aucune partie. — Note. (Il est facile de voir que j'entends ici par *fonctions vitales* tous les phénomènes du corps vivant, et que je ne prends point cette expression dans le sens rétréci qu'on lui donnait autrefois.) Il n'est aucune de ces fonctions qui puisse s'exercer toute seule, et qui n'en suppose plusieurs autres. La vision est nulle, si la circulation n'a point lieu dans l'œil; la digestion est impossible sans le concours des sécrétions, des exhalations, etc. ; et les sécrétions cesseraient, si la digestion ne se faisait plus. — Mais on se tromperait, ce me semble, si, de la liaison observée entre les fonctions, on concluait que la physiologie ne présente qu'un tableau confus et irrégulier, que les phénomènes du corps vivant ne sont assujettis à aucun ordre, ou que du moins cet ordre est impossible à saisir, que par conséquent toute division de fonctions est arbitraire, et n'a que l'avantage momentané de favoriser l'étude. En effet, tout ce qui se passe dans le corps humain se rapporte à certaines fins que nous pouvons déterminer. Or, jamais une fin n'est obtenue sans une coordination de moyens. L'ordre est la loi suprême de l'univers; il doit donc exister chez l'homme la plus grande merveille que l'univers nous présente. Si cet ordre existe, nous pouvons le découvrir, au moins en partie; car il se manifeste par des faits que nous pouvons apprécier, et dont nous sommes instruits, soit par un sentiment irrécusable, soit par des expériences décisives. — J'ajoute, et cette preuve est pour moi de la plus grande force : nous avons tous un penchant invincible à coordonner les connaissances que nous acquérons, surtout en physiologie. C'est à ce penchant qu'il faut rapporter les divisions si variées auxquelles on a voulu assujettir cette science. Si l'on s'est souvent trompé, n'est-ce pas aux principes faux d'où l'on était parti qu'il faut s'en prendre? et serait-on forcé à conclure qu'il n'y a point de principes vrais d'où l'on puisse partir? L'agitation des esprits, pour trouver ici la vérité, ne doit-elle pas nous convaincre que cette vérité existe, et qu'elle cherche à se produire au-dehors? — Pourquoi croit-on qu'il n'y a point en physiologie de division naturelle? Parce qu'on s'accoutume à ne voir de l'ordre que là où les objets sont isolés, et qu'aucun phénomène physiologique ne peut être considéré dans cet état d'isolement. On confond ensemble *distinction* et *séparation*, deux termes qui ne sont nullement synonymes. La liaison de deux phénomènes, la nécessité de leur coexistence, prouvent sans doute qu'on ne peut les concevoir *séparés* ; la différence du but auquel ils tendent immédiatement, prouve qu'ils sont réellement *distincts*. Ainsi le sang ne peut circuler s'il ne reçoit dans le poumon l'influence de l'air extérieur; et l'air ne peut s'introduire dans le poumon si le sang n'arrive pas : la respiration et la circulation ne sont donc jamais *séparées*. la respiration a pour fin le changement d'état du sang; la circulation a pour l'entretien général de la vie : elles sont donc tout-à-fait *distinctes*. — Lorsqu'on dit : *ces objets sont distincts et séparés*, on ne fait donc point un pléonasme, quoique souvent on croie en faire un; il peut très-bien se faire que cette assertion si courte renferme une vérité et une erreur. — Si tous les phénomènes physiologiques sont distincts; si, tendant tous immédiatement à des fins différentes, plusieurs se réunissent pour une fin médiate commune; si, dans ces phénomènes réunis et coordonnés, il en est qui précèdent aux autres, en sorte qu'il y ait entre eux une succession constante et nécessaire, jusqu'à ce que la fin générale soit obtenue, nous avons dès lors toutes les données qu'il nous fallait pour établir la division physiologique la plus exacte et la plus naturelle. Qu'on mette dans ces distinctions la rigueur convenable, qu'on ne fonde les rapprochements que sur l'évidence la plus complète, et rien ne manquera à ce travail.

Loin donc de penser que toute division physiologique soit plus ou moins bonne et qu'on puisse en faire plusieurs également justes, je suis persuadé qu'il n'en exite et n'en existera jamais qu'une seule à laquelle on puisse s'en rapporter. C'est une conséquence de ce que je viens de dire; car, s'il est une division naturelle ou vraie, nécessairement il n'en est qu'une, parce qu'il ne peut y avoir sur le même objet qu'une vérité tandis qu'il peut y avoir une foule de divisions fausses et non naturelles, parce que, sur le même objet, il peut y avoir mille erreurs. — Est-elle découverte, cette division, ou du moins est-elle commencée? et a-t-on assez observé, assez réfléchi, pour qu'il soit possible aujourd'hui d'en fixer solidement les principes? — Pour m'en assurer, je jette un coup-d'œil rapide sur ceux qui, de tout temps, se sont occupés de l'étude de l'homme. Je les vois se partager naturellement en deux classes ; les uns ont dirigé leurs vues spéciales sur l'homme moral, ce sont les psychologistes ; les autres ont surtout observé l'homme physique, ce sont les médecins. Leur objet était différent, puisque, chez l'homme, l'intelligence et les organes sont deux choses parfaitement *distinctes* ; mais leurs moyens d'étude devaient souvent confondre, puisque, chez l'homme, l'intelligence et les organes ne sont jamais *séparés*. Tous ont donc dû observer chez l'homme l'organisation physique, objet spécial de la physiologie. Mais les psychologistes ont dû s'attacher surtout à cette partie de l'organisation qui est plus immédiatement en rapport avec l'intelligence; les médecins ont dû fixer principalement leur vue sur cette partie de l'organisation qui a le rapport le plus prochain avec la conservation physique et avec la vie. — C'est effectivement la marche qu'ils ont prise. Il n'est aucun psychologiste, aucun médecin qui n'ait étudié avec plus ou moins de succès la physiologie tout entière, et qui se soit attaché exclusivement à un certain ordre de fonctions, parce que cet isolement fait impossible, et que, malgré eux, ils sont entraînés à tout observer, dès qu'ils avaient observé en partie. — Mais les psychologistes se sont attachés spécialement à certaines fonctions, qui sont les sens, la voix et la locomotion, phénomènes qu'ils retrouvaient sans cesse dans l'étude de l'homme intelligent, parce que dans eux il n'y a point d'*action*, et que l'*action* seule peut être pour nous la preuve de la *volonté*, attribut essentiel de l'intelligence. C'est sur ces fonctions qu'ils ont multiplié les recherches, les observations, les discussions de toute espèce, tandis qu'ils ont négligé les autres, se contentant d'adopter sur elles les opinions reçues de leur temps. — Les médecins, au contraire, ont porté leur attention particulière sur des fonctions toutes différentes. C'est la digestion, la respiration, la circulation, la nutrition, les sécrétions, etc., qu'ils ont approfondies. C'est sur elles qu'ils ont accumulé les expériences, et souvent bâti de vaines théories, parce que ces fonctions sont immédiatement nécessaires à l'entretien de la vie, que leurs altérations sont la cause des affections morbifiques les plus fréquentes, et que leur rétablissement est l'objet le plus ordinaire de l'art de guérir, celui qu'il obtient avec le moins de difficultés. Les sens, la voix, la locomotion, ne leur ont point échappé; mais ces fonctions, examinées avec tant de soin dans les écrits des psychologistes, ne forment (surtout les sens) qu'un article très-court dans ceux du plus grand nombre des médecins. — Je ne parle point ici des physiciens, qui ont été conduits naturellement par leurs travaux à examiner le mécanisme de plusieurs sens; ni des naturalistes, qui ont considéré l'homme et les animaux sous un seul point de vue; ni des physiologistes proprement dits, qui n'ont étudié l'homme que comme un objet particulier d'histoire naturelle. Je parle uniquement de ceux qui ont examiné l'homme moins pour satisfaire leur curiosité, que pour lui être immédiatement utiles, soit en le perfectionnant, soit en le conservant. — Les médecins ont encore examiné avec un soin particulier ces fonctions génératrices, parce qu'elles sont une source fréquente de maladies. Mais les fonctions sont tellement distinctes par leur nature et par la disposition de leurs organes, que jamais on n'a songé à les confondre avec les autres; et, comme ce n'est point sur elles que portent les difficultés proposées contre les divisions physiologiques, nous ne nous en occuperons point dans cet essai. — Ainsi, indépendamment des fonctions génératrices, on est forcé de convenir, 1° qu'il y a chez l'homme physique deux séries de phénomènes distincts par leur but, quoique réunis dans leur exercice; les uns ont un rapport immédiat avec l'intelligence, et sont destinés à la servir; les autres tendent à la conservation organique, et sont nécessaires pour que les premiers puissent avoir lieu. — 2° Que cette distinction est naturelle, puisque, sans la remarquer, tous ceux qui ont étudié spécialement l'homme s'y sont conformés, et ont insisté plus particulièrement sur l'une ou sur l'autre série, selon le but différent qu'ils se proposaient. — 3° Que par conséquent c'est à cette distinction qu'il faut tout rapporter dans l'étude physiologique, qu'on ne peut en choisir une autre sans sortir de l'ordre naturel, et que tout le travail doit se réduire à la perfectionner.

C'est d'après cette vue que le citoyen Bichat a dirigé ses premiers travaux. C'est lui qui, le premier, a fait un principe fondamental de cette distinction, souvent entrevue, mais jamais fixée avant lui. Inutilement voudrait-on lui enlever cet honneur; inutilement irait-on feuilleter des manuscrits pour y trouver les traces d'une vérité à laquelle on n'eût pas songé, s'il ne l'avait développée, et dont on ne lui conteste la découverte que parce qu'on ne peut la combattre. Des esprits moins prévenus et plus justes savent fort bien qu'*invention* n'est point synonyme de *création*, et que *découvrir une vérité* n'a jamais signifié *imaginer ce qui n'existait pas* ou *ce que personne n'avait encore soupçonné.* Ils savent que toutes les vérités physiques sont aussi anciennes que l'univers, qu'il n'en est aucune sur laquelle les savants de tous les siècles n'aient pu avoir quelques notions, et que le mérite de l'invention consiste plus souvent à saisir et développer une idée obscure et oubliée, qu'à concevoir une idée nouvelle. Eh! quel homme pourrait s'attribuer une découverte dans le sens rigoureux qu'on veut supposer? Quel savant n'a pas été conduit aux recherches qui l'ont immortalisé, par quelques indications trouvées, soit dans des écrits antérieurs, soit dans des événements inopinés, qu'un autre a pu observer aussi bien que lui, mais dont il n'a pas su tirer le même parti et déduire les mêmes conséquences? En a-t-il moins le mérite de l'invention, celui qui fait briller, pour la première fois, une lumière dont il n'existait avant lui que quelques étincelles; qui, avec cette lumière, répand un nouveau jour sur les connaissances acquises, acquiert des connaissances nouvelles, et parcourt la route de l'expérience avec une rapidité qui ne diminue en rien la sûreté de ses pas? Efface-t-on une réputation si bien méritée, en affectant de traiter de *jeune médecin* celui qui en jouit; et cette jeunesse, qui prouve ici la précocité du talent et la persévérance du travail, n'ajoute-t-elle pas un nouvel éclat à la gloire qu'on veut obscurcir? c'est donc prendre un fort mauvais parti que d'attaquer avec de pareilles armes ceux qui se distinguent dans une science. Il y aurait plus de bon sens à se réunir à eux pour travailler de concert : on partagerait légitimement leurs succès. Mais, si l'on veut se séparer d'eux, agir en son propre nom et faire oublier leurs travaux, on n'a qu'un moyen, c'est de les surpasser. — On sait que les *Recherches physiologiques* du citoyen Bichat sont le premier ouvrage où il ait présenté la distinction des deux vies comme la seule division naturelle. Depuis plusieurs années, il fondait déjà sur elle son enseignement, et une multitude de cahiers particuliers contenaient, avec beaucoup de détail, ce qui n'est renfermé que sommairement dans la première partie de ce livre. Cette division fut saisie avidement par les meilleurs esprits; fort peu la combattirent, et le seul traité de physiologie qui ait paru depuis dans l'École de Paris, a été fondé sur elle. Je n'ajouterai rien à ce que j'ai dit pour la justifier. Rien n'est plus décisif, selon moi, que cette tendance si naturelle de tous les savants à considérer l'homme sous les deux points de vue dont j'ai parlé. — Mais cette division est-elle parfaitement naturelle, c'est-à-dire exacte et vraie? N'est-elle pas susceptible de quelques modifications qui ajouteront à sa précision, et la rendront plus complète? Ces modifications ne sont-elles pas dès lors nécessaires pour l'avancement et le progrès de la science? — Telles sont les questions que je me suis proposées et sur lesquelles sont fondées les considérations qui composent cet essai. Présentons ici les premiers aperçus.— Si l'on a quelque inexactitude à reprocher à la division des deux vies, cette inexactitude ne peut dépendre que de celle des premiers principes d'où on est parti pour l'établir. Remontons à ces principes et examinons les avec attention. — Le citoyen Bichat commence par établir un point de comparaison entre les animaux et les végétaux. Les premiers, dit-il, vivent de deux manières. Ils sont en rapport continuel avec ce qui les environne, et un certain nombre de fonctions sert à établir ces rapports. Ils se nourrissent, c'est-à-dire que leurs organes, sujets à une décomposition habituelle, doivent être continuellement recomposés par de nouvelles substances, et un certain nombre de fonctions sert à opérer ce double travail. Les seconds, au contraire, n'ont point de rapports avec ce qui les environne; le travail nutritif est le seul qui s'opère chez eux; toutes les fonctions sont destinées à ce travail, et il n'en est aucune pour les relations extérieures. — Donc c'est par le premier ordre de fonctions que l'animal se distingue du végétal, tandis que, par le second, ces deux classes d'êtres sont absolument confondues. — Voilà la grande considération sur laquelle se fonde le citoyen Bichat, pour distinguer les deux vies.— On voit qu'il ne met aucune différence entre l'homme et les animaux, qu'il les envisage sous le même coup-d'œil : c'est là une première inexactitude qui influe sur tout ce qui suit. —Sans doute l'homme n'a pas plus d'organes que certains animaux, et les premières fonctions de ces organes sont partout les mêmes; mais ces fonctions ont chez l'homme des usages bien plus étendus. La vue sert, chez les animaux, à reconnaître la présence des objets; chez l'homme, elle sert à fournir des signes pour la pensée. L'ouïe donne à l'animal

...sation des sons ; elle donne à l'homme ...pression des idées. La voix n'est, pour ...animal, que la production d'un ou de ...sieurs sons ; elle est, pour l'homme, ...moyen immédiat de l'expression intel- ...lectuelle. Ainsi, l'animal *voit*, l'homme ...l'animal *entend des sons*, l'homme ...te *des pensées exprimées* ; l'animal ...e ou *chante*, l'homme *parle*. En un ...t, je vois toujours dans l'animal un ...re qui *sent* et qui *se meut* ; je vois dans ...nomme un être qui *veut* et qui *agit*. ...Note. (Je sais qu'on pourrait accu- ...ler ici beaucoup d'objections d'après ...quelques faits observés chez les animaux ; ...mais, quelles qu'elles soient, elles ne ...détruiront par les faits positifs et évidents ...que je viens d'établir sur les usages des ...ens comparativement observés chez l'a- ...nimal et chez l'homme ; elles ne détrui- ...ront pas d'ailleurs ce sentiment intime, ...cette conviction profonde qu'a tout hom- ...me de bonne foi de son extrême supério- ...rité sur tous les êtres organisés. Si parmi ...les faits relatifs aux animaux, plusieurs ...sont fort difficiles à expliquer, il en ré- ...sulte que nous ne connaissons pas tout ; ...il n'en résulte pas que l'homme et les ...animaux doivent être rangés sur la même ...ligne. Quoique l'on dise, il sera toujours ...vrai que « les animaux, dit M. Holland, ...n'inventent ni ne perfectionnent ; cha- ...que espèce fait toujours la même chose, ...et la fait de la même manière. Leur ha- ...bileté est antérieure à l'expérience ; ils ...se montrent industrieux pour un objet, ...et stupides pour tous les autres. L'a- ...raignée tend des filets aux mouches ...avant que d'avoir mangé des mouches ; ...la jeune abeille construit sa cellule ...aussi parfaitement que les abeilles les ...plus expérimentées ; l'une et l'autre ...font ces travaux sans tâtonner ni se ...méprendre. Ce n'est donc pas une dif- ...férence de degrés, mais une différence ...d'espèce qui se fait remarquer entre ...l'intelligence de la bête et celle de ...l'homme. » (*Réfl. philosoph. sur le système de la Nature.*) Mais si c'est une ...différence d'espèce, le mot d'intelligence ...ne convient pas à l'animal ; car ce mot ...est consacré pour exprimer la faculté la ...plus étendue de penser et de vouloir. ...Aussi un homme illustre de nos jours a- ...t-il dit que les bêtes n'ont point de *vo- lonté libre*, mais seulement un instinct ...ou *volonté ordonnée*, si l'on peut, ...ajoute-t-il, allier ces deux mots. — Je ...conviens que les termes nous manquent ...lorsqu'il s'agit de désigner clairement le

principe qui règle et dirige les mouve- ments des animaux. Mais à quoi cela tient-il, sinon à l'impossibilité où nous sommes d'observer les animaux comme il le faudrait pour acquérir une idée claire de ce principe ? « Les philosophes qui se » tourmentent à définir *l'instinct*, dit » Ch. Bonnet, ne songent pas que, » pour y parvenir, il faudrait passer » quelque temps dans la tête d'un ani- » mal, sans devenir animal.... Nous sa- » vons ce que l'instinct n'est pas, et point » du tout ce qu'il est. Il n'est pas l'in- » telligence, la raison. La brute n'a ni nos » notions, ni nos idées moyennes ; c'est » qu'elle n'a pas nos signes. » Et ail- leurs : « Il nous est bien plus facile de » faire raisonner la brute en homme, » que l'homme en brute. » (*Contempl. de la Nature.*) Ainsi ce n'est point d'a- près les animaux que nous devons rai- sonner sur l'homme, puisque ce serait partir de l'inconnu pour arriver au connu. Notre intelligence nous est connue, parce que, indépendamment de toute étude, nous avons la conscience intime de ses opérations. L'instinct des animaux ne nous est point clairement connu, parce que nous n'avons pour l'étudier que la ressource d'une observation très-super- ficielle et très-incomplète. Raisonnons donc sur ce que nous savons, et exami- nons l'homme indépendamment des au- tres êtres organisés, surtout lorsqu'il s'a- git de ses prérogatives essentielles et constitutives, qu'il faut toujours suppo- ser pour l'étudier, même physiologique- ment. — Je m'en tiens à ces principes, que je crois les seuls vrais et solides ; et je ne prétends m'engager dans aucune discussion sur les limites rigoureuses qui séparent l'homme des animaux ; elle se- rait au-dessus de mes forces, et deman- derait plus de lumières et d'expérience que je ne puis en avoir.) Peut-on ran- ger sur la même ligne des êtres si diffé- rents? Non, sans doute. Puisque l'homme est le seul être intelligent à la fois et or- ganisé qui existe, l'homme ne peut être observé que chez lui ; il se refuse à toute comparaison, quant à ses propriétés es- sentielles ; et de même que l'on ne peut observer son intelligence sans son organi- sation, on ne peut jamais non plus isoler son organisation de son intelligence. Les preuves de ce principe se présenteront d'elles-mêmes dans la suite de ces consi- dérations ; on verra combien d'idées faus- ses, combien de vues étroites, sur les plus beaux phénomènes de l'homme, sont produites par cette habitude de réunir sans cesse, sous un même coup-d'œil, tous les êtres organisés. Disposé alors à ne chercher dans l'un que ce qu'on a trouvé dans les autres, on atténue les objets pour les mettre tous au même niveau, on accourcit ce qui est trop étendu pour entrer dans le cadre préparé, et une classification inexacte, autant que triste et froide, est tout le fruit qu'on retire de son travail. — Qu'on y prenne garde, et qu'on ne m'accuse point ici de me contredire. J'ai supposé, en commençant ces réflexions, qu'un des grands moyens de la physiologie humaine, c'était l'observation des animaux les plus ressemblants à l'homme. Ce que je dis actuellement n'infirme point cette vérité: car il est chez l'homme plusieurs fonctions qui le rapprochent entièrement de l'animal, telles sont la digestion, la circulation, etc. On peut donc observer ces fonctions chez l'animal, et juger que, chez l'homme, elles ne présentent rien de plus. Mais il n'en est pas de même pour les fonctions qui concourent essentiellement à constituer l'*homme*, telles que les sens et la voix. Celui qui observerait celles-ci chez l'animal, et qui conclurait rigoureusement de l'animal à l'homme, tomberait dans une erreur grossière, et n'établirait qu'une théorie inexacte. C'est là tout ce que j'ai voulu dire. — Au reste, je prie le lecteur de suspendre toute objection jusqu'au développement ultérieur de ce que je ne fais encore qu'indiquer. — Mais en admettant, dans toute son étendue, la comparaison établie par le citoyen Bichat, et en ne voyant plus que des animaux et des végétaux parmi les êtres organisés, il est une autre erreur importante à relever ici. On n'établit, entre ces deux classes d'êtres, aucune autre distinction que celle des rapports extérieurs dont l'animal est seul susceptible. On insiste là-dessus, et on dit qu'en ajoutant au végétal un appareil sensitif et locomoteur, on en ferait un animal. On ne voit pas que le premier ordre des fonctions nutritives, composé de la digestion et de la respiration, est aussi exclusivement propre à l'animal que les fonctions sensitives ; que, chez le végétal, l'absorption est le premier phénomène nutritif, tandis que, chez l'animal, l'absorption chyleuse est précédée par l'élaboration des substances nécessaires pour la formation du chyle. Il y a donc ici un premier travail de nutrition que le végétal ne pré-

sente point. Ce n'est donc pas seulement par les fonctions extérieures que l'animal diffère du végétal. La distinction des deux vies est donc mal fondée, tant qu'on l'établit que d'après cette dernière considération. — Note. (Dans des ouvrages postérieurs aux *Recherches physiologiques*, et particulièrement dans l'*Anatomie générale*, le cit. Bichat a beaucoup insisté sur ces nouvelles différences entre le végétal et l'animal ; mais il n'a point fondé sur elles sa division, comme il convenait de le faire.) — Le citoyen Bichat renferme, dans la première vie, tout ce qui tend à établir des rapports extérieurs, et, dans la seconde, tout ce qui tend à la nutrition. — J'observe ces rapports extérieurs chez l'homme, et je vois bientôt qu'ils ne se ressemblent ni par leur nature ni par leur but. Les uns supposent l'intelligence, sont les moyens nécessaires de l'état social, et ne se développent entièrement que dans cet état social : ce sont ceux qu'établissent la vue, l'ouïe et la voix. Les autres ne supposent que la sensibilité différemment modifiée, et tendent naturellement à la nutrition ; ce sont ceux qu'établissent l'odorat et le goût. — Je me demande alors : Peut-on ranger sur la même ligne des phénomènes dont le but est tout différent, et les distinguer seulement par une subdivision ? Peut-on mettre, dans la première vie, deux phénomènes qui ont la nutrition pour fin essentielle ? — Ici, l'inexactitude tient à des considérations trop généralisées. On n'a pas fait attention que la nutrition supposant des substances introduites du dehors, il était nécessaire qu'une partie des rapports extérieurs fût employée uniquement à reconnaître la nature intime de ces substances, pour qu'elles fussent introduites avec sûreté, et que ces rapports, ayant la nutrition pour objet spécial, appartenaient dès lors bien plus à la seconde vie qu'à la première. — Enfin, le citoyen Bichat particularisant davantage ses vues, réuni un certain nombre de caractères qu'il donne comme exclusivement propres à la première vie, tandis que leurs opposés, leurs négations, forment ceux de la seconde. Plusieurs de ces caractères sont frappants et bien développés, comme, par exemple, la distinction des deux espèces de sensibilité. Mais il en est qui peuvent convenir à plusieurs fonctions nutritives, et surtout aux fonctions génératrices. Ainsi, on trouve l'estomac, la vessie, le rectum, en rapport

...ct avec le cerveau par les nerfs pneu-mogastriques et hypogastriques. La symétrie s'observe dans l'appareil urinaire, dans une grande partie du système circulatoire, dans presque tout le système nerveux des ganglions ; elle a lieu, quoique imparfaitement, dans les organes respiratoires ; elle est parfaite dans le système génital. S'appuyer, pour nier cette symétrie, sur quelques inégalités dans la position des reins, sur quelques variétés dans le système artériel, sur quelques inclinaisons de la matrice, etc., c'est se défendre par de bien faibles moyens, et donner lieu à de nouvelles objections : car on pourra dire aussi que les fosses nasales ne sont point symétriques, parce que souvent la cloison est jetée d'un côté ; que le système nerveux cérébral est irrégulier, car il présente, dans ses divisions, des variétés pareilles à celles du système artériel, etc. L'influence de l'habitude ne se remarque-t-elle pas aussi bien sur toutes les membranes muqueuses que sur les organes des sens ? et n'en a-t-on pas des preuves multipliées dans l'effet des aliments, des médicaments, dans ceux de l'air respiré ? — Ainsi, quoique ces caractères soient très-remarquables, quoiqu'ils forment partie essentielle de la doctrine physiologique, et qu'on ne puisse les négliger sans oublier de très-importantes considérations, convenons qu'ils ne suffisent point pour fonder la distinction des deux vies, et qu'ils laissent encore beaucoup de difficultés à résoudre. — Je me résume, et je dis : —Puisque l'homme diffère des animaux par des attributs essentiels, c'est partir d'un faux principe que de le confondre avec eux, et d'établir, pour terme unique de comparaison dans la nature organisée, des animaux et des végétaux. —Puisqu'il est chez l'animal un ordre de fonctions nutritives que le végétal ne présente point, c'est une erreur de ne distinguer ces deux êtres que par l'appareil sensitif et locomoteur dont l'animal est pourvu.—Puisqu'il est, chez l'homme, un ordre de rapports extérieurs qui tendent essentiellement à la nutrition, les phénomènes qui établissent ces rapports doivent être rangés dans seconde vie, et il est inexact de les mettre dans la première. — Enfin, puisque parmi les caractères donnés comme distinctifs de la première vie, il en est plusieurs qui ne lui appartiennent pas exclusivement, la division physiologique sera mal fondée, tant qu'on n'aura pas

mieux fixé ses bases. — Donc cette division, telle qu'elle est, offre des imperfections qu'il est important de faire disparaître, pour qu'elle acquière le degré de précision dont elle est susceptible.— Essayons d'y parvenir, et, oubliant pour le moment tout ce que nous venons de dire, tâchons d'établir des principes plus solides. — L'homme est l'objet de notre étude. La première chose à faire est donc de le définir ; car, pour raisonner sur un être quelconque, il faut en avoir une idée exacte : c'est cette idée que la définition doit exprimer ; elle est nécessairement l'abrégé de la science, et les détails ne servent qu'à la développer. — Je vois dans l'homme un être qui *pense*, qui *veut*, et qui *a les moyens d'exécuter sa volonté*. Un sentiment irrésistible, qui m'est commun avec tout l'univers, m'apprend que *pensée* et *volonté* ne peuvent être les attributs de la matière, et je sais que l'on désigne par le nom d'*intelligence* l'être qui les possède. — Je vois donc chez l'homme une *intelligence*, c'est-à-dire, un *être immatériel pensant et voulant ;* c'est cet être qui forme son essence ; et partout où je ne vois point un être semblable, je ne vois point d'homme.—On me permettra bien de ne point accumuler ici les preuves. Elles se trouvent dans les écrits de tous les vrais savants ; la mauvaise foi seule peut les nier ; et ce n'est pas sur une vérité aussi unanimement reconnue que je dois attendre des objections déshonorantes pour la bouche qui les propose comme pour le cœur qui les fait.—Mais cet être pensant et voulant *a les moyens d'exprimer et d'exécuter sa volonté.* Ces moyens, chez l'homme, sont des organes matériels. L'intelligence dirige donc ces organes, qui sont naturellement destinés à lui obéir. Sans eux, elle ne peut agir, puisqu'ils sont ses moyens ou *ministres* nécessaires, dit Stahl : *Anima nihil sensu comprehendere, et consequenter de nullâ re præsente cogitare et cognoscere valet sine sensoriis corporeis. Nihil etiam in effectum deducere, seu voluntatem suam exequi valet sine eodem corporeorum organorum ministerio.* — L'homme, d'après cette double considération, est donc, comme l'a dit M. de Bonald (*Du Divorce considéré au dix-neuvième siècle*), *une intelligence servie par des organes :* définition sublime, qui, en fixant notre première attention sur la plus belle partie de nous-mêmes, explique

en un mot la raison des phénomènes physiologiques, et la fin naturelle de toute
l'organisation. — C'est sur cette grande
idée que Stahl avait déjà fondé sa doctrine ; c'est elle qu'on retrouve dans ces
paroles remarquables : *Tantùm abest ut
corpus quoquo modo verè sui juris sit,
ut potiùs manifestissimè alterius sit
juris, animæ, inquam, et intelligendi
et volendi actui ministret.* — Mais faut-
il conclure de cette définition que *tous*
les organes servent l'intelligence de la
même manière, que la volonté exerce sur
tous les organes un empire immédiat ?
Non, sons doute ; et c'est ici toute l'erreur de Stahl. Il a tiré une conclusion
trop étendue d'un principe plein de vérité, et c'est une des causes qui ont jeté
de la défaveur sur sa doctrine. Qu'on ré-
duise cette conséquence à sa juste valeur, et on pourra mépriser les clameurs
de ces esprits faibles, qui tremblent au
seul soupçon de *stahlianisme ;* et il sera
permis d'admirer encore ce grand génie,
plus respectable dans ses nobles écarts,
que ne le seront jamais ses détracteurs
dans leurs étroites vérités.—Note.(Voici
un exemple de ces écarts de Stahl. Il est
remarquable, parce qu'il nous met à
même d'apprécier l'esprit qui dirigeait
et qui quelquefois entraînait au-delà du
vrai cet illustre physiologiste.—Il s'agit
de l'appétit ou du sentiment de la faim.
Stahl le définit : *Actus illius principii
quod, dùm non solùm corpore orga-
nico, sed etiam duratione hujus opus
habet, necessariò etiam hujus conser-
vationi et instaurationi intentum esse
debet, et dùm vult finem, debet etiam
velle media illi fini respondentia.* — Il
fait donc de l'appétit une opération active
de l'ame en se fondant sur ce que l'intelligence a besoin du corps, que par conséquent elle en veut la conservation, et
qu'elle doit dès lors vouloir les moyens
conservateurs. Ici l'erreur est sensible :
car d'abord l'appétit est une sensation
purement physique, produite par l'état
de vacuité de l'estomac, et qui ne suppose ni jugement ni réflexion, comme
les sensations de la vue. D'ailleurs, de
ce que l'intelligence veut en général la
conservation des organes, il ne suit pas
qu'elle veuille et commande en particulier tous les phénomènes qui tendent à
cette conservation. Plusieurs de ces phénomènes peuvent être coordonnés de
manière à s'exercer sans que l'ame en ait
la conscience, sans qu'elle puisse s'y opposer ; et c'est en effet ce que nous observons, puisque les aliments introd[uits]
dans l'estomac y sont évidemment di[gé]-
rés malgré nous. — Mais en rejetant [ce]
que la proposition de Stahl a d'exagé[ré,]
on ne doit jamais perdre de vue la be[auté]
du principe d'où il était parti ; et c[ette]
conséquence, quoique erronée, est [si]
lement majestueuse, qu'elle forcera [tou-]
jours les bons esprits de reconnaître [qu'il]
n'appartient qu'aux hommes de g[énie]
d'errer de cette manière.) — 1° Si, [dans]
l'homme, l'intelligence s'exerce touj[ours]
par le moyen d'organes matériels, je d[ois]
trouver chez l'homme certains orga[nes]
immédiatement soumis à l'intelligen[ce,]
dirigés par elle, agissant toujours p[our]
elle ou sous ses ordres. Ces organes fer[ont]
dès lors partie constituante de l'hom[me]
intelligent, en sorte que l'intellige[nce]
ne se montrera point lorsque ces or[ga-]
nes ne pourront agir, et qu'elle paraî[tra]
tout entière dans les phénomènes [que]
ces organes exécuteront.

C'est, en effet, ce que j'observe. [Je]
vois d'abord chez l'homme deux orga[nes]
aussi admirables par leur structure q[ue]
par l'inexplicable mécanisme de leu[rs]
fonctions : ce sont ceux de la vue et [de]
l'ouïe. Destinés à établir, entre l'hom[me]
et les objets matériels qui l'environne[nt]
des relations nécessaires à sa conser[va-]
tion physique, ils ont l'usage bien pl[us]
noble encore d'établir, entre lui et l[es]
êtres pensants qui lui ressemblent, [des]
relations nécessaires au développeme[nt]
de son intelligence. C'est par eux q[ue]
l'homme reçoit les sensations d'images [et]
de sons ; mais c'est par eux aussi qu'[il]
reçoit les signes qui doivent revêtir s[es]
pensées, signes sans lesquels la facul[té]
de penser serait chez lui inutile et sa[ns]
exercice. Disposés, par leur structur[e,]
à agir continuellement, ils n'agiront c[e-]
pendant point, ou n'auront qu'une acti[on]
faible et imparfaite, lorsque l'intel[li-]
gence ne leur prêtera point son secou[rs]
et ne présidera pas actuellement à leu[rs]
fonctions ; en sorte que si la pensée e[st]
fortement occupée ailleurs, en vain l[es]
objets se présenteront à l'œil, en vai[n]
les sons viendront frapper l'oreill[e,]
l'homme pourra ignorer et la présen[ce]
des objets et l'impression des sons ; ta[n-]
dis qu'au contraire l'énergie de ces se[ns]
sera doublée lorsque l'intelligence vou[-]
dra leur exercice et commandera leu[rs]
phénomènes. — D'autres organes rem[-]
plissent des fonctions différentes, ma[is]
non moins admirables. Ceux de la vo[ix,]
toujours subordonnés à la volonté, e[t]

ples, par leur nature, de produire des
s, servent, chez l'homme, à exprimer
toutes les opérations intellectuelles.
est l'intelligence qui coordonne ces
dans le chant, c'est elle qui se ma-
e tout entière par ces sons dans
ole. Sans intelligence l'homme ne
point, quoique toutes les conditions
parole existent du côté desorganes; et
me qui a parlé lorsqu'il pensait
de parler lorsqu'il tombe dans l'i-
isme et qu'il ne pense plus. (Voyez
Traité de la Manie, par le citoyen
el, art. *Idiotisme.*) — Enfin, un ap-
eil organique considérable enveloppe
orps de l'homme et en forme la plus
nde partie, c'est celui de la locomo-
n. Susceptible de mouvement par sa
ure, il ne se sert de cette faculté que
nd l'intelligence l'ordonne, cesse de
n servir lorsqu'elle le défend. C'est
lui qu'elle agit, comme c'est par les
anes vocaux qu'elle s'exprime. Elle
le peut coordonner ces mouvements
manière à produire une action; et
mouvements sont irréguliers, confus,
nt aucun but, quand une autre cause
e l'intelligence les détermine. C'est à
r coordination que tient essentielle-
nt l'exercice du toucher, sens immé-
tement subordonné à la vue, et des-
à l'aider dans ses découvertes. En-
souvent l'intelligence s'exprime par
mouvements aussi bien que par la
ole ; et cette même pensée que j'en-
ds lorsque des sons me la transmet-
t, je la vois tout entière dans le ta-
au que la face me présente, ou dans le
te que les membres exécutent.—Tous
organes correspondent avec un seul,
st le cerveau. Interposé entre eux et
telligence, il reçoit les impressions
e les sens lui transmettent, pour les
muniquer à cette maîtresse souve-
ne dont il est le premier agent. C'est
qui dirige immédiatement ses phéno-
nes, c'est d'après les ordres donnés par
e qu'il met en jeu les organes loco-
teurs et vocaux.

Voilà donc une suite de phénomènes
niques qui concourent essentielle-
nt à constituer l'homme, c'est-à-dire,
telligence servie par des organes.
deux termes de cette définition sont
tifiés, puisque je conçois sans peine la
nière dont l'intelligence est servie.
n côté, la vue et l'ouïe lui apportent
notions qui lui sont nécessaires, et
signes qui doivent la développer ; de
tre, la locomotion et la voix exécutent

continuellement ses ordres, et servent à
son expression. Ces fonctions, et ces
fonctions seules, sont absolument nécessaires pour les communications intellectuelles, c'est-à-dire, pour l'état social,
hors duquel l'homme ne se trouve jamais, et ne peut être conforme à sa nature. Nous reviendrons tout à l'heure
sur cette dernière vérité. — Puisqu'un
but commun réunit ces fonctions, la
physiologie doit le réunir aussi sous le
même aspect, et les désigner par un nom
collectif. Je le trouve, ce nom, en rappelant quelques-unes des considérations
précédentes.—Deux facultés constituent
l'homme, *la volonté* et *l'action*. La volonté appartient à l'intelligence, l'action
appartient aux organes. *Action*, dans
l'acception rigoureuse, signifie *mouvement, ou suite de mouvements dirigés
vers une fin déterminée.* — Note. (Je
dis dans l'acception rigoureuse, et ceci
est important à distinguer : car souvent,
dans le langage usuel, on donne au mot
action beaucoup plus de latitude. Ainsi
on dit l'*action de l'estomac* comme l'*action d'un muscle.* On l'applique même
aux corps inorganiques, et on dit, l'*action de l'air sur les métaux*, *l'action
des acides sur les bases terreuses ou
alcalines, etc.*—Mais on peut remarquer que, dans tous ces cas, on a égard
à l'effet qui doit résulter des mouvements
et des divers phénomènes exprimés par
ce mot. *Action* signifie donc encore ici
*mouvements ou phénomènes quelcon-
ques tendants à une fin déterminée.* Or
la coordination de certains phénomènes
vers une fin déterminée supposant toujours une cause intelligente qui *veut*
cette fin, nous supposons métaphori-
quement cette volonté dans l'agent
immédiat par lequel elle s'exécute; nous
animons cet agent par la pensée, et
nous lui prêtons cette volonté, dont il
n'est que le ministre où le moyen. Car,
si l'on veut parler sans figure, on dira
qu'ici la cause de l'action est dans cette
volonté suprême, créatrice et conservatrice de l'univers, qui a disposé les corps
inorganiques de manière que certains
effets résultassent de leur contact ou de
leur mélange, et qui, dans les corps organisés, a coordonné primitivement les
fonctions nutritives de manière qu'elles
s'exécutassent avec un ordre constant et
successif, lorsque les matériaux leur seraient fournis). L'intelligence seule peut
vouloir une fin ; seule, elle peut diriger
des mouvements de manière que cette fin

soit obtenue par leur moyen. Donc *action* suppose nécessairement *intelligence* et *volonté*. Donc l'action n'est autre chose que *l'ensemble des moyens par lesquels la volonté s'exécute*; et il n'y a point d'action là où il n'y a point de volonté. — Donc tous les phénomènes organiques qui sont soumis à l'intelligence, qui s'exercent pour elle, qui sont dirigés, coordonnés par elle, constituent des actions.

D'après ces principes, j'appelle *vie d'action* ou *vie active* l'ensemble de tous ces phénomènes. J'exprime par-là le caractère le plus essentiel, le plus fondamental de cette vie, celui que l'on y trouve partout, et sans lequel elle n'existe pas. Je crois donc cette expression exacte en même temps que noble et convenable à la dignité de l'homme. Les détails ultérieurs la justifieront toujours davantage. — 2° Pour que les phénomènes de la vie active aient lieu, il faut que les organes qui y servent soient dans un état d'intégrité parfaite. Or, ces organes, en vertu des lois qui les constituent, se décomposent, et finiraient par se détruire, s'ils n'étaient sans cesse réparés par de nouvelles substances.—Ces substances ne peuvent venir que du dehors. Mais parmi celles qui sont susceptibles d'être introduites, il en est d'inutiles pour cette réparation; il en est qui, loin de pouvoir y servir, tendraient à détruire ou à troubler l'économie organique. Il est donc nécessaire que ces substances soient *examinées* et *jugées* avant d'être introduites. Ce jugement doit porter sur leur nature intime, puisqu'elles ne produisent leur effet utile ou nuisible qu'en se décomposant. — Les substances utiles pour la réparation organique sont en grand nombre : plusieurs peuvent être introduites à la fois; ce mélange a même des avantages. Cependant c'est d'une masse homogène, uniforme, que le chyle, unique substance nutritive, doit être extrait. Il est donc nécessaire que ces substances soient *converties* en une seule espèce, après leur introduction, par un travail intérieur. Il est nécessaire aussi que tout ce qui n'est point le chyle soit rejeté au dehors. — Un seul fluide, le sang, doit être employé immédiatement à la réparation des organes. Mais ce fluide s'altère après y avoir servi pendant quelque temps ; il change de nature et de couleur. Il doit donc nécessairement être renouvelé, revivifié. A lui seul doivent être transmises toutes

les substances immédiatement nutriti[ves]. — Ces trois principes renferment t[oute] la raison des phénomènes de la seco[nde] vie, en déterminent les limites, en f[ont] la subdivision.—En effet, les substa[nces] ne peuvent être jugées qu'en vertu [des] impressions qu'elles font et des sensa[tions] qui en résultent. Il faut donc des [organes] destinés à recevoir ces impressions [et à] produire ces sensations. Ces sens au[ront] des rapports avec les autres, pui[sque] toutes les sensations se ressemblent [plus] ou moins sous plusieurs rapports; [mais] ils en différeront essentiellement [par] leur fin, qui est de constater la na[ture] intime des substances, et par conséqu[ent] de prévenir des erreurs funestes [à la] conservation physique. Ces sens dev[ront] naturellement se trouver placés au c[om-] mencement de la seconde vie, et e[nvi-] ronner l'ouverture extérieure par [la-] quelle les substances doivent s'int[ro-] duire.

A ces caractères on reconnaît fac[ile-] ment l'odorat et le goût, sens réelle[ment] nutritifs, soit par leur fin, soit par la [na-] ture de leurs phénomènes. — C'est l[à le] premier ordre de fonctions que nous p[ré-] sente la seconde vie. Je les nomme *fo[nc-] tions exploratrices* en raison de l[eur] usage essentiel. — Deux sortes de s[ub-] stances sont introduites pour la nu[tri-] tion, les aliments et l'air. Aucune n[']est employée dans l'état où elle s'introdu[it;] toutes doivent subir une prépara[tion] préliminaire. Il faut donc des orga[nes] destinés à cette préparation, organes [qui] n'existent point chez le végétal, auq[uel] les substances sont présentées de p[re-] mier abord dans l'état convenable. C[es] organes sont l'appareil digestif et l'a[p-] pareil respiratoire. Le premier est tr[ès] compliqué; le second beaucoup p[lus] simple. Leurs fonctions diffèrent p[ar] le mécanisme, mais se rapprochent [par] les points essentiels; car toutes d[eux] s'exercent sur des substances destinée[s à] la nutrition. Toutes deux séparent [les] substances en deux parties, dont [une] seule est employée, tandis que l'autre [est] rejetée au dehors. Toutes deux se ter[mi-] nent à la circulation.— Je les rappro[che] donc l'une de l'autre sous le nom co[m-] mun et distinctif de *fonctions prépa[ra-] trices*.

Lorsque le sang a reçu les substan[ces] préparées par la digestion, lorsqu'il a [ac-] quis, dans la portion d'air que la respi[ra-] tion lui donne, la couleur et les proprié[tés] qui lui appartiennent, la circulation transmet à tous les organes, et c'est là qu'il fournit à différentes fonctions secondaires leurs matériaux. La plus importante, celle pour laquelle toutes les autres se font, et qui est le dernier terme de la seconde vie, c'est la nutrition immédiate. Le nom de *fonctions nutritives* lui convient donc sous ce point de vue. Mais comme le mot *nutrition* renferme un sens beaucoup plus étendu, et peut embrasser tout ce qui tend, d'une manière éloignée ou prochaine, au renouvellement des organes, je désignerai aussi l'ensemble des trois derniers ordres de fonctions sous le nom collectif de *vie nutritive*. — J'ai supposé que la seconde vie existait pour la première, et que le travail de la nutrition avait pour objet principal la réparation des organes actifs. Mais ce n'est point là une pure supposition, une idée systématique, un rapprochement forcé; c'est une vérité tellement reconnue, tellement sentie par tous les hommes, qu'elle n'aurait pas besoin de preuves. On l'exprime continuellement dans le langage familier, lorsque l'on dit qu'*on mange pour rétablir ses forces ; qu'on prend des boissons spiritueuses pour augmenter ces mêmes forces lorsqu'on a un travail plus pénible à faire*, et souvent pour favoriser le travail de l'esprit. Toujours l'homme considère l'ensemble des fonctions nutritives comme ayant pour but la conservation des organes par lesquels il peut exécuter sa volonté. Ce sentiment est fondé, et on en trouve la raison toute naturelle dans les principes que j'ai établis. — En effet, les organes destinés au service de l'intelligence étant essentiellement les organes constitutifs de l'*homme*, ce sont eux surtout qui doivent être conservés pour que l'homme existe. Si le service de l'intelligence est la fin la plus noble à laquelle des organes puissent être employés, l'objet secondaire le plus important, c'est la conservation des organes qui font ce service. Tout doit être fait pour eux, comme ils font tout pour l'être pensant. — Le rapport de la seconde vie à la première est donc un rapport nécessaire, naturel, démontré par un sentiment irrésistible, et par le raisonnement le plus frappant. — Note. J'avoue que ce rapport ne peut pas être démontré aussi complètement par des preuves physiologiques directes ; car tous les organes ont également besoin des fonctions nutritives. Le sang est nécessaire au cœur comme au cerveau ; la glande se décompose et se recompose sans cesse aussi bien que le muscle. — Cependant on ne peut nier que le premier effet, l'effet principal et continuellement nécessaire de la circulation, ne soit l'excitation du cerveau, et par conséquent des organes qui en dépendent : vérité développée d'une manière si brillante, et établie sur des expériences si positives par le citoyen Bichat, dans la seconde partie de ses *Recherches physiologiques*. On ne peut nier que la nutrition ne soit beaucoup plus abondante, plus sujette à varier dans les muscles que dans les tuniques membraneuses des intestins, dans le poumon, dans les reins, etc., et que l'émaciation ou l'embonpoint ne portent presque uniquement sur la vie active. — Mais quand même il faudrait renoncer absolument à ce dernier genre de preuves, serait-ce une raison pour rejeter les autres, et pour regarder comme une chimère un rapport que la raison même nous indique? Non, sans doute, et tout ce qu'on pourrait conclure, c'est qu'on ne connaît pas exactement le mécanisme de ce rapport. Combien de faits physiologiques incontestables sont dans le même cas !)

Ainsi, *service de l'intelligence, conservation des organes qui font ce service*, deux grandes fins auxquelles peuvent se rapporter tous les phénomènes individuels de l'homme vivant, caractères fondamentaux de la distinction des deux vies. — On conçoit facilement qu'il n'était point nécessaire que l'intelligence et la volonté surveillassent immédiatement tous les phénomènes nutritifs : car, 1° ces phénomènes s'exécutent successivement, et dépendent les uns des autres. Il suffit donc que les premiers soient soumis à la volonté, pour que tous en dépendent d'une manière médiate. Or, la mastication et la déglutition sont volontaires ; la respiration l'est en partie par ses phénomènes mécaniques. — 2° Les phénomènes nutritifs doivent s'exécuter toujours de la même manière, puisqu'il n'y a qu'un mode de nutrition. Il n'était donc pas nécessaire qu'une cause intelligente les dirigeât tous en particulier. — 3° L'intelligence humaine est sujette à beaucoup d'erreurs ; ce n'est que progressivement qu'elle se développe, qu'elle se perfectionne, au moyen de l'expérience, et souvent les passions s'opposent à ce développement. Or, la moindre erreur eût été funeste pour des phénomènes qui ne doivent jamais varier ; ces phénomènes devaient s'exécuter avec la même perfection à toutes les époques de la vie, et il ne convenait pas qu'à chaque instant l'homme pût détruire sa propre existence au gré du moindre caprice.

Je devrais terminer ici ces considérations préliminaires, puisque j'ai suffisamment exposé le plan de cet essai ; mais quelques observations me restent à faire pour en justifier les détails, et prévenir certaines objections. 1º D'après les principes que j'ai adoptés, on ne sera point surpris que j'aie rejeté les termes de *vies animale et organique*, employés par le citoyen Bichat. Ils ne pouvaient me convenir, puisque j'observe l'homme seul et indépendamment de toute comparaison. Mais, comme plusieurs pourraient ne voir ici qu'une affaire de système, je dois prouver que les termes *animale* et *organique* pèchent par un vice essentiel. — Pour savoir si une dénomination est juste et bien choisie, il faut se demander à soi-même, 1º ce que l'on veut exprimer ; 2º l'exprime-t-on par le mot employé? 3º ce mot n'a-t-il pas déjà une acception fixée dans la société des gens instruits ?—Si la chose n'est pas bien convenue, ou si elle est mal exprimée, ou si, dans la société, on attache déjà au mot un sens différent, il faut nécessairement en chercher un autre. — J'examine, d'après ces principes, les termes du citoyen Bichat. — Il veut exprimer, dit-il, l'ordre de fonctions qui sont exclusivement propres à l'animal, et qui ne se trouvent point chez le végétal. Or, le terme le plus simple, c'est *vie animale*. Cela paraît fort simple en effet. Mais n'oublions pas que, par *fonctions propres à l'animal*, il entend aussi tout ce qui appartient à l'homme, qu'il ne distingue point des animaux. Or, je trouve dans cet ordre de fonctions tous les phénomènes intellectuels ; j'y trouve la parole, le geste, expression et preuve de ces phénomènes, et qui n'appartiennent point à l'animal, qui constituent essentiellement l'intelligence humaine. Ce n'est point comme animal que l'homme en jouit, mais comme être intelligent, libre et social. Ces phénomènes ne sont donc pas exprimés. — Exprime-t-on, par le mot *vie animale*, tout ce qui appartient à l'animal? Non, assurément ; car on restreint cette expression aux phénomènes des sens, de la voix, et de la locomotion ; et j'observe un ordre de fonctions qui ne se trouve que chez l'animal, entièrement oublié ici, c'est la

digestion et la respiration. L'une et l'autre distinguent, d'une manière tranchée, l'animal du végétal, parce qu'elles servent à préparer la nourriture que le végétal trouve toute préparée dans le sein de la terre. Elles sont donc réellement *animales*, dans le sens rigoureux du citoyen Bichat. — Enfin le terme *vie animale* n'est point nouveau ; on l'emploie depuis long-temps, soit dans la société, soit dans les écrits scientifiques ; son acception est donc déjà fixée. Au moral, il sert à exprimer les inclinations qui avilissent l'homme, et qui le rapprochent de l'animal. C'est dans ce sens que Buffon, parlant de l'état du sourd-muet de Chartres, avant qu'il eût recouvré l'ouïe et la parole, dit : *Il menait une vie purement animale*. En métaphysique, il sert à exprimer la partie matérielle des phénomènes de l'homme vivant, et à former un contraste avec l'intellectuelle ou *affective*. En physiologie, *fonctions animales* exprimaient jadis ce qu'il y a d'organique dans les phénomènes des sensations, du mouvement, de la voix. Mais, assurément on n'y comprenait point les fonctions intellectuelles sous le nom de *fonctions cérébrales* ; on ne disait point *que le cerveau perçoit, réfléchit, prend des volitions*, etc. : expressions révoltantes avec lesquelles l'auteur insensé du *Système de la Nature* a voulu établir une doctrine dont l'absurdité a fait rougir jusqu'à ses partisans.—(Note. Rien n'est plus opposé aux sentiments du citoyen Bichat que cette doctrine dont je parle ici, et on a pu facilement s'en convaincre dans ses cours de physiologie, où il reconnaît formellement que le cerveau est à l'âme ce que les sens sont au cerveau. Mais enfin les expressions que je relève disent absolument le contraire, et ceux qui les entendent sans cesse auront toujours peine à se persuader qu'elles soient prises dans un sens figuré. Quelle figure d'ailleurs que celle-là, puisqu'elle est diamétralement l'opposé de la vérité! Ce n'est pas sur des objets d'une si haute importance qu'il est permis d'être inexact dans les termes.)— Il est facile de sentir l'excessive inconvenance du mot *vie animale*, lorsqu'on entre dans le détail. Qui ne sera pas choqué, par exemple, en entendant dire que, quand la raison surmonte les passions, *c'est la vie animale qui reprend son empire* ; que *la méditation, la réflexion, le jugement, tout ce qui tient, en un mot, à l'association*

idées, est le domaine de la vie animale ; que c'est par la vie animale que
l'homme est si grand, si supérieur à
tous les êtres qui l'entourent ; que c'est
à elle qu'il appartient aux sciences,
aux arts, etc.? Remarquez que, dans la
phrase suivante, le contre-sens eût été
formel, qu'il a fallu changer le mot.
L'industrie, le commerce, tout ce qui
est beau, tout ce qui agrandit le cercle
étroit où restent les animaux, est l'a-
image de la vie extérieure.—Dira-t-on
que vie animale est un terme technique,
qui ne doit point être employé dans le
langage familier, ni dans les écrits moraux ou métaphysiques ? Je réponds que
les termes scientifiques doivent être partout clairs, intelligibles, justifiables aux
yeux de tout homme qui en demandera
l'explication. — Si, d'ailleurs, chacun
avait le droit de changer à volonté le
sens convenu d'une expression, bientôt
nous ne nous entendrions plus, puisque
l'on pourrait rendre l'idée de *lumière*
par le mot *ténèbres*, l'idée de *matière* par
le mot *esprit*, etc., etc.—Par *vie organique*, on a voulu exprimer l'ordre des
fonctions qui ne sont point propres à l'a-
nimal seulement, et qui ont aussi lieu
chez le végétal, pour lesquelles l'*organisation* est la seule condition nécessaire,
et qui distinguent les êtres organisés
d'avec les corps inorganiques.—Mais *organique* n'exprime point du tout la première idée, et n'exprime qu'incomplètement la seconde. Il n'est rien, dans l'é-
conomie animale ou végétale, qui ne
suppose des organes, et qui ne puisse
être nommé *organique*. Veut-on dire
que tout se passe immédiatement dans
l'organe, et qu'il n'y a point de centre
commun aux phénomènes, comme il y en a
un dans la vie active? Ce sens n'est point
du tout renfermé dans le mot.—Un physiologiste plus moderne que le citoyen
Bichat, en réfléchissant sur la division
que celui-ci avait donnée, a senti une
partie de ces vérités ; et, sans changer
sa division, qu'au contraire il s'est em-
pressé d'adopter, a changé les expressions, ou plutôt n'a fait que substituer à
fonctions animales, *fonctions extérieures* ou *relatives*, première dénomination
employée par le citoyen Bichat dans ses
cours ; et, à *fonctions organiques*,
fonctions assimilatrices ou *digestives*.
Les expressions sont meilleures, mais encore inexactes. Le mot *extérieures* est
très-vague, et ne donne point l'idée des
rapport dont on veut parler. *Relatif* ne

peut, en français, s'employer d'une manière absolue; il faut nécessairement dire
relatif à quelque chose, ou du moins le
sous-entendre.—Quant à *assimilatrices*,
ce mot exprime bien une des fins principales de la seconde vie ; mais la décomposition n'y est point exprimée. On ne
peut dire que la sécrétion urinaire, par
exemple, soit une fonction *assimilatrice*,
non plus que l'absorption organique. —
On est déjà convenu depuis long-temps
du sens du mot *digestif*. Il ne s'applique
qu'aux fonctions par lesquelles les substances alimentaires sont préparées et
converties en une seule. C'est donc le
détourner de son acception reçue, que
d'y renfermer la circulation, les sécrétions, etc. 2° En parlant de l'homme, je
l'ai toujours supposé dans l'état social,
que j'ai appelé *son état naturel*. Beaucoup de personnes prennent le mot *nature* dans une acception fort différente ;
elles entendent par-là l'état brute, sauvage, l'opposé de la civilisation. Mais,
s'il y a ici une erreur, j'ose affirmer qu'elle
est de leur côté, et non du mien : quelques réflexions suffisent pour s'en convaincre. — Le mot *nature* est souvent
employé pour exprimer l'ensemble des
êtres qui composent l'univers, et cette
acception n'a rien que de raisonnable.—
Mais, plus souvent encore, on entend
par *nature* l'ensemble des lois constitutives et conservatrices de ces êtres. C'est
dans ce sens que le physiologiste parle,
lorsqu'il se vante de n'*étudier que la
nature*. C'est dans ce sens que le médecin parle, lorsqu'il définit la maladie :
*un effort de la nature tendant à ex-
pulser une cause qui la trouble*; et qu'il
répète continuellement : *Ce n'est pas
moi, c'est la nature qui guérit.... Il
faut aider la nature.... il faut laisser
agir la nature....*, etc.—Ce dernier sens
est le plus étendu dont le mot *nature*
soit susceptible. On ne peut aller plus loin
sans outrager la raison ; et *c'est une absurdité*, dit M. de Bonald, *d'avoir fait
de la nature le législateur de l'univers, tandis qu'elle n'en est que la lé-
gislation*.—(Note *Du Divorce considéré
au dix-huitième siècle*, etc., page 58.
—Voyez encore, sur le mot *nature*,
l'*Essai analytique sur les lois naturelles de l'ordre social*, par le même
auteur.— Ces deux ouvrages seront toujours admirés par ceux qui, ayant un
cœur capable de sentir et d'aimer la
vérité, sauront apprécier la force et l'é-
lévation des pensées, la solidité des rai-

sonnement est la pureté du style. Je ne parle pas de ceux qui lisent superficiellement, ou qui apportent dans leur lecture cet esprit contraint et resserré qui n'approuve qu'en tremblant, et qui fait gloire de douter encore au milieu de l'évidence. Ceux-là liront sans intérêt les ouvrages dont il s'agit : car quel ouvrage pourrait les intéresser?) — Je raisonne d'après ces principes, et je dis : si la nature n'est que l'*ensemble des lois constitutives et conservatrices des êtres*, les êtres ne sont *naturels*, c'est-à-dire, conformes à leur nature, que quand ils sont parfaitement régis d'après ces lois; l'état le plus naturel de ces êtres est celui où ces lois sont parfaitement exécutées. — Donc, *nature* et *perfection*, *état naturel* et *état parfait* sont essentiellement synonymes.—Si un être n'est point encore parvenu à cet état d'harmonie exacte avec ses lois constitutives et conservatrices, il n'est point encore parvenu à son état naturel, c'est-à-dire, qu'il n'est pas encore constitué comme il doit l'être, qu'il n'a pas encore tous les moyens de conservation qu'il doit avoir. S'il tend à y parvenir, il tend à acquérir son état naturel; et jusque-là il est dans un état *natif*, imparfait, où il ne pourrait subsister s'il y demeurait. — L'homme est essentiellement intelligent, et son intelligence est nécessairement servie par des phénomènes organiques. Ce sont là ses lois constitutives, c'est sa *nature*.—Donc, si chez lui l'intelligence n'est point développée, si elle n'est point servie convenablement par les phénomènes organiques, l'homme ne sera point *conforme à sa nature*, il ne sera point *naturel*, puisqu'il ne sera point constitué comme il doit l'être. — Donc, plus l'intelligence sera développée, plus les organes seront propres à la servir, plus l'homme sera naturel : conséquence évidente à laquelle il n'est pas possible de se soustraire. — L'homme chez qui l'intelligence et les organes se développent tend donc à devenir tous les jours plus *naturel*; et sa *nature*, au physique comme au moral, n'est autre chose que la *perfection*, nommée avec tant de justesse par Quintilien : *Id quod natura hominis summum habet. (Institut. orat.*, lib. 12, cap. 1.) — Qu'on observe maintenant l'homme sauvage dans le sens rigoureux, c'est-à-dire tel que cet enfant trouvé dans les forêts de la Lithuanie, ou, si l'on veut, tel que le sauvage de l'Aveyron, et qu'on

le compare à un des hommes les plus perfectionnés, comme Bossuet, Leibnitz, etc.; qu'on fasse l'application des principes; et je laisse à juger lequel des deux mérite le mieux le nom d'*homme naturel*, lequel de ces états mérite le mieux d'être appelé *état de nature*. — (Note. Ce qu'on appelle les sauvages, au Canada et ailleurs, ne méritent qu'improprement ce nom. Tous vivent plus ou moins en société; ils ont un langage, des lois, une religion. Tout cela est imparfait, mal fixé, cruel ou absurde; mais il y a loin encore de là à l'état de l'animal. Lorsque je parlerai de l'état sauvage, il n'est donc point de ces hommes qu'il s'agira.) — Or, comment l'intelligence se développe-t-elle? Comment les phénomènes organiques qui la servent proviennent-ils à remplir cet usage dans toute son étendue? Comment l'homme acquiert-il les moyens de conservation qui lui sont nécessaires? Comment cet être, si stupide et si faible lorsqu'il est seul, parvient-il à dominer sur les êtres les plus forts, à vaincre tous les obstacles, à réunir les plus vastes connaissances? n'est-ce pas dans la société seule, et par la société? — Donc, la société est le seul état où l'homme puisse se constituer comme il doit l'être, le seul où il tende à se perfectionner, le seul moyen qu'il ait pour y parvenir. Donc *état social*, *état naturel*, sont, à l'égard de l'homme, des termes parfaitement identiques. — Ainsi je ne dirai point avec certains physiologistes : *La parole n'est point naturelle à l'homme, car c'est la société qui la lui donne*; je dirai, avec Haller : *Naturale est homini loqui*: il est naturel à l'homme de parler; et j'en conclurai que, hors de la société, l'homme est hors de sa nature. —Je ne dirai point : *Nous dénaturons tout dans la société*; je dirai : *Hors de la société, nous ne voyons rien de naturel chez nous.*—Enfin, je ne supposerai point que les hommes, primitivement sauvages, ont pris, en vertu de mûres réflexions, le parti de se réunir pour être mieux qu'auparavant; mais je dirai, avec l'orateur romain : « De même » que les abeilles ne se réunissent point » en essaims dans l'intention de bâtir » leurs rayons, mais bâtissent ces rayons » parce que naturellement elles doivent » être réunies; de même, et à plus forte » raison, les hommes réunis en société » par la nature mettent en commun » leurs actions et leurs pensées. » *Ut sum examina non fingendorum favo- rum causâ congregantur ; sed cùm congregabilia naturâ sint, fingunt fa- s; sic homines, ac multò etiam magis, naturâ congregati, adhibent agendi co- tandique solertiam.* (Cic., *de Offi- is,* lib. 1, cap. 44) : comparaison pleine de vérité, dans laquelle la sociabilité de l'homme est exprimée avec tant d'éner- gie par ces paroles, *homines.... naturâ congregati,* en même temps que l'homme y est distingué par ses attributs essen- tiels et caractéristiques, la pensée et l'action. — Un esprit juste et droit se convaincrait facilement que ce sont là les seuls principes vrais, en observant les contradictions continuelles de ceux qui ne les adoptent pas. Des déclama- tions éternelles contre l'état social sont placées dans des écrits où l'on prodigue les éloges les plus pompeux aux sociétés savantes dont on est membre. Celui qui, dans tel chapitre, soupire après l'état sauvage, qui déploie toutes ses ressources oratoires pour nous prou- ver que la société nous a fait dégénérer, et que, si nous ne pouvons retourner dans les bois, c'est un malheur dont il faut gémir ; celui-là même, dans le cha- pitre suivant, s'épuisera en raisonne- ments, pour prouver que les travaux utiles au bonheur des hommes sont dûs principalement aux académies ; et, joi- gnant l'ingratitude aux contradictions, il emploiera, pour attaquer la société, des talents qu'il ne doit qu'à elle seule : sem- blable à Rousseau, qui invective l'élo- quence par un des discours les plus éloquents que l'on connaisse.—Les prin- cipes que j'ai exposés sur le mot *nature* étant généraux, doivent s'appliquer, non seulement aux objets des sciences, mais aussi aux méthodes scientifiques. C'est une conséquence nécessaire, puis- que toute méthode doit être fondée sur les caractères distinctifs des objets qu'on étudie. La méthode *la plus naturelle* sera donc celle où ces caractères distinc- tifs seront le mieux choisis, le mieux présentés, où l'on aura le mieux saisi l'ordre dans lequel ces caractères exis- tent. Ainsi, en physiologie, la division la plus naturelle des fonctions sera né- cessairement la plus parfaite, de même que l'état le plus naturel de la vie est celui où toutes les fonctions sont le plus parfaitement exercées.

Ceci me conduit à quelques réflexions sur le mot de *vie*, que les physiologistes ont tant de peine à définir. — On cher- che d'abord cette définition dans des con- sidérations abstraites où l'on se perd ; et enfin, désespérant de la trouver, on se jette dans les dénégations, et l'on dit : *La vie est l'ensemble des fonctions qui résistent à la mort ;* ce qui nous montre la mort comme un état positif dont la vie n'est que la privation : idée fausse, puis- que *mourir* signifie, dans toutes les lan- gues, *cesser de vivre,* et que, dès lors, la prétendue définition se réduit à ce cer- cle vicieux : *La vie est l'ensemble des fonctions qui résistent à l'absence de vie.* — Convenons ici de la vérité. Il en est du mot *vie* pour les êtres organisés, comme du mot *existence* pour les êtres en général, parce que la vie est le mode d'existence des êtres organisés. On ne peut définir l'*existence*, quoiqu'on en ait l'idée ; et on ne définira jamais mieux la *vie*, quoique tout le monde s'entende quand on prononce ce mot. L'idée qu'il renferme est antérieure à tout ce qu'on peut en dire. Ainsi, soit qu'on observe en détail les fonctions vitales, soit que, les réduisant collectivement aux deux grands phénomènes de composition et de décomposition, on fixe uniquement son at- tention sur ce renouvellement organique continuel, toujours les phénomènes col- lectifs, aussi bien que les individuels, supposeront un état déjà existant, qui leur donne lieu, et qu'ils tendent à con- server. Les discussions pénibles de quel- ques physiologistes sur cet état, pris en lui-même, peuvent donc être comparées aux dissertations inutiles de certains mé- taphysiciens sur l'*être* en général : et comme la saine métaphysique se contente aujourd'hui d'expliquer l'*être pensant* par l'*être parlant* (Voyez la belle dis- sertation qui termine l'*Essai analytique sur les lois naturelles de l'ordre social*), la saine physiologie doit se borner à ex- pliquer *le corps vivant* par le *corps con- servé*. L'une et l'autre sont alors des sciences de réalités, et non de brillantes fictions, comme on le leur a reproché à toutes deux. — L'état de vie étant donc supposé, la physiologie a pour objet d'é- tudier par quels moyens il est conservé. Cette conservation n'a lieu qu'en vertu de certaines fonctions exercées par des organes. Elle sera d'autant plus assurée que ces organes seront mieux constitués, et ces fonctions mieux remplies; elle sera parfaite quand ces organes auront la cons- titution la plus propre à remplir leurs fonctions comme elles doivent l'être. Il y aura donc alors l'état de vie le mieux assuré , ou , pour parler en termes abrégés, la vie la plus énergique. — Si l'énergie vitale de chaque organe consiste essentiellement dans l'aptitude qu'il a à remplir les fonctions qui lui appartiennent, la mesure de cette énergie doit nécessairement être prise pour chacun dans la nature de ces fonctions , et dans le degré de cette aptitude. Lorsque ces deux choses seront en rapport parfait, l'organe jouira de la vie la plus énergique ; tant que ce rapport n'aura pas lieu, ou lorsqu'il aura cessé, l'organe n'aura qu'une vie imparfaite ou affaiblie. — Ainsi, l'énergie vitale du cartilage consiste à avoir, non des vaisseaux sanguins, mais un tissu gélatineux, ferme, élastique, presque insensible ; celle de l'os, à offrir une solidité qu'une certaine quantité de substance calcaire peut seule lui donner ; celle du muscle, à être pénétré d'un grand nombre de vaisseaux sanguins, et doué d'une contractilité très-marquée, mais soumise à l'influence de la volonté, etc. — Dès lors je n'appelle point augmentation d'énergie vitale, ou augmentation de vie, l'état du cartilage devenu sensible, l'état de l'os où la circulation est très-active, et la substance calcaire peu abondante, l'état du muscle qui se contracte malgré la volonté. En un mot, je ne vois plus de *vie* là où je ne vois plus de conservation ; et je vois *moins de vie* partout où *la conservation est moins assurée.* — On m'objectera peut-être l'état de l'os fracturé, et on dira que les bourgeons vasculeux et cellulaires qui naissent sur ses deux fragments supposent une circulation plus active ; que cependant ils sont nécessaires à la consolidation ; que, par conséquent, l'os jouit, dans cet endroit, du degré de vie qui lui convient : ce qui semble contredire mon assertion. — Mais ce serait mal saisir le principe d'où je suis parti. J'ai considéré les organes dans l'état de santé, et non dans l'état de maladie : ce qui met une très-grande différence dans la manière d'estimer le degré de vie qui leur convient. Dans l'état sain , les organes tendent à remplir leurs fonctions ; dans l'état de maladie , ils tendent à se rétablir dans l'état de santé. Les circonstances ne sont plus les mêmes , les phénomènes doivent être fort différents. Appliquons ceci à l'os. — L'os est naturellement destiné à soutenir les parties molles ; c'est la fin pour laquelle il existe , et à laquelle il tend dans l'état sain. Tous les phénomènes qui se passent chez lui doivent

être proportionnés et dirigés pour que cette fin soit obtenue ; et c'est d'après ces règles que l'on doit estimer le degré de vie dont il jouit. Mais l'os, une fois fracturé, incapable de soutenir les parties molles, tend à se réunir , c'est-à-dire à recouvrer l'état sain qu'il a perdu. C'est la fin unique pour laquelle il existe actuellement. Tous les phénomènes qui passent dans son intérieur doivent donc être dirigés et proportionnés pour cette fin. C'est donc d'après cette nouvelle fin que l'on doit juger, et les phénomènes et par conséquent le degré de vie qui convient à l'os. — On voit que ce n'est pas le principe qui change, ce sont les circonstances ; c'est la fin des phénomènes organiques. Dans le premier cas, il fallait peu de circulation, parce que la solidité devait prédominer dans l'organe ; dans le second, il faut plus de circulation, parce qu'il s'agit de former une cicatrice. Mais, dans les deux cas, l'énergie vitale de l'os doit être jugée d'après la fin naturelle à laquelle cet organe tend, et pour laquelle il existe. Le principe subsiste donc dans son entier. — Suivons encore ce principe, appliquons-le à des faits plus généraux, et tâchons, d'après lui, de fixer nos idées sur cette question :

En considérant l'homme comparativement dans les trois principales périodes de son existence , à quelle époque peut-on dire qu'il jouit de la vie la plus énergique ou la plus abondante ? Ici, pour l'ordinaire, on compare ensemble les deux grands mouvements de composition et de décomposition organiques. On trouve la vie surabondante dans l'enfance, parce que le mouvement de composition prédomine ; modérée dans l'âge adulte, parce que ces deux mouvements sont en équilibre ; faible chez le vieillard, parce qu'il y a prédominance dans le mouvement de décomposition. Ainsi, on ne juge du degré de la vie que par la quantité du mouvement qui s'opère dans les organes, au lieu d'en juger par la force de conservation dont ils jouissent. C'est là, ce me semble, une erreur capitale, puisque *vie* et *conservation* expriment pour nous la même idée. — Si on m'accorde ceci, on sera forcé de convenir que la vie n'est énergique ou abondante que quand la conservation est suffisamment assurée ; et voici comment je raisonnerai. — Dans l'enfance, l'homme, disposé de la manière la plus favorable pour l'accroissement, est en même temps as exposé que jamais aux effets des causes de destruction. La digestion est prompte, mais l'estomac ne peut supporter que certains aliments ; l'absorption est très-active, mais les glandes lymphatiques s'engorgent avec la plus grande facilité ; l'exhalation graisseuse est plus prononcée que la nutrition proprement dite, et la ténuité des muscles est en rapport direct avec le volume du système cellulaire ; la circulation est très-étendue, mais les os, abondants en vaisseaux, dépourvus d'une suffisante quantité de substance calcaire, se courbent facilement, et sont si peu disposés, par la conformation actuelle, à soutenir le poids du corps, que l'enfant a continuellement besoin d'être soutenu, etc., etc. Je le demande : est-ce là l'état de vie le plus assuré, et y a-t-il *turgescence vitale* à une époque où nous voyons périr la moitié des individus? A mesure que l'enfant croît, les organes acquièrent progressivement la structure et la force qui leur sont propres. C'est vers le dernier degré de l'adolescence, ou au commencement de l'âge viril, qu'ils sont parvenus à leur état le plus naturel, le plus parfait. Alors la digestion, moins rapide, s'exerce indifféremment sur toutes les substances assimilables ; l'absorption, moins active, se fait avec plus de sûreté ; la graisse a diminué, mais les muscles ont acquis tout leur volume et toute leur vigueur. Les os, moins spongieux, moins vasculeux, mieux pourvus de substance solide, offrent la conformation et la structure les plus convenables pour le mécanisme des mouvements et pour le soutien des parties molles. La peau, moins perspirable, n'en est que plus à l'épreuve des miasmes contagieux ; enfin, l'ordre tout entier des fonctions génératrices, auparavant nul, est alors dans son plus haut point d'activité. N'est-ce pas là la vie la plus complète, la mieux assurée, *la plus abondante?*

Chez le vieillard, la faiblesse de l'enfance reparaît, mais elle se joint à un décroissement progressif ; caractère propre de cet âge, comme l'accroissement était le caractère propre du premier. Ainsi, les organes gastriques ne peuvent plus élaborer tout espèce d'aliments, et digèrent lentement ceux qu'ils supportent encore. La graisse a diminué en même temps que les muscles ont perdu leur épaisseur et leur force, parce que la nutrition est faible. L'organe cutané, resserré et racorni, pour ainsi dire, n'a

presque plus de faculté absorbante, mais en même temps ne peut plus servir d'émonctoire aux fluides devenus étrangers. La circulation est moins active et moins étendue. Les os, surchargés de substance calcaire, deviennent plus fragiles que chez l'adulte, moins consolidables que chez l'enfant ; leur disposition extérieure elle-même, peu favorable au mécanisme des mouvements et de la station, nécessite des soutiens artificiels pour le poids du corps, etc. En un mot, les organes ont diminué d'aptitude pour l'exercice de leurs fonctions : la conservation est donc moins assurée, l'énergie vitale a donc diminué. — Je me résume, et je dis : — Dans l'enfance, toutes les forces, dirigées vers l'accroissement, sont détournées en partie de la fonction conservatrice ; et les organes, occupés à se développer, sont faibles, parce que le développement n'est pas fini ; en sorte qu'aucun d'eux *n'est encore constitué* de la manière la plus favorable aux fonctions qu'il doit exercer. L'état de vie est donc faible, parce qu'il est imparfait. — Dans l'âge adulte, l'accroissement est terminé ; les forces organiques sont entièrement dirigées vers la conservation, et chaque organe *est constitué* de la manière la plus propre à remplir parfaitement la fonction qui lui appartient. L'état de vie est donc fort, parfait, *abondant.* — Dans la vieillesse, le décroissement survient, les forces organiques ont diminué, et la conservation est moins assurée, parce que chaque organe *cesse d'être constitué* de manière à remplir convenablement la fonction qui lui est propre. L'état de vie est donc faible, parce qu'il est déchu de sa perfection. — Qu'on veuille bien m'épargner ici une foule de petites objections, fondées sur la difficulté de déterminer l'époque précise à laquelle l'accroissement finit, celle à laquelle le décroissement commence ; qu'on ne me dise pas que chaque période de la vie a des maladies qui lui sont propres, et qui, plus funestes alors, le seront moins dans d'autres périodes ; qu'enfin, il est peu d'hommes chez qui toutes les fonctions soient en même temps également parfaites dans leur exercice, etc. : car, 1° il ne s'agit point de circonscrire les trois âges de la vie dans des limites rigoureuses ; il s'agit de savoir s'il y a trois âges dans la vie, s'ils sont distincts, si leurs caractères propres sont évidents. Or, tout l'univers, tous les siècles sont d'accord là-dessus. — 2° Il ne s'agit point de savoir si telle maladie en particulier est plus dangereuse à une époque de la vie qu'à une autre ; il s'agit de savoir si les maladies en général sont mieux supportées et plus faciles à guérir dans l'âge moyen. Or, personne ne peut le nier, et quoique la péripneumonie soit une maladie plus propre à l'âge adulte qu'à tout autre, l'expérience nous apprend tous les jours qu'un adulte y échappe plus facilement qu'un enfant ou un vieillard : quelques faits contraires ne suffiraient pas pour détruire un principe général. — 3° De ce qu'il y a peu d'hommes chez qui toutes les fonctions soient à la fois au même point d'intégrité, il ne suit pas que la santé parfaite soit une chimère ; il s'ensuit seulement qu'elle est rare. L'intégrité de toutes les fonctions n'en est pas moins dans l'ordre naturel ; et c'est d'après cet ordre naturel que l'on doit raisonner en physiologie, sans quoi il est impossible de s'entendre. — Note. (Dire que la santé est une pure hypothèse, parce qu'on ne connaît guère d'hommes parfaitement sains, c'est raisonner à peu près comme ceux qui soutiennent qu'il n'y a point de *vertu*, parce qu'on ne connaît pas d'homme parfaitement vertueux. La santé n'est que l'ordre appliqué aux phénomènes de l'organisation, comme la vertu n'est que l'ordre appliqué aux actions morales. Or, comme on l'a dit depuis long-temps, l'ordre est la loi suprême de l'univers. Cette loi existe lors même qu'elle n'est pas observée. On peut raisonner d'après elle, on ne peut même raisonner que d'après elle, puisque c'est à elle qu'on doit s'efforcer de tout ramener. Ainsi, quand il n'y aurait pas un seul homme vertueux, le moraliste n'en serait pas moins fondé à exhorter les hommes à la *vertu* ; et de même, quand tous les hommes seraient malades, le médecin n'en serait pas moins raisonnable de travailler à rétablir *leur santé*.) — Ceux qui ne distinguent point la force d'accroissement d'avec la force de conservation, mais qui voient toujours le plus de vie là où il y a le plus de vaisseaux et de fluides en mouvement, ceux-là, dis-je, après avoir admis la turgescence vitale dans l'enfant éminemment vasculeux, sont forcés d'expliquer la diminution de vie chez le vieillard par l'oblitération progressive des vaisseaux et la solidification de toutes les parties. Il y a du vrai dans cette idée, puisqu'en effet, chez le vieillard, la peau est moins souple, les muscles ont plus de rigidité,

plusieurs cartilages, et même quelques autres parties deviennent souvent osseuses. Mais, partir de ces faits pour conclure, comme on le fait quelquefois, que celui qui parviendrait à une vieillesse extraordinaire deviendrait entièrement osseux, et mourrait enfin dans le même état où la fable nous représente les soldats de Phinée, c'est assurément pousser les inductions beaucoup trop loin, généraliser mal-à-propos un seul phénomène, et même contredire l'expérience. On ouvre tous les jours des corps de vieillards chez qui les cartilages des côtes ne sont point ossifiés, quoique ces cartilages paraissent disposés à l'ossification dès l'âge adulte. On cite un vieillard mort à cent cinquante ans, chez qui cette ossification des cartilages costaux ne fut point observée. Faudra-t-il se perdre dans la supposition d'une longévité indéfinie pour trouver l'homme enfin solidifié ? Je crois qu'on ne serait pas plus heureux, et que la mort sénile, plus facile sans doute, parce que la force de conservation est moindre, ne laissera jamais les organes dans un état tel que l'on puisse en conclure l'impossibilité absolue d'une vie plus prolongée.

Je terminerai ces considérations générales par quelques réflexions sur une des questions les plus importantes et les plus agitées en physiologie, celle de l'influence de l'habitude. C'est principalement sur les phénomènes de la vie active que cette influence a lieu ; c'est là surtout qu'on doit l'observer. — On a dit que l'habitude, en perfectionnant le jugement, émoussait le sentiment ; qu'elle rendait indifférentes toutes les sensations qui auparavant avaient été ou agréables ou pénibles ; et, pour éviter une objection qui se serait présentée d'elle-même, on a eu soin de distinguer ici le plaisir et la douleur en relatifs et absolus, et de remarquer que le plaisir et la douleur relatifs étaient les seuls sur lesquels l'habitude pût influer. — Tout cela est vrai dans un certains sens ; des exemples nombreux le prouvent, et il n'est personne qui ne puisse se convaincre de ces vérités par sa propre expérience. — Mais ce qui est également certain, et au moins aussi solidement prouvé par les faits, c'est que l'habitude est, de tous les liens, celui qui attache le plus fortement les hommes aux mêmes choses, celui qu'ils rompent le plus difficilement et avec le plus de peine. On dit tous les jours, dans le langage familier, qu'*on est esclave de*

habitude, que *l'habitude est une seconde nature*, que *rien n'est plus
désagréable que de changer ses anciennes habitudes*, etc., etc.

Ici combien d'exemples ne pourrait-on pas citer, soit au moral, soit au physique ! L'habitude de voir, d'entendre les mêmes choses, nous y attache tellement, que souvent nous critiquons avec amertume tout ce que nous voyons ou entendons de nouveau. Le plus beau jardin est souvent sans agrément pour celui qui est accoutumé à se promener dans un seul depuis plusieurs années ; et, pour le déprécier, il le compare sans cesse avec celui qu'il fréquentait jadis. La musique la plus harmonieuse paraîtra dépourvue de goût, peut-être même de justesse, au vieillard qui se rappelle avec délices les airs antiques qu'il chanta toute sa vie. L'homme se fait toujours violence pour s'arracher aux lieux qu'il habite depuis long-temps, et le chagrin qu'il éprouve alors est toujours en raison de la longueur du temps écoulé, en sorte que l'abandon du pays natal est, pour l'homme âgé, un sujet de regrets beaucoup plus vifs que pour l'enfant, peut même aller jusqu'à causer chez lui un état de maladie que le retour seul pourra guérir, etc., etc. — Ces faits semblent d'abord en opposition directe avec ceux que l'on rapporte pour prouver que l'habitude ramène tout à l'indifférence. Cependant les uns et les autres sont certains. Il est donc impossible qu'ils se contredisent ; et, en effet, leur accord est facile à prouver, si l'on peut s'entendre. Simplifions les objets pour faciliter ce raisonnement, et ne parlons que des sensations agréables, en considérant l'habitude uniquement du côté physique.—Toutes les fois que nous nous trouvons en rapport, pendant quelque temps, avec un certain nombre d'objets physiques, deux effets résultent de ce rapport. 1º Nos organes éprouvent, de la part de ces objets, une impression quelconque que nous ressentons, et qui est la suite nécessaire du contact, soit médiat, soit immédiat. 2º Il s'établit entre les objets extérieurs et nos organes une certaine analogie qui influe plus ou moins sur les fonctions que ces organes doivent exécuter, en sorte qu'au bout d'un temps donné, l'exercice parfait de ces fonctions semble être lié, jusqu'à un certain point, à la présence de ces objets. C'est ce que le professeur Hallé exprime de la manière la plus juste et la plus frappante, lorsqu'il dit *qu'après un cer-*

tain temps, l'homme se moule, pour ainsi dire, à tout ce qui l'environne : il semble que son existence physique dépende en partie de l'existence des objets auxquels il est accoutumé, et ce rapport ne pourra être détruit subitement sans qu'il s'ensuive un dérangement quelconque dans les phénomènes organiques. De là les troubles presque constants dans la santé des hommes qui se dépaysent, jusqu'à ce qu'ils se soient *acclimatés ;* de là les maladies particulières qu'entraîne presque toujours la cessation d'une habitude physique contractée depuis long-temps. — Il est clair que ces deux effets naturels du rapport où nous nous trouvons avec les objets extérieurs sont en raison inverse l'un de l'autre. Car l'impression est d'autant plus vive que le contact est plus nouveau ; l'analogie est d'autant plus forte que le rapport est plus ancien. L'impression s'affaiblit avec le temps, et devient enfin nulle à force d'être répétée. L'analogie entre les objets extérieurs et notre organisation n'existe point tant que le rapport est récent, et ne se fortifie que par une progression lente et insensible. Donc l'époque où *l'homme est moulé, pour ainsi dire, à tout ce qui l'environne,* répond précisément à celle où il ne reçoit plus de ce qui l'environne aucune impression vive.—A ces deux sortes d'effets répondent naturellement deux sortes de plaisirs physiques, qui diffèrent entre eux comme les causes qui les déterminent, et qui ne se ressemblent ni par leur nature, ni par le temps où on les éprouve, ni par la manière dont ils sont produits. L'un dépend de l'impression faite sur les organes ; l'autre dépend de l'analogie qui s'est établie entre les organes et les objets extérieurs. Le premier sera d'autant plus marqué que l'impression sera plus récente ; le second sera d'autant mieux senti que l'analogie sera mieux établie, c'est-à-dire, que le rapport sera plus ancien. Le premier sera toujours vif, mais passager ; le second toujours modéré, mais durable. Le premier diminuera successivement avec le temps ; le second n'existera qu'au bout d'un certain temps, et ne fera qu'augmenter à mesure qu'on avancera. En un mot, l'habitude détruira toujours le premier ; l'habitude seule fera naître et fortifiera le second. —Ce plaisir secondaire dont je parle n'est pas moins réel que le premier ; car, si l'on exprime le premier en disant *qu'il est ennuyeux de voir toujours la même chose,* on ex-

prime le second lorsqu'on dit : *mes anciennes habitudes font mes délices.....
je n'aime point à quitter le genre de vie auquel je suis accoutumé*, etc., etc.

On voit, d'après cet exposé, que le plaisir produit par l'impression est proprement le plaisir de l'enfance, de la jeunesse, pour qui tout est nouveau, et où l'homme n'a pu prendre encore presqu'aucune habitude ; qu'au contraire, le plaisir produit par l'habitude est proprement celui de l'âge mûr, de la vieillesse, où, d'un côté, la susceptibilité d'impression est moindre, et de l'autre, presque tous les objets physiques ordinaires sont connus depuis long-temps. — On pourrait pousser beaucoup plus loin ces considérations, surtout si on les appliquait au plaisir moral ; et je crois qu'on les trouverait toujours également justes. Mais ces détails nous entraîneraient au-delà de notre sujet, et passeraient les bornes d'une simple réflexion.

La distinction que j'ai faite était nécessaire pour raisonner juste sur l'influence de l'habitude ; car dès lors il n'est point rigoureusement vrai que *l'habitude ramène tout à l'indifférence*, puisqu'au contraire il est une sorte de plaisir que l'habitude seule produit. — C'est pour avoir négligé cette distinction, et pour s'être trop pressé de tirer des conséquences générales d'une première idée, avant d'avoir vu si elle pouvait s'appliquer à tous les cas, qu'entraîné par ces conséquences, on en est venu à *être tenté de regarder la constance comme un rêve heureux des poètes*, comme une chimère ; de croire *que le bonheur est dans l'inconstance....* Effrayé alors à la vue de l'abîme d'erreurs dans lequel on allait se jeter sans s'en apercevoir, on a voulu reculer en disant *que les principes de la morale étaient quelquefois en opposition avec ceux de la physique ; que cependant les uns et les autres étaient également solides, et qu'on devait se garder d'employer les derniers à ren*-

verser *les premiers* : assertions aussi inexactes que les conséquences étaient prématurées. Il n'est point vrai que les principes physiologiques soient en opposition avec ceux de la morale ; car les uns et les autres doivent également gouverner l'homme, puisque l'homme est un être à la fois *moral* et *physique*, dont l'*intelligence* agissant toujours *par* les *organes* qui la servent. Si donc les lois qui dirigent l'une étaient en opposition avec les lois qui dirigent les autres, l'homme ne pourrait subsister conformément à sa nature. Or, un être qui ne peut exister conformément à sa nature est un être impossible, et dont l'existence implique contradiction. Exciter l'homme à être fidèle aux principes de la morale, ce serait donc lui dire de violer ceux de sa constitution organique ; ce serait lui dire de cesser d'être homme pour devenir plus parfaitement homme : ce qui est de la dernière absurdité. — Aussi les bons esprits ont-ils toujours remarqué que LES VRAIS PRINCIPES DE LA MORALE, loin d'être destructifs de l'homme sous aucun rapport, étaient au contraire les seuls essentiellement conservateurs de l'homme physique comme de l'homme moral ; que sans eux l'homme n'était conservé d'aucune manière ; qu'ils étaient par conséquent en harmonie parfaite avec les lois de l'organisation, et seuls capables d'assurer le bonheur véritable, dans tous les sens où une raison saine et éclairée peut prendre ce mot. Ainsi, le libertinage est évidemment destructif de l'homme au physique comme au moral ; et c'est cependant *cet amour inconstant* qu'on ose nous présenter comme le seul moyen d'être heureux ! et c'est *cette constance*, fondement nécessaire de la société, puisqu'elle l'est de l'union conjugale, qu'on nous représente comme *un rêve*, ou au moins comme l'état le plus triste, le plus infortuné, le plus directement contraire aux lois physiologiques !

PREMIÈRE PARTIE.

VIE ACTIVE.

CONSIDÉRATIONS GÉNÉRALES SUR LES PHÉNOMÈNES DE CETTE VIE.

Les phénomènes de la vie active peuvent se distinguer en deux ordres. Les uns ont pour fin de donner à l'être intellectuel la connaissance des objets et les phénomènes de la pensée. Les autres ont pour objet d'exécuter les volontés dont cet être intellectuel est le principe, et de servir à son expression.—Les premiers sont *en quelque sorte passifs*, comme l'observe avec justesse le cit. Bichat, tandis que les seconds sont évidemment actifs. Par eux-là l'intelligence *reçoit*, c'est-à-dire, s'instruit, se développe ; par ceux-ci elle *donne*, c'est-à-dire, commande, agit, s'exprime, ou se produit au-dehors. Les sens composent le premier ordre ; la locomotion et la voix composent le second.—Telle est la subdivision qui se présente d'abord à l'esprit. Nous examinerons tout à l'heure si elle est parfaitement juste, et si l'on peut considérer les phénomènes des sens comme absolument *passifs*. Pour le moment, suivons la marche qui nous est indiquée, et jetons d'abord un coup d'œil rapide sur les fonctions sensitives en général.—Tous les organes jouissent d'une sensibilité plus ou moins développée, en vertu de laquelle, lorsqu'un corps extérieur est appliqué sur eux, ils reçoivent une impression quelconque, impression dont l'ame a la conscience : ce qui constitue la sensation. — De ces impressions, les plus générales, celles qui sont les plus nécessaires pour faire connaître la présence des corps, ce sont celles de solidité, fluidité, froid ou chaleur, et leurs nuances infiniment variées. La faculté de recevoir ces impressions et de les transmettre au siége de l'ame constitue ce qu'on nomme le *tact*. — Un organe qui ne jouirait pas du *tact* serait absolument, et dans tous les cas, insensible, puisque le tact n'est que l'exercice le plus général de la sensibilité. La conservation de cet organe ne serait donc pas suffisamment assurée, puisqu'il y aurait des cas où il pourrait être lésé sans qu'on s'en aperçût. —Il est donc nécessaire que le tact se trouve partout à un degré plus ou moins prononcé. — C'est aussi ce que nous observons. Les impressions de solidité, fluidité, chaleur ou froid, habituellement ressenties par la peau, le sont aussi par l'émail des dents, par la conjonctive, et par toutes les membranes muqueuses, toutes les fois qu'un corps jusque-là étranger leur est présenté.—Ces mêmes impressions sont ressenties à un degré plus ou moins marqué par tout organe qui, habituellement caché, se trouve accidentellement découvert, comme un muscle, un viscère, une membrane, une aponévrose, un tendon. — Ces impressions peuvent être obscures ou exactes, faibles ou fortes, agréables, désagréables, ou indifférentes : ce qui nous importe ici seulement, c'est leur existence. En un mot, toutes les fois qu'un organe étant en rapport avec un corps étranger, nous avons la conscience de ce rapport, nous pouvons assurer que cet organe jouit du *tact*. — Le tact est donc un sens d'une nature toute particulière. Aucun organe ne lui appartient en propre, et n'en est le siége exclusif. Ses degrés n'ont rien de fixe et de déterminé ; les notions qu'il procure sont plus ou moins vagues. — Si le tact n'est que l'exercice le plus général et le plus commun de la sensibilité, son étude précède nécessairement celle des autres sens, puisqu'il faut connaître la sensibilité en général avant d'examiner ses phénomènes en particulier, et qu'on ne peut étudier la sensibilité en général que par son phénomène le plus général. —

On conçoit facilement aussi, d'après cette définition, comment on peut augmenter l'énergie des autres sens en augmentant celle du tact, puisqu'augmenter l'énergie du tact n'est autre chose qu'augmenter en général la faculté de sentir, ou la sensibilité. — Ces principes sont reconnus de tous ceux qui prennent le mot *tact* dans la rigueur physiologique. On s'écarte souvent de cette acception rigoureuse, soit lorsqu'on nomme la peau *l'organe du tact*, soit lorsqu'on confond le tact avec le *toucher*, qui, comme nous le dirons, en diffère par une circonstance essentielle. — D'après ces considérations, nous ne pouvions pas faire entrer le tact, proprement dit, dans la classification des sens ; il fallait en parler avant tous les autres, puisqu'il faut supposer les organes sensibles à une impression quelconque, avant de parler des impressions particulières dont chacun est susceptible. — C'est la nature différente de ces impressions qui distingue les sens les uns des autres. — Ces sens ont des caractères communs à tous, et des caractères particuliers propres à chacun. — Les caractères communs sont nombreux. On peut les prendre, 1° dans la conformation et la disposition des organes ; 2° dans le mode général de fonctions ; 3° dans le but commun auquel tous tendent par leurs phénomènes.—1° Tous les organes des sens sont en rapport avec le cerveau par le moyen de nerfs plus ou moins volumineux. Tous, excepté celui du toucher, que je distingue sous d'autres rapports, occupent la région la plus élevée de l'homme. Trois sont à la face, un seul, le plus important à l'homme intelligent, appartient au crâne. La ligne médiane les sépare tous en deux parties symétriques, dont chacune forme un organe distinct, susceptible de remplacer son semblable dans le cas où il manque. Tous sont recouverts ou par la peau, ou par une membrane continue à la peau ; et cette membrane, qui n'est pour plusieurs qu'une enveloppe défensive, est pour quelques-uns l'organe même du sens.—2° Tous les organes des sens sont passifs dans l'exercice immédiat de leurs fonctions, c'est-à-dire, que ces fonctions se bornent à *recevoir* des impressions faites, soit médiatement, soit immédiatement, par différents corps ; par exemple, pour les corps visibles, *au moyen* de la lumière ; pour les sons, *au moyen* de l'air ; pour les corps odorants et sapides, par ces corps eux-mêmes. Ces im-

pressions, de quelque nature qu'ell[es] soient, sont transmises par les nerfs [au] cerveau, qui les réunit pour les présen]ter à l'ame, qui les perçoit, c'est-à-di[re] qui en a la sensation. Cette percep[tion] est évidemment liée avec l'impres[sion] physique dont elle dépend, et à laqu[elle] elle succède. — Mais si les sens sont [pu]rement passifs quant à leurs phénomè[nes] immédiats, ils ne le sont nullement qu[ant] à la cause qui détermine le plus ordi[nai]rement l'exercice de ces phénomènes. [La] volonté a sur tous, et particulièrem[ent] sur ceux qui sont essentiels à l'être in[tel]ligent, une influence continuelle et [né]cessaire : lorsqu'elle les commande, l[eur] énergie est extrêmement augmentée, [et] ils ne s'exercent que très-imparfaitem[ent] lorsque la volonté ne les préside pa[s :] vérité que je développerai, et que St[ahl] a exprimé avec son génie ordinaire lo[rs]qu'il a dit : *Anima... sensoriis orga[nis] verè activè excubias agit.* — Ces ph[é]nomènes sensitifs sont soumis à diver[ses] lois observées par le cit. Bichat. J'in[di]querai ici les principales.—La premi[ère] est l'harmonie, c'est-à-dire, l'unité. L[es] impressions ne produisent une sensati[on] exacte que quand les deux organes d'u[n] sens les reçoivent ensemble et les épro[u]vent au même degré. Un œil myope [et] un œil presbyte ne produiraient qu'u[ne] vision imparfaite, parce qu'il y aur[ait] dans la même circonstance une impre[s]sion faible et une impression forte, ta[n]dis qu'il ne doit y en avoir qu'une[,] parce que la sensation qui en dépend[,] si elle n'est pas *une*, est nécessaireme[nt] inexacte.—L'exercice de ces phénomè[nes] est sujet à une intermittence périodiqu[e.] Cette intermittence est réglée d'ap[rès] les périodes du jour et de la nuit. El[le] peut se renouveler plus souvent par l'[ef]fet d'une fatigue extraordinaire.—L'ex[er]cice des sens n'acquiert sa perfection q[ue] par une marche progressive, une sor[te] d'éducation remarquable dans tous, pl[us] ou moins sensible dans chacun. — L'h[a]bitude influe sur les sens comme sur pl[u]sieurs autres fonctions. L'œil s'acco[u]tume aux rayons lumineux les plus vif[s,] l'oreille aux sons les plus perçants, e[t.] Voyez sur tout ceci les *Recherches ph[y]siologiques.* — 3° Le but commun [de] tous les sens, c'est de nous mettre en ra[p]port avec les êtres qui nous environne[nt,] organisés ou inorganiques ; rapport q[ui,] considéré en général pour tous les sen[s,] a pour objet la conservation de l'homm[e] physique. Ainsi la vue et l'ouïe instruise[nt]

...mme des dangers qui le menacent, [et l]es choses qui lui sont utiles; l'odorat [et le] goût veillent à sa nutrition, en l'é[clair]ant sur les qualités de l'air et des [subs]tances alimentaires.—Mais on aurait [une] idée bien imparfaite des sens, si on [cr]oyait que le but de conservation [organi]que. C'est surtout sous ce point de [v]ue l'on est forcé d'en venir à dis[ting]uer les sens les uns des autres, pour [déte]rminer précisément leurs usages; [et] il en est qui sont essentiels à l'homme [inte]lligent, qui par conséquent sont en[tièr]ement du domaine de la vie active, [q]ue l'on ne peut confondre avec les [autr]es, uniquement relatifs aux besoins [d'un] être organisé. —Quant à la locomo[tion] et à la voix, je n'ai sur elle qu'une [réfl]exion à présenter ici, pour justifier [d'avan]ce la place que j'ai assignée à l'une [et à] l'autre dans la vie active. — Il est [cert]ain que ces deux fonctions ont avec [les s]ens, des connexions immédiates et né[cess]aires, en sorte que ni l'une ni l'autre [n'au]raient lieu si les sens manquaient [abso]lument. Cette vérité est évidente, et [uni]versellement reconnue.—Mais il est [auss]i certain, aussi évident que la loco[mot]ion et la voix n'ont pas avec tous les [sen]s des connexions également essentiel[les,] que la locomotion se rapporte pres[qu']uniquement à la vue, la voix unique[men]t à l'ouïe. La cécité entraîne une im[mob]ilité presque absolue, et n'influe en [aucu]ne manière sur la voix. La surdité [entr]aîne le mutisme le plus complet, et [laiss]e à la locomotion toute sa liberté. — [S'il] en est ainsi, n'est-ce pas à ces rap[port]s qu'il faut avoir égard dans la clas[sific]ation? La locomotion ne se range-t[elle] pas à la suite de la vue, comme sa [cons]équence naturelle? et ne doit-on [pas] étudier la voix immédiatement après [la vu]e, comme on étudie l'effet après sa [caus]e? — J'ai suivi cet ordre, et j'espère [d]émontrer la nécessité par les consi[déra]tions particulières dans lesquelles je [me h]âte d'entrer.

§ Ier — DE LA VUE ET DE LA LOCOMO-

TION.

Art. Ier. *De la vue et de ses espèces.* — [Les] organes visuels ont fixé de tout temps, [d]e manière spéciale, l'attention des [anat]omistes. L'importance et la beauté [de la] fonction qu'ils remplissent, la faci[lité] de les étudier par une dissection [plus] amusante que laborieuse, le rapport [plus ou m]oins exact, mais réel, de leur

structure avec les lois connues de l'optique, tout a concouru à exciter la curiosité, et à multiplier les recherches. Aussi a-t-on épuisé à peu près l'observation anatomique des yeux, et il est difficile d'ajouter beaucoup sur cet article aux détails que nous présente l'immortel ouvrage de Haller. — Les yeux, placés à la partie la plus élevée du corps, rapprochés, autant qu'ils peuvent l'être, du centre commun des impressions, dirigés horizontalement en devant, ce qui suppose la station directe, ont été comparés, comme l'on sait, avec beaucoup de justesse par les anciens, à des sentinelles chargées de veiller à la sûreté publique. —Note. (*Oculi, tanquam speculatores, altissimum locum obtinent, ex quo omnia conspicientes, funguntur suo munere.* Cic., *de Natura Deorum*, lib. ii). Chacun d'eux, logé dans une cavité osseuse particulière, y est assez assujetti pour ne pouvoir en sortir, assez libre pour pouvoir varier sa direction observatrice. Cette cavité le protège suffisamment contre les lésions extérieures les plus ordinaires; mais l'ouverture large que l'exercice de la vision nécessitait, diminue un peu la sûreté de l'abri. — Les yeux sont symétriques, isolés l'un de l'autre par un intervalle assez large pour qu'il n'y ait entre eux aucune communication à l'extérieur; mais leurs nerfs communiquent ensemble dans le crâne, et les yeux eux-mêmes, liés par une sympathie constante, ne peuvent agir que de concert et sur le même objet. Leur isolement rend la vision plus assurée, puisqu'un seul œil peut y servir; et ne nuit point à son unité, puisque les deux yeux agissent comme un seul. — Mais ce qui forme le caractère propre de l'œil, ce qui le distingue de tous les autres organes des sens, c'est l'appareil d'organes accessoires qui l'environnent, et qui influent si puissamment sur sa fonction. En devant, les paupières, voiles mobiles susceptibles de s'écarter et de se rapprocher, permettent ou empêchent absolument l'entrée des rayons lumineux dans l'œil; tandis que six muscles, attachés à l'œil lui-même, changent sa direction suivant la combinaison de leurs mouvements.— Otez à l'œil ses paupières et ses muscles. Immobile dans sa cavité, dirigé toujours dans le même sens, comme l'oreille, il ne pourra changer de position que par le mouvement général de la tête, et l'homme, réduit à voir seulement l'objet qui s'offre devant lui, ne pourra qu'avec peine s'empêcher de le voir. — Ce n'est donc point par la structure propre de l'œil, mais par les organes qui l'entourent, que la vue est dans tous les cas un sens volontaire. Ces organes agissent de deux manières fort différentes, les paupières, en s'interposant entre les objets extérieurs et l'œil; les muscles, en détournant l'œil des objets extérieurs. Les premières suppriment absolument la vision ; les seconds ne font qu'en changer l'objet. — Voilà en abrégé les considérations les plus importantes que nous offrent les organes de la vue chez l'homme adulte ou entièrement formé. — Si nous examinons ces organes dans l'âge tendre, nous serons frappés de la précocité de leur développement. Nous verrons, chez l'enfant qui vient de naître, les orbites plus larges proportionnellement qu'ils ne le seront par la suite, toutes les parties du globe de l'œil parfaitement prononcées, les nerfs optiques volumineux, les organes accessoires déjà parfaits ; en un mot, tout ce qui est nécessaire à la vue préparé d'avance, et prêt à entrer en exercice. — L'anatomie seule suffirait donc pour nous donner une grande idée des phénomènes visuels, par la simple étude des agents qui y servent. —Plus brillante encore dans ses détails, la physiologie nous donne, sur le mécanisme de la vision, la théorie la plus satisfaisante dont elle soit susceptible. On ne peut nier l'analogie frappante qui se trouve entre la disposition de l'œil et celle des chambres obscures. La couleur presque noire de la choroïde, la transparence de la cornée, celle des humeurs de l'œil et leur densité différente ; enfin la disposition de la rétine vis-à-vis la pupille, et sa continuité avec le nerf optique, ce sont là autant de faits dont le rapport et la coordination vers une même fin sont évidents. La physique les réclame, comme étant de son domaine, et prouve leur nécessité par des démonstrations que confirment tous les jours les causes connues des troubles dans la vision. Ce que la physique n'explique pas, c'est le mode de sensibilité qui rend la rétine exclusivement propre à recevoir des impressions d'images ; c'est cette faculté contractile et dilatable de l'iris qui mesure la quantité nécessaire des rayons; c'est enfin cette inconcevable faculté de voir avec une égale exactitude des objets qui sont à une distance double les uns des autres, quoique l'angle de leurs rayons soit tout-à-fait différent.

L'observation physiologique nous in-

truit de ces faits, mais ne les expli[que] pas davantage. Nous ignorons et le m[é]canisme de l'impression que la rétine [re]çoit, et la manière dont cette impres[sion] est transmise au cerveau par le ner[f op]tique. — Mais ce qu'il nous import[e] de savoir, et ce qui est certain, c'[est] 1° qu'une impression physique est [pro]duite par les objets extérieurs sur l'[œil] transmise au cerveau, et que cette [im]pression est nécessaire pour que la vi[sion] ait lieu ; 2° qu'en vertu de cette imp[res]sion, l'image de l'objet nous devient [pré]sente et distincte ; 3° que nous rap[por]tons cette image à l'endroit où l'o[bjet] existe. — Dire que l'image de l'o[bjet] nous devient présente, c'est dire [que] nous connaissons la présence de cet [ob]jet : ce qui constitue la sensation. — C[ette] sensation est la partie essentielle d[e la] vision ; c'est pour elle que tous les p[hé]nomènes s'opèrent ; c'est à elle qu'il[s se] terminent. — Toute cette suite de p[hé]nomènes étant l'effet nécessaire d[e la] présence d'un corps devant l'œil déc[ou]vert et sain, il est aussi impossible [que] la vision n'ait point lieu dans cette [cir]constance, qu'il l'est que les aliments [ne] soient point digérés lorsqu'un esto[mac] sain les a reçus. — Considérée de ce[tte] manière, la vision est donc pureme[nt] passive ; et, lorsque la volonté s'op[pose] à ce qu'elle ait lieu, c'est, comme [nous] l'avons dit, au moyen de l'appareil à m[ou]vements qui environne l'œil ; ce n[on] point en agissant sur l'œil lui-même. Cette *vision passive* a lieu constamm[ent] dans l'état de veille. Elle ne suppose [au]cune attention de la part de l'âme, auc[une] volonté d'acquérir des notions exa[ctes] sur la nature et sur la présence des obj[ets]. Qu'on se représente un homme li[vré] à des réflexions profondes, immobile, ayant cependant les yeux ouverts, [il] aura l'idée de la vision passive telle [que] je l'entends, dans la manière dont [cet] homme voit ce qui se trouve devant [lui] quoique, selon l'expression ordinaire, [son] *esprit soit ailleurs*. — Il est clair qu'[une] pareille vision est imparfaite, c'est-à-[dire] que la sensation des objets est inexa[cte] incomplète ; et que la raison de c[ette] inexactitude, c'est le défaut d'atten[tion] de la part de l'âme, le défaut de vol[onté] positive et directe. — Note. (Je m'e[xplique] que suffisamment lorsque je dis *vo[lonté] directe et positive* ; car il faut bie[n un] acte de la volonté pour faire contra[cter] le muscle releveur de la paupière et [dé]couvrir l'œil. Mais, pour parler des s[

l faut supposer l'état de veille : or, la contraction du releveur est nécessaire pour que la veille de l'œil ait lieu. En produisant cette contraction, la volonté n'a pour but la vision d'aucun objet en particulier. Cette volonté vague et générale de voir ce qui se présentera, peut donc subsister avec la vision passive des objets pris individuellement.) — Lorsqu'au contraire, l'âme voulant acquérir des notions précises sur la présence et sur la nature des objets, commande la vision par un acte exprès de la volonté, tout change de face. L'œil, jusque là passif et inerte, *s'anime* tout à coup, se dirige vers l'objet à voir, et semble aller au-devant de l'impression, au lieu d'attendre que cette impression vienne le trouver. Dès lors l'impression paraît plus vive, et la sensation beaucoup plus exacte. On ne voyait l'objet que superficiellement, on n'en apercevait que les attributs les plus généraux ; la distinction qu'on établissait entre lui et ceux qui l'environnent était vague, incomplète, à peine suffisante pour donner lieu à un jugement quelconque sur la nature de cet objet. Dès ce moment, au contraire, on voit l'objet dans toute son étendue, on en reconnaît les moindres attributs extérieurs : on voyait une surface unie, on y trouve des aspérités ; on distinguait les couleurs les plus saillantes, on distingue les nuances délicates que la même couleur renferme, la forme paraissait régulière, on y trouve des défauts, etc. Or, la raison de cette différence dans les deux circonstances que j'ai supposées, ne se trouve que dans *l'attention* qui manquait à la vision dans l'une, et qui a lieu dans l'autre. Cette *attention* n'est autre chose que l'acte de la volonté commandant les phénomènes visuels, et les dirigeant ; en un mot, c'est la volonté *présente dans la vision*. — Mais tout phénomène qui s'exécute sous l'influence immédiate d'une volonté, tout phénomène qu'une volonté commande et dirige vers une fin prévue et déterminée, constitue ce que l'on nomme *action*. Je nommerai donc vision *active* le *regard* ou l'exercice des phénomènes visuels commandé, soutenu, dirigé par la volonté. — Je justifierai facilement la distinction que j'établis entre *vision passive* et *vision active*, en la montrant, cette distinction, fixée et reconnue depuis long-temps dans le langage habituel de tous les hommes. Il n'est personne qui confonde *voir* et re-

garder, qui n'attache au mot *voir* l'idée d'un effet involontaire, et au mot *regarder* l'idée d'une action très-volontaire. On dit qu'*on n'a pu s'empêcher de voir*; on ne dit jamais, lorsqu'on parle exactement, qu'*on n'a pu s'empêcher de regarder*. On ordonne à un enfant de *regarder* un tableau, de *jeter les yeux* sur un livre : expression énergique qui peint si bien l'activité de la vision volontaire ; on ne lui commandera jamais de *voir* un tableau, de *voir* un livre. On plaint quelqu'un de n'avoir pas *vu*, on lui reproche de n'avoir pas *regardé*. C'est par le défaut de *regard* qu'on explique alors l'inexactitude des notions acquises, et il n'est personne qui ne trouve cette explication satisfaisante. — Disons plus encore, et remarquons, avec Stahl, que le regard ne suppose point la vision opérée, mais seulement *la volonté de voir*, ou, si l'on veut, *le désir de voir*. Car on regarde réellement, lorsque, marchant dans les ténèbres, on apporte toute l'attention possible pour reconnaître, *au moyen des yeux*, des objets qui peuvent former obstacle. *Oculi, quà patet illorum usus, quin etiam quà non patet, in ipsis usque spissis tenebris vivida intensione actuantur :* expressions sublimes dont il est impossible de rendre la force dans notre langue. Ici le *regard* n'atteint pas son but, car *on ne voit pas;* mais toutes les conditions sont remplies du côté de l'œil ; et ce qui manque, c'est la lumière, moyen nécessaire pour que ce but soit atteint. — Je suis encore ici parfaitement d'accord avec le langage usuel ; car on dit tous les jours : *j'avais beau regarder de tous mes yeux, je ne voyais rien.* — Ainsi la *vision passive* est un effet produit par l'impression que font sur l'œil les rayons partant d'un objet. — Le *regard* est l'action de l'œil dirigée par la volonté de manière à obtenir des impressions visuelles exactes, si d'ailleurs les conditions nécessaires pour que cet effet soit obtenu, existent du côté des objets.

Le changement qui s'opère lorsque la *vision* se convertit en *regard*, est-il purement intellectuel? L'acte de la volonté qui en est la partie essentielle, ne se manifeste-t-il par aucun phénomène organique? et l'état physique de l'œil est-il le même dans l'une et l'autre circonstance? Je crois qu'on ne peut le soutenir, et que le changement dans l'état de l'œil est un fait certain. — Observez en effet un homme qui traverse une place publique très-fréquentée, ayant l'esprit occupé d'affaires importantes, vous verrez ses yeux inertes et *inanimés*, comme l'on dit avec beaucoup de justesse, se promener vaguement sur tout ce qui se présente devant lui, paraître insensibles et indifférents aux diverses impressions qui viennent nécessairement les frapper. Il distingue les objets assez pour régler sa marche, trop peu pour les reconnaître exactement. Il voit en vous le visage d'un homme; il ne voit pas encore que ce visage est celui de son ami. Voilà la vision passive. Si dans ce moment le son de votre voix, un geste qui vous est propre, etc., excite son attention, c'est-à-dire, détermine sa volonté à se procurer sur votre physionomie des notions plus exactes, sur-le-champ vous voyez ses yeux prendre une expression toute particulière, un éclat tout nouveau; ils semblent s'avancer vers vous plus qu'auparavant : c'est alors seulement qu'il vous regarde, et bientôt il vous reconnaîtra.

Il n'est personne qui n'ait pu mille fois vérifier l'observation dont je parle, et qui n'ait été frappé de l'état particulier que prend l'œil au moment du regard. Mais en quoi consiste cet état nouveau? Je crois qu'il est impossible de l'expliquer. Il est bien sûr que ce n'est point un changement de direction de la part de l'œil, et que, par conséquent, on ne peut le rapporter au mouvement musculaire : car, 1° souvent l'œil était déjà fixé sur l'objet avant le regard; 2° souvent l'œil change de direction, quoique la vision demeure passive : c'est ce qu'on voit dans les personnes qui réfléchissent profondément, et qui promènent les yeux de tous côtés *sans rien regarder*. — Ce n'est point une ouverture plus grande des paupières : car, 1° souvent on diminue cette ouverture dans le regard le plus attentif, et elle demeure très-grande dans la vision la plus passive; 2° l'agrandissement de l'ouverture palpébrale n'a pour effet que de laisser à découvert une plus grande étendue de la sclérotique, ce qui ne peut, en aucune manière, influer sur la vision. — Serait-ce une plus grande dilatation de la pupille? Nous ne connaissons aucune circonstance dans laquelle les mouvements de l'iris soient déterminés par la volonté : ils sont toujours réglés sympathiquement sur l'irritation plus ou moins vive de la rétine. La quantité de rayons lumineux qu'un objet en-

voie, peut seule faire varier ses mouvements, et les fait varier indépendamment de toute autre cause. Ainsi, la pupille sera fort rétrécie dans le regard attentif d'un corps très-lumineux, tandis qu'elle sera dilatée à l'excès, si la vision passive s'exerce dans un endroit peu éclairé. Convenons donc que nous ne pouvons rendre raison de ce qui se passe dans l'œil au moment du regard; mais ne concluons pas que son changement d'état soit une chimère, puisqu'un raisonnement semblable renverserait les fondements de la physiologie, qui ne voit dans les organes en fonctions que des changements d'état continuels, quoiqu'elle ne puisse expliquer ni leur nature ni leur mode.

Le regard est beaucoup plus fréquent que la vision passive. Il est fort rare que l'attention manque absolument dans les phénomènes visuels, et presque toujours la vue nous donne, avec une exactitude suffisante, les notions que nous pouvons attendre d'elle. Seulement, comme cette attention, c'est-à-dire, cet acte de la volonté est susceptible d'une multitude de degrés divers, le regard présente dans sa perfection, une infinité de nuances. Souvent il est difficile de les bien apprécier; souvent on peut prendre pour vision passive ce qui n'est *qu'un regard moins attentif;* et sans doute ce sera une des principales objections qui me seront faites. Mais, qu'on y prenne garde; je n'ai point eu pour objet de déterminer les cas particuliers où il y a vision passive et vision active; mon but unique était de prouver que l'une et l'autre existent, et doivent être distinguées. Or, je crois avoir atteint ce but, et il me semble que je n'ai contredit le sentiment de personne; car, de quelque manière qu'on l'entende, et en ne supposant même qu'une seule espèce de vision, il faudra toujours admettre, 1° un premier temps dans lequel les objets viennent, indépendamment de la volonté, faire impression sur l'œil libre; 2° un second temps, dans lequel l'âme, avertie par cette impression, *veut* se procurer une connaissance plus précise de l'objet, et y parvient en réitérant la vision, qui devient alors volontaire. On sera forcé de convenir qu'il n'y aurait point de raison suffisante du regard sans une première sensation visuelle que la volonté n'a point commandée; et que c'est uniquement cette première sensation, *imparfaite par défaut d'attention ou*

volonté, qui a donné lieu à *la recher-*
che volontaire d'une sensation plus
parfaite. N'est-il pas évident que ce sont
uniquement des manières diverses de
présenter la même idée? — Si le regard
est autre chose que la volonté agissant
sur l'œil, et, comme je l'ai dit, *présente*
dans la vision; si le regard est le seul
mode de vision parfaite, il s'ensuit que
la vision n'est parfaite que quand elle
active, ou, en un mot, que la vision
complète est toujours *une action*, dans
le sens propre qui appartient à ce mot.
— Si lorsque la vision est parfaite, il y
a une *action* terminée, aucun autre phénomène n'est la suite nécessaire de ceux-
ci; et, en effet, l'intelligence peut se
contenter des connaissances que la vue
procure, sans y ajouter le toucher, sans
commander aucun mouvement. — Il n'y
a donc rien de nécessaire dans la succession des fonctions dont se compose
la vie active. Ce double mouvement des
objets extérieurs au cerveau par les sens,
du cerveau aux objets extérieurs par la
voix et la locomotion, peut donc se subdiviser en plusieurs mouvements secondaires semblables, lesquels formeront
autant d'actions complètes. En voici un
premier exemple, puisque la vision passive qui commence, la vision active qui
succède, forment réellement un double
mouvement complet, une action entière.
— De tout ce que j'ai dit, il résulte que
l'intelligence joue le rôle le plus important dans la vision, et que la vision doit
être d'autant plus parfaite et plus sûre,
que l'intelligence est plus développée.
— Cependant je n'ai considéré le regard
que comme servant à explorer des objets
physiques pour en connaître les qualités
sensibles.

Je demande maintenant s'il n'est pas
un autre ordre de faits relatifs à la vue,
et au-dessus des précédents, et dans
lesquels le regard est tellement intellectuel, que la physiologie ne peut plus le
suivre, même de loin, parce qu'elle ne
conçoit plus le moindre rapport entre
l'objet vu et les phénomènes intellectuels
qui résultent de cette vision. — Ainsi,
nous avons dit que l'effet naturel du regard était une connaissance plus parfaite de l'objet regardé, quant à sa forme,
sa couleur, son étendue, etc., en un
mot, *une image plus complète.* — Je
dis actuellement : Tout ceci peut-il s'appliquer à l'espèce de vision active ou de
regard qui a lieu dans *la lecture?* La
lecture suppose nécessairement la vue,
et ne suppose nécessairement aucun autre sens, puisqu'on peut apprendre à
lire aux sourds-muets. Note. « (Je ne
prétends point assimiler la lecture des
sourds-muets à celle des hommes qui
jouissent de toutes leurs facultés. Je sais
que, pour le sourd-muet, les mots ne
sont que des images abrégées, tandis
que, pour nous, ils sont la parole fixée.
On apprend à lire aux enfants ordinaires autant et plus par la parole que par
les yeux; on n'apprend à lire aux sourds-
muets qu'en les accoutumant à rapporter
l'assemblage de certains caractères à des
objets qu'on leur a dessinés. Mais ce qui
est commun aux uns et aux autres, c'est la
nature de l'instruction qu'on leur donne
par ces moyens divers; c'est le but auquel on les amène, de quelque manière
qu'on y arrive. Or, les sourds-muets et
les hommes ordinaires sont conduits à
trouver les mêmes idées dans la même
écriture; et c'est tout ce qu'il me faut
ici.) » Mais *lire* ne consiste pas à regarder des lettres; car ce ne serait qu'*épeler*
plus ou moins vite. On ne cherche donc
pas, dans le regard de la lecture, à se
former seulement *une image plus com-*
plète des lettres et des mots. Or, quel
rapport y a-t-il entre l'impression physique que font sur l'œil les caractères, et
cette multitude de phénomènes intellectuels qui ont lieu alors? Quelle proportion trouvera-t-on entre l'image produite
et l'exercice si actif, si compliqué de
l'âme; exercice auquel cependant cette
image est nécessaire? De quoi a-t-on
rendu raison ici, lorsqu'on s'est représenté des rayons partant de chaque lettre, et allant peindre sur la rétine l'image
des mots?

Je m'arrête à ces questions. Y répondre en détail, ce serait s'engager dans
une discussion de la plus haute importance et du plus grand intérêt, mais
trop au-dessus de la plume d'un jeune
homme, et d'ailleurs entièrement étrangère à la physiologie. — Je me contenterai de conclure qu'il y a entre *regarder*
et *lire* un intervalle immense que toute
la physique et toute la physiologie ne
sauraient remplir; que dans le regard
ordinaire tout est fait lorsque l'âme a acquis la connaissance physique de l'objet
présenté, tandis que dans la lecture,
rien n'est fait encore lorsque l'image des
lettres est acquise; que puisque la formation de cette image est cependant le
seul phénomène physique qu'on puisse
supposer ici, la *lecture* est toute entière

intellectuelle quant à son essence, quoique *la vue des mots* soit son moyen nécessaire. — C'est là le plus grand et le plus magnifique usage de la vue, celui qui appartient le plus exclusivement à l'homme, et dans lequel nous trouvons une de ses plus belles prérogatives. C'est de cette manière surtout que la vue sert à développer et à perfectionner l'intelligence, en lui fournissant les signes de ses opérations. — On peut ranger sur la même ligne une autre espèce de regard qui sert, non plus à donner des notions physiques ou des signes intellectuels, mais uniquement à exprimer les affections de l'âme : langage énergique, souvent substitué avec tant d'avantage à la parole, qui toujours l'accompagne avec tant de succès, et explique ce qu'elle ne dit pas! Ce n'est plus alors un mode de vision, c'est un geste réel, un langage d'action. Les muscles de l'œil y concourent d'une manière bien marquée ; et l'on sait que les anciens anatomistes avaient cherché, dans cet usage, le nom de ces muscles. Mais il s'en faut bien que tout puisse être rapporté au mouvement musculaire dans le regard affectif. On n'exprime rien lorsqu'on ne fait que changer la direction des yeux; et il n'est personne qui ne distingue fort bien les mouvements de l'œil d'avec l'état particulier que cet organe prend sans se mouvoir, lorsqu'il sert à exprimer une affection quelconque; état que l'on désigne lorsqu'on dit : *le sentiment de l'œil*. Ainsi, on dira d'un homme qui se contente d'exécuter les mouvements du regard affectif : *il a beau faire ; ses yeux n'ont point de sentiment, ils n'expriment rien.*

Résumons ces réflexions, et tirons-en les conséquences qu'elles présentent. — Si la vision n'est parfaite que quand elle est commandée, dirigée, présidée par la volonté ; si, destinée dans tous les cas à fournir des images à l'âme, elle est un des moyens par lesquels l'âme peut acquérir les idées les plus intellectuelles et les moins figurables, et exprimer les affections qu'elle éprouve; si, en un mot, l'intelligence environne de toutes parts les phénomènes de la vision, soit comme *principe*, lorsqu'elle en commande l'exercice, soit comme *fin*, lorsqu'elle profite de leurs résultats, nous pouvons, à juste titre, considérer le sens de la vue comme appartenant spécialement à l'homme intelligent, servant à le constituer, tendant toujours à le perfectionner.

§ II. *De la locomotion et de ses usages.* — Nous passons maintenant à des phénomènes fort différents de ceux que nous venons d'examiner, quoiqu'ayant avec eux des connexions nécessaires. Plus simples dans leur nature, ils ont des usages beaucoup plus multipliés. Leurs organes, qui forment la plus grande partie du corps humain, ne sont point destinés à recevoir des impressions, mais à exécuter des mouvements ; et ces mouvements ne sont utiles que quand la volonté les coordonne, les dirige ou du moins peut les modifier et les suspendre. — Ici comme ailleurs, ce n'est point la nature intime des phénomènes qui doit nous occuper, notre objet principal est d'étudier leurs usages, pour parvenir ainsi à fixer exactement la place qui leur convient dans un tableau physiologique. — Tous les muscles agissent en se contractant ; et l'effet immédiat de cette contraction, dans la vie active, c'est le mouvement ou changement de place des parties auxquelles ils s'attachent. De là le nom général de *locomotion*, par lequel on désigne la fonction que les muscles remplissent — Mais il n'est point de muscles qui n'aient pour antagonistes d'autres muscles disposés de manière à contrebalancer leur mouvement. — Donc, pour qu'un muscle exécute la locomotion dans un sens, il faut toujours qu'il surmonte l'effort d'un autre muscle qui tend à exécuter la locomotion en sens inverse. Si des deux côtés l'effort est égal, la locomotion sera nulle. Ainsi un membre sera immobile, quand tous les muscles qui lui appartiennent se contracteront à la fois. Le corps entier sera immobile, si tous les muscles qui l'enveloppent exercent en même temps leur force au même degré. — L'inégalité d'effort de la part des muscles est donc une des conditions les plus essentielles pour que la locomotion soit opérée; et l'effet nécessaire que produit l'effort simultané de tout le système musculaire, c'est l'immobilité. — J'appelle cette immobilité *active*, parce qu'elle résulte de la tendance de tous les muscles à produire la locomotion ; et je la distingue par-là de l'immobilité passive, qui résulte du relâchement de tout le système musculaire Ainsi les muscles iliaque, psoas, droit antérieur, etc., tendent à porter le bassin dans la locomotion en devant; les fessiers tendent au même instant à le porter dans la locomotion en arrière. L'immobilité du bassin résulte alors de ces deux mouvements égaux qui se peuvent ni l'un ni l'autre obtenir leur but, mais qui tendent toujours à l'obtenir. Soit que les muscles se meuvent isolément de manière à opérer la locomotion, soit que l'immobilité active résulte de leur effort simultané, toujours le cerveau est la source immédiate d'où ils reçoivent le principe de leur contraction ; et s'ils cessent d'être en communication par le moyen des nerfs avec cet organe central de la vie active, ils tombent dans l'inertie la plus complète. — Dans l'état naturel, le cerveau lui-même est immédiatement soumis à la volonté, et n'exerce que dans ses ordres l'influence nécessaire qu'il sur les muscles. C'est donc la volonté qui, dans l'état naturel, dirige immédiatement le mouvement musculaire, soit dans l'immobilité active, soit dans la locomotion. — Mais si le cerveau, irrité par une cause morbifique quelconque, se soustrait accidentellement à l'empire de la volonté, il pourra conserver encore son influence accoutumée sur le système musculaire, et les muscles se contracteront, parce qu'ils obéiront toujours à la cause immédiate qui les met en jeu. — L'immobilité active et la locomotion peuvent donc être volontaires ou involontaires. — Nous trouvons un exemple sensible de l'immobilité active volontaire dans le mécanisme de la station ; et, pour que la station ait lieu, il faut que tous les muscles extérieurs du corps, excepté ceux des membres supérieurs et de la face, se contractent à la fois, que chacun tende à mouvoir le corps dans la direction qui lui est propre, et qu'aucun n'obtienne ce mouvement ; en sorte que l'équilibre résulte de ces efforts opposés et que toute vacillation soit prévenue. Mais, pour obtenir cet effet, les muscles doivent exercer une contraction modérée, plus faible là où ils sont plus nombreux, susceptible d'augmenter ou de diminuer du côté où la chute est plus à craindre : en un mot, ils ne doivent pas employer toute leur force, mais agir de concert pour la fin proposée : la volonté seule peut les diriger ainsi. — Comparez cet état avec l'immobilité active involontaire, telle qu'elle a lieu dans le tétanos. Ici, tous les muscles se meuvent aussi à la fois, mais chacun se contracte avec toute la force dont il est susceptible. Son mouvement, déterminé par une cause aveugle, se fait sans régularité, sans combinaison avec ceux des muscles voisins ; rien n'est coordonné, proportionné ; aucune fin ne peut donc être obtenue :

aussi le corps, incapable de station, présente le même genre d'immobilité qu'une pièce de bois. — On peut en dire autant de la locomotion. Lorsqu'elle est volontaire, les mouvements qui se succèdent sont modérés, combinés, réguliers ; et c'est alors seulement qu'il en résulte des actions. Lorsqu'elle est involontaire, comme dans les convulsions, les mouvements se succèdent aussi, mais sans aucun ordre, sans aucune mesure, sans aucune proportion ; et alors ils ne servent à rien ; aucune action ne peut en résulter. — Concluons de tout ceci, que la volonté forme partie intégrante et essentielle de la locomotion, considérée sous le rapport de ses usages, et comme fonction de la vie active. — Il est des muscles qui paraissent entièrement destinés à l'immobilité active, et qui ne remplissent leur fonction que par un effort sans cesse contrebalancé : telle est la masse musculaire énorme qui remplit les gouttières vertébrales sous le nom de *muscle sacro-spinal.* Continuellement en action, cette masse musculaire est continuellement vaincue, au moins en partie, par le poids des viscères pectoraux et abdominaux ; et ce double effort est nécessaire pour entretenir la rectitude du tronc. Si ce muscle se contractait avec toute la force dont il est capable, il vaincrait cette résistance, et le tronc se courberait en arrière, comme on le voit dans certaines convulsions. Il faut donc qu'il ne produise jamais tout l'effet qu'il peut produire, et que, borné à déterminer l'immobilité active, il n'aille jamais jusqu'à la locomotion. — Mais le plus grand nombre des muscles sert à la locomotion proprement dite, c'est-à-dire que presque tous doivent se contracter successivement les uns aux autres, pour servir la volonté. C'est sous ce rapport que nous allons étudier leurs usages. — La locomotion est partout le moyen sensible et appréciable que l'intelligence met en jeu pour l'exécution de ses volontés. Je dis : *le moyen sensible et appréciable ;* et ces deux termes sont nécessaires. En effet, nous avons vu que le regard, action volontaire, ne paraissait point dû au mouvement des muscles, et nous verrons qu'il en est de même de *l'auscultation* ou *audition active.* Nous ne pouvons ni connaître clairement, ni apprécier en aucune manière les changements organiques que la volonté détermine dans l'œil et dans l'oreille, lorsque ces deux belles actions s'opèrent.

Mais, partout ailleurs, je vois des muscles là ou je vois la volonté exercer son empire, c'est-à-dire, où je vois des *actions*; et partout où les muscles n'existent pas, les mouvements sont aveugles, uniformes, constamment exercés de la même manière, nullement susceptibles d'être modifiés et variés.—Ainsi, je vois des muscles aux membres, parce que les membres sont les agents principaux de la volonté; j'en vois au tronc, parce que tous les mouvements extérieurs dont il est susceptible sont volontaires; j'en trouve aux yeux, parce que la nature du sens de la vue exige que la volonté varie la direction de ces organes; j'en trouve au larynx, parce que la voix est une fonction volontaire, etc. — Mais la volonté emploie les organes locomoteurs de deux manières fort différentes: tantôt ces organes sont les agents immédiats par lesquels elle s'exerce; tantôt ils ne sont que les moyens par lesquels des fonctions plus ou moins volontaires sont exécutées. Ainsi, c'est immédiatement par le mouvement musculaire que les membres agissent; ce n'est que médiatement que le mouvement musculaire sert à la production de la voix. —Dans les membres, la locomotion est elle-même la fonction; dans le larynx, elle n'est que le moyen nécessaire de la fonction. Tout est fait de la part des membres lorsque la locomotion volontaire a eu lieu. Rien n'est fait encore de la part du larynx, lors même que les cartilages ont été mus par leurs muscles, si la voix n'est pas produite. On doit donc considérer la locomotion, quant à ses usages, sous deux points de vue généraux: 1° comme fonction; 2° comme moyen de fonctions. Donnons à ceci plus de développement. — La locomotion, considérée comme fonction, a pour organes tous les muscles qui appartiennent, soit aux membres, soit à la tête prise en totalité. Ces muscles forment un appareil considérable, qui occupe tout l'extérieur du corps. — Les uns servent à des mouvements généraux, et tous ceux-ci partant du tronc, sur lequel ils prennent leur point fixe, et qu'ils recouvrent en grande partie, vont se rendre, soit à la tête, soit aux membres pour lesquels ils sont destinés. —Les autres servent à des mouvements particuliers; ceux-ci se trouvent, soit aux membres, comme ceux de l'avant-bras, soit à la tête, comme les muscles de la face, soit au tronc, comme les muscles abdominaux et sacro-spinal. — Les uns et les autres servent à faire

mouvoir les parties auxquelles ils s'attachent; et c'est dans cette locomotion que consiste l'essence même de la fonction à laquelle ils sont destinés. — La locomotion, considérée comme moyen de fonction, se compose de plusieurs appareils musculaires isolés qui se trouvent dans les organes mêmes de ces fonctions, forment partie intégrante de ces organes, n'ont aucun rapport les uns avec les autres. — Ainsi, il y a un appareil de locomotion propre aux yeux, isolé de tout autre, et uniquement destiné à varier la direction de l'œil. Cet appareil est le moyen par lequel la vision est rendue plus facile. — Il y a un appareil de locomotion propre aux oreilles: ce sont les muscles du marteau et de l'étrier qui les forment: il est indépendant de tout autre, et uniquement destiné, à ce qu'il paraît, à favoriser l'audition. — Il y a un appareil de locomotion propre au larynx, indépendant de tout autre, uniquement destiné à la production de la voix, dont il est le moyen nécessaire. — Il y a un appareil de locomotion propre à la poitrine: c'est l'ensemble des muscles intercostaux et diaphragme, moyens nécessaires de la respiration, essentiellement destinés à elle, suffisants pour qu'elle s'opère. — Souvent la locomotion générale est employée en partie à favoriser les locomotions particulières, et devient momentanément nécessaire à certaines fonctions. C'est ainsi que les muscles pectoraux, grands dentelés, abdominaux concourent à la respiration dans un grand nombre de cas. Souvent aussi des appareils de locomotion particulière sont employés momentanément à favoriser la locomotion générale: c'est ce qui arrive lorsque la poitrine se dilate fortement par la contraction des muscles qui lui sont propres, pour fournir un point d'appui solide aux muscles des membres supérieurs dans certains mouvements forcés, et particulièrement dans la sustentation des fardeaux. — Toutes les parties du système locomoteur sont donc plus ou moins *liées* entre elles, et peuvent concourir au même but dans certaines circonstances, comme elles présentent les mêmes caractères généraux de forme et d'organisation, quoique ce système se *distingue* naturellement en deux grandes sections, quant aux usages les plus ordinaires auxquels il est employé.

Certains muscles paraissent servir comme moyens à plusieurs fonctions à la fois, et il est difficile, dans un premier çu, de décider s'ils appartiennent à telle fonction plutôt qu'à telle autre. Mais lorsqu'un examen plus attentif nous montre ces muscles en rapport direct avec une fonction par leur forme, par leur disposition, par leur volume; lorsque nous voyons ces muscles ne se contracter avec force que dans une seule espèce de circonstances, et agir faiblement dans toute autre; lorsqu'ils ne sont rigoureusement nécessaires qu'à une fonction, et que toutes les autres peuvent absolument s'opérer sans eux, alors, sans doute, nous avons les données les plus positives pour former de ces muscles un appareil de locomotion particulière; et nous pouvons, sans crainte d'erreur, déterminer la fonction *pour laquelle ils existent.* — Ainsi les muscles temporaux, masseters, ptérygoïdiens, agissent plus ou moins dans tous les mouvements de la bouche; et ces mouvements s'exercent pour des fonctions fort différentes. Ils concourent d'ailleurs, par leur position, surtout les masseters, à la forme générale de la face. Mais si l'on observe qu'ils environnent l'articulation, qu'ils s'attachent à la mâchoire inférieure de la manière la plus favorable pour produire un mouvement d'élévation très-fort, et que leur volume, la direction de leurs fibres, les mettent hors de toute proportion avec les muscles de la face, et se trouvent chez les animaux en rapport parfait avec la nature plus ou moins solide des aliments, que leur contraction à peine sensible, et presque nulle dans le plus grand nombre des mouvements de la bouche, ne s'exerce avec toute sa force que pour la mastication, et produit alors une élévation fort au-dessus de celle que l'occlusion de la bouche nécessite; si, dis-je, on a égard à des considérations aussi frappantes et à des faits aussi positifs, on ne sera point arrêté par les petites réflexions que d'autres faits moins importants pourraient fournir; et on ne craindra point de particulariser mal-à-propos, en disant que les muscles temporaux, masseters, ptérygoïdiens, forment un appareil locomoteur propre à la mastication, et *existent pour elle.* — C'est la locomotion considérée comme fonction, ou plus simplement, la locomotion générale, qui appartient spécialement à la vie active; car c'est par elle que le plus grand nombre des actions commandées par la volonté sont exercées; c'est par elle que nous nous transportons d'un lieu dans un autre, que nous agissons sur les ob-jets extérieurs pour les faire servir à nos usages; c'est à elle que tient essentiellement le toucher; enfin c'est elle que l'intelligence emploie, comme moyen d'expression, dans le geste, faculté distinctive de l'homme aussi bien que la parole — La locomotion considérée comme moyen de fonctions, ou la locomotion particulière, n'appartient pas nécessairement à la vie active; car ceci dépend de l'espèce de fonction à laquelle elle est attachée et dont elle est le moyen : elle suivra et partagera toujours les caractères de cette fonction, quelle qu'elle soit. Ainsi l'appareil de locomotion qui sert dans le larynx à la production de la voix, appartient pleinement à la vie active, comme la voix elle-même. L'appareil musculaire de la mastication appartient, par la fin à laquelle il sert, à la vie nutritive, quoiqu'aucun autre caractère ne l'en rapproche. L'appareil musculaire de la respiration appartient essentiellement à la vie nutritive : aussi est-il beaucoup moins subordonné à la volonté que tous les autres, etc. — J'observe seulement que, comme les deux grandes divisions du système locomoteur, quoique *distinctes*, sont toujours *liées* entre elles, et participent plus ou moins aux mêmes caractères, toutes les fonctions, dont il est le moyen, tiennent aussi plus ou moins à la vie active, ne s'en éloignent jamais sous tous les rapports, et pourraient, à quelques égards, être regardées comme intermédiaires aux deux vies, si, pour classer les fonctions, nous n'avions pas ce grand caractère, devant qui tous les autres doivent céder, celui de LA FIN A LAQUELLE ELLES TENDENT.

La distinction des deux locomotions est si naturelle, qu'on la fait sans s'en apercevoir. On dit que deux ordres de phénomènes servent à l'exécution de la volonté, la locomotion et la voix. Si l'on prenait le terme de locomotion dans toute sa latitude, ces deux phénomènes ne pourraient être distingués, puisque la locomotion des cartilages du larynx est une condition essentielle à la production de la voix. Il faudrait donc ne parler que de la locomotion, et regarder simplement la voix comme un de ses effets. Or, on sent que ce serait s'énoncer d'une manière trop vague, et donner une idée inexacte; on sent qu'une partie de la locomotion sert immédiatement à l'exécution de la volonté, et qu'une autre partie n'y sert que médiatement, c'est-à-dire, en concourant à l'exercice de certaines fonctions auxquelles elle est attachée. Si cette différence de fin est évidente, si les appareils musculaires destinés à l'une et à l'autre sont isolés, la distinction établie est donc naturelle, et dès-lors nécessaire. — D'après ce que nous venons de dire, on conçoit déjà que nous ne devons point nous occuper ici de la locomotion particulière, ou considérée comme moyen de fonctions. C'est dans chacune de ces fonctions, quelle qu'elle soit, et à quelque place qu'elle se trouve, que nous remarquerons l'influence du mouvement musculaire sur elle. Envisageons ici la locomotion comme fonction, et observons-la sous ce rapport, partout où elle le conserve.

De la locomotion générale, ou considérée comme fonction. — La locomotion générale peut être examinée dans le tronc, à la tête et aux membres. Ces trois parties se meuvent, en effet, par des appareils musculaires qui leur sont propres, et dans toutes trois, ces mouvements volontaires généraux, constituent des fonctions, c'est-à-dire, qu'ils ne sont le moyen nécessaire d'aucune fonction différente d'eux-mêmes. Sans doute ces mouvements concourent souvent à favoriser certaines fonctions, peuvent même accidentellement être nécessaires à ces fonctions. Mais il s'agit ici de leur usage le plus ordinaire, le plus habituel, de celui auquel ces muscles sont continuellement employés comme muscles; et c'est le point de vue qu'il faut saisir, pour ne pas me reprocher des contradictions qui autrement seraient évidentes.

1º *Locomotion du tronc.* — Nous dirons peu de chose sur la locomotion générale du tronc. Ses agents propres sont les muscles abdominaux et sacro-spinal. Eux seuls, en effet, appartiennent au tronc tout entier, et au tronc seul, commencent et se terminent à lui. Eux seuls dans le tronc servent aux mouvements généraux que cette région du corps exécute; et s'ils sont insuffisants pour que le tronc soit affermi sur les membres inférieurs, ils suffisent pour que, pris individuellement, il puisse se mouvoir dans toute sorte de directions. — Les muscles abdominaux portent le tronc dans l'inclinaison en devant et sur les côtés : c'est là leur usage essentiel comme muscles, celui de tous les instants. Ils agissent sur la totalité de la poitrine, en l'employant comme la branche horizontale d'un levier angulaire, pour fléchir la colonne vertébrale. Aidés dans ce mouvement par le poids des viscères abdominaux, ils ont peu d'efforts à faire dans la station directe sur les deux pieds ; mais ils deviennent très-actifs dans la session, où les membres inférieurs sont entièrement projetés en devant, comme lorsqu'on est assis à terre, parce qu'alors la base de sustentation étant toute antérieure, la chute en arrière serait très-facile, et même inévitable, sans la contraction très-énergique des muscles dont il s'agit. Ces muscles peuvent agir conjointement ou isolément avec la même facilité. Ils agissent conjointement dans la station, dans l'inclinaison directe en devant. Ils agissent isolément dans les diverses attitudes du tronc, et surtout dans les inclinaisons latérales. Dans tous ces cas, ils sont entièrement soumis à la volonté, ils agissent toujours sous sa direction. Mais ce qui distingue les muscles abdominaux d'avec tous ceux qui servent habituellement comme eux à la locomotion générale, ce qui doit les faire regarder comme placés sur les confins de notre division, c'est qu'ils deviennent habituellement le moyen nécessaire de plusieurs fonctions importantes. Leur contraction est essentielle pour l'expiration forcée, pour l'excrétion digestive, etc. Alors ils agissent nécessairement tous à la fois, et la volonté n'a sur eux que fort peu d'empire, comme on le voit surtout dans la toux. Cette différence dans l'empire de la volonté sur les muscles abdominaux, selon que leur mouvement est relatif à la vie active ou à la vie nutritive, à la locomotion générale ou à la locomotion particulière, est une nouvelle preuve en faveur de nos principes, soit sur les deux vies, soit sur la locomotion. — Je ne parle point ici d'un autre usage habituel des muscles abdominaux, celui de former les parois abdominales. Cet usage n'est effectivement que de position, et ce n'est point comme muscles qu'ils le remplissent. — Quant au sacro-spinal, destiné pour l'ordinaire à la station, il tend plutôt à mouvoir le tronc, qu'il n'y parvient ; et sa contraction se réduit presque toujours, comme nous l'avons dit, à produire l'immobilité active. Mais il peut, par une contraction plus forte, incliner le tronc en arrière ; il peut, par des contractions partielles, le porter en différents sens. Toujours il est soumis à la volonté dans ses phénomènes.

2º *Locomotion de la tête.* — La locomotion générale de la tête est très-facile et très-étendue. Un grand nombre

muscles y sert ; et tous partant du
comme de leur point fixe, forment,
leur position, la plus grande partie
ou, avant d'arriver à leur attache
e. On conçoit qu'il ne s'agit propre-
ici que des muscles postérieurs du
en devant des sterno-mastoïdiens.
euls sont essentiels à cette locomo-
et y sont proportionnés par leur
me, tandis que ceux du larynx, de
hyoïde, de la langue, relatifs, soit à
ix, soit à la déglutition, dont ils sont
moyens nécessaires, ne concourent
fort peu, et seulement par l'ensemble leurs mouvements, aux mouve-
s que la tête doit exécuter. — Cette
motion a deux fins principales, 1°
er les sens vers les objets, 2° servir
xpression intellectuelle. Dirigée par
volonté dans les deux cas, elle est plus
ique dans le premier, plus intellec-
e dans le second, quant à son but
édiat. L'expression de la tête ou son
e, est très-étendu et très-fréquem-
t exercé. Cependant ce geste servi-
peu sans le concours du regard affectif
es mouvements de la face. — C'est
e locomotion de la face qui appartient
propre à la tête, et que l'on doit sur-
y remarquer. Par muscles de la face,
ait qu'aujourd'hui il faut entendre
cialement les muscles des lèvres et du
t. Leur structure délicate, leurs at-
es multipliées à la peau, tout indique
ls ont un rapport spécial avec le chan-
ent des traits du visage ; changement
manifeste si bien ce qui se passe dans
égion intellectuelle de l'homme, soit
r la pensée, soit pour le sentiment.
détails sur ces beaux phénomènes ont
tellement multipliés par les auteurs
iens et modernes, qu'on ne pourrait
endre ici de moi que des répétitions.
(Note). «*Dominatur autem maximè
tus. Hoc supplices, hoc minaces, hoc
ndi, hoc tristes, hoc hilares, hoc
cti, hoc summissi sumus. Hoc pen-
t homines, hunc intuentur, hunc
ctant etiam antequam dicamus. Hoc
osdam amamus, hoc odimus, hoc plu-
na intelligimus ; hic est sæpè pro
nibus verbis.* Quintil. Institut. Orat.
. xi, cap. 3. » L'ouvrage le plus récent
i ait été publié sur cet article est une
ssertation soutenue cette année à l'é-
le de médecine. (*Essai sur l'expres-
on de la face dans l'état de santé et
ns l'état de maladie;* par F. Cabuchet,
Médecin.) J'y renvoie le lecteur, en me
servant d'apprécier quelques-uns des

principes d'où l'auteur est parti, dans les
réflexions que je présenterai sur les passions, à la fin de cet Essai.

3° *Locomotion des membres.* — Si la
locomotion doit être considérée quelque
part comme une fonction particulière,
c'est surtout aux membres. Ils sont réellement les organes de cette fonction, entièrement formés pour elle, et disposés
de la manière la plus favorable pour
l'exécuter avec toute l'étendue possible,
et pour l'appliquer à une foule d'usages
différents. C'est là qu'elle est le plus libre, le plus parfaitement soumise à la
volonté. L'appareil musculaire qui y est
employé, est divisé en deux moitiés, comme les autres, par la ligne médiane ; mais
ces deux moitiés sont ici tout-à-fait indépendantes l'une de l'autre, et peuvent
agir isolément, sans que jamais l'une soit
nécessairement entraînée par les mouvements que l'autre exerce. En un mot, cet
appareil de locomotion possède au degré
le plus parfait tous les caractères que le
cit. Bichat a fait remarquer dans la vie
active. — C'est sur le tronc que les
muscles principaux des membres vont
prendre leurs insertions fixes. A l'exception de la région abdominale, ils recouvrent le tronc tout entier par des expan-
sions larges et multipliées, qui, en s'attachant à lui, le protègent encore par
leur présence. Partis de ce centre commun d'origine, ils vont se rendre à des
organes solides, qui ne concourent à la
fonction commune que par l'appui qu'ils
leur prêtent. — Ne nous arrêtons plus
sur les caractères physiologiques que ces
organes présentent, soit dans leur forme,
soit dans leurs propriétés, et dans les lois
qui régissent leurs phénomènes ; on les
a suffisamment observés. Portons notre
vue principale sur la nature des actions
que ces organes exécutent par leurs mouvements, et considérons ces actions, soit
dans les membres inférieurs, soit dans
les supérieurs.

Locomotion des membres inférieurs.
— Les mouvements de ces membres,
quelque variés, quelque multipliés qu'ils
soient, peuvent cependant se rapporter
tous pour l'ordinaire à deux actions générales, la station et la progression. Cette
vérité, évidente par elle-même pour tous
les hommes, est facilement démontrée
par l'anatomiste. La longueur des os, la
largeur et la solidité de leurs articula-
tions, la mobilité médiocre qui résulte
du rapport des surfaces articulaires, la
direction de ces surfaces favorable pour

augmenter ou affermir la base de sustentation, enfin la disposition horizontale du
pied presqu'entièrement projeté en devant, endroit où porte tout le poids des
viscères, tandis qu'en arrière une tu-
bérosité considérable, seule partie que le
pied présente, se trouve si bien disposée
pour l'attache des muscles forts qui doivent résister à la pesanteur antérieure,
etc., etc., tout indique et le rapport des
membres inférieurs à la station, et la nécessité de la station directe chez l'homme.
— Les muscles très-volumineux en arrière, moins considérables en devant, plus
multipliés en dedans qu'en dehors, peuvent exécuter toutes les espèces de mouvements, mais non leur donner à tous la
même étendue ; et si, par la simultanéité
et la coordination de leurs efforts, ils entretiennent de la manière la plus parfaite
cette immobilité active que la station demande, leurs contractions successives et
combinées tendent naturellement à transporter le corps d'un lieu dans un autre,
avec toute la sûreté que la sustentation
exige. — Dans la station ordinaire, tous
les muscles de ces membres agissent de
concert, et se contre-balancent pour produire l'équilibre du tronc, les pieds étant
alors l'unique base sur laquelle le poids
est transporté. Si la station se fait sur un
seul pied, tout l'effort porte sur un seul
membre ; si elle se fait sur les genoux,
les cuisses seules sont le siége de l'action
musculaire ; mais partout le mécanisme
est de la même espèce.

Dans la progression, les mêmes muscles agissent successivement, de manière
à transporter plus loin le corps tout entier, en changeant plusieurs fois la base
de sustentation. Si cette progression est
rapide, ce qui constitue la course, les
mouvements se feront plus vite, et dans
une direction un peu différente, mais ils
seront de la même nature, et auront le
même but. Dans le saut, qui n'est réellement qu'une progression du corps en
l'air, ce sont encore les mêmes mouvements ; seulement ils se font dans les
deux membres à la fois, ils exigent une
flexion plus étendue dans le premier
temps, ils ont changé de direction ; et au
lieu de tendre à transporter en devant
la base de sustentation, ils tendent à
supprimer pour un instant tout appui,
et à élever directement le corps au moyen
de la réaction passive du sol contre la
pointe des pieds. — Quelques autres actions peuvent encore être exécutées par
les membres inférieurs. Avec eux on

agit sur certains corps pour les repo[s]-
ser, et même pour les saisir. Un l[ong]
exercice peut donner aux pieds [une]
adresse telle qu'avec eux on écrive[, on]
fasse divers ouvrages plus ou moins [diffi]-
ciles. Mais ces exemples sont au nom[bre]
des faits extraordinaires ; la forme [des]
membres inférieurs ne permet point [que]
ce perfectionnement soit porté au-[delà]
d'un cerain degré ; et dans tous les [cas,]
la nécessité où l'on est de souteni[r le]
corps d'une autre manière, lorsqu[e l'on]
emploie ces membres à des actions se[m]-
blables, l'impossibilité d'exécuter al[ors]
la progression, prouvent assez que [ce]
n'est point pour ces actions qu'ils e[xis]-
tent, et qu'on les détourne alors de l[eur]
fin naturelle.

*Locomotion des membres su[pé-]
rieurs, relativement au toucher, [aux]
actions proprement dites, et au ge[ste.]*
— Il n'en est pas de même de ceux-[ci.]
Placés sur les côtés du tronc, inuti[les]
pour soutenir le corps, ils ont, de [par]
leur disposition, tout ce qui peut mul[ti]-
plier le mouvement et varier les actio[ns :]
longueur médiocre, mais suffisante ; a[r]-
ticulations éminemment mobiles en hau[t]
et augmentant en nombre à mesu[re]
que cette mobilité diminue ; directio[n]
de la main parallèle à celle de tout [le]
membre, longueur des doigts, mouve[-]
ment d'opposition du pouce, etc., etc[.,]
tout est réuni pour la même fin. — [La]
locomotion des membres supérieurs [a]
trois objets différents : elle sert a[u]
toucher ; elle sert aux actions propreme[nt]
dites ; elle est un moyen fort étend[u]
d'expression intellectuelle. 1° C'e[st]
ici que nos réflexions sur le touch[er]
devaient être placées ; car le toucher e[st]
une locomotion sensitive plutôt qu'u[n]
sens particulier. Subordonné essentielle[-]
ment au mouvement musculaire, il n[e]
pouvait être mis sur la même ligne q[ue]
les sens qui s'exercent par des organe[s]
propres et exclusivement destinés pou[r]
eux. — Pour s'en convaincre, il suf[fit]
d'apprécier ici avec exactitude la di[s]-
tinction déjà reconnue par les physiolo[-]
gistes, entre le *toucher* et le *tact*. — O[n]
entend par *tact* la faculté qu'a un orga[ne]
de ressentir des impressions de solidit[é,]
fluidité, chaleur et froid, lorsqu'u[n]
corps est appliqué sur lui. — On enten[d]
par *toucher* la faculté qu'ont certains o[r]-
ganes de s'appliquer sur les corps pou[r]
en recevoir les impressions de solidit[é,]
fluidité, froid ou chaleur. — Ainsi les im[-]
pressions sont de la même nature ; mais[...]

le tact, les corps sont appliqués sur l'organe ; dans le toucher, l'organe s'applique sur les corps : c'est là toute la différence ; elle est essentielle, comme nous allons le voir. — Tout organe est susceptible du *tact*, parce que tout organe peut recevoir les impressions de solidité, fluidité, froid ou chaleur, quand un corps lui sera appliqué.—Si tout organe n'est pas susceptible du *toucher*, c'est uniquement parce que tout organe ne peut pas se mouvoir à la surface des corps, pour y chercher les mêmes impressions.—Mais, si ces impressions sont de même nature, elles ne sont pas, à beaucoup près, aussi multipliées dans les deux cas. Un corps appliqué sur un organe n'est en rapport avec lui que par un petit nombre de points à la fois ; un organe étendu et moulé sur un corps, est en rapport avec lui par une multitude de points au même instant. Dans le *tact*, l'organe passif demeure toujours dans le même rapport avec l'objet. Dans le *toucher*, l'organe actif change sans cesse de rapport, et parcourt les différents points de l'objet successivement.— Or, de cette mobilité, c'est-à-dire, de cette répétition de contact sur divers points, répétition due à la locomotion, résulte une sensation nouvelle que le tact seul ne pouvait produire, c'est celle de *forme* ou de *figure*. — Ainsi, le tact est involontaire ; le toucher est commandé par la volonté. Dans le tact, l'organe reçoit les impressions ; dans le toucher, l'organe va au-devant des impressions. Un petit nombre d'impressions est reçu par l'organe dans le tact ; par le toucher, les mêmes impressions se multiplient, sont plus variées, deviennent plus précises, et une sensation nouvelle résulte des mêmes sensations réitérées.—Il est évident que le mouvement ou la locomotion volontaire distingue essentiellement le toucher du tact, ou, en deux mots, que le toucher est uniquement *le tact aidé d'un mouvement que détermine la volonté.*— On peut facilement distinguer, dans le toucher, ce qui appartient au tact et ce qui appartient à la locomotion. — C'est toujours le tact, soit avec mouvement, et sans mouvement, qui donne lieu aux sensations de solidité, fluidité, froid et chaleur, et à leurs nuances. Mais c'est le mouvement qui donne la sensation de forme ou figure. On juge un corps solide, parce que ce corps a été en contact avec l'organe cutané ; on ne le juge quarré ou arrondi, que parce que l'organe cutané a été mû à la surface de ce corps, et a éprouvé dans divers points, soit à la fois, soit successivement, l'impression de solidité. Dans le jugement que nous portons, nous faisons abstraction de la solidité, pour ne nous attacher qu'à la forme : ce qui signifie que nous oublions la sensation produite par le tact, pour ne nous occuper que de la sensation produite par le mouvement. — Donc, plus le mouvement volontaire sera multiplié, plus le toucher sera facile et étendu ; et c'est à ce seul titre que la main est l'organe principal du toucher ; vérité de fait qu'il était ridicule d'expliquer par une sensibilité particulière des houppes nerveuses des doigts.—En effet, quelque sensibilité qu'on suppose aux doigts, elle ne leur donnera qu'un tact plus exquis, elle rendra les impressions tactiles plus vives à la main qu'à l'avant-bras ou à l'épaule, mais elle n'opérera rien de plus : à moins qu'on ne dise que la sensibilité propre du bout des doigts est en rapport avec la forme, la densité des corps, etc. ; ce qui choquerait la raison. La connaissance de la forme des corps suppose des estimations de distance ; donc un tact sur divers points à la fois, donc le mouvement des organes de ce tact, donc la volonté pour diriger ce mouvement, et l'intelligence pour en apprécier les effets. — C'est parce que la locomotion volontaire toute seule change le tact en toucher, que, comme l'observe le citoyen Bichat, on retrouve le toucher partout où le mouvement est possible. On touche, lorsqu'on applique le pli du coude sur un corps, quand on en enveloppe un autre avec la langue, quand on en serre un troisième entre les jambes, etc. ; car, dans tous ces cas, on multiplie les points de contact entre le corps et l'organe cutané, de manière à produire les sensations de forme, d'inégalités, etc., dans plusieurs endroits à la fois. — C'en est assez sur la nature du toucher. Ajoutons seulement une réflexion que font naître les considérations précédentes. Il est un caractère de la vie active qui ne peut convenir au toucher, c'est l'*harmonie d'action*. La raison en est simple. Les deux moitiés du système locomoteur des membres sont parfaitement isolées et indépendantes l'une de l'autre, en sorte que l'une peut agir toute seule, sans le secours de celle qui lui correspond. L'une et l'autre peuvent exécuter en même temps des actions différentes, et les exécuter parfaitement. La faiblesse du membre droit n'influe point nécessairement sur celle du membre gauche. Or, la locomotion formant partie essentielle et intégrante du toucher, cette espèce de sens doit être dans les mêmes conditions. Si, pour l'exactitude du toucher, il suffit que le contact ait lieu à la fois ou successivement sur plusieurs points, une main seule peut toucher exactement, et il n'est pas nécessaire que l'autre main touche en même temps, et avec la même exactitude. La diminution de sensibilité ou de motilité dans une main ne donnera point lieu à un jugement inexact sur la forme d'un corps, parce que l'autre main donnera sur cette forme des notions suffisantes, et qui n'auront nul besoin d'être perfectionnées. Ceci est fort différent de la vision, parce que les deux yeux doivent toujours agir comme un seul, dans le même temps et sur le même objet. — C'était donc une erreur que de généraliser trop la loi de l'harmonie ; et on se trompe évidemment, lorsque, l'appliquant au toucher, on prétend qu'un aveugle qui aurait une main saine et l'autre raide, pourrait juger un corps arrondi à droite et aplati à gauche : car la main raide pourrait, par le mouvement général du bras, être promenée sur le corps, et confirmer par là le jugement déterminé par la main saine. Si l'on veut supposer que cette main raide ne pût être remuée d'aucune manière, on n'aura rien gagné encore, car le petit nombre de points par lesquels elle toucherait le corps, causerait une impression bien différente de celle que peut produire une surface plane ; ce qui tendrait encore à confirmer le premier jugement sur la rotondité générale du corps touché. 2° Je n'entrerai dans aucun détail sur les actions proprement dites, qui s'exercent par la locomotion des membres supérieurs. J'observerai seulement que partout le toucher accompagne nécessairement ces actions, les dirige, et leur donne en partie leur sûreté. — Je remarquerai que deux choses sont nécessaires pour que les actions physiques soient parfaites, la force et l'adresse. La force : c'est surtout dans les membres qu'on la cherche. Ce sont eux, en effet, qui devaient spécialement en jouir. Leur position, leur forme, leur direction, tout indique qu'à eux appartient la défense de l'homme contre les aggressions extérieures. Les mains sont les agents immédiats de cette défense ; mais l'intelli-

gence multiplie leurs forces pa[r] [les] moyens dont elle les pourvoit. — [Il] (On pourrait dire que les membres [infé]rieurs sont à l'homme, sous ce rap[port] ce que les forces militaires sont à [l'État.] C'est pâr les sens que l'homme *ju[ge]* qui se passe autour de lui ; c'est [par la] locomotion qu'il *combat* ce qui l[ui est] nuisible. *Juger* et *combattre,* [deux] grandes actions, auxquelles, com[me] dit un illustre publiciste de nos j[ours] [M. de Bonald , *Essai analytiqu[e sur]* *les lois naturelles de l'ordre so[cial],* peut se rapporter tout ce qui se [passe] dans la société. Ce rapprochement [de] la société et l'homme, c'est-à-dire [en]tre une réunion d'êtres à la fois in[telli]gents et organisés, et la réunion d'u[n être] intelligent avec des organes , est u[n des] points de vue les plus frappants e[t les] plus féconds que l'esprit puisse s[aisir.] On le retrouve partout dans le lang[age,] et surtout dans le langage figuré : ex[pres]sion vive et énergique de ce qui est v[ive]ment senti. Aussi voyons-nous que [chez] les anciens peuples, la main est sou[vent] employée pour signifier la puissance [et la] force de résistance sociale. Et la lan[gue] hébraïque, la plus figurée de tou[tes,] nous peint souvent l'état d'un généra[l ou] d'un souverain qui a perdu son ar[mée,] par ces expressions remarquables : [*Dis*]*solutæ sunt manus ejus.... Lassu[s]* *et solutis manibus.*) — L'adresse [appartient presque exclusivement [aux] membres supérieurs , et surtout [aux] mains, ou du moins, c'est par l'ac[tion] des mains qu'on juge presque touj[ours] l'adresse de l'individu. — La force [dé]pend de l'organisation. On la mesu[re] avec assez d'exactitude, par le vol[ume] et l'épaisseur des muscles. On ne tro[uve,] au contraire, dans l'organisation , [au]cune raison suffisante de l'adresse. S[ou]vent elle est peu développée, quoiqu[e la] main ait la plus parfaite conformati[on,] la structure la plus délicate, la sensib[ilité] la plus exquise ; et ailleurs l'adress[e se] trouve au plus haut degré dans les m[ou]vements d'une main mal conformée, d[ont] les doigts sont épais, la peau rude[, la] sensibilité assez obtuse. — La force a[ug]mente en proportion de la nutrition [et] de l'exercice. L'adresse n'augmente p[as] par la nutrition ; et si l'exercice, l'ha[bi]tude, peuvent la développer, rarem[ent] ils la font naître. Le plus souvent on [dis]tingue fort bien un homme maladr[oit] qui exécute pour la centième fois la mê[me] action, de l'homme adroit qui l'exéc[ute]

par la première. Celui-ci s'y prend
mieux, et réussit plus parfaitement,
malgré le défaut d'habitude. — La force
agit également sur toutes les actions.
L'adresse n'a souvent lieu que pour certaines actions déterminées et ne se trouve
pas dans les autres. — En un mot, la
force dépend essentiellement de l'homme
physique, tandis que l'adresse tient surtout à l'homme intelligent. Ces considérations pourraient être poussées plus
loin, si les bornes que mon plan me
prescrit ne m'obligeaient de m'arrêter à
cet aperçu général. 3° Enfin, la locomotion des membres supérieurs sert à l'expression intellectuelle dans le geste. Pour
apprécier convenablement le geste, il
faut supposer qu'il soit le seul moyen
d'expression, et que la parole ne lui soit
point unie; car le secours que celle-ci
lui fournit, change souvent tout-à-fait sa
nature. Beaucoup de mouvements légers
qui accompagnent l'expression orale n'auraient aucune signification sans elle,
tandis qu'expliqués par elle, ils renferment un sens très-profond. — Mais le
geste employé seul, comme l'emploie le
sourd-muet, se réduit uniquement à présenter à l'esprit, par le moyen des yeux
des images rapidement tracées. L'homme
trace ordinairement ces images sur lui-
même, en offrant dans toute sa personne
un tableau qui varie à chaque instant,
ou plutôt une suite de tableaux divers qui
se succèdent avec une excessive promptitude. Tantôt il prend l'attitude de la
réflexion, tantôt celle de l'indifférence,
du mépris, puis celles de l'étonnement,
de la douleur, du découragement, du désespoir, de la fureur, de la haine; ou
celles de l'espérance, de la joie, de l'a-
mitié, de la tendresse, etc. Ici on voit
que le geste n'appartient pas uniquement
aux membres supérieurs, mais à tout le
système de locomotion générale et particulièrement à la face. Cependant, les
membres supérieurs y concourent le plus
souvent d'une manière essentielle, en
sorte que le geste serait imparfait sans
eux. — Si l'homme trace des images hors
de lui, le geste est d'une autre nature. Les
membres supérieurs en sont les agents
presque uniques; l'expression est plus
abrégée, moins fatigante. Elle paraît aussi
plus bornée au premier aspect; mais la
multitude des mouvements dont la main
jouit, permet de la perfectionner beaucoup, et de lui donner une grande étendue, tandis que les autres membres ne
sont pas susceptibles de cette éducation,

parce que leurs mouvements sont moins
faciles et moins multipliés. Le geste, de
quelque manière qu'on le prenne, appartient uniquement à l'homme, et suppose
l'intelligence dont il est la preuve, puisqu'il en est l'expression. Quelque facilité
que lui donne la disposition organique,
cette disposition est insuffisante pour
l'expliquer, et n'en renferme nullement
la raison. On connaît, par la nature
physique des organes, qu'ils peuvent
exécuter tels mouvements; on ne voit
point, dans cette nature physique, ce qui
coordonne ces mouvements, ce qui les
dirige; et la liberté avec laquelle ils
s'exercent, les circonstances dans lesquelles ils ont lieu, les choses qu'ils servent à exprimer, le sens que l'on attache
à ces mouvements insignifiants par eux-
mêmes, mettront toujours le geste au-
dessus de toute explication physiologique.
Concevra-t-on, sans l'existence d'un être
intellectuel, l'étonnant degré de perfection que le geste manuel peut acquérir?
et sera-ce à un rapport sympathique entre
la main et le cerveau qu'il faudra rapporter ce qui se passe chez le sourd-muet,
lorsqu'un mouvement simple et rapide
de quelques doigts lui rappelle les idées
les plus étendues et les plus compliquées?

§ III. *Rapport de la locomotion avec
la vue.* — Le rapport de phénomènes
entre la locomotion et la vue, est tellement exact, tellement rigoureux, qu'il
ne faut pas beaucoup de réflexions pour
le prouver. Mais, pour s'en former une
juste idée, il est nécessaire de se rappeler la distinction que nous avons établie
entre la locomotion générale et la locomotion particulière. — En effet, la locomotion, considérée comme moyen de
fonctions, est absolument indépendante
de la vue. L'état des fonctions dont elle
forme partie intégrante, est la mesure
exacte de son développement. Ainsi,
l'appareil musculaire de la voix, celui
de la respiration, celui de la mastication, etc., seront aussi libres, et agiront
aussi parfaitement chez l'aveugle que
chez l'homme qui voit. Je vais plus loin.
Toutes les fois que les muscles de la locomotion générale concourront accidentellement à l'exercice de ces fonctions
comme moyens accessoires, leurs phénomènes présenteront le même caractère
d'indépendance. On peut le voir chez
l'aveugle, dans l'inspiration forcée, où
les muscles grands dentelés, pectoraux,
etc., servent momentanément à dilater

la poitrine, et agissent, pour cette fin, avec autant de sûreté que les intercostaux et le diaphragme. Les muscles qui, par la nature de leurs fonctions, tiennent également et aussi souvent à la locomotion particulière qu'à la générale, auront alternativement une action plus ou moins facile, selon l'un ou l'autre cas. Ainsi, chez l'aveugle, les muscles abdominaux auront un mouvement lent, incertain, toutes les fois qu'il s'agira de mouvoir le tronc sur lui-même, et un mouvement très-facile, très-assuré, lorsqu'ils serviront à la respiration, à l'excrétion digestive, etc. — Bornons-nous donc à la locomotion générale, ou considérée comme fonction, puisque d'ailleurs c'est elle qui appartient spécialement à la vie active, et voyons quel état elle nous présente chez l'aveugle, quant à ses usages. — Toutes les fois que les muscles se contractent simultanément pour produire l'immobilité active, il est clair que leurs phénomènes sont encore indépendants de la vue : car l'immobilité active n'a lieu que pour l'attitude générale du corps ; attitude que l'organisation exige, et qui ne suppose la connaissance d'aucun objet extérieur, la présence d'aucune image. Aussi, la station est-elle parfaitement assurée chez l'aveugle ; elle a même plus de précision et d'uniformité que chez l'homme qui voit, parce que rien n'engage à la modifier ; tout le corps est droit, et *semble formé d'une seule pièce*, comme l'on dit vulgairement. — Il n'en est pas de même, lorsque les muscles se meuvent successivement : ce qui constitue la locomotion proprement dite. A quelques usages que cette locomotion soit employée, on reconnaîtra toujours l'influence immédiate qu'elle reçoit de la vue. — La *progression*, usage naturel de la locomotion dans les membres inférieurs, est nécessairement liée avec la connaissance des objets qui nous environnent, et qui peuvent la retarder, l'empêcher ou la rendre funeste. Un corps solide arrêtera peut-être les pieds au moment où ils changeront de place ; un précipice est peut-être ouvert dans l'endroit où l'on veut avancer : telles sont les craintes de l'aveugle laissé à lui-même, ou plutôt, incapable de connaître exactement et les corps et les vides, il n'a de notions suffisantes que sur la place étroite qu'il occupe actuellement, et doit être aussi peu porté à la quitter, que nous sommes tous peu disposés à marcher au milieu des ténèbres. Si le tact dont il

jouit, si le toucher qu'il peut exer[cer] augmentent un peu ses connaissance[s] l'espace qui l'entoure, ce n'est qu[e] longue, après des tâtonnements m[ulti]pliés ; et la progression à laquell[e] décidera enfin, sera lente, mes[urée] pleine d'inquiétude et de trouble. [Nous] verrons d'ailleurs tout à l'heure q[ue] toucher serait très-incertain lui-m[ême] si le tact seul en était la cause déte[rmi]nante. — Cependant, l'aveugle par[vient] à marcher seul avec assez de sécu[rité] Mais, c'est par l'instruction qu'il r[éussit] au moyen des autres sens, et surtou[t de] l'ouïe ; c'est parce qu'en le condui[sant] long-temps par la main, on a fait n[aître] chez lui l'habitude de diriger ses [pas] dans un tel ou tel sens ; c'est parce q[u'en] lui apprenant à reconnaître les objets [par] le toucher, on a suppléé, jusqu'à un [cer]tain point, le sens qui lui manque ; [en] un mot, c'est la vue des autres q[ui a] remplacé la sienne ; et la sécurité t[ou]jours médiocre de sa progression, il [ne] la doit qu'à la société ; il ne pouvait l['ac]quérir de lui-même. — La locomotion [des] membres supérieurs, à quelque us[age] qu'elle serve, est toujours immédia[te]ment liée à la vue. Il faut connaître l'e[xis]tence des corps, pour se détermine[r à] les toucher, à agir sur eux. Il faut av[oir] des images pour s'exprimer par des i[ma]ges, c'est-à-dire pour gesticuler, de q[uel]que manière que ce soit. Or, la vue se[ule] peut nous donner exactement et cette c[on]naissance et ces images. — On ne p[eut] douter, et on ne doute effectivem[ent] point, que chez l'homme sain qui jo[uit] de toutes ses facultés, l'exercice de la v[ue] ne précède toujours immédiatement le t[ou]cher, n'en soit la cause et la raison. C['est] parce qu'on a acquis, par la vue, de p[re]mières connaissances sur l'existence, [la] forme, la disposition respective, la c[ou]leur des corps, qu'on est déterminé à [se] procurer des connaissances plus positi[ves] sur cette forme, cette disposition, et [à] ajouter celles de la densité, de la pesa[n]teur, etc., que la vue ne donnait p[as] Sans la vue, on ne connaîtrait que [les] corps qui viennent faire une impressi[on] immédiate sur l'organe cutané ; les co[rps] plus éloignés seraient absolument inc[on]nus, et on n'aurait aucune raison po[ur] les aller chercher, c'est-à-dire, po[ur] exercer sur eux la locomotion tactile. [Si] donc le tact peut déterminer le touch[er] ce n'est guère que pour les corps [les] plus rapprochés de nous ; et, si l'on v[eut] supposer que la connaissance acqui[se] s corps suffirait pour porter l'aveu- aller plus loin, à en chercher d'au- et à agrandir ainsi progressivement rcle étroit dans lequel il était d'a- renfermé, on conviendra du moins l'expérience serait longue, et qu'a- d'avoir acquis par cette méthode ucher qui pût être utile aux besoins onservation, l'aveugle aurait mille succombé aux dangers qui l'envi- ent. — On exprime tous les jours, le langage familier, la connexion ucher avec la vue, lorsqu'on dit *l'enfant veut toucher tout ce qu'il* : ce qui suppose que la vue précède étermine chez lui la volonté de tou- . Or, ce qui a lieu sans cesse chez ant, pour qui tout est nouveau, a également chez l'adulte toutes les qu'un objet est nouveau pour lui; il e touche qu'après l'avoir vu, et parce l'a vu. Dans tous les moments de e, et pour les objets les plus connus, encore la vue qui règle et dirige le her; et lorsque la vue est troublée ou urnée ailleurs, lorsqu'elle est impos- par défaut de lumière, le toucher, in- ain, timide, prend le nom de *tâtonne-* t. — Qu'on ne s'étonne donc pas de la ection que le toucher acquiert chez eugle, et qu'on ne regarde pas ce fait me une preuve du défaut de con- on naturelle entre le toucher et la Car, 1° le tact, élément essentiel du her, est nécessairement plus délicat, que l'attention se porte tout entière lui, et n'est point détournée par les ations visuelles. 2° Ce n'est point lui-même que l'aveugle acquiert la ection et la sûreté du toucher propre- t dit, c'est par l'éducation sociale, t parce que des hommes qui voient dirigé ses mouvements, parce qu'on a mis entre les mains les objets qu'il ait examiner, qu'on l'a conduit au- s de ceux dont il était éloigné; en un , les autres hommes lui ont réelle- t *prêté leurs yeux.* Sans doute cette cation a été facilitée par la nature s délicate du tact, mais elle a été né- aire; et le toucher qui, chez l'homme rvoyant, dépend de la vue de l'indi- u, chez l'aveugle dépend, au moins inairement, d'une vue étrangère. — cluons de tout ce que j'ai dit, que ucher doit être regardé comme un s auxiliaire de la vue, puisque, 1° il dépend et lui succède; 2° il s'exerce les mêmes objets, perfectionne plu- rs des connaissances que la vue a

acquises sur ces objets, et y ajoute quelques connaissances nouvelles; 3° il peut, comme la vue, fournir des signes à la pensée, et des signes de la même nature. On sait que les aveugles lisent par la main, au moyen de caractères un peu saillants. Or, cette écriture en bosse n'est autre chose, pour eux, que la parole fixée, comme l'écriture en couleur l'est pour nous. Que ces caractères servent par la forme ou par la couleur, peu importe, puisque l'intelligence s'en sert de la même manière.

Le toucher doit donc être rangé dans le premier ordre des phénomènes de la vie active. On pourrait, sous d'autres rapports, en former un sens intermédiaire aux deux vies, puisque, comme l'odorat et le goût, il suppose l'application immédiate des corps sur un organe membraneux, et que ses usages sont souvent relatifs assez prochainement à la conservation organique. Un aperçu vague, que j'avais donné verbalement de cet essai, avant que mes idées fussent bien fixées, a fait croire que je m'attacherais surtout à cette dernière considération, et que je diviserais les sens en trois classes. Mais je n'ai pas pensé qu'il fût naturel d'isoler de la vue un sens qui s'en rapproche par des caractères si frappants, si immédiats. D'ailleurs, si le toucher est relatif à la conservation organique générale, comme la vue, il n'a point, avec la nutrition, ce rapport prochain que présentent l'odorat et le goût. — Si la vue préside au toucher, elle préside aussi nécessairement aux actions physiques. Ceci n'a pas besoin de développement; et si l'on m'objectait la perfection des ouvrages que fait l'aveugle, je répondrais, 1° que le toucher, perfectionné chez lui par l'éducation sociale, c'est-à-dire par la vue des autres hommes, a pu suppléer assez facilement la vue pour tout ce qui a rapport aux objets pris individuellement et en particulier; 2° que, dans aucun cas, l'aveugle ne peut exécuter les actions qui demandent la connaissance d'un ensemble considérable d'objets, comme la structure d'une maison, etc., et qu'enfin les membres supérieurs ne peuvent jamais lui servir à se défendre contre les agressions extérieures.

C'est surtout le geste qui est avec la vue dans un rapport continuel et nécessaire. En effet, le geste suppose des images, et la vue seule peut en donner de suffisantes. L'aveugle en acquiert bien quelques-unes par le toucher, mais elles sont imparfaites, puisque les couleurs y manquent ; elles ne sont acquises qu'en détail et à la longue, puisque le toucher n'atteint à la fois qu'un certain nombre de points. Si, d'ailleurs, l'aveugle peut assez facilement se former une image quelconque des corps en particulier, il lui est très-difficile de se représenter l'ensemble de plusieurs corps ; et cet ensemble, uniforme, incolore, ne sera jamais pour lui qu'un tableau très-infidèle. Enfin, il est une foule d'images que le toucher ne peut nullement saisir, telles que l'expression du visage, les attitudes des passions, soit réelles, soit figurées par l'art, et ces dernières images sont les plus essentielles pour le geste, puisque ce sont presque les seules qu'il doit retracer. — Aussi le geste, seul moyen ordinaire d'expression pour le sourd-muet, parce qu'il n'a que la vue, est absolument nul chez l'aveugle. Le sourd-muet porte le geste au plus haut degré de perfection, et l'emploie avec succès pour exprimer les idées les moins figurables. L'aveugle ne peut faire le geste le plus simple, et demeure immobile, en exprimant par la voix les sentiments les plus vifs, les images les plus riantes, Quiconque a assisté aux exercices publics des aveugles de l'institution nationale a pu faire cette remarque. Plusieurs d'entre eux récitent des morceaux d'éloquence, de poésie, exécutent des concerts vocaux. Leur voix, parfaitement adaptée aux paroles dans tous les cas, pleine de sentiment et de feu, forme le contraste le plus singulier avec l'inaction absolue de tout leur corps. Qu'on les écoute sans les regarder, on se représentera des orateurs fortement émus, qui s'agitent avec violence ; des déclamateurs emportés, qui ne peuvent contenir leurs mouvements ; des musiciens vifs et impatients, dont tout le corps est en harmonie avec la voix. Qu'on les regarde, et on ne pourra se défendre d'une extrême surprise, lorsqu'au lieu de ce qu'on attendait, on verra des hommes droits, immobiles, les bras croisés, semblables à des automates chantants ou déclamants. — L'expression de la face n'est cependant pas tout-à-fait nulle chez l'aveugle. Certaines affections peuvent s'y peindre, comme la joie, la douleur ; mais cette expression est extrêmement bornée. Le rire de l'aveugle se distingue par son invariable uniformité, et par son peu de rapport avec les nuances de sentiment que la voix exprime : souvent même ce

rire a lieu sans raison, et contraste [en]tièrement avec le discours.—Si je ne crai[g]nais de pousser trop loin ces considéra[tions], et de m'engager dans une rou[te] que mes forces ne me permettraient [pas] de parcourir tout entière, j'observe[rais] ici le rapport du geste avec l'imaginat[ion]. Nous verrions le geste très-étendu, [très-]varié, très-actif chez l'homme doué d'[une] imagination vive et brillante ; nou[s] trouverions, au contraire, faible, r[are,] peu développé et peu expressif, chez [ce]lui qui, donnant tout à la réflexi[on,] pense peu par images, et se livre pres[que] uniquement aux idées les plus intel[lec]tuelles. Cette remarque viendrait à l'ap[]pui de ce que j'ai avancé, puisque *la [vue] est le sens propre de l'imaginati[on,] comme le geste est la parole des ye[ux.]* — Il y a donc un rapport direct et con[]stant entre la vue et la locomotion géné[]rale. Si ce rapport paraît moins rigou[]reux que celui qui existe entre l'ou[ïe et] la voix, c'est parce que le tact peut sup[]pléer en partie la vue, tandis que rien [ne] peut suppléer l'ouïe.

Conclusion de l'article premier. Les organes visuels ne s'exercent [que] sur des objets figurés, et ne peuve[nt] servir l'intelligence qu'en lui transme[t]tant des images, soit que ces images ai[ent] pour fin de donner à l'intelligence [la] connaissance physique des objets, com[me] dans la vision ordinaire, soit que, com[me] dans la lecture, ces images ne soient [que] des signes auxquels l'intelligence atta[che] des idées. — L'intelligence n'agit par [la] locomotion que sur des objets figuré[s,] soit que, dans le toucher, elle cherch[e à] acquérir sur eux des notions que la v[ue] ou n'a pas données, ou n'a données qu'[in]complètement, soit que, par des mouve[]ments plus forts et toujours combiné[s,] elle modifie les corps de différentes ma[]nières. Enfin, c'est par des images mo[]mentanément tracées que la locomoti[on] sert, dans le geste, à exprimer les pens[ées] et les affections dont l'être intellige[nt] est la source. — La vue et la locomoti[on] sont donc liées par la nature des obj[ets] sur lesquels elles s'exercent, par la ma[]nière dont elles servent l'intelligenc[e,] par la succession naturelle de leur ph[é]nomènes, et par la dépendance imm[é]diate où elles sont l'une de l'autre, pu[is]que la vue est insuffisante sans la lo[co]motion, et que la locomotion est imp[os]sible, ou au moins très-bornée, très-dif[fi]cile sans la vue. — Ces deux grand[es] fonctions doivent donc être rapproch[ées]

que de l'autre en physiologie, et considérées comme formant le premier ordre
des phénomènes de la vie active.

ART. II. — DE L'OUÏE ET DE LA VOIX.

§ Ier. De l'ouïe et de ses espèces. — L'étude anatomique des organes de l'ouïe ne présente pas un moindre intérêt que celle des organes de la vue ; mais la connaissance de leur disposition ne mène à des résultats physiologiques aussi heureux ; le mécanisme des fonctions est moins éclairé par l'observation des moyens ; si l'on admire autant, on explique beaucoup moins, lorsqu'on ne veut pas jeter dans des hypothèses gratuites. — Tout, dans la conformation extérieure des organes de l'ouïe, prouve leur importance. Ce n'est point à la face qu'ils sont placés, mais sur les côtés de la tête, dans l'épaisseur même du crâne, dont ils font partie. Symétriques, mais fort éloignés l'un de l'autre, ils peuvent se suppléer accidentellement, et cependant agissent de concert, et doivent être en harmonie pour que l'audition soit exacte. Leurs nerfs, assez volumineux, se perdent dans le cerveau après un court trajet. — Aucune partie du corps, excepté les dents, n'égale en solidité et en dureté la partie osseuse qui, sous le nom de *rocher*, enveloppe immédiatement l'organe auditif, et qui en forme le palais. En dehors, elle offre une ouverture étroite qui environne une portion cartilagineuse, partie constituante de l'organe, puisqu'elle sert aux premières réflexions des sons sonores. Cette ouverture est toujours libre, et n'a point, comme celle de l'orbite, des organes accessoires qui puissent la fermer sous l'influence de la volonté. Aucun muscle ne peut changer la direction de l'oreille, et le seul mouvement général de la tête la rapproche ou l'éloigne des corps d'où partent les sons. On ne compte point, en effet, l'action des muscles auriculaires, parce qu'elle est peu marquée, et n'influe jamais sensiblement sur l'audition. — Trois ordres de cavités osseuses, que séparent des membranes fines et sèches, toujours plus ou moins tendues, cavités qui deviennent d'autant plus anfractueuses qu'on les examine plus près du nerf auditif répandu dans les plus profondes, tel est le spectacle que présente l'oreille à l'anatomiste adroit qui a vaincu les difficultés d'une dissection pénible et délicate. — Nous avons admiré dans l'œil la précocité de son développement, nous sommes plus étonnés encore en considérant l'oreille chez le fœtus. Son enveloppe osseuse est encore imparfaite, comme tout le crâne, auquel elle tient. La portion écailleuse, le rocher lui-même, n'offrent à l'extérieur qu'une couche assez mince ; la portion osseuse du conduit auditif n'existe pas encore. Mais le conduit, plus membraneux, a la même longueur que chez l'adulte ; la cavité du tympan est tout aussi large, et la membrane qui la ferme en dehors est aussi solide ; aucune distinction ne peut être établie entre le volume des osselets aux différentes époques de la vie ; le limaçon présente les mêmes contours, des lames toujours également parfaites, et les canaux demi-circulaires, saillants sur le rocher du fœtus, attendent seulement qu'une couche osseuse plus épaisse les recouvre. — Tout est donc préparé, au moment de la naissance, pour que l'ouïe s'exerce ; et ces organes, qui concourent si puissamment au développement de l'intelligence, n'auront pas besoin qu'un accroissement lent et progressif les mettent en état d'agir. — Il faudrait se refuser à l'évidence pour nier qu'il existe un rapport entre la structure de l'oreille et la réflexion des sons. Tout est disposé de la manière la plus propre à multiplier cette réflexion, depuis les inégalités du pavillon jusqu'aux contours des cavités labyrinthiques. Ainsi, la sécheresse et la tension de la membrane du tympan sont adaptées aux vibrations des rayons sonores ; les osselets, susceptibles de plusieurs mouvements les uns sur les autres, et dirigés tous vers les cellules mastoïdiennes ou vers le vestibule, sont si favorablement placés pour transmettre dans les cavités reculées de l'oreille les vibrations communiquées au marteau par la membrane, qu'on ne peut guère leur contester cette fonction. — Mais, comment se fait-il que l'on entende quelquefois, quoique la membrane du tympan soit percée, et que plusieurs osselets soient perdus ? Pourquoi l'audition est-elle à peine troublée dans certains cas où l'apophyse mastoïde, cariée, donne à l'air un accès extraordinaire ? Pourquoi, dans une foule de sujets sourds, et particulièrement dans ceux qui le sont de naissance, tous les organes de l'ouïe sont-ils dans l'état d'intégrité le plus parfait, etc. ? Ce sont là des difficultés senties depuis long-temps, et dont on ne cherche plus aujourd'hui la solution,

parce qu'avec raison on désespère de la trouver. — En se bornant à l'état naturel, la physiologie ne peut voir, dans le mécanisme de l'audition, qu'une multitude de vibrations successives ; et lorsque, par ces vibrations, elle a conduit les sons dans les cellules mastoïdiennes, et jusqu'à la pulpe nerveuse du limaçon, elle ne peut plus rien expliquer, même avec de simples probabilités. L'impression faite sur le nerf est transmise au cerveau, sentie par l'âme : ce qui constitue la sensation. — Tout ceci n'offre rien que de passif du côté des organes, et rien de libre du côté des phénomènes intellectuels. Tant que l'oreille sera ouverte, les rayons sonores y seront introduits, réfléchis, et feront sur le nerf auditif l'impression de laquelle la sensation résultera.

Ainsi, dans l'état le plus habituel de veille, l'audition est involontaire, et on entend aussi nécessairement des sons produits à une certaine distance qu'on éprouve nécessairement l'impression de l'air qui vient frapper la peau. — Mais cet état habituel n'est-il jamais changé ? l'audition est-elle toujours également passive ? et la volonté ne peut-elle pas avoir sur l'oreille la même influence qu'elle a sur l'œil dans le regard ? — Ce ne sera ni la disposition anatomique, ni l'observation physiologique qui m'éclaireront ici. L'oreille est toujours, en apparence, dans le même état, quel que soit le mode d'audition qu'on pourra trouver ou qu'on voudra supposer. On voit bien des muscles autour du pavillon de l'oreille, mais leur action faible, presque nulle, ne porte point sur les parties essentielles de l'organe auditif. On trouve des muscles agissants sur le marteau et sur l'étrier ; mais il est impossible d'observer leur action, et de savoir au juste quand elle a lieu. Il paraît certain que les mouvements imprimés au marteau ont pour but de tendre ou de relâcher la membrane du tympan ; mais on ne sait ni si cette tension est constante toutes les fois que l'audition s'opère, ni de quelles variations elle est susceptible, ni à quel degré elle peut modifier les vibrations de la membrane, ni si l'action de ces muscles est entièrement soumise à la volonté. On ne peut donc rien statuer, d'après la connaissance de ces muscles, sur les différentes espèces d'audition. — Au défaut de ces faits scientifiques, qu'on recoure à une observation plus commune faite tous les jours par

les hommes les plus simples, et exprim[és] dans le langage par des termes préc[is] qui rarement permettent de suppo[ser] des idées inexactes, et l'on reconna[ît] facilement qu'il existe une différe[nce] réelle entre *entendre* et *écouter*. Je [ne] parle ici que des sons en général.—T[out] le monde convient qu'on *entend* touj[ours] et nécessairement ces sons, lorsq[u'il] n'existe pas entre l'oreille et le corps [qui] les produit un obstacle invincible à [la] transmission. Au contraire, tout le mo[nde] convient qu'on peut ne point *écou[ter]* des sons dont l'origine est très-rapp[ro]chée de l'oreille. Cependant on les [en]*tend* encore dans ce dernier cas. *É'cou[ter]* et *entendre* ne sont donc pas synony[mes] dans l'acception vulgaire. Ces deux c[ho]ses diffèrent donc assez pour que l'[un] puisse ne point avoir lieu conjointe[ment] avec l'autre. On a donc observé de t[out] temps une différence de nature d[ans] l'audition, suivant certaines circo[ns]tances.

Si pour savoir en quoi consiste c[ette] différence de nature dans les phénomè[nes] de l'audition, j'interrogeais un hom[me] simple et sans instruction, mais suffisa[m]ment intelligent, il me repondrait : *qu[il] ne peut pas s'empêcher d'entendre, ma[is] qu'il est le maître d'écouter ; qu'il n'é[coute] que quand il le veut ; qu'il éco[ute] lorsqu'il veut entendre plus exa[cte]ment, et qu'il entend mal lorsq[u'il] n'écoute pas ; que ce qu'il a ente[ndu] l'engage à écouter pour mieux ent[en]dre ; que souvent, forcé d'entendre [des] sons qui lui déplaisent, il prend [le] parti de ne point écouter, et qu'a[insi] il parvient à diminuer le désagrém[ent] qu'il éprouvait, parce qu'il n'ent[end] plus que confusément ; enfin, que s[ou]vent il a eu beau écouter de toutes [ses] oreilles, il n'entendait rien.—Dans t[ou]*tes ces réponses, qui assurément sont [si] naturelles, l'homme qui satisfait à m[es] questions ne prétend point m'exposer [les] phénomènes physiques, mais uniq[ue]ment l'effet que produit sur le sens [de] l'ouïe l'acte de sa volonté : et l'on p[eut] remarquer qu'il n'emploie aucune figu[re], aucune métaphore pour se faire compr[en]dre, si ce n'est celle d'*écouter de tou[tes] ses oreilles*, ou de *prêter l'oreille p[our] mieux entendre* ; ce qui ne pourrai[t] rapporter qu'à un état de tension d[es] les organes de l'ouïe, ou à ce mouvem[ent] de la tête par lequel on rapproche l'ore[ille] du corps sonore : images faibles, insu[ffi]santes, par lesquelles on n'a jamais p[u] du expliquer exactement tout ce qu'on fait lorsqu'on *écoute*, puisqu'on peut écouter sans changer de place, et sans qu'aucun mouvement sensible s'opère du côté des organes. — Ne changeons rien à la nature des faits que le langage vulgaire nous exprime; présentons-les seulement avec une couleur un peu plus scientifique, et nous disons : Qu'il y a deux sortes d'audition, l'une *passive*, involontaire, continuellement exercée dans l'état de veille, parce que les organes sont toujours disposés à recevoir et à transmettre à l'ame l'impression des sons; l'autre *active*, produite par l'influence de la volonté sur l'organe de l'ouïe. Le nom propre d'*audition* convient à la première, je désignerai la seconde par celui d'*auscultation*.

Que l'*audition* passive prise en rigueur ne donne lieu qu'à des sensations confuses ou inexactes, comme on peut le remarquer quand l'intelligence est fortement occupée de quelque objet étranger aux sons qui frappent l'oreille. Que l'*auscultation* seule peut donner des notions précises et distinctes sur la nature de ces mêmes sons. — Que l'*audition*, qui est habituelle, précède et détermine l'*auscultation*, l'ame n'ayant d'autre raison pour vouloir et rechercher une sensation plus exacte, que la sensation inexacte qu'elle a déjà éprouvée. — Enfin, que l'*audition* suppose toujours nécessairement des sons sonores parvenus dans l'oreille, et faisant impression sur les organes; tandis que l'*auscultation* suppose seulement la volonté ou le désir d'entendre, a lieu lors même que l'effet ne suit pas cette volonté ou ce désir; c'est-à-dire qu'on *écoute* lors même qu'aucun son n'étant produit, on ne peut rien entendre, comme l'on *regarde* lors même qu'on ne peut rien *voir*. *Quandò*, dit Stahl, *obscuritas loci, vel latebræ circùmeminentes metum incutiunt, atque fort ne ex improviso aliquid noxium exsiliat... verè arriguntur, intenduntur etiam, et veluti ad acutè audiendum eriguntur, toto quoque capite ad illum locum converso, aures, ne utiquè fallere possit sonus, qui proptereà in tali institutione etiam tenuissimus, insigni perceptiones et æstimationes passim facessit.* — Je définis donc l'auscultation, *la volonté présente dans l'audition*, comme j'ai défini le regard, *la volonté présente dans la vision*. — Il est probable qu'un changement physique quelconque dans l'état des organes de l'ouïe accompagne l'auscultation; mais ce changement, s'il a lieu, ne peut être bien marqué, et quel qu'il soit, on ne saurait l'apprécier, puisqu'on ne peut pas même déterminer exactement les premiers phénomènes de l'audition passive. — On trouvera peut-être trop subtile la distinction que je fais, et on m'objectera que, dans l'état ordinaire, on écoute presque toutes les fois qu'on entend. Je répondrai, 1° qu'il ne s'agit pas de savoir si ces deux choses sont souvent réunies, mais si elles sont distinctes; 2° que pour juger si la distinction est exacte, il faut prendre chaque phénomène dans le cas où il est le plus marqué et le plus simple. Ainsi, supposez un auteur assez appliqué à la composition d'un ouvrage pour entendre à peine les bruits qui viennent frapper ses oreilles, vous aurez l'exemple de l'audition la plus passive. Supposez un musicien entièrement occupé à juger le mérite d'un concert, vous aurez l'exemple de l'auscultation la plus active. — Enfin je répondrai, comme je l'ai fait pour le regard, qu'en supposant même l'auscultation nécessairement liée à l'audition passive, et lui succédant toujours immédiatement à des degrés plus ou moins marqués; en supposant qu'on *écoute* toujours plus ou moins ce qu'on a *entendu*, il faudra toujours convenir qu'on avait commencé par entendre passivement, et que cette audition passive a été la raison ou plutôt l'occasion nécessaire de l'auscultation. Dès-lors nous nous accordons parfaitement; car ce n'est pas du plus ou moins de nécessité dans la succession des phénomènes, c'est uniquement de leur différence qu'il s'agissait. — Dira-t-on que cette auscultation dont je parle n'est autre chose qu'une absence d'attention de la part de l'âme aux impressions reçues par les autres sens? Je ne conviens point de cette définition négative. L'homme qui écoute avec le plus d'activité regarde souvent avec la même application au même instant. L'expression, *il est tout yeux et tout oreilles*, prouve mieux ceci qu'aucun raisonnement. Elle nous montre l'intelligence multipliant en quelque sorte les sens principaux par lesquels elle s'exerce, et c'est là l'idée la plus juste, comme la plus belle, qu'on puisse se former du regard et de l'auscultation. *Anima activè excubias agit*, dit Stahl. — Nous avons observé l'ouïe quant à ses espèces; disons quelque chose de ses principaux usages.

— Les phénomènes de l'audition sont terminés lorsque l'ame a perçu les impressions faites par les sons sur l'oreille. C'est à reconnaître ces sons, à en calculer les degrés, à en juger la nature et l'origine que se borne le travail intellectuel nécessaire à l'ouïe dans les cas que j'ai supposés. Par les sons, nous sommes avertis de la présence et des mouvements de certains corps, de leur éloignement ou de leur rapprochement ; c'est sur ces sons que l'intelligence porte toute son attention, parce qu'ils nous rappellent des dangers à éviter, des moyens de conservation à rechercher, etc., etc. ; en un mot, des actions diverses à entreprendre. — C'est encore sur la nature physique des sons que l'attention se porte dans l'audition de la musique, quoique ici les sons coordonnés ne soient qu'une espèce de langage en rapport avec les affections morales. La douceur, la gravité, l'acuité des sons, leur accord ou leur discordance sont des conditions essentielles pour que ce langage produise son effet, et nulle affection n'est excitée lorsque les voix de ceux qui chantent ne sont plus en harmonie, ou que les oreilles de celui qui écoute ont une sensibilité inégale. L'ame est donc ici fort occupée à juger les sons, et les affections qu'elle doit éprouver dépendent beaucoup, soit de la nature de ces sons, soit du rapport qu'ils ont entre eux, en sorte qu'on peut concevoir, par des raisons physiques, pourquoi l'effet moral est ou n'est pas produit. Les réflexions qu'on fait sur l'oreille juste ou fausse trouvent naturellement ici leur place.

Il n'en est pas de même dans l'audition de la parole, ou lorsque le sens de l'ouïe est employé à la conversation. Sans doute, dans ce cas, les sons forment partie essentielle des phénomènes qui ont lieu, et leur impression sur l'oreille est nécessaire pour que le discours soit compris ; mais ce n'est point sur la nature physique de ces sons que l'attention doit être portée principalement, c'est sur le sens qu'ils renferment, sur les idées dont ils sont le signe, ou, en un mot, sur leur *signification*. Que les sons soient graves ou aigus, faibles ou forts, harmoniques ou discordants, peu importe pour l'usage auquel ils servent et pour l'effet qui doit en résulter ; les mêmes idées n'en seront pas moins exprimées et parfaitement comprises. La sensation des sons était tout, pour ainsi dire, dans les circonstances précédentes ; elle n'est presque rien dans celle-ci, si on la compare aux phénomènes intellectuels dont elle est l'occasion. Aussi n'y a-t-il point d'oreille fausse pour la conversation comme il y en a pour le chant. — Tout est donc intellectuel dans l'*audition du discours*, et on s'en convaincra par une réflexion très-simple, pourvu qu'on veuille bien prendre mes expressions dans le sens rigoureux qu'elles ont naturellement. — On *n'entend point un discours* lorsqu'on entend une prononciation de syllabes et de mots auxquels on ne peut attacher aucune idée. On n'entend point un discours lorsqu'on fixe toute son attention sur la prononciation des syllabes et des mots, et qu'on néglige d'y attacher aucune idée, quoiqu'on le puisse. On *n'entend un discours* que quand on s'occupe de l'idée que les mots expriment, en négligeant la sensation physique que le son des mots produit. Des exemples mettront ceci dans tout son jour. — Un Allemand parle devant moi. J'entends des sons articulés, je puis distinguer des syllabes et des mots ; mais je ne puis y attacher aucune idée. Toute mon attention se porte nécessairement sur la sensation physique que les sons produisent chez moi, parce qu'elle ne peut se porter sur autre chose. Je suis donc, à l'égard de cet homme, dans les mêmes conditions où je serais vis-à-vis d'un oiseau qui chante. J'entends une prononciation et je n'entends point un discours. — Je veux former un enfant à la prononciation. Je lui fais réciter un morceau de prose française, et pendant qu'il le récite, je fixe toute mon attention sur la manière dont il articule, sur le ton de voix qu'il prend, et je ne songe nullement aux choses qu'il dit, c'est-à-dire que, librement et de mon plein gré, j'oublie les idées dont les mots sont le signe, pour ne m'occuper que des mots eux-mêmes. Ce n'est donc point un discours que j'entends, ce n'est qu'une suite de sons articulés, lesquels, si je voulais, seraient pour moi un discours, c'est-à-dire, une suite de pensées exprimées. — Un professeur m'instruit sur un objet scientifique. J'entends des sons articulés comme dans les cas précédents ; et si je ne les entendais pas, sa leçon me serait inutile. Mais il n'y aurait point de leçon pour moi, si je ne m'occupais que de la prononciation du professeur et de la manière dont il articule chaque syllabe. Il faut absolument que je néglige ces sensations physiques pour ne songer qu'aux choses

...sont dites, sous peine de n'avoir en-
...que des mots, et de n'avoir point
...du de discours ou de leçon. — A
ceci on pourrait faire beaucoup d'ob-
...ons, si on avait égard aux nuances
...e trouvent entre le chant et la pa-
... Ainsi, dans la déclamation, qui,
...me l'observe le cit. Bichat, est une
...e de chant réuni à la parole, la na-
...des sons, leur accord, leurs varia-
..., sont des conditions essentielles pour
...certaines idées soient exprimées
...toute leur énergie, et entendues
...le sens qu'on veut leur donner.
...t-être n'y a-t-il aucune circonstance
...laquelle la parole ne soit plus ou
...is unie à cette sorte de chant ; on le
...arque jusque dans la lecture. Mais si
...ne veut pas considérer les phéno-
...es dans leur état de simplicité, il est
...ossible de raisonner sur aucune
...nce ; et cette vérité, dont toutes les
...es retentissent aujourd'hui, ren-
...e entièrement les petites difficultés
...t je parle. — Ce que j'ai dit de l'*au-*
...*on du discours*, j'aurais pu le dire
...si de la *lecture*, qui, comme je l'ai ob-
...é, est une action tout intellectuelle.
...rapprochements sont rigoureux ; car
...he *lit* point quand on *regarde les ca-*
...*ères* d'un livre chinois On ne *lit*
...nt quand on examine la forme et la
...osition des caractères d'un livre
...çais, soit par une curiosité typogra-
...que, soit, comme l'enfant, pour ap-
...ndre à assembler des syllabes. On ne
...que quand, négligeant les caractères
...eux-mêmes, on s'attache aux idées
...t ces caractères sont le signe. —
...là donc deux sens qui servent comme
...yens nécessaires à des phénomènes
...t-à-fait intellectuels quant à leur es-
...ce. Ici, c'est l'homme seul que j'ob-
...ve. Seul il jouit de ces magnifiques
...rogatives ; et son intelligence, déve-
...pée tout entière au moyen de la vue
...e l'ouïe, est aussi facile à reconnaî-
...par une observation raisonnée que
...organisation est évidente pour l'œil
...moins attentif. — Passons maintenant
...'autres phénomènes immédiatement
...avec ceux-ci, et dans lesquels l'intel-
...ence se montre d'une manière plus
...sible encore et plus brillante.
...II. *De la voix et de ses usages.* —
...larynx est le seul organe essentiel à
...production de la voix, puisqu'il suffit
...ur que la voix ait lieu, et que sans lui
...voix est impossible. — Cet organe,
...mé en grande partie de cartilages,

unique et régulier, occupe la ligne médiane et termine en haut la trachée-artère, conduit par lequel l'air lui parvient en sortant du poumon. On observe
avec raison que cette disposition anatomique ne suffit pas pour qu'on soit autorisé à confondre la voix avec la respiration, la voix étant une action absolument volontaire, tandis que la respiration n'est qu'imparfaitement soumise à la
volonté, la voix ayant rapport aux fonctions intellectuelles, tandis que la respi-
tion a rapport aux phénomènes nutritifs.
— Dans le larynx, une seule partie sert
à la voix, c'est la glotte ou l'ouverture
supérieure ; si l'air sort au-dessous, il n'y
a plus de voix. Cette ouverture est la seule
partie mobile, la seule pourvue de muscles ; la mobilité musculaire ou la locomotion est donc essentielle à la production
de la voix. — L'air peut passer par la glotte
sans produire la voix, et c'est ce qui
arrive toutes les fois que la voix n'est
point commandée par la volonté, puisque
constamment et nécessairement l'air traverse la glotte dans la respiration. La
voix est donc un phénomène absolument
volontaire. — Quand la glotte est affectée
d'une maladie quelconque, ou que ses
mouvements sont empêchés, la voix n'a
point lieu, même lorsque la volonté la
commande. Il y a donc des phénomènes
organiques nécessaires pour la production de la voix. — Quels sont ces phénomènes organiques ? Ici les hypothèses
ont pris la place d'une vérité qu'on ne
pouvoit atteindre. On sait quels systèmes Dodart et Ferrein avaient imaginés ;
on sait aussi qu'aujourd'hui on est réduit
à dire que le larynx est un instrument
sui generis, c'est-à-dire qu'on ignore
la manière dont il agit. Ce dont on est
assuré, c'est que le mouvement musculaire de la glotte est nécessaire pour la
production des sons ; qu'un mouvement
de totalité du larynx en haut accompagne
toujours les sons aigus, que son mouvement en bas accompagne les sons graves ;
que les sons peuvent être modifiés de
plusieurs manières par le pharynx ; les
cavités nasales et la bouche. — Le larynx
est l'agent principal des modifications
qui ont lieu dans le chant ; c'est cet organe qui se meut alors presque seul. Les
autres cavités sont spécialement les agents
des modifications qui ont lieu dans la
parole ; et l'on observe sans peine qu'à
telle consonance répond nécessairement tel mouvement des lèvres, de
la langue, etc. — La physiologie toute

seule nous conduit donc à distinguer, dans la production des sons, trois phénomènes différents, la voix simple, le chant, l'articulation ou la prononciation.

1° *Voix.* — La voix n'est autre chose que la production de certains sons dans le passage de l'air par le larynx. On la trouve chez les animaux ; un seul son bien caractérisé est principalement affecté à une espèce, et permet de la reconnaître. — Ici les physiologistes demandent *si l'homme a également une voix propre et distinctive ;* et, conduits par l'analogie, ils répondent que *cela doit être ainsi.* Cette réponse vague n'est point satisfaisante ; ils en conviennent et se contentent de dire *qu'il est difficile de s'en assurer.* Cependant, l'homme est toujours sous nos yeux, et la voix est un phénomène assez sensible pour pouvoir être soumis à la rigoureuse observation. Voyons ce qu'elle nous prouve. — L'homme, lorsqu'on le prend dans l'âge adulte, ne peut être observé, sous le rapport de la voix, que dans trois circonstances : dans l'état social, dans l'état sauvage, dans celui de surdité native. — Dans l'état social, on ne peut déterminer si l'homme a une voix propre et caractéristique de son espèce. Les sons si variés, si multipliés, que produit son larynx, se retrouvent tous, soit chez les hommes qui l'environnent, et à l'égard desquels on peut faire la même question, soit chez les animaux. Il les a acquis tous par imitation ; et, parmi ces sons, il est impossible de reconnaître s'il en est un qu'il ne doive à personne. Notre question n'est donc point éclaircie ; mais l'observation nous apprend du moins qu'il est naturel à l'homme d'acquérir la voix par imitation. — On a pu rarement observer l'homme dans l'état absolument sauvage, tant il est difficile qu'il s'y conserve. Les faits qu'on a recueillis en petit nombre, sont peu concluants, parce que toujours du moins, l'homme sauvage avait pu entendre les cris des animaux et les imiter. C'est aussi ce qui était arrivé, à en juger par l'exemple de cet enfant trouvé dans les forêts de la Lithuanie, et qui, dit-on, criait comme les ours au milieu desquels il vivait. Presque tous les autres sauvages dont on parle avaient entendu des voix humaines ; et cette jeune fille dont Racine rapporte l'histoire avait voyagé avec une compagne avant d'être découverte. On ne peut donc tirer aucune induction de tout ceci, ou plutôt tout confirme l'extrême dépendance où

est la voix humaine de l'audition. — Enfin, cette dépendance devient évidente lorsqu'on observe le sourd de naissance qui, pour la voix, est dans l'état sauvage le plus complet, puisqu'il n'en peut entendre aucun espèce de son. Il est absolument muet ; une sorte de mugissement léger, fort désagréable, est le seul son que le larynx puisse produire chez lui, et mérite d'autant moins le nom de voix, que le sourd-muet le pousse irrégulièrement dans toutes sortes de circonstances, sans que jamais il paraisse lui servir à exprimer ses désirs ou ses affections. Ici tout le monde est d'accord. On convient que le défaut de voix tient au défaut d'audition ; et personne ne s'avisé de dire qu'il fallût chercher l'état naturel de la voix humaine dans cette susurration du sourd-muet, moins caractérisée que le cri du corbeau. — On peut donc affirmer, comme une vérité constante, que l'homme adulte ne jouit de la voix que quand il jouit du sens de l'ouïe ; ou, en un mot, que la voix humaine, prise dans ses phénomènes les plus simples, est toujours acquise. — Mais ceci n'est point vrai pour l'homme considéré dans l'état d'enfance. L'enfant apporte, en naissant, une voix propre et distinctive, connue de tout le monde et désignée par les Latins sous le nom de *vagitus.*

Continuò auditæ voces, vagitus et ingens
Infantûmque animæ flentes in limine primo
Quos dulcis vitæ exortes et ab ubere raptos
Abstulit atra dies, et funere mersit acerbo.

VIRG. Æneid. lib. VI.

On reconnaît l'homme à cette voix au milieu de tous les animaux. Elle n'est point acquise, puisque l'enfant n'a encore rien entendre, et qu'il la produit avec la même précision à l'instant où il sort du sein maternel, souvent même avant d'en être entièrement sorti, que huit ou quinze jours après. Aussi le *vagitus* a-t-il lieu chez tous les enfants quelles que soient les conditions où ils se trouvent. L'enfant sourd en jouit comme les autres, quoique, dans la suite, la surdité doive produire chez lui le mutisme le plus absolu. (M. Sicard m'a assuré de la manière la plus expresse ce fait, dont le raisonnement seul ne me permettait pas de douter.) Cette voix est liée à l'organisation, nécessaire pour que les besoins de l'enfant puissent être connus, pour que ses maux soient appréciés, et qu'on lui donne les soulagements convenables. C'est cette voix qui blit entre la mère et l'enfant les rapports nécessaires, soit pour la nourriture, soit pour les autres moyens de conservation que l'homme faible ne peut encore se procurer par lui-même. On sait que l'enfant, même lorsqu'il est parfaitement sain, crie sans cesse quand sa mère est éloignée de lui, et s'appaise sur-le-champ dès qu'elle le prend entre ses bras.—Le *vagitus* dure pendant la première époque de la vie humaine. Il ne cesse point d'une manière brusque à une époque plus avancée, mais se change, par une progression lente et insensible, en cette voix si variée et si étendue que nous trouvons chez l'homme adulte. Long-temps on reconnaît le *vagitus* dans la prononciation des mots, comme dans les modulations du chant, et il ne disparaît que vers les premiers temps de l'adolescence, la voix prenant alors un autre caractère propre à cet âge, différent suivant le sexe, varié chez tous les individus. — C'est donc le *vagitus* qui sert d'élément à la voix humaine telle que nous la connaissons; c'est avec lui que l'homme apprend à chanter et à articuler. — Mais cet élément n'est employé que par l'éducation sociale. Elle seule peut transformer *la voix native* de l'enfant en *la voix naturelle de l'homme*. Le *vagitus* serait sans conséquence pour la suite de la vie, si l'enfant était livré à lui-même, comme dans l'état sauvage, ou s'il ne pouvait ouïr aucune voix, comme dans le cas de surdité; et le larynx qui, chez le sourd enfant, a pu produire une voix très-caractérisée, ne pourra produire qu'un son vague et faible chez le sourd-muet adulte,

Il y a donc deux sortes de voix chez l'homme, *une voix native*, que l'homme perd après la première enfance, et *une voix naturelle*, que la société seule lui donne pour tout le reste de sa vie : distinction importante, puisque d'un côté elle résout la question proposée, *si l'homme a une voix propre*, et que de l'autre, elle prouve la nécessité de l'état social pour le développement d'une des plus belles facultés dont l'homme jouisse. — J'observe aussi, chez l'animal, une voix native, qui répond au *vagitus* de l'enfant, et qui a le même but. L'oiseau le produit lorsqu'il demande des aliments à sa mère, comme l'enfant, lorsqu'il veut saisir le mamelon pour téter. Si je sépare le petit de sa mère, et que je me charge de le nourrir, ce sera à moi qu'il demandera sa nourriture par le même

moyen. Les phénomènes vocaux sont ici, chez l'homme et chez l'animal, parfaitement semblables. — La voix native de l'animal subira aussi des modifications correspondantes à l'accroisssement, changera de nature, et prendra aussi le caractère qu'elle doit conserver pendant toute la vie. Mais l'audition n'aura aucune part à la formation de cette voix nouvelle ; il ne sera point nécessaire que l'animal ait entendu des animaux semblables à lui pour l'acquérir, ou plutôt il n'acquerra rien à cet égard, et on ne pourra jamais distinguer chez lui, comme chez l'homme, deux sortes de voix. C'est sa voix native qui se développe par elle-même, et qui, sans éducation, éprouve à diverses époques des changements nécessaires dans toute espèce de circonstances. Le chien que j'aurai élevé loin de sa mère, et au milieu d'animaux d'espèces fort différentes, n'en aboiera pas moins comme tous ceux de son espèce. Le poulet que j'aurai fait éclore artificiellement dans un four, et que j'aurai isolé pendant tout le temps de son accroissement, acquerra aussi bien le chant du coq que le poulet nourri dans une basse-cour nombreuse ; de même que le canard, éclos sous l'aile de la poule, effraiera sa mère en allant se jouer dans les eaux, et que l'hirondelle, un an après sa naissance, construira ce nid, qu'elle n'a jamais vu bâtir, avec la même solidité que celle dont nos climats ont déjà vu trois fois le retour.—C'est parce que, chez les animaux, la voix ne dépend point de l'ouïe, que jamais le mutisme n'est joint chez eux à la surdité. Les animaux qui naissent sourds jouissent de la voix propre à leur espèce aussi bien que les autres.

Ainsi les enfants et les petits animaux sont dans les mêmes conditions, par rapport à la voix, dans le premier temps de leur vie, puisque les uns et les autres ont également une voix native, qu'ils ne doivent point à l'éducation, et qui sert à exprimer leurs premiers besoins. — Mais, dans les époques suivantes, la différence entre eux devient énorme, puisque la voix propre de l'animal se développe par elle-même, et indépendamment de l'ouïe, tandis que l'homme, après avoir perdu le *vagitus* de l'enfance, a besoin de l'ouïe et de la société pour acquérir la voix qui lui appartient. — On peut remarquer ici que les anciens, qui donnaient des noms particuliers aux cris de plusieurs animaux, comme *rugitus* pour le lion, *mugitus* pour le bœuf, *hinnitus*

pour le cheval, avaient aussi nommé *vagitus* le cri de l'enfant, mais n'avaient
donné aucun nom à la voix de l'homme
adulte, parce qu'en effet la multitude de
caractères divers que la voix humaine
peut prendre ne permet pas d'en choisir
un plutôt qu'un autre pour la spécifier.
En distinguant donc le cri de l'enfant de
la voix de l'homme, ils indiquaient, par
une terminaison commune de mots, le
rapprochement réel qui se trouve entre
l'homme imparfait et les animaux parfaits,
entre le premier âge de l'homme et l'âge
adulte des animaux; et ils cessaient toute
comparaison semblable, lorsque l'homme
était formé ou développé. — J'ai distingué, chez l'homme, une voix *native* et
une voix *naturelle*, et j'ai nommé voix
naturelle celle qu'il acquiert par l'ouïe
dans la société, parce que c'est seulement
cette dernière qui sert à l'homme formé,
et qui est employée à l'expression intellectuelle, dans le temps où l'intelligence
est tout-à-fait développée. Or, ce temps
est le seul où l'homme soit *naturel*, c'est-
à-dire, conforme à sa nature. Tant qu'il
n'est pas parvenu à cet état, il n'est pas
parvenu encore à son état *naturel*, mais
il tend à y parvenir. La voix de l'enfant
n'est donc point la voix *naturelle* de
l'homme, mais sa voix *native*, imparfaite.
Les changements qu'elle éprouve tous
les jours par l'éducation sociale tendent
donc à la rendre toujours plus parfaite,
plus *naturelle*, comme l'homme tout entier, à mesure qu'il s'accroît, se rapproche sans cesse davantage de son état
naturel.

En général, ce n'est point dans l'enfant
qu'on doit étudier l'homme, ou plutôt on
ne doit voir dans l'enfant qu'un homme
imparfait, un homme à développer. On
doit l'estimer par ce qu'il sera, et non
par ce qu'il est actuellement, et avoir sans
cesse en vue dans ce qu'on dit de lui,
comme dans ce qu'on fait pour lui, l'état
auquel il tend, plutôt que l'état dans lequel on le voit. C'est là, pour le dire en
passant, la réponse la plus courte et la
plus simple au système de ceux qui, ne
voyant dans le fœtus avant la naissance
qu'une espèce de végétal, tirent avec tant
de légèreté la conséquence que, dans un
cas douteux, on pourrait l'arracher sans
crime, et qu'il ne peut y avoir lieu de
balancer entre le sacrifice de l'enfant et
un danger grave à faire courir à la mère.
— Note. (Il est essentiel de faire remarquer ce qu'il y a de faux dans ce raisonnement, car il aurait les conséquences

pratiques les plus dangereuses. Ceu[x]
ont raisonné ainsi n'ont pas prév[u les]
conséquences ; leurs intentions éta[ient]
pures, et je suis fort éloigné de cher[cher]
à les calomnier, mais le danger n'e[n est]
pas moindre pour ceux qui adoptent [sans]
examen de pareils principes, et qu[i ne]
savent pas les apprécier. — En su[ppo-]
sant, pour un moment, que le fœtus [pût]
être comparé au végétal, sous le rap[port]
de l'organisation actuelle, il ne pou[rrait]
l'être sous celui de l'organisation fut[ure,]
et c'est celui-ci qu'il faut considérer. [On]
ne pourrait donc pas dire qu'en sacri[fiant]
le fœtus on ne sacrifie qu'un végé[tal ;]
car, dans le végétal que l'on coupe, [on]
sacrifie un être qui a acquis tout le [dé-]
veloppement dont il est susceptible [;]
dans le fœtus on sacrifie un être [qui]
tendait à se développer, et à sortir de [l']
état où l'on croit pouvoir le comp[arer]
au végétal. Une comparaison plus j[uste]
serait celle du fœtus avec la graine [qui]
tend à devenir végétal, comme le fœ[tus]
tend à devenir homme : or, celui qui [dé-]
truit la graine détruit le végétal fut[ur,]
et je demande lequel est le plus coupa[ble]
de celui qui brûle un amas de blé d[es-]
tiné à ensemencer un champ, ou de c[e-]
lui qui met le feu dans une moisson p[rête]
à recueillir ? — C'est donc un faux r[ai-]
sonnement que l'on fait ici lorsqu'on [dit]
qu'en sacrifiant le fœtus on ne dét[ruit]
qu'une vie organique ou nutritive. [On]
détruit beaucoup plus, puisque le fœ[tus,]
supposé sain et entier, a tout ce q[u'il]
faut pour arriver à la vie active ; on [dé-]
truit au moins une vie active futu[re.]
Cette grande question de la conduit[e à]
tenir dans les cas douteux pour la m[ère]
ou l'enfant n'est donc nullement réso[lue]
par le principe qu'on établit, et les di[ffi-]
cultés subsistent encore dans toute l[eur]
force. —J'ai raisonné conformément [aux]
principes d'où l'on partait, et c'est d[ans]
le sens même de ceux qui les ont po[sés]
que j'ai prouvé la fausseté de la cons[é-]
quence qu'ils tirent. J'ai donc supp[osé]
que, chez le fœtus, il n'y avait rien [de]
tout de ce qui se rapporte à la vie acti[ve,]
que cette vie était absolument nulle. [Je]
suis cependant fort éloigné d'admet[tre]
cette assertion, et de croire qu'avant [la]
naissance *le fœtus ne soit point un ê[tre]
animé.* — En effet, je ne vois, après [la]
naissance qu'un développement de [fa-]
cultés, je ne vois la création d'aucune [fa-]
culté nouvelle. Je vois des signes q[ui]
font éclore des idées, des objets compa[rés]
qui produisent des images, etc.; mais [je]

vois naître ni la faculté d'*idéer*, ni d'*imaginer*. En un mot, je ne vois point l'intelligence commencer à *être*, je vois commencer à *agir*. Or, il ne me paraît point conforme à la raison de dire : *la faculté n'était pas apparente, donc elle n'était pas ; les conditions pour que son exercice eût lieu n'étaient point encore arrivées, donc elle-même était nulle ; l'intelligence n'avait point encore pu agir, donc il n'y avait point d'intelligence capable d'action*. — Disons plutôt que l'homme naît tout entier, mais que sa vie active ne se développe que progressivement ; que cette vie existe déjà quant à son principe, quoi qu'elle soit encore nulle quant à ses phénomènes ; et concluons, avec le grand Haller, qu'il est impossible de déterminer l'époque précise à laquelle l'homme commence à exister avant que de naître.)

2° *Chant*. — Le chant, qui consiste dans une suite de sons divers modifiés par les mouvements de la glotte, et régulièrement coordonnés, s'observe chez les oiseaux : les autres animaux n'en possèdent pas. Chaque oiseau a le sien, caractéristique de son espèce, qui se développe spontanément, comme une suite nécessaire de l'organisation, et qui sera toujours le même, quel que soit l'état d'isolement dans lequel on élève l'animal. — L'homme possède éminemment la faculté de chanter, puisque sa voix peut se prêter à toute sorte d'inflexions, de modulations, simuler presque tous les chants d'oiseau, et qu'enfin chez lui c'est une volonté très-libre qui modifie et coordonne les sons. Le larynx agit alors presque seul, et les mouvements de la bouche sont presque nuls lorsque la parole n'accompagne pas le chant. — Mais on ne peut pas plus observer chez l'homme un chant propre et distinctif de l'espèce, qu'on n'a pu y observer une voix. L'homme ne chante point dans l'état sauvage, beaucoup moins lorsqu'il est sourd de naissance, parce que la faculté de produire des sons est toujours liée chez lui à la faculté de les entendre. L'état social est donc nécessaire pour que le chant ait lieu chez l'homme. Il serait singulier sans doute que cette vérité universellement connue dût nous mener à conclure qu'il n'est point naturel à l'homme de chanter, et que les magnifiques concerts qui nous charment ne sont qu'un déplorable renversement de l'ordre primitif : conséquence nécessaire du système de quelques sophistes sur l'*état naturel*.

3° *Prononciation et parole*. — L'homme possède la faculté de prononcer, c'est-à-dire de réunir et d'articuler des sons. La voix est l'élément essentiel de cette faculté, et par conséquent le larynx en est le premier moyen ; mais il n'en est pas le moyen immédiat, et seul il ne pourrait jamais produire une consonne, ni même une voyelle, quoiqu'il concoure plus efficacement à cette dernière espèce de sons qu'à la première. — Ce sont les organes constituants de la bouche qui servent immédiatement à la prononciation. Leur action y paraît essentielle, et nous pouvons facilement reconnaître les mouvements divers qui se passent entre ces organes lorsque des sons articulés sont produits. Ainsi le *p* ne se prononce que par le mouvement des lèvres, l'*l* par l'application de la langue contre la voûte palatine ; le *g* exige le rapprochement des mâchoires, etc., etc. Nous connaissons donc le mécanisme de la prononciation, et il nous semble que la structure de notre bouche est absolument et rigoureusement nécessaire pour que ce phénomène ait lieu. — Cependant la prononciation peut être exécutée avec une étonnante exactitude par des animaux dont la conformation est éloignée de la nôtre d'une énorme distance. L'oiseau, celui de tous dont les organes vocaux ont le moins de ressemblance avec les nôtres, nous offre tous les jours la preuve de cette vérité ; et l'on sait que le sansonnet, le perroquet, le corbeau, peuvent imiter la prononciation humaine de manière à causer de fort singulières méprises de notre part. Ce fait, quelle que soit l'explication qu'on en donne, prouve évidemment que la conformation de notre bouche n'est point rigoureusement nécessaire pour la prononciation ; beaucoup moins doit-on regarder cette conformation comme la raison suffisante de la parole. — Chez l'homme aussi bien que chez l'oiseau, la prononciation ou l'exercice de la faculté d'articuler, suppose nécessairement l'audition de sons articulés ; et, quelle que fût la régularité de conformation de la bouche humaine, l'homme ne prononcerait jamais s'il n'avait point entendu prononcer. — Si l'homme parvient toujours à prononcer, c'est donc parce qu'il est toujours dans la société, hors de laquelle il ne peut exister conformément à sa nature ; et si l'oiseau ne parvient que rarement à prononcer, c'est parce que, dans son état naturel, il n'entend jamais de prononciation, et que l'homme seul peut, en le privant de sa liberté et en lui faisant entendre souvent les mêmes sons, parvenir à les lui faire répéter. — Mais l'oiseau n'apprend jamais qu'à *prononcer*, c'est-à-dire que, des sons articulés ayant frappé plusieurs fois son ouïe, sa voix se met en harmonie avec eux et les produit. C'est là tout ce qui se passe chez lui : aussi ne peut-il apprendre qu'un certain nombre de mots suivis ou non suivis, et ces mots, qu'il répète ensuite continuellement, sont pour lui la même chose que le chant, auquel il les substitue. — L'homme, au contraire, n'apprend à *prononcer* qu'en apprenant à *parler*, c'est-à-dire, *à exprimer sa pensée par des sons articulés*. Inutilement voudrait-on faire répéter à un enfant des sons articulés si on ne les rapportait pas à une image ou à une idée sur laquelle l'intelligence de l'enfant se fixe, et dont ces sons articulés seront désormais le signe. Ainsi l'enfant qui prononce pour la première fois *papa*, *maman*, conçoit un rapport quelconque entre lui, son père et sa mère ; et la preuve, c'est qu'il ne désignera point par ces mots d'autres personnes que celles qu'on lui a d'abord indiquées en prononçant ces mots devant lui. Si une personne étrangère se présente à lui, il la regardera en silence, n'ayant point encore de nom à lui donner ; et si, pour l'éprouver, on veut lui faire croire que cette personne nouvelle est sa véritable *maman*, son silence prolongé et sérieux, souvent même ses cris et ses larmes feront connaître qu'il ne donne point dans le piége. — Note. Cette assertion n'est pas toujours rigoureusement vraie de tout point. Souvent, dans le premier âge, l'enfant donne indifféremment le nom de *papa* à tous ceux qu'il voit, et c'est seulement au bout d'un certain temps qu'il s'accoutume à caractériser une seule et même personne par cette dénomination. Mais qu'on y prenne garde, ceci ne change rien du tout au principe que j'ai posé : car si l'enfant n'attache pas encore au mot dont il s'agit l'idée précise d'un seul homme, il y attache du moins l'idée vague d'un homme quelconque, parce que c'est un homme qu'on lui a montré en prononçant devant lui le mot pour la première fois. Or, à compter de cette première audition, il est sûr que l'enfant ne désignera point par le mot *papa* un animal ou un corps inorganique. Il est donc évident que ce mot est devenu pour lui, dès qu'il a pu le prononcer, le signe d'une idée distincte, quoique imparfaite, quoique incomplète. Donc l'enfant a pris à parler en apprenant à prononc[er] donc la faculté d'articuler ne se dévelo[ppe] chez l'homme qu'avec la faculté de p[en]ser : ce qui était le point essentiel d[e la] question.

La nourrice la plus ignorante a le [sen]timent de la vérité que j'énonce ici. [Elle] n'apprend des mots à l'enfant qu'en [lui] montrant différents objets auxquel[s elle] peut les rapporter ; et les syllabes [les] plus bizarres qu'elle imagine pour [l']amuser *signifient* toujours pour l'enf[ant] ou la nourriture qui lui est agréa[ble,] ou les jouets qui le divertissent, ou [les] choses qui lui sont nuisibles, et dont [elle] veut lui donner de l'aversion. L'ai[r et] le ton avec lesquels elle prononce [ces] mots ou ces syllabes prouvent qu'[elle] suppose dans l'enfant une intellige[nce] capable d'y attacher un sens, et qu'[elle] ne les prononce que dans l'intention [de] produire cet effet. — L'enfant abso[lu]ment imbécille, c'est-à-dire chez [qui] l'intelligence serait tout-à-fait incapa[ble] d'agir, ne *prononcerait* donc jama[is] parce qu'il ne *parlerait* point ; et si l'[on] s'étonne de cette assertion, je rema[r]querai que des hommes entièrement fo[r]més, qui pendant une grande partie d[e] leur vie ont su *parler*, et par conséque[nt] *prononcer*, parce que leur intelligen[ce] était saine, perdent tout-à-coup, n[on] seulement la *parole*, mais aussi la [fa]culté *d'articuler* lorsqu'ils tombent d[ans] l'idiotisme, qui est la privation la pl[us] absolue des fonctions intellectuelles. [La] *plupart des idiots ne parlent point*, [dit] M. Pinel, *ou ils se bornent à marmo[tter] quelques sons inarticulés*. (*Traité* [de] *la Manie*, pag. 167.) Or, presque to[us] les exemples d'idiotisme sur lesquels [se] fonde M. Pinel sont accidentels, [et] causés par l'impression trop vive qu[']a[vaient] vaient faite sur des hommes jusqu'alo[rs] sains des malheurs imprévus. — Je di[s]tingue donc deux choses qui sont toujou[rs] réunies chez l'homme, la *prononciati[on]* et la *parole*. La *prononciation* n'[est] autre chose que l'exercice de la facu[lté] d'articuler ; la *parole* est l'expression [de] la pensée par le moyen de la *prono[n]ciation*. Prononciation ne suppose q[ue] des phénomènes organiques; parole su[p]pose l'intelligence tout entière s'*exp[ri]mant*, c'est-à-dire se produisant a[u] dehors par ces phénomènes organique[s.] La prononciation peut avoir lieu che[z] plusieurs animaux. La parole ne peu[t] lieu que chez l'homme. L'animal [pa]rle jamais, même lorsqu'il pronon[ce] l'homme ne prononce jamais sans [parle]r, c'est-à-dire que la faculté d'ar[ticule]r ne se développe chez lui qu'avec [la fac]ulté de penser.—Sans doute l'hom[me u]ne fois formé et doué de la parole, [peut] forger des mots qui n'ont aucune [signif]ication, mais il s'agit ici de la *fa*[culté] elle-même, et non pas de tous les [usag]es auxquels la volonté peut employer [év]entuellement cette faculté lorsqu'on [po]ssède.

[La] distinction que je fais est si peu ar[b]ire que le langage commun la sup[pose] toujours. On ordonne à un enfant [de b]*ien prononcer* lorsqu'il doit parler [en p]ublic : on ne lui ordonnerait pas de [bien] *parler* dans la même circonstance, [parc]e que ce serait ordonner à son in[telli]gence de faire ce dont elle n'est [peut]-être pas capable. Souvent, à la vé[rité], on prend les termes *parler* et *pa*[rler] dans une acception purement phy[siqu]e, mais on n'en fait pas moins la [disti]nction dont il s'agit. Ainsi l'on dit [qu'u]*n perroquet parle*, et l'on dit qu'*un* [hom]*me parle*. Veut-on dire alors la [mêm]e chose? Non assurément. On veut [dire] que le perroquet prononce des [mot]s, et que l'homme exprime des idées. [...]—(Je n'entends pas par l'action de [parl]er la simple capacité de proférer [des] sons articulés : le perroquet pro[fère] de tels sons, et n'en parle pas [dav]antage ; mais j'entends par la fa[cult]é de parler celle de lier à des sons [arti]culés les idées que ces sons repré[sent]ent. C. Bonnet, *Contempl. de* [la] *Nature*, t. i, part. iv, chap. iii.) — [La] parole, expression la plus noble, la [plu]s étendue et la plus simple de l'être [inte]lligent, forme donc un des caractères [dist]inctifs et exclusifs de l'homme; ca[rac]tère nécessaire, sans lequel l'homme [serait] extrêmement incomplet. La société [seu]le le lui donne ; et c'est une des plus [gra]ndes preuves de ce que j'ai établi [com]me principe, que l'état naturel de [l'h]omme, c'est l'état social. — C'est le [sen]timent profond de cette prérogative [qui] portait les anciens à regarder comme [le] plus affreux renversement d'ordre, et [par] conséquent comme le plus épouvan[tab]le prodige, un animal doué de la pa[rol]e :

> . . . . . *Pecudesque locutæ :*
> *Infandum!* . . . .
> Virg. Georg. lib. i.

[C]'est parce que la parole a toujours

été regardée comme l'attribut essentiel de l'homme que, suivant la remarque de M. de Bonald, on n'a pu désigner le petit de l'espèce humaine, c'est-à-dire l'homme encore imparfait, qu'en disant : *celui qui ne parle pas*, infans. (*Du Divorce considéré au dix-neuvième siècle*, p. 14.) — C'est en négligeant ces considérations, et en ne voyant dans l'homme qu'*une masse organisée et sensible* (Définition de M. de Saint-Lambert), au lieu d'y voir *une intelligence servie par des organes* (Définition de M. de Bonald), qu'on en est venu à soutenir que la parole n'était point une faculté naturelle à l'homme, mais seulement une modification de la voix due à la société : assertion qui conduisait à dire que la perfection de l'homme consisterait à ne point parler, puisque les mêmes sophistes avaient posé pour principe que la société dépravait l'homme, et que son état naturel était l'état sauvage.

Cette erreur devait nécessairement en amener une autre ; car, si la parole n'était qu'une modification de la voix, accidentellement produite par l'état social, il restait à savoir quel usage la voix aurait eu chez l'homme, si elle n'avait pas été ainsi modifiée, c'est-à-dire *si nous n'avions pas dégénéré de notre état naturel*. On s'est fait à soi-même cette question, et il en est qui ont répondu que, *dans l'état naturel, la voix n'était qu'un moyen de rapprochement entre les deux sexes, et avait pour but unique de favoriser de cette manière la génération*. Ainsi, la voix n'avait été donnée à l'homme que pour appeler la femme ; et il eût fallu ajouter, pour être conséquent aux principes d'où on était parti, que l'homme s'était trompé lorsqu'il avait employé la voix à l'expression intellectuelle. — Qui croirait qu'une doctrine semblable, sur l'usage naturel du plus beau phénomène de la vie active, a été adoptée sans examen, sans réclamation, par une multitude de personnes douées d'ailleurs d'un bon esprit, qu'elle a été présentée, dans plusieurs dissertations, comme un principe fondamental de physiologie, et que nous en sommes réduits à l'attaquer sérieusement? —Je ne reviendrai point ici sur la faute de raisonnement que l'on commet en prenant l'état sauvage pour l'état naturel à l'homme. Je me suis expliqué là-dessus ; mais je demanderai de quel état sauvage on veut parler. Est-ce celui où l'homme est entièrement isolé? J'ai dit qu'on le connaissait très-peu, et que le petit nombre d'hommes observés dans cet état avaient paru n'avoir aucune voix propre, mais seulement le cri des animaux qu'ils avaient entendus. On n'a vu d'ailleurs ces hommes dans l'état sauvage absolu que pendant quelques momens, puisque l'éducation sociale a commencé pour eux dès qu'ils ont été découverts. — S'agit-il de ceux que nous nommons *les Sauvages de l'Amérique*? Mais ces hommes forment entre eux de véritables sociétés, des nations distinctes ; chacune de ces nations a sa langue , et toutes ces langues sont soumises à des règles, puisque nous pouvons les étudier méthodiquement. Sans doute ces langues sont pauvres, grossières, bizarres, parce que les sociétés sont très-imparfaites ; mais enfin elle existent : la voix est donc employée à l'expression intellectuelle, c'est-à-dire à la parole. — On ne raisonne donc point d'après l'observation, lorsqu'on dit que, *dans l'état sauvage, la voix sert à la reproduction, et que la société change cet ordre, en employant la voix à l'expression intellectuelle :* car on voit toujours l'homme dans un état plus ou moins social, par conséquent on trouve toujours *l'ordre changé ;* et tel est le malheur de ceux qui déplorent ce prétendu changement qu'ils ne peuvent pas même savoir ce qu'ils regrettent. — On convient ici qu'effectivement on s'en est rapporté à la seule analogie, et qu'on n'a jugé la voix de l'homme que par celle des animaux. Mais l'analogie est entièrement fausse, puisque les animaux vivent, se conservent, se reproduisent, jouissent de toutes les facultés qui leur sont nécessaires dans l'état sauvage, ne tendent point à sortir de cet état, et que leur voix propre et distinctive se développe, comme tout autre phénomène organique, par le simple effet de l'accroissement, indépendamment de l'ouïe et de l'éducation. On ne peut donc ici juger l'homme d'après eux; et tout ce qu'on pourra prouver sur l'usage naturel de la voix animale sera absolument inutile pour déterminer l'usage naturel de la voix humaine. — Faisons cependant encore abstraction d'une différence aussi tranchée ; consentons, pour un moment, à confondre l'homme avec les animaux sous le rapport de la voix, et voyons sur quelles raisons on se fonde pour donner à la voix l'usage bizarre de favoriser la reproduction. — Ces raisons sont toutes

tirées des rapports sympathiques qu'on a observés depuis long-temps entre larynx et les organes génitaux, soit le développement, soit surtout po[ur] phénomènes. Parce que ces organ[es] correspondent dans leur accroisse[ment] on juge qu'ils existent pour la même parce que l'état d'une fonction influ[e] les phénomènes d'une autre, on juge celle-ci est destinée à aider la prem[ière] Cette logique n'est assurément pas exacte. Entrons dans le détail, et ap[pré]cions ces rapports sympathiques do[nt] tire tant d'inductions. — On dit d'a[bord] que *plusieurs animaux sont muets a[vant] la puberté*. C'est assurément le très-[grand] nombre. Presque tous jouissent d[e] voix long-temps avant de pouvoir se produire ; l'oiseau s'en sert dès qu'il [est] né ; le chien crie dès qu'il voit le j[our] Mais alors, dit-on, la voix sert à éta[blir] des rapports entre la mère et le pe[tit] rapports qui tiennent encore à la gé[né]ration. Rien n'est moins exacte. S[ans] doute la voix ne peut avoir que cet us[age] tant que l'animal a besoin de sa m[ère] pour se conserver. Mais depuis le m[o]ment où l'animal peut vivre seul jusq[u'à] celui où il est capable d'exercer la gé[né]ration, il s'écoule un intervalle consid[é]rable. La voix lui est-elle ôtée penda[nt] ce temps? L'oiseau ne chante-t-il p[as] continuellement pendant les premi[ers] mois qui suivent sa naissance, quoiqu[e] puisse se nourrir par lui-même, et qu'i[l] propre à se reproduire, il n'ait auc[un] penchant à s'accoupler, même lorsq[ue] des femelles sont réunies avec lui da[ns] la même cage? Les cris des anima[ux] mammifères n'ont-ils pas lieu à une ép[o]que semblable, et ne correspondent-i[ls] pas à leurs besoins, à leurs douleur[s] etc. ? Cependant il faudrait que tous [les] animaux fussent muets avant la pubert[é] pour qu'on pût tirer avec justesse la co[n]séquence qu'on se permet d'après l'exe[m]ple de quelques-uns.

2° *La voix*, dit-on, *prend chez tou[s] les animaux un caractère particulier [à] l'époque de la puberté*. Tout le mond[e] est d'accord là-dessus. Mais si l'on vou[dr]ait se rappeler que la nutrition de to[us] les organes devient tout à coup beaucou[p] plus active à la même époque, que l[es] muscles augmentent de volume et d'éne[r]gie, et que par là, la force locomotri[ce] acquiert un développement presque su[b]bit ; si l'on voulait remarquer que les muscles du larynx participent comme le[s] autres à cet accroissement, et que c'est

action de ces muscles que la voix
...d en grande partie ; si enfin on
...it observer que la sensibilité aug-
...e alors de toutes parts dans la vie
...e ; que dans la seconde vie la circu-
...a devient plus énergique , la respi-
...a plus développée , etc., etc., on
...urait tout simplement qu'à la pu-
... *toutes* les fonctions éprouvent à la
...es changements sensibles ; on dirait
...'accroissement des organes génitaux
...e sur l'état de *tous* les autres organes,
... ne se bornerait pas à observer cette
...ence sur la fonction vocale *seule-*
...t ; on ne particulariserait pas là où il
...énéraliser, beaucoup moins se pres-
...t-on de conclure l'identité de but
...e deux fonctions, de la simultanéité
...ur développement. — D'ailleurs ce
... pas seulement à la puberté que la
... change de caractère : elle change
...e manière tout aussi sensible aux
...es époques de la vie ; et comme on
...connu la voix de l'enfant, on recon-
...a toujours la voix du vieillard. Ces
...tions prouvent que la voix est sou-
..., comme toute autre fonction , aux
...utions de l'âge, et non point qu'elle
...attachée à aucune fonction particu-
...

Chez presque tous les animaux, la
... est nulle pendant le temps où la
...ération ne s'exerce pas. Je serais
...tenté de citer ici l'exemple des serins
...utres oiseaux élevés parmi nous, qui
...hantent jamais plus que quand on ne
...ccouple pas, qui cessent de chanter
...ui chantent beaucoup moins quand
...eur donne une femelle ; en sorte que
...r se procurer le plaisir de leur rama-
...on tient les mâles rigoureusement
...s. Mais , sans recourir à ces faits ,
... connus des dames que des physiolo-
...es, et qui peut-être seraient suscep-
...es d'objections , je demanderai si en
... temps et en toute circonstance, l'a-
...al, quel qu'il soit, qui jouit de la voix,
...'en sert pas à l'occasion d'une dou-
..., d'une gêne qu'on lui fait souffrir ,
...a faim qu'il éprouve , des combats
...l livre pour sa défense, des sensations
...ables qu'on lui procure, etc. , etc.
...voix n'est donc pas nulle, puisqu'elle
...erce toutes les fois que l'animal en a
...oin. Sans doute plusieurs en ont be-
... plus fréquemment dans le temps du
...pour appeler leurs femelles, et l'on
...qu'à cette époque les forêts reten-
...ent continuellement de leurs cris.
...s peut-on dire qu'une fonction est

nulle , parce que les occasions de son
exercice sont plus rares ?

4° *La voix est singulièrement modifiée*
par la soustraction des organes géni-
taux. C'est un fait certain dont personne
ne doute. Mais ce qui est également certain et constant, c'est que la castration
influe sur toutes les autres fonctions
d'une manière frappante. La nutrition
diminue dans les muscles, l'exhalation
graisseuse augmente dans le tissu cellulaire ; et il en résulte d'un côté la faiblesse , de l'autre l'obésité de l'enfance
ou du sexe féminin. Voilà donc la locomotion aussi soumise que la voix aux organes génitaux et par la même raison ,
puisque les muscles du larynx sont les
moyens essentiels de la voix. Si la nutrition est moins énergiques, tout doit s'en
ressentir ; et en effet, il n'est aucun phénomène dans lequel on n'observe quelque changement plus ou moins apparent,
suivant les individus. L'exercice des fonctions intellectuelles est également modifié par la castration, parce que cet exercice dépend toujours plus ou moins de
l'état des organes qui en sont les premiers ministres. En conclura-t-on que
les fonctions intellectuelles ont la génération pour fin et pour but ? — C'est
donc la nutrition qui est modifiée en
moins par l'extirpation des organes génitaux, comme elle l'a été en plus par
leur développement ; et la voix, dans ces
deux cas, n'a subi l'influence des fonctions génitales que d'une manière médiate et consécutive.— Je m'étonne que,
pour appuyer l'opinion extraordinaire
que je combats on n'ait pas insisté sur
les effets de l'onanisme , et particulièrement sur cet exemple si remarquable
rapporté par Tissot, d'un homme qui ,
à force d'excès semblables, en était venu
à ne plus pouvoir parler sans laisser
entre chaque syllabe un intervalle très-
long. La preuve qu'on en aurait tirée eût
été au moins de la même valeur apparente que les autres, et n'aurait pas eu
plus de force réelle ; car on voit dans la
même observation que cet homme ne
pouvait presque plus remuer ; et il est
fort simple de conclure que la même
faiblesse survenue dans les muscles des
membres avait lieu dans ceux du larynx
et de la langue ; ce qui était l'unique
cause de la lenteur de leur action. — Je
ne m'arrêterai point à réfuter une dernière raison tirée de ce que *la voix éta-*
blit les rapports nécessaires entre les
individus pour la conservation de l'es-

pèce ; c'est par elle que la mère et le petit se reconnaissent, etc. Quelle manière de raisonner en effet, que de dire : *La voix établit tel rapport : donc ce rapport est son seul but naturel. Telle fonction sert à telle fin : donc elle n'a que cette fin !* — Sans doute le *vagitus* de l'enfant est nécessaire à sa conservation, et ne peut servir à autre chose qu'à faire connaître ses besoins, quoique très-imparfaitement. Mais le *vagitus* de l'enfant n'est point la *voix* de l'homme ; et cette voix, uniquement due à l'éducation sociale, ne se forme qu'avec la parole, dont elle n'est jamais séparée.

Terminons cet article et disons : — Puisque l'homme n'acquiert la voix qu'en acquérant la parole, et n'a jamais de voix propre et distinctive tant qu'il ne peut parler, la parole ou l'expression des idées est toujours, chez l'homme, la fin naturelle de la voix ; ou, en un mot, *la voix dans l'état naturel de l'homme*, c'est-à-dire dans l'état social, *est essentiellement destinée à l'expression intellectuelle.*

§ III. *Rapports de la voix avec l'ouïe.* —Ces rapports sont tellement évidents, qu'il est absolument inutile d'y insister ici. Je les ai suffisamment développés dans le paragraphe précédent, en parlant de la manière dont la voix était acquise; et l'exemple des sourds-muets ne peut laisser aucun doute là-dessus. — L'ouïe ne transmet à l'âme que des sons, lesquels servent à l'intelligence, tantôt comme sons, tantôt comme signe des idées. La voix n'est que la faculté de produire des sons, et l'intelligence emploie ces sons pour exprimer les idées dont elle a reçu le signe par l'ouïe.— Ces deux fonctions forment donc un ordre suivi dans la vie active et ne peuvent être isolées, puisque l'une dépend nécessairement de l'autre, et que toutes deux servent l'intelligence au moyen des sons, l'une consistant à en recevoir, et l'autre à en produi[re].

Conclusion de la première parti[e]. Nous avons suffisamment prouvé, ce semble, que les phénomènes dont nous sommes occupés jusqu'à pré[sent] sont les seuls qui constituent essentiellement la vie active, puisque ce son[t] seuls SANS LESQUELS L'INTELLIGENCE PEUT NI SE DÉVELOPPER, NI AGIR ; c'est-à-dire sans lesquels il ne peut y a[voir] d'homme, et qu'ils suffisent pour [que] l'intelligence se développe et agisse [au]tant qu'il est nécessaire pour que l'ho[m]me existe. — Note. (*Anima corpo[ris] sensoriis in subsidium intellectûs locomotoriis in subsidium volunt[atis] utitur.* Stahl.) — Cette idée, bien [sentie] et bien appréciée, prévient toutes [les] objections qu'on pourrait me faire, [et] qui, au premier coup-d'œil, paraîtra[ient] insolubles. Sans doute les sens de l'od[orat] et du goût servent au perfectionne[ment] de l'intelligence humaine, puisqu'ils a[ug]mentent beaucoup nos connaissance[s], et que sans eux nous ignorerions [un] grand nombre de vérités physiqu[es]. Mais si cette privation rendait l'hom[me] *moins instruit*, elle ne le rendrait [pas] *moins homme*, comme la privation [de] l'ouïe ou de la vue, et cette différen[ce] est tranchante. Et, pour me borner da[ns] ce moment au fait le plus décisif, l'ho[m]me acquiert, par la vue et par l'ouïe, [les] signes nécessaires pour la pensée ; tan[dis] que, par l'odorat et le goût, il ne p[eut] acquérir aucun signe semblable : il [ne] reçoit que des sensations physiques. Arrêtons-nous ici, et n'anticipons [pas] sur une comparaison qui bientôt, p[ré]sentée avec plus d'étendue, portera, [je] l'espère, jusqu'à l'évidence la plus co[m]plète, la nécessité de séparer les s[ens,] comme nous l'avons fait, pour arrive[r à] la division physiologique *la plus na[tu]relle.*

DEUXIÈME PARTIE.

VIE NUTRITIVE.

§ 1er. — DES FONCTIONS EXPLORATRICES, DE L'ODORAT ET DU GOUT EN GÉNÉRAL.

Les organes de l'odorat et du goût ont leurs caractères communs avec ceux de la vue et de l'ouïe, dont nous nous sommes occupés. Comme l'œil et l'oreille, ils sont placés à la tête, divisés régulièrement par la ligne médiane, et en rapport nécessaire avec le cerveau. Comme eux, ils ont pour usage d'établir des relations entre l'homme et les corps qui l'environnent.—Mais, si l'on observe attentivement la disposition de ces organes et leur structure; si l'on examine avec soin la nature et le mécanisme de leurs fonctions; si enfin, ce qui est le point essentiel, on apprécie exactement le genre de notions que ces deux sens donnent, et l'espèce de phénomènes auxquels ces notions se rapportent, on trouve bientôt que l'odorat et le goût diffèrent essentiellement de la vue et de l'ouïe, et qu'ils appartiennent à *l'homme animal et physique*, comme les autres appartiennent à *l'homme moral et social*; qu'ils sont les sens de la nutrition, comme les autres sont les sens de l'intelligence. — Inférieurs, pour la position, aux yeux et aux oreilles, les organes de l'odorat et du goût occupent les premières cavités par lesquelles l'air et les aliments doivent être introduits. Symétriques dans leur forme, ils ne sont ni l'un ni l'autre entièrement isolés dans leurs moitiés. — Tous deux présentent, comme l'œil et l'oreille, une membrane continue à la peau. Mais ces membranes, également muqueuses, immédiatement continues, d'un autre côté, à celles des voies respiratoires et digestives, constituent essentiellement l'organe, sont le siége nécessaire de la fonction; en sorte que l'odorat cesserait, si la membrane pituitaire était enlevée, et n'a plus lieu dès qu'elle a perdu sa sensibilité; comme

le goût serait nul, si la membrane buccale ne recouvrait plus la bouche. — Au contraire, la conjonctive, fort différente de toutes les membranes muqueuses connues, avec lesquelles elle a cependant des rapports, ne sert nullement aux phénomènes de la vision, et a pour objet unique de recouvrir l'œil, sans empêcher les rayons lumineux de le traverser. La membrane du conduit auditif, vraie continuation de la peau, dont elle ne diffère que par sa nature et par l'abondance du fluide qui l'enduit, n'est nullement le siége de l'ouïe; et la membrane du labyrinthe, sur laquelle se distribue principalement le nerf auditif, isolée de toutes les autres, ne peut pas plus que la rétine être mise au rang des muqueuses. — C'est là la première différence tranchante et incontestable que nous trouvons entre les sens de la vie active et ceux de la vie nutritive. Dans les premiers, un organe particulier auquel nul autre ne ressemble et ne peut être comparé, sert à la fonction. Dans les seconds, c'est simplement une membrane étendue sur des parties destinées à d'autres fonctions, et servant elle-même un peu plus loin à d'autres usages, qui est le siége des phénomènes sensitifs.

Le mécanisme de l'odorat et du goût diffère également de ceux de l'ouïe et de la vue par un caractère important et fondamental. C'est que les impressions reçues sont faites par le contact immédiat des corps. En effet, il est reconnu que l'odeur est l'effet des particules du corps odorant lui-même, détachées et transportées par l'air, et non d'une substance particulière intermédiaire au corps et à l'organe. Le fameux exemple du grain de musc, apporté depuis si long-temps en preuve de l'extrême divisibilité de la matière, justifie ce que nous disons; et les chimistes modernes l'appuient, lorsqu'ils nient l'existence de l'arôme, substance

qui, d'ailleurs, serait toujours une production du corps odorant. Quant aux
corps sapides, évidemment ils ne déterminent la sensation du goût que lorsqu'ils touchent la membrane de la langue
sans aucun intermède. — Au contraire,
dans la vue, c'est la lumière interposée
entre les corps et l'œil qui donne lieu
aux phénomènes physiques. L'air, ou un
autre fluide, est nécessaire pour que les
sons aient lieu et fassent impression sur
l'oreille. — On voit ici la raison qui a
porté certains physiologistes à considérer
l'odorat et le goût comme des modifications
du tact général, ou comme un tact particulier. En effet, la peau est le principal organe du tact ; des membranes continues à la peau sont les organes de l'o-
dorat et du goût ; le tact, l'odorat et le
goût n'ont lieu qu'au moyen de l'application immédiate des corps ou de leurs
émanations : rapprochements frappants
entre des sens purement physiques, et
qui tendent uniquement, soit à la conservation, soit à la réparation des organes.—Enfin, un troisième caractère distinctif se tire de l'espèce de notions acquises par l'odorat et le goût. Ces notions
portent toujours sur la nature intime des
corps et de leurs molécules les plus té-
nues. Elles supposent donc un état de
division extrême dans ces molécules,
au moment où la membrane pituitaire
éprouve leur contact : c'est par cette
raison que l'odorat ne s'exerce que sur
des corps plus ou moins évaporables, et
que le goût exige toujours la dissolution
partielle des corps sapides par le fluide
salivaire qui recouvre constamment la
langue. C'est parce que l'odorat et le
goût nous instruisent sur les qualités intimes des corps, que ces sens sont spécialement nécessaires au chimiste, et
ont même été nommés quelquefois *sens
chimiques*. — Au contraire, la vue et
l'ouïe, considérées dans leurs effets les
plus physiques, ne donnent de notions
que sur les qualités extérieures des corps,
jamais sur leur nature intime. — Mais
c'est précisément la connaissance de la
nature intime des corps qu'il est essentiel et nécessaire d'acquérir pour que ces
corps soient introduits sans danger dans
les organes destinés à les élaborer pour
la nutrition. L'odorat et le goût sont
donc les seuls sens qui aient avec la nutrition un rapport nécessaire et immédiat.

Je pourrais me borner à ces considérations, si je n'avais à prouver que

la nécessité de distinguer deux espèces
sens. Mais pour prouver de plus que
deux espèces de sens n'appartiennent
à la même vie, il est utile de conti
la comparaison que j'ai commencée
d'observer le rapport des sens avec l'
social, le seul dans lequel la vie a
puisse se développer, et pour lequel
existe. — Ici la distinction devient
dente ; car, si tous les sens établis
des relations physiques, deux seule
établissent des relations intellectuel
les seules dont se compose essentie
ment la société.

Aussi la vue et l'ouïe sont telle
nécessaires à l'état social, que, si
suppose le défaut absolu de l'une et
l'autre à la fois, l'état social est imp
sible, il n'y a ni parole ni mouvem
volontaire, il n'y a plus d'homme. R
ne peut suppléer la privation simulta
de ces deux sens ; et si l'on ne cite p
d'homme aveugle et sourd de naissa
c'est parce qu'un être aveugle et so
de naissance ne serait pas un homm
ou du moins ne pourrait acquérir
prérogatives essentielles que ce n
renferme, puisque, chez cet être, *l'*
telligence manquerait absolument
moyens nécessaires pour se *développ*
et agir. Un de ces sens peut rempla
l'autre, mais toujours imparfaitement
et quelque soin qu'on apporte à l'éduc
tion, soit de l'aveugle, soit du sour
muet, ils n'acquerront jamais toutes
prérogatives sociales dont jouissent
autres hommes. — Cependant on d
remarquer une grande différence en
l'ouïe et la vue par rapport au dévelo
pement de l'intelligence. L'ouïe n'a po
de sens auxiliaire. La vue a pour s
auxiliaire le toucher. L'ouïe est le s
propre des idées et de la parole. La v
n'est que le sens des images et du m
vement. L'aveugle peut acquérir p
sieurs images par le toucher, aidé de
description verbale qu'il entend ;
quant aux idées proprement dites qu'
cune image ne peut exprimer, et d
les sons articulés sont les signes nature
la vue lui est inutile ; l'ouïe lui suffit p
qu'elles se manifestent à son esprit.
locomotion générale, peu prononcée c
lui, ne sert presque point à l'expressi
intellectuelle ; mais avec quel avantage
supplée-t-il pas par la parole, cette be
faculté de l'homme intelligent, qu'il p
sède dans toute sa plénitude ! Aussi l'in
struction de l'aveugle est facile, courte
peut être faite par presque tous les ho

son. L'aveugle prévient mille fois, par son intelligence, les notions qu'on veut lui donner; et on s'étonne du degré de perfection auquel il peut arriver, même dans certaines sciences physiques. — Le sourd-muet n'a pour ressource que la vue et le toucher. Aussi tout est image pour lui, il ne pense que par images; et les signes auxquels sont attachées ses idées les plus intellectuelles ne sont encore pour lui que des dessins abrégés. De là la difficulté extrême de son instruction métaphysique, et les circuits longs et pénibles par lesquels il faut le conduire pour l'amener à concevoir l'idée de vo-té, de *cause*, de *justice*, etc., etc. Tout, en effet, doit passer par son imagination, avant d'arriver à sa perception; et combien de choses ne peuvent vivre qu'imparfaitement cette route tortueuse et longue! aussi les sourds-muets, si propres aux arts mécaniques, sont si peu propres aux sciences psychologiques; on ne voit point parmi eux ces hommes de génie qui font époque dans l'histoire de l'intelligence humaine; et il est fort douteux qu'un Massieu fasse jamais, en métaphysique, un traité comparable à celui qu'a fait sur l'optique l'aveugle Sanderson. — Ainsi, tandis que le toucher peut suppléer en partie la vue pour les objets physiques, et que l'ouïe la supplée avec le plus grand avantage pour les objets intellectuels, la vue et le toucher ne peuvent suppléer l'ouïe que très-imparfaitement sous le dernier rapport. L'aveugle et le sourd-muet appartiennent donc tous deux à la société; mais l'aveugle peut, par une éducation facile, parvenir à y occuper un des premiers rangs; tandis que le sourd-muet, après une éducation longue et laborieuse, est trop heureux d'y occuper une place ordinaire. — C'en est assez pour prouver que la vue et l'ouïe sont nécessaires à l'état social, et que sans eux cet état ne peut subsister. — Il n'en est pas de même de l'odorat et du goût. L'état social est indépendant de ces deux sens, et subsiste tout entier lors même qu'ils ont été perdus, parce qu'ils ne servent qu'à des sensations matérielles, et qu'ils n'établissent aucun rapport intellectuel entre l'homme et ses semblables. L'homme, privé à la fois de l'odorat et du goût, ne pourrait pas acquérir certaines connaissances physiques; mais il conserverait encore toutes ses prérogatives essentielles, tout ce qui le constitue *homme*, puisque son intelligence aurait encore tous les moyens suffisants de se développer et d'agir.

Quelle est donc la partie des phénomènes de l'homme vivant qui souffrirait le plus de la perte de l'odorat et du goût? évidemment c'est la vie nutritive, puisque l'homme n'aurait plus en soi de moyen suffisant pour distinguer l'aliment du poison, et qu'en le supposant livré à lui-même, il serait en danger prochain de périr toutes les fois qu'il porterait quelque substance à sa bouche. — Je dis, *en supposant l'homme livré à lui-même*, et il est à remarquer, en effet, que le danger dont il s'agit, très-grave dans l'état sauvage, devient beaucoup moindre dans l'état social, où l'homme, indépendamment de l'odorat et du goût, est suffisamment instruit sur la nature des substances alimentaires principales, par la longue et continuelle expérience dont il est environné. — On ne doit donc pas s'étonner que les deux sens dont nous parlons soient plus développés, plus étendus, plus délicats chez les êtres organisés, destinés naturellement à l'état sauvage, que chez l'être intelligent destiné à l'état social. On sait effectivement qu'ici la comparaison entre l'homme et les animaux est toute à l'avantage de ces derniers. L'animal a, en général, les organes de l'odorat et du goût plus volumineux, plus étendus que l'homme; et c'est à ce volume, ainsi qu'à une sensibilité plus exquise, qu'il faut rapporter en grande partie chez lui la délicatesse *native* de ces sens. — On peut ajouter, en faveur de la distinction dont il s'agit, que les plaisirs les plus nobles, ceux qui conviennent le mieux à la dignité de l'homme, sont ceux que la vue et l'ouïe lui fournissent, tandis que ceux de l'odorat et du goût l'avilissent lorsqu'il les recherche trop, et le rendent méprisable pour peu qu'il y attache d'importance. — C'est là, c'est à l'odorat et au goût que commence réellement cette vie que l'on pourrait appeler *animale*, dans le sens universellement attaché à ce mot, puisqu'elle a pour but unique la conservation organique, et que, dès ses premiers phénomènes, toute action sociale a cessé.

§ Ier. *De l'odorat.* — L'organe de l'odorat, renfermé dans une cavité considérable et anfractueuse, offre en devant une ouverture assez large, perpendiculairement dirigée au-dessus de la bouche, de manière qu'aucune substance alimentaire odorante n'est introduite sans que le nez en reçoive l'impression. Un rebord

cartilagineux rend toujours libre et
béante cette ouverture commune à la respiration et à l'odorat. — Divisé en deux
parties par une cloison qui répond à la
ligne moyenne, l'organe de l'odorat est
cependant formé d'une membrane unique, réfléchie d'une narine à l'autre sur
le bord postérieur du vomer. Il résulte
de là que rarement l'odorat est parfaitement intact d'un côté, quand il est nul
de l'autre, quoiqu'une narine puisse être
isolément affectée, parce que c'est surtout dans la partie supérieure que l'impression est ressentie, et que dans cet
endroit les deux narines n'ont entre elles
aucune communication.—Le développement complet de l'organe de l'odorat est
beaucoup plus tardif que celui des organes auditifs et visuels. Les narines resser-
rées sur elles-mêmes chez le fœtus, privées des sinus qui en augmentent l'étendue, n'acquièrent que long-temps après
la naissance l'amplitude et la conformation convenables pour que la fonction
soit parfaitement exécutée, en sorte que
les nerfs olfactifs, déjà très-volumineux
dans le premier âge, sont dans une disproportion manifeste avec les cavités
auxquelles ils se distribuent. — On aurait tort cependant si on se pressait de
tirer quelque induction de ce fait; car,
au fond, c'est uniquement le défaut de
sinus qui donne aux narines et à la face
de l'enfant l'aspect qu'elles présentent.
Or, s'il est vrai, comme on ne peut
guère en douter, que les sinus soient utiles à l'odorat, du moins est-il certain
qu'ils n'en sont pas le siége immédiat,
comme le prouvent et la différence de nature de la membrane pituitaire dans leur
intérieur et le défaut de ramuscules nerveux sur cette même portion membraneuse. — Si nous jetons un coup d'œil
sur le mécanisme de la fonction, nous
verrons que l'odorat, supposant la dissolution des corps par l'air, ne peut s'exercer et ne s'exerce en effet qu'au moyen
et à l'occasion de la respiration; que
quand la respiration manque, l'odorat est
impossible, et que les cavités destinées
à l'odorat sont, dans l'ordre le plus naturel, la première voie de la respiration.
(*Monemus hanc viam magis naturæ*
convenire, quàm via per os, et vitio ali-
quo ore aperto respirari, cumque su-
perventurâ ingratâ siccitate. Haller,
de Olfactu.) Aussi l'odorat s'exerce continuellement, parce que la respiration ne
cesse jamais; et si habituellement il n'a
que l'usage négatif de constater la qua-

lité inodore de l'air, il est toujours di[s-]
posé à recevoir l'impression des subst[an-]
ces dont cet air peut être accidentell[e-]
ment le véhicule. Dans le sommeil mê[me]
il est le moins inactif de tous les se[ns]
parce que la respiration continue; et u[ne]
odeur un peu forte produit une exci[ta-]
tion suffisante pour qu'on la ressente so[us]
le voile d'un songe, si elle ne va pas j[us-]
qu'à produire seule le réveil. Les seu[les]
intermittences complètes de l'odorat so[nt]
celles qu'occasionne la suspension volo[n-]
taire et toujours très-courte de la res[pi-]
ration. — L'odorat s'exerce donc pas[si-]
vement et involontairement, par la se[ule]
raison que l'air entre dans les cavi[tés]
nasales, et cependant la sensation [est]
exacte et complète. — Mais la volo[nté]
peut-elle diriger ce sens comme elle diri[ge]
la vue et l'ouïe? et y a-t-il une *olfacti[on]*
comme il y a une auscultation et un r[e-]
gard? Oui sans doute, car nous avo[ns]
des moyens de nous procurer ici u[ne]
sensation plus exacte quand nous le vo[u-]
lons, et le mot *flairer* le suppose. —M[ais]
dans le regard il y a un changement que[l-]
conque dans l'état de l'œil, et ce cha[n-]
gement sensible, quoiqu'inexplicabl[e]
s'opère au moment où la volonté co[m-]
mande la vision.

Dans l'auscultation il y a aussi un chan[-]
gement de disposition organique, quoiqu'on ne puisse l'apprécier; et du moins
il est sûr que la sensibilité augmente
alors dans l'organe auditif. — Au con[-]
traire, dans l'olfaction volontaire, c[e]
n'est point la membrane qui change d'é[-]
tat et de sensibilité, ce sont les matéria[ux]
de l'impression qui lui sont fournis [en]
plus grande abondance. En effet l'a[c-]
tion de *flairer* consiste dans une sui[te]
d'inspirations plus fortes, plus court[es]
et plus promptes qu'à l'ordinaire, in[s-]
pirations que la volonté commande, [et]
qui n'ont d'autre but que de faire entr[er]
dans les fosses nasales plus d'air, et p[ar]
conséquent plus de particules odorant[es]
tenues par l'air en dissolution. L'orga[ne]
respiratoire est donc le moyen que la v[o-]
lonté emploie pour déterminer l'olfactio[n]
elle n'agit point sur l'organe olfactif lu[i-]
même. L'olfaction suppose plus de co[rps]
présentés, et non plus de sensibilité da[ns]
l'organe qui reçoit; *on odore plus,* [ou]
n'odore pas mieux. — D'après cet[te]
liaison intime et étroite qui se trouv[e]
entre l'odorat et la respiration, on pe[ut]
juger que l'usage habituel de l'odora[t,]
son usage de tous les instants, est d[e]
constater la nature respirable de l'ai[r]

C'est par lui que nous sommes avertis des qualités délétères et asphyxiantes qui rendent l'air impropre à servir aux phénomènes pulmonaires. — C'est donc l'odorat qui donne lieu aux précautions prises pour éviter ces dangers, soit que l'on s'éloigne de l'endroit infect, soit que, forcé d'y demeurer, on suspende pour quelques moments l'action des muscles inspirateurs. L'odorat seul peut donner ces premières notions sur les qualités de l'air; seul par conséquent il peut déterminer ces précautions. Il est donc le seul sens qui ait avec la respiration un rapport immédiat et nécessaire. — Placé près de la bouche, l'odorat reçoit aussi les émanations de presque toutes les substances introduites comme alimentaires. Il sert donc à juger la nature de ces substances, et le plus ordinairement l'espèce d'odeur qu'elles exhalent engage à les rejetter ou à les admettre. On aurait tort assurément de regarder ce penchant comme une illusion, quoiqu'il puisse nous tromper quelquefois. Il est rare qu'une substance de mauvaise odeur soit salutaire à notre économie, et que celle dont l'odeur est agréable n'ait pas quelque utilité. (*Mihi quidem est quàm persuasissimum nullum cibum salubrem esse qui fœteat..... Contrà non facilè salubrem credam cibum reperiri cui tetrus odor sit.* Haller, *de Olfactu.*) Mais les substances alimentaires ne sont pas toutes odorantes, et les émanations de celles qui le sont ne suffisent pas pour constater absolument les qualités bonnes ou mauvaises. L'odorat sert donc à la nutrition en donnant un premier avertissement, auquel doit succéder l'exercice du goût plus essentiel encore que lui, et plus immédiatement en rapport avec les fonctions réparatrices. (*Gustus olfactui subvenit, si quandò deficit ejus custodia.* Haller, *ibid.*)

§ II. *Du goût.* — L'organe du goût est si manifestement lié avec la digestion, qu'il est inutile d'insister sur ce rapport. Renfermé dans la cavité où cette fonction commence, il est précédé par l'appareil de la mastication, et répandu principalement sur ceux de la déglutition. Je dis qu'il y est *répandu* : en effet, on ne peut assigner aucunes limites précises. La langue en est le principal siége, et son sommet surtout offre des papilles dont la sensibilité gustative est extrême. Mais la membrane muqueuse qui, sur la langue, reçoit la plus forte impression des corps sapides, reçoit encore cette impres-

sion au palais, et dans aucune partie de la bouche elle n'y est absolument insensible. Symétrique, mais divisé par une simple rainure peu profonde, l'organe du goût est rarement affecté isolément dans une de ses moitiés, ce qui pourtant s'observe quelquefois. — De même que la langue et tout l'appareil digestif, l'organe du goût est assez développé dans le premier âge. On trouve peu de différence proportionnelle entre le volume des papilles gustatives chez l'enfant et chez l'adulte. — Quant au goût en exercice ou à la *gustation*, on sait qu'elle exige un état de division extrême dans les corps. Si les corps sont fluides, la division est suffisante; s'ils sont solides, leur mastication est le plus souvent nécessaire, et jamais la sensation n'a lieu sans qu'au moins une partie de ces corps ait été dissoute par la salive qui humecte continuellement la bouche. Aussi la langue chargée de mucosité, la langue sèche et dure n'éprouvent plus les impressions de sapidité, mais seulement l'impression générale du tact. La gustation n'a point lieu d'une manière plus ou moins continue, comme l'exercice de l'odorat. Éloigné de toute communication habituelle au-dehors, l'organe du goût attend toujours que les matériaux lui soient immédiatement présentés par l'action volontaire des membres, ou fournis successivement par les organes masticatoires. Sous ce rapport la gustation est donc soumise à la volonté, et on ne goûte que quand on veut, parce que toujours on peut se dispenser d'introduire dans la bouche les corps sapides. Il nous est inutile désormais de répéter que le goût a pour usage essentiel de constater la nature des aliments immédiatement avant leur entrée dans l'estomac, qu'il s'exerce après l'odorat, et donne le dernier avertissement qui doit prévenir de funestes erreurs. — En plaçant l'odorat et le goût à la tête de la vie nutritive, j'ai eu égard à la fin naturelle de leurs phénomènes. Ce grand caractère étant fixé, j'ai dû négliger les autres, ou ne les considérer que comme accessoires. Ainsi l'odorat et le goût sont en rapport avec le cerveau, et déterminent des sensations; mais ces sensations ne sont relatives qu'à la nature intime des corps, et cette nature n'est absolument nécessaire à connaître que pour l'emploi de ces corps à la nutrition. Peu m'importe dès-lors que la ligne médiane divise leurs organes, puisqu'elle divise aussi plusieurs organes destinés à la nutrition immédiate. Peu m'importe que leurs phénomènes éprouvent une intermittence périodique, puisque cette intermittence, imparfaite dans l'odorat en vertu de sa liaison avec la respiration, correspond, dans le goût, beaucoup plus aux intermittences des premiers phénomènes digestifs qu'à celles de la vie active, etc., etc. Tout ceci prouve la *liaison* et l'enchaînement des deux vies, sans diminuer la justesse de leur *distinction*.

ART. II. — DES FONCTIONS PRÉPARATRICES, ET DE LA NÉCESSITÉ DE LES DISTINGUER D'AVEC LES FONCTIONS NUTRITIVES PROPREMENT DITES.

On a rangé dans une même classe toutes les fonctions de la vie nutritive, et on s'est fondé avec raison sur ce que toutes ont une fin commune, le renouvellement continuel et intime des organes. La raison de ce renouvellement est la perte qui se fait sans cesse, par les excrétions, des molécules anciennes. Son moyen est l'introduction de molécules nouvelles. Il y a donc deux grands mouvements, l'un de décomposition, l'autre de composition : le premier nécessite le second, et c'est celui-ci surtout qui doit nous occuper. — Or, cette composition, commencée dès le moment où certains phénomènes tendent directement à elle, n'est finie que lorsque les molécules composantes ont pris leur place dans les organes. La vie nutritive, sous ce point de vue général, et abstraction faite de toute considération, commence donc à l'odorat et au goût, pour ne finir qu'à la nutrition immédiate et proprement dite. Dans tout l'intervalle de ces deux extrêmes, les phénomènes s'enchaînent les uns aux autres sans interruption, parce que la fin n'est pas remplie tant que le dernier terme n'est pas atteint. En raisonnant ainsi, on voit que, loin de rétrécir la vie nutritive, je l'alonge, puisque j'y renferme deux sens. — Mais nous avons deux excès à éviter : l'un, de trop particulariser, en nous fixant scrupuleusement à la fin immédiate de chaque phénomène; l'autre, de trop généraliser, en considérant trop en grand la fin commune de tous. Dans le premier cas, les subdivisions multipliées formeraient un tableau confus et minutieux. Dans le second, il n'y aurait plus de tableau, parce que tout en physiologie pourrait se rapporter à un seul point de vue observé sous diverses faces; et il en résulterait une autre espèce de confusion naissant de la multitude des objets qu'on aurait *réunis*, sans les *distinguer* suffisamment. — Prenons donc ici un juste milieu, et, jetant un coup-d'œil général sur la vie nutritive, tâchons de nous former une idée exacte de l'ordre qui y existe, en ne suivant que le raisonnement le plus rigoureux et l'observation la plus concluante.

§ Ier. *Preuves principales.* — I. Dans tout corps organisé, la réparation des organes exige, 1° l'introduction de substances jusque-là étrangères à ce corps; 2° l'assimilation de ces substances aux organes qu'elles doivent réparer. — Ces substances peuvent être ou préparées d'avance, en sorte que les organes n'aient qu'à les saisir par une absorption élective pour se les approprier aussitôt; ou encore non préparées, brutes et grossières, incapables d'être assimilées dans leur état actuel. — Si elles sont préparées d'avance, et saisies au dehors par absorption pour être aussitôt assimilées, le travail nutritif sera court et peu compliqué. — Si elles ne sont nullement préparées d'avance, il faudra un double travail organique pour la nutrition: 1° une élaboration préliminaire qui les rende assimilables; 2° l'assimilation immédiate qui avait lieu toute seule dans le cas précédent. — Ces lois sont constantes et ne peuvent être révoquées en doute. Faisons-en l'application. — Tout corps organisé est ou végétal ou animal. Je ne distingue point ici l'homme des animaux, parce qu'il n'y a aucune raison pour l'en distinguer. — Le végétal fixé à la terre s'y prolonge par des racines multipliées, véritable assemblage de vaisseaux absorbants, destinés à saisir la substance nutritive pour la transporter dans toutes les parties de la plante. Or c'est l'eau qui, dans l'état ordinaire, est offerte à la plante comme substance nutritive essentielle; c'est du moins le seul fluide qui lui soit absolument nécessaire, comme le prouvent les expériences de Van-Helmont, Duhamel, Boyle, Bonnet, etc. C'est donc aux dépens de l'eau que se forme la sève, laquelle, selon l'opinion commune, est au végétal ce que le sang est à l'animal, puisqu'elle seule occupe les vaisseaux principaux dans toutes les parties de la plante; elle seule jouit du double mouvement d'ascension et de descension, comparable sous quelques rapports au mouvement circulatoire; elle seule enfin paraît être la source

[les] fluides propres qui distinguent, soit [les] végétaux entre eux, soit les diverses [parti]es du même végétal entre elles. — [Ain]si, un fluide unique absorbé par la [plan]te subit dans son intérieur des éla[bora]tions multipliées, mais qui toutes [tend]ent immédiatement à l'assimilation. [O]n a dit que la plante respirait, et que [les t]rachées étaient ses poumons. Cette [opi]nion est cependant assez mal appuyée; [car] 1° on doute encore si les trachées [serv]ent à introduire l'air et à le décompo[ser]. Le citoyen Desfontaines leur refuse [mê]me absolument cet usage, en se fon[dan]t *sur ce que les trachées se portent [par]allèlement au bois, ne traversent ni [l'éc]orce, ni l'épiderme, pour aller s'ou[vri]r au dehors. (Voyage dans l'empire [F]lore*, part. I, p. 25.) 2° Ceux qui pré[ten]dent qu'elles contiennent de l'air dou[ten]t si elles ne contiennent pas en même [tem]ps d'autres fluides, et regardent cet [air] ou cette substance aériforme non [com]me introduite immédiatement du [de]hors, mais comme dégagée des fluides [pro]pres de la plante pendant le travail [nu]tritif. (*Voyez* Ventenat, *Tableau du [règ]ne végétal*, t. I.) 3° Enfin, on con[vie]nt que si l'air est nécessaire aux plan[tes] pour vivre, on ignore et de quelle [ma]nière il y sert, et comment la plante [se] l'approprie. *Il paraît*, dit le citoyen [Ch]aptal, *que les plantes qui vivent [d]ans l'air n'en changent pas la nature. [L]es végétaux couverts de cloches pen[da]nt six semaines n'ont produit aucun [ch]angement dans le volume ni dans la [na]ture de l'air qui y est enfermé.* [P]riestley, Ingenhouz, Senebier ont *[t]rouvé que l'air atmosphérique pou[va]it servir à la plante lors même qu'il [ne] contient que du gaz nitrogène. [É]léments de chimie*, t. 3, p. 32.) [¶] On n'a donc point de données pré[ci]ses sur l'espèce de respiration attribuée [au]x végétaux, ou plutôt il est certain que [o]n ne trouve point chez le végétal les [p]hénomènes de la respiration dans le [se]ns physiologique que nous attachons à [c]e mot. — Il est également certain, d'a[p]rès ce que nous avons dit, qu'on ne [t]rouve point chez le végétal les phéno[m]ènes de la digestion, dans le sens [p]ropre et exact, puisque le travail nu[t]ritif commence chez lui à l'absorption, [e]t consiste uniquement dans l'assimila[t]ion immédiate. — Le végétal est donc [p]our la nutrition dans le premier cas [q]ue j'ai établi. — L'animal, au contraire, [e]st essentiellement *locomobile*; aucun

lien ne le fixe ni à la terre, ni à aucune autre source de nutrition. Les substances qui doivent servir à réparer ses organes lui sont offertes dans un état brut, grossier, qui les rend incapables d'être assimilées. Ces substances sont de diverse nature, leurs qualités sont souvent tout-à-fait opposées, comme celles de la viande et celles du fruit, celles du lait et celles du vinaigre, etc., etc., en sorte que quelquefois on s'étonne soi-même en voyant la disparité des matériaux qui composent un repas. — Cependant le travail immédiat d'assimilation ne peut s'exercer dans l'animal, comme dans le végétal, que sur une substance unique, homogène, fluide, et ce travail doit également commencer par l'absorption de cette substance. — Il faut donc un travail organique intérieur qui change la nature de tous ces matériaux confusément introduits, qui en forme une masse homogène où se trouve cette substance unique. — Ce travail est donc de plus dans l'animal que dans le végétal; il constitue la digestion. Par elle, en effet, tous les matériaux introduits sont convertis en une masse uniforme, dans laquelle, comme dans une espèce de terre, se trouve la substance unique qui doit être assimilée, et que nous nommons chyle. Cette masse formée dans l'estomac, achevée dans le duodénum, parcourt ensuite tout le conduit intestinal. C'est sur elle que les vaisseaux absorbants, vraies racines intérieures, suivant l'expression de Boerhaave, viennent, par une espèce d'élection nécessaire, saisir la substance devenue assimilable, tandis que le résidu, inutile désormais et nuisible par son séjour, est expulsé au dehors par les gros intestins.

La respiration, seconde fonction préliminaire au travail nutritif, est aussi exclusivement propre à l'animal. Moins compliquée, beaucoup plus courte que la digestion, elle s'en rapproche cependant par l'analogie de phénomènes la plus frappante. En effet, l'air est introduit tout entier, et cependant ne doit servir qu'en partie. L'air doit donc subir dans le poumon une élaboration réelle, d'où résultera l'introduction de la portion utile dans les vaisseaux pulmonaires et son mélange au sang, tandis que la portion superflue et désormais nuisible sera rejetée au-dehors. — Je n'examine point ici de quelle nature est cette élaboration; si c'est une modification de l'air entier, ou une simple séparation des deux principes constituants de l'air. Je n'examine pas même si la portion nutritive de l'air est introduite immédiatement dans le sang au travers des tuniques vasculeuses, comme on le pense communément, ou si elle est saisie par les vaisseaux absorbants du poumon, pour être transmise dans la veine sous-clavière, comme on l'a prétendu en dernier lieu : questions curieuses, mais inutiles à mon objet, et sur lesquelles on disputera longtemps encore. Je me borne à l'énoncé des faits les plus évidents, les plus essentiels ; et j'en conclus, avec le professeur Chaussier, que la respiration est une vraie digestion d'air. — Voilà donc dans la vie nutritive deux fonctions propres à l'animal, nulles pour le végétal, et nécessitées soit par l'indépendance et par la mobilité dont l'animal doit jouir, soit par l'état dans lequel les substances nutritives lui sont offertes. — Ainsi on s'est mépris, lorsque, confondant ces fonctions avec celles qui leur succèdent, on a posé pour principe que la vie nutritive n'offrait aucune différence essentielle chez les animaux et les végétaux, et ne pouvait servir à les distinguer. L'observation serait juste si on prenait la vie nutritive au moment de l'absorption chyleuse ; elle est fausse, si on a égard à tout ce qui précède cette absorption.

II. J'observe la vie nutritive chez l'animal à différentes époques. Ces époques se réduisent ici à deux, celle qui précède la naissance, et celle qui depuis la naissance s'étend jusqu'à la mort. Dans la première, l'animal vit par un autre, auquel il est nécessairement attaché ; dans la seconde, il vit par lui-même, et indépendamment de tout autre animal, quant aux phénomènes organiques.—Or, ce qui constitue essentiellement le caractère propre de la vie du fœtus, c'est de s'opérer sans respiration ni digestion. L'ordre des phénomènes nutritifs commence à la circulation, le sang du fœtus étant tout préparé par les organes de la mère. Le fœtus ne prépare donc point les substances qui doivent servir à sa nutrition ; aussi est-il fixé à sa mère par le placenta, comme la plante est fixée à la terre. C'est cette considération qui a fait comparer le fœtus à un végétal : idée juste si on se borne à la vie nutritive, fausse, dangereuse, souverainement immorale, si on veut la généraliser, et en tirer des conséquences pratiques. *Voyez dans la première partie l'article de la voix.* — Le moment de la naissance est

marqué par le commencement des [fonc]tions respiratoire et digestive. Dè[s] l'introduction de l'air dans les pou[mons] et son élaboration deviennent néces[saires] à la vie ; l'introduction de subst[ances] alimentaires dans l'estomac et leur [pré]paration par ce viscère sont la co[ndi]tion essentielle de la nutrition. Ces fonctions surajoutées aux autres ren[dent] cent donc la mère, si j'ose parler a[insi,] puisque c'est à elles que l'animal [doit] l'indépendance organique dont il jo[uit] désormais, et la faculté de vivre par [lui-]même, au lieu de vivre par un autr[e.]

III. Enfin j'observe les fonctions [res]piratoire et digestive chez l'adulte, e[t, les] réunissant ensemble, je remarque [les] connexions qu'elles me présentent a[vec] les autres phénomènes de l'homme [vi]vant. L'odorat et le goût les précède[nt,] leur sont liés, et tendent naturellem[ent] à elles. Ces sens, renfermés par-là a[vec la] raison dans la vie nutritive, ont cep[en]dant avec la vie active des connexions [as]sez prochaines pour indiquer la liai[son] de l'une à l'autre, et former la cha[îne] d'union entre les fonctions qui serve[nt à] constituer l'homme, et les fonctions [qui] servent à conserver ses organes.—Je v[ois] d'un autre côté que la circulation sa[n]guine, première fonction nutritive p[ro]prement dite, est le terme commun au[quel] vont aboutir la respiration et la di[gestion. La première a pour but et po[ur] fin de transmettre au sang la porti[on] d'air qui doit le colorer, et sans laquel[le] il ne pourrait servir à l'entretien de [la] vie. La seconde a pour but et pour fin [de] renouveler le sang par une substa[nce] sans laquelle il ne pourrait ni se cons[er]ver, ni circuler, ni fournir aux orga[nes] les matériaux de leur recomposition co[n]tinuelle.—La respiration et la digestio[n] rapprochées l'une de l'autre par la n[a]ture de leurs phénomènes, le sont d[e] bien plus encore par le but auquel el[les] tendent, puisque l'une et l'autre exist[ent] pour la circulation, et transmettent [au] sang les substances qu'elles ont élab[o]rées. — Je suis donc conduit par l'év[i]dence la plus complète à établir dans [la] vie nutritive une subdivision nécessai[re,] puisque j'y trouve deux grandes fonc[tions] qui n'ont point lieu chez les vég[é]taux, qui n'ont lieu chez l'animal qu[à] dater de la naissance, et qui sont comm[e] interposées entre la vie active dont ell[e] dépendent, et les fonctions nutritive[s] proprement dites qui dépendent d'elle[s.] Toutes deux s'exercent sur des substanc[es] es du dehors et les élaborent ; toutes [les] transmettent au sang le produit de [l']élaboration. En faut-il davantage [pour] les rapprocher l'une de l'autre, pour [d]istinguer de tout ce qui les suit [et] de tout ce qui les précède; en un [mot] pour en former un ordre particu[lier?] — On irait même plus loin si on se [livra]it à la première idée que font naître [les co]nsidérations dont je viens de parler, [su]rtout celles que j'offrirai dans le pa[ragra]phe suivant. Au lieu d'une subdi[visio]n dans la seconde vie, on établirait [une] division générale nouvelle, et on [distin]guerait trois vies au lieu de deux, [ap]pelant *vie moyenne* la réunion des [fonct]ions exploratrices et préparatrices. [Mais] on se tromperait, parce qu'on ou[bli]ait ce grand principe de physiologie, [que] *les phénomènes doivent être réunis [d'ap]rès la fin à laquelle ils tendent es[sent]iellement*; qu'on ne peut par con[séqu]ent ranger en deux classes différen[tes] les fonctions qu'une fin commune [rapp]roche. C'est cette fin générale qui [doit] former le caractère de la classe, com[m]e sont les fins plus particulières qui [cons]tituent les caractères des ordres. On [peut] donc distinguer en plusieurs ordres [les f]onctions de la vie nutritive, selon [qu'e]lles tendent à reconnaître les sub[stan]ces alimentaires, à les préparer ou à [les] employer; mais on ne peut pas former [deu]x vies avec des phénomènes qui ten[dent] tous essentiellement à la nutrition. [C]es principes étant fixés, entrons dans [de] nouveaux détails sur les fonctions [pré]paratrices, pour prouver de plus en [plus] la nécessité d'en former un ordre [disti]nct.

II. *Preuves secondaires.* — Le ci[toye]n Bichat a distingué la vie active et [l]a nutritive par des caractères diamé[tral]ement opposés. Ceux de la seconde [sont] la négation simple et absolue de ceux [de l]a première ; ce qui rend la distinction [fra]ppante et facile à saisir.—Quoique nous [ne] nous soyons pas beaucoup arrêté à [ces] caractères, nous n'avons point pré[ten]du qu'on dût les rejeter ou les négli[ger]; nous croyons même qu'on sera frap[pé d]e leur justesse lorsqu'on les observera [com]parativement dans une fonction es[sen]tiellement active, comme la locomo[tion] générale, et dans une fonction im[mé]diatement nutritive, comme la circu[lati]on. Ainsi les extrêmes des deux vies [nou]s offriront ces caractères d'un côté [p]arfaitement prononcés, de l'autre abso[lum]ent nuls.—Mais comme les deux vies

s'enchaînent par des liens presque in-sensibles, comme il n'y a point de passage brusque de l'une à l'autre, comme, en un mot, elles sont distinctes sans être sépa-rées, les caractères de la première doivent suivre ce décroissement progressif, et se retrouver en partie dans les premiers phénomènes de la seconde, tandis qu'ils ne se retrouveront nullement dans les derniers. Or, ce sera une raison de plus pour distinguer ces phénomènes entre eux, comme nous l'avons fait. — Déjà nous avons vu que les caractères de la vie active étaient encore très-sensibles, quoique moins saillants, dans les fonc-tions exploratrices. Observons mainte-nant ces caractères dans le second ordre des phénomènes nutritifs.

I. La symétrie des organes et l'harmo-nie de leurs phénomènes sont les deux premiers attributs que l'on donne à la vie active. Nous en retrouvons plusieurs traces dans les fonctions préparatrices. Les poumons, au nombre de deux, placés dans deux cavités de même forme, et agissant de concert pour remplir une fonction commune, qui est toujours plus ou moins troublée, lorsqu'un des deux est malade ; la forme symétrique de la bouche et du pharynx, où se passent les premiers phénomènes digestifs; celle du rectum et de la vessie, par lesquels les derniers phénomènes s'opèrent, en sont des exemples. Note. (Une exactitude mi-nutieuse s'oppose à ce qu'on regarde le rectum comme symétriquement disposé, puisqu'il est presque toujours un peu dévié à gauche. Mais, comme ce carac-tère me paraît avoir peu de poids, on me pardonnera d'avoir négligé ici la précision que j'ai tâché de mettre partout ailleurs.) Ce rapprochement mérite, au reste, peu d'importance, puisqu'on pourrait le faire également pour plusieurs des organes im-médiatement nutritifs. La symétrie ne se trouve-t-elle pas dans la disposition du système nerveux des ganglions, excepté dans la partie qui se distribue aux in-testins? Ne la voit-on pas dans les glan-des salivaires, dans tout le système ar-tériel, excepté aux premières divisions, etc.? Ce caractère, qui tient à la forme générale du corps, n'est absolument ex-clusif à aucun système d'organes ; et s'il s'observe plus constamment dans la pre-mière vie, il ne pourrait servir seul à la distinguer.

II. Les fonctions de la vie active n'ac-quièrent leur exercice le plus étendu et le plus parfait qu'au bout d'un certain temps, et par une véritable éducation. La raison en est simple. Soumises à l'intelligence, elles devaient en suivre le développement progressif. Dès-lors nous ne pouvons rien trouver de semblable dans une suite de phénomènes purement passifs, et qui ont pour but commun la réparation des organes, réparation qui doit s'opérer avec la même perfection à tous les âges. Aussi, la respiration s'exerce, au premier moment de la naissance, avec la même sûreté, la même exactitude que dans l'âge avancé; et l'on ne peut regarder comme une *éducation du poumon* les trois ou quatre efforts par lesquels il se dilate chez l'enfant nouveau-né. Note. (On doit remarquer ici qu'à cette nécessité d'une respiration parfaite à tout âge correspond le développement précoce des muscles intercostaux et diaphragme, qui forment l'appareil locomoteur du thorax, moyen essentiel de la respiration. Ces muscles sont très-marqués chez le fœtus qui vient de naître, et n'ont pas besoin d'acquérir à la longue la force et la sûreté de leur mouvement, qui est parfait dès que l'enfant respire. Tout le contraire s'observe pour l'appareil locomoteur général : preuve évidente de la nécessité de distinguer, comme nous l'avons fait, deux espèces de locomotion.) — On en peut dire autant de la digestion. Dès la première fois que l'estomac entre en exercice, les aliments qu'il renferme sont aussi parfaitement élaborés qu'ils le seront dans la suite. — Cependant il faut observer une grande différence dans la nature des aliments sur lesquels l'estomac doit s'exercer aux diverses périodes de l'enfance. Le lait ou quelques autres fluides plus légers sont les seuls qu'il puisse élaborer d'abord, et à cette époque, d'autres substances plus solides, animales ou végétales, seraient rejetées par le vomissement, ou produiraient les accidents les plus graves. Le lait, lui-même, prend dans le sein de la mère différentes qualités qui se trouvent en rapport avec les forces digestives de l'enfant. Après le temps de la lactation, il est encore des précautions à observer dans le régime, dans les préparations des substances alimentaires; et l'on peut s'assurer, soit par les écrits de Roseen, Armstrong, Baumes, soit, et mieux encore, par la pratique constante de toutes les mères, que la négligence de ces soins est une source de maladies très-nombreuses. L'enfant est donc réellement conduit par degrés à digérer la nourriture la plus solide, et s'il est vrai que l'estomac élabore toujours de la même manière ce qu'il peut élaborer, il est également vrai qu'il peut, dès la naissance, s'exercer sur toute sorte de matériaux.—Ainsi, il y a une véritable éducation de l'estomac; mais elle porte sur la faculté de digérer, et non sur le mode de digestion.

III. Tous les organes de la vie active sont en rapport avec le cerveau par le moyen des nerfs, et reçoivent de lui la faculté de se mouvoir; en sorte que sans ce rapport, ils seraient inertes et immobiles. — Les organes respiratoires et digestifs sont soumis à la même loi. Car, sans parler des plexus considérables que la huitième paire envoie aux poumons, et qui sans doute ont quelque rapport avec la fonction de ces organes, quoique ce rapport ne puisse être apprécié, à quoi tiennent les phénomènes mécaniques de la respiration, sinon au mouvement musculaire de la poitrine, et par conséquent à l'influence cérébrale? — M'objectera-t-on ici que la locomotion du thorax est un phénomène de la vie active? J'ai répondu d'avance à cette difficulté, lorsque j'ai distingué la locomotion générale, fonction essentielle de la vie active, et la locomotion particulière, moyen nécessaire de plusieurs fonctions qui ne sont pas toutes de la vie active. J'ai dit alors que les appareils de locomotion particulière, malgré leur rapport avec le cerveau, ne pouvaient point être regardés comme appartenant par eux-mêmes à la vie active, puisqu'ils partagent nécessairement les caractères de la fonction dont ils sont le moyen, dans quelque classe que cette fonction se trouve. Or, cette vérité trouve ici son application la plus rigoureuse, puisque la locomotion thoracique est uniquement réglée par les lois de la respiration, et diffère en tout sous ce point de vue de la locomotion générale. Si donc la respiration ne doit point être rangée dans la vie active, la locomotion thoracique ne doit pas y être rangée non plus. Ceci deviendra plus évident encore à mesure que nous avancerons. — L'estomac est le terme auquel aboutissent les nerfs de la huitième paire. Ici l'influence cérébrale ne peut être révoquée en doute. On sait que la section de ces nerfs donne lieu à des vomissements continuels et à l'impossibilité de la digestion. On ignore, il est vrai, la manière dont ils influent sur cette fonction dans l'état naturel il suffit que cette influence soit certaine et nécessaire, pour que la digestion tout entière soit sous la dépendance du cerveau. En vain objecterait-on que les intestins ne reçoivent point de nerfs cérébraux, et que l'on ignore le nombre de ceux que les ganglions leur fournissent. On ne peut point en effet raisonner ici comme pour les phénomènes de la vie active. Les organes des sens, les muscles, le larynx, sont tous isolés les uns des autres ; le mouvement de l'un n'entraîne point le mouvement de celui qui l'avoisine : il fallait donc que chacun d'eux reçût spécialement, et en particulier, l'influence cérébrale. Au contraire, dans la digestion, l'action de tous les organes s'enchaîne d'une manière rigoureuse, parce qu'ils agissent les uns sur les autres sur les mêmes matériaux. Si donc l'estomac n'a pu élaborer les substances alimentaires, en vain le duodénum leur fournira la bile et le suc pancréatique; elles ne seront point pénétrées par ces deux fluides, et la digestion sera nulle. Le cerveau tient donc sous sa dépendance tout le système digestif, puisqu'il y tient l'estomac, sans lequel aucun travail digestif ne peut se faire.—Mais l'influence cérébrale s'exerce encore immédiatement sur le rectum et sur la vessie par le moyen des nerfs sacrés. L'excrétion, dernière période de la digestion, est donc entièrement soumise à cette influence.

V. La volonté préside à la vie active. C'est elle qui commande les phénomènes, qui les dirige et les coordonne, en sorte que quand les organes de cette vie se meuvent malgré la volonté, et par l'effet d'une cause étrangère, ils n'exécutent aucune action, et sont dans un état contre nature.—La vie nutritive ne devait pas être entièrement soustraite à l'empire de la volonté, puisque l'introduction des substances réparatrices suppose l'appréciation et le choix de ces substances. Mais la volonté ne devait pas régir toute la vie nutritive, parce que les substances, une fois introduites, ne peuvent être élaborées que d'une seule manière, qui est constante et invariable. On ne doit donc pas s'étonner que les actions nutritives proprement dites ne soient nullement soumises à la volonté, et que les fonctions préparatrices dont nous nous occupons ne lui soient soumises qu'en partie.—La respiration considérée dans le poumon, son organe essentiel, paraît indépendante de la volonté ; du moins on n'a aucune preuve que le poumon lui soit immédiatement soumis. Mais on ne peut considérer cette fonction dans le poumon seul, puisqu'il ne se meut jamais par lui-même, et que la locomotion thoracique, nécessaire pour sa dilatation, forme dès-lors partie intégrante des phénomènes respiratoires. Or, la volonté influe sur cette locomotion thoracique, assez pour que la respiration soit volontaire sous plusieurs rapports, beaucoup moins que sur la locomotion générale de la vie active. Ainsi il ne faut pas un acte de la volonté pour respirer, comme il en faut un pour remuer le bras; mais un acte de la volonté peut suspendre pendant quelque temps et modifier de mille manières la respiration. Dans un temps donné il faudra nécessairement que le thorax se dilate; mais nous pouvons employer à sa dilatation le seul diaphragme ou les seuls intercostaux. Une inspiration quelconque est indispensable après une expiration un peu prolongée; mais nous pouvons rendre cette inspiration très-grande ou très-petite, la faire promptement ou avec lenteur, etc., etc. On cite même des hommes qui ont pu retarder assez l'inspiration pour se donner volontairement la mort par ce seul moyen. *Suppressâ respiratione ostensum est omninò hominem nullo instrumento adjutum, invisam sibi vitam posse abjicere.* (Haller, Elem. Physiolog., t. 3, p. 263.) Au reste, ces exemples sont rares ; le plus souvent la volonté ne peut aller jusque-là, et nous ne devons pas ambitionner cette affreuse prérogative. — La nécessité de respirer continuellement est relative à la nécessité continuelle de la coloration du sang. La faculté de suspendre pendant quelque temps la respiration est en rapport avec la conservation de l'individu, dans les circonstances où l'air vicié se trouve accidentellement impropre à être employé par le poumon.—Passons maintenant à la digestion, sur laquelle la volonté a un empire beaucoup plus étendu. — Soit que la bouche saisisse elle-même les aliments, soit que la main les porte à la bouche, la préhension de ces aliments est assurément un phénomène très-volontaire. Mais c'est la locomotion générale qui est alors en exercice. Cette préhension est une action libre qui appartient à la première vie, et qui n'a encore avec la digestion qu'un rapport assez éloigné. — C'est à la mastication que commence réellement la digestion pour les solides, comme pour les fluides elle commence à la déglutition. Sans mastication la digestion est difficile, souvent impossible ; et la privation des dents entraîne le plus fréquemment la nécessité de se réduire à une nourriture plus ou moins fluide.

Or, j'ai prouvé, en traitant de la locomotion en général, que l'ensemble des muscles masseters, temporaux, ptérygoïdiens, formait un appareil locomoteur distinct, propre à la mastication, et qui appartient essentiellement, sous ce point de vue, à la vie nutritive. Cet appareil est entièrement soumis à la volonté. La volonté dirige donc le premier phénomène essentiel de la digestion. — La déglutition, second phénomène pour les solides, premier pour les fluides, est exécutée par l'action musculaire de la langue, du voile du palais, du pharynx et de l'œsophage. Dans tout cet appareil organique, nous voyons l'influence de la volonté diminuer progressivement jusqu'à l'estomac. Ainsi la déglutition, absolument volontaire lorsque la langue y concourt seule avec la voûte palatine, est beaucoup moins libre lorsque la base de la langue soulevée précipite le bol alimentaire dans le pharynx ; elle l'est moins encore quand le pharynx y est seul employé, elle ne l'est plus quand l'œsophage en est devenu le seul agent.—La volonté n'a pour l'ordinaire aucun empire sur les fonctions de l'estomac, quoique cet organe ait avec le cerveau les mêmes rapports que ceux de la vie active, et qu'il reçoive du cerveau le principe de ses phénomènes. Ceci cependant souffre quelques exceptions, et certaines personnes peuvent arrêter la digestion stomacale par un vomissement que la seule volonté détermine. Ces cas très-rares méritent d'être remarqués, puisqu'on n'en observe point de semblables dans les fonctions nutritives proprement dites. — Il n'est aucune circonstance où la volonté puisse influer de quelque manière sur les phénomènes digestifs qui se passent dans le conduit intestinal. — Mais l'excrétion, dont le rectum est l'agent immédiat pour les substances solides, est soumise en grande partie à la volonté, puisque nous pouvons l'accélérer ou la retarder beaucoup. Ceci tient, il est vrai, à ce que les muscles abdominaux et le diaphragme, employés habituellement à d'autres usages, deviennent momentanément les agents principaux, quoiqu'auxiliaires, de l'excrétion ; tandis

que le sphincter est disposé de ma[nière] à la retarder par son resserrement[, qui] est volontaire. Mais qu'importent [les] moyens ? c'est du phénomène lui-[même] qu'il s'agit. D'ailleurs, on doit rema[rquer] que le sphincter est un muscle prop[re au] rectum, et se continue avec les [fibres] charnues de cet intestin : ce qui [donne] lieu de penser que si la contracti[on du] sphincter est volontaire, celle du re[ctum] doit l'être en partie. Quelques obs[erva-] tions viennent à l'appui de ce senti[ment :] elles prouvent que le sphincter aya[nt été] tout-a-fait emporté, les dernières [fibres] intestinales ont pu le suppléer dan[s l'u-] sage important d'empêcher la sortie [con-] tinuelle des matières stercorales. ([Voyez,] à ce sujet, une observation très-int[éres-] sante de M. Andouillé, dans le *Ma[nuel]* *du Chirurgien d'armée*, par le pr[ofes-] seur Percy.) — L'excrétion des fl[uides] se fait à une autre époque que cell[e des] solides : elle ne succède pas immé[diate-] ment au travail digestif, mais aux f[onc-] tions nutritives proprement dites, [parce] qu'elle est la suite d'une sécrétion. [On] conçoit la raison de cet ordre, lorsq[u'on] observe que les fluides ont peu besoi[n de] préparation, et peuvent être absor[bés] tout entiers aussitôt après avoir été [in-] troduits. L'excrétion urinaire n'en [est] pas moins un phénomène exclusiveme[nt] propre à l'animal, et soumis aux mê[mes] lois que l'excrétion alvine. Nous pouv[ons] accélérer la contraction de la ves[sie,] nous pouvons surtout la retarder, ou [du] moins en empêcher l'effet, par la cont[rac-] tion très-volontaire du col de cet [or-] gane.

On a pu remarquer jusqu'ici que [les] phénomènes digestifs qui s'opèrent d[ans] le conduit intestinal ne paraissent p[as] participer aux caractères par lesq[uels] nous avons dit que la digestion, en [gé-] néral, se rapprochait de la vie acti[ve.] C'est qu'en effet la partie essentielle [de] la digestion, celle qui appartient en [pro-] pre à l'animal, se passe tout entière d[ans] la bouche et dans l'estomac. C'est [là] qu'est exécutée cette altération, c[ette] conversion de plusieurs substances [en] une seule, condition essentielle de la [nu-] trition animale. Dans l'intestin grêl[e il] n'y a presque plus d'altération ; la m[asse] alimentaire est toute préparée lorsqu'[elle] y arrive, et l'absorption chyleuse est [le] phénomène principal qui s'opère d[ans] cette partie des voies digestives. Le ch[yle] reçoit à la vérité, dans le duodénum, [la] bile et le suc pancréatique ; mais ces fl[uides] autant qu'on peut en juger, ont usage plutôt de séparer du chyle la partie excrémentitielle, que de faire au chyme entier de nouvelles altérations. Or, c'est à l'absorption chyleuse que commence l'analogie entre la nutritive de l'animal et celle du végétal. On ne doit donc pas s'étonner que les caractères de la nutrition animale ne se trouvent plus ici.—Mais ces caractères reparaissent dans l'excrétion, parce qu'elle est liée avec l'altération, dont elle est la suite nécessaire. C'est parce que les substances qui ne doivent pas y être employées ont été introduites, que la sortie des substances inutiles doit avoir lieu quand le travail de l'absorption est fini.

C'est une loi constante et invariable que partout où il existe un rapport fréquent ou immédiat entre les corps extérieurs et des organes sensibles, l'impression est d'autant moins vivement sentie que le rapport est plus répété. C'est là un des effets physiologiques connus de ce qu'on nomme l'*influence de l'habitude*.—Nous observons sans cesse l'effet de l'habitude sur les phénomènes sensitifs de la vie active, parce que ces phénomènes consistent dans des rapports d'organes sensibles avec des corps extérieurs. — Mais, si un rapport semblable se trouve dans des fonctions étrangères à la vie active, la même loi doit s'y retrouver aussi, et s'appliquer également à ces fonctions, quelles qu'elles soient d'ailleurs. — Or, la respiration et la digestion m'offrent un rapport continuel entre des corps extérieurs et des organes sensibles. Donc l'influence de l'habitude doit se remarquer dans la respiration et la digestion, comme dans les phénomènes organiques de la vie active. Ce raisonnement est appuyé par les faits les plus multipliés. — L'habitude influe puissamment sur les phénomènes mécaniques de la respiration; elle influe sur une partie de ses phénomènes chimiques. — 1° Sur les phénomènes mécaniques. Un homme dont la poitrine est fortement comprimée par le bandage de la fracture de clavicule, s'accoutume à ne respirer que par le diaphragme, c'est-à-dire, à ne dilater la poitrine que suivant le diamètre perpendiculaire. Un autre, dont un bandage de corps comprime fortement l'abdomen, s'accoutume à ne respirer que par les intercostaux, c'est-à-dire, à ne dilater la poitrine que suivant les diamètres horizontaux. L'un

et l'autre de ces modes de dilatation seraient fort incommodes pour l'ordinaire, si on voulait les employer isolément. L'habitude influe donc sur le mode de dilatation et de resserrement de la poitrine. — Un pleurétique, un homme blessé au poumon, s'accoutument à des inspirations très-courtes, très-petites, très-souvent réitérées, qui les incommoderaient beaucoup dans l'état de santé, qui même leur paraîtraient insuffisantes pour vivre. Un plongeur s'habitue à suspendre toute respiration pendant un temps dont la longueur nous étonne et nous paraît quelquefois au-dessus des forces de la nature : *Ipsa necessitas novi aeris per consuetudinem diminuitur*, dit Haller. L'habitude influe donc sur l'étendue de la dilatation de la poitrine, et sur les intervalles de ses mouvements. — 2° Quant aux phénomènes chimiques, par lesquels j'entends tout ce qui regarde l'action intime de l'air sur la membrane muqueuse du poumon, on doit en distinguer deux espèces. Note. (Personne, je crois, ne doute aujourd'hui que les propriétés des corps vivants et celles des corps inorganiques ne soient tout-à-fait différentes, et que dès-lors toute physiologie chimique ne soit fausse et erronée. Mais on va trop loin, lorsqu'en se fondant sur ce principe, on veut bannir absolument de la physiologie le terme de *phénomènes chimiques*; car on entend aujourd'hui par phénomène chimique *tout mouvement qui se passe entre les molécules intimes des corps*. Dans cette définition, 1° on comprend tous les corps quels qu'ils soient, sans donner l'exclusion à aucun; 2° on comprend tout mouvement intime, quelles que soient son espèce et sa fin; 3° on n'a aucun égard à la cause qui détermine ce mouvement intime, et on ne nie point que cette cause puisse être vitale, fort différente par conséquent des lois qui régissent les corps inorganiques. — On ne peut disconvenir que les fonctions nutritives ne supposent un mouvement opéré entre les molécules intimes des organes. Il faut donc, ou combattre la définition du mot *chimique*, ou convenir qu'elle peut s'appliquer à plusieurs phénomènes organiques. Les uns sont relatifs à l'absorption d'une partie de l'air pour la coloration du sang; les autres consistent dans l'impression de l'air tout entier sur la membrane au moment où elle en est frappée. L'absorption d'oxigène est le but essentiel de la respiration, qui ne peut avoir lieu, si ce principe manque dans l'air. — Note. (Tout le monde n'est pas d'accord là-dessus aujourd'hui, et l'on prétend que l'oxigène n'est pas nécessairement le seul principe propre à colorer le sang. Je n'entrerai point en discussion sur cette question, qui est étrangère à mon objet; j'accorderai même volontiers là-dessus tout ce qu'on voudra pourvu qu'on se fonde sur des faits certains. Mais ce qui sera toujours vrai, c'est que l'air contient le principe colorant et vivifiant du sang ; et que, quand ce principe, quel qu'il soit, vient à manquer, l'air n'est plus respirable. Or, c'est là tout ce que j'ai voulu dire. Si j'ai désigné l'oxigène, c'est parce que ce principe me paraît jusqu'à présent celui qui, le plus ordinairement au moins, est nécessaire pour la respiration. — Il semble que le cit. Bichat eût pressenti d'avance les difficultés qu'on pourrait faire sur la nature du principe colorant du sang ; car il n'a jamais supposé, dans ses ouvrages, que ce principe fût parfaitement connu, et l'on remarquera que, même dans les *Recherches physiologiques*, il ne nomme point l'oxigène, et ne fonde nullement sa théorie de la connexion de la vie avec la respiration, sur les expériences de la chimie moderne, en sorte que, quelles que soient les variations de la doctrine chimique sur la nature de l'air respirable, cette théorie sera toujours également solide.) Ce n'est point sur cette partie des phénomènes respiratoires que l'habitude influe. Le poumon ne peut s'accoutumer à absorber moins d'oxigène qu'à l'ordinaire, parce que le sang ne peut s'accoutumer à être moins coloré, moins vivifié. Si l'air contient accidentellement une quantité moindre de ce principe vivifiant, la respiration sera plus accélérée, et dans un temps donné, les respirations seront plus fréquentes ; en sorte que la quantité nécessaire d'oxigène sera toujours absorbée.

Mais ceci n'a rien de commun avec l'impression que fait l'air entier sur la membrane muqueuse du poumon dans l'instant où y il arrive. C'est cette impression qui varie suivant les diverses substances dont l'air est chargé. Ainsi, dans une atmosphère infecte, on n'est point asphyxié comme on le serait dans le gaz acide carbonique ; mais, au bout d'un certain temps, on éprouve les funestes effet des émanations putrides. C'est par le poumon que s'introduisent les germes d'un grand nombre de maladies, de celles surtout qui dépendent des qualités de

l'air. Ces maladies qui, pour l'ordi[…] sont de l'ordre des adynamiques o[…] ataxiques, n'ont aucun rapport avec[…] phyxie, et ne supposent nulleme[…] sang moins coloré, mais paraissant[…] leur siége principal dans les soli[…] sur-tout dans le système nerveux.—[…] cette première impression dont il[…] peut être modifiée par l'habitude[…] manière la plus sensible. Qu'un ho[…] accoutumé à respirer l'air pur d'une[…] pagne soit forcé de respirer pe[…] une heure l'air infect des fosses d'ais[…] au milieu duquel habite continuelle[…] et sans beaucoup de précautions une[…] taine classe d'ouvriers ; qu'il vi[…] passer une journée dans les amphi[…] tres anatomiques, où tant d'élèves[…] rieux passent la moitié de l'année ;[…] aille tout-à-coup se confiner dans ce[…] nes où tant d'hommes ne vivent[…] parce qu'ils y ont été élevés pou[…] plupart, etc., etc., une funeste e[…] rience le convaincra bientôt que si[…] gane pulmonaire peut parvenir, par[…] progression lente, à supporter sans [...] ger un grand nombre d'émanations in[…] tes, il ne peut passer subitement [...] danger de l'air le plus pur à l'air le p[…] insalubre. — Nous pourrions facilem[…] accumuler ici les faits les plus posit[…] L'odeur fétide que produit l'analyse d[…] substances animales ne trouble point[…] santé du chimiste qui depuis long-te[…] s'expose à leur influence. Les vapeurs[…] l'acide muriatique oxigéné, qui prod[…] sent une toux si violente chez celui[…] les respire pour la première fois,[…] font qu'une impression légère sur c[…] qui est accoutumé à préparer cet ac[…] On a même vu un homme s'habituer[…] faitement aux vapeurs de l'arsenic[…] on est fondé à croire que cet exempl[…] renouvellerait assez fréquemment, s[…] hommes étaient plus hardis et plus té[…] raires. — Enfin, il est une habitude[…] nérale du poumon qui, à force de re[…] rer une foule d'airs différents, parv[…] à n'éprouver aucune influence fun[…] des différentes atmosphères dans lesq[…] les il se trouvera désormais. On se c[…] vaincra facilement de cette vérité, si[…] observe comparativement deux hom[…] d'une force et d'un tempérament s[…] blables, mais dont l'un, élevé dans[…] mollesse, n'aura jamais vécu que dans[…] air pur et odoriférant, tandis que l'au[…] accoutumé de bonne heure à tout, a[…] appris à braver l'insalubrité de l'air au[…] bien que sa température. — Sans dou[…]

tude ne peut pas ici prévenir tout
r. On voit des hommes forts, dont
mon a été exercé à recevoir toutes
d'airs, être frappés tout-à-coup
air infect qui ne produira aucun
âcheux sur des personnes plus déli-
On voit que la même atmosphère
déterminer des maladies semblables
ne masse considérable d'individus
qu'ils soient ; mais ceci ne détruit
les faits positifs et journaliers dont
avons parlé. Pour l'ordinaire, dans
constances dont il s'agit, le poumon
pas la seule voie par laquelle la con-
se communique, ni l'air, le
véhicule qui la transmet. — L'in-
ce de l'habitude sur la digestion est
ment connue, tellement évidente,
est inutile de s'arrêter beaucoup à
ouver. Mais ce caractère, aussi bien
es autres, n'est remarquable que
la période d'altération et dans celle
rétion, c'est-à-dire, dans la partie
hénomènes digestifs qui est exclusi-
nt propre à l'animal. — Et d'abord
itude peut prolonger d'une manière
que indéfinie la privation absolue
ments. Toutes les histoires offrent
xemples multipliés de ces jeûnes ex-
dinaires, et dans tous on voit que
me n'était parvenu à les supporter
par une progression lente et insen-
. Les faits les plus étonnants se trou-
accumulés sur cet article dans le
d ouvrage de Haller : il en est
e qui paraissent fabuleux ; mais la
bilité du plus grand nombre
est prouvée par l'expérience jour-
re, puisque nous nous accoutu-
s avec facilité à prolonger l'abs-
ace pendant plus ou moins long-
s, et que nous ne pouvons fixer au-
époque précise à laquelle cette abs-
ce devienne rigoureusement et dans
les cas, impossible. — Tout le
de sait combien l'habitude a d'in-
ce sur le retour périodique de l'ap-
. L'homme éprouve le besoin de
ger au moment précis où il est accou-
é de prendre ses repas ; et si ce besoin
t pas satisfait dans ce moment, il di-
ue, ou même cesse entièrement un
ment après.
nfin l'habitude influe puissamment
la faculté qu'a l'estomac de digérer
ou telle substance. On sait que
mme, accoutumé par un long usage
e seule espèce ou à un nombre déter-
é d'aliments, ne peut plus en sup-
er d'autres, à moins que, par une

progression lente, il ne prenne une habitude opposée. C'est là la raison principale
pour laquelle les médecins craignent de
soumettre trop facilement un malade à la
diète lactée. De même on remarque tous
les jours qu'un aliment insupportable
et nauséabonde la première fois qu'on en
fait usage, peut devenir digestible au
bout d'un certain nombre de tentatives
réitérées. Ce n'est donc point une métaphore, une figure vaine, que cette expression si familière : *mon estomac n'est
point encore accoutumé à digérer tels
mets* ; ce qui suppose qu'il peut s'y accoutumer. C'est l'énoncé d'une vérité
exacte reconnue par l'expérience. —
L'influence de l'habitude ne s'observe
point dans la partie de la digestion qui se
passe dans le conduit intestinal. La masse
alimentaire préparée par l'estomac n'est
plus étrangère aux organes, et surtout
à un organe de la même nature que l'estomac d'où elle sort. Ce n'est donc point
un corps étranger qui est en contact avec
des organes sensibles ; il ne peut y avoir
d'impression nouvelle, et l'occasion de
l'influence de l'habitude ne subsiste plus.
D'ailleurs l'absorption chyleuse est le
phénomène essentiel qui s'opère alors :
c'est toujours la même substance qui est
absorbée. L'animal et le végétal sont ici
dans un rapport exact de fonctions, et
toutes les lois qui caractérisent la nutrition animale proprement dite ont cessé.
— Nous retrouvons l'animal tout seul
dans l'excrétion intestinale, et nous y
retrouvons aussi l'influence de l'habitude.
Les matières s'accumulent dans le rectum ;
au bout d'un certain temps, elles irritent
cet intestin par leur contact. Le sphincter,
muscle volontaire, s'oppose à leur sortie.
Sa résistance est enfin vaincue par la
contraction du rectum, aidé des muscles
abdominaux qui le pressent de tout le
poids des viscères. — Ici l'impression
des matières sur le rectum est absolument
involontaire, aussi bien que la contraction qui en résulte. La résistance du
sphincter est seule volontaire ; mais cette
résistance peut être plus ou moins forte,
plus ou moins prolongée. Si elle l'est
beaucoup, le rectum s'accoutumera à
l'impression des matières, et se disten-
dra pour en recevoir de nouvelles, au
lieu de se contracter sur celles qu'il contient déjà. Cette habitude pourra être
portée au point que le rectum, à peine
sensible, ne se contracte que sur une
masse énorme, et au bout d'un temps
très-long. Elle pourra aller au point que

le rectum ne se contracte plus ; et de-là
les accumulations stercorales , dont les
suites sont si fâcheuses , et auxquelles la
chirurgie seule peut remédier. — L'habitude peut porter non-seulement sur la
quantité des matières contenues , mais
aussi sur l'époque de leur excrétion. Cette
époque tend toujours à devenir régulière
et périodique. Elle correspond d'abord
au temps où l'accumulation est suffisante
pour distendre légèrement le rectum ;
mais quand ce temps est arrivé , si l'on
résiste au besoin , et que l'excrétion n'ait
pas lieu, le besoin cessera pour quelque
temps, par la seule raison qu'il n'a pas
été satisfait au moment ordinaire. Enfin
la masse stercorale devenue considérable,
sollicitera l'excrétion de manière qu'on
ne pourra plus y résister ; mais dès-lors
le moment accidentel de l'excrétion deviendra périodique , et quoique l'heure
des repas ne change point , ce sera désormais à cette nouvelle époque seulement
que le besoin sera ressenti. Voilà donc
le rapport le plus exact entre l'excrétion
alvine et les phénomènes de la faim du
côté de l'estomac quant à l'influence de
l'habitude. — Il en est de même pour
l'excrétion urinaire. On peut commander
au besoin d'uriner, et on sait que la vessie peut s'accoutumer , soit à une distension très-grande par l'urine , soit à une
excrétion très-fréquente et toujours périodique ; on sait qu'elle peut perdre sa
sensibilité par une distension trop longue,
et que c'est là une des causes les plus
ordinaires de la rétention d'urine. — J'ai
posé en principe que l'habitude portait
son influence partout où il y avait contact de corps étrangers sur des organes
sensibles. Ce principe trouve ici son application entière. En effet , il y a entre
les matières alimentaires, au moment de
leur introduction, et les matières excrémentitielles, un peu avant leur expulsion,
une analogie remarquable quant à leur
rapport avec les organes. Les matières
alimentaires contiennent la substance
nutritive ; mais cette substance y est ca-
chée et comme nulle, parce que le travail
digestif n'a pas commencé. Les matières
excrémentitielles ne contiennent réellement plus de substance nutritive , parce
que le travail digestif est fini. Les unes
sont irritantes, parce qu'elles n'ont encore subi aucune préparation organique;
les autres sont irritantes, parce qu'elles
n'ont plus de préparation organique à
subir. Les unes sont donc étrangères,
comme venant du dehors, et les autres

comme ne devant plus séjourner a[...]
dans.

On doit reconnaître, dans ce q[...]
viens de dire , la conséquence nat[...]
d'un principe très-juste établi par l[...]
fesseur Chaussier, c'est que, *toute [...]
stance incapable d'être assimilée , [...]
nécessairement comme irritant sur [...]
conomie vivante.* Or , la masse ali[...]
taire qui arrive dans l'estomac, [...]
masse excrémentitielle qui arrive da[...]
rectum , sont également incapables d[...]
assimilées *dans leur état actuel[...]*
abstraction faite de toute autre cons[...]
ration. Donc l'une et l'autre doivent[...]
comme irritant ; et c'est aussi ce q[...]
cit. Chaussier admet, puisque le suc[...]
trique n'est fourni, selon lui , *q[...]
vertu de l'irritation déterminée pa[...]
aliments sur l'estomac.*

VI. Enfin l'intermittence périodi[...]
est un dernier caractère de la vie act[...]
caractère important qui convient à [...]
les phénomènes de cette première cla[...]
et que l'on remarque également dans[...]
sens, la voix et la locomotion génér[...]
Elle correspond à l'absence de la lumi[...]
solaire, et constitue ce que l'on nom[...]
le sommeil, absence réelle des fonctio[...]
comme l'observe le cit. Bichat dans [...]
Recherches Physiologiques. — Il [...]
clair que les fonctions respiratoire et [...]
gestive ne sont point soumises à une intermittence périodique correspondan[...]
l'absence de la lumière solaire, et qu'ai[...]
ce caractère, pris en rigueur, leur [...]
absolument étranger. — Mais qu'on[...]
prenne garde ; ce n'est pas uniquem[...]
dans la nécessité des intermittences [...]
dans leur régularité périodique que c[...]
siste l'essence du caractère dont n[...]
parlons, c'est aussi et d'abord dans l[...]
possibilité ; car, pour faire ressortir [...]
caractère, on ajoute qu'au contrair[...]
n'y a et *il ne peut y avoir* aucune i[...]
termittence dans la vie nutritive : ce [...]
est entièrement vrai pour les fonctio[...]
nutritives immédiates, comme la circ[...]
lation. — Il s'agit donc ici de savo[...]
non seulement si les fonctions prépa[...]
trices *sont habituellement* soumises [...]
des intermittences périodiques, mais [...]
core *si elles peuvent* accidentellem[...]
être suspendues sans que la vie ou [...]
santé en soient troublées. — La respi[...]
tion n'est soumise à aucune intermitte[...]
ce périodique ; et, comme tout le mo[...]
sait, elle s'exécute à tous les instants [...]
notre existence. La locomotion thora[...]
que, fort différente sous ce point de v[...]

me sous tant d'autres, de la lo-
tion générale, a lieu pendant le
meil aussi bien et même d'une ma-
e plus étendue que pendant la veille.
ement il paraît que les intercostaux
ont dans le sommeil les principaux
ts, tandis que dans la veille le dia-
gme est presque le seul qui, par
mouvement, dilate la poitrine. Ceci
rait être attribué à la pression que
iscères abdominaux exercent sur le
ragme dans l'état de récubation,
bservation ne nous apprenait que
ouvement des intercostaux prédo-
e de même dans le sommeil qu'ac-
pagne l'état de session. — Il est éga-
nt vrai que la respiration *ne peut*
soumise accidentellement à aucune
rmittence sans qu'un trouble quel-
ue s'ensuive; car je ne compte point
es intermittences courtes et forcées
la volonté détermine quelquefois
les phénomènes respiratoires, ce
devant être rangé dans ceux qui
vent la soumission partielle de la
iration à la volonté. Ainsi il n'y a et
peut y avoir aucune intermittence
rement dite dans la respiration, qui,
ce rapport, ressemble tout-à-fait
fonctions nutritives immédiates. —
ne peut assurer si les phénomènes
ntiels de la digestion, c'est-à-dire
t qui se passent dans l'estomac, sont
ts à une intermittence régulière, ou
stomac s'exerce continuellement sur
substances alimentaires dans l'état
rel; on ne peut, dis-je, le savoir,
e qu'on ne connaît pas exactement
emps nécessaire pour que la masse
entaire prise dans un repas soit éla-
e; on ne sait point si cette élabora-
dure d'un repas à l'autre, en sorte
il n'y ait point d'intervalle sans di-
ion stomacale — Mais ce que l'on
certainement, c'est que le travail
stif peut être accidentellement sus-
du pendant un temps plus ou moins
. Il peut l'être dans l'estomac seul,
que l'on peut mettre entre deux re-
une distance double, triple de celle
n y met ordinairement, et par con-
ent plus que suffisante pour que le
ail digestif de l'estomac soit fini. Il
t l'être dans tout le conduit intesti-
puisque l'on peut prolonger le
e pendant plusieurs jours. La pos-
ité de cette intermittence, aussi bien
la faculté de la rendre plus ou moins
ue, dépendent beaucoup de l'habi-
e, comme nous l'avons dit; mais une

fois que cette habitude sera prise, l'intermittence deviendra périodiquement
nécessaire, en sorte que la santé sera
troublée si l'on fournit à l'estomac des
matériaux suffisants pour que son action
soit continuelle. — Sans doute cette
espèce d'intermittence diffère absolument de celle que nous observons dans
la vie active. L'estomac ne perd point la
faculté de digérer, lors même qu'il ne
digère pas, comme l'œil perd momentanément la faculté de voir quand l'heure
du sommeil est arrivée. La suspension
du travail digestif ne correspond nullement à l'absence du jour, comme la suspension des phénomènes visuels. Mais
enfin, l'estomac peut cesser pendant
quelque temps ses fonctions, comme l'œil
cesse pendant quelque temps les siennes,
tandis qu'au contraire, la circulation,
l'assimilation immédiate, les sécrétions,
etc., ne peuvent cesser un seul instant,
de quelque manière et dans quelques circonstances que ce soit, sans un trouble
plus ou moins grand dans notre économie.
—Tous ces points de rapprochement entre les fonctions de la vie active et les
fonctions préparatrices de la vie nutritive
prouvent évidemment que celles-ci forment un ordre à part, tout-à-fait distinct
des fonctions nutritives immédiates,
quoique, par leur nature et par leur fin,
elles appartiennent essentiellement à la
seconde vie, et non à la première.

ART. III. — DES FONCTIONS NUTRITIVES IM-
MÉDIATES.

Les caractères qui distinguent ces fonctions sont faciles à saisir, puisqu'il suffit, comme nous l'avons dit, de prendre
l'inverse de ceux que nous avons observés dans la vie active. Ainsi, nulle symétrie dans le plus grand nombre des
organes, nul rapport, au moins prochain, avec le cerveau, puisque les nerfs
des ganglions sont les seuls qui se distribuent à ces parties, et que leur usage
est inconnu; point d'influence de la volonté ni de l'habitude; aucune espèce
d'intermittence : tels sont les attributs
auxquels les fonctions dont il s'agit sont
reconnues. Nous n'entrerons dans aucun détail sur tous ces points, qui se
trouvent développés de la manière la
plus satisfaisante dans les *Recherches
Physiologiques* du cit. Bichat. Nous
nous contenterons d'un coup d'œil rapide sur cet ordre de phénomènes si importants pour l'exécution de tous les au-

tres, c'est-à-dire, pour l'entretien général de la vie, phénomènes auxquels
ceux des deux ordres précédents se terminent comme à leur fin naturelle, et
qui ont seuls pour fin immédiate la conservation organique de l'homme. — La
circulation est ici la grande et importante fonction qui prédomine sur toutes
les autres, dont elle est le centre et la
source. Le sang, seul fluide essentiellement vivifiant et nutritif, reçoit tout ce
qui vient du dehors, et fournit tout ce
qui doit être employé au dedans, comme
c'est à lui que vient se rendre tout ce
qui, après avoir servi quelque temps au
dedans, doit être rejeté au dehors. Ainsi,
continuellement renouvelé par divers
matériaux, et acquérant sans cesse pour
répandre, le sang sert en même temps
et à décomposer et à recomposer les organes, soit par ce qui lui est apporté,
soit par ce qui émane de lui. — C'est
donc à la circulation que nous devons
rapporter tout ce qui constitue le grand
phénomène de la nutrition immédiate,
c'est-à-dire du renouvellement organique; et pour concevoir une juste idée
de l'ordre de fonctions qui nous reste à
observer, nous le diviserons en trois
espèces : 1º fonctions qui commencent
dans les organes, et qui finissent à la
circulation ; 2º circulation elle-même ;
3º fonctions qui commencent à la circulation, et qui finissent dans les divers
organes. — Qu'on ne l'oublie pas, et
qu'on m'épargne ici des objections ré-
futées d'avance : mon intention n'est
point d'isoler les unes des autres les
fonctions dont il s'agit, et de les présenter comme *séparées* par des limites
exactes, puisque toutes s'enchaînent cir-
culairement ensemble, et se supposent
mutuellement. J'ai seulement en vue de
les *distinguer* par leur nature et par leur
fin principale, sans nier en aucune manière l'intimité de leur liaison.

§ Ier. *Des fonctions qui commencent
dans les organes, et qui finissent à la
circulation, ou des absorptions.* —L'absorption est une des fonctions les plus
généralement répandues; car il n'est aucun organe où elle n'ait lieu de quelque
manière. Partout des substances saisies
par des vaisseaux ténus dont le canal
thoracique est le centre commun, sont
transmises dans le torrent circulatoire,
soit pour être assimilées, soit pour être
rejetées au dehors. Partout des substances qui ne devaient point être absorbées
ainsi dans l'état naturel, peuvent l'être

accidentellement en vertu d'une a…
tion dans les forces vitales des vaiss…
et produire des accidents plus ou …
funestes. — On doit sans doute, e…
minant l'absorption, avoir égard à…
ture des organes sur lesquels elle s…
mais on doit surtout observer la …
des fluides qu'elle introduit dans la …
lation, et ce second point de vue, …
au premier, rend la théorie de l'a…
tion aussi utile que curieuse. — …
sorption a toujours lieu, ou sur un…
face membraneuse, ou dans le tiss…
time des organes. Ces deux grande…
ses d'absorptions s'exercent, d'un…
sur des fluides de diverse nature, d…
tre sur les molécules qui ont servi…
dant quelque temps à la compositi…
ganique. Les organes membraneux…
sent seuls de l'une ; tout organe …
nécessairement de l'autre, parce qu…
organe se décompose continuelle…
comme il se compose sans cesse. …
sorption membraneuse a pour but la…
servation générale du corps. L'abso…
organique a pour but la conserv…
particulière de l'organe dans leque…
a lieu. L'une et l'autre se terminen…
circulation, et transmettent au san…
substances qu'elles conduisent.

1º*Absorption membraneuse.* — L…
sorption opérée sur les membranes pe…
se diviser en plusieurs espèces princip…
les. L'une a lieu sur la peau, memb…
générale et extérieure de tout le c…
Une autre a lieu sur les membranes…
queuses, prolongements réels des t…
ments, ou plutôt vrais téguments…
rieurs. Une troisième s'opère su…
membranes séreuses, enveloppes h…
des des organes dont les fonctions ex…
un certain mouvement. Une quatr…
se fait dans le tissu cellulaire, ré…
de plusieurs cavités membraneuses…
tinctes et continues. — 1º On ne …
douter que la peau n'absorbe conti…
lement les fluides qui l'environnen…
dont l'air est le véhicule. L'augment…
du poids du corps lorsque cet ai…
surchargé d'humidité, l'effet si pui…
des miasmes contagieux par le simpl…
jour au milieu d'eux, l'inoculatio…
facile des virus par une légère bless…
et même par le seul soulèvement de…
piderme, l'introduction du mercu…
de plusieurs autres médicaments par…
tions, etc., tous ces phénomènes ne …
sent aucun doute sur la faculté ab…
bante de la peau. A la vérité, l'absorp…
est moins facile ici que sur d'autres m…

s, parce que l'épiderme lui oppose
rtain obstacle ; elle est peu marquée
certains endroits où cet épiderme
plus de densité, mais partout elle
e plus ou moins à chaque instant
vie ; elle est, par sa nature, un
de conservation, comme elle peut
ir accidentellement une voie de
es. En effet, les absorbants cuta-
nt ouverts à tous les fluides qui se
tent, les saisissent tous, et ne pa-
nt pas jouir de cette sensibilité
e qu'on regarde comme un appa-
ssentiel du système absorbant. Ceux
bitent les endroits dans lesquels se
nt ou se préparent les substances
les destinées à nos tables, ont pres-
us un embonpoint qui doit être
rté en grande partie à l'absorption
ée, puisque souvent leur nourri-
'est ni plus abondante ni plus dé-
que celle des autres hommes. Ceux
bitent une atmosphère infectée par
manations putrides traînent assez
irement une santé faible et lan-
nte, quoique l'habitude diminue
oup pour eux le danger. — Ainsi,
rption cutanée est un moyen de
ion. Elle transmet au sang des
nces jusque-là étrangères à nos or-
a. Ces substances n'éprouvent point
re préparation préliminaire ; mais
xtrême ténuité, leur division exces-
les met d'avance dans un état pro-
l'assimilation. — Mais souvent
l'absorption cutanée transmet au
des substances nuisibles, germes
tes d'une foule d'affections morbi-
, si cette force conservatrice qui,
l'homme bien constitué, résiste si
mment aux causes de destruction,
ette au-dehors, par la voie des sé-
ns et des exhalations, ces mêmes
nces.

Les membranes muqueuses sont le
d'une absorption très-étendue. On
considérer surtout dans le poumon
ns le conduit intestinal. — L'ab-
on pulmonaire s'exerce sur les
s substances que la cutanée. L'air
ntinuellement en contact avec toute
duc du poumon dans la respiration ;
membrane étant, à ce qu'il paraît,
âtre de la décomposition de l'air,
us exposée aux effets des émanations
ou nuisibles que cet air contient.
membrane est d'ailleurs beaucoup
ténue et plus susceptible que la
Outre les fluides étrangers qui lui
présentés, n'absorbe-t-elle pas, au

moins en partie, le fluide muqueux
qu'elle même fournit sans cesse ? On serait tenté de le croire, lorsqu'on voit que
la sortie de ce fluide par les efforts ex-
piratoires n'est point ordinaire, et que
cependant sa sécrétion est continuelle.
Mais, comme l'action de l'air peut suffire
pour le dissoudre, et pour le faire sortir
en vapeur, il est inutile d'admettre ici
un autre moyen d'évacuation. — L'absorption intestinale a lieu principalement
dans la portion du conduit digestif qui
s'étend depuis le duodénum jusqu'à la
fin de l'iléum. C'est là seulement que la
masse alimentaire, élaborée par la bile,
le suc pancréatique, et peut-être le suc
intestinal, fournit cette portion nutritive
appelée *chyle*, que les absorbants saisissent aussitôt. Jusqu'au duodénum, les
aliments ne sont point réduits à cet état
d'homogénéité nécessaire pour la formation du chyle ; au-delà de l'iléum, la
masse alimentaire, dépourvue de chyle,
n'est plus qu'un résidu inutile qui doit
être expulsé. Cette absorption opérée au
milieu de l'organe digestif, est celle de
toutes qui suppose le mieux une sensibilité élective dans les vaisseaux qui y
sont employés. Cependant, comme il est
douteux si la bile et quelques autres fluides employés à l'élaboration ne sont pas
absorbés en partie avec le chyle, on ne
peut guère regarder cette sensibilité
propre comme une loi rigoureuse et constante.

3° L'absorption n'est nulle part plus
marquée et plus continuelle que sur les
membranes séreuses. Elle se trouve ici
en rapport avec une exhalation qui sans
elle déterminerait bientôt l'hydropisie
dans ces cavités privées d'ouverture extérieure. L'une et l'autre sont nécessaires pour que ces membranes, continuellement humectées par un fluide nouveau,
permettent aux organes sur lesquels elles
se déploient les mouvements que leurs
fonctions exigent. Que devient le fluide
résorbé ? sert-il encore d'une autre manière à la nutrition, ou est-il enlevé par
les sécrétions pour être ensuite rejeté ?
On l'ignore ; mais on est porté à admettre
la dernière opinion, lorsqu'on remarque
que ce fluide a déjà été employé à un
usage déterminé. — Les absorbants séreux sont susceptibles de recevoir d'autres fluides, puisque les injections faites
dans la capacité abdominale d'un animal
vivant disparaissent souvent en peu de
temps, à moins que le fluide injecté n'ait
des qualités irritantes et délétères. — Je

comprends sous le nom d'absorptions séreuses celles qui se font dans les cavités
synoviales. En effet, quoique le fluide
ne soit pas parfaitement le même, il y a
tant de rapports entre lui et le fluide des
cavités séreuses proprement dites, la
disposition des membranes et leurs usages ont tant de caractères d'analogie,
qu'on ne peut envisager isolément des
phénomènes aussi rapprochés, surtout
lorsqu'on se borne à une considération
générale.

4º Le tissu cellulaire, réunion de petites cavités membraneuses, contient habituellement deux fluides tout différents,
la sérosité et la graisse. Le premier,
semblable à celui des grandes cavités
séreuses, paraît avoir le même usage, et
servir de même à favoriser le mouvement
par sa présence. Son absorption est aussi
nécessaire que son exhalation, pour que
l'équilibre soit maintenu, et que l'anasar-
sarque ou hydropisie cellulaire soit prévenue. — Il n'en est pas de même pour
la graisse. Ce fluide, réellement nutritif
par sa nature, est déposé dans les cellules membraneuses, non-seulement pour
servir à l'organisation, et pour donner
aux formes extérieures leur régularité et
leur agrément, mais encore comme une
provision utile mise en réserve pour des
temps de privation et de disette. Son absorption est sans doute continuelle ; car,
sans cela, une accumulation excessive
aurait bientôt lieu, et causerait un autre
genre de difformité, diminuerait même
les forces, et serait plutôt une preuve de
faiblesse que de santé. Mais cette absorption graisseuse peut augmenter quelquefois extraordinairement, lorsque les organes digestifs manquent de matériaux
pour fournir à la nutrition, et alors elle
supplée pendant quelque temps l'absorption chyleuse. Elle a donc un rapport direct avec la nutrition, soit par la nature
du fluide qu'elle transporte, soit par les
circonstances dans lesquelles elle augmente. — On pourrait examiner isolément ici l'absorption médullaire qui se
fait dans l'intérieur des os. Mais elle
peut se rapporter jusqu'à un certain point
à la cellulaire, la moelle ayant avec la
graisse beaucoup d'analogie, et l'organe
membraneux qui la fournit offrant aussi
des prolongements celluleux. C'en est
assez pour établir un rapprochement suffisamment exact, et sur lequel nous ne
devons pas chercher dans ce moment la
précision rigoureuse que demanderait
un traité élémentaire de l'absorption.

2º *Absorption organique.* — I[l n'est]
pas douteux que tous nos organes ne [sont]
continuellement décomposés par l[a sous-]
traction des molécules qui ont serv[i quel-]
que temps à leur composition. La d[iminu-]
tion de volume et de fibres dans les [mus-]
cles par l'émaciation, les changeme[nts de]
couleur des os dans les expérience[s faites]
avec la garance, prouvent ce renou[velle-]
ment que l'analogie nous permet [d'ap-]
pliquer à tous les autres organes. [Il est]
certain que ces molécules hétérogè[nes ne]
peuvent être transportées primitiv[ement]
que dans le torrent circulatoire, [et]
qu'il n'est point pour elles d'autr[e voie]
directe d'excrétion, la circulation [est]
la source de toutes les fonctions [sécré-]
toires. La voie d'absorption est la [seule]
par laquelle le sang puisse recevo[ir ces]
molécules. Il y a donc une abso[rption]
organique, partie essentielle des p[héno-]
mènes nutritifs. Elle a lieu partout, [puis-]
que partout la nutrition s'opère. E[lle est]
partout différente, quant à ses maté[riaux]
et à son mode d'exercice, puisque ch[aque]
organe a sa structure particulière [et sa]
vitalité propre. Elle est plus ou [moins]
active dans un organe, suivant q[ue la]
circulation y est plus abondante et [plus]
rapide : celle d'un muscle est [plus]
prompte que celle d'un os. — O[n ne]
connaît point les vaisseaux qui serv[ent]
à cette absorption organique ; on ne p[eut]
observer la fonction en exercice, ma[is on]
la reconnaît par ses résultats. Ces a[bsor-]
bants se réunissent-ils aux autres [pour]
aboutir dans le conduit thoraciqu[e, ou]
se rendent-ils dans les veines de l'o[rgane]
même auquel ils appartiennent ? C'[est ce]
qu'on ignorera toujours, aussi bien [que]
tout ce qui tient au mécanisme [d'une]
fonction aussi profondément soustr[aite à]
nos recherches directes. — Ce que [nous]
sommes fondés à penser, c'est qu[e les]
substances transmises par l'absor[ption]
organique dans le fluide circulatoire [sont]
excrémentitielles, et ne servent plu[s à la]
nutrition, puisqu'elles y ont serv[i, et]
que les substances nouvellement i[ntro-]
duites sont destinées à les remplace[r.] —
D'après ce coup d'œil rapide sur le[s ab-]
sorptions, on voit que, si toutes [elles]
mettent leurs matériaux au sang, [ces]
matériaux ne doivent pas tous êtr[e em-]
ployés ensuite aux mêmes usages, [puis-]
qu'ils sont de nature différente, e[t que]
leur rapport avec les organes n'est p[as le]
même. Les uns viennent immédiate[ment]
du dehors et sont absolument nouv[eaux]
pour l'économie ; ce sont ceux que tr[ans-]

d'absorption cutanée ainsi que la
donaire : ils peuvent servir à la nu-
ton ou lui être inutiles. D'autres sont
préparés par un travail organique
teur ; c'est le chyle, transmis par
orption intestinale : il est essentiel-
nt destiné à la nutrition. Il en est
int déjà été employés à certains usa-
comme la sérosité; ceux-ci paraissent
mais inutiles. Il en est enfin qui ont
partie intégrante des organes ; ce
ceux que transmet l'absorption or-
que : ceux-ci doivent être rejetés.
orsque toutes ces substances ont été
es dans le sang, elles n'y sont plus
ctes les unes des autres; inutilement
yse chimique les y chercherait, el-
'existent plus ; et le sang, quelque
qu'on l'examine, offre toujours les
es composants. Cependant il fournit
fonctions toutes différentes les ma-
x de leur exercice. C'est parce qu'il
résenté aux exhalants que ceux-ci
ent la graisse, la sérosité, etc. C'est
qu'il parcourt les reins et le foie,
'un fournit la bile, les autres l'uri-
etc., etc. Ces faits si évidents et
vérité si rigoureuse, ont donné lieu
te assertion, *que le sang devait être
sidéré comme formé de deux par-
distinctes, l'une récrémentitielle,
re excrémentitielle.* Et il faut con-
r que cette image, quoique fausse,
le toutes celles qu'on peut se former,
us rapprochée du vrai, la plus rai-
able.

II. *De la circulation en général.—*
rculation sanguine est la grande fonc-
à laquelle toutes les absorptions se
inent. Considérée comme le moyen
tiel de la nutrition, elle a un rap-
spécial avec l'absorption chyleuse.
c'est le chyle qui renouvelle le sang,
n fournit les matériaux constitutifs
cette admirable transformation que
nomme *hématose*, opérée à la fin de
rculation veineuse et au commence-
t de la circulation artérielle. —
matose est le résultat de la diges-
, qui par ce moyen tient la circula-
sous sa dépendance. Mais le sang,
mé jusque dans ses éléments par ces
veaux matériaux, n'a point encore
is cette vertu vivifiante et nutritive,
faculté excitante, qu'une portion
'air atmosphérique peut seule lui
ner. Il aurait donc en vain reçu les
uits digestifs, si l'impulsion du cœur
e portait aussitôt après au poumon,
r y être soumis au contact de l'air

dans la respiration. C'est là l'objet de
cette circulation pulmonaire, distincte
de la circulation générale et entièrement étrangère à la nutrition immédiate,
puisque le sang qui parcourt les artères
pulmonaires est impropre à la nutrition
du poumon, et que cet organe, comme
les autres, reçoit ses matériaux nutritifs de la circulation générale par les artères bronchiques. — Dans le poumon,
c'est le sang qui reçoit, c'est le poumon
qui donne. La respiration est donc la
maîtresse et la directrice de la circulation. — Quelqu'explication qu'on veuille
donner de l'hématose, si cependant il
est des hommes assez oisifs pour la chercher, assez présomptueux pour se persuader qu'ils l'ont trouvée; de quelque
manière qu'on rende raison de l'influence qu'exerce la respiration sur le sang,
puisque c'est encore aujourd'hui un objet de controverse, ces deux faits seront
également certains et démontrés pour
tous les temps, et l'on pourra toujours
affirmer que la circulation sanguine ne
peut s'opérer sans la digestion et la respiration. Je le répète; ce sont elles qui
donnent, c'est le sang qui reçoit : la circulation leur est donc réellement soumise. — On peut considérer la circulation générale sous deux rapports différents, sous celui du mécanisme de la
fonction, et sous celui de la fin que cette
fonction tend à remplir. On peut donc
la faire commencer dès le moment où
les phénomènes organiques ont avec elle
un rapport direct, ou seulement au moment où elle commence à tendre vers sa
fin naturelle. Le cit. Bichat s'attache au
premier point de vue, et voit la circulation générale commencer à l'endroit
où le sang est rouge. Ainsi, c'est aux
rameaux capillaires du poumon qu'il la
prend pour la suivre sans interruption
par tout le corps ; et le cœur n'est, à ses
yeux, qu'un agent auxiliaire d'impulsion
interposé entre les deux moitiés du système vasculaire. — Je m'attache au contraire à la seconde considération, que je
crois la plus importante ; et dès lors, je
ne vois point la circulation générale
commencer au moment où le sang est
rouge, mais au moment où le sang rouge
commence à être employé pour l'entretien de la vie dans les organes. Or, il
est certain que le sang rouge considéré
dans les veines pulmonaires n'est point
encore employé à cette fin, et tend seulement à revenir au cœur; que le cœur,
même dans ses cavités gauches, est in-

différent à la nature du sang qu'il reçoit, et se contracte aussi bien sur le noir que sur le rouge. (*Voyez* les belles expériences du cit. Bichat sur la circulation, dans la seconde partie des *Recherches physiologiques*.) C'est au moment où le ventricule aortique imprime au sang une direction différente de celle qu'il avait eue jusqu'alors, c'est, dis-je, à ce moment que la circulation tend immédiatement au but naturel pour lequel elle existe ; c'est alors et alors seulement que la nature du sang n'est plus indifférente, et que ce fluide a besoin des qualités qu'il a acquises dans le poumon pour entretenir dans les organes le mouvement et la vie. — Donc tout ce qui se passe avant l'arrivée du sang dans le ventricule aortique doit être considéré comme le prélude nécessaire de la circulation générale ; et celle-ci ne commence que quand le sang entre dans l'aorte pour en parcourir les nombreuses ramifications. — Le sang transmis aux organes par l'impulsion circulatoire y entretient la vie de deux manières ; par l'excitation qu'il produit sur eux, et par les matériaux qu'il leur fournit pour l'exercice de leurs fonctions. — L'excitation est le premier effet. Elle est due surtout à cette première impulsion dont le cœur est le principal agent, et à laquelle les artères concourent assez peu par leur contraction. C'est donc à l'extérieur des organes, et en vertu du mouvement qui leur est communiqué par leurs artères les plus volumineuses, que l'excitation dont il s'agit est opérée. Ainsi le cerveau est excité beaucoup plus par le mouvement artériel qui a lieu à sa base que par celui qui a lieu dans l'intérieur de ses lobes.

Au contraire, c'est dans le tissu intime des organes que le sang fournit les matériaux des fonctions diverses qui suivent la circulation. Ces phénomènes se passent dans ces rameaux vasculaires ténus, imperceptibles, où l'action du cœur est devenue presque nulle, où la tonicité des vaisseaux est tout, et où le sang, porté dans toute sorte de directions diverses n'obéit plus aux lois de la première impulsion qu'il avait reçue. C'est ce que l'on nomme *circulation capillaire*, distinguée avec raison de la grande circulation, et susceptible d'augmenter ou de diminuer dans un organe isolé, indépendamment de tous les autres.—Ces deux circulations, qui, considérées dans leur mécanisme, ont reçu les noms de

générale et *capillaire*, pourraient [...] le rapport de leur fin, être no[...] *circulation excitante* et *circulati[...] tritive*. L'une et l'autre sont lié[...] semble, et évidemment la circulati[...] pillaire n'aurait point lieu, si le [...] n'avait porté le sang par la circu[...] générale jusqu'à ces rameaux tén[...] seuls désormais agiront sur lui. [...] sont donc distinctes sans être sép[...] caractère commun de toutes les [...] tions, comme nous l'avons dit t[...] fois, et comme on ne saurait assez [...] péter. — L'excitation portée par l[...] dans tous les organes est le moye[...] lequel la circulation se lie à tous le[...] nomènes de l'homme vivant, et à [...] de la vie active comme aux autres. [...] par cette excitation que la circu[...] concourt essentiellement aux fon[...] cérébrales, et par conséquent à to[...] mouvements que la volonté dirige, [...] que l'instant où le sang artériel [...] d'être porté au cerveau est celui o[...] phénomène cesse dans cet organe. [...] par elle que la circulation sert imm[...] tement et nécessairement au mouve[...] musculaire, puisque la paralysie [...] membre est l'effet inévitable de l'inte[...] tion du sang qui y était porté. C'est pa[...] que la circulation générale, ou plutô[...] grande circulation, concourt aux phén[...] mènes sécrétoires, puisque l'impul[...] artérielle communiquée à la glande [...] premier phénomène de la sécrétio[...] Mais cette excitation suppose les or[...] parfaitement disposés à agir et joui[...] de toutes leurs facultés. Elle est le [...] mier phénomène de toute fonction, [...] elle n'en détermine aucune en par[...] lier d'une manière directe. Son bu[...] turel n'est point de produire le mo[...] ment, mais de donner aux organes [...] titude à se mouvoir sous l'influenc[...] diverses causes qui les mettent dir[...] ment en jeu. Partout elle doit être [...] sidérée *comme condition*, et non *co[...] cause* : distinction importante et fo[...] mentale. Ainsi, l'impulsion comm[...] quée au muscle par le sang est la cond[...] nécessaire pour qu'il puisse se contra[...] mais non la cause de sa contract[...] puisque le muscle reçoit l'impulsion [...] guine lors même qu'il est dans le [...] parfait repos, et persiste encore da[...] repos après l'avoir reçue. L'excitatio[...] cerveau par le sang est la condition [...] cessaire pour que les phénomènes d[...] vie active puissent avoir lieu ; mais [...] volonté ne commande point ces phéno-

ils n'auront point lieu, quoique
l'excitation continue toujours.—Sans
doute si l'effort circulatoire augmente
tellement d'énergie, et qu'en conséquence l'excitation des organes soit
double ou triple de ce qu'elle est pour
agir, il pourra en résulter des
mouvements dont elle sera l'unique cause ; mais ces mouvements seront contre
nature, n'auront aucune régularité, aucune proportion entre eux, ne seront
point coordonnés, et ne pourront par
conséquent atteindre aucune fin, servir
à aucune *action* : le muscle sera en contraction, mais *n'agira point.* — Nous
n'entrerons ici dans aucun détail sur la
circulation capillaire ; il nous suffit d'a-
voir indiqué son caractère général, en
montrant qu'elle diffère de la grande
circulation, soit par son mécanisme,
auquel le cœur n'y concourt presque
point, soit par son but, puisqu'elle tend,
non à exciter les organes, mais à leur
fournir les matériaux de leurs fonctions
intimes. Ces fonctions, toujours nutritives, sont ou l'exhalation, ou la sécrétion, ou l'assimilation, sur lesquelles il
nous reste à présenter un aperçu rapide.

II. *Des fonctions qui commencent
à la circulation, et qui finissent dans
les organes.* — I. L'exhalation est un
phénomène aussi général que l'absorption, et lui correspond constamment ;
ainsi, on peut distinguer une exhalation
séreuse et une exhalation organique. Dans la première on trouvera les
exhalations cutanée, muqueuse, séreuse
et cellulaire. Dans la seconde, si l'on
peut donner ce nom à un phénomène
si caché et aussi inconnu dans sa nature, on trouvera l'assimilation immédiate. — L'exhalation cutanée a pour but
de donner issue à des matières devenues
hétérogènes. Elle a donc un rapport direct avec la décomposition organique.
On a voulu déterminer jusqu'à quel point
elle y concourt, et on a cru y parvenir
en calculant la quantité de fluide qu'elle
perce dans un temps convenu. Je ne
rapporterai point les expériences mille
fois citées qu'ont faites à ce sujet les
Sanctorius, les Dodart, les Keil, les
Rein, etc., etc. ; j'observerai seulement
avec le cit. Bichat, qu'une double cause
s'opposera toujours à ce qu'on obtienne
les résultats précis que l'on cherche ;
car pour réussir, il faudrait d'un côté
pouvoir faire abstraction des variations
de l'atmosphère suivant les climats et
suivant les saisons, ce qui est impossi-

ble ; de l'autre, il faudrait apprécier
exactement l'état comparatif des forces
vitales chez les individus soumis à
l'observation, ce qui est au-dessus de
notre portée. — L'exhalation muqueuse,
probable au moins dans l'estomac, où il
paraît qu'elle fournit le suc gastrique,
plus incertaine dans les intestins, où
l'on croit qu'elle donne aussi un suc particulier, ne peut absolument être reconnue sur les autres surfaces semblables,
où elle est remplacée par la sécrétion.
Mais partout où on croit la trouver, elle
est entièrement relative au travail digestif, soit par le fluide qu'elle donne,
soit par le temps où elle s'opère.—L'exhalation séreuse, une des plus remarquables, a pour but d'entretenir l'humidité
des surfaces entre des organes dont le
mouvement est fort étendu. Je comprends dans cette même espèce l'exhalation synoviale, analogue sous beaucoup
de rapports à la séreuse, quoiqu'elle en
diffère sous quelques autres. Dans un
coup d'œil aussi rapide, il ne convenait
pas de multiplier les divisions. — L'exhalation cellulaire, qui est double, a le
même but quant à la sérosité. Celle de
la graisse est en rapport avec l'assimilation, mais d'une manière indirecte et
éloignée ; car son énergie coïncide rarement avec la force et la vigueur générales de l'individu. Plus abondante naturellement chez les enfants et les femmes,
dont la force est moindre ; augmentée
accidentellement chez l'eunuque, qui se
rapproche de la femme par la faiblesse
et par plusieurs autres attributs, elle
est peu prononcée chez l'homme qui
jouit de cette constitution robuste, apanage propre de son sexe. Chez lui, c'est
le tissu même des organes qui augmente
en volume et en consistance ; mais la
graisse n'augmente pas, excepté dans la
vie sédentaire que ses occupations le forcent souvent de mener, ou dans cette
vie oisive et voluptueuse à laquelle il se
condamne quelquefois volontairement,
consentant alors à sa dégradation, et oubliant ses priviléges naturels.—La graisse en nature, déposée abondamment
dans le tissu cellulaire, n'est donc pas
la preuve d'une nutrition très-active,
comme on le dit quelquefois ; mais elle
peut être employée à l'assimilation, lorsque la digestion ne fournit pas des matériaux suffisants, ou cesse absolument
d'en fournir. Ainsi, dans une longue
abstinence, soit forcée, soit volontaire,
l'absorption de la graisse entretient la

nutrition, comme nous l'avons dit; et l'animal qui dort pendant tout l'hiver, doit à son émaciation sa conservation et sa vie.

11. J'emploie à regret le terme d'*exhalation organique* pour désigner l'assimilation, et ce n'est même que par opposition au terme d'*absorption* que je me permets de l'énoncer ici une fois. En effet, le mode d'assimilation ou de nutrition immédiate est si obscur, si inconnu, qu'il est tout-à-fait inexact d'employer, pour exprimer le phénomène, un mot qui suppose ce mode parfaitement connu et déterminé.—Note. («Pourquoi donc, » dira-t-on, avez-vous admis une absorp- » tion organique? Les mêmes difficultés » ne s'y opposaient-elles pas? » Non assurément : car l'état actuel des organes est un fait que nous pouvons reconnaître par l'inspection. La variété de leurs composants est un fait de même nature qui nous est démontré par la même voie. Leur décomposition continuelle, et par conséquent la disparition d'une partie de leurs molécules constituantes, nous est prouvée par leur diminution de volume dans l'émaciation. La circulation est la seule voie possible d'excrétion pour ces molécules; l'absorption, le seul moyen par lequel la circulation puisse les recevoir. Donc nous raisonnons d'après les faits les plus positifs en admettant une absorption organique. — Au contraire, nous ne voyons point dans le sang les molécules constituantes de tous les organes, puisque le sang est un fluide partout identique. Nous voyons ce fluide identique présenté à tous les organes et employé dans tous à les recomposer; mais nous ne voyons rien de plus. De quel droit établissons-nous donc la sortie d'une foule de molécules diverses, là où nous ne voyons point la diversité de molécules? Sur quoi fondés admettons-nous une distribution là où nous ne voyons rien à distribuer? La seule idée probable que l'on puisse concevoir ici, c'est celle d'une transformation des matériaux constitutifs du sang en matériaux constitutifs des organes; transformation opérée en vertu des propriétés particulières dont chaque organe jouit. Or, une *transformation* n'est pas une *exhalation*). On a tâché, il est vrai, d'établir une théorie et de la prouver; mais il est facile de reconnaître la faiblesse des preuves principales, pour peu qu'on y réfléchisse. — 1º On pose d'abord en principe un fait très-certain et dont per-

sonne ne doute aujourd'hui : c'est la [va]riété des substances qui compose[nt les] organes. Assurément nous sommes [bien] loin de croire à un suc nutritif com[mun] et la chimie nous a suffisamment écl[airés] pour qu'il ne soit plus permis de to[mber] dans cette erreur. — Mais ce fai[t ne] prouve rien par lui-même, comme o[n l'a] bien senti; aussi n'est-ce pas su[r lui] qu'on insiste le plus. — 2º On adme[t, et] on prétend *avoir démontré* que tou[s les] organes ont un parenchyme comm[un,] en sorte que leurs différences mutu[elles] portent uniquement sur la nature [des] substances déposées dans ce parench[yme.] Ce point est important sans doute; [ce]pendant on aurait peu gagné quand [on] l'aurait *démontré* effectivement; ca[r on] veut en venir à dire que les substa[nces] *ont été présentées* à ce parenchyme [par] la circulation, et qu'*il se les est ap*[*pro*]*priées.* Or, pour qu'elles aient été [pré]sentées, il fallait qu'elles existassent [au]paravant en nature, et qu'elles n'eus[sent] qu'à changer de place; pour que le [pa]renchyme *se les appropriât*, il fa[llait] qu'il les trouvât quelque part toutes [for]mées. Cependant il est sûr que ces s[ub]stances ne se trouvent nulle part en [na]ture avant d'être dans l'organe qu'e[lles] constituent. Donc elles n'ont pu ê[tre] *présentées*, puisqu'il a fallu qu'elles [se] formassent; donc le parenchyme n'a pu se les *approprier*, puisqu'elles n'ex[is]taient point encore; donc ce n'est po[int] par voie d'exhalation que la nutri[tion] s'opère. — Mais on dira que tout se [ré]duit à une affaire de mots, et on convi[en]dra sans peine que le parenchyme co[m]mun, en vertu d'une sensibilité varia[ble,] *a formé* lui-même les substances aux [dé]pens du sang. Ceci nous ramène aux [rai]sons sur lesquelles on se fonde pour é[ta]blir l'existence d'un parenchyme co[m]mun et uniforme. Or, de toutes les r[ai]sons données jusqu'ici, j'ose affirm[er] qu'il n'en est pas une de solide et q[ui] puisse soutenir un examen rigoure[ux.] De ce qu'on trouve partout les systè[mes] vasculaire et cellulaire, on ne peut [pas] conclure qu'ils forment la base esse[n]tielle des organes, mais seulement qu'[ils] entrent dans la composition de tous. [De] ce que l'on réduit les os à un état pre[sl]que celluleux, en leur ôtant successiv[e]ment le phosphate de chaux et la géla[l]tine, on ne peut pas conclure qu'il [en] arriverait autant à tous les autres organe[s] qu'on n'a point soumis à la même expé[l]rience, qu'on ne peut pas même y sou[l]

...re, parce qu'on connaît très-peu la ...re de leurs composants. De ce que ...es fracturés se consolident par une ...rice d'abord cellulaire et ensuite ...ement osseuse, on ne peut pas con...e que les mêmes phénomènes ont lieu ...r les muscles, etc., puisqu'il n'est ...t prouvé que la cicatrice d'un muscle ...musculeuse, et que l'observation pa...même prouver le contraire. Il se ...d'ailleurs très-bien que le mode de ...rice des organes blessés soit différent ...mode de nutrition des organes sains, ...n ne voit pas pourquoi il faudrait ad...re ici l'identité de mécanisme comme ...chose *hors de doute*. Enfin, l'état ...ueux et en apparence homogène de ...bryon ne prouve pas davantage l'u...rmité d'un parenchyme primitif; car ...n'a point démontré que cette homo...éité apparente fût véritable. Aussi ...ontente-t-on de dire que cette sub...ce muqueuse *paraît n'être autre ...se que du tissu cellulaire*, etc. ...lleurs, et cette objection a été sentie ...ance, comment s'était formé le pa...chyme primitif, en supposant son ...tence! S'il a pu se développer iso...ent et indépendamment de tout autre ...ane, pourquoi répugnerait-il d'ad...ttre que les organes se sont aussi dé...oppés isolément et indépendamment ...lui? On répond qu'en *physiologie, ...rt de trouver le vrai consiste à ne le ...rcher que dans les effets secon...res, etc., etc.*; termes vagues, phrase ...le fois répétée qui ne répond à rien, ...ui laisse les objections dans toute leur ...ce. En physiologie, comme dans toute ...re science, l'art de trouver le vrai ...siste d'abord et avant tout à rai...ner juste, et à ne pas conclure du ...ticulier au général.

...Convenons donc que nous n'avons ...nt encore de théorie satisfaisante de ...nutrition, que probablement même ...s n'en aurons jamais, et qu'il n'est ...plus facile d'expliquer comment une ...nde ou une membrane se nourrissent, ...e de concevoir comment elles se sont ...mitivement développées. Où était le ...renchyme cellulaire aux dépens du...el la membrane du sinus maxillaire ...vait se former, lorsque l'os resserré ...lui-même, spongieux dans toute son ...ndue, n'offrait, chez l'enfant, ni sinus, ...parence de membrane ou de tissu ...lulaire? La cavité se forme dans cet ...par les progrès de l'âge; une mem...ne nouvelle paraît, et recouvre cette

cavité. D'où vient-elle? — On abuse souvent, en physiologie, de ce principe tant de fois et depuis si long-temps répété, que *la nature emploie peu de moyens pour produire beaucoup d'effets*. Ce principe, vrai quant au fond, n'est que le résultat, et, pour ainsi dire, le corollaire général des faits observés : il ne peut servir de règle lorsqu'il s'agit d'observer de nouveau. On doit l'oublier toutes les fois qu'on fait de nouvelles recherches, et songer moins à le justifier qu'à le vérifier : car il est très-possible que ces *moyens* dont on parle se trouvent un peu plus multipliés qu'on ne l'avait pensé d'abord, et qu'on soit forcé dès lors d'apporter au principe quelques modifications. Faute de cet esprit de prudence, on se presse d'appliquer à un ordre entier de faits des lois qui ne conviennent qu'à quelques faits particuliers, et on croit avoir fait une démonstration là où on n'a présenté que des conjectures. Ainsi, on a des idées assez positives sur la nutrition des os, parce qu'une analyse exacte a fait connaître leurs matériaux, et que leurs phénomènes ont pu être observés avec assez de précision : mais il n'en est pas de même des autres organes; on n'a que peu de données sur la structure et les phénomènes de plusieurs. On ne peut donc pas appliquer à leur nutrition les lois qui paraissent régir la nutrition des os.

III. Les sécrétions sont les dernières fonctions dont la circulation sanguine est le principe. Partout elles ont pour but de former des fluides qui doivent servir à divers usages dans notre économie, et être ensuite rejetées au-dehors. Il n'est qu'une seule sécrétion, celle de l'urine, dont le produit ne soit d'aucune utilité, et doive être rejeté en entier aussitôt après sa formation. — Toute sécrétion suppose un organe intermédiaire au sang et au fluide produit, organe compliqué dans sa structure, et que l'on nomme *glande*. Le mécanisme de la formation de ces fluides si variés, sujet d'une foule d'hypothèses, est absolument inconnu. Tous les fluides sécrétés sont transmis sur des surfaces muqueuses, c'est-à-dire, sur des membranes qui communiquent au-dehors. — Ici se terminent les considérations dont se compose essentiellement le travail que j'ai entrepris. Fidèle au plan que je m'étais tracé, j'ai insisté, en parlant de chaque fonction, moins sur les détails historiques et élémentaires, que sur les raisons d'après lesquelles j'avais déterminé sa place dans le tableau physiologique. Des détails plus étendus ne feraient, je l'espère, que confirmer ces raisons appuyer plus fortement les principes m'ont dirigé.

RÉFLEXIONS

SUR L'INFLUENCE EXERCÉE PAR LES PASSIONS SUR LES PHÉNOMÈNES ORGANIQUES DE L'HOMME,

Il est très-difficile de bien définir les passions. Ce sentiment intérieur qui les caractérise, connu de tous les hommes, est rarement exprimé avec justesse dans des termes généraux ; et lorsqu'on veut raisonner sur les passions, presque toujours on choisit sur-le-champ un exemple particulier, comme celui d'amour, de haine, de crainte, etc., et tout le monde s'entend alors. Il en est de même de tout ce qui tient aux notions générales, dont l'idée, claire pour tout le monde, s'obscurcit souvent lorsqu'on veut l'exprimer autrement que par un seul mot. — Ne nous étonnons donc point, si, avant de parler des passions, on ne cherche point à les définir ; ne soyons point surpris si ceux qui l'ont cherché ont souvent pris l'effet pour la cause, si d'autres n'ont fait que proposer des exemples particuliers pour rappeler une idée générale, et si tous, lorsqu'ils ont voulu pénétrer l'essence même de ces phénomènes, n'ont fait qu'exprimer faiblement et froidement dans leur définition, ce que chacun comprenait beaucoup mieux sans ce secours. — Ce qui nous importe, c'est de déterminer, au moins par des exemples, l'espèce de phénomènes que l'on comprend sous le terme de *passions*, et de savoir quelle latitude les hommes donnent au sens de ce mot. — Dans l'acception commune, on appelle *passions* tous les mouvements de l'âme qui sont déréglés ou contraires à l'ordre, comme jalousie, fureur, haine, amour aveugle, tristesse excessive, crainte, etc., tous ceux enfin qui tendent à détourner l'homme de la *vertu*, c'est-à-dire, de cette *force d'âme* qui rend l'homme invariablement attaché à son devoir, réglé d'après les prin-

cipes de la morale. — C'est dans ce se que l'on dit que *les passions obscurci sent la raison, troublent la société, f le malheur de l'homme qui s'y livr que, pour être heureux, l'homme d combattre ses passions, et les tenir sujéties à l'empire de la raison ; que lois sont destinées à réprimer les pa sions des hommes ; que l'homme parf serait celui qui n'aurait point de pa sions, etc., etc.* En un mot, dans le la gage ordinaire, le terme *passions* e toujours pris dans un sens odieux, et comme l'opposé de *raison* et de *juge-ment.* — Dans une autre acception for en usage parmi les moralistes et les ph losophes, *passions* a un sens beaucou plus étendu. On l'applique à toute espè de sentiment de l'âme, bon ou mauvai modéré ou excessif, juste ou injust Ainsi, on traite également de passi *l'amitié* et *l'amour*, *l'amour raisonnab et modéré* comme *l'amour aveugle impétueux*, la *tristesse compâtissan* que fait éprouver la vue du malheur d autres, et qui porte à les soulager, com me *l'affreuse mélancolie*, qui rend l'homme sa propre existence insupporta ble ; *l'émulation* qui produit tant de su cès, et la *jalousie* qui cause tant de m heurs, etc., etc.—C'est dans ce sens qu l'on dit : *Les passions ou plutôt les af fections donnent de la force à notr âme, bien loin de lui en ôter ; ce que l raison froide et languissante n'eût pu faire toute seule, elle le fait aisément avec elles. (Égarements de la raison, t. 1, lettre XIV.)* Et que l'on dit aussi : *Les passions..... intervertissent l'ordre des choses, ne suivent d'autres lois que les sens, précipitent et égarent la rai*

au lieu de s'y soumettre. (*Egare-
ts de la raison*, t. 1, lettre xiv.)
lques-uns, comme l'on voit, préfè-
alors le terme général d'*affections*,
présente un sens plus modéré et
indifférent. D'autres, en conservant
ot *passions* comme générique, dis-
uent passions modérées, douces, rai-
nables, et passions furieuses, terri-
, aveugles, passions utiles et passions
sibles, etc.

e n'examine point ici qui a raison, de
i qui attache toujours au mot *passion*
sens odieux, ou de celui qui y attache
sens générique pour établir ensuite
distinctions. J'énonce un fait : je ne
te point de jugement. Seulement j'ob-
ve que la dernière acception est celle
admettent tous les physiologistes, celle
conséquent d'après laquelle nous se-
s obligés de raisonner.—Mais, quel-
étendue de sens que l'on donne au
passions, tous ceux qui en parlent
cordent sur un point : ils rangent ces
nomènes dans le domaine de l'être
illigent aussi-bien que la pensée. Ils
ient que c'est l'intelligence qui aime,
hait, qui s'afflige, comme ils croient
c'est elle qui juge et qui veut. Il
ur paraît également absurde de dire
le cerveau ou un autre organe *réflé-
c* et *se détermine*, et de dire que le
ur ou un autre organe *aime* ou *se met
colère*. Tous conviennent qu'il existe
grande différence entre *le raisonne-
nt* et *la passion*, comme le langage
dinaire l'exprime ; mais tous convien-
t que l'un et l'autre ne peuvent point
e une propriété organique. Ainsi,
squ'ils établissent deux hommes en
us, ce sont à leurs yeux deux hommes
ellectuels, ou plutôt c'est l'homme
ellectuel unique, chez lequel on ob-
ve tantôt la raison toute seule, tantôt
scule passion, tantôt l'une et l'autre
a-fois, influant alternativement sur la
lonté pour en diriger les actes. —
and je dis que tous conviennent de
s vérités, j'entends tous ceux qui sont
bonne foi, qui savent s'interroger
x-mêmes avec sincérité, et qui n'ont
int d'intérêt à nier ce dont ils ont la
nscience intime.—S'il était besoin ici
preuves, je remarquerais que tou-
irs les passions sont excitées par des
uses que l'intelligence seule peut con-
voir et apprécier, que par conséquent
e réflexion et un jugement quelcon-
es précèdent toujours et déterminent
passion, qui est mesurée d'après les

conséquences vraies ou fausses que ce
jugement a produites. « Un mot insul-
» tant, un sourire moqueur, un regard
» de mépris peuvent, dit M. Holland
» (*Réflexions philosophiques sur le Sys-
» tème de la Nature*), mettre un homme
» en colère au point de le rendre fu-
» rieux..... Quelle liaison y a-t-il ici en-
» tre l'effet et ce qui le cause? Un son
» articulé a frappé l'oreille de cet hom-
» me ; les nerfs acoustiques ont été
» ébranlés et ont ébranlé le cerveau à
» leur tour : voilà des effets purement
» physiques. Mais à ce dernier ébranle-
» ment succède l'idée désagréable de
» l'honneur attaqué ; à cette idée succède
» le sentiment d'une offense, et à ce sen-
» timent le désir de se venger de celui
» qui en est l'auteur : voilà qui n'est
» plus physique, et ne porte aucune
» ressemblance avec l'ébranlement des
» organes de l'ouïe. »

Cette offense, dont on a le sentiment,
ne porte point sur l'homme physique ;
elle est purement morale et attaque
uniquement l'homme moral et intelligent. L'être intelligent peut donc seul
en concevoir le sentiment, ou, en d'autres termes, ce sentiment est donc essentiellement intellectuel et moral.
Ainsi, c'est le même être qui conçoit et
les idées qui précèdent, et le sentiment
qui suit : et s'il répugne à la raison qu'un
être matériel puisse avoir une idée, il
répugne également qu'il puisse concevoir un sentiment moral, comme celui
d'une offense, d'une injustice, etc. —
C'est parce que le sentiment moral qui
constitue la passion est lié de la manière
la plus intime aux jugements qui le déterminent, et semble s'identifier avec
eux, tant est rapide la transition de l'un
à l'autre, que Stahl, oubliant ce sentiment, n'a vu dans les passions que des
jugements ou conclusions prématurées
et dépourvues d'un examen suffisant :
*Animi pathemata nihil aliud sunt
quàm intempestivæ et præmaturæ quæ-
dam conclusiones de rebus vel sensu
oblatis, vel nudâ interdùm fictione se-
cundùm memoriam efformatis, sine de-
cente circumstantiarum omnium aut
sanè potissimarum verè rationalium
consideratione, æstimatione morali potiùs quàm directè et simpliciter sen-
suali expendendarum* (*Theoria medica
vera ; de animi pathematibus*, p. 341).
On voit qu'il explique avec beaucoup de
justesse la cause immédiate de la passion,
mais qu'il oublie la passion elle-même,

ou plutôt qu'il la confond avec sa cause. C'est parce que le sentiment qui constitue la *passion* prise en général, ou plutôt l'*affection*, est un attribut de l'homme moral et intelligent, que l'homme est regardé comme très-imparfait lorsqu'il n'éprouve aucune *affection*, et que l'on a une idée très-peu favorable de celui qui raisonne aussi froidement sans jamais s'*affectionner*. — C'est parce que le sentiment qui constitue l'*affection* est un phénomène essentiellement intellectuel, que l'étude la plus sérieuse est bientôt interrompue, dit Sanctorius, lorsqu'aucune affection ne nous y attache et ne nous y soutient. *Studium absque affectu vix horam perseverat, cum eo plures horas, cum mutatione affectuum dies noctesque.* Or, c'est le même sentiment qui, exagéré, constitue la passion dans le sens rigoureux; et l'on ne prétend point employer une métaphore ou une hyperbole lorsqu'on dit, *la passion de l'étude.* — C'est parce que la *passion* prise dans son sens le plus strict est encore un phénomène essentiellement intellectuel, que, comme l'observe judicieusement Mallebranche, toutes les passions se justifient par des jugements très-suivis entre eux, quoique fondés sur un faux principe. (*Recherche de la vérité*, liv. v, chap. xi.) L'homme le plus fortement irrité trouve les raisons les plus ingénieuses pour justifier son courroux, et le feu avec lequel il les expose, l'éloquence souvent étonnante qu'il acquiert pour les développer, suffisent quelquefois pour surprendre et pour entraîner le jugement des hommes de sang-froid qui l'écoutent: *O quàm solers est iracundia*, dit Sénèque, *ad fingendas causas furoris!* Avec quelle vivacité, quelle abondance d'expressions, quelle subtilité de raisonnements, le jeune homme épris d'un fol amour cherche à le justifier, en composant l'éloge de l'objet qui le captive! Quelles couleurs sombres, quelle énergie affreuse le mélancolique emploie pour tracer le tableau de ses malheurs chimériques! Que de motifs spécieux, que de tournures adroites et artificieuses l'envieux invente pour noircir celui dont le bonheur l'afflige et le désespère!

Il ne faut donc pas prendre à la lettre ces expressions ordinaires : *Dans la passion on ne raisonne pas.* Car, comment expliquerait-on ces autres expressions non moins fréquentes : *C'est la passion qui le fait raisonner si ingénieusement?* La première signifie que dans la passion on ne raisonne pas juste ; la seco[nde] prouve que la passion peut déterm[iner] un raisonnement très-suivi, qu'elle [en]tre dans ce raisonnement, en anime [tou]tes les parties, s'identifie avec lui, [et] qu'elle est intellectuelle comme lui, [de] sorte que les organes qu'elle met en [jeu] obéissent encore à l'intelligence. En [un] mot, c'est le même maître qui comm[an]de ; seulement il est ému, agité, et [ses] ordres sont dès-lors moins mesuré[s,] moins justes. — Il n'est donc pas [vrai] que *tout ce qui est relatif aux pas*[*-*] *sions appartienne à la vie nutri*[*tive.*] Elles ne lui appartiennent pas qua[nt à] leurs causes, puisque ces causes ne peuv[ent] être appréciées que par l'intellige[nce,] dont les organes sensitifs et le cerv[eau] sont nécessairement les premiers mi[nis]tres. Elles ne lui appartiennent pas [quant à] leur nature, puisque le sentiment qui [les] constitue porte sur cette apprécia[tion] intellectuelle, est nécessairement [dès-] lors intellectuel lui-même, et tout dif[fé]rent de celui que l'on rapporte à un or[-]gane blessé ou malade. Elles ne lui ap[-]partiennent pas quant à leur expressi[on,] puisque l'intelligence se montre to[ute] entière dans cette expression, et exer[ce] alors les mêmes facultés qu'on lui reco[n]naît dans d'autres temps. — On dir[a] qu'ici je forge un fantôme pour le com[-]battre, et que par *tout ce qui est relatif aux passions,* on a voulu dire *tout l'ef*[*fet*] *organique que causent les passion*[*s.*] Loin de nier cette explication, je serai[s le] premier à dire qu'ici l'inexactitude n'e[st] que dans les termes. Mais des term[es] inexacts donnent lieu nécessairemen[t à] des idées fausses, et dès-lors il est esse[n]tiel de les relever, surtout lorsque [ces] idées fausses entraînent naturellement [de] graves conséquences. On est forcé, da[ns] ces occasions, de raisonner, non d'ap[rès] la pensée connue de l'auteur, mais d'a[-]près les mots dont il s'est servi, surto[ut] lorsque ces mots ne présentent aucu[ne] ambiguité. Or, il n'est rien de plus cla[ir,] de moins équivoque que ces expressio[ns:] *Les passions ont leur siége essenti*[*el*] *dans la vie nutritive..... Les passio*[*ns*] *sont l'attribut spécial de la vie nutri*[*-*] *tive..... La vie nutritive est le terme o*[*ù*] *aboutissent et le centre d'où partent le*[*s*] *passions.* Ces phrases, auxquelles je n[e] change pas un mot essentiel, et qui s[e] trouvent tout entières dans un ouvrag[e] public, peuvent bien être interprété[es] dans un sens favorable, mais assurémen[t] l'interprétation sera forcée, et s'éloigner[a]

[tout]-à-fait du sens naturel que les mots [prés]entent.

[L]es assertions que je viens d'énoncer, [q]ue l'on établit en principes, sont uni-[qué]ment fondées sur ce que, *dans les [pass]ions, la vie nutritive est*, dit-on, [touj]*ours la seule primitivement affec-*[tée]. En supposant que ce fait soit cer[tain], je ne sais trop comment on peut en [con]clure que *les passions sont l'attribut [de l]a vie nutritive*; car c'est là présenter [les p]assions comme les maladies organi-[que]s, et par conséquent prendre l'effet [pou]r la cause. Mais oublions pour le mo-[men]t cette faute de logique, examinons [les f]aits d'où l'on est parti pour raisonner, [t]âchons de nous former des idées jus[qu'à] l'influence que les passions exer-[cen]t sur notre économie, et des induc[tion]s qu'on en peut tirer. — Depuis que [les] hommes observent, on a remarqué [que] les passions produisaient sur les or[gan]es de la nutrition des dérangements [plu]s ou moins sensibles, mais toujours [très]-réels. Les uns se sont contentés d'ob[ser]ver cet effet sans l'expliquer; d'autres [ont] fondé sur cette observation divers [sys]tèmes. Ainsi, Descartes et ses secta[teu]rs supposaient gratuitement *des es[pri]ts animaux* produits dans le cœur, et [ré]gulièrement dirigés vers tels ou tels [org]anes, de manière à produire les phé[no]mènes remarqués. Stahl, partant du [pri]ncipe très-beau et très-vrai, que le [cor]ps humain n'est que le ministre de [l'in]telligence, a conclu de l'effet produit [par] les passions sur les organes nutritifs, [que] l'intelligence dirigeait immédiate[me]nt tous ces organes aussi bien que ceux [de l]'action : conséquence outrée, qui n'é[tai]t point la suite nécessaire du fait ob[ser]vé. D'autres physiologistes ont ima[gin]é un centre épigastrique, dont ils ont [fai]t le siège de l'âme à la place du cer[vea]u, rapportant dès-lors non seulement [les] passions, mais tous les autres phéno[mè]nes intellectuels à ce centre unique [qu]e les uns ont placé à l'estomac, les [au]tres au plexus solaire, etc. Enfin, une [op]inion plus récente, distinguant les pas[sio]ns des opérations de l'entendement, [as]signe aux unes et aux autres un siège dif[fér]ent, donne à ces sièges une plus grande [ét]endue, et, sans choisir aucune partie [dé]terminée, met tout ce qui tient à l'en[ten]dement dans les organes soumis à l'in[flu]ence cérébrale, et tout ce qui tient aux [pa]ssions dans les organes auxquels cette [in]fluence cérébrale est le plus ordinaire[me]nt étrangère. — S'il fallait adopter ici

une théorie quelconque, je l'avoue, je ne balancerais pas à choisir celle de Stahl, comme la plus rapprochée du vrai et la plus conforme à l'idée qu'on doit se former de l'homme. Mais puisque cet illustre physiologiste, emporté par une première considération, n'a pas su s'arrêter où il convenait, et a trop accordé à l'homme intelligent; puisque d'autres, rétrécissant leurs idées, ont beaucoup trop accordé à l'homme physique, n'adoptons rien encore, et revenons à l'observation. —J'observe les effets des passions sur les organes nutritifs, et je vois qu'en général la colère augmente les forces du cœur, que la terreur produit un resserrement subit dans la région de l'estomac, que le chagrin long-temps continué produit des maladies organiques du poumon, du cœur, de l'estomac, du foie, etc. Je remarque et les gestes qui indiquent ces organes comme spécialement affectés alors, et les expressions usuelles qui confirment ce que le geste indique, au moins par rapport au cœur. Je remarque que presque jamais les organes de la vie active n'éprouvent, par les mêmes causes, des affections aussi profondes, aussi intimes, aussi durables. Mais je sais d'avance qu'en général la vie active est peu sujette à ce genre de maladies qu'on nomme *organiques*, quelle que soit la cause qui agisse sur les organes de cette vie. — D'un autre côté, je vois que les passions produisent très-souvent, et d'une manière subite, les convulsions, la paralysie, l'épilepsie, la manie et toutes ses espèces, la frénésie, etc., maladies qui ont leur siège dans les organes de la vie active. Lorsqu'elles n'y causent pas d'affections durables, elles y déterminent au moins une foule de troubles momentanés, comme le tremblement, la perte de la voix, l'immobilité, etc.

> . . . . *Mihi frigidus horror*
> *Membra quatit, etc.* . . . .
> . . . .
> *Obstupui, steteruntque comæ, et vox faucibus*
> . . . . (*hæsit.*)
> *At vero Æneas aspectu obmutuit amens:*
> *Arrectæque horrore comæ, et vox faucibus hæsit.*
> Virg. Æneid.

Borné comme je le suis à observer, et à tirer de mes observations les conséquences immédiates qu'elles présentent; assuré d'ailleurs que les passions appartiennent à l'être intelligent, que puis-je conclure ici, sinon : *Les passions, phénomènes intellectuels, ont sur les or-*

ganes de la vie nutritive une influence très-prochaine, très-constante, très-puissante, et y produisent l'espèce de troubles ou de maladies auxquelles ces organes sont naturellement le plus sujets. Elles influent aussi sur la vie active et y déterminent les troubles, les dérangements, les maladies auxquelles les organes de cette vie sont naturellement le plus exposés. — Il me semble que ce sont là les seules conclusions directes qu'il m'est permis de tirer, et que je ne puis, sans aller au-delà des faits, ni assigner un siége particulier aux passions, ni affirmer qu'elles sont l'attribut spécial d'une vie plutôt que d'une autre, ni décider si elles agissent primitivement sur l'une, consécutivement sur l'autre, etc., etc., etc., etc. — Mais ce n'est pas tout, et ce qui doit me rendre plus circonspect encore sur les inductions, c'est que mon observation n'est pas finie. J'ai examiné l'effet organique des passions ; je dois examiner, sous le même rapport, les fonctions qu'on regarde comme exclusivement intellectuelles. J'ai vu l'influence qu'exerçaient sur l'économie les sentiments vifs, terribles, profonds de l'homme passionné ; je dois voir quelle influence exercent sur l'économie les travaux méditatifs, abstraits, arides, du savant le plus paisible et le plus flegmatique. Sans cette comparaison, je n'aurai qu'un tableau incomplet, inexact, infidèle ; et les principes que j'établirai seront nécessairement hasardés et incertains. — J'ouvre l'histoire et les fastes de la médecine. Je trouve des exemples multipliés de maladies des viscères nutritifs, suite évidente de la contention d'esprit et des études les plus abstraites. Les organes respiratoires sont spécialement affectés par de pareilles causes, et, sans recourir ici à une expérience étrangère, il me suffirait de jeter les yeux sur cette jeunesse nombreuse dont j'ai partagé les travaux. J'y verrais une multitude de phthisies produites uniquement par une application d'esprit trop longue et trop soutenue. Je verrais cette cruelle maladie arrêter l'un au milieu de sa course, enlever l'autre au moment où les plus brillants succès allaient couronner ses efforts ; et bientôt les noms les plus chers se retraçant à ma mémoire, renouvelleraient chez moi les regrets de l'estime et de l'amitié.

Des faits aussi nombreux prouvent l'influence du travail intellectuel sur les fonctions digestives. Tissot en a réuni plusieurs dans son ouvrage *sur là S[anté] des gens de lettres.* Il rapporte l'ex[emple] d'Aristote, qui, par l'effet de l'ét[ude] éprouvait une faiblesse d'estomac [qui] l'obligeait de porter continuellemen[t sur] l'épigastre une vessie pleine d'huile [aro]matique ; ceux de plusieurs autre[s sa]vants, cités par Van-Swieten, Pech[lin,] Pomme, etc., dont les uns avaient un [vo]missement habituel, les autres ne d[îne]raient point, les jours où ils étudia[ient] beaucoup ; d'autres, dans les mêmes [cas] ressentaient des coliques violentes. [Le] *mauvais estomac,* dit Amatus Lusita[nus,] *suit les gens de lettres comme l'o[mbre] suit le corps.* Lieutaud cite plusie[urs] exemples d'entérite chronique prod[uite] par des travaux d'esprit trop assi[dus.] Enfin, qui ne sait que non-seulem[ent] l'hypochondrie nerveuse, mais aussi c[elle] qui résulte des maladies organiques [du] foie, de la rate, du pancréas, sont l'e[ffet] très-ordinaire d'une réflexion trop l[on]gue et trop opiniâtre? Combien de [sa]vants illustres ont été victimes de m[ala]dies organiques de la vessie, résulta[t de] leurs veilles et de leur application ! [—] Si nous examinons les systèmes exhal[ant] et absorbant, nous verrons que l'effe[t le] plus constant de l'étude est de diminu[er] la transpiration cutanée, ce qui prod[ui]tant d'autres maux consécutifs. Il en e[st] de même pour les sécrétions. L'engorge[—]ment du foie, celui des reins, les catar[—]rhes de toute espèce, ne sont nulle p[art] plus fréquents que chez les gens de l[et]tres. — Les maladies du cœur, moi[ns] fréquentes peut-être par de pareil[les] causes, ont été cependant observées ; [et] sans doute des recherches exactes, tel[les] qu'il conviendrait de les faire dans [un] pareil sujet, ajouteraient beaucoup [de] faits à cet exemple si connu de Mal[e]branche, qui fut agité de palpitatio[ns] violentes pour avoir lu *l'Homme [de] Descartes,* l'ouvrage assurément le moi[ns] sentimental qui fut jamais. — Note. (C[e] ne sont pas seulement les phénomè[nes] intellectuels, quels qu'ils soient, qui p[or]tent sur la vie nutritive, et particuliè[re]ment sur ce qu'on nomme le *centre é[pi]gastrique,* une influence marquée ; ce[r]taines impressions purement physique[s] en font autant. On s'en convaincra e[n] observant l'effet de la musique sur l[es] sourds-muets. Je fus témoin, dans un[e] séance publique, des expériences que l'o[n] fit à ce sujet. Je vis d'abord que des son[s] très-forts ou très-aigus ne produisaient souvent aucune sensation, tandis que de[s]

les plus faibles, mais d'une nature différente, en produisaient de très-vives.
Mais ce qui fixa le plus mon attention,
fut la manière dont les sourds-muets
recevaient l'impression, et l'endroit où
ils la rapportaient. Quelques-uns la recevaient immédiatement par l'air ; mais
le plus grand nombre, parmi lesquels
était Massieu, avaient besoin de toucher
l'instrument avec la main, pour que le
son les frappât d'une manière quelconque. Tous indiquaient alors le trajet de
l'impression éprouvée, en touchant leur
bras depuis la main jusqu'à l'épaule.
Puis les uns, et Massieu en particulier,
indiquaient ensuite l'oreille comme le
dernier terme auquel l'impression se
rapportait. Les autres, et c'était la grande
majorité, après avoir également parcouru
le bras et l'épaule, finissaient par montrer la région épigastrique comme le seul
point central de la sensation. Plusieurs
rapportaient à la fois par leur geste, et
à l'oreille et à l'épigastre. Enfin une
jeune fille, sur qui presque tous les instruments n'avaient produit aucune impression, en ressentit une légère au
moyen d'un certain son, toujours en tenant la main sur l'instrument, mais elle
ne la rapportait que jusqu'à la moitié de
l'avant-bras. — Presque tous témoignent
que ces impressions leur étaient agréables. Pour quelques-uns elles étaient indifférentes. Aucun ne paraissait les éprouver avec peine. — Ce qui se passe ici
chez un sourd-muet a lieu en partie chez
nous, et il n'est personne qui n'ait plus
d'une fois ressenti une impression quelconque à l'épigastre, en entendant des
bruits forts ou des sons d'une certaine
nature. Mais comme l'ouïe est dans toute
son intégrité, elle efface, pour l'ordinaire,
les impressions plus faibles, et nous permet rarement de les observer avec exactitude. Les maladies qui exaltent la sensibilité peuvent rendre ces impressions
plus vives ; et un médecin très-estimable
de ma connaissance rapporte que, dans
un temps où il était affecté d'hypochondrie nerveuse, il lui semblait qu'il *enten-
dit par tout le corps*, c'est-à-dire que
l'impression des sons paraissait chez lui
se rapporter à tous les organes à la fois.)

Il serait ridicule sans doute de nier
l'influence du travail d'esprit sur les phénomènes organiques de la vie active ; on
serait démenti par l'expérience de tous
les jours, par les expressions de tous les
hommes ; on serait de mauvaise foi avec
soi-même. Les livres de médecine sont
remplis à cet égard des observations les
plus positives ; et Tissot, dans l'ouvrage
que j'ai cité, en a recueilli un grand
nombre. Mais nous avons dit que l'effet
des passions sur les phénomènes de la
vie active n'était ni moins marqué, ni
même moins fréquent. Les opérations de
l'entendement et les passions influent
donc également sur les fonctions des deux
vies ; l'observation nous fournit des deux
côtés des inductions semblables, et la
seule différence, c'est que les passions
influent sur la vie nutritive d'une manière
brusque et rapide pour l'ordinaire, tandis
que le travail de l'esprit n'influe sur cette
même vie que d'une manière lente et
progressive : ce qui tient évidemment à
la nature diverse de ces deux ordres de
phénomènes intellectuels. Les uns en effet
consistent dans une émotion subite de
l'âme, les autres dans un exercice paisible de ses facultés. — Si donc on a pu
dire : *Les passions influent puissamment sur la vie nutritive, donc elles ont
leur siége dans cette vie*, on pourra, en
vertu d'un raisonnement semblable, mettre au moins en partie dans la vie nutritive le siége des opérations de l'entendement ; et, si l'on veut qu'il n'y ait point
de métaphore dans ces expressions, *la fureur circule dans les veines*, il faudra
transformer aussi en une grave assertion
ce que disait au citoyen Pinel une femme
hystérique, *qu'il lui semblait qu'elle
pensait par le ventre*. — C'est parce
que les organes de la seconde vie éprouvent d'une manière plus subite et plus
vive l'influence des passions que celle
du travail méditatif, c'est, dis-je, par
cette raison que l'on montre la région
épigastrique pour exprimer certaines passions, tandis qu'on ne le fait jamais pour
exprimer la réflexion et le jugement. Au
reste, c'est une faible preuve que celle
qu'on a prétendu tirer ici du geste manuel ; car si l'on porte la main sur le
cœur pour désigner l'amour, on la porte
sur le front pour désigner le désespoir.
La colère, la haine, l'indignation, la tristesse, etc., ne sont bien exprimées que
par le mouvement musculaire de la face,
et surtout des yeux et du front. C'est en
simulant un tremblement universel qu'on
cherche à représenter la crainte, etc., etc.
En un mot, chaque passion a son geste
particulier, plus souvent relatif aux *actions* que la passion détermine, qu'aux
phénomènes organiques qu'elle produit.
— Une objection plus spécieuse sera faite
peut-être contre les exemples que j'ai

cités en preuve des effets du travail de l'entendement sur les organes nutritifs. On me dira que ces effets peuvent encore être dus aux passions ou affections ; que l'*Homme de Descartes*, tout aride qu'il est, offrait un aliment à l'enthousiasme et à l'admiration de Mallebranche ; qu'un problème d'algèbre fait les délices de certains hommes ; qu'en un mot, puisque j'ai admis moi-même que sans affection il n'y aurait point d'étude, et que le travail d'esprit pouvait devenir une passion dans le sens le plus rigoureux, je ne puis plus distinguer aujourd'hui dans le savant de cabinet ce qui tient à la réflexion, de ce qui tient au sentiment. — Ici j'accorderai tout ce qu'on voudra, et renonçant sans aucune peine à la comparaison que j'ai voulu faire, je tirerai de l'objection même une preuve beaucoup plus forte que toutes les autres contre les principes établis sur les passions. Je dirai : — Si l'homme livré aux méditations les plus arides ne peut point être regardé comme dépourvu d'affection ou de passion ; si ces méditations elles-mêmes sont un objet de passion pour lui , soit lorsqu'il *s'y plaît*, soit lorsqu'elles l'*ennuient*, dans quelle circonstance peut-on distinguer, comme on a prétendu le faire, *ce qui appartient aux passions et ce qui appartient à l'entendement?* Comment peut-on observer isolément ces deux phénomènes, soit dans leur nature, soit dans leurs effets ? Comment a-t-on pu assigner un siége particulier à l'un et à l'autre? Si chez le philosophe presque insensible dont il s'agit, les maladies organiques qui surviennent peuvent encore être attribuées à une espèce particulière de passion qui lui est propre, dans quel cas distinguerai-je assez ce qui appartient à l'entendement, pour avancer cette assertion : *Tout ce qui est relatif à l'entendement appartient à la vie active?* Et ne serai-je pas fondé à penser que les maladies du cerveau ou des nerfs sont aussi bien l'effet des passions que celles de l'estomac ou du cœur?

Concluons de tout ceci, 1º que, quoique la distinction soit réelle entre *raison* et *passions*, entre *facultés intellectuelles* proprement dites et *facultés affectives*, cette distinction ne peut pas être assez exacte pour qu'on traite des unes et des autres d'une manière absolument isolée, parce qu'elles appartiennent à un être unique, et que l'exercice des unes suppose toujours plus ou moins celui des autres. — 2º Que puisque les facultés intellectuelles et affectives sont tou[tes] réunies plus ou moins chez l'être i[ntel]ligent en action, on ne peut disti[nguer] exactement, dans les phénomènes [orga]niques qui sont dus à l'influence de [l'être] intelligent, ce qui tient aux unes o[u aux] autres de ces facultés. — 3º Que pui[sque] les facultés intellectuelles et affec[tives] influent et sur les organes de l'actio[n et] sur ceux de la nutrition, on ne peut [mettre] dans une des deux vies en particuli[er le] siége des unes ou des autres.—Cec[i nous] mène à l'examen d'une autre asse[rtion] liée avec la précédente, et établie [pour] la justifier. — L'influence des pas[sions] sur les phénomènes de la vie active [est] trop évidente pour qu'on ne l'ap[erçoive] pas. Mais il fallait l'expliquer de que[lle] manière ; et, comme on avait dit qu[e la] vie nutritive était la première affe[ctée] par les passions, était le centre d'où [par]taient les passions, il a fallu affirmer [que] l'effet des passions sur la vie active [est] secondaire , médiat, consécutif. C['est] aussi ce qu'on a fait. On a avancé [que] tous les mouvements par lesquels [les] passions s'expriment au-dehors éta[ient] déterminés, non plus par la volonté, m[ais] par les organes nutritifs agissant su[r le] cerveau, soit immédiatement, soit sy[m]pathiquement. Ainsi, a-t-on dit, da[ns] la colère, où le cœur est primitiveme[nt] affecté, c'est lui qui, poussant au cerve[au] plus de sang, excite davantage cet org[ane] et en détermine l'action, ainsi que c[elle] des nerfs et des muscles qui lui sont s[ou]mis. Dans le chagrin , où l'estomac [est] primitivement affecté, c'est lui qui, r[éa]gissant sur le cerveau d'une manière sy[m]pathique, produit l'abattement, la [fai]blesse, etc. Les mouvements par lesqu[els] les passions s'expriment ne sont d[onc] pas soumis à la volonté, *nous ne som[mes]* *pas maîtres de les suspendre.* L'état [du] cerveau chez l'homme passionné est d[onc] le même que celui du cerveau compri[mé] par une esquille chez le blessé , exc[ité] par un abord de sang considérable c[hez] le frénétique, etc. Les uns et les aut[res] sont dans des conditions semblables [ou] de même nature. — Je crois que le si[m]ple énoncé de ces principes suffit po[ur] en faire sentir au moins l'extrême inex[ac]titude ; et il est inutile que j'expose [ici] les funestes conséquences morales [qui] en émanent naturellement. On compr[end] sans peine ce que deviendrait l'ord[re] social, s'il était vrai que *nous ne po[u]vons point suspendre* les mouveme[nts] de la vie active déterminés par les pa[ssions]

, que cette partie des phénomènes
homme vivant *est alors arrachée à*
lonté, et qu'il y a parité parfaite entre
d'une lésion du cerveau et l'effet de
ère. — Je sais cependant, et je le dis
la plus vive satisfaction, je sais que
sont là les conséquences des princi-
ce ne sont point les conclusions de
eur, qu'il les désavoue formellement,
a'on ne pourrait les lui attribuer
calomnier ses intentions. Je sais
ntrevoyant ces conséquences, il a
rté aux principes diverses modifi-
ns ; qu'il a distingué un premier
s où les mouvements étaient invo-
ires, nécessités, aveugles; et un
ad où la volonté peut redevenir la
resse, les diriger et les suspendre. Je
que, détruisant en partie ce qu'il affir-
il a dit que les mouvements étaient,
ainsi dire, involontaires, que le cer-
était, *pour ainsi dire* passif, en
e temps qu'il établissait *une analogie*
te entre l'effet des passions et l'effet
xcitants mécaniques sur le cerveau.
is enfin qu'après avoir dit *que ce qui*
ve dans les passions est semblable
que nous observons dans les ma-
s des organes internes, qui font
re sympathiquement des spasmes,
il a dit aussi *que dans toutes les*
ions il y avait mélange ou succes-
des mouvements des deux vies, en
que *l'action musculaire est en par-*
irigée par le cerveau, suivant l'or-
naturel, et a en partie son siège
les viscères organiques, etc. Ainsi,
examiner si ce ne sont pas là des
radictions réelles, et si toutes ces dis-
ions ne finissent pas par étouffer le
cipe lui-même, nous en voyons assez
justifier personnellement celui qui
lit et le principe et les distinctions.
s convenons que l'inexactitude est
les termes, beaucoup plus que dans la
ée ; mais persuadés que cette inexac-
le est très-dangereuse par ses suites,
croyons devoir la relever ; et j'es-
qu'on nous pardonnera la liberté né-
aire avec laquelle nous nous expli-
ns ici. — Qu'on y prenne garde, et on
a que tout le mal vient de ce qu'on n'a
distingué *mouvement* et *action*. Ces
s, et même celui *d'acte*, sont em-
és indifféremment comme se sup-
nt les uns les autres, et ils ne sont
moins que synonymes. *Acte*, dans
sens rigoureux et exact, n'exprime
l'exercice d'une fonction intellec-
e, et ne suppose ni mouvement, ni

aucun phénomène physique ou organique. Ainsi, on dit *un acte de la volonté*.
S'il est permis d'employer quelquefois ce
mot dans d'autres acceptions plus étendues, ce n'est point ici ; car tout doit
être précis dans un sujet où toute équivoque est dangereuse. Or, il ne s'agit ici que
des phénomènes sensibles de la vie active.
Le mot d'*acte* doit donc être rejeté. —
Mouvement, dans son acception propre,
signifie *changement de place*. Il s'applique par conséquent aux corps. Ces corps
peuvent être physiques ou organiques.
Dans les corps physiques, le mouvement
n'a lieu que quand il est immédiatement
communiqué. Dans les corps organiques,
sujet de la physiologie, il a lieu en vertu
d'une propriété qui leur est inhérente,
qui tient à leur constitution, et que l'on
nomme aujourd'hui *motilité*. *Action*,
dans un sens exact, signifie *mouvement*,
ou *suite de mouvements dirigés par une
volonté vers une fin déterminée*. Elle
suppose donc, 1° une volonté qui tend à
une fin ; 2° un ou plusieurs mouvements
combinés et dirigés par cette volonté
pour atteindre cette fin. Donc la volonté
est nécessaire pour qu'une action ait
lieu ; et supposer une action sans volonté, c'est se contredire dans les termes. — Il y a donc mouvement dans un
muscle, et dans la plus petite fibrille
musculaire qui se contracte par quelque
cause que ce soit. Il n'y a point d'action,
quand tous les muscles se contracteraient
ensemble, si la volonté ne préside pas à
leur contraction et ne la dirige pas. —
Ainsi, l'homme en convulsion fait un
grand nombre de mouvements, mais ils
sont violents, irréguliers, sans proportion, sans but, parce que les muscles ne
font qu'obéir à leur motilité propre,
mise en jeu par une irritation quelconque, et non par la volonté. Il n'y a donc
ici aucune *action*. — L'orateur dont le
geste est très-animé fait aussi un grand
nombre de mouvements ; mais ils sont
réguliers, proportionnés, et dirigés vers
un but déterminé, celui de tracer des
images qui frappent les esprits et émeu-
vent le sentiment. Voilà des mouvements
commandés par la volonté, voilà une *action* dans le sens le plus exact. — Ces
distinctions étant fixées, appliquons-les
aux passions. — Il est certain que les passions peuvent immédiatement, et par
elles-mêmes, déterminer des mouvements dans les organes de la vie active :
car nous savons qu'elles ont sur ces organes, aussi-bien que sur ceux de la nu-

trition, une influence très-marquée. Elles peuvent donc augmenter ou diminuer la sensibilité dans les organes sensitifs, augmenter ou diminuer la motilité dans les organes locomoteurs. Elles peuvent, comme toute autre cause excitante, mettre en jeu cette motilité de manière que les muscles s'agitent irrégulièrement, sans aucune proportion, sans aucun but, c'est-à-dire, sans la volonté et malgré la volonté. Ainsi, chez un homme que la colère transporte, les yeux s'animeront, les membres seront agités d'un tremblement universel ; chez un autre qui sera pénétré d'une profonde tristesse, tous les sens perdront leur énergie, les muscles tomberont dans le relâchement, souvent le sommeil surviendra, et la volonté ne pourra, ni chez l'un ni chez l'autre, s'opposer à ces phénomènes. Si l'on veut comparer ceci à ce qui arrive par l'effet de la compression du cerveau dans une plaie de tête, ou par l'excitation vive que détermine sur cet organe l'abord impétueux du sang dans la frénésie, la comparaison sera assez juste et très-permise. Si l'on va plus loin, et si l'on prétend que c'est au trouble primitif excité par les passions dans les organes nutritifs qu'est dû le trouble observé dans la vie active, lequel n'est que consécutif, je crois que ce sera une supposition gratuite, et que les faits n'autorisent point cette assertion ; mais du moins elle n'aura aucune conséquence fâcheuse, et on pourra indifféremment la rejeter ou l'admettre.

Mais si l'on confond les *mouvements* et les *actions* ; si l'on dit des actions aussi bien que des mouvements, *dans les passions nous ne sommes pas maîtres de les suspendre* ; si l'on veut parler également des uns et des autres, lorsqu'on avance *que les passions arrachent à la volonté cette partie de son domaine;* en un mot, si l'on ne met aucune différence entre l'homme chez qui la colère cause des convulsions, et celui que la colère porte à frapper ou tuer son adversaire, alors, je le répète, on autorise tous les crimes, on détruit toutes les lois, on renverse la société. J'ajoute, on devient absurde ; car on combat une vérité dont tous les hommes ont le sentiment intime, puisqu'il n'en est aucun qui se croie innocent parce qu'il a agi dans la violence de la passion, qui n'éprouve sur ce qu'il a fait des remords inconciliables avec une aveugle nécessité, qui n'ait enfin la conviction profonde

qu'il pouvait vouloir autrement qu'[il n'a] voulu. — C'est seulement au moy[en de] la distinction entre *action* et *mouve[ment]* qu'on trouvera quelque justesse d[ans la] comparaison établie entre l'infl[uence] des passions sur la vie active et [l'in]fluence des maladies des organes [inté]rieurs sur cette même vie. En effet[, les] maladies produisent des mouveme[nts,] par exemple, des tremblements, des [con]vulsions, etc. Les passions en font [au]tant, et dans les deux cas les mo[uve]ments sont involontaires. On ne [peut] pas en conclure que les passions so[nt des] maladies organiques, mais seule[ment] qu'elles produisent des effets sembla[bles.] — Si au contraire on confond *mo[uve]ments* et *actions*, les deux termes [de la] comparaison manquent à la fois ; ca[r] mais l'irritation mécanique ou sy[mpa]thique du cerveau n'a donné lieu [par] elle-même et immédiatement à des [ac]tions. — Au reste, on se tromperait [si l'on] voulait soutenir, sous tous les rapp[orts,] la comparaison entre les effets des [pas]sions et ceux de certaines maladies, [et] établir entre ces phénomènes *une a[na]logie exacte.* Car toute maladie, [soit] qu'elle porte immédiatement sur [les] fonctions intellectuelles, comme la m[a]nie, soit qu'elle influe sur ces foncti[ons] secondairement, comme un accès d[e] fièvre ardente ; toute maladie, dis-je, est essentiellement un état contre n[a]ture, c'est-à-dire, dans lequel l'hom[me] n'est plus en harmonie avec ses [lois] constitutives et conservatrices. Au co[n]traire, si l'on prend le mot *pass[ion]* dans le sens générique et non dans l'[ac]ception défavorable que nous som[mes] accoutumés à lui donner, on ne peut [pas] dire que la passion soit essentiellem[ent] un état contre nature, puisque rien n'[est] plus naturel à l'homme que d'aimer, [de] s'attendrir, de s'affliger, d'éprouver [une] joie vive, etc., etc. Il est très-nat[urel] aussi que ces *affections* portent sur [les] organes une influence quelconque. D[onc] l'homme qui éprouve et *l'affection* et [les] effets organiques ordinaires qui en [ré]sultent, peut être encore un homme s[ain] et bien portant, tandis que le mania[que] ou le frénétique sont toujours des ho[m]mes malades. Ces deux espèces d'homm[es] sont donc dans des conditions toutes di[ffé]rentes, et on ne peut raisonner sur l'[un] comme sur l'autre. Chez le maniaque [et] le frénétique, il y a toujours lésion pr[o]fonde et intime des facultés intelle[c]tuelles, par conséquent de la *volonté* action. Chez l'homme le plus violent passionné l'intelligence est fortement agitée, mais jamais profondément ni intimement lésée, comme dans le cas précédent, puisque la liberté subsiste tout entière, et que l'homme est encore le maître de *vouloir* autrement qu'il ne veut, et *d'agir* autrement qu'il n'agit. — Lorsqu'Horace a dit : *Ira furor brevis est*, et que Sénèque et plusieurs autres se plaisent à rapprocher le tableau de l'homme en colère et celui du maniaque, au premier coup d'œil nous trouvons une analogie entre les révoltes ridicules qui ont lieu quelquefois à Bicêtre, et les séditions cruelles où une multitude affolée courait aux prisons pour égorger les hommes qu'elle n'avait aucun sujet de haïr, etc. Tous les jours dans la conversation nous faisons des comparaisons semblables. Mais on ne doit pas prendre des figures de rhétorique pour des principes fondamentaux et sérieux. Si ces rapprochements étaient des similitudes exactes, Horace n'aurait ajouté, *animum rege*, puisque ce précepte adressé au maniaque serait absurde ; Sénèque n'aurait pas donné des règles à suivre dans le moment même de la passion : Athénodore n'aurait pas conseillé à Auguste de réciter l'alphabet, pour donner le temps à la colère de s'apaiser, et nous-mêmes, nous n'aurions pas regardé comme dignes du dernier supplice les atroces exécuteurs des meurtres de septembre. — Ainsi, lorsque je parle de l'homme passionné, je suppose toujours un homme sain, c'est-à-dire, jouissant de la *volonté* et de l'*action* libres. Lorsqu'on parle du maniaque ou du frénétique, on parle d'un homme malade, chez qui les facultés intellectuelles sont profondément lésées et qui n'a plus de *volonté* et une *action forcées*, si cependant ces deux mots peuvent s'allier ; et juger du premier par le dernier, les placer tous les deux sur la même ligne, c'est évidemment raisonner faux. — Ce n'est pas, au reste, la seule occasion où la précipitation ait donné lieu à des conclusions fausses. N'a-t-on pas commis une même faute, lorsqu'on a dit qu'il pouvait se faire que l'inexactitude du jugement tînt à l'inégalité de volume des hémisphères cérébraux, sans songer que beaucoup de personnes qui ont le jugement faux sur certains objets, l'ont en même temps très-juste sur beaucoup d'autres : en sorte que cette explication matérialiste, loin d'être satisfaisante,

ne pouvait pas même échapper au ridicule ?

Je reprends ; et je dis, 1° que les passions peuvent, malgré la volonté, déterminer des mouvements, comme les convulsions, les tremblements ; ou rendre le mouvement impossible, comme quand elles produisent la paralysie; et que ce sont là les seuls phénomènes dont on puisse dire avec rigueur, *qu'on n'est pas maître de les suspendre*. 2° Que les passions ne peuvent déterminer des actions par elles-mêmes, mais seulement par l'intermède de la volonté, sur laquelle elles ont une influence que je ne prétends point nier. 3° Que, par conséquent, l'empire immédiat de la volonté n'est point détruit par les passions, quoiqu'actuellement la volonté leur obéisse ; en sorte que l'âme conserve toujours le pouvoir de diriger cette volonté par d'autres motifs, pouvoir dans lequel seul on peut trouver la raison suffisante des punitions et des remords.—On m'objecte que nous ne nous mettons pas en colère quand nous le voulons. Je réponds : Nous ne voyons pas non plus toujours quand nous le voulons; car, dans les ténèbres, nous faisons tout ce qui dépend de nous pour voir, et cependant nous ne voyons point, parce que la lumière nous manque. De même, s'il n'existe autour de nous ou dans nous aucune raison pour que telle passion soit excitée; en vain voudrions-nous éprouver cette passion, elle n'aura sûrement point lieu. Et comme nous entendons malgré nous plus ou moins exactement les sons qui viennent frapper notre oreille, de même, si nous sommes exposés aux causes qui font naître les passions, elles se feront plus ou moins ressentir malgré nos efforts. Mais comme les phénomènes passifs de la vue et de l'ouïe ne prouvent point que la volonté n'ait sur ces sens aucune influence, et qu'il nous est certain au contraire que la volonté peut, tantôt en s'appliquant à d'autres objets, rendre la perception visuelle ou auditive presque nulle, tantôt par un acte direct augmenter extrêmement l'énergie de cette perception, de même elle peut, tantôt, par une courageuse résistance, rendre la passion très-modérée, et comme le dit un de nos plus grands poètes :

> Forcer la vertu d'être encore la maîtresse.
> Corneille, *Trag. de Pompée.*

tantôt par une condescendance lâche augmenter la force de cette passion, qui parviendra bientôt au dernier degré de violence.—Dans le premier cas, le héros conserve toute sa force d'ame, quoiqu'il éprouve quelques effets involontaires de la passion :

Mens immota manet; lacrymæ volvuntur inanes.
Virg. Æneid. lib. 4.

Dans le second, la passion est augmentée par la réflexion même, qui cherche à la justifier et qui en multiplie les motifs. —Il nous reste maintenant à examiner les modifications qu'on a faites au principe d'abord posé sur les passions. Il s'agit de savoir s'il y a dans les passions un premier temps où l'excitation sympathique du cerveau soit la seule cause des mouvements, et un second, où la volonté reprenne l'empire qu'elle avait perdu ; en un mot, s'il est une première action dont on ne soit pas le maître, et des actions secondaires dont on puisse s'abstenir. — On ne peut nier que ce qu'on appelle *le premier mouvement* ne soit irréfléchi, et que l'homme vif, qui rend sur-le-champ un soufflet qu'il vient de recevoir, ou qui, croyant sa vie en danger, plonge un couteau dans le sein de celui qui le surprend et l'attaque, on ne peut nier, dis-je, que cet homme n'agisse d'une manière beaucoup plus aveugle que celui qui attend son ennemi pour lui donner la mort. Cet homme a donc raison lorsqu'il dit : *Je n'ai pas eu le temps de la réflexion. Ma main est allée plus vite que je ne le voulais*, etc. Les lois ont égard à cette considération, et ne punissent pas ou punissent très-légèrement dans ces circonstances. On peut assimiler jusqu'à un certain point de pareils mouvements à ceux que fait un homme à qui le pied manque pour rétablir la base de sustentation, et éviter la chute. — Mais d'abord, ce n'est point dans un sens aussi rétréci que l'on a pris le mot *passions*, lorsqu'on a dit : *Tout ce qui est relatif aux passions*. On a voulu parler des facultés affectives en général, et c'est le principe ainsi généralisé que j'ai combattu. Si l'on se retranche à une si petite partie du vaste champ qu'on voulait d'abord parcourir, la question n'est plus la même. — En second lieu, ce n'est que très-improprement qu'on appelle *passion* cette espèce d'instinct qui porte l'homme à se défendre et à se conserver par le premier moyen qui est en sa puissance. L'homme n'a encore eu le temps ni d'aimer, ni de haïr, lorsqu'il repousse ainsi rapidement une attaque impré[...] comme il n'a pas eu le temps de réf[...] lorsqu'il exerce le mouvement par [...] il doit prévenir la chute.— En troi[...] lieu, quelque rapide que soit le pr[...] mouvement dont il s'agit, la raison [...] elle pas révoltée, lorsque, pour l'[...] quer, on dit que le cerveau a reçu [...] du cœur une excitation qui a déter[...] involontairement l'action des musc[...] bras de manière à frapper ? Cette a[...] qui a une fin bien déterminée, cel[...] conserver sa vie ou son honneur, [...] elle être attribuée à une cause [...] aveugle que celle du mouvement ci[...] toire ? N'est-il pas évident que l'ho[...] continuellement, et même sans réfl[...] la volonté générale, ou si l'on [...] l'instinct général qui le porte à se [...] server ; que c'est cet instinct ou [...] volonté qui agit dans le premier mo[...] et qui emploie, à la fin qu'elle se [...] pose, un moyen dont elle n'a pas e[...] calculé tout l'effet ? N'est-ce pas [...] qu'on entend, lorsqu'on dit *qu'on [...] plus loin qu'on n'aurait voulu;* [...] *voulait seulement se défendre, e[...] pas tuer son adversaire*, etc., etc[...] un mot, je demande si l'on peu[...] bonne foi comparer le mouvemen[...] la main pour rendre un soufflet reçu[...] spasme convulsif que détermine néc[...] sairement une maladie de l'estoma[...] du diaphragme.

J'accorderai donc, si l'on veut, [...] premier mouvement, très-impropre[...] attribué à la passion, n'a pu être [...] pendu par la réflexion ; mais je n'a[...] derai point que la volonté n'ait e[...] lui aucune influence. — On n'a [...] pas droit de conclure que, dans [...] que toutes les passions, il y a mê[...] et succession des mouvements des [...] vies ; que tantôt ce sont les affe[...] des organes intérieurs, tantôt c'[...] volonté qui dirige ces mouvem[...] etc. Il faut dire, pour être exac[...] toujours dans les passions, les m[...] ments qui constituent des action[...] dirigés immédiatement par la vo[...] mais que cette volonté peut être a[...] pagnée de plus ou moins de réflex[...] que quelquefois la réflexion paraît [...] que le sentiment affectif est une de[...] ses déterminantes de la volonté, m[...] mais la cause immédiate des mouve[...] coordonnés. —L'on se trompe d'ail[...] si par cette dernière modification au[...] cipe établi, on croit s'être soustrait[...] nestes conséquences morales qui en[...]

car, quel que soit le mélange que l'on
pose dans les mouvements des passions, quelque rapide que soit la succession des deux causes qu'on leur attribue,
on admet que dans certains moments
la volonté ne les détermine pas et ne peut
suspendre, tout ce que fera l'homme
dans ces moments-là sera à l'abri de tout
reproche et de toute punition. Dans le
moment qui succédera, et où la volonté
sera la maîtresse, il pourra être affligé,
mais non se repentir; on ne pourra pas
le punir, on ne pourra que le plaindre;
on ne verrai dans lui qu'un maniaque
dont les accès sont très-souvent entre-
coupés d'intervalles de raison, en sorte
que le mal qu'il aura fait hors de ces intervalles ne pourra jamais lui être imputé.
On a choisi pour exemple de l'effet involontaire des passions l'expression de la
face, et cet exemple peut fournir une
nouvelle objection. Peut-on dire en effet
que cette altération subite des traits du
visage, ces mouvements rapides, cet aspect particulier que prend la physionomie dans les passions, soient commandés
par la volonté? Ces phénomènes ne sur-
viennent-ils pas malgré nous? ne décè-
lent-ils pas souvent l'homme qui a formé
le mieux le dessein de cacher ses sentiments? et n'est-ce pas une observation
constante et universelle qui a fait dire
que la face était *le miroir de l'âme?*
c'est-à-dire qu'on y voit nos sentiments
malgré nous, comme on voit malgré le
miroir les objets qu'il réfléchit. — Oui,
sans doute, ce sont là des faits constants,
universellement reconnus, et on ne pourrait les nier que par une opiniâtreté aveugle. Mais quelques réflexions prouveront
bientôt qu'on ne peut tirer de ces faits
aucune induction en faveur du système
que je combats. — J'ai dit que les muscles de la face servent d'une manière toute
particulière à l'expression intellectuelle
par les mouvements qu'ils exercent, et
dans lesquels ils entraînent la peau. J'a-
joute qu'ils servent surtout à l'expression
du sentiment, que c'est même là leur
usage spécial et presque continuel; en
un mot, que la locomotion faciale a le
rapport le plus direct avec les facultés
affectives. — Les affections ou passions
sont excitées en nous malgré nous, toutes
les fois que nous nous trouvons exposés
aux causes qui les excitent, soit que nous
ayons recherché ces causes, soit que
nous n'ayons pu les éviter. Je suis convaincu de cette vérité. — Les affections,
au moment où elles naissent, peuvent

déterminer dans les organes de l'une ou
de l'autre vie divers phénomènes dont la
volonté n'est point le principe, et que
la volonté ne peut empêcher. J'ai encore
reconnu la vérité de cette assertion. —
Si donc la locomotion faciale est liée d'une
manière intime et immédiate avec les affections, elle pourra certainement avoir
lieu malgré la volonté. C'est une conséquence naturelle des principes que j'ai
reconnus, et je ne prétends ni la nier, ni
l'affaiblir. — Ce que j'ai nié, c'est que
les passions eussent leur siége dans la vie
nutritive, et je me suis fondé sur ce que
les passions sont des phénomènes intellectuels. Or, rien ne me prouve que ce
soit une affection de la vie nutritive qui,
dans les passions, détermine les mouvements de la face; et tout ce que l'observation me montre, c'est l'influence immédiate d'un phénomène intellectuel sur
un phénomène organique de la vie active.
— Ce que j'ai nié, c'est que les passions
pussent, sans le concours de la volonté,
déterminer les mouvements de la vie active de manière à les diriger vers une
fin, ou à produire une action. Or, les
contractions des muscles de la face ne
constituent jamais une action; ce ne sont
jamais que des mouvements, et ces mouvements peuvent tantôt servir à l'expression intellectuelle, lorsque la volonté les
commande, tantôt se faire sans aucun
but et sans aucun ordre, comme quand
une maladie convulsive les détermine.
La passion peut donc aussi les produire
malgré la volonté, comme elle produit
malgré la volonté les agitations spasmodiques des autres muscles; mais qu'il y a loin
de ces agitations spasmodiques au mouvement par lequel on frappe un ennemi!
Ce que j'ai nié, c'est que des phénomènes de la vie active, servant actuellement l'intelligence, pussent être attri-
bués à l'excitation du cerveau, soit par
l'impulsion circulatoire, soit par l'influence sympathique d'un viscère affecté.
Or, je demande s'il est raisonnable de
dire que, dans la haine, par exemple,
c'est le cerveau qui, affecté sympathiquement par je ne sais quel viscère intérieur, détermine la contraction involontaire du muscle sourcilier; que, dans le
chagrin, c'est l'estomac malade qui, réagissant sur le cerveau, détermine par ce
moyen le mouvement des muscles la-
biaux, etc. Je demande comment on conçoit que le cerveau excité ainsi uniformément par une cause aveugle et nécessaire, ne produit cependant de mouve-

ment que dans tels ou tels muscles isolés, et non dans les autres, qui lui sont également soumis. En un mot, je demande à tout physiologiste de bonne foi s'il croit sincèrement que chez l'homme joyeux qui rit avec excès, et chez l'homme blessé qui éprouve le rire sardonique, le mouvement des muscles faciaux est produit immédiatement par des causes analogues. Oui sans doute, le mouvement de la face, dans les passions, peut avoir lieu malgré la volonté; et, quand on l'assimilerait aux mouvements convulsifs que les passions causent dans les muscles des membres, la question demeurerait la même, puisque des *mouvements* ne sont pas des *actions;* mais peut-on faire cette comparaison? L'expression de la face est-elle aussi involontaire que les convulsions? et si, comme on en convient, l'homme peut composer son visage de manière que la passion toujours aussi vive ne soit plus aperçue; si par l'habitude il peut en venir à ne plus rien exprimer par la face, quoiqu'il sente aussi vivement que jamais; s'il peut aller plus loin, et simuler par cette expression faciale une passion toute opposée à celle qu'il éprouve, quelle énorme distance entre ce mouvement facial et l'agitation spasmodique des muscles des membres! agitation sur laquelle la volonté ne peut rien, et que l'habitude ne modifie jamais. D'ailleurs l'expression faciale, comme le remarque le citoyen Bichat, tient à deux causes, aux mouvements des muscles et à la circulation capillaire. Ces deux causes agissent également, et une seule suffit pour que la face change d'état. Il est évident que c'est la circulation capillaire qui éprouve les altérations les plus fréquentes et les plus subites par l'effet des passions. Il est certain que cette circulation est du domaine de la vie nutritive. Donc, sans recourir au mouvement involontaire des muscles, on conçoit très-bien comment l'expression de la face peut être involontaire. — Note. (La différence entre ces deux causes du changement d'état de la face, est continuellement exprimée dans le langage usuel auquel il faut toujours en revenir, quand on veut se former de justes idées sur les phénomènes de l'homme vivant. On commande à quelqu'un de composer son visage, afin qu'aucun mouvement ne fasse connaître ce qui se passe au-dedans de lui. On croit donc qu'il le peut; et puisque lui-même ne trouve jamais la recommandation absurde, mais seulement difficile à

exécuter, il a donc le sentiment in- que les passions n'ôtent point à la vo- té toute sa puissance sur les mouvem- de la face. Que dirait le même hom- si on lui recommandait de ne pas ro- de ne pas pâlir? Il trouverait l'avis in- sensé, et ne daignerait pas y répond- Mais ceci ne nous mènerait point en- à conclure que la cause du change- de la face se trouve le plus souvent l'affection d'un viscère intérieur; et ne peut pas, par exemple, juger près l'augmentation de circulation ca- laire à la face, que le cœur a augm- de force dans son mouvement imp- Car on sait depuis long-temps en phy- siologie que les modifications de la circu- lation capillaire sont purement loc- et ne peuvent point être attribuées à cause dont l'influence se porte néce- rement sur tous les organes à la fois. Le principe a été établi dans mille occasi- Pourquoi y déroger ici, et supposer rapports sympathiques éloignés là rien ne les démontre? N'est-il pas plus simple et plus conforme à la raison de dire: l'intelligence affectée par les passions détermine, dans notre écono- mie, divers phénomènes, soit locaux, soit généraux. Parmi les phénomènes locaux on doit compter spécialement le changement d'état dans le système capil- laire facial, changement qui a un rap- port direct et immédiat avec le sentiment intellectuel? Il me semble, au reste, qu'il n'est pas tout-à-fait exact de dire que la volonté n'a absolument aucun pouvoir sur le système capillaire facial. Je suis persuadé que, dans une foule d'occasions, par un acte ferme de la vo- lonté, et comme le dit Stahl, *anima obfirmando,* on peut prévenir la rou- geur de la face, tandis que cette rougeur eût été très prononcée, si *on se fût laissé aller à soi - même,* selon l'expression commune. Je crois qu'on ne peut révo- quer en doute l'influence extrême de l'habitude sur cette rougeur faciale; et j'ai peine à trouver une métaphore de ce que dit Racine de ces femmes

Qui goûtant dans le crime une tranquille paix
Ont su se faire un front qui ne rougit jamais

Mais on pourrait me répondre que, si le front ne rougit plus, c'est parce que le sentiment est émoussé. Je n'entre point en discussion là dessus; et, sans examiner si on a tout-à-fait raison, si j'ai tout-à-fait tort, j'abandonnerai sans peine une question indifférente, dont la solu- tion est inutile à l'objet dont il s'agit.

EXPÉRIENCES

SUR

LE PRINCIPE DE LA VIE,

NOTAMMENT

SUR CELUI DES MOUVEMENTS DU COEUR,

ET SUR LE SIÉGE DE CE PRINCIPE;

PAR C. LEGALLOIS,
Médecin de Bicêtre.

AVANT-PROPOS.

L'ouvrage que je publie maintenant se compose de mémoires que j'ai lus en différents temps à la première classe de l'Institut et à la société des professeurs de la Faculté de médecine de Paris. Les deux premiers paragraphes contiennent celui que j'ai soumis l'an dernier au jugement de la classe, sur le principe des forces du cœur et sur le siége de ce principe, et auquel elle a daigné faire un accueil si flatteur et si honorable pour moi. Ce que j'y ai dit du cœur, pouvant s'appliquer aux autres organes des fonctions involontaires, la question peut être considérée plus généralement comme la détermination du siége du principe qui préside à cet ordre de fonctions. Le dernier paragraphe est le résumé des expériences que j'avais communiquées deux ans auparavant à la Faculté de médecine, et dont l'objet était de rechercher quel est le siége du principe des mouvements inspiratoires et des fonctions soumises à la volonté. Ces dernières n'ont pas présenté moins de difficultés, ni donné lieu à moins de disputes que les fonctions involontaires, par rapport au principe qui les anime. On a cru que le principe d'action des unes était différent de celui des autres, quant à son siége et même quant à sa nature. Plusieurs systèmes de physiologie ont été fondés sur cette différence. On trouvera dans le rapport de MM. les commissaires de l'Institut un précis fort intéressant de ces opinions pour ce qui concerne les fonctions indépendantes de la volonté. J'ai donné au commencement de ce volume une esquisse de celles relatives aux fonctions qui en dépendent. Le premier paragraphe n'avait été destiné qu'à servir d'introduction au second; il est sans doute trop concis; les expériences n'y sont guère qu'indiquées, et ce que j'y ai dit

des fonctions du cerveau aurait exigé
beaucoup plus de développement. Mais
on trouvera un petit supplément à la partie expérimentale dans la première section des expériences que j'ai répétées
devant la commission de l'Institut, et
dans l'addition qui est à la fin du volume.
Quant aux fonctions du cerveau, je vais
placer ici quelques explications que je
n'ai point eu occasion de donner ailleurs.

Je n'ai considéré dans ce viscère que
son action sur les mouvements inspiratoires et celle qu'il exerce sur les organes
intérieurs par les nerfs de la huitième
paire; parce que ces fonctions sont celles
qui se prêtent le plus facilement à des
expériences directes. Mais je suis loin de
prétendre qu'il n'ait pas sur les autres
parties du corps une influence également
grande et nécessaire. Je reconnais au
contraire que c'est lui qui *détermine* et
qui *règle* tous les actes des fonctions animales. Par exemple, quand je meus mon
bras, le principe de ce mouvement
émane de la moelle épinière et non du
cerveau ; mais c'est le cerveau qui a voulu ce mouvement, et c'est lui qui le dirige dans le sens approprié à l'objet pour
lequel je le fais. Les animaux à sang
froid fournissent une preuve évidente de
ce que j'avance ici. Lorsqu'on a décapité
une salamandre sur les premières vertèbres, elle peut continuer de vivre plusieurs jours ; mais quoiqu'elle fasse mouvoir son corps et ses membres avec autant de force qu'il en faudrait pour se
transporter d'un lieu à un autre, elle
reste à la même place, et on peut la laisser sur une assiette avec un peu d'eau,
sans craindre qu'elle s'échappe. Si l'on
examine tous les mouvements qu'elle fait,
on voit qu'ils sont déréglés et sans but.
Elle meut ses pattes en sens contraire
les unes des autres, en sorte qu'elle ne
peut avancer, ou que si elle fait un pas
en avant, elle en fait bientôt un autre
à reculons. On observe la même chose
dans les grenouilles décapitées ; elles ne
savent plus sauter, ou si elles font encore quelques sauts, ce n'est qu'autant
que leurs pieds de derrière rencontrent

un point d'appui. Si on les place
dos, elles s'agitent parfois pour ch
de situation ; mais elles y restent,
qu'elles ne savent plus faire les m
ments convenables pour se remett
le ventre. Tous ces animaux font e
néral peu de mouvements, à moins
ne les touche, et l'on conçoit que
doit être, puisque de tous les sens
a plus que le toucher qui puisse
transmettre des impressions. La dé
tation n'est même pas nécessaire
que ces phénomènes aient lieu ; o
observe pareillement et d'une ma
peut-être encore plus curieuse ap
simple section de la moelle épinière
à l'occiput. Dans ce dernier cas, la
est vivante de même que le rest
corps, comme on en peut juger pa
mouvements de la bouche et des y
Et cependant l'animal est absolu
dans le même état que s'il avait été
capité ; il ne sait plus gouverner
mouvements. Situation vraiment si
lière dans laquelle la tête et le co
jouissent de la vie séparément sans
voir exercer aucune action l'une sur
tre ; la tête vit comme si elle était
corps, et le corps comme s'il était
tête. Il peut arriver que des reptiles
tinuent de gouverner leurs mouvem
et de marcher après avoir été décapi
mais si on y prend garde, on trou
que, dans tous ces cas, la décapita
n'a été que partielle, qu'elle a été
sur le crâne, et que la partie postéri
du cerveau est demeurée unie ave
corps : ce qui indique que c'est
quelque endroit de cette partie que
side la faculté qu'ont les animaux de
gler leurs mouvements. Pour trou
quel est cet endroit, il suffirait d'enl
successivement les portions antérie
du cerveau et de continuer cette op
tion jusqu'à ce qu'on arrivât à faire
dre tout-à-coup à l'animal la faculté
marcher. Les recherches que j'ai
faites sur ce sujet, m'ont appris qu'
son siége vers la moelle allongée.—N
(Un jeune physiologiste a conclu, d'ex
riences faites suivant le procédé qui

ué ici, que la faculté régulatrice
mouvements réside dans le cervelet.
semble qu'il n'y a pas très-loin des
que l'auteur vient d'émettre, à celles
une lauréat. Bien plus, dans des jour-
d'expériences faites sur des chats
810, pour déterminer, par l'ablation
essive de tranches de l'encéphale,
est, dans cet organe, le siége pré-
des mouvements inspiratoires, je
ve qu'*après l'enlèvement du cerve-*
les mouvements, les forces et la
iration ont baissé d'une manière
iculière. Dans des expériences faites
née précédente, l'auteur comparait
le rhythme et le son, les phénomènes
piratoires après l'ablation du cer-
t à ceux d'un homme qui dort. MM.
undo et *Flourens* ont aussi trouvé
similitude entre le sommeil et l'état
animal privé du cervelet. Il reste-
à déterminer si c'est par le fait seul
l'ablation que cet état a lieu, ou bien
la compression de l'origine des nerfs
braux, et surtout de la huitième
re à la suite de l'hémorrhagie. Des ex-
iences de M. Magendie paraissent être
faveur de cette dernière opinion.)
s pour le déterminer avec plus de
cision, il faudrait avoir des reptiles
ucoup plus grands que ceux que j'ai
me procurer. La décapitation et la
tion de moelle à l'occiput produisent
phénomènes absolument semblables
s les animaux à sang chaud, comme
pouvait s'y attendre d'après l'exacte
formité du plan suivant lequel la puis-
ce nerveuse est organisée dans tous
animaux vertébrés, depuis l'homme
qu'au reptile; car c'est une observa-
n curieuse et bien importante de M.
vier, que les nerfs naissent et se dis-
nent rigoureusement de la même ma-
re dans tous ces animaux. Mais ceux
ang chaud sont beaucoup moins pro-
s que les reptiles aux recherches dont
viens de parler, parce qu'après la sec-
n de la moelle ils ne peuvent être entre-
us vivants qu'à l'aide de l'insufflation
lmonaire; ce qui empêche de les aban-
ner à eux-mêmes, pour étudier leurs

mouvements; et qu'après la décapitation
partielle, l'hémorrhagie des vaisseaux cérébraux anéantit promptement les fonctions de la portion de cerveau qu'on n'a
pas enlevée, en y faisant cesser la circulation. A la vérité ces inconvénients seraient moindres en prenant des animaux
nouvellement nés, mais à cet âge leurs
mouvements de locomotion sont trop faibles et trop bornés. Les reptiles, au contraire, n'ont besoin d'aucun secours pour
suppléer à la respiration dont ils peuvent
se passer fort long-temps, et la vie continue dans toutes les parties de leur puissance nerveuse plusieurs heures après la
cessation entière de la circulation. On
m'a souvent demandé si les animaux à
sang chaud pourraient marcher et s'en-
fuir après avoir été décapités. Ce que je
viens de dire répond à cette question.

Il faut remarquer néanmoins que les
mouvements que fait un tronc vivant
sans tête semblent assez souvent pro-
voqués par une sorte d'instinct ou de
volonté. Les cochons d'Inde, à quelque
âge que ce soit, lorsqu'ils se sont remis
de la stupeur dans laquelle la décapitation les jette d'abord, paraissent ressentir fortement la douleur que leur cause
la plaie du cou; ils y portent alternativement l'une et l'autre patte de derrière,
en les agitant avec beaucoup de vivacité
comme pour s'y gratter. Les petits chats
font aussi ces mouvements. — Comment
le cerveau règle-t-il les mouvements du
corps, sans en fournir le principe immédiat? Les expériences ont peu de prise
sur cette question. Sans me livrer à
toutes les conjectures auxquelles elle
pourrait donner lieu, je dirai que le cerveau paraît agir sur la moelle épinière
comme celle-ci sur les parties qu'elle
anime. C'est par les nerfs que la moelle
épinière transmet son action, et les nerfs
paraissent être formés par la même substance que la partie blanche et médullaire du cerveau et de la moelle. Je conçois donc que la partie blanche de la
moelle épinière est composée de filets
nerveux, qui ont leur origine ou leur
terminaison, d'une part dans le cerveau,

et de l'autre dans tous les points de la moelle, et que c'est dans la partie grise de la moelle que naissent et les nerfs spinaux et le principe qui les anime directement. Les recherches anatomiques de M. Gall me paraissent donner beaucoup de poids à cette opinion. — L'action du cerveau sur chaque point de la moelle n'a pas uniquement pour effet de déterminer et de régler les mouvements ; mais elle paraît en augmenter l'énergie. Les mouvements sont toujours plus faibles dans l'animal décapité que dans celui qui ne l'est pas ; à moins qu'on ne touche immédiatement le bout de la moelle, car alors les mouvements deviennent très-forts et même convulsifs. Il est vrai que cette faiblesse des mouvements peut aussi dépendre en partie de ce qu'après la décapitation, la moelle est toujours dans un état pathologique. — Ces rapports intimes entre le cerveau et la moelle épinière aident à expliquer certains faits qui, au premier abord, paraissent fort difficiles à concilier avec mes expériences. Telle est la paralysie de tout un côté du corps, produite par des causes qui n'ont affecté que le cerveau. Mais quand bien même on n'apercevrait aucun moyen de les concilier, il n'en demeurerait pas moins vrai, d'une part, qu'une affection bornée uniquement au cerveau peut ôter le sentiment et le mouvement volontaire à la moitié du corps, et de l'autre, que le sentiment et le mouvement volontaire peuvent subsister et être entretenus dans un animal décapité. Quelque opposés que ces faits paraissent être, il faut se souvenir que deux faits bien constatés ne peuvent jamais s'exclure l'un l'autre, et que la contradiction qu'on croit y remarquer tient à ce qu'il y a entre eux quelque intermédiaire, quelque point de contact qui nous échappe.

L'unité du *moi*, dont nous avons la conscience, est encore un fait qui semble répugner à la dissémination du principe de la vie dans toute l'étendue du cerveau et de la moelle épinière. Mais il faut prendre garde que la connexion et l'harmonie de toutes les parties de la puissance nerveuse suffisent pour donner sentiment de cette unité, sans que cette puissance soit concentrée dans un seul point. Qu'on suppose, si l'on veut me permettre cette comparaison grossière, qu'on suppose, dis-je, un assemblage de roues qui s'engrènent les unes dans les autres ; elles ne formeront toutes qu'un seul système, et aucune ne pourra faire un mouvement qu'il ne soit partagé par les autres. Mais que les engrenages viennent à être interrompus dans un ou plusieurs endroits, il en résultera plusieurs systèmes qui pourront avoir leur mouvement indépendamment les uns des autres. De même si l'on opère des interruptions dans le siége de la puissance nerveuse, on établit, par cela seul, plusieurs centres de sensations entièrement distincts. Mais ce qu'il importe d'observer, c'est que ces divers centres ne peuvent jamais avoir lieu que par des interruptions faites à dessein ou par accident, et que chacun d'eux suppose toujours la co-existence d'une portion du siége de la puissance nerveuse. Ce qui est bien différent de l'opinion suivant laquelle on admet que dans l'état naturel il y a dans chaque organe un centre de sensation et une sorte de vie particulière. Cette opinion, que repoussent les notions les plus saines et les faits les plus certains de la physiologie, avait acquis une grande faveur dans ces derniers temps, lorsque M. Cuvier s'en est déclaré l'adversaire ; il ne fallait pas moins que l'ascendant d'un homme aussi justement célèbre pour en arrêter les progrès.

Une autre question à laquelle je ne me suis point arrêté, c'est de savoir comment les nerfs transmettent l'action de la puissance nerveuse aux parties auxquelles ils se distribuent. Ne sont-ils que de simples conducteurs, ou bien se fait-il en eux-mêmes une sécrétion de nature analogue à celle qui a lieu dans le cerveau et la moelle épinière ? Les recherches de MM. Reil et Prochaska avaient rendu cette dernière opinion invraisemblable; M. Nysten a montré depuis que dans les paralysies les plus complètes l'irritabilité se conserve dans les membres paralysés, tout aussi bien que dans ceux qui ne le sont pas. J'ai obtenu un résultat semblable d'une expérience que j'ai souvent répétée. Elle consiste à détruire la moelle lombaire d'un lapin âgé de moins de dix jours; il faut le choisir de cet âge, pour que la circulation ne soit pas arrêtée, et qu'il puisse continuer de vivre. Quoique dans cette expérience, le train de derrière soit frappé de mort, et que ses nerfs ne puissent plus recevoir aucune influence de la moelle épinière, l'irritabilité s'y conserve, et l'on peut pendant fort long-temps faire contracter les cuisses en irritant les nerfs sciatiques. Il paraît donc qu'il se fait dans toute l'étendue des nerfs une sécrétion d'un principe particulier. Ce principe une fois produit subsiste par lui-même et après la cessation entière de la circulation, de même que celui du cerveau et de la moelle épinière, mais plus long-temps. J'avais pensé que c'était par l'intermédiaire du principe des nerfs que le cerveau et la moelle épinière exerçaient leur action sur les différentes parties du corps, sans translation de leur propre principe, mais par une sorte d'ébranlement de celui des nerfs, à peu près comme le son transmis par l'air. Pour vérifier cette conjecture, il fallait trouver un nerf qui fût facile à isoler dans une certaine étendue et qui présidât à quelque fonction dont l'interruption fût subite et très-prononcée, aussitôt que le nerf cesserait de remplir la sienne. J'ai choisi le nerf de la huitième paire, dans les jeunes chats. Nous verrons par la suite que la ligature ou la section de ces nerfs, dans ces animaux, produit subitement tous les symptômes d'une violente suffocation. En les isolant dans la plus grande partie du cou, et en détruisant tous les vaisseaux qui s'y rendent, je devais espérer, si ma conjecture était fondée, qu'aussitôt que le principe dont ils étaient imprégnés au moment de la dissection serait épuisé, les petits chats devaient éprouver la même suffocation que si ces nerfs eussent été liés ou coupés. Mais c'est en vain que j'ai répété plusieurs fois cette expérience; le résultat n'a jamais répondu à mon attente; la respiration n'en a pas été dérangée d'une manière bien sensible, tandis que si une ou plusieurs heures après avoir isolé les nerfs, j'en faisais la section, la suffocation survenait tout-à-coup. Néanmoins je ne renonce pas encore entièrement à ma conjecture; car le cou a peu de longueur dans les chats, et encore ne peut-on pas isoler les nerfs vagues dans toute cette longueur. Il se pourrait que la sécrétion qui continue de se faire près de la poitrine et près de la tête, où les vaisseaux n'ont point été détruits, se répandît dans la portion disséquée.

Voilà ce que j'avais à ajouter sur les fonctions de la puissance nerveuse, et en particulier sur celle du cerveau, à ce que j'en ai dit dans mes mémoires. L'idée générale que je me fais de cette puissance, c'est que son siége constitue à lui seul l'individu, comme être vivant; tout le reste de l'organisation d'un animal ne sert qu'à mettre la puissance nerveuse en rapport avec les objets extérieurs, ou bien à lui préparer et à lui fournir les matériaux nécessaires à son entretien ou à son renouvellement. Je ne vois dans l'échelle des animaux, que celle de toutes les combinaisons possibles d'organes, capables d'entretenir la puissance nerveuse avec des qualités variables comme ces combinaisons, mais au fond de même nature dans toutes. Parmi ces combinaisons, celles qui sont les plus simples et dans lesquelles les conditions nécessaires à l'entretien de la puissance nerveuse existent dans toutes les parties, sont susceptibles d'être divisées par portions, et la vie peut continuer dans chaque portion comme dans l'animal entier, ou plutôt chaque portion devient un nouvel animal. Celles, au contraire, dans lesquelles ces conditions sont concentrées dans certaines parties, n'admettent pas de semblables divisions avec le même succès ; la vie ne peut continuer dans les segments qui se trouvent séparés de ces parties, que le temps que la puissance nerveuse peut subsister par elle-même sans être renouvelée. — Je me suis spécialement appliqué à bien faire connaître les résultats, sans m'arrêter à décrire longuement des expériences et à en accumuler un grand nombre. Je n'ai donné de détails que ceux qui m'ont paru nécessaires pour saisir la marche des phénomènes, et pour mettre les physiologistes à portée de les vérifier. Je me propose de publier par la suite les journaux de mes expériences avec tous les détails qu'ils renferment.—J'ai mis plus de soin à constater les faits que d'empressement à les publier. Néanmoins je crois convenable de fixer ici les dates. Mes recherches sur les fœtus remontent à 1806. Ce ne fut qu'en 1808 que j'en communiquai les premiers résultats à la société des professeurs de la Faculté de médecine de Paris ; j'y fis connaître mes premiers aperçus sur la décapitation et sur les fonctions de la moelle épinière. D'après l'invitation de M. Thouret, je démontrai publiquement devant la même société, les 2 et 16 mars 1809, que le principe de la vie du tronc réside dans la moelle épinière ; et je répétai ensuite les mêmes expériences le 16 avril suivant, devant MM. Chaussier et Duméril, que la société avait nommés commissaires pour les examiner, et qui en firent leur rapport le 27 du même mois. — Il s'en fallait beaucoup que la matière fût épuisée. Je commençai bientôt après mes recherches sur les mouvements du cœur. M. Magendie ne tarda pas à faire connaître par des expériences curieuses que c'est en agissant sur la moelle épinière que le poison des Indiens, connu sous le nom d'*upas tieuté*, tue les animaux. M. Brodie, membre de la société royale de Londres, a voulu savoir ce que devenait la température et les sécrétions dans les animaux qu'on entretient vivants après les avoir décapités. J'ai répété les expériences de cet auteur en ce qui concerne la température. Il ne m'a

pas semblé que les résultats qu'il annonce soient aussi constants qu'il l... M. Brodie assure que les animaux dépités qu'on entretient vivants, se refroidissent autant que s'ils étaient m... Il est vrai qu'ils se refroidissent condérablement. Mais j'ai toujours tr... que les petits chats se refroidissen... peu moins qu'après la mort. La diffé... a été dans mes expériences de 1 à 2 degrés centigrades. Elle est, en géné... un peu moins grande dans les lapins. J'ai trouvé aussi que l'insufflation pulmonaire est une des principales causes du refroidissement ; et qu'en général t... les circonstances qui dénaturent ou gênent la respiration deviennent des causes de refroidissement. Ainsi il suffit de tenir un animal allongé sur le dos pour que sa température baisse. Il restait à savoir si, dans ces diverses circonstances, la formation de l'acide carbonique dans les poumons est diminuée, et si elle l'est en proportion de la température, c'est ce dont je m'occupe maintenant. Mon ami, M. Thillaye fils, a eu la complaisance de s'associer à mes recherches. Les lumières de cet habile physicien, sa dextérité et sa grande habitude dans les expériences, me rendent sa coopération singulièrement précieuse. Plusieurs causes avaient interrompu mes travaux et entre autres le manque de quelques instruments dispendieux. M. le baron Corvisart, premier médecin de l'empereur, informé que ces instruments n'existaient pas dans le cabinet de physique de la Faculté de médecine, les a fait placer à ses frais, par un mouvement spontané de sa munificence ordinaire, sous la condition que j'en pourrais disposer à mon gré, et il a bien voulu me confier le soin de les faire construire moi-même de la manière que je le jugerais convenable. Il m'est bien doux de saisir cette occasion de lui en témoigner publiquement ma vive reconnaissance.

Ces recherches terminées, je me propose de revoir et de publier mes premières expériences sur les fœtus : celles

ont pour objet de déterminer le temps
an fœtus peut vivre sans respirer,
ps qu'il a cessé de communiquer avec
ère. — Je désirerais bien, avant de
a cet avant-propos, disculper un peu
physiologistes qui font des expérien-
sur les animaux vivants, des repro-
de cruauté qu'on leur a si souvent
ssés. Je ne prétends pas les justifier
èrement, je voudrais seulement faire
tendre que la plupart de ceux qui leur
ces reproches pourraient bien eux-
mes en mériter de semblables. Par
mple, est-ce qu'ils ne vont pas, ou
ils n'ont jamais été à la chasse? Et
mment le chasseur qui, pour son plai-
mutile tant d'animaux, et souvent
ne manière si cruelle, serait-il plus
main que le physiologiste qui se voit
cé de les faire périr pour son instruc-
tn? Que les droits que nous nous attri-
ons sur les animaux soient légitimes
ou non, il est certain que peu de per-
nes se font scrupule de détruire par
tes sortes de moyens ceux qui leur
sent quelque incommodité, fût-elle
ère ; et que nous ne nourrissons la
part de ceux qui nous entourent que
ur les immoler à nos besoins. J'ai
ine à comprendre comment nous au-
ons tort de les tuer pour nous instruire,
quand nous croyons avoir raison de les
ter pour nous en repaître, et sur tout
and, par un raffinement de gourman-
se, nous ne leur donnons la mort qu'a-
rès leur avoir fait subir des opérations

douloureuses et des tourments de longue
durée. — Je conviens qu'il serait barbare de faire souffrir en vain des animaux, si le but des expériences pouvait
être atteint sans cela. Mais c'est malheureusement une chose impossible. Les expériences sur les animaux vivants sont un
des plus grands flambeaux de la physiologie. Il y a l'infini entre l'animal mort et l'a-
nimal le plus faiblement vivant. Si le plus
habile mécanicien ne peut connaître tout
l'effet d'une machine qu'après l'avoir vue
en action, comment le plus savant anatomiste pourrait-il deviner, par la seule
étude des organes, le jeu d'une machine
aussi prodigieusement compliquée que
l'est le corps animal. Pour en pénétrer
les secrets, il ne suffit pas d'observer le
jeu simultané de toutes les fonctions dans
l'animal en santé, il est surtout important d'étudier les effets du dérangement
ou de la cessation de telle ou telle fonction. C'est à déterminer par cette analyse la fonction de tel ou tel organe, et
sa corélation avec les autres fonctions,
que consiste tout l'art des expériences sur
les animaux vivants. Mais pour parvenir
à le faire avec quelque précision, on est
dans l'indispensable nécessité de multiplier les victimes, à cause du grand
nombre de circonstances et d'accidents
qui peuvent rendre les résultats nuls ou
incertains. Je dirais volontiers des expériences physiologiques ce que l'on a
dit des bienfaits : *Perdenda sunt multa,
ut semel ponas bene.* Sénèque.

EXPÉRIENCES

SUR

LE PRINCIPE DE LA VIE.

Parmi les facultés propres aux animaux, celles qui les caractérisent éminemment sont la faculté de sentir et celle de se mouvoir, et l'on peut dire que le véritable but de l'organisation d'un animal est de produire et d'entretenir ces deux facultés. Quels que soient les moyens intérieurs ou extérieurs, les ressorts secrets ou apparents que la nature emploie pour cela, et quel que soit l'état actuel de ces moyens et de ces ressorts, dès qu'un être sent et se meut spontanément, c'est un animal vivant et qui a le sentiment de son existence. Pour connaître en quoi consiste l'essence de la vie, il faudrait donc pouvoir distinguer quelle est dans l'organisation d'un animal la condition précise d'où dépendent immédiatement le sentiment et le mouvement. Or, dans cette recherche il y a deux choses à déterminer : l'une, quelle est la nature de cette condition ; l'autre, quelles sont les parties où elle réside, c'est-à-dire, quel est son siége. Par exemple, en supposant que le sentiment et le mouvement dépendent d'un principe particulier, produit par l'organisation, l'on a à rechercher quelle est la nature et quel est le siége de ce principe. Ces questions ont donné lieu l'une et l'autre à beaucoup d'opinions, et pour ne parler ici que de la dernière, quoiqu'elle paraisse susceptible d'une solution plus facile que la première, jusqu'ici on n'a pu en trouver aucune qui soit pleinement satisfaisante, et qui s'accommode à tous les faits connus. — On aurait pu croire que le principe du sentiment et du mouvement avait son siége dans toutes les parties du corps, puisque toutes semblent participer plus ou moins à ces deux facultés. Mais l'observation ayant appris que la section du nerf, en quelque lieu que ce soit de son trajet, prive à l'instant de sentiment et de mouvement toutes les parties auxquelles se distribue le bout inférieur du nerf coupé, il fallut admettre que le principe qui sent n'est pas dans la partie qui reçoit l'impression, ni celui qui détermine le mouvement dans la partie qui se meut, et que pour en découvrir le siége il est nécessaire de remonter jusqu'à l'origine des nerfs. Or, comme tous les nerfs naissent du cerveau et de la moelle épinière, c'était à la fois dans le cerveau et dans la moelle épinière qu'on était conduit à placer le foyer de la vie. Mais une foule de faits attestaient, d'un côté, que la destruction ou même qu'une certaine lésion du cerveau produisait subitement la mort ; de l'autre, que la section transversale de la moelle épinière, dans un point quelconque de sa longueur, paralysait toutes les parties inférieures à la section, tandis que toutes les parties supérieures, continuant de communiquer avec le cerveau, conservaient le sentiment et le mouvement. De plus, l'anatomie n'avait envisagé la moelle épinière que comme un gros nerf, lequel naît du cerveau, de même que tous ceux qui sortent par les différents trous du crâne, et qui, comme eux, se divise d'espace en espace pour fournir les nerfs intervertébraux ; en un mot, cette moelle n'était, ainsi qu'on l'appelait souvent, que le faisceau des nerfs du tronc. Ce fut donc le cerveau que l'on regarda comme le foyer de la puissance nerveuse, et par conséquent comme le siége unique du principe de la vie. —

va plus loin encore. L'unité du *moi*, les idées métaphysiques qui s'y rattachent, et la considération que certaines parties du cerveau pouvaient être lésées ou même détruites impunément, conduisirent à penser que ce n'était pas ce viscère tout entier qui était le siége de ce principe, et qu'il devait y avoir un lieu circonscrit auquel aboutissaient toutes les sensations, et où se donnait l'impulsion pour tous les mouvements; et ce que l'on désigna sous le nom de *sensorium commun* ou de *siége de l'âme*, a pendant long-temps l'objet des recherches des physiologistes.

Non-seulement le but de ces recherches n'a point été atteint; mais, à mesure qu'on a médité davantage sur les faits connus, et qu'on en a observé de nouveaux, on s'est aperçu qu'il devenait de plus en plus difficile de concilier tous ces faits avec l'opinion qui place exclusivement dans le cerveau, même considéré dans son entier, le principe du sentiment et de tous les mouvements animaux. En effet, on ne pouvait point concevoir, dans cette opinion, pourquoi les reptiles, que les tortues, les salamandres, etc., continuent de vivre pendant des mois entiers après avoir été décapités, ni pourquoi les animaux des classes inférieures offrent des phénomènes semblables et même plus singuliers. On concevait moins encore pourquoi la durée de la vie varie à un degré considérable dans ces animaux, suivant la manière dont le cerveau a été enlevé; pourquoi, par exemple, les tortues auxquelles Redi avait ôté ce viscère par une ouverture faite à..., avaient survécu plusieurs mois, tandis que celles auxquelles il avait coupé la tête au-delà de l'occiput n'avaient survécu qu'un certain nombre de jours (*...re di frances*. Redi, 1741, tom. I, p. 78, et t. II, p. 194.), car la différence ne dépend pas de l'hémorrhagie, comme on aurait pu le supposer. On essait de résoudre ces difficultés en disant que l'opinion dont il s'agit n'était vraie que d'après des observations faites sur les animaux à sang chaud, qu'elle ne s'appliquait qu'à ces animaux, et que pour ceux à sang froid la puissance nerveuse était soumise à d'autres lois. Mais un assez grand nombre de faits, observés sur les animaux à sang chaud eux-mêmes, semblaient déposer contre cette exception.—C'est une chose bien certaine que les oiseaux continuent de vivre quelque temps, et même de marcher et de courir, après qu'on leur a coupé la tête. On a fréquemment cité ce trait de l'empereur Commode, qui, pendant que des autruches couraient dans le cirque, s'amusait à leur couper la tête avec des flèches taillées en croissant. Ces animaux n'en continuaient pas moins de courir comme auparavant, et ne s'arrêtaient qu'au bout de la carrière. Plusieurs physiologistes ont obtenu un résultat semblable en décapitant des dindons (Lamétrie, OEuvres philosoph. 1751, p. 56.), des coqs (Kaauw Boerrhave. impct. faciens. n° 331, p. 262, édit. de Leyde, 1745. — Urb. Tosetti, Mém. sur les part. sensib. et irritab. tom. II, pag. 194.), des canards (M. Cuvier, Leçons orales.), des pigeons (Woodward, cité par Haller.), etc.; il aurait donc fallu admettre aussi pour ces animaux une exception particulière dans les lois de la puissance nerveuse (Haller, Elém. physiol. tom. IV, pag. 355.), et la théorie reçue n'eût plus été applicable qu'à l'homme et aux autres mammifères. — Ces derniers, en effet, paraissaient se comporter d'une manière assez conforme à cette théorie, soit après la décapitation, soit après les diverses lésions du cerveau et de la moelle épinière. Néanmoins ils avaient eux-mêmes présenté parfois quelques exceptions. Ainsi Desault rapporte dans son journal (Tom. IV, pag. 137.), un cas où la moelle épinière avait été coupée transversalement et en totalité par un coup d'arme à feu, sans que la paralysie des extrémités inférieures ait lieu. On en trouve un semblable dans le *Selecta medica Francofurtiana* (Tom. I, pag. 4.). Des auteurs assurent, en outre, qu'après la décapitation, un veau a continué de marcher encore fort loin (Riis, cité par Haller.); qu'une femme a fait quelques pas (Rzadskinski, Hist. nat. polon. p. 363.); qu'un homme a pu tenir son sabre et l'agiter à trois reprises (Ibid.); qu'un autre s'est frappé la poitrine avec les deux mains (Struve, *Autroph. sublimior.* 1754, p. 38.), etc. Mais on représentait que ces faits sont en très-petit nombre et opposés à ce qu'on observe tous les jours dans des cas semblables. On objectait de plus que la plupart sont attestés par des auteurs peu capables d'en bien juger; ce qui a fait dire à Haller, en les citant, que, pour y ajouter foi, il faudrait qu'ils eussent eu des philosophes pour témoins. *Sed hæc ab hominibus philosophicis oportuerat testimonium habere.* (Elém. physiol. tom. IV, p. 393.)

Cette réflexion ne serait peut-être pas déplacée à l'égard de quelques faits avancés dans la discussion qui s'est élevée, pour savoir si la vie subsiste encore après le supplice de la guillotine. Note. (Remarquons que, dans cette discussion, c'est le plus souvent dans la tête qu'on a cherché des signes de vie, c'est-à-dire dans la partie qui est la moins susceptible d'en donner, quoiqu'elle soit réellement vivante. C'est que ceux qui les y cherchaient pensaient eux-mêmes que le cerveau était l'unique foyer de la vie, et dès-lors, après la décapitation, ils ne devaient soupçonner de vie que dans la tête.) Presque toujours ces faits sont surchargés de circonstances qui en infirment l'authenticité. Comment croire, par exemple, que dans une tête décollée et entièrement privée de circulation, le visage a rougi lorsque le bourreau y a appliqué un soufflet? Enfin en admettant, et il était difficile de s'y refuser, qu'on ait réellement constaté quelques signes de vie après la décapitation dans les mammifères, comme en général ces signes ont été légers et de très-courte durée, il était permis de n'y voir que les derniers restes d'une vie dont la source était tarie. A tout prendre, la théorie pouvait donc se soutenir à l'égard des mammifères *adultes*.

Mais il n'en était pas ainsi par rapport aux fœtus. Il existe un grand nombre d'observations de fœtus acéphales, soit dans l'espèce humaine, soit dans les autres mammifères. Comment ces fœtus avaient-ils pu vivre et se développer sans cerveau dans le sein de leur mère? On répondait que c'étaient des hydrocéphales (Haller, Elém. physiol. tom. IV, pag. 355. — Morgagni. *de sed. et causis morbor. epist. XII, art.* 5 *et seq.*) dans lesquels l'eau avait fini par détruire le cerveau, ainsi que toutes ses enveloppes, et qui avaient continué de vivre aussi long-temps que les progrès de la maladie le leur avaient permis. Cette réponse était peut-être applicable à quelques-uns; mais il est certain qu'elle ne pouvait pas convenir à ceux qui étaient nés vivants et avec des signes manifestes, ou que le cerveau manquait depuis fort long-temps, ou que même il n'avait jamais existé. Et d'ailleurs il restait à expliquer pourquoi, de ces fœtus, les uns périssent aussitôt après leur naissance, les autres seulement au bout de quelques heures ou même de quelques jours. En considérant les choses sans prévention, il était impossible que la théorie rendît raison de ces faits. Les expériences de Haller sur l'irritabilité promirent plutôt qu'elles ne donnèrent une solution satisfaisante. Ces expériences tendaient à établir qu'il une vie intérieure, indépendante de la puissance nerveuse. Long-temps avant Haller on avait distingué les fonctions dont nous avons la conscience et que nous pouvons régir à notre gré, telles que les fonctions intellectuelles, les mouvements volontaires, etc., de celles qui s'exercent à notre insu, et sur lesquelles la volonté n'a aucun empire, comme la circulation, la nutrition, les sécrétions, etc. On avait désigné les premières sous le nom de fonctions animales, extérieures, etc.; et les secondes sous celui de fonctions vitales naturelles, intérieures, etc. Mais les fonctions de ces deux ordres étaient également soumises à la puissance nerveuse. La seule différence qu'on mettait entre elles à cet égard, était dans le mode d'action de cette puissance. Suivant les uns, les nerfs étaient organisés de manière à rendre cette action plus prompte et plus régulière dans les unes que dans les autres (Borelli, *de motu animal.* 1743. p. 89-92.); suivant d'autres, les fonctions vitales ou intérieures avaient leur premier mobile dans le cervelet, et les fonctions animales avaient le leur dans le cerveau proprement dit (Willis *opera omnia.* r682, tom. I, *de cerebri anatome*, pag. 50.). On voit assez que cette distinction des fonctions expliquée de l'une ou de l'autre de ces manières ne faisait qu'augmenter les difficultés. Mais on les crut résolues, du moins en grande partie, lorsque Haller (Mémoire sur les part. sensib. et irrit.) eut fait admettre que la cause du mouvement animal est dans la fibre musculaire elle-même, que cette fibre, pour entrer en contraction, n'a besoin que d'un stimulus qui le détermine; que, dans les muscles soumis à la volonté, ce stimulus est constamment la puissance nerveuse; et que, dans ceux qui n'y sont pas soumis, il est de nature diverse et tout-à-fait étranger à cette puissance. On concevait, en effet, que les fonctions intérieures étant indépendantes de la puissance nerveuse, tandis que les fonctions animales en dépendaient immédiatement, celles-ci pouvaient cesser, et la puissance nerveuse être anéantie, sans que les premières cessassent en même temps. On concevait même que celles-ci devaient continuer aussi long-temps qu'elles pouvaient se passer du concours

[fo]nctions soumises à la puissance [nerve]use, et spécialement des mouve[ments] respiratoires qui sont, de toutes [les fo]nctions, celles dont la suspension [arrête] le plus promptement la vie gé[néral]e. Enfin, les fœtus des mammifères [n'on]t aucun besoin de respirer dans le [sein d]e leur mère, et les animaux à sang [froid] ayant la faculté de supporter une [l]ongue privation d'air et de conser[ver lo]ng-temps leur irritabilité, on con[çoi]t que les uns et les autres pouvaient [vivre] fort long-temps sans le secours de la [puiss]ance nerveuse. — Nous examinerons [dans la] suite s'il est vrai que les fonctions [intéri]eures soient indépendantes de la [puiss]ance nerveuse. Supposons pour le [mom]ent qu'elles le soient en effet, l'ex[plica]tion que nous venons de rapporter [es]t encore fort loin de satisfaire à [tous] les phénomènes que présentent les [anim]aux acéphales ou décapités. Car ce [ne so]nt pas seulement les fonctions inté[rieur]es qui subsistent dans les cas dont il [s'agi]t : une partie des fonctions animales [sub]sistent pareillement, puisque les mou[veme]nts volontaires ont lieu. Et ce serait [éten]dre les prérogatives et l'irritabilité [...] au-delà de leurs véritables bornes, [que] de leur attribuer ces mouvements. [Ce se]rait même aller directement contre [la th]éorie de l'irritabilité, laquelle veut [qu'il]s ne puissent être excités spontané[men]t que par la puissance nerveuse. [Néa]nmoins, le besoin d'expliquer des phé[nom]ènes embarrassants a jeté dans cette [considé]ration plusieurs auteurs recomman[dabl]es, entre autres Charles Bonnet [(Consi]dérations sur les corps organisés. [T]. 2e part. p. 106. — Palingénésie, [t. II], p. 83—92.), et, comme nous le [ver]ons bientôt, Félix Fontana. — Il est [...] vrai que les muscles des mouve[men]ts volontaires conservent la faculté [d]e contracter, après qu'ils ont cessé, [d]e communiquer avec le foyer de la [puis]sance nerveuse, ou d'en recevoir [l'im]pulsion ; mais jamais ils ne se con[tract]ent spontanément dans ces cas. C'est [touj]ours par l'application immédiate d'un [stim]ulus, soit à leurs nerfs, soit à leur [prop]re substance. Par exemple, si, après [avoi]r détaché une cuisse d'une grenouille [viva]nte, on irrite, soit un des nerfs, soit [des] muscles de cette cuisse, on fait [con]tracter, dans le premier cas, tous les [mus]cles qui reçoivent des filets du nerf [irrit]é ; dans le second, le seul muscle ir[rité]. Tous les autres muscles qu'on n'a [poin]t touchés immédiatement ou dont on

n'a point irrité les nerfs, demeurent en repos. C'est tout autre chose dans une grenouille décapitée : dans celle-ci, il n'est pas besoin, pour exciter des mouvements, de toucher ni les muscles ni les nerfs ; il suffit de toucher un point de sa peau pour la déterminer à se mouvoir, et même elle se meut spontanément et sans aucune irritation. Les phénomènes que présente la cuisse de la grenouille, sont ce qu'on appelle ordinairement des phénomènes d'irritabilité : on les observe constamment pendant un temps plus ou moins long après la mort. Ceux qu'on remarque dans la grenouille décapitée sont dus à la vie, et supposent toujours l'existence du principe qui la constitue, c'està-dire, de ce principe duquel dépendent la faculté de sentir et celle de se mouvoir. En un mot, ces phénomènes diffèrent tellement entre eux, qu'il y a lieu d'être surpris qu'on ait pu les confondre.

La théorie de l'irritabilité ne changeait donc rien à l'état de la question, et les difficultés dont j'ai parlé continuaient de subsister dans leur entier, dès que Haller et les auteurs de son école persistaient à placer dans le cerveau le foyer de la puissance nerveuse. (Elém. physiol. tom. IV, pag. 392-3.) Parmi les expériences de ces auteurs, il y en avait une néanmoins qui était bien propre à les faire renoncer à cette opinion : c'est celle par laquelle le célèbre Fontana, après avoir décapité des lapins et des cochons d'Inde, et prévenu l'hémorrhagie par la ligature des vaisseaux du cou, avait entretenu la vie dans ces animaux pendant un assez long espace de temps, en leur soufflant de l'air dans les poumons. (Traité sur le venin de la vipère, sur les poisons américains et sur quelques autres poisons végétaux. Florence, 1781. Tom. I, pag. 317.) Cette expérience prouvait clairement que, même dans les mammifères adultes, comme dans les reptiles, la vie du tronc ne dépend pas immédiatement du cerveau. Il n'y avait, après cela, qu'un pas à faire : c'était de se demander quelle était la véritable source de cette vie, et de chercher la réponse à cette question dans de nouvelles expériences. Mais Fontana ne donna aucune suite à la sienne, parce qu'il croyait en connaître l'explication. Fortement imbu de la doctrine de Haller, qu'il étendait beaucoup plus loin que ce grand homme, c'est dans l'irritabilité qu'il plaçait la source et le principe de la vie et de tous les mouvements animaux. (Ibid. Tom. I, pag. 81,

90, 93, 289.) L'insufflation pulmonaire n'était à ses yeux un moyen de prolonger la vie dans l'animal décapité, que parce qu'elle contribuait à entretenir l'irritabilité en entretenant la circulation, laquelle était indépendante de la puissance nerveuse. (Ibid. Tom. II, pag. 169-171.) Et c'est dans ce sens qu'il dit, en parlant de son expérience, que la respiration pulmonaire et la circulation des humeurs dans les parties suffisent à tout. Loin qu'il attribuât la vie dans ce cas à la puissance nerveuse, son objet, en décapitant les animaux, était de les faire mordre aussitôt après par des vipères, pour montrer que les nerfs ne jouent aucun rôle dans les effets des morsures : preuve évidente qu'il regardait la source de cette puissance comme tarie après la décapitation. (Traité sur le venin de la vipère, tom. I, pag. 291-9.) On ne doit pas être surpris, d'après cela, qu'il assimile les morsures de la vipère, faites sur des animaux décapités, à celles faites sur une simple cuisse détachée du corps. (Ibid. Tom. I, pag. 317, premier alinéa.) — Considérée sous ce point de vue, cette expérience laissait donc tout aussi indécise qu'auparavant la grande question du véritable siége du principe de la vie, et elle ne paraissait être qu'une confirmation de ce qu'on savait déjà. Aussi n'avait-elle pas fait plus d'impression sur le public que sur son auteur. Note. (Je n'avais aucune connaissance de cette expérience, lorsqu'environ sept mois après que j'eus communiqué les miennes à la société des professeurs de la Faculté de médecine de Paris, et deux mois après que je les eus répétées publiquement devant cette société, M. Magendie, occupé alors de son travail sur les poisons végétaux des Indiens, ayant eu occasion de consulter Fontana sur ce sujet, la découvrit et me l'indiqua.) — Enfin, à mesure que la puissance nerveuse rentra dans les droits dont elle avait été dépouillée par l'irritabilité, les meilleurs esprits sentirent que c'était uniquement dans une nouvelle théorie de cette puissance qu'il fallait chercher la solution de toutes les difficultés. Plusieurs s'accordèrent à penser qu'il n'était plus possible d'en considérer le cerveau comme le siége exclusif. Les faits connus paraissaient assez nombreux et assez décisifs pour cela. Mais lorsqu'il s'agit d'assigner à ce siége de nouvelles limites, il arriva ce qui a toujours lieu en pareil cas, lorsque les faits ne vont point assez directement au but

pour avoir le caractère de preuve[s] qu'ils conservent un certain vagu[e] permet diverses interprétations. Ch[aque] auteur eut son opinion, et étend[it ou] resserra le siége de la puissance [ner]veuse (Voyez entr'autres les ouvrag[es de] MM. Platner, Reil, Bichat, Proscha[], Scarpa, Gall.), suivant le point de[vue] sous lequel il envisagea les faits. — [On] ne pouvait guère espérer d'obtenir [une] théorie satisfaisante en se bornant à [com]biner les faits connus. Il fallait de [nou]velles expériences qui fussent prop[res à] jeter un nouveau jour sur ces faits, [et à] les lier en remplissant les lacunes q[u'ils] laissaient entr'eux. Nous avons vu qu['une] des plus grandes difficultés était de [con]cilier les faits observés dans les anim[aux] à sang froid, avec ceux observés dans [les] animaux à sang chaud adultes. N[ous] avons vu aussi que les fœtus de ceu[x-ci] se comportent d'une manière analog[ue à] ce qui se passe dans les animaux à [sang] froid. C'était donc dans ces fœtus q[u'il] fallait chercher le lien qui devait uni[r les] phénomènes que présentent les anim[aux] à sang froid et les mammifères adul[tes] soumis aux mêmes expériences. Il y a[vait] quelque espoir de le trouver, d'une p[art,] en étudiant toutes les circonstances [et] l'analogie qu'on remarquerait dans [les] expériences entre les reptiles et les fœt[us] des mammifères, et de l'autre, en reche[r]chant ce que deviennent ces circonsta[n]ces dans ces mêmes fœtus, à mes[ure] qu'ils avancent vers l'âge adulte. [Tel] était du moins le plan que la réflex[ion] semblait suggérer. C'est aussi celui [que] j'ai suivi. Mais je dois avouer que c'[est] plutôt le hasard que la réflexion qui m['] a fourni la première idée.

§ I[er]. Il y a quelques années qu'[un] cas particulier d'accouchement, arr[ivé] sous mes yeux, me fit désirer de co[n]naître combien de temps un fœtu[s à] terme peut vivre sans respirer, à da[ter] du moment où, par une cause quelco[n]que, il a cessé de communiquer ave[c sa] mère. Mais ce fut vainement que je ch[er]chai à m'en éclaircir dans les auteurs. [Je] n'y trouvai que des opinions contrad[ic]toires, appuyées, les unes, sur quelq[ues] faits inexacts ou trop légèrement obs[er]vés ; les autres, sur des idées systéma[ti]ques. Dès lors, je résolus de consult[er] moi-même la nature en me livrant à u[ne] suite d'expériences sur les animaux. [Mais] d'abord, comme la séparation du fœt[us] d'avec sa mère est souvent accompagn[ée] de diverses circonstances qui peuve[nt]

[...]rier la durée de l'existence de ce [...] je réduisis toutes ces circonstances [...] chefs : 1° celui où la mère et le [...] peuvent être considérés comme en [...] 2° celui où la mère a éprouvé [...]cidents ; 3° celui où le fœtus lui-[...] en a éprouvé.—Or, parmi les ac-[...]s qui peuvent arriver au fœtus, [...]pécialement à rechercher la cause [...] mort dans l'accouchement artificiel [...]s pieds. On sait que dans les cas où [...]coucheurs sont obligés de retour-[...]enfant et de l'amener par les pieds, [...]assin de la mère présente en même [...] une certaine étroitesse, l'enfant [...]dans le plus grand nombre des cas. [...]tribue généralement sa mort au ti-[...]ment de la moelle épinière. Il est [...]n que les tractions qu'on exerce [...]e cas sont assez considérables, et [...]es l'ont même été quelquefois, au [...] de le décoller et de laisser la tête [...]a matrice. En examinant et en sou-[...]nt à des expériences directes sur [...]imaux, toutes les circonstances du [...]nt il s'agit, je ne me bornai pas à [...]miner la cause de la mort, lorsque [...]tus n'a pas été décollé ; je voulus [...]r encore comment et par quelle alté-[...] des fonctions, la décollation le fai-[...]érir. Il est hors de doute que l'hé-[...]agie contribue beaucoup à sa mort. [...]comme en général, ce n'est point à [...]orrhagie qu'on s'en prend, et qu'on [...]e plutôt l'anéantissement subit de [...]s les fonctions du cerveau, il est [...]nt qu'il fallait faire abstraction de [...]orrhagie, ce qui est toujours plus ou [...]s praticable en liant les vaisseaux [...]l, et que le vrai point de la ques-[...]consistait à déterminer comment la [...]tion de toute influence cérébrale [...]uit la mort dans le tronc. — C'était [...]es lapins que j'avais commencé mes [...]riences, sur le temps que les fœtus, [...]és de leur mère, peuvent vivre sans [...]rer ; ce fut sur les mêmes animaux [...]je continuai mes recherches sur les [...]omènes de la décapitation. Je remar-[...] d'abord, qu'après la décapitation d'un [...], la vie continue dans le tronc, et [...]e sentiment et les mouvements vo-[...]ires y subsistent pendant un temps, [...]est sensiblement le même que quand [...]asphyxie un lapin de même âge. Ce [...]s varie suivant l'âge. En asphyxiant [...]apins de différents âges, par exem-[...] de cinq en cinq jours, depuis le mo-[...]t de la naissance jusqu'à l'âge d'un [...], on observe constamment que la

durée du sentiment, des mouvements volontaires, en un mot, des signes de la vie, va toujours en diminuant à mesure que ces animaux avancent en âge. Ainsi, dans un lapin nouvellement né, le sentiment et les mouvements volontaires ne s'éteignent qu'au bout d'environ quinze minutes d'asphyxie, tandis qu'ils s'éteignent en moins de deux minutes dans le lapin âgé de trente jours. Or, en décapitant de même des lapins de cinq en cinq jours, je trouvai que la durée de ces phénomènes décroissait d'âge en âge, suivant la même loi que dans l'asphyxie. Mais il y avait cette différence essentielle entre l'animal décapité et l'animal asphyxié, que celui-ci fait des efforts pour respirer ; chacun de ces efforts caractérisé par la contraction du diaphragme et l'élévation des côtes, est accompagné d'un bâillement. Ces bâillements et ces mouvements du thorax, qui vont en s'affaiblissant de plus en plus, à mesure que l'asphyxie se prolonge, sont les derniers signes de vie qu'on observe, et ils subsistent toujours plus ou moins, après la cessation de la sensibilité et des mouvements volontaires. Dans l'animal décapité, au contraire, tous les mouvements inspiratoires du thorax sont anéantis à l'instant même de la décapitation : la tête seule conserve des bâillements, lesquels sont entièrement semblables à ceux qui ont lieu dans l'asphyxie. Si, au lieu de décapiter l'animal, on lui coupe seulement la moelle épinière entre l'occiput et la première vertèbre, les phénomènes sont les mêmes qu'après la décapitation ; c'est-à-dire, que tous les mouvements inspiratoires du thorax cessent à l'instant, et que la tête conserve les bâillements de l'asphyxie. En un mot, soit après la décapitation, soit après la section de la moelle épinière près l'occiput, les bâillements sont les seuls restes des mouvements inspiratoires ; ils sont les indices des vains efforts que fait la tête pour respirer : phénomène très-remarquable, et dont je ferai un grand usage par la suite, en considérant constamment les bâillements comme les signes représentatifs des mouvements inspiratoires.

Je conclus, du rapprochement de ces faits, que l'animal décapité n'est qu'asphyxié, et qu'il l'est, parce qu'il ne peut plus exécuter les mouvements nécessaires pour faire entrer l'air dans ses poumons. Il y avait un moyen bien simple de vérifier la justesse de cette conclusion, c'était de suppléer la respiration naturelle, en soufflant de l'air dans les poumons. J'en fis l'expérience, et le succès fut complet. Il n'est même pas nécessaire pour réussir d'avoir recours à l'insufflation pulmonaire aussitôt après la décapitation. Si l'on attend pour la pratiquer que le sentiment et les mouvements volontaires aient cessé, on les voit bientôt renaître et parvenir à un degré très-prononcé ; et si l'on interrompt alors l'insufflation, ils s'affaiblissent de rechef, disparaissent enfin tout-à-fait, et l'animal semble mort ; mais ils reparaissent de nouveau et avec la même intensité en recommençant l'insufflation. J'ai répété cette expérience avec le même succès sur les chiens, sur les chats et sur les cochons d'Inde. En un mot, on peut de cette manière entretenir un animal décapité parfaitement vivant, et cela pendant un temps variable, suivant son espèce et son âge, et qui, dans les très-jeunes lapins, est au moins de plusieurs heures. — Il résultait évidemment de ces faits, que le principe du sentiment et des mouvements volontaires ne réside pas dans le cerveau, comme le veut l'opinion la plus générale, ou que du moins il n'y réside pas exclusivement. Mais alors quel est le siége de ce principe ? en a-t-il un particulier et circonscrit, ou bien est-il disséminé dans toutes les parties du corps ? Les expériences suivantes me convainquirent bientôt que c'est uniquement dans la moelle épinière qu'il réside. En effet, si dans un lapin décapité que l'on a ranimé et que l'on entretient vivant avec le plus grand succès par l'insufflation pulmonaire, on détruit la moelle épinière en enfonçant un stylet de fer dans toute la longueur du canal vertébral, tous les phénomènes de la vie disparaissent à l'instant même, sans qu'il soit possible de les rappeler par aucun moyen ; il ne reste que ceux de l'irritabilité, qui, comme on sait, subsistent toujours un certain temps après la mort. Si l'on prend un autre lapin, qu'au lieu de le décapiter, on fasse simplement une ouverture au canal vertébral près l'occiput, et qu'avec une tige de fer introduite par cette ouverture, on détruise toute la moelle épinière, quoique dans ce cas le cerveau demeure intact ainsi que ses communications nerveuses avec le tronc, la vie n'en disparaît pas moins sur-le-champ et sans retour dans le tronc ; elle subsiste seulement dans la tête, comme l'indique les bâillements. Enfin, si l'on divise un autre lapin trans-

versalement en deux moitiés, chacune des deux moitiés, de même que la tête dans l'expérience précédente, demeure vivante pendant un nombre de minutes variable suivant l'âge de l'animal, et que j'indiquerai par la suite. Si, aussitôt après la division, on détruit toute la moelle épinière dans l'une quelconque de ces deux moitiés, la vie y cesse à l'instant, tandis qu'elle continue dans l'autre ; et si dans celle-ci on détruit seulement une portion de la moelle, toutes les parties qui reçoivent leurs nerfs de cette portion, sont frappées de mort sur-le-champ, et le reste de cette même moitié demeure vivant. — Ces expériences prouvent non-seulement que la vie du tronc dépend de la moelle épinière, mais que celle de chaque partie dépend spécialement de la portion de cette moelle dont elle reçoit ses nerfs. De plus, il est facile de démontrer que cette prérogative de la moelle épinière, d'être la source du sentiment et de tous les mouvements volontaires du tronc, lui appartient exclusivement à tout autre organe, et qu'aucun des viscères de la poitrine et de l'abdomen n'y a une part immédiate. Car si on couvre la poitrine et l'abdomen d'un lapin, et qu'on arrache le cœur, les poumons, le diaphragme, les entrailles, en un mot tous les viscères de ces deux cavités, il reste vivant après cette cruelle opération ; et si, de plus, on lui coupe la tête, quoique réduit alors à son squelette, à sa moelle épinière et à ses muscles, il est encore vivant ; mais si l'on détruit la moelle épinière en partie ou en totalité, il est aussitôt frappé d'une mort partielle ou générale.

Il est donc certain que la vie du tronc n'a son principe immédiat ni dans le cerveau, ni dans aucun des viscères de la poitrine et de l'abdomen ; mais il n'est pas moins que tous ces viscères sont indispensables *à son entretien*. Or, en considérant sous quel rapport ils le sont, les faits énoncés plus haut prouvent évidemment que, quant au cerveau, les phénomènes mécaniques de la respiration, c'est-à-dire, les mouvements par lesquels l'animal fait entrer l'air dans ses poumons, dépendent immédiatement de ce viscère. Ainsi, c'est principalement en tant que l'entretien de la vie dépend de la respiration, qu'il dépend du cerveau ; ce qui donne lieu à une grande difficulté. Les nerfs diaphragmatiques, et tous les autres nerfs de

[mus]cles qui servent aux phénomènes mé-caniques de la respiration, prennent naissance dans la moelle épinière, de la même manière que ceux de tous les autres muscles du tronc. Comment se fait-il donc, qu'après la décapitation, les seuls mouvements inspiratoires soient anéantis, que les autres subsistent? C'est là, à mon sens, un des grands mystères de la puissance nerveuse, mystère qui sera dévoilé tôt ou tard, et dont la découverte jettera la plus vive lumière sur le méca-nisme des fonctions de cette merveilleuse puissance. Note. —(Quelques faits aper-çus dans le cours de mes expériences me portent à croire que le nerf accessoire de la huitième paire joue un rôle principal dans cette dépendance où la respiration se trouve être du cerveau. Ce nerf a une marche et une distribution singulières, lesquelles se rapportent indubitablement à quelqu'usage que personne jusqu'ici n'a encore pu faire connaître.)—Mais quelle que soit la disposition organique, en vertu de laquelle les phénomènes méca-niques de la respiration dépendent du cerveau, cette dépendance est certaine. Et il est certain encore que c'est par la moelle épinière qu'elle s'exerce. Car, comme je l'ai déjà dit, si l'on coupe sim-plement cette moelle près l'occiput, l'a-nimal se trouve sensiblement dans le même cas que si on lui eût coupé la tête. — Ce n'est pas du cerveau tout entier que dépend la respiration, mais bien d'un endroit assez circonscrit de la moelle allongée, lequel est situé à une petite distance du trou occipital et vers l'origine des nerfs de la huitième paire (ou pneumo-gastriques). Car, si l'on ouvre le crâne d'un jeune lapin, et que l'on fasse l'extraction du cerveau, par portions successives, d'avant en arrière, en le coupant par tranches, on peut en-lever de cette manière tout le cerveau proprement dit, et ensuite tout le cer-velet et une partie de la moelle allongée. Mais elle cesse subitement lorsqu'on ar-rive à comprendre dans une tranche l'o-rigine des nerfs de la huitième paire.

On pourrait donc décapiter un ani-mal de manière qu'il continuât de vivre par ses propres forces et sans le secours de l'insufflation pulmonaire. Il suffirait, pour cela, de diriger l'instrument tran-chant de telle sorte, qu'en enlevant avec le crâne tout le reste du cerveau, on épargnât ce lieu de la moelle allongée, dans lequel réside le premier mobile de la respiration, et qu'on le laissât en con-tinuité de substance avec la moelle épi-nière. Mais il est évident que ce lieu ne peut entretenir la respiration qu'au-tant qu'il continue de jouir de la plé-nitude de sa fonction. Ce qui suppose qu'il reste à peu près dans l'état sain. Or, dans les animaux à sang chaud, le volume et le nombre des vaisseaux ou-verts dans cette opération occasionnent une hémorrhagie qui rend bientôt la cir-culation de nul effet dans le moignon de la moelle allongée; à quoi il faut ajouter que, dans ces animaux, les grandes plaies ont sur les parties environnantes une influence vive et profonde, qui doit ré-duire promptement le moignon à un état pathologique, incompatible avec sa fonc-tion. Aussi cette expérience n'a-t-elle de succès sur eux que lorsqu'ils sont fort jeunes, et pendant un temps qui n'excède guère une demi-heure, et qui est quel-quefois plus court. Mais, du reste, ce succès n'est point équivoque. — Il n'en est pas ainsi dans les animaux à sang froid. Dans ces derniers, les mutilations les plus considérables n'ont, le plus souvent, que des effets bornés : les hémorrhagies aux-quelles elles donnent lieu sont médiocres et de peu de durée, et les plaies qui en résultent cicatrisent avec facilité. Une autre circonstance qui leur est particu-lière, est la longueur prodigieuse des jeûnes qu'ils peuvent supporter. Aussi ces animaux ont-ils la faculté de survi-vre long-temps à la décapitation. L'ob-servation en a été faite il y a plus d'un siècle, et depuis Redi, qui a vu des tor-tues vivre plus de six mois après qu'il leur avait arraché le cerveau, on avait bien des fois observé des faits analogues. — Note. (Peut-être cette observation avait-elle été faite sur les reptiles avant Redi. Ce qu'il y a de sûr, c'est qu'elle l'avait été fort anciennement sur les in-sectes. On savait, dès le temps d'Aristote, que ces derniers animaux peuvent vivre sans tête. (*Aristotelis opera omnia*, 1654, t. II, p. 131.) Mais, comme je l'ai dit pré-cédemment, personne que je sache n'en avait connu la théorie. On ignorait où résidait le principe de cette vie qui pa-raissait si surprenante, et que l'on croyait n'appartenir qu'à cette classe d'animaux. On ignorait de même quelles étaient les fonctions dont la conservation entrete-nait l'existence de ce principe. Enfin, il ne paraît pas qu'on ait fait attention que toute espèce de décapitation ne pro-duit pas le même effet, et que la durée de la vie tient en grande partie à la manière dont l'animal a été décapité. Après m'être assuré que, dans ces animaux, la vie dépend aussi de la moelle épinière et de la même manière que dans ceux à sang chaud, il me parut indubitable, en leur appliquant les conséquences de mes expériences sur les lapins, qu'ils ne pouvaient vivre long-temps après la décapitation, qu'autant qu'ils conservaient la faculté de respirer ; d'où je conclus, en supposant que chez eux cette faculté eût aussi son principe dans un endroit circonscrit de la moelle allongée, qu'une condition nécessaire pour les faire vivre ainsi était d'épargner cet endroit en les décapitant, et que si on l'enlevait avec la tête ils ne survivraient que le temps durant lequel ils peuvent supporter l'asphyxie. C'est particulièrement sur les salamandres que j'ai cherché la vérification de ces conséquences ; j'en ai décapité un grand nombre ; plusieurs ont survécu trois ou quatre mois à cette opération, et ne sont mortes que d'inanition, à en juger par leur excessive maigreur au moment de leur mort. J'ai constamment remarqué que, dans celles-là, la décapitation faite sur le crâne était antérieure au trou occipital. Toutes celles, au contraire, qui avaient été décapitées plus loin et sur les premières vertèbres, ont vécu beaucoup moins long-temps. Je dois dire néanmoins que le temps qu'elles ont vécu a presque toujours été plus long que celui durant lequel elles peuvent supporter une entière privation d'air ; mais cela dépend de ce qu'elles respirent par la peau, comme je le prouverai dans une autre circonstance ; et , par conséquent, il demeure vrai que, dans ce cas, elles ne vivent long-temps que parce qu'elles continuent de respirer. — Puisque l'insufflation pulmonaire supplée à la respiration naturelle, et que les animaux décapités de manière à ce que la respiration naturelle continue, peuvent vivre jusqu'à ce qu'ils meurent d'inanition, il semblerait que l'insufflation pulmonaire pourrait faire vivre aussi long-temps un animal à sang chaud décapité d'une manière quelconque. Mais il faut observer que ce ne sont pas seulement les phénomènes mécaniques de la respiration qui dépendent du cerveau, les fonctions propres du poumon en dépendent aussi par les nerfs de la huitième paire ; et il paraît que les uns et les autres dépendent de la même partie du cerveau ; car, comme nous l'avons vu, le lieu où réside dans la moelle allongée le premier mobile des

phénomènes mécaniques de la respir[ation] embrasse l'origine des nerfs de la huit[ième] paire. Or, on sait que la section d[es] nerfs, seule et sans aucune autre l[ésion] fait périr les animaux beaucoup [plus] promptement que l'abstinence. O[n voit] donc qu'abstraction faite des autres c[auses] qui peuvent et doivent accélérer la [mort] dans un animal à sang chaud, déc[apité] le *maximum* du temps qu'on peut le [faire] vivre par l'insufflation pulmonaire [est] celui qu'il pourrait vivre après la se[ction] de la huitième paire, et qu'un anim[al ne] peut jamais vivre après la décapit[ation] jusqu'à ce qu'il meure d'abstinence, q[u'au]tant qu'il continue de respirer de [lui-] même. — Sans entrer ici dans de [plus] longs détails, ce que je viens de dire s[uffit,] je pense, pour établir que la raison p[our] laquelle le cerveau est indispensable à l'en-tretien de la vie, c'est qu'il recèle le p[re-] mier mobile de la respiration. Je re[cher-] cherai ailleurs s'il n'exerce pas encore q[uel-] qu'autre influence sur la vie ; je dis [sur] la vie et non sur ses actes, car il est h[ors] de doute que c'est du cerveau qu'é[ma-] nent les déterminations de la plupart [de] ceux-ci. — Quant aux viscères du b[as-] ventre et de la poitrine, il est évid[ent] que leur usage est borné à la format[ion] et à la circulation du sang. Ceux du b[as-] ventre servent à préparer les matéri[aux] propres à réparer les pertes que les d[if-] férentes sécrétions font continuellem[ent] éprouver à ce fluide. Les poumons [lui] impriment le caractère artériel, et le c[œur] le distribue dans toutes les parties. Il [ne] faut donc voir dans l'insufflation pul[mo-] naire, pratiquée sur les animaux déc[api-] tés, qu'une condition nécessaire à la f[or-] mation du sang artériel. Mais quel r[ap-] port, quelle connexion y a-t-il entre [la] vie et le sang artériel une fois form[é et] circulant dans les vaisseaux ? Il est c[er-] tain que la vie n'est pas dans le sa[ng,] comme on l'a dit souvent, et que la cir[cu-] lation ne la constitue pas essentiellem[ent] (Haller, *Elém. physiol.*, t. VIII, lib. [... ,] p. 121), puisque le sentiment et les m[ou-] vements volontaires subsistent touj[ours] un temps quelconque, après l'arra[che-] ment du cœur, et en général aprè[s la] cessation de la circulation. Mais il [est] certain aussi que cette vie qui subs[iste] encore lorsque le sang ne circule pl[us] ou qu'il a perdu ses qualités artériell[es] n'a jamais qu'une durée plus ou m[oins] courte. Il paraît qu'on peut conclure [de] là que la vie résulte de l'impression [du] sang artériel sur le corps. Mais no[us] avons vu que le cerveau et la moelle épinière sont les sources du sentiment, du mouvement, en un mot de tout ce qui constitue la vie. On peut donc dire de la vie générale, que l'existence de l'individu résulte d'une certaine impression du sang artériel sur le cerveau et la moelle épinière, impression qui, une fois produite, a toujours une durée quelconque, mais plus ou moins courte, suivant l'espèce et l'âge de l'animal ; en sorte que la vie ne peut être entretenue que par le renouvellement continuel de cette impression. A peu près comme un corps mu en vertu d'une première impulsion, ne peut continuer de se mouvoir indéfiniment, qu'autant que cette impulsion est répétée par intervalle. S'il en est ainsi, toutes les fois que ce renouvellement est interrompu dans une portion quelconque de la moelle épinière, la vie, après avoir continué pendant un temps plus ou moins court, mais déterminé suivant l'espèce et l'âge de l'animal dans les parties qui reçoivent leurs nerfs de cette portion de moelle, doit s'y éteindre entièrement. C'est en effet ce que l'on observe lorsqu'on lie l'aorte dans un lapin vers la partie postérieure de la poitrine ou l'antérieure du ventre. Le sentiment et le mouvement subsistent d'abord dans le train de derrière, mais ils vont en s'affaiblissant de plus en plus, et disparaissent bientôt tout-à-fait.

§ II. — Tels sont, en résumé, les principaux faits que je fis connaître en 1809 : il en résultait que l'entretien de la vie dans une partie quelconque d'un animal dépendait essentiellement de deux conditions, l'une l'intégrité de la portion de moelle épinière correspondante, et de ses communications nerveuses ; l'autre la circulation du sang artériel dans cette partie ; et par conséquent qu'il était possible de faire vivre telle partie que l'on voudrait d'un animal aussi long-temps que l'on pourrait faire subsister ces deux conditions ; par exemple, que l'on pourrait faire vivre toutes seules les parties postérieures du corps d'un animal, après avoir frappé de mort les antérieures par la destruction de la moelle épinière correspondante à ces dernières ; ou bien les antérieures, après avoir de même frappé de mort les postérieures, ou bien enfin les parties moyennes, après avoir détruit les parties antérieures et postérieures de la moelle. — Il s'agissait de savoir si ces conséquences seraient confirmées par des expériences directes. Le premier animal

sur lequel j'essayai de les vérifier fut un lapin âgé de vingt jours. Ayant introduit un stylet dans le canal vertébral de ce lapin, entre la dernière vertèbre dorsale et la première lombaire, je détruisis toute la portion lombaire de la moelle épinière. Le train de derrière fut à l'instant privé de sentiment et de mouvement ; mais tout le reste du corps était plein de vie, et la respiration continuait à peu près comme auparavant. Cet état dura peu. Au bout d'une minute l'animal parut éprouver de l'anxiété ; il agitait ses pattes antérieures. A une minute et demie la respiration s'arrêta et fut remplacée bientôt après par des bâillements assez rares qu'accompagnaient de faibles mouvements inspiratoires du thorax, et qui cessèrent tout-à-fait à trois minutes et demie, époque à laquelle il n'existait plus ni sensibilité, ni aucun autre signe de vie. Cette expérience, répétée sur deux autres lapins de même âge, eut la même issue. Dans l'un, la respiration s'arrêta à une minute, et il était mort à trois minutes ; elle s'arrêta dans l'autre un peu après une minute et demie, et il était mort à quatre minutes. J'essayai de prolonger l'existence de ce dernier, en soufflant de l'air dans les poumons. Je commençai l'insufflation avant que la sensibilité et les bâillements fussent finis, mais ces phénomènes disparurent tout aussi promptement que si je n'avais rien fait. J'ai depuis répété plusieurs fois la même tentative dans des cas semblables, et toujours inutilement : la mort est irrévocable. — Un résultat si contraire à ce que j'attendais me jeta dans une surprise qu'augmentait encore le rapprochement que j'en faisais avec ce qu'on observe dans des lapins de même âge, après la décapitation. A l'âge de vingt jours et bien au-delà, l'insufflation pulmonaire peut facilement entretenir la vie dans des lapins décapités. Comment arrivait-il donc qu'ils pussent survivre à la perte de tout le cerveau, et que la destruction de la seule portion lombaire de moelle épinière les fît périr si promptement et sans qu'il fût possible de prolonger leur existence d'un seul instant ? Aucune théorie connue ne pouvait servir à rendre raison d'un fait aussi extraordinaire. D'un autre côté, je n'entrevoyais aucun moyen de le concilier avec les conséquences que j'avais déduites de mes expériences précédentes. Il fallait ou que j'eusse commis quelqu'erreur dans ces expériences, ou que les conséquences que j'en avais dé-

duites ne fussent pas justes, ou bien enfin
que la destruction, même partielle, de la
moelle épinière produisît subitement dans
les fonctions essentielles à l'entretien de
la vie, quelque dérangement inconnu
jusqu'alors. J'avais répété, vérifié tant
de fois mes premières expériences, qu'il
ne pouvait me rester aucun doute sur
leur exactitude. Quant aux conséquences
que j'en avais déduites, elles n'étaient, à
proprement parler, que l'expression générale des faits que j'avais observés, ou
du moins il ne m'était pas possible d'y
voir autre chose. Je me réduisis donc à
penser que la destruction d'une portion
de la moelle épinière occasionne dans les
fonctions essentielles à l'entretien de la
vie quelque grande et subite altération,
qui devint aussitôt l'objet de mes recherches. — Je commençai par m'assurer
si la destruction des deux portions dorsale et cervicale de la moelle, pratiquée sur des lapins âgés encore de vingt
jours, produirait le même effet que celle
de la portion lombaire. — Je détruisis la
moelle dorsale en introduisant entre la
première vertèbre lombaire et la dernière dorsale un stylet que j'enfonçai
jusqu'à la dernière vertèbre cervicale. La
destruction était à peine achevée que la
respiration devint haute, rare et avec
bâillements. Tout le milieu du corps était
mort ; le train de devant et celui de derrière étaient vivants, mais la sensibilité
s'y éteignit au bout d'une minute et demie, et les bâillements, ainsi que les
contractions du diaphragme, cessèrent
au bout de deux minutes. Cette expérience, répétée plusieurs fois, donna toujours le même résultat. J'eus encore recours dans ce cas à l'insufflation pulmonaire, mais sans aucun succès. — Pour
détruire la moelle cervicale j'introduisis
le stylet entre l'occiput et la première
vertèbre. La destruction de cette portion
de la moelle diffère de celle des deux autres en ce qu'elle anéantit tous les mouvements inspiratoires du thorax, et ne
laisse subsister que les bâillements qui,
comme je l'ai dit ci-dessus, en sont les
signes représentatifs. En supposant que
cette opération ne fût pas subitement et
essentiellement mortelle, un animal ne
pourrait donc y survivre qu'à l'aide de
l'insufflation pulmonaire. Mais ce fut vainement que je la pratiquai avec le plus
grand soin. La sensibilité et les autres
signes de vie qui subsistaient dans toutes
les parties postérieures depuis les épaules s'évanouirent à une minute et demie,

et les bâillements finirent à deux mi-
tes. Je ne manquai pas de répéter enc
cette expérience. L'évènement fut t
jours le même. — Il résultait de là
la destruction de l'une quelconque
trois portions de la moelle épinière,
mortelle dans les lapins de vingt jo
que la mort est subite après la destr
tion de la portion dorsale, et après c
de la cervicale, et qu'elle ne survi
qu'une ou une minute et demie
tard après celle de la lombaire. Je
rencontré d'exception à cet égard que
rapport à la destruction de la mo
lombaire. Quelques individus, en tr
petit nombre, semblent pouvoir y sur
vre. Mais il n'en est aucun qui ne meu
très-promptement, si l'on détruit en mê
temps que la moelle des lombes, celle
correspond aux deux ou trois derniè
vertèbres dorsales. — Il s'agissait de
voir s'il en serait de même à tout aut
âge. La répétition des mêmes expérienc
à différents âges est propre à jeter u
grande lumière sur beaucoup de questio
de physiologie. Je trouvai qu'en géné
la destruction de la moelle lombaire
fait pas périr les lapins avant l'â
de dix jours. A l'âge de quinze jour
quelques-uns y survivent encore ; ma
le plus grand nombre en périssent.
vingt-cinq et à trente jours, ils se con
portent comme à vingt. Quand je dis qu
la destruction de la moelle lombaire n
fait pas périr les très-jeunes lapins,
ne prétends pas affirmer qu'ils s'en ré
tablissent ; je veux seulement dire qu'il
n'en meurent pas subitement, à la ma
nière des lapins de vingt jours et au-del
mais au bout d'un temps plus ou moin
long : distinction qu'il importe de ne ja
mais perdre de vue. La mort qui sur
vient subitement étant due évidemme
à l'action immédiate de la moelle épiniè
sur les puissances conservatrices de
vie, offre une question simple, et qui s
prête à des expériences directes, tand
que celle qui n'arrive qu'au bout d'u
certain laps de temps dépend d'un e
chaînement, d'une complication de caus
qu'il n'est pas de mon objet d'examine
ici.

La destruction de la moelle dorsal
n'est pas toujours mortelle non plus dan
les très-jeunes lapins. Plusieurs y sur
vivent encore à l'âge de dix jours. Ma
elle les tue constamment à l'âge de quin
jours et au-delà. — Quant à la destruc
tion de la moelle cervicale, la plupart e
meurent dès le premier jour de leu

naissance. A la vérité, jusqu'à l'âge de dix jours l'insufflation pulmonaire peut prolonger la vie de quelques-uns ; mais en général ce n'est que pour un temps assez court, et les signes de vie qu'ils donnent sont faibles. — Enfin la destruction simultanée des trois portions est constamment mortelle à tous les âges ; la tête qui, dans ce cas, reste seule vivante et conserve des bâillements, ne l'est que pendant un temps déterminé, et qu'il est impossible de prolonger. — Tous ces faits concourent à prouver qu'une portion quelconque de la moelle épinière exerce sur la vie deux modes d'action bien distincts. Par l'un, elle constitue essentiellement la vie dans toutes les parties auxquelles elle fournit des nerfs. Par l'autre, elle contribue à l'entretenir dans toutes celles qui reçoivent les leurs du reste de la moelle. Par exemple, quand on détruit la moelle lombaire dans un lapin de vingt jours, c'est en vertu du premier mode d'action que la vie est anéantie instantanément dans le train de derrière, et c'est en vertu du second qu'elle ne subsiste qu'environ trois minutes dans le reste du corps. Le premier mode d'action est constant dans toutes les espèces et à tous les âges. Nous venons de voir que le second varie suivant l'âge, de telle sorte que la vie générale est dans une dépendance plus grande de la même portion de moelle quand l'animal est un peu avancé en âge, que quand il est fort jeune. Je puis ajouter qu'il y a aussi une différence à cet égard suivant les espèces. — Toute la question était donc de savoir en quoi consiste ce genre d'action que chaque portion de moelle exerce sur la vie des autres parties. Or, mes expériences précédentes m'ayant conduit à n'admettre que les deux conditions indiquées ci-dessus, comme indispensables pour l'entretien de la vie dans une partie quelconque du corps, savoir l'intégrité de la moelle correspondante et la continuation de la circulation, il était difficile de comprendre comment la destruction d'une portion de moelle pouvait porter atteinte à l'une ou à l'autre de ces deux conditions. — Une considération semblait mettre hors de tout soupçon celle de ces conditions qui concerne l'intégrité de la portion de moelle non détruite ; c'est que si la destruction de la moelle lombaire dans un lapin de vingt jours, par exemple, nuisait à l'intégrité du reste de la moelle, au point d'en faire cesser les fonctions presque subitement, le même effet devrait avoir lieu à tous les âges, et nous avons vu qu'il n'en est pas ainsi. Une expérience directe achevait de lever tous les doutes à cet égard. Cette expérience consiste à couper transversalement la moelle épinière entre la dernière vertèbre dorsale et la première lombaire dans un lapin âgé de vingt jours au moins. Après cette opération, le sentiment et les mouvements volontaires continuent d'avoir lieu, même dans le train de derrière. Mais il n'y a plus aucun rapport de sentiment ni de mouvement entre les parties antérieures et les parties postérieures à la section de la moelle ; c'est-à-dire que si l'on pince la queue ou bien une des pattes postérieures, tout le train de derrière s'agite, mais celui de devant n'en paraît rien ressentir, et il ne bouge pas. Réciproquement, si l'on pince une oreille ou une des pattes de devant, les parties antérieures s'agitent, mais les postérieures demeurent tranquilles. En un mot, la section de la moelle a évidemment établi, dans le même animal, deux centres de sensations bien distincts et indépendants l'un de l'autre ; l'on pourrait même dire deux centres de volonté, si les mouvements que fait le train de derrière, quand on le pince, supposent la volonté de se soustraire au corps qui le blesse. L'isolement qui a lieu entre les parties antérieures et les postérieures sous le rapport des fonctions animales, est aussi complet que si, au lieu de couper simplement la moelle épinière, on eût coupé transversalement tout le corps de l'animal au même endroit. Aussi lorsque quinze ou vingt minutes après la section de la moelle, l'animal étant toujours bien vivant, on vient à en détruire le segment postérieur, c'est-à-dire la portion lombaire, si l'on évite de toucher avec le stylet l'extrémité du segment antérieur, le train de derrière éprouve de fortes convulsions pendant cette destruction, tandis que celui de devant reste immobile et n'en paraît nullement affecté ; ce qui n'empêche pas que la vie ne s'y éteigne encore entièrement au bout d'environ trois minutes. Il est évident que, dans cette expérience, la destruction de la portion lombaire de la moelle tue l'animal, quoiqu'elle n'affecte, en aucune manière, les portions antérieures. — Il restait à examiner la deuxième condition, c'est-à-dire, si la circulation générale est dérangée ou arrêtée par la destruction de la moelle épinière. Si elle l'était, ce ne

pouvait être que parce que les mouvements, ou du moins les forces du cœur,
ont leur principe dans cette moelle, ce
qui devenait fort embarrassant par l'opposition qui en résultait avec la théorie
la mieux établie en apparence et la plus
généralement reçue sur les causes de la
circulation du sang.

Cette théorie, comme on sait, est celle
de Haller. Elle consiste à admettre que
les mouvements du cœur sont indépendants de la puissance nerveuse, et qu'ils
ont leur principe dans l'irritabilité, propriété essentiellement inhérente à tous
les muscles, mais que le cœur possède à
un degré plus éminent qu'aucun autre.
L'irritabilité donne seulement au cœur la
faculté de se contracter avec une force
convenable ; il faut de plus une cause
qui mette cette faculté en action, un *stimulus* dont la présence ou l'absence détermine ou fasse cesser les contractions.
Ce stimulus est le contact du sang sur
les surfaces internes des cavités du cœur.
Lorsque les deux oreillettes sont pleines
de sang, leurs fibres, irritées par la présence de ce liquide, se contractent et le
forcent d'entrer dans les ventricules, lesquels, irrités à leur tour par ce même
sang, se contractent de même et le chassent dans les artères. Le relâchement succédant à la contraction après l'expulsion
du stimulus, les oreillettes sont aussitôt
remplies par de nouveau sang qu'y versent les veines ; il en résulte une nouvelle contraction, laquelle, faisant encore
passer le stimulus des oreillettes dans les
ventricules, en détermine une autre dans
ceux-ci. Les mêmes causes se reprodui-
sant sans cesse de la même manière, les
mouvements alternatifs des oreillettes et
des ventricules du cœur, et par suite la
circulation continuent toute la vie. Telle
est la théorie adoptée depuis plus d'un
demi-siècle, et qui règne encore dans les
livres et dans les écoles, malgré les fréquentes attaques qu'elle a essuyées. —
Amené ainsi directement par mes expériences, à révoquer en doute l'exactitude
d'une théorie si supérieure à tout ce qu'on
avait imaginé précédemment pour expliquer la constance et le rhythme admirable
des mouvements du cœur, je m'appliquai
à en examiner les fondements avec plus
d'attention que je n'avais fait jusqu'alors,
et j'entrevis bientôt que ce n'était pas
sans raison qu'elle avait été si vivement
attaquée à différentes époques. — Je
craindrais de donner trop d'étendue à ce
mémoire, en rapportant et en discutant

ici les faits sur lesquels repose cette thé-
rie. Je me bornerai à en indiquer de
que je choisis de préférence, non-se
ment parce qu'ils sont de ceux qu'o
le plus fait valoir, mais encore parce q
ne m'obligent à aucune digression, et
les preuves qu'on en a déduites pe
être appréciées d'après le simple ex
de mes expériences. Le premier d
faits, c'est que les mouvements du
ne dépendent pas du cerveau. Hall
beaucoup insisté sur ce fait, et il a
ché à en multiplier les preuves. (E
physiol. Tom. 1, lib. IV, sect. V.) I
certain que le cerveau, étant consi
par cet illustre auteur et par tous
qui l'ont suivi, comme la source un
de la puissance nerveuse, prouver
les mouvements du cœur ne dépen
pas du cerveau, c'était prouver qu'il
dépendent pas de cette puissance. M
il est évident que cette preuve to
d'elle-même, dès qu'il est bien reco
que le cerveau n'est pas la source uni
de la puissance nerveuse. — Le sec
fait est celui-ci : si l'on arrache le c
d'un animal vivant et qu'on le pose
une table, quoique par cet arrachem
il se trouve entièrement soustrait à l'
tion de la puissance nerveuse, ses mo
vements de diastole et de systole n'
continuent pas moins, et quelquef
même pendant fort long-temps. Ce f
est vrai. Mais il s'agit de savoir si
mouvements sont capables d'entrete
la circulation, et s'ils conservent les f
ces nécessaires pour cela ; c'est à que
ne paraît pas qu'on ait pris garde.
cette question est précisément celle
l'enchaînement de mes expériences e
mes idées me conduit à examiner, p
constater si la circulation dépend de
moelle épinière. Car, si la destruction
la moelle arrête cette fonction, ce ne p
être que de deux manières, en fais
cesser les mouvements du cœur, ou b
en les affaiblissant. Mais puisque les m
vements continuent même après l'ar
chement du cœur, il était bien présu
ble qu'ils continueraient aussi aprè
destruction de la moelle épinière ; et c
ce qui arrive en effet, comme il est fa
de s'en assurer en faisant une ouvert
au crâne d'un animal d'un âge quelc
que, et en introduisant par cette ouv
ture un stylet au moyen duquel on dét
le cerveau et toute la moelle épiniè
si on ouvre ensuite la poitrine de
animal, on reconnaît que les mouvem
de son cœur continuent. S'il arrive d

que, malgré ces mouvements, la circulation soit arrêtée, c'est qu'ils manquent de force pour l'entretenir ; et par conséquent, quels que soient les mouvements du cœur qui subsistent après la destruction totale ou partielle de la moelle épinière, la question qui se présente à résoudre est de savoir si cette destruction a pour effet immédiat d'arrêter la circulation.

Cette question paraît fort simple ; et il semble que rien n'est plus facile que de s'assurer si le sang circule ou ne circule pas dans les vaisseaux. Mais quand on en vient à l'expérience, on la trouve fort compliquée dans certains cas. Toute la difficulté consiste à savoir d'après quels signes on peut reconnaître que la circulation est arrêtée. L'absence de l'hémorrhagie, quand on coupe une grosse artère, ou qu'on ampute un membre, paraît être un des plus certains. Elle l'est en effet, mais en général ce n'est que quand les animaux sont un peu avancés en âge. Lorsqu'ils sont fort jeunes et que le trou botal n'est point encore fermé, l'hémorrhagie est un signe équivoque de l'état de la circulation. En effet, on conçoit qu'à cet âge l'amputation d'un membre, d'une cuisse, par exemple, peut occasionner une hémorrhagie plus ou moins considérable, sans que pour cela la circulation continue. Car les mouvements du cœur, qui, comme nous l'avons vu, subsistent toujours un certain temps après la mort, ont une force quelconque; et quoique cette force ne soit pas suffisante pour entretenir la circulation, c'est-à-dire, pour faire passer le sang des artères dans les veines, elle peut bien l'être pour le faire sortir par l'ouverture d'une grosse artère. Le sang veineux qui s'accumule constamment après la mort dans les cavités droites du cœur, pouvant passer dans les cavités gauches par le trou botal, servira à alimenter l'hémorrhagie aussi long-temps que les mouvements du cœur conserveront quelque force. Seulement il faut observer que dans tous ces cas l'hémorrhagie, quoiqu'ayant lieu par une artère, ne fournit que du sang veineux, et par conséquent de couleur noire. Sous ce rapport, l'hémorrhagie donne elle-même un signe fort important de l'état de la circulation.—Ce signe se tire de la couleur du sang. Toutes les fois que le sang des artères ne devient pas rouge, et que l'hémorrhagie artérielle continue d'être noire pendant l'insufflation pulmonaire,

que je suppose faite avec beaucoup de soin, c'est un indice que la circulation est arrêtée. Mais cette règle est elle-même sujette à quelques exceptions, lesquelles dépendent du trou botal ou de la force relative du ventricule droit du cœur. Lorsque la circulation, sans être arrêtée, est considérablement affaiblie et qu'il ne passe qu'une très-petite quantité de sang par les poumons, cette petite quantité de sang, en se mêlant dans l'oreillette gauche avec celle beaucoup plus grande qu'y verse l'oreillette droite par le trou botal, perd presqu'entièrement sa couleur vermeille; et il ne passe dans l'aorte que du sang à peu près noir. C'est donc encore chez les très-jeunes animaux que ces exceptions ont lieu. Mais on peut les rencontrer chez les cochons d'Inde, dans un âge beaucoup plus avancé, parce qu'il n'est pas rare que chez ces derniers le trou botal reste largement ouvert jusque dans l'âge adulte. Quant aux exceptions qui ont leur cause dans le ventricule droit du cœur, je ne les ai observées que chez les chats nouvellement nés, je me réserve de les faire connaître avec plus de détail dans un mémoire que je me propose de publier sur l'oblitération du canal artériel.

L'inspection des carotides fournit aussi des signes qui méritent une grande attention, et qui se déduisent de la plénitude et de la couleur de ces artères. Je dis la couleur, car la transparence des tuniques de ces artères dans les jeunes animaux, tels que ceux que je soumets à mes expériences, permet de distinguer très-facilement et à la simple inspection toutes les nuances qu'y peut prendre la couleur du sang ; ce qui est fort commode. Lors donc que les carotides sont pleines et rondes, que l'insufflation pulmonaire leur donne promptement une belle couleur vermeille, qu'elles redeviennent noires en interrompant l'insufflation, et rouges en la reprenant, il n'y a point de doute que la circulation ne continue. Il est certain au contraire qu'elle est arrêtée, lorsque ces artères sont vides et aplaties, et dans les cas où elles contiennent encore un peu de sang, lorsque ce sang ne change point de couleur par l'insufflation pulmonaire. Je dirai à ce sujet que cet état des carotides est un des signes les plus sûrs et les plus prompts que l'on puisse avoir de la mort d'un animal. C'est, dis-je, un des plus prompts, puisqu'on peut le

constater à l'instant même où la circulation s'arrête, et lorsque les battements
du cœur continuent encore. Dans un
très-grand nombre d'expériences sur l'asphyxie, il ne m'a jamais été possible de
rappeler les animaux à la vie, toutes les
fois que l'asphyxie avait été prolongée,
jusqu'à ce que les carotides fussent vides
et plates ; bien que quelquefois on sen-
tit encore les battements du cœur à travers les parois de la poitrine. Mais lorsque les animaux sont fort jeunes et fort
petits, les carotides étant elles-mêmes
fort petites, et jouissant à cet âge d'une
grande contractilité, il n'est pas toujours
facile de s'assurer si elles sont vides et
aplaties, ou seulement contractées et
rétrécies par suite de l'affaiblissement
de la circulation. — Tous ces signes offrent donc quelqu'incertitude dans le
premier âge ; cette incertitude se remarque plus particulièrement dans certaines
espèces que dans d'autres. C'est dans les
chiens, et surtout dans les chats, âgés
de moins de cinq jours, qu'elle est quelquefois fort embarrassante. Heureuse-
ment elle n'a guères lieu dans les lapins ; et l'on peut dire, en général, que
l'hémorrhagie par son absence, sa présence et sa couleur, et les carotides par
leur vacuité, leur plénitude et leur couleur, font suffisamment connaître si la
circulation est ou n'est pas arrêtée dans
ces animaux, à quelqu'âge que ce soit.

Du reste, cette incertitude n'a jamais
lieu, que lorsqu'il s'agit de prouver l'instantanéité de la cessation de la circulation, après la destruction de la moelle
épinière. Car lorsque la circulation est
réellement arrêtée, les hémorrhagies et
autres apparences qui pourraient d'abord
en faire douter, l'indiquent bientôt elles-mêmes par leur disparition. Elles
n'ont en effet dans ce cas qu'une assez
courte durée, tandis qu'elles continuent,
ou qu'on peut les prolonger beaucoup
plus long-temps, lorsque la circulation
existe même à un très-faible degré. Cependant comme le moment précis où la
circulation s'arrête, était un point important à déterminer, je désirais en avoir
quelqu'autre signe qui fût applicable,
sans aucune équivoque, à toutes les espèces et à tous les âges. Dans mes précédentes recherches sur la décapitation
des lapins, j'avais observé que les têtes
séparées du corps, continuaient de bâiller pendant un temps qui variait suivant
l'âge de ces animaux, mais qui était à
peu près constant dans les individus de

même âge. J'avais remarqué après cel
dans mes expériences sur la moelle épinière, qu'après la destruction totale de
cette moelle, les bâillements, seuls signes de vie qui restent alors, avaient
sensiblement, aux mêmes âges, les mêmes durées que dans ces têtes, sans
qu'il fût possible de les faire durer plus
long-temps. Il était bien évident qu'il
n'y avait plus de circulation dans les têtes séparées du corps, et par conséquent
que les bâillements n'y continuaient que
le temps durant lequel la vie peut subsister dans le cerveau après la cessation
de la circulation. C'avait même été là
ce qui m'avait donné le premier soupçon
que la destruction de la moelle épinière
arrête subitement cette fonction. En revenant par la suite sur ces faits, j'en ai
conclu qu'il en devait être du reste du
corps comme de la tête, c'est-à-dire
que la vie et les signes qui la manifestent devaient pareillement avoir dans le
tronc une durée déterminée, suivant
l'âge, après la cessation de la circulation,
et qu'il serait possible de détruire de là
un indice assez certain et assez applicable
à tous les cas, non-seulement de la cessation de la circulation, mais encore de
l'époque où elle aurait eu lieu. Il suffirait pour cela d'arrêter la circulation subitement et d'une manière sûre dans un
certain nombre d'animaux de différents
âges, de marquer ensuite avec soin les
durées des différents signes de vie, et
d'en rédiger un tableau auquel on com-
parerait les durées des mêmes phénomènes chez des animaux de même espèce et
de même âge, dans des expériences que
l'on soupçonnerait capables d'arrêter la
circulation. J'ai en effet eu recours à ce
procédé, et il m'a paru remplir parfaitement mon objet. — Le plus sûr moyen
d'arrêter subitement la circulation, c'est
de lier ou de couper le cœur à la base
des gros vaisseaux. J'ai pratiqué l'une et
l'autre opération sur des lapins de cinq
en cinq jours dans le premier mois de
leur naissance ; et j'ai noté avec soin la
durée des bâillements et celle de la sensibilité pour chaque âge. Le tableau suivant contient les résultats de ces expériences. Je n'y distingue point la ligature de l'excision du cœur, parce qu'il
m'a semblé que les effets de l'une et de
l'autre étaient absolument les mêmes,
lorsqu'elles avaient été pratiquées dans
le même temps après l'ouverture de la
poitrine ; temps qui ne doit pas excéder
une demi-minute. A la suite de ce ta-

bau, j'en place deux autres qui font connaître les durées des mêmes phénomènes, dans le cas de l'asphyxie par simple ouverture de la poitrine, et dans celui de l'asphyxie par submersion.

TABLEAU DE LA DURÉE DES BAILLEMENTS, ET DE CELLE DE LA SENSIBILITÉ DANS LES LAPINS DE DIFFÉRENTS AGES.

1° Après l'excision du cœur.

Ages.	Sensibilité.	Bâillements.
jours.	minut.	minut.
1.	14.	20.
5.	6.	9.
10.	$3\frac{1}{2}$	4.
15.	$2\frac{1}{2}$	$2\frac{1}{2}$
20.	$1\frac{1}{3}$	$1\frac{1}{3}$
25.	$1\frac{1}{4}$	1
30.	1.	$1\frac{1}{2}$

2° Après la poitrine ouverte.

Ages.	Sensibilité.	Bâillements.
jours.	minut.	minut.
1.	16.	30.
5.	12.	16.
10.	$5\frac{1}{2}$	$7\frac{1}{2}$
15.	$3\frac{1}{4}$	$5\frac{1}{2}$
20.	$2\frac{3}{4}$	$3\frac{1}{2}$
25.	2.	$2\frac{1}{2}$
30.	$1\frac{1}{4}$	$2\frac{1}{4}$

3° Dans l'asphyxie par submersion.

Ages.	Sensibilité.	Bâillements.
jours.	minut.	minut.
1.	15.	27.
5.	10.	16.
10.	$4\frac{1}{2}$	$5\frac{1}{2}$
15.	3.	4.
20.	$2\frac{1}{4}$	$3\frac{1}{4}$
25.	2.	$2\frac{3}{4}$
30.	$1\frac{1}{2}$	$2\frac{1}{2}$

Ces résultats, principalement ceux relatifs à l'excision du cœur, sont les moyennes d'un certain nombre d'expériences. — J'essaye la sensibilité en pinçant les oreilles, les pattes et la queue, et j'en note l'extinction au moment où les pincements ne déterminent plus aucun mouvement. Mais je dois faire observer qu'assez souvent il existe encore un peu de sensibilité à l'anus, quand il n'y en a plus dans les parties que je viens de nommer. — Après l'excision du cœur, comme dans l'asphyxie, les bâillements sont toujours accompagnés de mouvements respiratoires du thorax. Pour l'ordinaire, ceux-ci durent un peu plus longtemps que les bâillements dans ce tableau, parce que dans beaucoup d'expériences sur la moelle épinière, ce sont les seuls qu'on ait à observer. — Outre les signes dont je viens de parler, j'ai fait usage de quelques autres dans mes expériences ; mais, sans m'arrêter à en faire mention ici, je crois devoir passer aux détails des expériences mêmes. Ces détails suffiront pour faire connaître la nature et la valeur de chacun de ces signes. — Comme je l'ai déjà dit, j'ai pratiqué sur les lapins la destruction, soit totale, soit partielle de la moelle épinière, de cinq en cinq jours, depuis le moment de la naissance jusqu'à l'âge d'un mois ; ce qui fait sept âges. J'ai considéré plusieurs cas pour chaque âge. Ces cas sont, 1° la section de la moelle près l'occiput ; 2° la décapitation ; 3° la destruction de toute la moelle ; 4° la destruction de la portion cervicale ; 5° celle de la portion dorsale ; 6° celle de la portion lombaire. — Les trois premiers cas ont pour objet de comparer l'état de la circulation après la section de la moelle à l'occiput, et après la décapitation à ce qu'elle devient après la destruction de toute la moelle. Quant aux trois autres cas, la destruction de la même portion de la moelle ne produisant pas les mêmes effets sur la vie aux différents âges, ces trois cas ont pour objet de comparer ces effets par rapport à la circulation de cinq en cinq jours. Chaque cas a exigé que la même expérience fût répétée plusieurs fois, pour bien constater la marche des phénomènes auxquels elle donne lieu Ce nombre d'expériences multiplié par celui des cas, et multiplié de rechef par les sept âges compris dans le premier mois de la naissance, est beaucoup trop grand pour que je puisse entrer ici dans des détails aussi considérables. Je vais me borner à rapporter une expérience pour chacun des six cas considérés, le premier, le dixième et le vingtième jour de la naissance.

EXPÉRIENCES

POUR DÉTERMINER LES EFFETS DE DIVERSES LÉSIONS DE LA MOELLE ÉPINIÈRE SUR LA CIRCULATION.

EXPÉRIENCES SUR LES LAPINS, DANS LE PREMIER JOUR DE LEUR NAISSANCE.

PREMIER CAS. — *Section de la moelle épinière près l'occiput ; la circulation continue.* — Moelle épinière coupée avec une aiguille entre l'os occipital et la première vertèbre. Aussitôt tous les mouvements inspiratoires sont anéantis et remplacés par des bâillements. L'animal s'agite pendant un peu plus d'une minute ; après quoi il demeure sensible de tout le corps. La sensibilité s'éteint vers seize minutes. —Note. (Les minutes sont toujours comptées du commencement de l'expérience ou de la première expérience sur le même animal ; ici c'est depuis la section de la moelle à l'occiput.) A vingt minutes, les bâillements continuant encore, et les carotides étant noires et rondes, mais moins grosses que dans les premiers temps de l'expérience, insufflation pulmonaire commencée. En moins de cinq secondes, les carotides grossissent et deviennent bien vermeilles ; peu après les bâillements s'accélèrent et se renforcent. La sensibilité renaît vers vingt-une minutes. Les carotides deviennent promptement noires, en interrompant l'insufflation, et vermeilles en la reprenant. A vingt-cinq minutes, amputation d'un des pieds, hémorrhagie vermeille pendant l'insufflation, noire hors de l'insufflation. A trente minutes, les mêmes phénomènes continuent ; les deux carotides liées, chacune avec les veines jugulaires externe et interne de son côté.

DEUXIÈME CAS.—*Décapitation; la circulation continue.* — *Sur le même lapin.* A trente-deux minutes, décapitation sur la première vertèbre cervicale. La tête séparée du corps continue de bâiller pendant plusieurs minutes. Insufflation pulmonaire reprise à trente-trois minutes. La sensibilité se conserve dans le tronc. A quarante minutes, amputation de l'autre pied, hémorrhagie vermeille ou noire, suivant que l'insufflation est continuée ou suspendue.

TROISIÈME CAS. — *Destruction de toute la moelle ; la circulation est arrêtée subitement.* — *Sur le même lapin.* A cinquante minutes, même état de la sensibilité et de l'hémorrhagie, et les battements du cœur sont toujours distincts à travers les parois de la poitrine : toute la moelle épinière détruite jusqu'à la queue, en introduisant un stylet de fer dans toute la longueur du canal vertébral. A l'instant, tout le corps est flasque et entièrement privé de sentiment et de mouvement. Les battements du cœur ne sont plus distincts, et ne le redeviennent pas par la suite. Insufflation reprise à cinquante-une minutes. Nul effet. Une cuisse coupée à cinquante-cinq minutes ne saigne point du tout. L'autre cuisse coupée à soixante minutes fournit deux ou trois gouttes de sang noir, qui paraissent venir de la veine fémorale, laquelle est assez pleine. La plaie épongée ne saigne plus. Insufflation abandonnée à soixante-dix minutes. Poitrine ouverte à quatre-vingt-dix minutes, les veines pulmonaires sont en partie noires et en partie vermeilles.

Même cas sur un autre lapin, sans pratiquer la décapitation, en détruisant de prime abord toute la moelle épinière par l'introduction du stylet entre l'os occipital et la première vertèbre dans toute la longueur du canal vertébral. Tout le tronc flasque et mort. Bâillements seuls signes de vie dans la tête. Les battements de cœur ne sont plus distincts. A quatre minutes, les carotides étant à peu près vides, et ne contenant que très peu de sang noir ; insufflation pulmonaire commencée. Vers cinq minutes, il revient un *petit filet de sang vermeil* dans les carotides, lequel est insuffisant pour les remplir, ne change point de couleur en interrompant l'insufflation, et disparaît vers la fin de la septième minute. Les battements du cœur ne redeviennent pas distincts, et les bâillements cessent à douze minutes. Les deux cuisses coupées, l'une à six, l'autre à neuf minutes, ne saignent point. L'insufflation est

continuée avec grand soin, mais sans suc-
jusqu'à dix-huit minutes. La couleur
des veines pulmonaires comme dans le
premier lapin. — Ces expériences répétées sur un assez grand nombre d'individus de même espèce et de même âge,
ont toujours donné les mêmes résultats.

QUATRIÈME CAS. — *Destruction de la
moelle cervicale. La circulation est
arrêtée subitement.* — Destruction immédiate de la moelle cervicale, depuis
l'occiput jusqu'à la première vertèbre
dorsale. Bàillements; le col est flasque et
mou; les pattes antérieures ne sont plus
flexibles; tout le reste du corps l'est. Les
battements du cœur ne sont que faiblement distincts. Insufflation commencée
à trois minutes; les battements du cœur
s'accélèrent et deviennent plus distincts.
Les carotides qui ne contenaient qu'un
petit filet de sang noir s'emplissent davantage, et prennent une couleur vermeille. Bientôt après les battements du
cœur cessent d'être distincts, et les carotides se vident de plus en plus. A six
minutes elles ne contiennent plus qu'un
très-mince ruban de sang vermeil, lequel conserve cette couleur pendant l'interruption de l'insufflation. Une cuisse
coupée à six minutes saigne un peu, le
sang est noir. Cette hémorrhagie continue pendant quelques minutes et reste
claire. La sensibilité cesse à onze minutes, et les bàillements à douze minutes;
autre cuisse coupée à quatorze minutes ne saigne point. Insufflation abandonnée à seize minutes. Les veines pulmonaires sont d'un brun clair.

CINQUIÈME CAS. — *Destruction de la
moelle dorsale; la circulation continue.
Sur un autre lapin.* Destruction immédiate de toute la moelle dorsale en introduisant le stylet dans le canal vertébral entre la première vertèbre lombaire
et la dernière dorsale. La tête, le col et
le train de derrière demeurent vivants;
le milieu du corps est mort. Les mouvements d'inspiration subsistent, mais ils
sont affaiblis et ne se font que par le diaphragme. Les battements du cœur sont
pareillement affaiblis. Il n'y a point de
bàillements. A cinq minutes, amputation
d'un pied, point d'hémorrhagie. A six
minutes, amputation d'une jambe; hémorrhagie vermeille. A quinze minutes
l'animal continuait de vivre et de respirer, et les hémorrhagies étaient vermeilles. Il sert pour une autre épreuve. —
Cette expérience n'a pas toujours le même
résultat dans les lapins de cet âge. Assez

souvent la destruction de la moelle dorsale est immédiatement suivie de tous les
signes qui annoncent que la circulation
est arrêtée.

SIXIÈME CAS. — *Destruction de la
moelle lombaire; la circulation continue. — Sur un autre lapin.* Destruction
immédiate de toute la moelle lombaire
en introduisant encore le stylet entre la
première vertèbre lombaire et la dernière
dorsale, et le dirigeant vers la queue.
Tout le train de derrière mort. Le reste
du corps est et demeure vivant. La respiration, un peu troublée d'abord, se rétablit assez bien et se fait sans bàillements. A huit minutes, un des pieds am-
puté saigne sang vermeil. A quinze minutes la respiration continue avec assez
de facilité; les battements du cœur sont
distincts; l'animal porte bien sa tête, et
se soutient sur ses pattes antérieures.

*Expériences sur les lapins âgés de
dix jours.*

NOTA. Je n'indiquerai plus que les
principaux phénomènes, et particulièrement ceux qui font connaître l'état de la
circulation.

PREMIER CAS. — *Section de la moelle
à l'occiput; la circulation continue.* —
Moelle épinière coupée avec une aiguille
entre l'os occipital et la première vertèbre. La sensibilité cesse à six minutes,
et les bàillements à sept. A huit minutes,
les carotides étant noires et encore rondes, insufflation pulmonaire commencée.
Au quatrième coup de piston, les carotides sont bien vermeilles et plus grosses.
Les bàillements reparaissent vers huit
minutes et demie, et la sensibilité vers
neuf minutes et demie. A douze minutes,
amputation d'un pied, hémorrhagie rouge ou noire, suivant que l'insufflation
est ou n'est pas continuée. A quatorze
minutes, mêmes phénomènes; ligature
des carotides et des veines jugulaires.

DEUXIÈME CAS. — *Décapitation; la circulation continue. — Sur le même animal.* A quinze minutes, décapitation sur
la première vertèbre cervicale. Insufflation reprise à seize minutes. A dix-huit
minutes, la sensibilité paraît être plus
vive qu'avant la décapitation; l'animal
s'agite beaucoup plus et plus fortement.
A vingt minutes, amputation d'un pied,
hémorrhagie vermeille. A vingt-une minutes, insufflation interrompue pendant
sept minutes; aussitôt l'hémorrhagie devient et demeure noire. A vingt-huit

minutes, la sensibilité paraissant éteinte et l'hémorrhagie arrêtée, mais les battements du cœur étant encore assez distincts, insufflation reprise. La sensibilité renaît vers vingt-neuf minutes; l'hémorrhagie reparaît aussi; elle est vermeille pendant l'insufflation.

TROISIÈME CAS. — *Toute la moelle épinière détruite; la circulation cesse.* — *Sur le même lapin.* A trente-trois minutes, la sensibilité étant bien prononcée, l'hémorrhagie vermeille et les battements du cœur distincts, toute la moelle épinière détruite; les battements du cœur ne sont plus distincts à trente-trois minutes trois quarts, et ne le sont pas redevenus. Insufflation reprise à trente-quatre minutes, nul effet. Les deux cuisses coupées, l'une à trente-six, l'autre à quarante minutes, ne saignent point du tout. L'insufflation, toujours continuée avec grand soin, n'est abandonnée qu'à quarante-deux minutes. Les veines pulmonaires sont vermeilles à l'ouverture de la poitrine, faite à soixante minutes. — Si l'on détruit immédiatement toute la moelle épinière sans décapiter l'animal, les résultats sont les mêmes. Aussitôt après cette opération, on ne sent plus les battements du cœur; les carotides sont vides et plates, l'amputation des cuisses ne fournit point de sang, et les bâillements qui ont lieu dans ce cas cessent vers trois minutes et demie, sans que l'insufflation pulmonaire puisse les prolonger.

QUATRIÈME CAS. — *Moelle cervicale détruite; la circulation s'arrête.* — *Sur un autre lapin.* Destruction immédiate de la moelle cervicale, depuis l'occiput jusqu'à la première vertèbre dorsale. Insufflation commencée à deux minutes et demie, les carotides étant plates et à peu près vides, les battements du cœur n'étant plus distincts, mais les bâillements et la sensibilité subsistant encore; il revient lentement un peu de sang vermeil dans les carotides, pas assez pour les arrondir. La sensibilité s'éteint vers trois minutes, et les bâillements finissent à trois minutes trois quarts : les battements du cœur ne sont pas redevenus distincts. Les deux cuisses coupées, l'une à quatre, l'autre à dix minutes, ne saignent point. L'insufflation est abandonnée à quinze minutes.

CINQUIÈME CAS. — *Moelle dorsale détruite; la circulation s'arrête au bout de deux minutes.* — *Sur un autre lapin.* Destruction immédiate de la moelle dorsale, depuis la première vertèbre lombaire jusque sur la première dorsale. La respiration est troublée, et ne se fait que par le diaphragme, mais elle continue d'abord. A une minute et demie, amputation d'une jambe; hémorrhagie vermeille. A deux minutes, la respiration est remplacée par des bâillements assez rares, qu'accompagnent de profondes contractions du diaphragme. Insufflation pratiquée à quatre minutes, les carotides ayant encore des battements, mais ne contenant qu'un petit filet de sang de vermeil. Nul effet. Les carotides se vident de plus en plus. La sensibilité cesse à cinq minutes, les bâillements à six. Les contractions du diaphragme vers sept minutes. Une cuisse, coupée à huit minutes, ne saigne point, ni l'autre cuisse coupée à onze minutes. Insufflation abandonnée à treize minutes. Poitrine ouverte au bout de dix heures. Les veines pulmonaires sont vermeilles, le trou botal fermé. Dans cette expérience, les signes de vie ont disparu environ deux minutes plus tard qu'ils n'auraient fait après l'excision du cœur. Aussi la circulation ne s'est-elle arrêtée qu'environ deux minutes après la destruction de la moelle.

SIXIÈME CAS. — *Moelle lombaire détruite; la circulation continue.* — *Sur un autre lapin.* Destruction immédiate de toute la moelle lombaire. Les battements du cœur deviennent d'abord irréguliers et plus lents, et la respiration est troublée. Ce dérangement dure peu. A dix minutes, la respiration est assez libre, et les battements du cœur ont à peu près le même rhythme qu'avant l'expérience, seulement ils sont plus faibles et on les sent moins distinctement. Une jambe coupée, à douze minutes, fournit du sang vermeil. A quinze minutes, l'animal est encore dans le même état, et sert à une autre expérience. — En général, vers l'âge de dix jours, les effets de la destruction de la moelle épinière offrent beaucoup de variétés. Il n'y a de bien constant, à cet âge, que la cessation subite de la circulation par la destruction simultanée des trois portions de cette moelle, et son affaiblissement plus ou moins grand par celle d'une quelconque de ces portions. Cela paraît dépendre de ce que l'influence de chaque portion sur la circulation, augmentant avec l'âge, c'est vers l'âge de dix jours qu'elle approche de son *maximum*. En effet, la même portion de moelle qui, étant dé te à cet âge, n'arrête pas encore la circulation, l'arrêtera constamment quelques jours plus tard.

Expériences sur les lapins âgés de vingt jours.

PREMIER CAS. — *Section de la moelle à l'occiput ; la circulation continue.* — Moelle épinière coupée à l'occiput avec une aiguille. La sensibilité disparaît à trois minutes et les bâillements à trois minutes trois quarts. Insufflation pulmonaire commencée à quatre minutes et demie, les carotides étant noires et encore rondes, mais médiocrement pleines, et les battements du cœur étant distincts. En moins de dix secondes, les carotides se remplissent davantage et deviennent bien rouges. Les bâillements reparaissent à quatre minutes trois quarts, et la sensibilité à cinq minutes. A huit minutes, amputation d'un pied, hémorrhagie vermeille pendant l'insufflation. A dix minutes, les bâillements, la sensibilité et l'hémorrhagie continuent ; ligature des carotides et des veines jugulaires.

DEUXIÈME CAS. — *Décapitation ; la circulation continue. — Sur le même lapin.* A onze minutes, mêmes phénomènes ; décapitation sur la première vertèbre cervicale. Le moignon du col saigne assez abondamment ; sang noir. Insufflation reprise à douze minutes. La sensibilité est très-bien avivée. A seize minutes, l'amputation d'une jambe cause une hémorrhagie vermeille.

TROISIÈME CAS. — *Toute la moelle détruite ; la circulation s'arrête. — Sur le même animal.* A dix-huit minutes, la sensibilité étant bien prononcée et les battements du cœur distincts, toute la moelle épinière détruite ; un instant après, les battements du cœur ne sont plus distincts, et ne le sont pas redevenus. Insufflation reprise à dix-neuf minutes, et continuée jusqu'à vingt-six ; nul effet. Une cuisse coupée à vingt minutes ne saigne point ; ni l'autre, coupée à vingt-quatre minutes. Les veines pulmonaires sont vermeilles.

QUATRIÈME CAS. — *Moelle cervicale détruite ; la circulation s'arrête. — Sur un autre lapin.* Destruction immédiate de la moelle cervicale. La sensibilité s'éteint à une minute et un quart. A une minute et demie, les battements du cœur ne sont pas distincts ; une cuisse amputée ne saigne point ; fin des bâillements. A deux minutes et demie, insufflation pulmonaire, les carotides étant

plattes et à peu près vides ; il y revient lentement un mince ruban de sang vermeil, lequel disparaît bientôt après, et ces artères sont tout-à-fait blanches à cinq minutes. Les battements du cœur ne sont pas redevenus distincts ; la cuisse amputée d'abord n'a point saigné, non plus que l'autre amputée à huit minutes. Insufflation abandonnée à quinze minutes. Les veines pulmonaires sont vermeilles.

CINQUIÈME CAS. — *Moelle dorsale détruite ; la circulation s'arrête.* — Destruction immédiate de la moelle dorsale ; bientôt après les battements du cœur ne sont plus distincts ; la sensibilité cesse à une minute et demie, et les bâillements un peu avant deux minutes. Les carotides sont plates et vides à deux minutes. Amputation d'une cuisse à quatre minutes, point d'hémorrhagie. L'insufflation pulmonaire n'a point été pratiquée. Poitrine ouverte à dix-huit minutes. Les veines pulmonaires sont vermeilles.

SIXIÈME CAS. — *Moelle lombaire détruite ; la circulation cesse au bout de deux minutes. — Sur un autre lapin.* Destruction immédiate de la moelle lombaire. La respiration est troublée, mais elle se fait sans bâillements ; les battements du cœur sont irréguliers, mais encore assez distincts. L'animal se soutient sur ses pattes antérieures, et porte bien sa tête. A une minute et demie, il chancelle et a peine à la soutenir. A deux minutes, il tombe sur le côté, et la respiration s'arrête tout-à-coup ; quelques instants il survient des bâillements accompagnés de mouvements du thorax. Vers ce temps, les battements du cœur cessent d'être distincts. La sensibilité finit à trois minutes et demie, et les bâillements vers quatre minutes. Insufflation pulmonaire à trois minutes deux tiers ; nul effet. Les carotides sont plates et vides à cinq minutes. Une jambe coupée à une minute et demie saigne un peu ; sang vermeil ; la cuisse coupée à trois minutes ne saigne point, ni l'autre cuisse amputée à sept minutes. Insufflation abandonnée à dix minutes. Les veines pulmonaires sont vermeilles. — Je ne reviendrai point ici sur la valeur des signes tirés de la couleur ou de l'absence de l'hémorrhagie, de la plénitude, de la couleur ou de la vacuité des carotides, de la facilité ou de l'impossibilité de sentir les battements du cœur, à travers les parois de la poitrine, etc. Si l'on compare ce qu'ils sont après la section de la moelle à l'occiput, et même après la décapitation, à ce qu'ils deviennent après la destruction totale ou partielle de la moelle épinière, il ne restera, je pense, aucun doute que dans ce dernier cas toutes les fois que la vie cesse dans les parties de l'animal, que la destruction de la moelle n'avait pas immédiatement frappé de mort, c'est uniquement parce que cette destruction a arrêté la circulation générale. Mais je dois faire observer que parmi les signes propres à faire connaître l'état de la circulation, la durée de la sensibilité et celle des bâillements méritent la plus grande attention. Nous venons de voir, qu'au dixième et au vingtième jour, comme au premier jour de la naissance, ces durées coïncident avec celles qui ont lieu après l'excision du cœur, ou du moins ne les excèdent jamais; ce qui est d'autant plus remarquable qu'elles diffèrent notablement, surtout après les premiers jours de la naissance, de celle que détermine l'asphyxie (voyez le tableau ci-dessus.) J'ajoute que la durée de la sensibilité et celle des bâillements sont les signes les plus généralement applicables à toutes les espèces et à tous les âges. Dans les chiens, et surtout dans les chats, âgés de moins de cinq jours, il arrive assez souvent que tous les autres signes sont insuffisants pour faire connaître si la circulation est ou n'est pas arrêtée après la destruction de toute la moelle épinière; la durée des bâillements peut seule décider la question. — On aura sans doute remarqué dans les cas que je viens de rapporter, que l'insufflation pulmonaire fait quelquefois passer dans les carotides un filet de sang vermeil, lors même que tous les autres signes annoncent que la circulation est arrêtée, et quand il ne doit plus exister que du sang noir dans les veines pulmonaires et dans les cavités gauches du cœur. Ce fait a besoin d'être expliqué. — Toutes les fois que l'on commence près l'occiput la destruction de la moelle épinière, les mouvements inspiratoires du thorax étant anéantis dès l'instant où la moelle est désorganisée à cet endroit et avant que la destruction soit assez avancée pour arrêter la circulation, il y a toujours asphyxie avant que la circulation cesse, et par conséquent les veines pulmonaires et les cavités gauches du cœur ne contiennent que du sang noir, de même que les cavités droites au moment où l'on essaie l'insufflation pulmonaire après la destruction de la moelle. Dans cet état de choses, pour qu'il vienne du sang vermeil dans les carotides, [pen]dant l'insufflation, il faut bien qu['il] soit formé du sang artériel dans les [pou]mons, que ce sang ait passé des ve[ines] pulmonaires dans les cavités gauch[es du] cœur, et de là dans l'aorte. Il s'ag[it] donc de décider si ce fait indique un [reste] de circulation, ou bien si l'insuffl[ation] pulmonaire peut déterminer la forma[tion] du sang artériel après la mort, et lor[sque] la circulation est entièrement arr[êtée]. Pour cela, j'ai pris deux lapins âg[és de] vingt jours; dans l'un, j'ai détruit t[outes] les sources de la puissance nerveuse [au] moyen d'un stylet introduit par le cr[âne] et poussé dans toute la longueur du [ca]nal vertébral. J'ai fait périr l'autre [par] asphyxie, en lui coupant la moelle [épi]nière près l'occiput. Je les ai ens[uite] abandonnés pendant quarante-cinq [mi]nutes, au bout desquelles je leur ai [ou]vert la poitrine; et après avoir reco[nnu] que dans l'un et dans l'autre les ve[ines] pulmonaires étaient noires, que le [sang] de sang contenu dans l'oreillette gau[che] était de même noir, que toutes les ca[vités] du cœur étaient en repos, et qu'elle[s ne] paraissaient même plus irritables, [du] moins par l'action du scalpel, j'ai pr[ati]qué l'insufflation pulmonaire. Peu à [peu] les veines pulmonaires, et en der[nier] lieu l'oreillette gauche, ont pris [une] belle couleur vermeille, mais aucun [mou]vement ne s'est ranimé dans le c[œur]. Ainsi il est certain que la formation [du] sang artériel peut avoir lieu dans [les] poumons, lors même que la circula[tion] est entièrement arrêtée par quelque c[ause] que ce soit. Que l'on suppose mainte[nant] que l'insufflation pulmonaire soit p[rati]quée, non pas comme dans ces deux [ex]périences, trois quarts d'heure apr[ès la] mort, mais à l'instant où la circula[tion] vient d'être arrêtée, et lorsque les m[ou]vements d'irritabilité du cœur contin[uent] encore; chaque insufflation, en fai[sant] passer les poumons d'un grand à un [pe]tit volume, exprimera, comme d['une] éponge, le sang artériel des veines [pul]monaires dans l'oreillette gauche; [ce] sang, que toutes les expériences sur [l'as]phyxie indiquent comme le plus pui[ssant] stimulus des cavités du cœur, aug[men]tera assez les faibles contractions du [ven]tricule gauche pour qu'elles le pou[ssent] jusque dans les carotides; mais il ne [peut] y parvenir, et il n'y parvient en [effet] qu'en quantité très-petite et insuffis[ante] non seulement pour le remplir, [mais] même pour leur donner la forme ro[nde]

n ce filet de sang n'a que très-peu de
ée, et les carotides restent bientôt
s, parce que la faiblesse des mouve-
ts d'irritabilité du cœur augmente
ptement. Ce fait ne suppose donc,
ucune manière, l'existence de la cir-
tion, et il n'est point en opposition
c les autres signes dont j'ai parlé.
n voit, d'après ce que je viens de
, pourquoi j'ai eu soin de faire men-
, dans mes expériences, de la couleur
veines pulmonaires à l'ouverture de
poitrine. En effet, cette couleur inte quel était l'état de la circulation
moment où l'insufflation pulmonaire a
abandonnée. Il est clair que toutes
fois qu'on trouve ces veines ver-
lles, c'est une preuve que la circu-
on était arrêtée, autrement elles n'au-
nt pas pu demeurer vermeilles, puis-
le sang de l'artère pulmonaire et des
ités droites du cœur aurait continué
passer. Au contraire, lorsqu'on les
ve noires, c'est en général, un signe
la circulation n'était pas arrêtée ;
s ce dernier cas est sujet à quelques
eptions, surtout aux âges auxquels le
a botal n'est pas encore fermé.—Il est
c démontré que la destruction de la
elle épinière arrête subitement la cir-
ation, et que, par conséquent, les
uvements du cœur puisent toutes leurs
ces dans cette moelle. Ceux qui sub-
ent soit après cette destruction, soit
ès que le cœur a été soustrait à l'ac-
n de la puissance nerveuse de toute
re manière, et qui en ont imposé à
ler et aux auteurs de son école, sont
mouvements sans forces et parfaite-
nt analogues aux mouvements d'irri-
ilité qu'on observe dans les autres
scles plus ou moins long-temps après
mort. Dans ces derniers ces mouve-
nts n'ont lieu que quand on stimule
ectement le muscle ou le nerf qui s'y
d, et il n'y a qu'un mouvement pour
aque renouvellement du stimulus.
ns le cœur, les mouvements se répè-
t spontanément, parce que le sang
'il contient en est le stimulus naturel.
est démontré de plus que c'est indis-
ctement de toutes les portions de la
elle que le cœur emprunte le principe
ses forces. Des deux modes d'action
e chaque portion de moelle exerce
r la vie, l'un par lequel elle la consti-
e essentiellement dans toutes les par-
s qui en reçoivent leurs nerfs, l'autre
r lequel elle contribue à l'entretenir
ns le reste du corps, ce dernier dépend

donc de la puissante influence qu'elle
exerce sur les mouvements du cœur.
Ainsi se trouvent expliqués les effets si
singuliers en apparence de la destruction
partielle de la moelle épinière. Et cette
conséquence, que j'avais déduite de mes
premières expériences, que deux conditions suffisent pour entretenir la vie dans
une portion quelconque d'un animal, savoir : l'intégrité de la moelle épinière
correspondante et la continuation de la
circulation, cette conséquence demeure
pleinement confirmée. Car il est évident
que quand on ne parvient pas à entretenir
la vie dans une partie d'un animal, après
avoir frappé de mort le reste du corps,
c'est uniquement parce qu'on a anéanti
une de ces deux conditions. D'où il faut
conclure qu'on y parviendrait sans
peine dans tous les cas, si l'on avait un
moyen d'empêcher que la circulation ne
s'arrêtât quand on a détruit une portion
de la moelle épinière ; or ce moyen existe.
Il consiste à restreindre, par des ligatures
faites aux artères, l'étendue des parties
auxquelles le cœur distribue le sang.

Nous venons de voir qu'en général
lorsque les lapins ont atteint ou passé
l'âge de vingt jours, la destruction de la
seule portion lombaire de la moelle épinière les fait périr dans l'espace de
trois ou quatre minutes, en arrêtant la
circulation générale au bout d'une ou
deux minutes. Nous avons vu aussi,
dans le résumé de mes premières expériences, que la ligature de l'aorte, en interceptant la circulation dans toute la portion de moelle épinière postérieure à la
ligature, anéantit le sentiment et le
mouvement dans toutes les parties qui
reçoivent leurs nerfs de cette portion de
moelle, laquelle est alors, pour ces parties, comme si elle n'existait pas, ou
comme si elle avait été détruite. Il semblait donc qu'on pouvait inférer de là,
qu'en liant l'aorte vers les dernières
vertèbres dorsales, la circulation générale devait s'arrêter une ou deux minutes
après que, par l'effet de cette ligature,
la moelle lombaire aurait perdu son action vitale. Mais, d'un autre côté, la ligature de l'aorte apportant nécessairement un très-grand changement dans la
circulation générale, puisque les parties
auxquelles le cœur distribue le sang dans
la grande circulation, en sont considérablement réduites, pendant que la petite circulation reste la même, il était
évident que, sous ce rapport, l'anéantissement de l'action vitale dans la moelle

lombaire, par la ligature de l'aorte, n'é-
tait pas entièrement comparable à celui
qu'on produit par la destruction de cette
moelle. Quelle que fut la différence des
résultats dans ces deux cas, l'expérience
seule pouvait la faire connaître. — Je
refis donc, sous ce nouveau point de vue,
la ligature de l'aorte abdominale. J'ou-
vris le ventre d'un lapin âgé de trente
jours. Je passai un fil sous l'aorte, et je
la liai immédiatement au-dessous de l'artère cœliaque, ce qui correspond à peu
près au commencement des vertèbres
lombaires. Le mouvement et la sensibilité disparurent dans le train de derrière
au bout d'environ deux minutes et un
quart ; mais celui de devant demeura
bien vivant. L'animal se soutenait sur
ses pattes antérieures ; il portait bien sa
tête, et sa respiration s'exécutait avec
facilité. Au bout de quinze minutes, il
était encore dans le même état, et la
flaccidité, l'insensibilité absolue, en un
mot l'état de mort de toutes les parties
postérieures, ne laissaient aucun doute
que la moelle lombaire n'eût entièrement
perdu son action, et qu'elle ne contribuât
plus en rien à l'entretien de la circulation. Néanmoins, pour en avoir une
preuve directe, je la détruisis à cette
époque de quinze minutes. L'animal parut très-sensible à l'introduction du stylet dans le canal vertébral entre la dernière vertèbre dorsale et la première
lombaire, mais il ne témoigna plus aucune douleur dès que l'instrument eut
pénétré sur les premières vertèbres lombaires ; et cette destruction, qui est toujours accompagnée de fortes convulsions
dans le train de derrière quand la moelle
lombaire jouit de la plénitude de son action, au moment où elle est pratiquée,
ne produisit pas le plus léger mouvement ; preuve certaine que toute cette
moelle était morte. Aussi l'animal con-
tinua-t-il de vivre pendant les quinze
minutes suivantes, au bout desquelles il
fut soumis à une autre expérience. Il
est clair que la ligature de l'aorte lui avait
donné la faculté de survivre à la destruction de la moelle lombaire. Il restait à
savoir s'il en serait de même des autres
portions de la moelle, je veux dire, si,
à l'aide de ligatures semblables, on
pourrait aussi les détruire sans arrêter la
circulation générale. Nous avons vu que,
quoique toutes les portions de la moelle
épinière contribuent aux forces du cœur,
la cervicale est celle dont l'influence sur
ces forces paraît être la plus considéra-

ble, du moins dans les lapins. La [dé-]
truction immédiate de cette portio[n]
constamment et subitement mortelle
ces animaux quand ils ont passé l'â[ge de]
dix jours ; et avant cet âge, c'est à gr[ande]
peine s'ils y peuvent survivre faible[ment]
pendant un petit nombre de min[utes.]
Il était donc important de s'assure[r s'il]
serait possible de détruire la moelle [cer-]
vicale dans un lapin de trente jours [et de]
le faire périr sur-le-champ. Mais [les]
seules artères qu'on puisse lier au [cou]
sont les carotides, et ces artères, [pou-]
vant être et étant en effet suppléées [par]
les vertébrales, leur ligature ne suffi[t pas]
toujours pour le succès de l'expérie[nce.]
En réfléchissant aux conditions qu'il [fal-]
lait remplir pour réussir, il me sen[bla]
que le moyen le plus sûr était de dé[ca-]
piter l'animal, opération seule cap[able]
d'intercepter entièrement la circula[tion]
dans la tête et dans une partie du co[u.]
L'expérience confirma ma conject[ure.]
J'ai détruit sept fois la moelle cervi[cale]
dans des lapins de trente jours, aprè[s les]
avoir décapités, sans que la circula[tion]
ait été arrêtée dans aucun. Voici les [dé-]
tails d'une de ces expériences. — Moe[lle]
épinière coupée à l'occiput avec une [ai-]
guille, insufflation pulmonaire comm[en-]
cée à trois minutes et interrompu[e à]
quatre minutes pour lier une des caroti[des]
conjointement avec les veines jugula[ires]
interne et externe du même côté ; rep[rise]
à cinq minutes, puis interrompue à [huit]
minutes pour lier la carotide et les vei[nes]
jugulaires de l'autre côté ; reprise de [re-]
chef à sept minutes et interrompu[e à]
huit, pendant une minute encore, p[our]
détacher la trachée-artère en avant [du]
larynx, et pour couper la tête avec des [ci-]
seaux sur la première vertèbre cervic[ale.]
A douze minutes, l'animal étant bien [vi-]
vant, bien sensible, et exécutant m[ême]
des mouvements spontanés, toute [la]
moelle cervicale détruite. L'insufflat[ion]
qui avait été interrompue pour cette o[pé-]
ration, a été recommencée à treize mi[nu-]
tes, le mouvement et le sentiment par[ais-]
saient nuls dans les pattes inférieur[es,]
ils continuaient très-bien dans le th[orax]
et dans le train de derrière, et ils co[nti-]
nuaient encore à vingt-quatre minu[tes,]
c'est à-dire, douze minutes après la d[es-]
truction de la moelle cervicale, lors[que]
le stylet a été introduit de rechef dan[s le]
canal vertébral, et la moelle dorsale [dé-]
truite jusqu'à la huitième vertèbre du [dos.]
Tous les signes de vie ont cessé entiè[re-]
ment dans le train de derrière un p[eu]

...t vingt-cinq minutes et demie, et n'ont ...tre rappelés, quoique l'insufflation ...monaire reprise à vingt-cinq minutes ...té continuée jusqu'à trente-deux ; ...cuisse coupée à vingt-sept minutes ...point saigné. On voit par ces détails ...la circulation a continué après la ...ruction de la moelle cervicale, mais ...lle s'est arrêtée subitement après celle ...deux tiers antérieurs de la dorsale.— ...six autres expériences ont été faites ...u près sur le même plan. Dans tou- ...j'ai détruit la moelle cervicale en ...seule fois. Mais dans quelques-unes, ...ieu de détruire tout d'un coup la ...le dorsale jusqu'à la huitième ver- ...e du dos, je ne l'ai d'abord détruite ...jusqu'à la quatrième inclusivement; ...cinq minutes après jusqu'à la hui- ...e, et enfin après cinq autres minutes ...u'à la première vertèbre lombaire. ...ui a produit dans les résultats une ...rence qui mérite d'être remarquée. ...ous venons de voir qu'en détruisant ...moelle dorsale jusqu'à la huitième ...èbre en un seul coup, la circulation ...t été arrêtée instantanément. Mais il ... a pas été ainsi lorsque cette moelle ...é détruite en plusieurs fois. Par ...mple, dans les cas que je viens de ...r, où la moelle dorsale a été détruite ...tiers, la circulation n'a été arrêtée ... par la destruction de toute cette ...lle. Et même elle ne l'a pas été en- ...ement lorsque cette destruction, au ...d'être faite par tiers, l'a été par quart ...ar cinquième. A quoi pouvait tenir ...e singulière différence? Voici ce que ...recherches multipliées m'ont appris à ...égard. La destruction d'une portion ...conque de la moelle épinière en ...pant de mort toutes les parties qui ...reçoivent leurs nerfs, affaiblit con- ...rablement la circulation dans toutes ... parties; mais cet affaiblissement ...t pas subit, ce n'est qu'au bout de ...ques minutes qu'il arrive à son *...imum*. La circulation qui continuait ...ore avec assez d'activité dans une ...ie du col, après la décapitation, y ...ient donc beaucoup plus faible lors- ...n a détruit la moelle cervicale ; elle ...inue de même considérablement dans ...épaules, les pattes antérieures et une ...ie du thorax, lorsqu'on vient à dé- ...re la moelle dorsale sur les trois ou ...tre premières vertèbres du dos, et ...si de suite. Ces destructions successi- ...;, sans produire l'effet d'une ligature ...mplète des artères, font donc réelle-

ment celui d'une ligature incomplète. Or, puisque d'après tout ce que je viens de dire sur la ligature des artères combinées avec la destruction de la moelle, l'étendue de moelle nécessaire à l'entretien de la circulation est d'autant plus petite que la circulation doit s'étendre à moins de parties ; on conçoit que si, par des ligatures de vaisseaux ou par des amputations, on rend possible la destruction d'une certaine portion de moelle épinière sans arrêter la circulation, cette opération, en affaiblissant la circulation dans toutes les parties correspondantes à la moelle détruite, rend possible à son tour la destruction d'une autre portion de moelle. Celle-ci, par le même mécanisme, rend la même opération praticable sur une autre portion, et ainsi de suite, jusqu'à ce que par ces destructions successives, la portion de moelle demeurée intacte, ne puisse plus être réduite davantage, sans que la circulation amenée graduellement au plus grand degré de faiblesse, ne s'arrête tout-à-fait. A cet effet, des destructions partielles de la moelle sur la circulation dans les parties correspondantes, il faut en ajouter un autre, et qui est analogue, sur la circulation générale, c'est que le cœur s'affaiblissant de plus en plus par ces destructions, la circulation se concentre à mesure ; elle ne conserve quelqu'activité que dans les parties voisines du cœur, et elle languit dans toutes celles qui sont un peu éloignées. — Cette explication éclaircit un grand nombre de difficultés qu'on rencontre dans les expériences sur la moelle épinière. Parmi ces difficultés, celles qui m'ont causé le plus de peine, sont les différences quelquefois considérables que j'ai observées, lorsque j'ai voulu déterminer avec précision la longueur de moelle épinière strictement nécessaire à l'entretien de la circulation pour chaque âge dans chaque espèce : c'était et ce ne pouvait être que par tâtonnements que j'y procédais. Après avoir détruit une certaine longueur de moelle, soit que la respiration continuât, soit qu'il fût nécessaire d'y suppléer par l'insufflation pulmonaire, j'attendais plusieurs minutes pour voir l'effet de cette lésion. Si la circulation n'en était pas arrêtée, je détruisais une autre portion ; puis j'attendais encore quelques minutes pour en voir l'effet, et ainsi de suite jusqu'à une dernière destruction partielle, après laquelle la circulation paraissait arrêtée. Alors je considérais la

somme de toutes ces destructions successives comme la longueur de la moelle
qu'il fallait détruire pour arrêter la circulation dans un animal de l'espèce et
de l'âge de celui qui avait été le sujet de
l'expérience. Cet effet avait réellement
lieu lorsque je détruisais cette longueur
en une seule fois ; mais lorsqu'au lieu de
la détruire d'un seul coup, ou bien en
quatre ou cinq reprises, j'essayais de le
faire en deux fois, j'étais fort étonné de
voir la circulation arrêtée du premier
coup, quoique la destruction de la moelle
n'eût été portée qu'à la moitié de la longueur jugée nécessaire pour produire cet
effet. Réciproquement, lorsque j'avais
commencé par une portion de moelle
dont la destruction s'était trouvée suffisante pour arrêter la circulation, si à
dessein ou par hasard, je venais à détruire ensuite la même portion en plusieurs fois, il arrivait souvent que la circulation n'en était pas arrêtée, à moins que
je n'y joignisse la destruction d'une autre portion quelquefois assez considérable;
en un mot, j'eus presque autant de résultats différents que d'expériences, et
dans la plupart des cas les différences
étaient trop grandes pour que je pusse les
regarder comme purement individuelles.

Après bien des efforts inutiles pour
porter la lumière dans cette ténébreuse
question, je pris le parti de l'abandonner,
non sans regret d'y avoir sacrifié un
grand nombre d'animaux et perdu beaucoup de temps. Je changeai mon plan,
et au lieu de chercher à déterminer
quelle était pour chaque âge la longueur
précise de la moelle épinière, dont la
destruction arrêtait la circulation, je me
bornai à étudier les effets des trois portions cervicale, dorsale et lombaire, détruites séparément à différents âges. J'en
ai donné les résultats ci-dessus ; résultats
qui indiquent seulement d'une manière
générale que l'étendue de moelle strictement nécessaire à l'entretien de la circulation est d'autant plus grande que
l'animal est plus âgé. Je ne songeais
plus aux difficultés que j'avais rencontrées en suivant mon premier plan, ou
plutôt j'avais entièrement perdu l'espérance de pouvoir jamais les éclaircir,
lorsque je fus conduit à étudier les effets
de la ligature des artères et que je comparai ces effets à ceux que produit la
destruction de la moelle. Dès lors toutes
ces difficultés s'évanouirent. — En gé-
géral, toutes les fois que la circulation a
été beaucoup affaiblie par une cause

quelconque dans une partie un peu [con-]
sidérable du corps, il y a lieu de s'[atten-]
dre que la circulation générale ne [sera]
pas arrêtée, ou du moins ne le sera [pas]
immédiatement par la destruction d['une]
même portion de moelle épinière, [qui,]
sans cette circonstance, eût suffi [pour]
l'arrêter. J'en citerai encore un exe[mple.]
J'ai observé quelquefois qu'en coupa[nt la]
moelle près l'occiput, et en atten[dant]
ensuite plusieurs minutes pour dét[ruire]
la moelle cervicale, cette dernière [opé-]
ration n'arrêtait pas la circulat[ion,]
même dans les lapins de trente jo[urs]
dans lesquels elle l'arrête toujo[urs]
comme nous l'avons vu quand elle [est]
pratiquée immédiatement. Mais on
connaît facilement dans les cas do[nt il]
s'agit que la circulation a été arrê[tée]
ou considérablement affaiblie dan[s la]
tête ; on le reconnaît, dis-je, à ce [que]
les bâillements qui avaient d'abord [con-]
tinué, n'ont pas tardé à cesser, ou [sont]
devenus très-rares et très-faibles ; qu[e la]
sensibilité s'est éteinte dans les yeu[x, et]
n'a pu y être rappelée ; que les carot[ides]
rondes, pleines auprès de la poitrine [et]
y changeant aisément de couleur [avec]
l'interruption ou la reprise de l'insu[ffla-]
tion pulmonaire, sont contractées, p[res-]
que vides, et d'une couleur à peu p[rès]
constante auprès de la tête. Néanmoi[ns]
ces cas sont assez rares ; et il est tr[ès-]
exact de dire que le plus sûr moyen [de]
faire vivre des lapins de cet âge, aprè[s la]
destruction de la moelle cervicale, [c'est]
de commencer par leur couper la tête.
Ces faits, en montrant qu'il n'y a auc[une]
portion de la moelle épinière qu'on [ne]
puisse faire suppléer par une autre, [au]
moyen de certaines opérations, con[fir-]
ment d'une manière satisfaisante [que]
c'est dans tous les points de cette mo[elle]
que le cœur puise le principe de ses [for-]
ces. On voit en même temps que la qu[an-]
tité, que le contingent de forces [que]
chaque portion de moelle fournit à [cet]
organe, égale pour le moins celles d[ont]
il aurait strictement besoin pour ent[re-]
tenir la circulation dans les seules par[ties]
correspondantes à cette portion. — [On]
pouvait conclure de là, qu'en tronqu[ant]
un animal par les deux bouts, après a[voir]
fait aux vaisseaux sanguins les ligatu[res]
convenables, et en le réduisant à [un]
tronçon plus ou moins petit, il serait t[ou-]
jours possible d'entretenir la vie dan[s ce]
tronçon. Je n'avais aucun doute su[r la]
justesse de cette conclusion ; toutef[ois,]
fidèle à la méthode que j'ai constam[ment]

vie dans le cours de mes recherches, déduire d'une expérience les conséquences qui en découlent le plus naturellement, et de chercher ensuite, dans des expériences directes, la confirmation de ces conséquences : j'ai voulu savoir s'il était en effet possible de faire vivre un simple tronçon d'un animal. Je n'étais pas entièrement libre sur le choix de ce tronçon à cause de la nécessité qu'il y eût que le cœur et les poumons en fussent des annexes, et le fussent de manière que la circulation et l'insufflation pulmonaire pussent se faire sans obstacles : conditions que je ne pouvais guère trouver que dans la poitrine. Ce fut donc la poitrine d'un lapin de trente jours, que je me proposai de faire vivre seule et isolée, après l'avoir extraite, pour ainsi dire du reste de l'animal, en retranchant les parties antérieures et les postérieures : les premières tentatives furent infructueuses. Je parvenais bien à entretenir la vie, après avoir retranché un des deux bouts de l'animal, soit la tête, soit le train de derrière : mais lorsque je l'avais tronqué par les deux bouts, et que la poitrine demeurait seule entre mes mains, tous les signes de vie ne tardaient pas à s'y éteindre sans retour ; j'échouai huit fois consécutives dans cette expérience. Je la recommençai toujours avec une sorte d'opiniâtreté, parce que rien ne pouvait m'ôter l'intime persuasion où j'étais de la possibilité du succès. Ce qui d'ailleurs contribuait à soutenir mon espoir, c'est qu'en examinant avec attention toutes les circonstances de chaque expérience, je découvrais presque toujours les causes qui l'avaient fait manquer. Les trois principales étaient : 1° le passage de l'air dans les vaisseaux sanguins, accident grave, et malheureusement très-fréquent dans les expériences de ce genre ; 2° le passage de l'air dans la cavité de la poitrine par dessous le diaphragme détaché de la colonne vertébrale; 3° la décapitation faite trop près de la poitrine, laquelle causait une hémorrhagie trop forte, surtout par les artères vertébrales qu'on ne peut pas lier, en même temps qu'elle favorisait beaucoup le passage de l'air dans les vaisseaux. Enfin, en variant le procédé opératoire, et en apportant une attention de plus en plus grande à toutes les parties de l'expérience, mon espérance fut entièrement réalisée, et je parvins à entretenir la vie pendant plus de trois quarts d'heure dans la poitrine seule et isolée d'un lapin de trente

jours : j'ai depuis obtenu plusieurs fois le même succès : je l'ai même obtenu en suivant des procédés qui m'avaient paru d'abord désavantageux. Néanmoins voici celui qui m'a semblé réussir le mieux : on commence par ouvrir le ventre de l'animal, on passe une ligature autour de l'aorte, immédiatement au-dessous de l'artère cœliaque, on en passe une autre autour de la veine cave près le foie ; on fait à chacune de ces ligatures un nœud simple qu'on ne serre pas. Cela fait, on découvre la trachée-artère et les deux carotides, on lie chacune de ces artères, et conjointement avec elle les veines jugulaires externe et interne : on incise la trachée pour l'insufflation pulmonaire ; on coupe la moelle épinière près l'occiput avec une aiguille, et l'on commence l'insufflation sans attendre que l'asphyxie ait éteint la sensibilité ; après l'avoir continué trois ou quatre minutes, et l'animal étant bien vivant, on détache la trachée-artère en avant du larynx, puis avec des ciseaux, on coupe la tête sur les premières vertèbres du cou, et aussitôt on reprend l'insufflation, que l'on continue encore pendant trois ou quatre minutes, au bout desquelles on sert les nœuds que l'on avait préparés sur l'aorte et sur la veine cave ventrale ; on recommence l'insufflation, que l'on interrompt de rechef au bout de trois ou quatre minutes pour retrancher le train postérieur, ce qu'on exécute en détachant le paquet intestinal, à partir du commencement du duodénum ; puis en coupant avec des ciseaux les parties molles de part et d'autre de la colonne vertébrale, et cette colonne elle-même immédiatement au-dessous des ligatures faites à l'aorte et à la veine cave. De cette manière, il ne reste avec la poitrine que l'estomac et le foie, que l'on pourrait fort bien enlever aussi en prenant des précautions contre l'hémorrhagie. Le procédé opératoire est alors terminé, et il ne reste plus qu'à continuer l'insufflation pulmonaire aussi long-temps que la poitrine donne des signes de vie. Les plus apparents de ces signes sont les mouvements et la sensibilité que conservent les pattes antérieures, et les petits mouvements de torsion que fait le thorax quand on pince fortement la peau, et surtout quand on touche l'extrémité postérieure de la moelle dorsale. Note. (*Petits mouvements.* Ces mouvements ne supposent-ils pas des sensations douloureuses, le besoin, la volonté de les faire cesser ?)— Dans quelques cas, après avoir conduit l'expérience au point que je viens de dire, j'ai détruit le reste de la moelle cervicale et une partie de la dorsale ; et dans ces cas, quoique la vie n'existât plus que dans les deux tiers postérieurs de la poitrine , j'ai encore pu la prolonger.

Il est hors de doute que si les poumons et le cœur pouvaient continuer leurs fonctions avec tout autre tronçon, comme ils le font avec celui de la poitrine, on pourrait de même y entretenir la vie. Il est donc démontré, par une expérience directe, que la moelle épinière d'un tronçon quelconque peut à la fois animer toutes les parties de ce tronçon, et donner au cœur les forces dont il a besoin pour y entretenir la circulation, et que si l'on ne peut pas prolonger la vie dans un tronçon pris à volonté, c'est uniquement la disposition anatomique des organes qui s'y oppose. Mais si l'on pouvait suppléer au cœur par une sorte d'injection, et si en même temps on avait, pour fournir à l'injection d'une manière continue, une provision de sang artériel, soit naturel, soit formé artificiellement, en supposant qu'une telle formation soit possible, on parviendrait sans peine à entretenir la vie indéfiniment dans quelque tronçon que ce soit ; et par conséquent, après la décapitation, on l'entretiendrait dans la tête elle-même avec toutes les fonctions qui sont propres au cerveau. Non seulement on pourrait entretenir la vie de cette manière, soit dans la tête, soit dans toute autre portion isolée du corps d'un animal, mais on pourrait l'y rappeler après son entière extinction ; on pourrait la rappeler de même dans le corps entier, et opérer par-là une résurrection véritable et dans toute la force de l'expression : ceci demande quelques mots d'explication. — D'après tout ce que j'ai dit dans ce mémoire, la vie est due à une impression du sang artériel sur le cerveau et la moelle épinière, ou à un principe résultant de cette impression. C'est donc la cessation de cette impression, c'est l'extinction de ce principe qui constitue la mort ; et par conséquent, pour faire succéder la vie à la mort, ou, en d'autres termes, opérer une résurrection, il faudrait renouveler ce principe. Or, ce renouvellement est impraticable, puisque d'une part, il ne peut avoir lieu qu'autant que le cœur conserve des forces suffisantes pour pousser le sang jusque dans la moelle épinière, et que de l'autre, toutes les forces de cet organe dépendent de ce principe même

qui, par l'hypothèse, se trouve éta[int]. C'est donc cette réciprocité d'act[ion] maintenant bien démontrée, entre [le] cœur et la moelle épinière, qui éta[it] l'impossibilité de la résurrection [dans] l'état actuel des choses. Mais s'il exis[te] quelque moyen de suppléer à la circu[la]tion naturelle qu'il n'est plus possible [de] ranimer, il est certain que l'on pour[rait] ressusciter un cadavre quelque te[mps] après la mort ; temps qui serait limité [par] plusieurs circonstances, et variable [sui]vant l'espèce, l'âge de l'animal, les c[au]ses de sa mort, les saisons, etc. Les [ré]surrections particlles que l'on peut o[pé]rer à volonté, ne laissent aucun dout[e à] cet égard. En effet, si l'on répète s[ur] ce point du vue une expérience rappo[rtée] ci-devant, laquelle avait déjà été fa[ite] par Stenon, et qui consiste à lier l'ao[rte] sur la première vertèbre lombaire, no[us] avons vu que peu après le sentiment [et] le mouvement disparaissent entièreme[nt] dans le train de derrière, pendant que [la] circulation et la vie continuent dans [les] parties antérieures. Mais si, après av[oir] attendu un temps triple et même quadr[u]ple de celui au bout duquel tous les si[g]nes de vie ont disparu, on délie l'aort[e,] le sentiment et le mouvement renaisse[nt] peu à peu dans les parties mortes, à me[su]sure que la circulation s'y rétablit. D[e] même, en liant toutes les artères q[ui] vont à la tête, on réduirait cette partie [à] l'état de mort, et toutes les fonctions in[tel]lectuelles propres à l'animal, sujet d[e] l'expérience, seraient non pas seuleme[nt] affaiblies, troublées ou suspendu[es] comme dans l'asphyxie, ou la syncop[e,] mais totalement anéanties, pendant q[ue] le reste du corps serait bien vivant. C[es] mêmes fonctions renaîtraient ensuite[,] après qu'on aurait délié les artères. O[n] voit assez, sans que je m'arrête davan[tage] tage sur cette matière, pourquoi ces r[é]surrections partielles sont les seules q[ui] soient au pouvoir du physiologiste, et l[es] seules en même temps qu'il puisse adme[t]tre dans le cours ordinaire des choses.

Je terminerai par une récapitulatio[n] des principaux faits énoncés dans ce q[ui] précède. — Le principe du sentiment [et] des mouvements du tronc a son siég[e] dans la moelle épinière, et non dans [le] cerveau ; mais le premier mobile de [la] respiration réside dans ce lieu de [la] moelle allongée, qui donne naissanc[e] aux nerfs de la huitième paire. — Pa[r] cette double disposition, la section de [la]

...lle épinière près l'occiput et la décapitation anéantissent les mouvements instantoires sans faire cesser la vie dans le ...c, lequel ne meurt que d'asphyxie, ...a bout du même temps que si la respiration avait été empêchée de toute autre manière, en supposant qu'on ait arrêté l'hémorrhagie. — En remédiant à l'asphyxie par l'insufflation pulmonaire, ...peut prolonger l'existence de l'animal pendant un temps dont le *maximum* ...e même dans ce cas qu'après la section des nerfs de la huitième paire. — Si ...écapitation, au lieu d'être faite près ...ciput, l'est sur le crâne, de manière à ...ager le lieu dans lequel réside le ...mier mobile de la respiration, et à le ...ser en continuité avec la moelle épinière, l'animal pourra vivre et respirer ...es propres forces, et sans aucun secours, jusqu'à ce qu'il meure d'inanition. ...st le *maximum* de son existence dans ...autre cas ; mais, par des causes bien ...nues, les animaux à sang froid sont ...seuls qui puissent y atteindre. — Non-...lement la vie du tronc dépend en général de la moelle épinière, mais celle ...chaque partie dépend spécialement ...la portion de cette moelle dont elle ...oit ses nerfs ; en sorte qu'en détruisant une certaine étendue de moelle épinière, on ne frappe de mort que les parties qui reçoivent leurs nerfs de la moelle ...truite. Toutes celles qui reçoivent les ...rs de la moelle non détruite, demeurent ...vantes plus ou moins long-temps.

...Si, au lieu de détruire la moelle on y ...it des sections transversales, les parties ...respondantes à chaque segment de la ...elle jouissent du sentiment et du mouvement volontaire, mais sans aucune ...rmonie et d'une manière aussi indé...ndante entre elles que si on eût coupé ...ansversalement tout le corps de l'animal ...x mêmes endroits ; en un mot, il y a ...ns ce cas autant de centres de sensa...ns, bien distincts, qu'on a fait de seg...nts à la moelle. — Pour que la vie ...ntinue dans une partie quelconque du ...rps, outre l'intégrité de la moelle cor...pondante, une autre condition est né...ssaire, c'est la circulation. Si l'on in...cepte la circulation dans une partie, ...mort y survient constamment ; mais, ...s même que ce dernier effet a lieu de ...manière la moins équivoque, la vie ne ...rde pas à renaitre, si l'on parvient à ...blir la circulation dans cette partie et ...tamment dans la moelle. — La mort ne ...rvient jamais, soit dans une partie, soit

dans tout le corps, aussitôt que la circulation y a été interceptée, mais seulement au bout d'un certain temps. Ce temps, qui est déterminé dans les animaux de même espèce et de même âge, est d'autant plus long dans ceux à sang chaud, qu'ils sont plus voisins de leur naissance. Ainsi, lorsqu'on arrête tout-à-coup la circulation dans les lapins, soit en liant, soit en arrachant le cœur, la sensibilité ne s'éteint qu'au bout d'environ quatorze minutes, quand ils sont nouvellement nés ; au bout de deux minutes et demie, quand ils ont quinze jours ; et au bout d'une minute, quand ils en ont trente. Dans les animaux à sang froid, elle ne s'éteint qu'au bout de plusieurs heures. Le temps que les animaux survivent dans cette expérience, caractérise tellement la cessation de la circulation, qu'il est distinct de ce qui a lieu pour toute autre cause de mort. Par exemple, il est toujours plus court dans un animal de quelque espèce et de quelque âge que ce soit, que celui au bout duquel l'asphyxie ferait périr le même animal. — Puisque, dans une partie quelconque du corps la vie dépend spécialement de l'intégrité de la moelle correspondante et de la continuation de la circulation, et que suivant la théorie de l'irritabilité hallérienne, les mouvements du cœur, et par conséquent la circulation, sont indépendants de la puissance nerveuse, il semblerait qu'on pourrait faire vivre à volonté telle ou telle portion d'un animal, après avoir frappé de mort toutes les autres parties en détruisant la moelle qui leur correspond ; mais il n'en est pas ainsi. Après la destruction d'une certaine étendue de moelle épinière, en quelque lieu de la colonne vertébrale qu'elle ait été faite, la vie ne continue dans les parties dont la moelle est restée intacte, qu'un temps déterminé et plus ou moins court, suivant l'âge de l'animal. Or, la durée de la vie, dans ce cas, se trouve être la même que si le cœur eût été arraché dans un animal de même espèce et de même âge. Tous les autres phénomènes qu'on observe alors, tels que la vacuité des carotides, l'absence de l'hémorrhagie après l'amputation des membres, etc., concourent à prouver que la destruction de la moelle a privé le cœur instantanément des forces nécessaires à l'entretien de la circulation, sans arrêter d'abord ses mouvements, lesquels ne sont plus que des mouvements d'irritabilité. — C'est en assimilant ses mouvements sans forces à ceux qui ont lieu pendant

la vie, que les auteurs de l'école hallérienne sont tombés dans l'erreur. — Dans
toutes les espèces et à tous les âges, la
destruction d'une portion quelconque de
la moelle épinière a toujours pour effet
d'affaiblir les forces du cœur, mais la portion qu'il faut détruire pour porter leur
affaiblissement au-dessous du degré nécessaire à l'entretien de la circulation,
varie dans les différentes espèces, et elle
est d'autant plus longue dans la même espèce, que l'animal est plus voisin de l'é-
poque de sa naissance. — Si avant de détruire la moelle on fait des ligatures, soit
à l'aorte, soit à quelques gros troncs artériels, les résultats sont différents, et la
destruction de la même portion de moelle,
qui, sans ces ligatures, eût arrêté subitement la circulation, sera insuffisante pour
produire cet effet. En général, en resserrant par des ligatures l'étendue des parties auxquelles le cœur doit distribuer le
sang, on diminue la somme des forces
dont cet organe a besoin pour remplir sa
fonction, et l'on raccourcit à mesure la
longueur de la moelle indispensable pour
l'entretien de la circulation. — La destruction d'une portion de moelle insuffisante pour arrêter la circulation générale,
la diminue toujours beaucoup dans les
parties correspondantes à la moelle détruite, et y fait jusqu'à un certain point
l'office d'une ligature. De plus, les forces
du cœur étant affaiblies par cette opération, la circulation générale se concentre, et ne conserve un peu d'activité que
dans les parties voisines du cœur, ce qui
produit encore un effet analogue. Il arrive de là que, lorsqu'on détruit la moelle
successivement par petites portions, et
en mettant un certain intervalle entre
chaque destruction, on en peut détruire,
sans arrêter la circulation, une longueur
beaucoup plus grande que celle suffisante
pour produire cet effet, si elle eût été
détruite en une seule fois. — Soit par
cette manœuvre, soit par des ligatures
faites aux artères, il n'y a aucune portion
de la moelle épinière qu'on ne puisse
empêcher de coopérer à entretenir la circulation sans que cette fonction soit arrêtée ; il n'y en a aucune qui ne puisse
devenir suffisante pour l'entretenir ; et
l'on trouve qu'à tous les âges, une portion quelconque fournit au cœur des
forces capables d'entretenir la circulation
dans toutes les parties qui correspondent
à cette portion. C'est sur cela qu'est fondée la possibilité de conserver la vie dans
un tronçon isolé et extrait du milieu du

corps d'un animal. Mais de quelque manière qu'on procède dans ces expérie[nces],
toutes les fois que l'on va jusqu'à amor-
tir l'action de la moelle dans toute sa
longueur, la circulation est arrêtée sans
retour.

———

Parmi les nombreuses conséquences
qui découlent de ces faits, je me borne
à noter les suivantes. — La vie est due à
une impression du sang artériel sur le
cerveau et la moelle épinière, ou à un
principe résultant de cette impression.
— Cette impression une fois produite,
ce principe une fois formé, a toujours
une durée quelconque, mais variable
suivant l'âge et l'espèce des animaux.
Par conséquent, il n'y a aucun moyen
de tuer un animal instantanément, ou
plutôt, il n'y en a aucun autre que la
destruction simultanée du cerveau et de
toute la moelle épinière. — La prolon-
gation de la vie dépend du renouvellement continuel de cette impression, à
peu près comme un corps mu en vertu
d'une première impulsion, ne peut continuer de se mouvoir indéfiniment qu'autant que la même impulsion est répétée
par intervalles. — Cette propriété du
principe dont il s'agit, de survivre aux
lésions, aux délabrements les plus considérables du reste du corps, pourvu qu'on
n'ait pas offensé le siége où il réside, offre un moyen aussi sûr que facile de déterminer dans quelle partie de la puissance nerveuse réside le premier mobile
de telle ou telle fonction. Car toutes les
fois qu'en détruisant une certaine portion, soit du cerveau, soit de la moelle
épinière, on fait cesser une fonction subitement et avant l'époque connue d'avance
où elle aurait cessé naturellement, on
peut être assuré que cette fonction dépend du lieu qu'on a détruit. C'est de
cette manière que j'ai reconnu que le
premier mobile de la respiration a son
siége dans ce lieu de la moelle allongée
qui donne naissance aux nerfs de la
huitième paire ; et c'est par cette même
méthode que l'on pourrait, jusqu'à un
certain point, découvrir l'usage de certaines parties du cerveau : question tant
de fois agitée, mais dont l'imagination
seule s'est presque toujours emparée pour
n'enfanter que des systèmes. — Nota.
(Le jusqu'à un certain point est fort
raisonnable, car, relativement aux qualités morales, comment savoir ce qui se
passe dans un animal à qui l'on a retranché une portion de cerveau?) — C'

[...rech]erches auraient d'autant plus de suc-[cès] qu'on choisirait pour les faire des [anim]aux capables, par leur âge et leur [espè]ce, de survivre plus long-temps à la [cess]ation de la circulation. — Note. (On [a ch]oisi, dans ces derniers temps, des [repti]les chez lesquels l'hémorrhagie est [peu]-bornée, et des oiseaux dont le sang [est] très-plastique.) — C'est cette impres-[sion], c'est ce principe formé dans le cer-[vea]u et la moelle épinière qui, sous le [nom] de *puissance nerveuse*, et par l'in-[ter]médiaire des nerfs, anime tout le reste [du] corps, et préside à toutes les fonc-[tion]s. — Le cœur emprunte toutes ses [for]ces de ce même principe, de même que [les] autres parties en empruntent le sen-[tim]ent et le mouvement dont elles sont [dou]ées, avec cette différence que le cœur [em]prunte ses forces de tous les points de [la m]oelle sans exception, tandis que cha-[qu]e partie du corps n'est animée que [par] une portion de cette moelle (par celle [don]t elle reçoit ses nerfs); différence qui [peu]t servir à expliquer l'intensité des [for]ces du cœur, et leur continuité non [int]errompue depuis le moment de la [con]ception jusqu'à la mort. — L'action [de] ce principe sur le cœur, et par consé-[qu]ent l'activité de la circulation, n'est pas [la] même dans toutes les espèces, et dans [la] même espèce elle est plus considéra-[bl]e à mesure que l'animal est plus voisin [de l]'époque de sa naissance; en supposant [qu]'elle soit d'autant plus grande qu'une [pl]us petite portion de moelle épinière [pe]ut suffire à entretenir la circulation. [Ce]tte circonstance a plus d'une applica-[tio]n dans la physiologie et dans la patho-[lo]gie du premier âge. — C'est du grand [sy]mpathique que le cœur reçoit ses prin-[ci]paux filets nerveux, et c'est unique-[m]ent par ce nerf qu'il peut emprunter [le]s forces de tous les points de la moelle [ép]inière. Il faut donc que le grand sym-[pa]thique ait ses racines dans cette moelle. [E]t dès-lors toutes les questions qui se [so]nt élevées sur l'origine de ce nerf, sa-[vo]ir, s'il naît du cerveau ou de la moelle [ép]inière, ou bien, comme l'a prétendu [B]ichat, si ses différentes portions ne sont [qu]e des branches communicantes des [g]anglions, que cet auteur considère com-[m]e autant de petits cerveaux, lesquels for-[m]ent un système nerveux distinct et in-[d]épendant du cerveau et de la moelle épi-[n]ière; toutes ces questions, dis-je, insolu-[b]les jusqu'ici par l'anatomie, se trouvent [c]omplètement résolues par la voie expé-[ri]mentale, et il est démontré en même

temps que les ganglions ne peuvent point être assimilés à de petits cerveaux. — Note. (Cette opinion sur l'usage des ganglions paraît avoir été émise d'abord par Winslow ; et plusieurs auteurs, entre autres Winterl, Jonhstone, Unzer, Lecat, Pfeffinger, Prochaska, etc., l'avaient reproduite avant Bichat.) Pareillement on ne peut plus admettre cette autre opinion de Bichat, quoiqu'assez généralement adoptée, qu'il existe dans le même individu deux vies distinctes, la vie animale et la vie organique ; que le cerveau est le centre unique de la vie animale, et que le cœur, indépendant du cerveau et de la puissance nerveuse, est le centre de la vie organique.

Il faut observer toutefois qu'il y a une distinction très-réelle et très-importante à faire entre les organes qui reçoivent leurs nerfs du grand sympathique, et ceux qui reçoivent immédiatement les leurs des moelles allongées et épinières. Les premiers puisent leur principe d'action dans la puissance nerveuse tout entière ; leurs fonctions ne sont pas soumises à la volonté, elles s'exercent à tous les instants de la vie, et n'éprouvent au plus que des rémissions. Les derniers, au contraire, ont leur principe d'action dans une portion circonscrite de la puissance nerveuse ; leurs fonctions sont soumises à la volonté, elles sont temporaires et ne peuvent se répéter qu'après des intermittences complètes et plus ou moins longues. Cette distinction embrasse à peu près les mêmes organes que celle des deux vies ; mais il est évident qu'elle repose sur une base entièrement différente, puisque les organes de la vie organique, que, dans le système des deux vies, on regarde comme indépendants du cerveau et de la moelle épinière, sont précisément ceux qui en reçoivent la plus puissante influence. Beaucoup de faits anatomiques, physiologiques et pathologiques, ne peuvent être bien conçus et expliqués que par cette distinction. Par exemple, on sait que certaines douleurs d'entrailles énervent, anéantissent presque les forces, et portent un trouble profond dans toute l'économie animale ; ce fait, inexplicable dans le système des deux vies, se conçoit sans peine dès qu'on réfléchit que les intestins ont leur principe d'action dans tous les points de la puissance nerveuse par le grand sympathique dont ils reçoivent leurs nerfs, et que par conséquent leurs affections doivent réagir immédiatement sur tous les points de

cette même puissance. — La mort n'étant
que l'extinction du principe formé dans
le cerveau et la moelle épinière par l'action du sang artériel, elle peut n'être que
particlle quand l'extinction l'est elle-même ; elle est générale quand l'extinction
a lieu dans toute l'étendue du cerveau et
de la moelle épinière. — La mort partielle, en quelque région du corps qu'elle
survienne, admet une véritable résurrection, toutes les fois que la portion de
moelle épinière demeurée vivante peut
fournir au cœur des forces suffisantes
pour ranimer la circulation dans la portion morte. Si la mort générale est irrévocable, ce n'est pas que la reproduction
du principe dont il s'agit ne puisse s'o-
pérer dans toute l'étendue de la moelle
épinière, tout aussi bien dans une portion, au bout d'un temps plus ou moins
long après son entière extinction ; mais
c'est que le cœur ayant perdu toutes ses
forces par l'effet même de l'extinction de
ce principe, sans aucun moyen de les recouvrer, la circulation a cessé pour jamais. En un mot, l'extinction du principe de la moelle épinière et la cessation
spontanée de la circulation, sont deux
choses inséparables, et dont l'une annonce constamment l'autre. — Parmi les
signes certains de la mort, il faut donc
compter tous ceux qui prouvent que la
circulation a cessé. C'est pour cela que
la vacuité des carotides en est un infail-
lible, lors même que les battements du
cœur sont encore distincts à travers les
parois de la poitrine. D'où il suit qu'il
s'en faut bien que le dernier terme de la
vie s'étende, comme on l'a dit, jusqu'à
l'abolition de l'irritabilité dans cet organe. (Haller, Elém. physiol., tom. viii,
lib. 30, p. 123.)

Tels sont les principaux résultats d'un
travail assez considérable, dans lequel
je me suis trouvé engagé presque sans
y penser, et sans en avoir prévu l'étendue
et les difficultés. Depuis ma première
expérience, qui n'avait pour objet que de
déterminer le temps qu'un fœtus peut
vivre sans respirer quand il ne communique plus avec sa mère, jusqu'à celle où
je suis parvenu à faire vivre un tronçon
extrait du milieu du corps d'un lapin,
je me suis vu entraîné comme malgré
moi d'expérience en expérience, une
première en exigeant une autre pour l'é-
claircir, celle-ci une autre, et ainsi successivement : il n'y en a aucune que je
n'aie répétée plusieurs fois. Dans les

recherches physiologiques, c'est une nécessité indispensable de répéter et de
revoir souvent les mêmes expérience,
nécessité fondée, d'une part, sur la complication des phénomènes qu'elles présentent ; de l'autre, sur ce que beaucoup
de causes peuvent les faire manquer, ce
qui rend les travaux de ce genre si longs
et si pénibles. Mais de toutes celles auxquelles je me suis livré, il n'en est point
que j'aie répétées avec plus de soin, et
méditées plus long-temps que celles relatives à la détermination du siége où
réside le principe des forces du cœur.
La théorie de Haller me paraissait encore si bien établie, malgré les imperfections qu'on lui reprochait, et toutes les
modifications qu'on avait voulu lui faire
subir me semblaient si peu satisfaisantes,
que ce n'est que par l'examen le plus
mûr et le plus attentif des faits qui en
sapent les fondements, que ma propre
conviction a pu être ébranlée ; aussi quoiqu'il y ait deux ans révolus que j'ai découvert et annoncé que le principe des
forces du cœur réside dans la moelle
épinière, c'est aujourd'hui (1812), pour
la première fois, que j'en publie les
preuves. — Je ne prétends pas toutefois
que la théorie de Haller soit erronée dans
tous ses points. Elle ne l'est qu'en ce
qu'elle ôte à la puissance nerveuse toute
participation active aux mouvements du
cœur, qu'elle n'attribue qu'à l'irritabilité musculaire. — Note. (Je dois faire
observer que, sous le nom de théorie de
Haller, je n'entends pas seulement celle
que ce grand homme a consignée dans
son immortel ouvrage de physiologie,
liv. IV, sect. V, mais encore celle des
auteurs de son école. Il est digne de
remarque que Haller n'a jamais osé nier
formellement l'influence de la puissance
nerveuse sur le cœur, et qu'il semble
même l'admettre, mais à la vérité d'une
manière problématique, et qui s'accorde
mal avec les faits qu'il avance pour
prouver que ces mouvements ne dépendent pas du cerveau. En un mot, il ne
paraît l'admettre qu'à l'acquit de sa conscience, si je puis m'exprimer ainsi, et
parce qu'autrement il ne savait que faire
des nerfs du cœur. Aussi la réduit-il
presqu'à rien dans la dernière édition
des quatre premiers volumes de sa Physiologie. (Voy. l'*Auctarium*, pag. 72,
dernier alinéa, dans lequel il est évident
qu'il faut lire *potest*, au lieu de *nequit*,
page 73, ligne 1.) Les auteurs de son
école ont été beaucoup moins réservés,

ils ont soutenu en termes formels que les mouvements du cœur ne dépendent en aucune manière de la puissance nerveuse. Voyez entre autres une dissertation de Fontana, p. 234 du troisième volume des Mémoires sur les parties sensibles et irritables du corps animal, et du traité sur le venin de la vipère, Florence, etc., 1781, tom. II, pages 169-171. Au reste, comme je l'ai dit dans ce mémoire, j'ai eu une foule d'occasions de m'assurer de la vérité de cet autre point de même théorie, que le sang, et particulièrement le sang artériel, est le stimulus dont la présence détermine les contractions du cœur. — Je n'ai parlé dans ce mémoire que de l'action de la moelle épinière sur le cœur; ce n'est pas que la moelle allongée n'en exerce une aussi, mais moins considérable, et dont je m'occuperai dans une autre circonstance.

III. Lorsqu'une fois il est bien prouvé que la vie du tronc a son principe dans la moelle épinière, et que, pour la prolonger, il n'est besoin que de suppléer à la respiration naturelle par l'insufflation pulmonaire, la première question qui se présente est de savoir combien de temps on pourrait l'entretenir par ce procédé. — Il semblerait que la meilleure manière de décider cette question, serait d'essayer de faire vivre le plus long-temps possible, un certain nombre d'individus. Mais si l'on s'en tenait à ce procédé purement empirique, on n'obtiendrait qu'une solution imparfaite. Car la mort d'un animal décapité peut être occasionnée ou accélérée par beaucoup de causes, dont les unes tiennent à l'imperfection ou au mauvais succès des moyens employés pour entretenir la vie, les autres aux accidents dont il est assez difficile qu'une plaie aussi considérable et aussi grave que celle résultante de la décapitation, ne soit pas compliquée. Or, toutes ces causes sont plus ou moins étrangères au fond de la question. Ce qu'on désire particulièrement savoir quand on demande combien de temps un animal peut survivre à la décapitation, c'est jusqu'à quel point le tronc peut se passer de l'action du cerveau; ou, ce qui revient au même, à quelle époque et de quelle manière la mort y survient par le seul fait de la cessation de cette action. C'est donc cette dernière et principale cause dont il faut d'abord étudier le genre et le degré d'influence, abstraction faite de toute autre. — Le cerveau ne peut exercer d'action sur le tronc que par l'intermédiaire de la moelle épinière et des nerfs de la huitième paire (pneumo-gastriques), et il est évident qu'après la décapitation, ce double mode d'action est anéanti. Nous avons vu qu'on peut y suppléer, au moins pour quelque temps, par l'insufflation pulmonaire; mais cette insufflation ne tient réellement lieu que des phénomènes mécaniques de la respiration; et nous avons vu aussi que c'est par la moelle épinière que le cerveau préside à ces phénomènes. En insufflant un animal décapité, on ne fait donc que remédier à la cessation de l'influence que le cerveau exerçait par la moelle épinière sur la respiration; mais rien n'indique qu'on remédie en même temps à la cessation de celle qu'il exerçait par les nerfs de la huitième paire, de manière qu'on puisse prolonger la vie indéfiniment. — Pour le savoir, il fallait étudier les effets immédiats de la cessation de ce dernier genre d'influence, considérés seuls et sans aucune autre complication, tels qu'ils ont lieu après la section ou la ligature des nerfs de la huitième paire. Antérieurement à la question qui m'occupe ici, j'avais déjà eu occasion, comme je le dirai bientôt, de pratiquer la section de ces nerfs. En reprenant ensuite cette expérience dans la vue d'en approprier les résultats à mon objet actuel, j'avais trois choses à examiner : 1° combien de temps les animaux peuvent survivre à la section des nerfs pneumo-gastriques; 2° quelle est la cause de leur mort; 3° si le temps durant lequel on peut entretenir la vie dans les animaux décapités, et si la cause de leur mort, telle que la font présumer les ouvertures des cadavres, ont quelque rapport avec ce qu'on observe après la section des nerfs pneumo-gastriques. — L'expérience dont il s'agit est une des plus anciennes qui aient été faites sur les animaux, et une de celles qui ont été le plus fréquemment répétées. Avant d'aller plus loin, je crois devoir indiquer les principaux auteurs qui l'ont pratiquée, ainsi que les différents points de vue sous lesquels ils en ont présenté les résultats.

Rufus d'Éphèse (*Apellationes part. hum. corp. græcè.* Parisiis, 1554, page 32), médecin grec, qui vivait sous Trajan, vers le commencement du second siècle de l'ère chrétienne, parle de la compression ou de la ligature des nerfs de la paire vague. A la vérité, il ne désigne ces nerfs que sous le nom de nerfs voisins des carotides; ce qui a fait penser à quelques auteurs, entre autres à Daniel Leclerc (Histoire de la Médecine, 1723, p. 657), que Rufus n'avait voulu parler que des nerfs récurrents (laryngés inférieurs). Mais Morgagni (*De sedib. et causis morborum*. Epist. XIX, art. 23) a fait savoir que Daniel Leclerc avait mal saisi le passage de Rufus, et que les nerfs récurrents n'étaient pas encore connus du temps de ce dernier auteur.— Note. (Voici le passage de Rufus : Καρωτίδας δὲ τὰς διὰτοῦ τραχήλου κοίλας ὠνομαζον πάλαι, ὅτι πιεζόντων καρώ δεις καὶ ἄφωνοι ἐγίνοντο. ὤφθη δὲ νῦν τὸ μάθημα ου τῶν ἀρτηριῶν, ἀλλά νεύρων αἰσθητικῶν πεφυκότων πλησίον. ὥστε εἰ ἐθελοις μελαθεῖναι τοὔνομα, οὐκ ἂν ἀμαρτάνοις. On voit par ce passage que les anciens avaient donné le nom de carotides aux artères du cou, parce qu'ils croyaient que la compression de ces vaisseaux occasionnait un état soporeux et l'aphonie, et que, du temps de Rufus, on savait que ce n'était pas la compression de ces artères, mais celle des nerfs qui sont auprès qui produisent ces effets. Ce qui suppose que ces nerfs sont tellement situés par rapport aux carotides, que ces vaisseaux ne peuvent être comprimés sans que les nerfs dont il s'agit ne soient exposés à l'être en même temps. Or, il est évident que cela ne peut, en aucune manière, s'appliquer aux nerfs récurrents, mais bien à ceux de la huitième paire, qui non seulement sont voisins des carotides, mais qui leur sont contigus, tellement qu'on ne peut éviter de les comprimer ou de les lier en même temps que ces artères, qu'en y apportant une attention particulière. C'est pareillement sous le nom de nerfs voisins ou contigus aux carotides que Galien désigne les nerfs de la huitième paire, en parlant des effets de leur compression dans le IIe livre, chap. VI, *de l'Hippocr. et Platon. decretis*, et dans le livre Ier, chap. VI, *de locis affectis*; et ce qui ne permet aucun doute à cet égard, c'est que dans ce dernier Traité il compare les effets de la section et de la ligature de ces nerfs contigus aux carotides à ceux de la section et de la ligature des nerfs récurrents.) Du reste, les seuls effets que Rufus attribue à la compression des nerfs pneumo-gastriques, sont l'assoupissement et la perte de la voix.— Galien (*Galeni opera. Venetiis, apud Juntas* 1576, *de Hippoc. et Plat. Decretis*. Lib. II, cap. 6, p. 239, *et de locis affectis*. lib. 1, cap. 6, p. 6, verso)

fait mention de la même expérie[nce] comme l'ayant pratiquée non seuleme[nt] par ligature, mais encore par section[;] il n'en indique point d'autres effets[;] plutôt il réduit les deux dont je vien[s] parler à un seul, la perte de la voix[.] Après Galien, Piccolhomini (*Ana*-*micæ prælectiones archang*. Picco[l]mini. Romæ, 1586, p. 272) paraît [être] un des premiers qui s'en soit occupé[;] n'est pas sûr toutefois qu'il ait fait c[ette] expérience; ses expressions porten[t à] croire qu'il en parle plutôt par conj[ec]ture que d'après l'observation. Q[uoi] qu'il en soit, ce qu'il en dit est fort [re]marquable; non seulement il annon[ce] que cette expérience est mortelle, m[ais] il émet sur la cause de la mort une o[pi]nion qui, reproduite ensuite par [des] hommes célèbres dont elle favorisait [les] systèmes, et combattue par d'aut[res] qu'elle contrariait, a été tour-à-tour d[é]fendue ou attaquée pendant deux sièc[les]. Il prétend que c'est en arrêtant les mo[u]vements du cœur que cette expérien[ce] tue les animaux. — Note. (C'est à t[ort] que Riolan tantôt attribue [*Jo. Riola*[ni] *opera anatomica*. Lutetiæ Parisiorum 1649, p. 414.] à Bauhin l'opinion [de] Piccolhomini, tantôt la lui fait partage[r] [Ibidem, p. 227.] Bauhin cite Piccolh[o]mini, mais c'est pour le réfuter, et il [se] fonde sur l'autorité de Galien pou[r] avancer que les nerfs ne font rien au[x] fonctions du cœur, et que cet organe r[e]cèle en lui-même le principe de ses mou[ve]ments. [*Caspari Bauhini Theatru*[m] *anatomicum*. 1621, p. 219.) — Riola[n] qui n'admettait point de nerfs dans l[e] cœur (*Opera anatom.* p. 227), ne man[]qua pas d'attaquer cette opinion (*Ibid*[.] page 414). Il trouva, en répétant l'exp[é]rience, que les animaux continuaient [de] vivre, et même de courir comme aupa[ra]ravant. Plempius (*Fundamenta Medi*[]cinæ. Lovanii, 1644, pag. 112) pens[e] comme Riolan, et vit, dans l'expérienc[e] dont il s'agit, la preuve que le cœu[r] trouve en lui-même le principe de s[es] mouvements, mais il ne paraît pas qu'[il] l'ait pratiquée. — Willis (*Opera omni*[a] *edente Blasio*. 1682. Tom. Ier. *Nervo*-*rum descriptio*, p. 86) la répéta. Il avai[t] un intérêt particulier à en étudier le[s] résultats. Comme il avait établi dans l[e] cervelet le principe des fonctions inté[-]rieures, et qu'il pensait que c'était prin[ci]cipalement par les nerfs de la huitièm[e] paire que le cœur y puisait celui de s[es] mouvements, les effets de la section d[e] de la huitième paire paraissaient avoir être la pierre de touche de sa doctrine. Il trouva qu'en effet cette expérience déposait en sa faveur, puisqu'elle jetait le trouble dans les mouvements du cœur, au point de faire périr les animaux plus tôt ou plus tard; et il prétendit que si la mort n'était pas subite, c'est que la puissance nerveuse pouvait encore exercer quelqu'influence sur le cœur, par les *nerfs récurrents* et par les grands sympathiques. Ce fut pareillement au désordre des mouvements du cœur que Lower (*Tractatus de corde*. 1708, p. 90) et Boyle (*Birch. History of the royal Society*. Tom. Ier, 504) attribuèrent la mort des animaux qu'ils soumirent à cette expérience. Ces tentatives et ces prétentions diverses ayant donné de l'importance et de la célébrité à la section des nerfs de la huitième paire, beaucoup d'auteurs voulurent en constater les effets par eux-mêmes. De ce nombre furent Chirac (cité par Senac, Traité du cœur, 2me édition, tom. II, pag. 120), Bohn (*Circulus Anatom. physiol.* Lipsiæ, 1697, pag. 104), Duverney (cité par Senac, *Loco citato*), Vieussens (Traité du cœur. Toulouse, 1715, pag. 122), Schrader (cité par Morgagni dans son édition des Œuvres de Valsalva. Venise, 1740, Hist. XIII, art. 30), Valsalva (*Ibidem*, art. 28 et seq.), Morgagni (*Ibidem.*), Baglivi (*Georg. Baglivi opera omnia.* Lugduni, 1710. *Dissertatio de observ. anatom. pract.* n°s 7 et 8, pag. 676-7), Courten (cité par Haller, Element. physiol., tom. I, pag. 462), Berger (*Physiologia medica.* Francofurti, 1737, p. 63), Ens (*De causa vices cordi altern.* n° 4), Senac (Traité du cœur, tom. II, p. 122), Teuermann (cité par Haller, Element. physiol., tom. I, p. 462), Haller (Mémoires sur les parties sensibles et irritables, tome I, pages 224-8), Brunn (*Commentarii de rebus in Scient. nat. et medic.* Lipsiæ, tom. IV, pag. 432-8), Molinelli (*Ibidem*, tom. V, pag. 301).

Parmi ces auteurs, les uns admirent, les autres rejetèrent le sentiment de Willis. La principale raison que firent valoir les derniers, c'est que, si les mouvements du cœur dépendaient spécialement du cerveau par les nerfs de la huitième paire, la mort devrait être subite ou très-prompte, dans tous les cas, après la section de ces nerfs, tandis qu'elle n'avait lieu qu'au bout d'un temps plus ou moins long, et quelquefois de plusieurs jours;

et l'explication donnée·par Willis paraissait inadmissible, en ce que la section des grands sympathiques, jointe par beaucoup des auteurs cités à celle des nerfs de la huitième paire, n'avait pas sensiblement accéléré la mort, ou du moins pas autant qu'on aurait dû s'y attendre, si cette explication eût été vraie. Mais précisément il était arrivé plusieurs fois que les animaux étaient morts aussitôt après la ligature ou la section des nerfs de la huitième paire. Ce fait avait été observé par Piccolhomini (*Loco citato*, en supposant qu'il ait fait l'expérience), par Bohn (*Loco citato*), par Varignon dans un cas dont il rendit compte à l'académie des sciences en 1706 (Hist. de l'Acad. des Sciences. An 1706, p. 23); par Berger (*Loco citato*), par Ens (*Loco citato*), par Schrader (*Loco citato*), par Molinelli (*Loco citato*), et à ce qu'il paraît par Senac (*Loco citato*, pag. 123). Ni Morgagni (*De sedibus et caus. morb.*, epist. XIX, art. 23, et dans son édition des Œuvres de Valsalva, epist. XIII, art. 30), qui cite quelques-uns de ces faits, ni Haller (Elém. physiol., tom. Ier, pag. 463), qui était particulièrement intéressé à les éclaircir, n'ont pu en donner une explication satisfaisante. L'embarras de Haller surtout était d'autant plus grand qu'il avait lui-même rencontré un cas semblable (Mémoires sur les parties sensibles et irritables, tom. Ier, pag. 224, exp. 181). Il avait vu un chien expirer entre ses mains, aussitôt après la ligature de la paire vague. — Dans ce conflit de recherches et d'opinions, l'attention ne se porta pas uniquement sur les mouvements du cœur. D'autres phénomènes furent observés, et l'on en déduisit de nouvelles causes de mort. Willis lui-même paraît avoir attribué la mort en partie à ce que les animaux ne voulaient plus manger (*Loco citato*). Baglivi semble croire aussi que, dans quelques cas au moins, ils périssaient d'inanition. Valsalva remarqua qu'à de fréquents efforts pour vomir, il se joignait un dérangement de la digestion, et que même les aliments avaient peine à parvenir jusque dans l'estomac, et s'arrêtaient dans l'œsophage. Il remarqua en outre qu'avant leur mort, les animaux rendaient par la bouche une écume sanguinolente, et qu'après leur mort on trouvait leurs poumons rouges et remplis de sang épanché. Il soupçonna que les efforts de vomissement occasionnaient la rupture de quelques vaisseaux des poumons, et que la mort pouvait être due à l'hémorrhagie. Vieussens et Senac observèrent pareillement la couleur rouge et le gonflement des poumons, mais ils attribuèrent cet état à un engorgement inflammatoire plutôt qu'à un épanchement de sang ; et ils pensèrent que cet engorgement pouvait causer la mort en arrêtant la circulation. — Les phénomènes de la dyspnée n'avaient pas plus échappé à Haller qu'à la plupart des autres auteurs. Mais les symptômes gastriques paraissent avoir fixé son attention d'une manière spéciale ; et comme, à chacune de ses expériences, il fait une mention expresse de l'abolition des forces digestives et de la corruption de matières contenues dans l'estomac, sans rien dire de l'état des poumons qu'il ne paraît pas avoir examiné, il est hors de doute que c'est dans l'estomac qu'il plaça la principale cause de la mort. — Outre les auteurs que je viens de citer, quelques autres ont aussi pratiqué la section de la huitième paire, mais dans des vues particulières et tout-à-fait étrangères à l'objet qui m'occupe ici. Ainsi Petit (Mémoires de l'Acad. des Sciences. An. 1727) l'a faite en même temps que celle du grand sympathique, pour déterminer l'action de ce dernier sur les yeux et en conclure son origine ; Fontana (Traité sur le venin de la vipère, tom. II, pag. 177), Cruikshank (Journal général de Médecine, par M. Sédillot, 2e vol. du supplém., pag. 80 et suiv.), Haighton (Ibid., pag. 95 et suiv.), Meyer (cité par M. Dupuytren), dans le dessein de constater la génération des nerfs. Les uns et les autres ont bien vu que les animaux en mouraient, et ils ont noté les principaux symptômes qui précédaient la mort; mais ils ne se sont pas arrêtés à en rechercher les causes ; seulement Cruikshank a observé, comme quelques-uns des auteurs précédents, qu'il se formait un engorgement sanguin dans les poumons. — Telles étaient les principales remarques qu'on avait faites sur les effets de la section des nerfs de la huitième paire, avant la réorganisation des études médicales en France. — A cette époque, Bichat répéta cette expérience. Il reconnut que la respiration devient très-laborieuse, et qu'elle ne cesse de l'être jusqu'à la mort ; il paraît même que c'est particulièrement à ce symptôme qu'il attribue la mort, car il ne fait mention d'aucun autre ; et cependant, par une de ces contradictions qui ne sont point rares dans cet

auteur, il conclut de cette expéri[ence] même que le cerveau n'a sur les pou[mons] aucune influence actuelle directe. [(Re-]cherch. phys. sur la Vie et la Mort[, 2e] partie, art. 10, § 1er.) — M. Dupuy[tren] reprit cette expérience quelque t[emps] après. Son Mémoire (inséré dans l[a Bi-]blioth. médic., tom. XVII, pag. 1[..]) remarquable par une précision et u[n es-]prit d'analyse qu'on ne trouve point [chez] les auteurs qui l'avaient précédé. Il s'[atta-]cha spécialement à déterminer le g[enre] d'influence que le cerveau exerce su[r les] poumons par les nerfs dont il s'agit[. Le] résultat de ses recherches fut que les [ani-]maux auxquels on les a coupés, meu[rent] constamment d'asphyxie ; il en trouv[a la] preuve non seulement dans la dysp[née] qui a constamment lieu, mais encore [dans] la couleur du sang artériel qui devien[t de] plus en plus noire comme dans l['as-]phyxie. Il y avait deux manières de c[on-]cevoir cette asphyxie : ou bien l['air] atmosphérique, quoique pénétrant li[bre-]ment dans la poitrine, ne peut plu[s se] combiner avec le sang qui trav[erse] les poumons, ni les convertir en s[ang] artériel ; ou bien son entrée dans [les] poumons est empêchée, et ne pouv[ant] plus parvenir jusque dans les vésic[ules] pulmonaires, il ne peut plus être mis [en] contact avec le sang : on voit que d[ans] l'un et l'autre cas l'effet est le mêm[e,] puisqu'il ne peut plus y avoir de s[ang] artériel de formé. M. Dupuytren se [dé-]clara pour le premier de ces deux mo[des] d'asphyxie. Il pensa donc, 1° que tous [les] animaux auxquels on a coupé les d[eux] nerfs pneumo-gastriques meurent d'[as-]phyxie ; 2° qu'ils en meurent, parce [que] l'air atmosphérique, quoique continu[ant] de pénétrer librement dans les poum[ons] et d'y arriver en contact avec le sang, [ne] peut plus se combiner avec ce flui[de,] cette combinaison ne pouvant se fa[ire] que sous l'influence du principe vital[, et] par l'intermédiaire des nerfs.

Cette seconde partie de l'opinion [de] M. Dupuytren était sujette à de gran[des] difficultés ; car c'est une observation a[n-]cienne et journalière, que le sang ext[ra-]vasé et mis en contact avec l'air, y pre[nd] une belle couleur artérielle. D'ailleu[rs,] si l'asphyxie était due à la cause allégu[ée,] elle serait subite et complète, et les a[ni-]maux devraient périr aussi promptem[ent] par la section des deux nerfs pneum[o-]gastriques, que par la submersion ou [par] la strangulation ; or, c'est ce que M. D[u-]puytren lui-même n'avait point observ[é.]

Dumas, doyen de la Faculté de Mont-pellier (Journal général de Médecine, M. Sédillot, tom. XXXIII, pag. ...) ne s'en tint pas à ces considérations; il eut recours à des expériences directes qu'il fit sur des chiens; et il trouva qu'en soufflant de l'air dans les poumons de ces animaux, après leur avoir coupé la paire vague, il se forme du sang artériel, lequel a une aussi belle couleur vermeille qu'auparavant. Il en conclut que cette opération n'empêche nullement la combinaison de l'air avec le sang qui traverse les poumons, mais qu'elle occasionne le second des deux modes d'asphyxie dont il a parlé; c'est-à-dire, qu'elle rend difficile l'entrée de l'air dans les poumons, en sorte qu'il est besoin d'une force extérieure pour le faire pénétrer jusque dans les vésicules pulmonaires; mais il n'indiqua point quelle était la cause qui empêchait ainsi l'air de pénétrer dans les poumons. — Vers le même temps, M. Blainville s'occupa de la même question. (Propositions extraites d'un Essai sur la Respiration; dissertation inaugurale entrée dans la collection des thèses de la Facult. de Méd. de Paris, an 1808, pag. 114.) Il conclut de ses expériences, que le sang se combine avec l'air tout aussi bien après qu'avant la section des nerfs, et que l'air ne cesse pas d'entrer librement dans la poitrine; et, rejetant toute idée d'asphyxie, il parut admettre, comme Haller et quelques autres physiologistes, que la principale cause de la mort dépendait de l'abolition des forces digestives et de l'altération des matières contenues dans l'estomac; cependant il avait eu la précaution de constater l'état des poumons après la mort, ce que MM. Dupuytren et Dumas avaient négligé de faire. Il avait remarqué que dans les lapins soumis à ses expériences, les bronches étaient plus ou moins remplies de mucosités parfois sanguinolentes, et que les poumons étaient couverts de larges taches brunes; mais il paraît qu'il n'avait considéré ces taches que comme superficielles. (Propositions, etc., pag. 20 et suiv.)

Dans cet état de choses, M. Provençal s'appliqua à constater s'il y avait réellement asphyxie; il eut recours pour cela à des moyens entièrement chimiques. (Bulletin des Sciences médicales, tom. V. pag. 361.) Considérant que toutes les fois qu'un animal est plus ou moins asphyxié, il consomme, dans un temps donné, moins de gaz oxygène, qu'il forme moins

d'acide carbonique, et que sa température devient plus basse que lorsqu'il ne l'est pas, M. Provençal examina ce que présentaient, sous ces trois rapports, les animaux auxquels il avait coupé la paire vague, et il trouva qu'ils étaient dans un véritable état d'asphyxie qui devenait de plus en plus profonde à mesure qu'ils approchaient de leur fin. Il eut d'ailleurs, comme M. Blainville, l'attention d'examiner les poumons, qu'il trouva rouges et engorgés de sang dans les chiens, mais sans aucune apparence contre nature dans les lapins et les cochons d'Inde. Ses expériences ne semblaient établir que le fait et non le mode de l'asphyxie; néanmoins, il parut admettre la seconde partie de l'opinion de M. Dupuytren, mais avec cette restriction que la section de la paire vague n'empêche que jusqu'à un certain point, et non pas entièrement, la combinaison de l'oxygène avec le sang. — En résumant les opinions qu'ont eues les divers auteurs que je viens de citer, sur la cause de la mort après la ligature ou la section de la paire vague, on voit que cette cause a été placée successivement dans trois organes différents; savoir, dans le cœur, dans l'estomac et dans les poumons: organes qui en effet reçoivent tous, plus ou moins, des filets de la paire vague. On a objecté avec raison que la mort devrait être beaucoup plus prompte qu'elle ne l'est ordinairement, si elle était occasionnée immédiatement par la suspension des mouvements du cœur; et beaucoup plus tardive, si elle ne dépendait que de l'abolition des forces digestives. Quant aux poumons, en cherchant à quelle altération, soit de leur substance, soit de leurs fonctions, on pourrait s'en prendre, il est évident que la quantité de sang épanché ou engorgé dans ces organes, n'est pas assez grande pour qu'on puisse attribuer la mort à l'hémorrhagie; et en supposant que l'engorgement soit inflammatoire, il n'est pas vraisemblable que ce soit en arrêtant la circulation que cet engorgement fasse périr les animaux. — L'asphyxie satisfaisait mieux aux principaux phénomènes de l'expérience; mais, quoique l'existence en eût été prouvée par des expériences directes, la difficulté de s'entendre sur la manière dont elle était produite avait fait naître des doutes sur le fond même du sujet, et quelques auteurs avaient rejeté le fait, parce qu'ils n'en concevaient pas le mode. — Peu de temps après la publication des expériences de M. Dupuytren, j'eus occasion d'employer la section des nerfs pneumo-gastriques, comme moyen asphyxiant, quel que fût d'ailleurs le mode de ce genre d'asphyxie. J'étais occupé alors à déterminer le temps que les animaux de même espèce, mais d'âges différents, peuvent, sans périr, supporter l'asphyxie produite simplement par l'interception de l'air ou par la suspension des mouvements inspiratoires. Après avoir constaté la loi suivant laquelle ce temps diminue depuis le moment de la naissance jusqu'à l'âge adulte, je voulus savoir si les époques auxquelles les animaux de différents âges meurent après la section de la paire vague seraient conformes à cette loi. Le premier animal que je soumis à cette épreuve fut un petit chien âgé de deux jours. Je savais par mes propres expériences que le chien nouvellement né supporte une asphyxie environ sept fois plus longue que le chien adulte ; et j'avais appris par celles des différents auteurs qui ont coupé la paire vague sur le chien adulte, qu'il n'en meurt qu'au bout d'un ou deux jours et quelquefois même beaucoup plus tard. Je devais donc espérer que mon petit chien survivrait un assez grand nombre de jours. Mais il en arriva tout autrement. Aussitôt que j'eus coupé les nerfs de ce petit animal, il fit les plus grands efforts pour respirer. Je voyais clairement qu'il n'entrait point ou presque point d'air dans sa poitrine. Il se débattait d'une manière convulsive. Ces débats ne durèrent que deux ou trois minutes, au bout desquelles il avait le corps flasque et la tête pendante. Il demeurait encore sensible, et il faisait de temps en temps des efforts d'inspiration ; mais la sensibilité s'éteignit peu à peu, et en moins d'une demi-heure, il ne donnait plus aucun signe de vie. Ce résultat me surprit beaucoup. Je ne tardai pas à répéter l'expérience sur un autre chien de même âge. L'issue en fut encore la même. L'examen des cadavres de ces deux chiens ne m'avait donné aucun éclaircissement satisfaisant, et je cherchais encore la cause de cet étrange phénomène, lorsqu'un jour, importuné par les cris aigus d'un petit chien de deux jours auquel je voulais lier les carotides, pour une expérience particulière, j'eus recours, pour le faire taire, à l'expérience de Galien, et je lui coupai les deux nerfs récurrents qui se présentaient à ma vue. Aussitôt il fit de grands efforts pour respirer ; et

après avoir manifesté les mêmes ph[é]nomènes que ceux auxquels j'avais c[oupé] les nerfs vagues, il mourut entre [mes] mains en moins d'une demi-heur[e.] Quelle que fût la manière dont la se[ction] des récurrents avait fait périr ce [dernier] chien, il n'y avait aucun doute q[ue la] mort des deux premiers chiens ne fû[t due] à la même cause. On sait en effet q[u'en] coupant au col les deux nerfs de la [hui]tième paire, on coupe nécessaire[ment] les récurrents, lesquels sont des bran[ches] que fournissent les premiers à leur [en]trée dans la poitrine.

Il restait à savoir pourquoi la sec[tion] des nerfs récurrents produit une mo[rt plus] prompte. Comme c'est au larynx qu[e ces] nerfs se distribuent, ce ne pouvait [être] que dans cet organe qu'il fallait en c[her]cher la cause. Je soupçonnai qu'elle [con]sistait uniquement dans une diminu[tion] subite et considérable de l'ouvertur[e de] la glotte. Le moyen de vérifier ce so[up]çon était de faire une large ouvertu[re à] la trachée-artère au-dessous du lar[ynx,] après avoir coupé, soit les nerfs ré[cur]rents, soit ceux de la huitième pa[ire.] L'air pouvant parvenir promptem[ent] dans les poumons par cette ouvertu[re,] sans passer par la glotte, tous les sy[mp]tômes de suffocation que j'avais obse[rvés] dans mes trois petits chiens ne deva[ient] plus avoir lieu si ma conjecture [était] fondée. Je ne manquai pas de soume[ttre] à cette vérification le premier petit ch[ien] qui me tomba sous la main ; il était [âgé] de trois jours. La section des nerfs ré[]currents l'asphyxia complètement co[mme] les précédents. La sensibilité était su[r le] point de s'éteindre, et il ne faisait p[lus] que de rares efforts d'inspiration, l[ors]que je pratiquai une ouverture à la [tra]chée-artère. A la première inspira[tion] qu'il fit, l'air se précipita dans la [poi]trine par cette ouverture ; les car[oti]des, de noires qu'elles étaient, devin[rent] d'un beau rouge, et l'animal se réta[blit] sans aucun autre secours. J'ai pare[ille]ment fait une ouverture à la trach[ée-]artère sur d'autres petits chiens auxq[uels] j'avais coupé les deux nerfs de la h[ui]tième paire ; l'effet en a été le même, s[eu]lement la respiration est demeurée [un] peu plus haute qu'après la section [des] récurrents. — J'ai voulu savoir ensu[ite] si les mêmes phénomènes avaient l[ieu] dans les autres espèces d'animaux ; [j'ai] donc coupé tantôt les nerfs vagues, ta[n]tôt les récurrents sur des chats, sur d[es] lapins et sur des cochons d'Inde dans [les] premiers jours de leur naissance. J'ai prouvé que les chats périssent de la même manière, et peut-être encore plus promptement que les chiens. La section des récurrents obstrue moins complètement la glotte dans les cochons d'Inde et dans les lapins ; les premiers n'en meurent qu'au bout d'environ une heure, et les seconds au bout de quelques heures. Mais quoique la glotte continue de donner plus ou moins passage à l'air dans les animaux de ces deux espèces après la section des récurrents, la dyspnée qui en résulte paraît être la principale cause de leur mort, quand on coupe la paire vague, car ils vivent à peu près le même temps après la section de ces derniers nerfs qu'après celle des récurrents, et ils vivent au contraire plus long-temps après la section de la paire vague avec une ouverture à la trachée, qu'après celle des récurrents sans ouverture semblable. J'avais coupé les nerfs vagues à un petit cochon d'Inde né seulement depuis quelques heures ; il mourut au bout d'une heure. Aussitôt, pour terme de comparaison, j'en pris un autre de la même portée, auquel je ne coupai que les deux récurrents. Cinquante minutes après cette opération, la dyspnée étant devenue, par degrés, intolérable, il tomba sur le côté ; il paraissait mourant. Je fis alors une ouverture à la trachée-artère ; la respiration se rétablit d'elle-même, et il se remit assez vite. Dix-huit heures plus tard, il était aussi bien portant, lorsque je lui fis la section des deux nerfs vagues : il n'y survécut que trois heures et demie.

Après avoir déterminé l'influence des nerfs récurrents sur les effets de la section de la paire vague dans ces quatre espèces d'animaux, vers l'époque de leur naissance, je m'appliquai à rechercher ce que devient cette influence à mesure que ces animaux avancent en âge. Je n'entrerai point ici dans tous les détails auxquels m'a conduit cette recherche. Je dirai seulement que la section des nerfs récurrents produit une suffocation moins considérable, à mesure que les animaux s'éloignent de l'époque de leur naissance ; ainsi, dans les chiens et dans les chats âgés de quinze jours ou trois semaines, cette opération occasionne encore une dyspnée qui, quoique moins forte que dans les premiers jours de la naissance, l'est assez pour les faire périr au bout de quelques heures. A l'âge de trois mois et même plus tôt, les chiens n'en

sont pas assez incommodés pour en périr ; les chats le sont beaucoup plus, et pour peu qu'on les agite et qu'on les force à marcher, ils tombent comme suffoqués. Si, dans un chat de cet âge, on ajoute à l'effet des nerfs récurrents sur la glotte celui des nerfs vagues sur les viscères de la poitrine, double effet qu'on opère toujours en coupant ces derniers nerfs au col, alors la dyspnée est des plus fortes, et, pour prévenir une mort imminente, il faut se hâter de faire une ouverture à la trachée-artère. Lorsqu'elle est faite, la respiration s'exécute sans beaucoup d'efforts, quoiqu'elle soit plus rare qu'en santé, et qu'elle le devienne ensuite de plus en plus. Chaque fois qu'on bouche cette ouverture avec le doigt, l'animal tombe dans des agitations convulsives comme au commencement d'une asphyxie complète. — Il en est de même dans les lapins et dans les cochons d'Inde ; la dyspnée que leur occasionne la section des récurrents est moins grave à mesure qu'ils sont plus âgés ; mais elle est toujours plus grande dans les cochons d'Inde que dans les lapins. Par exemple, ces derniers en sont beaucoup moins incommodés à l'âge d'un mois, que ne le sont les cochons d'Inde à l'âge de cinq mois. Ceux-ci peuvent encore en mourir dans l'espace de vingt-quatre heures. La raison de toutes ces différences se conçoit facilement. Elle tient à ce que, proportionnellement à la capacité des poumons, l'ouverture de la glotte dans les animaux de même âge est plus grande dans une espèce que dans l'autre ; et plus grande encore dans l'adulte qu'à l'époque de la naissance dans ceux de même espèce ; comme M. le professeur Richerand l'avait déjà constaté dans l'espèce humaine. (Nouveaux éléments de physiologie, 1re édit., tom. II, pag. 436.) Or, en supposant que la figure de la glotte soit à peu près semblable dans ces divers animaux, les aires des figures semblables étant entre elles comme les carrés des dimensions homologues, on voit qu'un rétrécissement de même ordre dans l'ouverture de la glotte doit intercepter le passage de l'air à des degrés très-différents. Cette étiologie de la suffocation, produite par la section des nerfs récurrents, est celle que j'avais donnée après mes premières expériences. Elle suppose que l'effet de cette opération est de diminuer l'ouverture de la glotte. C'était une chose qui m'avait paru suffisamment prouvée par toutes les circonstances de la suffocation,

et notamment par le moyen qui la fait
cesser. Mais quelques anatomistes de réputation en ont douté. Les uns ont assuré
que les cartilages dont le larynx est composé ont trop peu de mobilité les uns
sur les autres pour permettre un rétrécissement notable, et encore moins pour
en permettre un qui aille jusqu'à produire la suffocation. Les autres ont dit que
le propre de la section d'un nerf étant
de paralyser les parties auxquelles ce nerf
se distribue, et la paralysie étant toujours
accompagnée de relâchement, la section
des nerfs récurrents devait relâcher, et
par conséquent élargir la glotte au lieu de
la rétrécir. Pour éclaircir ces doutes, j'ai
fait les expériences suivantes devant la
société des professeurs de la faculté de
médecine de Paris. J'ai pris des lapins âgés
d'environ deux mois, auxquels j'ai détaché
le larynx de l'os hyoïde et des parties adjacentes, sans blesser ni ses muscles propres, ni les nerfs récurrents; après quoi je
l'ai incliné suffisamment vers la poitrine
pour bien mettre en évidence l'ouverture
de la glotte. Cette ouverture était sensiblement ronde ou tout au plus légèrement
ovale de haut en bas (le larynx étant
supposé en place, et l'animal debout sur
ses pattes), surtout pendant les inspirations. Cet état bien constaté, j'ai coupé
les deux nerfs de la huitième paire au
milieu du cou ; aussitôt les deux cartilages aryténoïdes se sont rapprochés l'un
de l'autre et du thyroïde, l'ouverture de
la glotte a diminué, et n'a plus présenté,
au lieu d'un trou à peu près rond, qu'une
fente invariable dirigée de haut en bas.
Dans d'autres lapins de même âge, les
cartilages aryténoïdes et la glotte avaient,
avant la section des mêmes nerfs, des
mouvements correspondants à ceux de la
respiration. A chaque inspiration la glotte s'élargissait et devenait ronde ; puis,
pendant l'expiration elle se rétrécissait
par le rapprochement des cartilages aryténoïdes entre eux et vers le thyroïde, et
ainsi successivement ; mais, après la
section, soit des nerfs de la huitième
paire, soit des récurrents, elle demeurait
immobile et rétrécie en fente. Il faut observer que ces mouvements de la glotte
n'ont lieu, ou du moins ne sont bien
marqués, que quand la respiration est un
peu gênée. Lorsqu'elle est libre, la glotte
demeure assez largement ouverte sans
varier beaucoup.

Ces états comparés de la glotte avant
et après la section des nerfs dont il s'agit,
dans des animaux auxquels cette opéra-

tion ne cause jamais de suffocation [i]-
minente, même au moment de leur n[ais]-
sance, indiquait assez ce qui devait a[voir]
lieu dans ceux chez lesquels elle pro[duit]
cet effet. J'ai répété, sur trois chien[s,]
sur quatre chats nouvellement nés [la]
même expérience que j'avais faite sur [les]
lapins. Dans ces sept animaux, l'ouv[er-]
ture du larynx avait des mouveme[nts]
qui correspondaient régulièrement à c[eux]
de la respiration. A chaque inspira[tion]
cette ouverture s'élargissait, et ver[s la]
fin de l'expiration elle se rétrécissait [au]
point de paraître fermée, ce qui du[rait]
jusqu'au moment où l'inspiration rec[om-]
mençait. En coupant, soit le nerf vag[ue,]
soit le récurrent d'un côté, l'ouvert[ure]
du larynx diminuait aussitôt de moit[ié,]
et le cartilage aryténoïde du même c[ôté]
demeurait immobile ; celui de l'autre c[ôté]
conservait ses mouvements. Lorsque [les]
deux nerfs vagues ou les deux récurre[nts]
avaient été coupés, les deux cartila[ges]
étaient immobiles et contigus par le[urs]
bords internes ; les ligaments de la glo[tte]
étaient de même rapprochés et contig[us]
par leurs bords tranchants, et la glo[tte]
paraissait être entièrement fermée. Ch[a-]
que effort d'inspiration que faisaient [les]
animaux la fermait davantage, au lieu [de]
l'ouvrir, et cela par la pression de l'[air]
extérieur, qui augmentait encore le ra[p-]
prochement de ces ligaments, à cause [de]
leur position oblique et du cul-de-s[ac]
qu'ils forment à leur face antérieure. [Au]
contraire, l'expiration était facile. J'[ai]
détaché tout-à-fait le larynx avec u[ne]
certaine longueur de la trachée-artère, [et]
j'ai introduit le bout d'une seringue da[ns]
la trachée ; l'air, chassé de la seringu[e]
sortait librement par le larynx ; m[ais]
quand le piston, ramené en sens contrai[re,]
aspirait l'air de la glotte, j'éprouvais [à]
le mouvoir en ce sens, une résistan[ce]
pareille à celle qui aurait eu lieu si j'[a-]
vais mis le doigt sur le bout de la ser[in-]
gue. — C'est donc bien réellement [en]
paralysant les muscles aryténoïdiens, [et]
en relâchant par-là les ligaments de [la]
glotte, que la section des nerfs récurre[nts]
produit la suffocation. — Il résulte [de]
tout ce que je viens de dire, que, da[ns]
les expériences de la section de la h[ui-]
tième paire, les effets de cette opérati[on]
sur les viscères du thorax et de l'abd[o-]
men auxquels ces nerfs se distribuen[t,]
sont toujours plus ou moins compliqu[és]
des effets de la section des récurrents s[ur]
le larynx, et que, suivant l'âge et l'espè[ce]
des animaux, cette complication peut êt[re]

grave qu'elle devienne la cause immédiate de la mort, laquelle survient alors
plus ou moins subitement, et bien avant
l'époque où elle eût eu lieu en conséquence de la section de la huitième paire,
dégagée de cette complication. Ces faits
nous conduisent donc à une explication
très simple de ces morts subites surve-
nues après la section de la huitième paire,
lesquelles, comme je l'ai dit plus haut,
avaient tant embarrassé quelques auteurs,
et avaient paru si favorables au système
de quelques autres. En effet, parmi les
auteurs que j'ai cités comme ayant observé de ces morts subites, ceux qui
ont eu l'attention d'indiquer l'espèce et
l'âge des animaux sur lesquels ils ont fait
leurs expériences nous apprennent que
c'étaient des chiens ou des chats, et que
ces animaux étaient nouvellement nés. —
Voilà donc un nouvel effet de la section
des nerfs récurrents, et par conséquent
de celle de la paire vague, que je ne sache pas avoir été remarqué par aucun
des nombreux auteurs qui ont pratiqué
l'une ou l'autre de ces deux opérations.
On sait que Galien, auquel on attribue,
ou plutôt qui s'attribue la découverte des
nerfs récurrents, est aussi le premier qui
ait fait la section. Il n'en observa point
d'autre effet que la perte de la voix : l'a-
nimal sur lequel il la pratiqua, était très-
bien choisi pour mettre cet effet en
évidence, c'était un cochon. (*De locis
affectis*, lib. i, cap. 6, p. 6. — *De præ-
cognit. ad Posthumum*, p. 216.) Cette
expérience fut ensuite répétée par Vésale (*De hum. corporis fabricâ*, Basileæ,
1555, p. 823); elle le fut de même par
Colombus (*De re anatomicâ*, Parisiis,
1562, p. 473 et 477), par Riolan (*En-
cheiridium anatom.* Parisiis, 1562, p.
43.—*Opera anatomic*, p. 414), par Bid-
lo (*Exercitationes anatom. chirur.*
Lugd. Batav., 1908, p. 2), par Muralto,
par Chirac, par Courten, par Emett (cités
par Haller, Elém. phys. , t. iii, p. 409),
par Drelincourt (*Experimenta anatom.*
Lugd. Batav., 1681, p. 11), par Georges
Martin (Essais et observ. de Médecine de
la société d'Edimbourg, Paris, 1742, t. ii,
p. 138) ; M. Portal (Lettre de Colomb sur
un cours de physiologie fait par M. Portal
en 1771) et M. Dupuytren (Mémoire cité
plus haut) l'ont aussi pratiquée. L'aphonie seule a fixé l'attention de tous ces
auteurs, et ils se sont bornés à en étudier
les diverses circonstances. — Note. (La
cause à laquelle Martin attribue l'aphonie
est remarquable. Il pense que la section

des récurrents a pour effet d'élargir la
glotte. Ce fut sur un cochon âgé de cinq
ou six semaines qu'il fit cette expérience.
Depuis l'opération, dit-il, l'animal respira comme si la glotte avait été trop ouverte ; il mourut au bout de six ou sept
semaines, étant encore aphone.) Ainsi,
ils ont examiné jusqu'à quel point la voix
est affaiblie par la section d'un nerf ; à
quel degré elle est éteinte par celle des
deux nerfs ; dans quel cas et au bout de
quel temps l'animal peut la recouvrer.
Toutes ces questions étant étrangères à
mon objet, je ne m'y arrêterai pas ; mais
je dois faire remarquer que, quand on lit
ces auteurs, il est bon de prendre garde
si les nerfs ont été liés ou coupés. La
ligature peut donner lieu à des résultats
qui paraissaient contradictoires, suivant
qu'elle n'a pas été assez serrée pour intercepter entièrement l'action de la puissance nerveuse, ou qu'elle l'a été assez
pour produire cet effet, sans désorganiser le nerf, ou enfin qu'elle l'a été au
point de le désorganiser. Dans le premier cas, l'aphonie est plus ou moins
incomplète ; à quelque degré qu'elle existe
dans le second, elle cesse aussitôt qu'on
a ôté la ligature ; elle persiste dans le
troisième, après l'ablation des ligatures,
comme si les nerfs avaient été coupés :
cette remarque est applicable à la ligature de la paire vague et à celle des autres nerfs. Quoique les effets de la ligature portée aux degrés qui constituent
les deux derniers cas dont je viens de
parler soient à peu près les mêmes que
ceux de la section, néanmoins, pour éviter toute incertitude , c'est toujours à la
section que j'ai eu recours dans mes expériences , soit sur les récurrents, soit
sur la paire vague. Mais les auteurs que
j'ai cités ont employé assez indistinctement la ligature ou la section ; et c'est
pour abréger, si, en rappelant leurs
expériences, je n'ai fait mention le
plus souvent que de la section. — Il résulte de ce qui précède que, pour apprécier les effets de la section de la paire
vague sur les viscères de la poitrine, il
faut d'avance connaître ceux de la section des récurrents ; et que, dans la plupart des cas, il convient de commencer
par annuler ces derniers, en faisant à la
trachée-artère une large ouverture avec
perte de substance. Ce n'est pas que cette
ouverture n'ait des inconvénients : elle
occasionne de l'inflammation, et par suite
du gonflement dans les parties environnantes, et surtout dans la membrane qui

tapisse la trachée ; des corps étrangers peuvent s'y introduire ; enfin, les muscles et la peau viennent souvent l'obstruer. Mais je ne connais aucun autre moyen qui puisse remplacer l'ouverture dont il s'agit ; tout ce qu'il y a à faire dans les cas où l'on n'a pas pu en prévenir les inconvénients, c'est d'en tenir compte dans les résultats. — Supposons donc qu'en pratiquant la section de la paire vague on s'est assuré qu'il n'en résulte sur le larynx aucun effet capable d'affecter la respiration, il s'agit de rechercher quelle est, dans ce cas, la cause de la mort. J'ai dit plus haut qu'en faisant cette expérience, je n'avais d'abord eu d'autre objet en vue que de savoir si les époques auxquelles périssent des animaux d'âges différents étaient en rapport avec les temps au bout desquels des animaux de même espèce et de même âge succombent à l'asphyxie. La comparaison était facile à faire, car le temps que les animaux peuvent supporter l'asphyxie, quoique variable suivant l'âge, est à peu près constant pour chaque âge, et n'admet qu'une très-petite latitude dans les individus de la même espèce. Je pratiquai donc la section de la huitième paire sur différentes espèces d'animaux, et particulièrement sur des lapins, depuis le moment de leur naissance jusqu'à l'âge d'un ou deux mois ; je ne trouvai rien de fixe ni de constant dans les temps au bout desquels les animaux de même âge en périssaient, et je ne remarquai aux différents âges rien de comparable à cette loi de décroissement suivant laquelle les animaux supportent une asphyxie d'autant plus courte qu'ils s'éloignent davantage de l'époque de leur naissance. Ainsi, j'ai vu des lapins nouvellement nés périr après la section de la paire vague, tout aussi promptement que d'autres qui étaient âgés de deux mois ; et souvent ces derniers survivent aussi long-temps que ceux qui sont beaucoup plus jeunes. Cela me conduisit à penser qu'ils ne meurent pas d'asphyxie, ou que, s'ils en meurent, cette asphyxie est compliquée de quelques circonstances variables suivant les individus. C'était là l'opinion à laquelle je m'étais arrêté, lorsque mes expériences sur la décapitation me ramenèrent à recommencer celles sur la section des nerfs de la huitième paire, dans la vue de découvrir, s'il était possible, quelle était la véritable, ou du moins la principale cause de la mort.

Je ne m'arrêterai point à rapporter en détail tous les phénomènes auxquels cette opération donne lieu : ils ont été observés et décrits par la plupart des auteurs que j'ai cités plus haut. Je ne dois m'attacher ici qu'aux résultats. Or, en examinant ces phénomènes avec attention, on reconnaît que les viscères gastriques, les poumons et le cœur sont affectés. Les viscères gastriques, parce que les animaux sont plus ou moins tourmentés par des nausées, et même par des vomissements dans les espèces qui peuvent vomir ; les poumons, parce qu'il y a toujours une dyspnée considérable dont l'intensité ne fait que s'accroître jusqu'à la mort ; le cœur, parce qu'en général les carotides perdent de leur plénitude et de leur tension. — Le cœur, les poumons et l'estomac sont des organes d'une si grande importance, et le dérangement de leurs fonctions compromet tellement l'existence de l'animal, qu'il suffirait qu'un seul fût affecté pour le faire périr. Il serait donc possible que chacun de ces organes considéré séparément fût assez gravement affecté par la section des nerfs de la paire vague pour occasionner la mort ; je dirai même que cela me paraît fort vraisemblable. Néanmoins, on n'en pourra pas conclure que la mort a sa cause immédiate dans tous et chacun de ces organes. Car d'une part ils peuvent n'être pas affectés au même degré ; et de l'autre, en supposant qu'ils le soient, leurs fonctions, quoiqu'indispensables à l'entretien de la vie, le sont d'une manière plus ou moins prochaine ; je veux dire que la cessation des fonctions de chacun de ces organes, quoique nécessairement mortelle, ne l'est pas dans le même temps ; et par conséquent, l'affection de tel organe causant la mort avant que celle de tel autre ait eu le temps de produire le même effet, c'est uniquement au premier qu'il faut attribuer cet effet. Supposons, par exemple, que dans un lapin adulte, le cœur, les poumons et l'estomac cessent entièrement et simultanément leurs fonctions, la mort sera presque subite dans ce cas, et elle aura lieu précisément dans le même temps que si le cœur seul eût cessé les siennes. Il est évident qu'on ne pourra l'attribuer à la cessation des fonctions de l'estomac, puisque le lapin adulte ne meurt qu'après trois semaines d'abstinence complète, — Note. (Cette observation est propre à l'auteur ; elle est le résultat d'une multitude d'expériences sur la faim qui sont encore inédites.) ni à celle des fonctions du

non, car bien que le temps que les la-
y survivent soit fort court, il est pour
ins deux fois aussi long que celui
s survivent à la cessation de la cir-
ion. Si, au contraire, les fonctions
cœur demeuraient intactes, et que
s des poumons et de l'estomac fus-
seules anéanties, la mort serait en-
fort prompte, mais moins que dans
emier cas ; elle surviendrait dans le
e temps qu'après une asphyxie com-
, et sans qu'on pût en accuser la
tion des fonctions de l'estomac. Si
ction de ces organes était propor-
nellement plus grave dans l'un que
l'autre, et que dans aucun elle ne
t assez pour que ces fonctions fus-
totalement suspendues, les effets
seraient plus les mêmes, et la
t ne pourrait plus être attribuée à
i dont les fonctions admettent la plus
te interruption ; mais elle dépendrait
organe dont l'affection serait la plus
idérable, ou plutôt la cause de la
t serait alors en raison composée de
ection de l'organe et de l'importance
es fonctions. Ce cas est celui qu'on
rve après la section des nerfs de la
e vague. Dans cette expérience, le
r, les poumons et l'estomac sont af-
és à différents degrés, et aucun de ces
nes ne l'est de manière que ses fonc-
s soient entièrement suspendues, si
'est l'estomac dans certains cas. Cher-
r comment la section de ces nerfs fait
ir les animaux, c'est donc chercher
lles sont, parmi les fonctions lésées,
es qui le sont au point que la mort
oit la suite avant que le dérangement
autres ait eu le temps de produire le
me effet. — Le principal signe auquel
reconnaisse que le cœur est affecté
es la section de la paire vague, est,
me je l'ai dit, une diminution dans
lénitude et la tension du système ar-
el, ce qu'on distingue assez facilement
s les carotides. Il est fort vraisem-
ble que les mouvements de cet organe
ouvent ainsi des dérangements, soit
nt à leur régularité, mais il est assez
icile de s'en assurer, et de ne pas con-
dre le trouble que font naître la dou-
r et la crainte pendant l'expérience,
que la crainte renouvelle 'chaque fois
on porte la main sur la poitrine de l'a-
mal pour sentir les battements du cœur,
ec celui qui n'est dû qu'à la section
s nerfs. Toutefois, je n'ai jamais ob-
vé que ces dérangements fussent aussi
sidérables que Willis et Lower l'ont

dit, du moins dans les commencements
de l'expérience. Sur la fin, et quand la
mort approche, les battements du cœur
sont rares et irréguliers, mais beaucoup
de causes peuvent alors contribuer à les
rendre tels. En un mot, l'affection du
cœur produirait sans doute à la longue
des effets fâcheux, et elle doit aggraver
les autres symptômes ; mais rien n'indique qu'on puisse la considérer comme la
cause immédiate de la mort. Je tâcherai,
dans une autre circonstance, de déterminer, par des expériences directes, quel
genre d'influence le cerveau exerce sur
la circulation par l'intermédiaire de la
paire vague.

L'affection de l'estomac est en général
beaucoup plus grave que celle du cœur,
car les fonctions du premier de ces organes éprouvent un dérangement beaucoup
plus grand que celles du second. Je
pense même que, dans certains cas, de
toutes les fonctions lésées par la section
de la paire vague, celles de l'estomac le
sont au plus haut degré. C'est du moins
ce qui a lieu dans quelques espèces. Dans
les cochons d'Inde, par exemple, la digestion paraît être non pas seulement affaiblie ou dérangée, mais entièrement
abolie. J'avais coupé le nerf vague
droit sur une femelle de cochon d'Inde,
âgée d'environ dix-huit mois. La respiration demeurant encore assez libre, et
l'anxiété étant médiocre, l'animal conti-
nua de manger. Mais, à mesure qu'il
mangeait, son ventre prenait du volume.
Il grossit tellement que la largeur de son
ventre égalait presque la longueur de
son corps, et qu'il ne pouvait plus marcher. Il mourut quatre jours et cinq heures après la section des nerfs. L'estomac
occupait presque toute la capacité du
ventre ; il était distendu par une grande
quantité d'aliments qui se trouvaient à
peu près dans le même état où ils
avaient été avalés. Il est clair que dans
cette expérience l'estomac avait entièrement perdu la faculté de digérer et cella
de pousser les aliments dans les intestins. Cet effet n'a pas toujours lieu après
la section d'un seul nerf, mais on ne peut
guère douter que la section des deux
nerfs ne le produise constamment, surtout quand on considère combien, dans
ce dernier cas, les cochons d'Inde sont
tourmentés par les nausées et les efforts
pour vomir. Or, après la section des deux
nerfs, les cochons d'Inde de l'âge de celui dont il est ici question périssent dans
l'espace de trois ou quatre heures, et

quelquefois plus promptement encore.
Leur mort ne peut donc pas être attribuée à l'abolition des forces digestives,
à laquelle ils peuvent survivre au-delà de
quatre jours, lors même qu'elle est la
plus complète. Je dis au-delà de quatre
jours, car il paraît que dans le cas que je
viens de citer, l'abolition des forces digestives n'a été que la cause occasion-
nelle de la mort, et que la cause immédiate en était due à l'énorme distension
de l'estomac, laquelle avait rendu la respiration fort laborieuse, et avait déterminé en outre un certain état de phlogose
dans les membranes de ce viscère, ainsi
que dans l'épiploon et dans le péritoine.
Il est très-présumable que sans cette complication, l'animal aurait vécu le même
temps que pendant une abstinence complète, et qui est de neuf à dix jours. Note.
(Cette observation est, comme la précédente, le fruit d'un grand nombre d'expériences.) — Puisque la mort ne peut
être attribuée à l'état de l'estomac, même
dans les animaux chez lesquels la digestion est anéantie, elle pourrait l'être bien
moins encore dans ceux chez lesquels,
comme les lapins, les symptômes gastriques sont moins intenses. J'ajouterai que
je n'ai jamais rencontré cette corruption,
cette dégénérescence putride des aliments contenus dans l'estomac, que
plusieurs auteurs recommandables ont
considérée comme la cause de la mort.
J'avais espéré que cet effet serait plus
marqué et plus facile à distinguer dans
les animaux qui tétaient encore, et, en
coupant la paire vague à différents âges,
j'avais donné une attention particulière
à ceux qui ne prenaient d'autre aliment
que le lait de leur mère ; mais en examinant comparativement sous ce rapport
les animaux morts de cette opération, et
ceux qui avaient péri de toute autre manière, le lait contenu dans l'estomac des
uns et des autres m'a toujours présenté
sensiblement la même apparence. Du
reste, en supposant que les aliments se
corrompent dans l'estomac des animaux
dont on a coupé la huitième paire, en
pourrait-on conclure que cette corruption soit la cause immédiate d'une mort
aussi prompte que celle qui a lieu le
plus souvent dans cette expérience ? Ne
sait-on pas que dans certaines maladies
de l'estomac, les aliments éprouvent
des altérations diverses très-considéra-
bles, ce qui n'empêche pas les individus attaqués de ces maladies de prolonger leur existence assez long-temps.

Enfin, je dirai que l'estomac lui-[même]
ne m'a présenté rien de particuli[er ; si]
j'en excepte un léger état de phl[ogose,]
encore cet état n'existe-t-il que [dans]
un petit nombre de cas.

De tous les symptômes que pr[ésente]
la section de la paire vague, ceu[x qui]
concernent la respiration sont à la [fois]
les plus constants et les plus rema[rqua-]
bles ; aussi ont-ils été observés p[ar la]
plupart des auteurs qui ont répété [cette]
expérience. Ces symptômes se man[ifes-]
tent aussitôt que les nerfs ont été [cou-]
pés, et leur intensité ne fait que [s'ac-]
croître de plus en plus ; ainsi la resp[ira-]
tion est haute et rare, et à mesure qu[elle]
devient plus laborieuse, toutes les p[uis-]
sances inspiratrices sont mises en act[ion.]
L'animal se tient coi (surtout les la[pins]
et cochons d'Inde), et semble n'être [at-]
tentif qu'à faire entrer le plus d'air [qu'il]
peut dans ses poumons. La couleur [du]
sang artériel, d'abord peu chan[gée,]
perd peu à peu son éclat et prend [une]
teinte de plus en plus sombre : on [voit]
au toucher que l'animal se refroi[dit.]
Néanmoins la respiration n'est ja[mais]
entièrement abolie aussitôt après la [sec-]
tion des nerfs, comme semble l'êtr[e la]
digestion, au moins dans certains c[as ;]
et il n'est guère douteux que si la dy[sp-]
née ne faisait pas de progrès, et qu'[elle]
demeurât telle qu'elle est dans les p[re-]
miers moments de l'expérience, l'ani[mal]
ne pût vivre assez long-temps, et q[u'il]
ne mourût d'inanition plutôt que d['as-]
phyxie. Si la cause immédiate de la m[ort]
réside dans les poumons, cette cause [doit]
donc avoir pour caractère d'acqu[érir]
graduellement de l'intensité, de t[elle]
sorte que la respiration devienne de p[lus]
en plus laborieuse, et qu'il survienn[e à]
la fin une asphyxie complète. Or, d[ans]
tous les animaux morts de la section d[e la]
paire vague, on trouve constamment [que]
les poumons sont plus volumineux q[ue]
dans l'état naturel et qu'ils sont gor[gés]
de sang. L'engorgement sanguin l[eur]
donne une couleur d'un rouge brun, q[ui,]
pour l'ordinaire, n'est pas uniforme, m[ais]
répandue par grands espaces. Les vé[si-]
cules pulmonaires en sont tellement [af-]
faissées que si on dégage ces espaces [des]
portions qui restent plus ou moins aér[ées]
et qu'on les jette dans l'eau, ils tomb[ent]
au fond ; de plus, on rencontre le p[lus]
souvent dans les voies aériennes un l[iquide]
de écumeux et parfois rougeâtre, as[sez]
abondant pour remplir les vésicules p[ul-]
monaires et la plus grande partie d[es]

branches, et qui boursoufle les poumons dans les espaces qui ne sont pas gorgés de sang. Ce fluide est dû à un épanchement séreux qui se fait dans les voies aériennes, et que les mouvements de la respiration convertissent en écume, en le mélant avec l'air inspiré. C'est surtout dans les lapins et dans les cochons d'Inde que ce fluide est abondant ; on le voit souvent sortir par leur bouche et par leurs narines dans les derniers instants de leur vie. Après leur mort, il s'écoule par les incisions que l'on fait aux poumons, et même il suffit souvent de faire une ouverture à la trachée et de comprimer le ventre et la poitrine pour le faire réduer à cette ouverture. L'engorgement sanguin et l'épanchement écumeux ont évidemment pour effet d'empêcher l'air de pénétrer dans les vésicules pulmonaires ; et l'inspection de ces deux états des poumons ne permet pas de douter que s'ils parvenaient aussitôt après la section de la paire vague au degré qu'on observe après la mort, l'asphyxie ne fût complète dès les premiers instants. Mais ils ne se forment et ne s'accroissent que graduellement, comme il est facile de s'en assurer en tuant des animaux, à différentes époques, après la section de la paire vague, pour examiner leurs poumons. — L'engorgement sanguin et l'épanchement écumeux sont en quelque sorte en raison inverse l'un de l'autre. Lorsque l'épanchement survient promptement, il suffoque l'animal avant que l'engorgement sanguin ait eu le temps de faire beaucoup de progrès, et la mort arrive plus tôt. Lorsqu'au contraire cet épanchement se forme lentement et en petite quantité, l'animal meurt plus tard, et seulement lorsque ses poumons sont presque entièrement gorgés de sang. Le temps que l'un et l'autre de ces états des poumons prennent à se former est très-variable et paraît tenir à des circonstances individuelles plutôt qu'à l'âge dans les individus de la même espèce ; dès-lors, celui que les animaux survivent dans cette expérience doit varier de même, et il varie en effet beaucoup, comme je l'ai dit plus haut. Ce qui explique pourquoi ce temps n'est point en rapport avec celui durant lequel les animaux de même espèce et de même âge peuvent supporter l'asphyxie subite et complète. — Il resterait à savoir comment la section de la paire vague produit ces deux effets dans les poumons. Il est vraisemblable que c'est d'une manière analogue à ce qui a lieu dans les autres parties dont on coupe les nerfs. On sait qu'elles tombent dans un état de paralysie et de flaccidité à peu près semblable à ce qui a lieu après la mort. Il survient sans doute de même dans les poumons une perte de ton, une sorte de paralysie. C'est du moins ce que paraît indiquer l'affaiblissement notable qu'on observe dans le tissu de ce viscère, lequel se déchire très-facilement, surtout dans les endroits gorgés de sang. Les expériences de Hales fortifient encore cette opinion. Cet auteur (Hæmastatique. Traduction de Sauvages. Genève, 1744, 11e expér. pag. 61-6) a trouvé qu'en introduisant du sang dans l'artère pulmonaire par un tube fixé à cette artère, tenu verticalement et haut de deux pieds seulement, les poumons se gonflent et deviennent fort rouges, et que la sérosité s'épanche dans les vésicules pulmonaires au travers des tuniques artérielles. Hales observe avec raison que cette transsudation si facile de la sérosité est due au relâchement et à l'atonie qui existent après la mort.

On a vu plus haut que parmi les auteurs qui se sont occupés de la section des nerfs de la huitième paire, plusieurs avaient reconnu l'engorgement sanguin des poumons, et que quelques-uns l'avaient même indiqué comme une cause de mort ; mais comme à l'époque où ces derniers auteurs écrivaient, la véritable théorie de la respiration n'existait pas encore, ce n'était pas à l'asphyxie qu'ils avaient rapporté cette cause, mais à une hémorrhagie ou à une inflammation pulmonaire portées à un degré mortel. Quant à l'épanchement d'un fluide dans les bronches, je ne sache pas qu'aucun autre en ait fait mention que M. Blainville, et l'on se rappelle que ce savant ne s'était point arrêté à en considérer les effets sur la respiration, non plus que ceux de l'engorgement sanguin des poumons. — Dans un Mémoire que j'eus l'honneur de présenter à la première classe de l'Institut en 1809, sur l'expérience dont il s'agit, j'attribuai la mort des animaux à l'occlusion de la glotte, et lorsque la glotte demeure suffisamment ouverte aux deux états des poumons dont il vient d'être question. La classe nomma des commissaires pour vérifier les faits. Je vais rapporter les résultats des expériences que je répétai devant MM. les commissaires, et auxquelles MM. Duméril et Blainville voulurent bien assister. Pour abréger, je ne rappellerai que les expériences qui concernent la paire vague, j'omettrai celles que je fis en même temps sur les nerfs récurrents.—La huitième paire fut coupée sur un chien âgé de quinze jours. Aussitôt la respiration devint très-laborieuse. L'animal ouvrait largement la gueule et faisait de grands mouvements du thorax pour respirer. Les carotides mises à découvert étaient brunes. Au bout de cinq minutes, le corps ayant perdu sa vigueur, et la tête étant pendante, une large ouverture fut faite à la trachée ; la respiration cessa bientôt d'être laborieuse, les carotides reprirent une belle couleur vermeille, et les forces se ranimèrent. Ce fait, qui dépose contre le mode d'asphyxie adopté par M. Dupuytren, prouve en même temps, contre l'opinion de M. Dumas, que l'air peut pénétrer dans les poumons assez librement et sans le secours de l'insufflation pendant les premiers temps de l'expérience.—Les mêmes nerfs furent coupés sur deux cochons d'Inde, âgés d'environ un an, et sur trois lapins âgés de deux mois. Un quatrième lapin de même portée fut étranglé au moyen d'une ligature serrée faite à la trachée-artère, dans le dessein de comparer ses poumons avec ceux des trois autres.— Ces expériences terminées, les animaux furent mis dans une salle basse, et l'on s'ajourna à 24 heures pour examiner leurs cadavres. On s'attendait qu'ils seraient tous morts à cette époque, et ils l'étaient en effet.

Les poumons du chien étaient très-rouges et pleins de sang ; mais un peu moins cependant qu'ils ne le sont ordinairement dans cette expérience. Aucune portion ne tombait au fond de l'eau. Le froid d'une salle basse et humide avait dû contribuer à faire périr ce petit animal encore accoutumé à la chaleur de sa mère, avant que la section de la paire vague eût eu le temps de produire son entier effet sur les poumons. Car le froid seul tue assez proprement les très-jeunes animaux. — Il y avait dans les poumons des deux cochons d'Inde un engorgement sanguin très-prononcé, et disposé par larges plaques. De plus, les bronches d'un de ces animaux étaient remplies d'un fluide rougeâtre et écumeux. Celles de l'autre en contenaient fort peu.—Un fluide en tout semblable existait abondamment dans les bronches d'un des trois lapins ; une légère pression du ventre et de la poitrine suffisait pour le faire jaillir par une ouverture faite à la trachée. Il des deux autres n'offrait ce fluide qu'en très-petite quantité. Le troisième ne paraissait pas en contenir. Mais dans celui-ci on trouva un épanchement séreux et quelques hydatides dans les deux cavités de la poitrine. Dans ces trois animaux les poumons étaient gorgés de sang d'un rouge brun par grands espaces, entre lesquels il y en avait de plus petits où ces viscères conservaient leur couleur naturelle, rose-pâle. En détachant et jetant dans l'eau les espaces engorgés, ils tombaient au fond. On ne remarquait rien de semblable dans le lapin étranglé ; ses poumons étaient bien aérés partout et d'une couleur rose-pâle uniforme ; ils étaient, de plus, affaissés et peu volumineux, tandis que les poumons des trois autres, de même que ceux du chien et des deux cochons d'Inde, étaient plus ou moins gonflés.—Je dois faire remarquer, par rapport à l'engorgement sanguin des poumons, que ce n'est pas seulement après la section de la paire vague qu'on le rencontre : on l'observe dans beaucoup d'autres cas, et principalement dans la plupart de ceux où la mort a été la suite d'une asphyxie très-prolongée. Mais dans tous ces cas il n'offre pas précisément la même apparence, et les poumons ne sont pas boursouflés de la même manière qu'après la section de la huitième paire. L'épanchement d'un fluide séreux dans les bronches s'observe de même dans d'autres cas. Il survient particulièrement dans les affections de la poitrine compliquées de faiblesse et d'atonie, c'est la terminaison la plus fréquente de la fausse péripneumonie, laquelle est si souvent fatale aux vieillards. Leurs bronches s'emplissent, pour ainsi dire, à vue d'œil ; le râle se forme, et ils meurent étouffés. (Cullen. first lines of the practice of physic. § 350 et 380.) — Résumons les principaux faits relatifs à la section de la paire vague. — Le plus souvent la section d'un seul nerf n'est pas mortelle. Celle des deux nerfs l'est constamment. — La section des deux nerfs affecte à la fois le larynx, le cœur, le canal alimentaire et les poumons.—L'affection du larynx se propage par les nerfs récurrents, en sorte que la section de ces nerfs suffit pour la produire. Cette affection ne consiste pas seulement dans l'altération de la voix, mais encore dans une diminution de l'ouverture de la glotte. L'un et l'autre de ces effets sont dus à la paralysie des muscles aryténoïdiens, lesquels laissent retomber les cartilages aryténoïdes vers la glotte, ce qui relâche les ligaments de la glotte et les rapproche en même temps ; et toutes ces parties restent immobiles dans cet état. — La diminution de l'ouverture de la glotte varie suivant l'espèce, et beaucoup plus encore suivant l'âge. Chez certaines espèces, telles que les chiens et surtout les chats, elle est si considérable que ces animaux sont étouffés aussi promptement, ou à peu près, que si on leur avait lié la trachée-artère. A mesure que ces animaux croissent, le danger devient moins pressant, et lorsqu'ils sont parvenus à un certain âge, ils n'en sont plus que légèrement incommodés ; c'est du moins ce qui a lieu dans les chiens. Il résulte de là que de tous les symptômes que produit la section de la paire vague, les plus graves, ceux qui tuent le plus promptement sont, dans certains cas, ceux qui dépendent du larynx. En général, toutes les fois que la difficulté de respirer devient très-forte aussitôt après cette opération, il est très-présumable que la principale cause en est dans le larynx. Par exemple, la violence avec laquelle la dyspnée se déclare subitement dans les chevaux, même adultes, et la promptitude de leur mort, annoncent que dans ces animaux la glotte éprouve un rétrécissement considérable. Une large ouverture faite à la trachée fournit à la fois le remède et l'étiologie de tous les cas. L'ouverture de la glotte n'est donc jamais dans le vivant telle qu'on la trouve dans le cadavre, et les cartilages aryténoïdes ont besoin d'être soutenus par leurs muscles, comme la paupière supérieure a besoin de l'être par le sien. — L'affection du cœur est assez difficile à déterminer ; mais, quels que soient les effets qu'elle puisse produire à la longue, elle n'empêche pas que la circulation ne continue, et d'autres fonctions se trouvent dérangées mortellement avant que les effets aient acquis toute leur intensité. — L'affection de l'estomac est en général plus grave. Elle l'est à différents degrés, suivant les espèces, et même suivant les individus dans la même espèce ; mais on ne trouve dans ce viscère aucun état pathologique bien prononcé, si ce n'est quelquefois un léger état de phlogose. Il ne paraît pas que les aliments qu'il contient acquièrent aucune corruption particulière, et lors même que cela aurait lieu, il est fort douteux que cette corruption, non plus que l'abo-

lition entière des fonctions de l'estomac, pût être la cause immédiate de la mort. En un mot, la mort survient à une époque et avec un appareil de symptômes qui ne permettent pas d'en placer la cause dans l'estomac. — Ces symptômes sont ceux qui dépendent de l'affection des poumons ; ce sont les plus remarquables et les plus constants qu'on observe dans l'expérience dont il s'agit. La respiration est haute et laborieuse, et le devient de plus en plus ; elle se fait quelquefois avec un bruit d'écume qu'on entend dans la poitrine ; le sang artériel prend une couleur de plus en plus sombre, et l'animal se refroidit. Après la mort, on trouve les poumons boursouflés, en partie gorgés de sang, en partie remplis d'un fluide séreux et souvent écumeux, et leur inspection montre clairement que l'air extérieur ne pouvait plus y pénétrer, ou qu'en très-petite quantité. La formation, non subite, mais graduelle et plus ou moins rapide de l'engorgement sanguin et de l'épanchement séreux dans les poumons explique les progrès toujours croissants de la dyspnée.

Il résulte de tous ces faits que la section des nerfs de la paire vague tue les animaux en les asphyxiant, et que l'asphyxie peut avoir lieu de trois manières : 1° par la diminution de l'ouverture de la glotte ; 2° par l'engorgement sanguin des poumons ; 3° par l'épanchement d'un fluide séreux dans les bronches. Suivant l'espèce, l'âge et la constitution des animaux, la mort peut être occasionnée par un seul de ces trois modes d'asphyxie, ou par deux, ou par les trois diversement combinés. — Telle est la solution la plus satisfaisante que j'aie pu trouver d'une des questions que je me suis proposée au commencement de ce mémoire, savoir : *Quelle est la cause de la mort après la section de la paire vague ?* Quant à cette autre question : *Combien de temps les animaux peuvent-ils y survivre ?* la même solution indique que ce temps ne doit avoir rien de constant, parce que les causes asphyxiantes ne parviennent à leur *maximum* que d'une manière très-variable, et qui tient le plus souvent à des circonstances purement individuelles. En effet, sur trente-un lapins âgés de un à quarante jours, auxquels j'ai coupé la paire vague, la mort a eu lieu entre six heures et un quart, et dix-huit heures et demie. — Pour faire l'application de ces résultats aux animaux décapités, il s'agissait de savoir si le temps qu'on peut entretenir la vie dans ces animaux et si l'état de leurs poumons après la mort ont quelque rapport avec ce qu'on observe après la section de la paire vague : c'est la troisième des questions que je me suis proposées. Cette question est assez difficile à résoudre ; la raison en est que lors même que la décapitation a été faite de la manière la plus heureuse, et que tout annonce que l'expérience réussira le mieux, l'insufflation pulmonaire long-temps prolongée produit, dans le plus grand nombre des cas, des accidents qui deviennent mortels bien avant l'époque où les animaux auraient péri par le seul fait de la cessation de l'influence cérébrale. Les plus fréquents sont le passage de l'air insufflé dans les vaisseaux sanguins des poumons, et le passage du même air dans le tissu des poumons, ou bien dans la cavité de la poitrine et dans celle de l'abdomen. Le premier de ces accidents tue les animaux en arrêtant la circulation ; les autres rendent l'insufflation pulmonaire de peu d'effet et de plus en plus difficile, et bientôt on ne peut plus la continuer. Ce n'est quelquefois qu'au bout de deux ou trois heures d'insufflation que l'un ou l'autre de ces accidents arrive ; aussi, est-ce une chose tout-à-fait pénible et pleine d'ennui que d'être obligé de recommencer un grand nombre de fois des expériences aussi longues pour pouvoir en conduire quelques-unes à une fin heureuse, de telle sorte que l'animal meure sans qu'on puisse attribuer sa mort à aucun accident, ni à aucune autre circonstance que la cessation de l'influence cérébrale. Le plus long-temps que j'aie pu faire vivre des lapins décapités a été de cinq à cinq heures et demie, encore n'y suis-je parvenu que trois fois : c'était en été, la température de l'atmosphère était à 25 degrés centigrades ; les lapins étaient âgés de douze jours. Il me semble que le temps que j'ai pu les faire vivre approche assez près du temps le plus court que les individus de la même espèce survivent à la section de la paire vague, et qui est, comme je l'ai dit, de six heures un quart, pour ne laisser aucun doute que la vie ne pût être entretenue aussi long-temps, et même au-delà dans les lapins après la décapitation, si cette opération ne les mettait pas dans une situation beaucoup plus critique que ne le fait la simple section de la paire vague. Mais outre l'hémorrhagie qu'ils éprouvent toujours à un

degré plus ou moins fort, l'instru[ment] tranchant porté dans le siége même [de la] puissance nerveuse y cause une co[mmo]tion dont ils ont souvent beaucou[p de] peine à se remettre, et qui affaiblit t[ou]tes les fonctions ; il en résulte qu'ils so[nt en] général dans un état d'atonie assez [pro]noncé. Note. — (Cette commotion a [pa]reillement lieu dans les reptiles. O[n ob]serve fort souvent que les salaman[dres,] aussitôt qu'elles ont été décapitées, [sont] dans un état d'engourdissement e[t de] stupeur qui ferait croire qu'elles [vont] mourir ; mais elles se remettent en[suite] peu à peu, et assez bien pour vivre [des] mois entiers.) Cet état d'atonie est [sur]tout remarquable dans les poumons [par] la facilité et la promptitude avec laqu[elle] se forme cet épanchement séreux [dont] j'ai parlé plus haut. Toutes les fois q[u'on] a entretenu la vie pendant un cer[tain] temps dans un lapin décapité, on tro[uve] toujours ses poumons gonflés et rem[plis] d'un fluide écumeux. J'ai vu quelq[ue]fois l'épanchement de ce fluide porté [au] point de rendre l'insufflation imposs[ible] en moins d'une heure ; il survient p[lus] promptement qu'après la section d[e la] paire vague ; et je l'ai toujours consid[éré] comme la principale cause de la mo[rt] toutes les fois qu'elle n'a pas dépendu [de] quelqu'accident manifeste. Il se for[me] aussi dans les poumons un engorgem[ent] sanguin caractérisé par des plaques d['un] rouge brun, et qui est plus considéra[ble] à mesure que la vie a été entreten[ue] plus long-temps, et que l'épanchem[ent] séreux s'est formé moins rapidement. [] Les lapins qu'on a entretenus viva[nts] après la décapitation ont donc le[urs] poumons insensiblement dans le mê[me] état qu'après la section des nerfs de [la] huitième paire, et par conséquent, q[uoi] qu'on fasse pour prolonger leur vie, [ils] doivent périr d'asphyxie comme dans [ce] dernier cas, et au plus tard dans [le] même temps. C'est là le *maximum* [de] leur existence ; mais dans beaucoup [de] cas, il n'est pas possible de les y fai[re] parvenir, j'en ai suffisamment indiq[ué] les raisons. Note. — (Il y en a une q[ue] je ne connaissais pas lorsque je me livr[ai] à ces recherches. Je supposais que l'i[n]sufflation pulmonaire peut tenir li[eu] complètement de la respiration naturell[e,] mais j'ai trouvé depuis, et j'ai prou[vé] dans un mémoire que j'ai eu l'honne[ur] de présenter récemment à la premiè[re] classe de l'institut, qu'elle la rempla[ce] fort imparfaitement. En effet, si, da[ns]

apin entier et sain d'ailleurs, on
itue l'insufflation pulmonaire à la
ration naturelle, et qu'on empêche
puisse faire entrer d'autre air dans
oumons que celui qu'on y pousse
la seringue, l'animal se refroidit
ue comme s'il était mort, et, en
nuant cette opération pendant un
in temps, on peut le faire mourir de
. J'étais loin de soupçonner que
ufflation pulmonaire, à l'aide de la-
e on produit des effets surprenants,
voir des inconvénients aussi graves.
puisque, malgré ces inconvénients,
ntretenu la vie pendant cinq heures
emie dans les lapins décapités, on
oit que s'ils n'avaient pas lieu on
rait les faire vivre beaucoup plus
-temps, mais jamais néanmoins au-
de ce qu'ils vivent après la section
huitième paire. Il paraît que l'in-
ation contribue à produire ou du
ns à accélérer l'épanchement écu-
x qu'on trouve en général plus fré-
mment et plus abondamment après
écapitation qu'après la section de la
ième paire; car très-souvent il s'en
ne un semblable dans les animaux
ers qu'on insuffle.

---

e n'ai considéré que physiologique-
t les questions dont je me suis oc-
é dans cet ouvrage. Mais les applica-
s qu'on en peut faire à la pathologie
résentent facilement. Je vais me bor-
à en indiquer quelques-unes. — Il
te beaucoup d'observations de déla-
ments considérables du cerveau, les-
ils n'ont été suivis de la mort qu'a-
s un certain laps de temps. Ainsi, on
ouvent vu, soit à la guerre, soit dans
cas de suicide, des balles traverser
erveau, et les individus survivre en-
e assez long-temps. Dans l'apoplexie
guine, il n'est pas rare que les mala-
prolongent assez long-temps leur
stence après que le sang épanché dans
substance du cerveau a anéanti les
ctions intellectuelles et la plupart des
s. Dans tous ces cas, quelle que soit
désorganisation qui existe dans le cer-
au, la vie continue aussi long-temps
e cette désorganisation ne s'étend pas
qu'à ce lieu de la moelle allongée qui
nne naissance aux nerfs de la huitième
ire. Au contraire, lorsque, par une
use extérieure ou intérieure, cette
ême partie se trouve tout à coup soit
ésorganisée, soit affectée au point de ne

pouvoir plus exercer ses fonctions, la
respiration s'arrête à l'instant, et le malade meurt aussi promptement que s'il
avait été étranglé. La mort peut même
paraître instantanée, à cause de l'engourdissement et de la stupeur qui se
joignent subitement à l'asphyxie, et qui
sont l'effet de la commotion que l'affection cérébrale occasionne dans la puissance nerveuse.

Lorsque l'origine des nerfs de la huitième paire est affectée d'une manière
moins grave, et que ses fonctions ne
sont pas suspendues, mais seulement al-
térées, il survient alors des symptômes
à peu près semblables à ceux qui ont lieu
après la section de ces nerfs. C'est ce
qu'on observe dans beaucoup de cas d'a-
poplexie, lesquels commencent par des
vomissements opiniâtres, et qui en im-
posent pour une indigestion. Il y a, en
même temps, de la gêne dans la respiration, la parole est altérée, ou même
plus ou moins difficile. Ces symptômes
annoncent une apoplexie mortelle, lorsqu'ils précèdent ou accompagnent les
autres signes de cette maladie. Quelquefois, avant l'attaque d'apoplexie, les malades avaient été sujets, à diverses reprises, à des toux rebelles, et qui simulaient
des affections catarrhales. Mais il peut
arriver, surtout dans le bas âge, où l'é-
panchement sanguin dans le cerveau est
rare, que la cause qui agit sur la moelle
allongée soit plus amovible, qu'elle soit
due, par exemple, à un engorgement
des vaisseaux de cette partie. Dans ce
cas, quelle que soit l'intensité des symptômes dont je viens de parler, ils admettent une guérison assez prompte. Les
exemples n'en sont pas rares. J'en ai
vu récemment un assez remarquable
dans un enfant de huit ans, fille de
M. Benizy, graveur, rue de Harlay,
n° 21. Cet enfant toussait beaucoup depuis environ quinze jours, lorsqu'un
matin, après un léger déjeûner, elle fut
prise de vomissements considérables, et
qui durèrent plus de deux heures. En
même temps sa respiration devint haute,
sa voix s'affaiblit et s'éteignit bientôt
tout-à-fait; enfin, elle perdit connaissance. Je la vis trois heures après l'invasion des vomissements. Elle ne vomis-
sait plus, mais elle était toujours sans
connaissance, et n'articulait aucun son;
sa respiration continuait d'être laborieuse; il y avait de l'écume aux narines; les yeux étaient fixes et peu sensibles; les mâchoires peu serrées; la dé-

glutition pouvait encore se faire , quoique difficilement. Tout le côté droit du
corps était insensible et paralysé. Le côté
gauche jouissait du sentiment; le bras
et la jambe de ce côté étaient agités de
mouvements convulsifs. Je conseillai des
sangsues à la gorge, un vésicatoire à la
nuque et un vomitif. Ces moyens, employés sur-le-champ, produisirent tout
l'effet qu'on pouvait en attendre. Il était
deux heures du soir ; à cinq heures, la
connaissance commençait à revenir, les
yeux avaient repris de la mobilité, la
paralysie et les convulsions avaient cessé.
Dans la nuit, il y eut encore, à plusieurs
reprises, des vomissements spontanés ; il
survint dans cette même nuit une hémorrhagie nasale. Le lendemain matin la
petite malade se trouvait très-bien, et
n'éprouvait que de la fatigue. C'était la
première fois de sa vie qu'elle eût éprouvé une attaque semblable. Elle n'avait
aucun signe de vers; et il n'y avait aucun travail de dentition. Elle s'est
très-bien portée depuis. — Je terminerai
par quelques mots sur les acéphales.
Les principales questions auxquelles ces
fœtus donnent lieu sont de savoir comment ils peuvent vivre et se développer
dans le sein de leur mère, et pourquoi
ils périssent à diverses époques après
leur naissance, les uns pouvant continuer de vivre plusieurs heures et même
plusieurs jours, et les autres seulement
quelques instants. Ces questions ne présentent plus de difficultés. Le cerveau ,
quelles que soient ses autres fonctions,
et quel que soit l'empire qu'il exerce sur
les actes de la vie, n'a d'action immédiate sur l'entretien même de la vie, que
par la respiration, dont il recèle le premier mobile. Car, nous avons vu que son
action sur la circulation et sur la digestion n'intéressent point la vie d'une manière aussi considérable ou aussi prochaine. Or, aussi long-temps qu'un fœtus
est renfermé dans le sein de sa mère, il
n'a aucun besoin de respirer, et par conséquent l'action du cerveau sur les phénomènes mécaniques de la respiration
par les nerfs diaphragmatiques et intercostaux, et celle sur le poumon par la
paire vague, lui sont inutiles. J'ajoute
qu'il peut de même se passer de l'action
sur les viscères gastriques; car la digestion paraît être nulle avant la naissance.

Le cerveau ne lui est donc pas néce[ssaire]
pour vivre, et il peut en être en[tière-]
ment privé, sans que pour cela il [cesse]
de se développer. C'est dans sa m[oelle]
épinière qu'il trouve le principe d[e son]
existence et de son accroissement. [Et]
aussitôt qu'il est né, aussitôt q[ue sa]
mère ne respire plus pour lui, il [faut]
qu'il respire lui-même. Si le cerve[au]
manque en totalité, et jusqu'au-d[essous de]
l'origine des nerfs de la huitième p[aire,]
il ne peut faire aucun mouvement [res-]
piratoire, et il ne vit que le temps [qu'il]
peut, à cet âge, supporter l'asphyx[ie, à]
dater du moment où il a cessé de com[mu-]
niquer avec sa mère. Mais, quelle[s que]
soient les autres parties de ce viscèr[e qui]
lui manquent, si l'origine des nerfs [de la]
huitième paire subsiste, il peut res[pirer]
et il respirera, en effet, plus ou m[oins]
long-temps, suivant que cette portion [de la]
moelle allongée jouit d'une intégrité [plus]
ou moins parfaite, et suivant qu'ell[e est]
plus ou moins à l'abri des agents [exté-]
rieurs. Dans les observations d'ani[maux]
adultes chez lesquels on a trouvé le [cer-]
veau ossifié, la moelle allongée ne l'[était]
jamais.

Je sais bien qu'on cite des fœtus [qui]
étaient non-seulement acéphales, [mais]
chez lesquels il n'existait même poi[nt de]
moelle épinière. Mais, outre que ce[s faits]
sont en fort petit nombre en comp[arai-]
son de ceux de simples acéphales, il [se-]
rait très-important de savoir si ces f[œtus]
étaient nés morts ou vivants ; et c'[est ce]
que les auteurs n'ont pas toujour[s eu]
l'attention d'indiquer. Je n'en con[nais]
que deux qu'on assure être nés viv[ants]
sans cerveau et sans moelle épin[ière]
(Hist. de l'Acad. des scienc. An 1[...]
Obs. anat. 3. et an 1712. Obs. anat[...]
Il en est de ces fœtus comme de [ceux]
qu'on prétend être nés , les uns [sans]
cœur, les autres sans aucun vestig[e de]
cordon ombilical, et qui sont tout a[ussi]
inexplicables en physiologie. Pour [ad-]
mettre des faits aussi extraordinaire[s, il]
faudrait des observations nouvelle[s et]
bien authentiques. Quant aux fœtus [nés]
morts et sans moelle épinière, on co[nçoit]
que quelques maladies, et entre au[tres]
l'hydrorachis, avaient détruit cette m[oelle]
dans le sein de leurs mères , et qu[e la]
mort en avait été la suite.

RAPPORT

FAIT A LA CLASSE DES SCIENCES PHYSIQUES ET MATHÉMATIQUES DE L'INSTITUT IMPÉRIAL DE FRANCE, SUR LES DEUX PREMIERS PARAGRAPHES DE L'OUVRAGE QUI PRÉCÈDE.

Le secrétaire perpétuel pour les sciences physiques certifie que ce qui suit est extrait du procès-verbal de la séance du lundi 9 septembre 1811.

La classe nous ayant chargés, M. de Humboldt, M. Hallé et moi, de lui faire rapport sur le Mémoire lu à la séance 3 juin dernier par M. le docteur Legallois, concernant le principe des forces du cœur, et le siége de ce principe, nous allons lui en rendre un compte qui sera peut-être aussi long que le Mémoire lui-même, parce qu'il exige des détails et des développements sans lesquels il serait difficile d'apprécier tout le mérite de ce beau travail. — Ce ne fut qu'après la découverte de la circulation du sang, telle que Harvée l'acheva et la publia dans la première moitié du dix-septième siècle, que les physiologistes portèrent leur attention sur la cause et le mécanisme des mouvements du cœur, qui, dans la suite, ont enfanté tant de systèmes différents. — Nous ne parlerons pas de ceux de Descartes, de Sylvius, de Le Boë (*Francisci de Le Boë, Sylvii, opera medica*. Genevæ, 1681, *p.* 5, 27, 28, et 475), de Borelli (*Joh. Alph. Borelli, de motu animalium*. Hagæ Comitum, 1743, *p.* 89-92) : ils sont trop absurdes et ne peuvent servir qu'à prouver combien ont été malheureuses les premières tentatives faites pour expliquer une des plus importantes fonctions de l'économie animale. C'est par l'opinion de Willis qu'il faut commencer, c'est-à-dire, par la distinction qu'il a établie, le premier, entre les nerfs destinés aux mouvements volontaires et ceux qui président aux fonctions indépen-

dantes de la volonté. Il plaça l'origine de ceux-ci dans le cervelet et celle des nerfs des mouvements volontaires dans le cerveau proprement dit. Il prétendit que si les mouvements du cœur, ainsi que les autres fonctions vitales, n'éprouvent aucune interruption, c'est parce que l'action du cervelet s'exerce sans relâche, et qu'au contraire, les mouvements soumis à la volonté demandent du repos, parce que l'action du cerveau n'est pas continue (*Th. Willis opera omnia, edente Ger. Balsio.* Amstelodami, 1682. Tom. I ; *de cerebri anatom, cap.* XV, *p.* 50). Cette distinction de Willis fut assez généralement admise, jusque vers le milieu du dernier siècle. Ce fut spécialement à l'occasion de ce système qu'on pratiqua dans différents pays la section des nerfs de la huitième paire, dont on faisait provenir presque tous les nerfs cardiaques. On voulait prouver, par cette opération, que c'est du cervelet que le cœur tire tous ses mouvements, et l'on disait que les animaux n'en mouraient que parce qu'elle rompait la communication entre ces deux organes. Mais, outre qu'ils en meurent beaucoup plus tard qu'ils ne feraient s'ils périssaient par cette cause, il a été bien prouvé dans ces derniers temps par plusieurs savants, et notamment par M. Legallois, dans un mémoire dont la classe a ordonné l'insertion parmi ceux des savants étrangers (ce mémoire est compris dans le troisième paragraphe ci-dessus), que la mort reconnaît dans

ces cas une tout autre cause. A la vérité, il est arrivé quelquefois que les animaux sont morts presque subitement
après la section des nerfs dont il s'agit, et
les partisans de Willis n'ont pas manqué de faire beaucoup valoir ces expériences, dont leurs adversaires ne pouvaient donner aucune explication satisfaisante. Mais M. Legallois a démontré,
dans le mémoire que nous venons de
citer, que cette mort soudaine n'a lieu
que dans certaines espèces d'animaux, et
seulement encore lorsque ces animaux
sont fort jeunes, et qu'elle est l'effet d'une
asphyxie plus ou moins complète occasionnée par l'occlusion de la glotte. Il
n'y a donc rien, même dans ces faits,
qui prouve en faveur de Willis; à quoi
on peut ajouter que la huitième paire ne
naît pas du cervelet, et que ce n'est pas
à cette paire qu'appartiennent la plupart
des nerfs du cœur. — Boerrhaave pensa
comme Willis; mais, outre l'action nerveuse, il admit deux autres causes de ces
mouvements et de leur rhythme, savoir:
l'action du sang des artères coronaires
sur les fibres du cœur, et celle du sang
veineux sur les surfaces internes des cavités cardiaques. C'était le concours de
ces trois causes qui déterminait la systole,
et c'était l'interruption simultanée de
leur action par l'effet même de la systole,
qui donnait lieu à la diastole, durant laquelle ces causes reprenaient leur action. (*Her. Boerrhaave, Instit. medicæ.*
§ 409. — *Van wieten in asphorismos*,
etc. Lugduni Batav. 1745. Tom. II,
p. 18.) Mais cette étiologie, excepté
pour ce qui regarde le *stimulus* du sang
sur les surfaces internes du cœur, était
démentie par les faits; ce qui ne l'em-
pêcha pas de régner dans les écoles, avec
une autre erreur non moins célèbre. —
Il s'agit de Stahl et de son âme ou *archée*,
qui, réglant tous les mouvements du
corps vivant, et les subordonnant à la
volonté ou les rendant indépendants
d'elle, selon qu'ils sont simplement utiles, ou absolument nécessaires à la vie,
préside surtout à ceux du cœur, et en
assure, par le ministère des nerfs, la durée et la continuité; espèce de rêverie
physiologique qui répugne aux véritables
principes de la physiologie.—Après tout,
où les sthaliens placeraient-ils cet être
simple et indivisible? dans le cerveau
sans doute. Mais alors, comment se fait-
il qu'un animal puisse vivre, et que les
mouvements de son cœur continuent
quand on l'a décapité? Lui assigneraient-

ils pour siége le cœur lui-même?
tous les animaux, et surtout ceux à
froid, survivent plus ou moins de t
à l'arrachement de cet organe (V
pour l'exposition et la réfutation d
système, Haller, Elément. physi
Tom. I, p. 480-8, et tom. IV, p. 517-
D'autres auteurs, tels qu'Abra
Ens, (*dissertatio physiol. de causâ*
cordis alternas producente. L
Batav. 1745.) Stœhelin, (*dissertati*
pulsibus. Basileæ, 1749.) etc., on
core essayé d'expliquer les mouvem
du cœur; mais leurs systèmes, pres
aussitôt oubliés que conçus, ne méri
pas que nous nous y arrêtions. Ceu
Boerhaave et de Sthal régnaient à
près seuls, lorsqu'en 1752 Haller pu
ses expériences sur l'irritabilité. Ces
périences, ainsi que celles que ses se
teurs firent paraître ensuite, tenda
prouver que la propriété de se contra
appartient essentiellement à la fibre m
culaire. Cette propriété que Haller d
gue, tantôt sous le nom de *vis insi*
tantôt, d'après Glisson, sous celui d
ritabilité, est la source de tous les m
vements qui se font dans l'animal;
elle ne peut les produire qu'autant
quelque cause, que quelque *stimulus*
détermine à agir. Ainsi, tout mou
ment musculaire suppose toujours d
choses, l'irritabilité, qui produit la c
traction du muscle, et un *stimulus*,
détermine l'irritabilité à entrer en acti
L'irritabilité est la même partout; ell
varie qu'en intensité dans les différe
muscles, mais elle n'obéit pas aux mê
stimulus dans tous les muscles. La p
sance nerveuse est le *stimulus* nature
tous ceux qui sont soumis à la volon
et c'est en excitant ou en suspend
l'action de cette puissance sur l'irrita
lité de tels ou tels muscles, que la v
lonté fait agir ou met en repos telle
telle partie: il n'en est pas ainsi dans
muscles involontaires. Ceux-ci reconn
sent des *stimulus* de différentes sort
lesquels sont appropriés à leurs foncti
et totalement étrangers à la puissa
nerveuse. C'est le sang qui est le *sti*
lus naturel de l'irritabilité du cœur
sont les substances alimentaires qui
mulent celle du canal intestinal, etc.
On déduit facilement de ces princi
l'explication des circonstances princi
les qu'on observe dans les mouveme
du cœur. Ainsi, ces mouvements ne s
pas soumis à la volonté, parce qu'ils s
indépendants de la puissance nerveu

[on]t lieu sans interruption pendant [tou]te la vie, parce que l'irritabilité qui [la p]roduit appartient essentiellement aux [fibr]es du cœur, et que le sang qui les dé[term]ine est sans cesse rapporté à cet or[gan]e par les veines, à mesure qu'il s'en [écha]ppe par les artères. Les systoles et [les] diastoles se succèdent alternative[men]t et régulièrement, parce que le *sti*[mu]*lus* du sang occasionne toujours la [systo]le, soit dans les oreillettes, soit [dans] les ventricules', et que la systole, [é]vacuant le *stimulus*, donne lieu elle[mêm]e à la diastole, laquelle ramène la [syst]ole en permettant l'accès à de nou[vea]u sang. — Telle est sommairement la [célè]bre théorie de l'irritabilité hallérien[ne.] Cette théorie n'avait pas été imagi[née] dans le cabinet, comme les autres [don]t nous avons parlé ; elle était fondée, [com]me nous l'avons dit, sur des expé[rien]ces faites par *Haller* lui-même, et [par] les plus distingués de ses disciples, [les]quels occupaient déjà, ou occupèrent [par] la suite, le premier rang parmi les [ana]tomistes et les médecins du siècle der[nie]r. Ces expériences, répétées dans [tou]te l'Europe, y trouvèrent presque [par]tout des approbateurs ; mais elles y [tro]uvèrent aussi un certain nombre de [adver]seurs d'une grande réputation. Le [prin]cipal point de cette diversité d'opi[nio]n, celui sur lequel on a disputé jus[qu']à ce jour, sans pouvoir s'accorder, [con]siste à savoir si réellement les mou[vem]ents du cœur sont indépendants de [la p]uissance nerveuse.

[O]n peut réduire à trois chefs les faits [d'a]près lesquels l'école de Haller a sou[ten]u l'affirmative : 1º Si l'on interrompt [tou]te communication entre le cœur et le [cer]veau, *source unique de la puissance* [ner]*veuse*, par la section des nerfs qui [von]t au cœur, par celle de la moelle épi[niè]re au cou, ou même par la décapita[tio]n, les mouvements du cœur conti[nu]ent comme auparavant. 2º Si l'on ex[trai]t le cœur dans un animal vivant, et [qu']on le pose sur une table, cet organe [con]tinue de battre, et quelquefois pen[dan]t fort long-temps. (M. de Humboldt [no]us a fait voir qu'il battait plus fort et [plu]s long-temps quand on le tenait sus[pen]du.) 3º On produit toujours des con[vul]sions, même quelque temps après la [mo]rt, dans les muscles des mouvements [vol]ontaires, en irritant les nerfs de ces [mu]scles, soit mécaniquement, soit de toute [aut]re manière Au contraire, l'irritation [des] nerfs cardiaques ne cause aucun

changement dans les mouvements du cœur et ne les rappelle pas quand ils ont cessé ; il en est de même de l'irritation des moelles allongée et épinière, laquelle occasionne de fortes convulsions dans tout le corps, et ne produit aucun effet sur le cœur. Ces faits sont exacts, excepté peut-être ceux du troisième chef, sur lesquels il y a quelque dissentiment. Mais en les admettant, les adversaires de l'irritabilité ont demandé pourquoi, si la puissance nerveuse n'a point d'action sur le cœur, cet organe reçoit des nerfs ? et pourquoi il se montre si éminemment soumis à l'empire des passions ? Haller ne s'est jamais bien expliqué sur ces objections ; mais tout prouve qu'il en sentait intérieurement toute la force. Si on lit avec attention tout ce qu'il a dit sur les mouvements du cœur, dans ses Mémoires sur l'irritabilité (mémoire sur la nature sensible et irritable des parties, etc. Lausanne, 1756. — *Opera minora*, t. I) et surtout dans sa grande physiologie, (Élément physiol. lib. IV, sect. 5 et lib. XI, sect. 3.) on est frappé des contradictions qu'on y rencontre, et qui en rendent la lecture fatigante. Partout son grand objet est de prouver que les mouvements du cœur sont indépendants de la puissance nerveuse ; tous les faits, toutes les expériences, toutes les observations qu'il cite, tendent à ce but ; et cependant il me semble admettre, en plusieurs endroits, que les nerfs ont de l'action sur le cœur : il est vrai que c'est avec l'air du doute qu'il l'admet, et en se bornant à dire qu'il est possible, qu'il n'est pas invraisemblable que le cœur emprunte des nerfs une force motrice. (Ibidem. lib. IV, sect. 5, pag. 493, et *alibi passim*.) Ces contradictions, qui lui ont été reprochées par plusieurs auteurs justement célèbres, entre autres par MM. Prochaska (*Opera minora*. Viennæ, 1800. Tom. II, pag. 90) Behrends (Tom. III, pag. 4, de la collection de Ludwig, intitulée : *Scriptores nevrolog. minores selecti*. Lipsiæ, 1791-5, IV, tom. in-4º), et Ernest Platner (Tom. II, pag. 266 de la même collection) etc., proviennent manifestement de ce qu'il ne pouvait pas concilier les résultats de ses expériences avec l'intervention de la puissance nerveuse dans les mouvements du cœur, et de ce qu'en rejetant cette intervention, il ne pouvait rendre compte, ni de l'usage des nerfs cardiaques, ni de l'influence des passions sur le cœur, car c'est là le véritable nœud de

la difficulté dans la controverse dont il
s'agit. Ceux qui, comme Fontana, ont
rejeté formellement toute intervention
de la puissance nerveuse, ont été forcés
d'admettre que les nerfs destinés partout
ailleurs à porter la vie, le sentiment et
le mouvement, n'avaient dans le cœur
aucun usage connu. (Mémoires sur les
parties sensib. et irritab. tom. III,
pag. 334. Voyez aussi Caldani, ibidem,
pag. 471; et le Traité sur le venin de la
vipère, tom. II, par 169-171.) — De
pareilles conséquences décélaient évidemment l'insuffisance de la théorie de Haller : aussi plusieurs de ses partisans ont-
ils reconnu la nécessité d'y apporter des
modifications, et d'admettre la puissance nerveuse comme une des conditions d'où dépend l'irritabilité. Dès lors
ils ont pu rendre raison de l'usage des
nerfs du cœur et de l'empire des passions
sur cet organe. Mais quand ils ont voulu
expliquer pourquoi l'interception de
toute communication entre le cerveau et
le cœur n'arrête pas les mouvements de
ce dernier, ils ont été obligés d'abandonner l'opinion généralement reçue,
qui regarde le cerveau comme le centre
et la source unique de la puissance nerveuse; et ils ont admis, sans *preuves
directes*, que cette puissance est engendrée dans toute l'étendue du système
nerveux, et jusque dans les plus petits
nerfs, et qu'elle peut exister indépendamment du cerveau, pendant un certain
temps, dans les nerfs de chaque partie.
Parmi les auteurs de cette dernière opinion, le savant professeur Prochaska est
un de ceux qui l'ont le mieux développée. (*Commentatio de functionibus sys-
tematis nervosi*, publiée en 1784 dans le
troisième fascicule des *Adnotationes
academ.* de cet auteur, et réimprimée
dans ses *Opera minora.* Viennæ 1800.)
Mais lorsqu'il en fait l'application aux
mouvements du cœur, et qu'il veut expliquer pourquoi ils sont indépendants
de la volonté, et soumis à l'empire des
passions, son opinion ne paraît pas bien
décidée : c'est aux ganglions qu'il a
recours, et il hésite encore sur la
fonction qu'il doit leur attribuer. Tantôt
ils les considère comme des nœuds,
comme des ligatures assez serrées pour
intercepter toute communication entre le cœur et le *sensorium commune*,
dans l'état calme et paisible, mais pas
assez pour empêcher le *sensorium* de
réagir plus ou moins vivement sur le
cœur, dans le trouble des passions;

(*Opera minora*, Tom. II, pag. [...]
tantôt il semble croire que l'interce[ption]
est complète et constante, et que [...]
par les nerfs de la huitième paire[...]
l'effet des passions se fait sentir [...]
cœur (Ibidem, pag. 167), et il [...]
adopter l'opinion de Winslow (Ex[posi-]
tion anatom. Traité des nerfs. §. [...]
renouvelée par Winterl, (*Nova in[...]
therria.* Viennæ, 1767. cap. 5, p. [...]
par Jonhstone (*Essay on the us[...]
the ganglions.* 1771), par Unzer, [...]
par Prochaska, *opera minora*, Tom[...]
pag. 169), par Lecat (Traité de l'[...]
tence, de la nature et des propriété[s...]
fluide nerveux. Berlin, 1765, pag. [...]
par Pefflinger (*De structurâ nervor[...]
Argentorati.* 1782, sect. I, § 34, s[...]
fin. Insérée dans la collection de Lud[wig,]
Tom. I), etc., que les ganglions [...]
comme autant de petits cerveaux. Il [...]
met en même temps, que les nerfs du [...]
timent sont distincts de ceux du mo[uve-]
ment, en sorte que le cœur ne peu[t]
contracter qu'autant que l'impression[...]
stimulus sur ses cavités est transmise[...]
ganglions par les nerfs du sentiment[...]
réfléchie de là sur les fibres par les n[erfs]
du mouvement.(*Opera minora.*Tom[...]
pag. 169.) Mais outre que toute c[ette]
opinion n'est, de l'aveu même de l'aut[eur,]
qu'une conjecture, elle suppose, d'[une]
part, que la circulation continuerait a[près]
la destruction de la moelle épinière; e[t de]
l'autre, que le cœur cesserait de bat[tre]
l'instant où sa communication avec [les]
ganglions et les plexus serait interr[om-]
pue : or, ces deux suppositions sont [dé-]
menties par les faits.

Ces efforts infructueux pour mod[ifier]
la théorie de l'irritabilité par l'inter[ven-]
tion de la puissance nerveuse, n'ont [...]
qu'augmenter le zèle de quelques [au-]
teurs pour maintenir cette théorie d[ans]
sa pureté primitive, et comme l'u[sage]
des nerfs du cœur était un des point[s les]
plus embarrassants de cette théorie, M[...]
Sœmmerring, un des plus profonds a[na-]
tomistes de l'Allemagne, et de Behre[nds]
un de ses disciples les plus distingu[és]
ont soutenu, en 1792, que le cœur [n'a]
point de nerfs, et que tous ceux qui [pa-]
raissent s'y rendre se perdent dans [les]
tuniques des artères coronaires, sans [que]
ses propres fibres en reçoivent un s[eul]
filet (Behrends, *dissertatio quâ demon[s-]
tratur cor nervis carere.* Mogunt[iæ]
1792. Insérée dans le tom. III de la [col-]
lection de Ludwig) : opinion qui, [loin]
de lever toutes les difficultés, ne fe[rait]

e rendre plus inexplicable encore l'in-
 uence des passions sur les mouvements
du cœur. Ces deux auteurs prétendent
que les nerfs cardiaques servent à entretenir et à augmenter l'irritabilité des artères coronaires ; mais l'existence de l'irritabilité dans les artères est encore dou-
teuse ; et, y fût-elle démontrée, il serait
bien étrange qu'elle dépendît de la puissance nerveuse dans les artères, et que
dans le cœur, le plus irritable de tous les
organes, elle en fût entièrement indépendante.—Au reste, la science n'a qu'à
applaudir des doutes proposés par M.
Behrends, mais sans preuves, sur les
nerfs cardiaques, puisqu'ils ont déterminé le savant Scarpa à descendre à son
tour dans l'arène, et qu'ils nous ont valu
un bel ouvrage sur les nerfs du cœur.
(*Tabulæ nevrologicæ ad illustrandum
historiam anatomicam cardiacorum
nervorum*, etc., Ticini, 1794.) M. Scarpa
trouve, dans cet ouvrage, que les nerfs
sont aussi nombreux, et qu'ils se distribuent de la même manière dans le cœur
que dans les autres muscles. Il admet,
comme M. Prochaska, que la sensibilité
et l'irritabilité sont essentiellement unies,
et que la puissance nerveuse est engendrée dans toute l'étendue des nerfs ; mais
il n'admet pas que les ganglions soient
autant de petits cerveaux (Ibid., § 30);
il paraît croire que la puissance nerveuse, telle qu'elle existe dans tous les nerfs,
est suffisante par elle-même pour l'exercice des diverses fonctions, et qu'elle n'a
besoin que de *stimulus* qui la déterminent à l'action. C'est du cerveau que
part le *stimulus* des muscles soumis à la
volonté, et dans l'état ordinaire, c'est le
sang qui est le *stimulus* du cœur ; mais
dans les vives émotions de l'âme le cerveau devient aussi le *stimulus* de cet organe. (*Tabulæ nevrologicæ*, § 22, 24,
25, 26, 27, 29.)—Suivant cette opinion,
le cœur devrait battre de la même manière, et avec la même force après la décapitation, après la destruction de la
moelle épinière, et après qu'il a été excisé. M. Scarpa lui-même assimile les
battements qui ont lieu dans l'apoplexie,
à ceux qu'on observe lorsque le cœur ne
communique plus avec le cerveau, ni
avec la moelle épinière (Ibid., § 25);
mais nous verrons par la suite qu'il s'en
faut bien qu'il en soit ainsi. Du reste,
nous ne devons pas omettre une remarque fort importante de cet auteur, et
qu'il est surprenant qu'on n'ait pas faite
plus tôt : c'est au sujet de l'impassibilité
du cœur, quand on irrite la moelle épinière et les nerfs cardiaques. M. Scarpa
observe que cette impassibilité dont on
a tant parlé et qu'on a regardée comme
une preuve démonstrative que les mouvements du cœur ne dépendent pas des
nerfs, prouve seulement que les nerfs
du cœur ne sont pas du même ordre que
ceux des muscles volontaires, et que la
puissance nerveuse ne s'y comporte pas
de la même manière. (*Tabulæ nevrologicæ*, § 20.) Cette réflexion est fort judi-
cieuse, sans doute, et c'est par une erreur de logique expérimentale qu'on a
été étonné de ne pas obtenir les mêmes
effets de l'irritation de deux ordres de
nerfs entièrement différents.

L'ouvrage de M. Scarpa n'a pas fait
changer d'opinion au docteur Sœmmerring (Th. Sœmmerring, *de corporis humani fabricâ. Trajecti ad Mœnum*,
1796. Tom. III, pag. 30, 43, 46, 50 ; et
ibid. 1800, tom. v, pag. 43) ; il n'a pas
non plus empêché Bichat de nier que la
puissance nerveuse ait aucune part aux
mouvements du cœur. (Recherches physiologiques sur la vie et la mort. Paris,
an VIII (1800) ; part. II, art. 11, § 1.) Ce
dernier auteur, en reconnaissant une vie
animale et une vie organique, distinctes
l'une de l'autre, a admis un système nerveux pour chacune de ces deux vies. Le
système des ganglions qu'il considère de
même que les auteurs cités plus haut,
comme de petits cerveaux, appartient à
la vie organique, et le système cérébral
à la vie animale. (Ibid., part. I, art. 6,
§ 4.) Pour être conséquent avec lui-
même, Bichat aurait dû admettre, comme
M. Prochaska, que le cœur, centre de la
vie organique (Recherches physiologiques, art. 1, § 2), puise, dans les ganglions, le principe de ses mouvements ;
mais il ne l'a pas fait ; ce sont principalement les expériences galvaniques qui
l'ont jeté dans cette inconséquence, parce
qu'il avait essayé en vain de produire des
contractions dans le cœur, en galvani-
sant les nerfs cardiaques, expériences
dont MM. Sœmmerring et Behrends
avaient aussi cherché à étayer leur opinion. Toutefois ces expériences peuvent
réussir, ainsi que l'ont éprouvé l'un de
nous, en 1797 (M. de Humboldt, expériences sur l'irritation de la fibre nerveuse et musculaire, publiées en 1797,
et traduites en français deux ans après.
Tom. I, chap. 9), et trois auparavant
M. Fowler (*Experiment on animal
electricity*, 1794. By Richard Fowler).—

Tel est l'exposé succinct, mais fidèle, des principaux systèmes à l'aide desquels on a essayé, depuis la découverte de la circulation jusqu'à ce jour, d'expliquer les mouvements du cœur. En reportant un coup d'œil général sur ces systèmes, on remarque que dans tous ceux imaginés avant Haller (et de même dans ceux de Eus, de Stœhelin, et autres dont nous n'avons pas parlé), la puissance nerveuse est toujours considérée, tantôt sous un rapport, tantôt sous un autre, comme une des conditions essentielles à la production des mouvements du cœur, et c'est constamment et uniquement dans le cerveau qu'on en place le siége. Les nerfs cardiaques avaient donc un usage déterminé dans tous ces systèmes, et l'on concevait facilement comment le cœur est soumis à l'empire des passions ; mais on ne pouvait pas expliquer pourquoi la circulation continue dans les acéphales, ni pourquoi dans les expériences sur les animaux, l'interception de toute communication entre le cerveau et le cœur, n'arrête pas les mouvements de ce dernier. Depuis Haller, l'irritabilité a été la base de tous les systèmes. En regardant cette propriété comme essentielle à la fibre et comme indépendante de la puissance nerveuse, la circulation dans les acéphales et les divers phénomènes qu'on observe dans les expériences dont nous venons de parler, n'avaient plus rien d'embarrassant ; mais l'usage des nerfs du cœur et l'influence des passions sur cet organe devenaient inexplicables. La nécessité de lever ces difficultés a produit deux sectes parmi les partisans de l'irritabilité. Les uns, fauteurs zélés de l'irritabilité pure, ont appelé à leur secours les hypothèses les plus invraisemblables, et tous leurs efforts n'ont servi qu'à prouver combien la cause qu'ils ont embrassée est difficile à défendre. Les autres ont fait intervenir la puissance nerveuse dans l'irritabilité qu'ils ont considérée comme une des fonctions de cette puissance ; mais il leur a fallu admettre, soit par rapport au siége, soit par rapport à la manière d'être de la puissance nerveuse, des conditions qui, de leur propre aveu, sont loin d'être démontrées, sur lesquelles ils ne sont point d'accord entre eux, et qui, dans l'application qu'ils en font aux mouvements du cœur, ou ne lèvent pas entièrement les anciennes difficultés, ou en font naître de nouvelles. — Il est facile de voir à quoi tient qu'on ait fait si peu de pro-

grès dans cette grande et longue question. Si on examine tout ce qui a été sur ce sujet depuis Haller, on recon que ce sont à peu près toujours les mê faits, toujours les mêmes expérien toujours les mêmes raisonnements mi avant de part et d'autre. Les seules périences nouvelles sont les applica du galvanisme pour stimuler les cardiaques : encore ne le sont-elles q apparence, puisque, dès le temps Haller, on avait employé l'électri dans la même vue. (Voyez, entre aut Mémoire sur les parties sensibles et i tables ; tom. iii, pag. 214.) Il est évi qu'il n'y avait plus rien à espérer p les progrès de la science, en contin de suivre des sentiers battus par d'hommes célèbres, depuis près soixante ans. Il fallait ouvrir de nouv les routes ; il fallait trouver, ou inve de nouvelles méthodes pour interroge nature ; il fallait surtout introduire d les expériences physiologiques cette p cision et cette logique sévères, auxqu les les autres sciences physiques ont de nos jours, de si grands progrès ; c' ce qu'a exécuté l'auteur du mémoire q nous examinons. — M. Legallois ne tait nullement proposé de rechercher causes des mouvements du cœur ; il s tenait à la théorie de Haller, lorsque expériences entreprises dans des v toutes différentes le conduisirent à résultat singulier, qu'il ne pouvait p rien comprendre à ses propres expérie ces, à moins qu'il ne constatât si et co ment la puissance nerveuse intervie dans les fonctions du cœur. Pour mie faire connaître son travail, nous ra porterons à quelle occasion, et par q enchaînement de faits et de raisonne ments, il s'est trouvé engagé dans ce recherche. — Un cas d'accouchem particulier lui donna, il y a quelques a nées, le désir de connaître combien temps un fœtus à terme peut vivre, sa respirer, à dater du moment où, par u cause quelconque, il a cessé de comm niquer avec sa mère. Cette question, c rieuse en elle-même et surtout d' grand intérêt pour la pratique des acco chements et pour la médecine légal avait à peine été effleurée par les auteur M. Legallois entreprit de la résoudre p des expériences directes sur les animaux et pour que la solution eût une certai généralité, et qu'elle pût s'étendre plus grand nombre de cas possible, plaça les fœtus des animaux dans les d

...es conditions qui simulaient les principaux accidents qui peuvent survenir au fœtus humain, en même temps qu'il cesse de communiquer avec sa mère. Parmi ces accidents, il en est un qui n'est arrivé que trop souvent; c'est la luxation dans l'accouchement artificiel par les pieds. L'auteur voulut savoir ce que devient le fœtus dans ce cas, s'il périt à l'instant même de la décollation et par quel genre de mort il succombe. Il resulte que le tronc demeure vivant, et qu'en prévenant l'hémorrhagie par la ligature des vaisseaux du cou, il ne meurt qu'au bout du même temps et avec les mêmes phénomènes que si, sans avoir été décollé, la respiration avait été complètement interceptée; et ce qui acheva de lui démontrer que l'animal décapité n'est réellement qu'asphyxié, c'est qu'on peut à volonté prolonger son existence en suppléant à la respiration naturelle par l'insufflation pulmonaire.

M. Legallois conclut de ces faits que la décollation ne fait qu'arrêter les mouvements inspiratoires, et que par conséquent le principe de tous ces mouvements est dans le cerveau; mais que celui de la vie du tronc est dans le tronc même. Cherchant ensuite quel est le siége immédiat de chacun de ces deux principes, il découvrit que le principe des mouvements inspiratoires réside dans cet endroit de la moelle allongée qui donne naissance aux nerfs de la huitième paire; que celui de la vie du tronc a sa source dans la moelle épinière. Ce n'est pas par toute cette moelle que chaque partie du corps est animée, mais seulement par la portion dont elle reçoit ses nerfs; en sorte qu'en ne détruisant qu'une portion de la moelle épinière, on ne frappe de mort que les parties du corps qui correspondent à cette portion. De plus, si l'on intercepte la circulation du sang dans une portion de la moelle épinière, la vie s'affaiblit et s'éteint bientôt entièrement dans toutes les parties qui reçoivent leurs nerfs de cette portion de moelle. Il y a donc deux moyens de faire cesser la vie dans telle ou telle partie du corps d'un animal : l'un en détruisant la moelle dont cette partie reçoit ses nerfs, l'autre en y interceptant la circulation du sang. — Il résultait de là que l'entretien de la vie dans une partie quelconque du corps, dépendait essentiellement de deux conditions, savoir : l'intégrité de la portion de moelle épinière correspondante, et la circulation du sang; et par conséquent,

qu'il serait possible de faire vivre telle partie qu'on voudrait d'un animal aussi long-temps qu'on pourrait y faire subsister ces deux conditions; que l'on pourrait, par exemple, faire vivre toutes seules les parties antérieures, après avoir frappé de mort les postérieures par la destruction de la moelle épinière correspondante, ou bien les postérieures, après avoir frappé de mort les antérieures. — M. Legallois, dont la méthode a constamment été de chercher dans des expériences directes, la confirmation des conséquences qu'il avait déduites d'expériences précédentes, voulut savoir s'il serait en effet possible de faire vivre ainsi toute seule telle ou telle portion d'un animal, après avoir frappé de mort le reste du corps. Ce fut un lapin âgé de vingt jours qu'il soumit d'abord à ces recherches, en détruisant, sur ce lapin, toute la portion lombaire de la moelle épinière. Cette opération ne portant aucune atteinte immédiate au reste de la moelle, et la circulation ne devant pas en être affectée, suivant la théorie de Haller, il y avait tout lieu de s'attendre, en raisonnant d'après les expériences précédentes, que l'animal y aurait survécu un assez long espace de temps, et qu'il ne serait mort qu'à la suite des symptômes que devait amener une lésion aussi grave; mais la respiration s'arrêta entre une et deux minutes, et en moins de quatre minutes il ne donna plus aucun signe de vie. La même expérience répétée plusieurs fois eut toujours le même résultat sans qu'il fût possible de le prévenir; et il demeura constant qu'un lapin de vingt jours ne peut pas survivre à la perte de sa moelle lombaire; ce qui était d'autant plus surprenant, que les lapins de cet âge peuvent très-bien continuer de vivre après la décapitation, c'est-à-dire après la perte entière du cerveau. C'est ce fait que l'auteur ne pouvait concilier avec ses précédentes expériences, et qui l'a conduit à découvrir que le principe des forces du cœur réside dans la moelle épinière.

M. Legallois s'assura d'abord que la destruction de chacune des deux portions dorsale et cervicale de la moelle était mortelle pour les lapins de vingt jours, de même que celle de la portion lombaire, et même dans un temps plus court d'environ deux minutes; il reconnut ensuite que les mêmes expériences, répétées sur des lapins de différents âges, ne donnaient pas les mêmes résultats.

En général, la destruction de la moelle lombaire n'est pas subitement mortelle pour ces animaux avant l'âge de dix jours; plusieurs y survivent même encore à l'âge de quinze jours; au-delà de vingt jours l'effet en est le même qu'à vingt jours. Les très-jeunes lapins peuvent de même continuer de vivre après la destruction, soit de la moelle dorsale, soit de la cervicale, mais moins long-temps et dans un plus petit nombre de cas après la destruction de celle-ci qu'après celle de la dorsale. Aucun ne peut survivre ni à l'une ni à l'autre, passé l'âge de quinze jours. — Dans toutes ces destructions partielles, lors même que la mort est subite, elle n'est jamais instantanée que dans les parties qui reçoivent leurs nerfs de la moelle détruite, et elle n'arrive dans le reste du corps qu'au bout d'un certain temps, mais déterminé, et qu'aucun moyen ne peut prolonger. Ce temps, qui est le même dans les animaux de même espèce et de même âge, est d'autant plus long que les animaux sont plus voisins de l'époque de leur naissance. Par exemple, lorsqu'on détruit la moelle cervicale dans les lapins, la vie est anéantie à l'instant dans tout le col; mais elle continue dans la tête, ce qu'on reconnaît aux bâillements qu'elle excite. Elle continue de même dans les parties postérieures, depuis les épaules, comme le témoignent le sentiment et le mouvement volontaire qui s'y conservent. Dans le premier jour de la naissance, les bâillements durent environ vingt minutes; la sensibilité et les mouvements du reste du corps, quinze minutes. A l'âge de quinze jours, la durée des bâillements n'excède pas trois minutes, ni celle de la sensibilité et des mouvements, deux minutes et demie. Enfin, à l'âge de trente jours, les bâillements cessent entre une et une minute et demie, et la sensibilité à une minute. Après la destruction de la moelle dorsale, c'est la poitrine et non le col qui se trouve frappée de mort : du reste, mêmes phénomènes et mêmes durées. Si l'on détruit simultanément les trois portions de la moelle, les bâillements, seuls signes de vie qui subsistent alors, ont encore, aux différents âges, les durées que nous venons d'indiquer. — L'auteur, qui avait pratiqué tant de fois la décapitation sur les lapins de différents âges, avait constamment remarqué que la tête séparée du corps continue de bâiller, et pendant un temps déterminé pour chaque âge. Ce temps était

sensiblement le même qu'après les [des]tructions de la moelle épinière. O[n] est évident qu'après la décapitation i[l] peut y avoir de circulation dans la [tête] et que les bâillements qui ont lieu [dans] ce cas, ne continuent que le temps [du]rant lequel la vie subsiste dans le cer[veau] après la cessation totale de la circulat[ion]. Ce fut là le premier indice qu'eut M. [Le] gallois, que, lorsque la destruction p[ar]tielle de la moelle épinière fait cesse[r la] vie dans tout le reste du corps, c'est p[arce] qu'elle arrête subitement la circulat[ion]. Pour s'en assurer, il excisa le cœur [à la] base des gros vaisseaux, sur des lap[ins] de cinq en cinq jours, depuis le mom[ent] de leur naissance jusqu'à l'âge d'un m[ois] et, ayant noté avec soin les durées [des] différents signes de vie, à dater du [mo]ment où la circulation avait été arr[êtée] par ce moyen, il trouva que ces dur[ées] étaient précisément les mêmes que ce[lles] qu'il avait observées après les destr[uc]tions de la moelle épinière. Il aurait [pu] considérer ce rapprochement comme [suf]fisant pour décider la question; mai[s il] voulut constater, d'une manière plus [di]recte, si réellement la circulation s'ar[rête] à l'instant même où la moelle vient d'ê[tre] détruite. L'absence de l'hémorrhagie[et] la vacuité des artères étaient les sig[nes] les plus évidents qu'il pût en avoir; [et] il reconnut qu'en effet, aussitôt ap[rès] cette opération, les carotides sont vid[es,] et que l'amputation des membres ne fou[r]nit point de sang, quoique faite fort p[rès] du corps, et avant que la vie soit étei[nte] dans les parties dont la moelle n'a [pas] été détruite. En un mot, tous les sig[nes] qui peuvent servir à faire connaître [l'é]tat de la circulation, lui démontrère[nt] que toutes les fois que la destruct[ion] d'une portion quelconque de la mo[elle] épinière cause subitement la mort d[ans] le reste du corps, c'est en arrêtant c[ette] fonction. Ce dernier effet a lieu, non [pas] parce que les mouvements du cœur c[es]sent tout à coup, mais parce qu'ils p[er]dent toutes leurs forces, au point de [ne] pouvoir pousser le sang jusque dans [les] carotides. — Il résulte de là que c'[est] dans la moelle épinière que le cœur p[uise] le principe de ses forces, et dans ce[tte] moelle tout entière, puisque la dest[ruc]tion de l'une quelconque de ses trois p[or]tions peut arrêter la circulation. Il [en] résulte encore que chaque portion [de la] moelle épinière exerce sur la vie de[ux] modes d'action bien distincts : l'un [par] lequel elle la constitue essentielle[ment] toutes les parties qui en reçoivent les nerfs; l'autre par lequel elle sert à entretenir dans tout le corps, en continuant à fournir dans tous les organes qui reçoivent des filets du grand sympathique, et notamment au cœur, le principe de force et de vie dont ils ont besoin pour remplir leurs fonctions. — On voit donc que, pour faire vivre seules les parties antérieures ou les postérieures d'un animal, après avoir frappé de mort le reste du corps par la destruction de la moelle qui y correspond, il faudrait pouvoir empêcher que cette destruction n'arrêtât la circulation. Or, c'est ce qu'on peut obtenir facilement en diminuant la somme des forces que le cœur doit dépenser pour entretenir la circulation, à mesure qu'on diminue celle des forces qu'il reçoit de la moelle épinière; il suffit pour cela de diminuer, par des ligatures faites aux artères, l'étendue des parties auxquelles le cœur doit distribuer le sang. Nous avons vu, par exemple, que la destruction de la moelle lombaire est promptement mortelle pour les lapins qui ont atteint ou passé l'âge de vingt jours; mais ils n'en meurent pas si, avant de la pratiquer, on commence à lier l'aorte ventrale entre les artères iliaque et mésentérique antérieure. — L'application de ce principe à d'autres parties du corps, conduit à un cas en apparence fort singulier, c'est que, pour pouvoir entretenir la vie dans des lapins d'un certain âge, après leur avoir détruit la moelle cervicale, il faut commencer par leur couper la tête; ils sont morts sans retour, si l'on détruit d'abord cette moelle sans les décapiter. Ce fait cesse de surprendre, lorsqu'on fait attention que, par la décapitation, on retranche toute la tête du domaine de la circulation, et que par là, le cœur ayant besoin de moins de forces pour continuer sa fonction, on peut l'affaiblir par la destruction de la moelle cervicale sans qu'il cesse de la remplir. — On conçoit de même facilement que toute autre opération capable de suspendre ou de ralentir considérablement la circulation dans une certaine étendue du corps d'un animal, doit produire un effet semblable et donner pareillement la faculté d'attaquer impunément telle portion de moelle épinière dont la destruction eût été mortelle sans cette opération préliminaire: c'est ce qu'on obtient par l'effet même de la destruction de la moelle. Cette destruction a deux effets sur la circulation:

par l'un, elle affaiblit la circulation générale en privant le cœur du contingent de forces qu'il recevait de la moelle détruite; par l'autre, sans arrêter entièrement la circulation dans les parties frappées de mort, elle l'y diminue à un très-haut degré, ce qui équivaut jusqu'à un certain point à la ligature des artères de ces parties; mais cet effet n'est bien marqué que plusieurs minutes après la destruction de la moelle. Il arrive de là que la destruction d'une première portion de moelle épinière donne la faculté d'en détruire une seconde; celle-ci une troisième, et ainsi de suite. Par exemple, lorsqu'en décapitant un lapin, on s'est mis à portée de détruire la moelle cervicale, la destruction de cette moelle donne, au bout d'un certain nombre de minutes, la faculté de détruire un quart de la moelle dorsale; et, en continuant d'opérer ainsi par intervalles sur des longueurs semblables de cette même moelle, on arrive à la détruire tout entière sans arrêter la circulation, laquelle n'est alors entretenue que par la moelle lombaire.

On peut recueillir de ce que nous venons de dire que, dans les lapins, une portion quelconque de la moelle épinière fournit au cœur des forces suffisantes pour entretenir la circulation dans toutes les parties qui correspondent à cette portion; et par conséquent, qu'en coupant un lapin transversalement par tronçons, il serait possible de faire vivre isolément et indéfiniment chaque tronçon, si les poumons et le cœur, nécessaires à la formation et à la circulation du sang artériel, pouvaient en faire partie. Mais ils ne peuvent faire partie que de la poitrine, et l'on parvient très-bien à entretenir la vie dans la poitrine seule et isolée, après avoir retranché les parties antérieures et les postérieures, et prévenu l'hémorrhagie par des ligatures convenables, et cela sur des lapins âgés de trente jours et au-delà. — Tels sont les principaux résultats des recherches de M. Legallois. Ces résultats, qui sont tous amenés les uns par les autres, et qui se prêtent un mutuel appui, sont fondés sur des expériences directes faites avec une précision que la physiologie ne connaissait point encore. Nous allons maintenant rapporter celles de ces expériences que l'auteur a répétées devant nous. Nous avons employé à ces répétitions trois séances, chacune de plusieurs heures; et pour éviter toute précipitation et nous donner le temps de peser les faits à loisir, nous avons mis une semaine d'intervalle entre chaque séance.

EXPÉRIENCES RÉPÉTÉES DEVANT LA COMMIS-
SION DE L'INSTITUT.

Nous les distinguerons en deux paragraphes. Le premier comprendra celles qui tendent à prouver que le premier mobile de tous les mouvements inspiratoires réside dans cet endroit de la moelle allongée, qui donne naissance aux nerfs de la huitième paire. Dans le second, nous rapporterons celles dont l'objet est de faire voir que les forces du cœur ont leur principe dans la moelle épinière.

§ 1er. *Expériences relatives au principe des mouvements inspiratoires.* — L'auteur a pris un lapin âgé de cinq à six jours; il a détaché le larynx de l'os hyoïde, et mis la glotte à découvert pour qu'on pût en observer les mouvements, après quoi il a ouvert le crâne et extrait d'abord le cerveau, puis le cervelet. Après cette double extraction, les inspirations ont continué; elles étaient caractérisées chacune par quatre mouvements, qui se faisaient simultanément; savoir : un bâillement, l'ouverture de la glotte, l'élévation des côtes et la contraction du diaphragme. Ces quatre mouvements ayant été bien constatés, et devant durer un certain temps, d'après l'âge de l'animal, l'auteur a extrait la moelle allongée; et, à l'instant même, ces mouvements ont cessé tous ensemble. On a reconnu que la portion de moelle allongée extraite s'étendait jusqu'auprès du trou occipital, et qu'elle comprenait l'origine des nerfs de la huitième paire. — La même expérience a été répétée sur un autre lapin de même âge, avec cette différence qu'après l'extraction du cerveau et du cervelet, au lieu d'enlever de prime-abord une aussi grande étendue de moelle allongée, on l'a extraite successivement par tranches d'environ trois millimètres d'épaisseur. Les quatre mouvements inspiratoires ont continué après l'extraction des trois premières tranches; mais ils se sont arrêtés tout à coup après celle de la quatrième. On a vérifié que la troisième tranche finissait à la partie postérieure, et assez près du pont de Varole, et que la quatrième embrassait l'origine des nerfs de la huitième paire. — Cette même expérience, répétée sur plusieurs autres lapins, a constamment offert le même résultat. — On a procédé de la même manière sur un chat âgé de cinq semaines;

seulement, avant d'enlever par tra[nche] la moelle allongée, on a coupé les nerfs récurrents. Aussitôt la glotte fermée, et elle est demeurée im[mobile] dans cet état; mais les trois autres [mou]vements, savoir : les bâillements, [l'élé]vation des côtes et les contractio[ns du] diaphragme ont continué, et ne se [sont] arrêtés qu'au moment où l'on a e[nlevé] dans la moelle allongée, l'origine des [nerfs] de la huitième paire.

Il est évident que si, au lieu de [dé]truire le lieu dans lequel réside le [pre]mier mobile de tous les mouvements [ins]piratoires, on se bornait à l'empêch[er de] communiquer avec les organes qui [exé]cutent ces mouvements, on produ[irait] un effet semblable, c'est-à-dire q[u'on] arrêterait ceux des mouvements do[nt les] organes ne communiqueraient plus [avec] le lieu dont il s'agit. C'est ce qu'on v[ient] de voir dans le chat dans lequel la [sec]tion des nerfs récurrents a arrêté [les] mouvements de la glotte, sans arr[êter] les trois autres mouvements. Pour [sus]pendre de même ceux-ci, il suffit de p[ren]dre garde par quelle voie leurs org[anes] communiquent avec la moelle allon[gée]. Or, il est clair que c'est par les nerf[s in]tercostaux, et par conséquent par [la] moelle épinière, que la moelle allon[gée] agit sur les muscles qui soulèvent les [cô]tes, et que c'est par les nerfs diaph[rag]matiques, et par conséquent encore [par] la moelle épinière, qu'elle agit su[r le] diaphragme. En coupant la moelle é[pi]nière sur les dernières vertèbres cerv[ica]les, et au-dessous de l'origine des [nerfs] diaphragmatiques, on doit donc arr[êter] les mouvements des côtes, et non c[eux] du diaphragme; et en coupant c[ette] moelle entre l'occiput et l'origine [des] nerfs diaphragmatiques, on doit f[aire] cesser à la fois les mouvements des c[ôtes] et ceux du diaphragme : c'est en effe[t ce] qui a lieu. L'auteur a pris un lapin [âgé] d'environ dix jours; et les mouveme[nts] du thorax ayant été bien examinés, [il a] coupé la moelle épinière sur la septiè[me] vertèbre cervicale. A l'instant, ceux [de] ces mouvements qui dépendent de l'élé]vation des côtes se sont arrêtés; mais [les] contractions du diaphragme ont co[nti]nué. Il a coupé derechef la moelle é[pi]nière sur la première vertèbre cervic[ale,] et aussitôt le diaphragme a cessé de [se] contracter; enfin, il a coupé la huitiè[me] paire vers le milieu du cou, et les mou[ve]vements de la glotte se sont arrêté[s]. Ainsi, des quatre mouvements inspir[a-]

...es, il ne restait plus que les bâillements, lesquels attestaient que la moelle
allongée conservait encore la puissance
de les produire tous, et qu'elle ne l'exerçait sans effet, par rapport aux trois autres, que parce qu'elle ne communiquait
pas avec leurs organes. Nous devons
observer ici que plusieurs auteurs, entre
autres Arnemann, avant M. Legallois,
avaient remarqué que la section de la
moelle épinière n'arrêtait les mouvements
du diaphragme, qu'autant qu'elle était
faite entre l'occiput et l'origine des nerfs
diaphragmatiques. Mais ces auteurs regardaient le cerveau comme la source
unique de la vie et de tous les mouvements du corps. Ils pensaient, d'après
cela, que la section de la moelle épinière
paralysait à l'instant toutes les parties du
corps, dont les nerfs naissaient de cette
moelle au-dessous de la section, et que,
par conséquent, quand la section était
faite près l'occiput, le diaphragme cessait de se contracter, parce qu'il parta-
geait la paralysie de toutes les parties
inférieures à la section. Mais M. Legallois a démontré que la section de la moelle
faite sur les premières ou sur les dernières vertèbres cervicales, n'arrête que les
mouvements inspiratoires, et qu'elle
laisse subsister dans tout le corps le sentiment et les mouvements volontaires.
Cette distinction est capitale : personne
ne l'avait faite avant lui. — Ce n'est pas
seulement dans les animaux à sang chaud
que ces expériences ont les résultats que
nous venons d'indiquer. Pour prouver
que ces résultats tiennent à des lois générales de l'économie animale, et que la
puissance nerveuse est distribuée et se
régit d'une manière uniforme dans les
animaux vertébrés, l'auteur a pris une
grenouille, et après avoir fait remarquer
que, dans ces animaux qui n'ont ni côtes, ni diaphragmes, il n'y a que deux
sortes de mouvements inspiratoires; savoir, ceux de la glotte qui s'ouvre en
forme de losange, et ceux de la gorge,
laquelle s'élève et s'abaisse alternativement; il a retranché la moitié antérieure
du cerveau, les deux mouvements ont
continué; il a détruit ensuite environ la
moitié de ce qui restait de ce viscère,
les mêmes mouvements ont encore continué; enfin, il a poussé la destruction
du cerveau jusqu'auprès du trou occipital, et à l'instant les deux mouvements
se sont arrêtés sans retour. La moelle
épinière a été coupée dans une autre grenouille sur la troisième vertèbre, les
mouvements inspiratoires ont continué.
Elle a été coupée entre l'occiput et la
première vertèbre dans une troisième
grenouille, et à l'instant les mouvements
de la gorge, lesquels représentent ceux
du diaphragme, se sont arrêtés. Après
ces deux dernières expériences, les grenouilles étaient, et sont demeurées bien
vivantes et de la tête et du reste du
corps ; mais elles ne pouvaient plus se
gouverner, et elles étaient, à cet égard,
dans le même cas que la première, dont
le cerveau avait été détruit.

§ II. *Expériences relatives au principe des forces du cœur.* — L'auteur a
d'abord prouvé que la vie continue toujours un certain temps, même dans les
animaux à sang chaud, après la cessation
totale de la circulation, et que ce temps
est déterminé suivant l'âge. Pour cela,
il a ouvert la poitrine et excisé le cœur
d'un lapin âgé de cinq à six jours, et il a
fait la même chose sur un autre âgé de
dix jours. Dans le premier, les bâillements ont cessé au bout de sept minutes,
et la sensibilité au bout de quatre minutes, à dater de l'excision du cœur ; dans
le second, les bâillements n'ont duré que
quatre minutes, et la sensibilité que trois
minutes. La moelle cervicale et une petite portion de la dorsale ont ensuite été
détruites sur un autre lapin de même
portée que ce dernier, et aussitôt après
l'insufflation pulmonaire a été pratiquée ;
mais, malgré ce secours, les bâillements
ont cessé au bout de trois minutes et demie, et la sensibilité un peu après deux
minutes et demie, durées qui, comme on
voit, coïncident, à une demi-minute près,
avec celles observées après l'excision du
cœur. — Pour prouver que, dans cette
expérience, c'est réellement en arrêtant
la circulation que la destruction d'une
partie de la moelle a fait cesser la vie
dans le reste du corps, l'auteur a pris un
lapin de même âge encore que les deux
derniers ; il a d'abord coupé la moelle de
ce lapin près l'occiput. Après cette section, les carotides étaient noires, mais
rondes et pleines, et l'amputation d'une
jambe a fourni du sang noir. L'insufflation pulmonaire ayant été pratiquée, les
carotides sont redevenues promptement
d'une belle couleur vermeille, et l'hémorrhagie de la jambe a pris la même
couleur. Ces signes ne laissant aucun
doute que la circulation continuait après
la section de la moelle près l'occiput,
l'auteur a détruit, sur ce lapin, la même
portion de moelle que dans le précédent.

Aussitôt les carotides ont paru flasques, et bientôt après elles étaient vides et plates. Les deux cuisses amputées en moins de deux minutes après la destruction de la moelle, n'ont pas fourni une goutte de sang. — La destruction de la moelle cervicale, pratiquée sur plusieurs autres lapins de vingt à trente jours, a donné des résultats entièrement semblables, c'est-à-dire que les carotides se sont vidées bientôt après ; que l'amputation des membres n'a point donné de sang ; et que, malgré l'insufflation pulmonaire la mieux faite, tous les signes de vie n'ont eu que les mêmes durées au plus que celles qu'on observe dans le cas de l'excision du cœur, d'après le tableau que M. Leg llois en a donné pour les différents âges, dans son mémoire. — Mêmes résultats par rapport à la vacuité des carotides, à l'absence de l'hémorrhagie et à la durée de la vie, après la destruction de la moelle dorsale. — La destruction de la moelle lombaire sur des lapins âgés de quatre à cinq semaines, a encore donné des résultats semblables, avec cette seule différence que la circulation ne s'est pas arrêtée instantanément comme après la destruction, soit de la moelle cervicale, soit de la dorsale, mais seulement au bout d'environ deux minutes, et même, dans un cas, au bout de quatre minutes ; ce qui prouve que l'action de la portion lombaire de la moelle sur le cœur, quoique très-réelle et très-grande, n'est pas aussi immédiate que celle de chacune des deux autres portions. — Après avoir prouvé, par ces expériences, que la circulation dépend de toutes portions de la moelle épinière, l'auteur nous a fait voir qu'il n'est aucune de ces portions qu'on ne puisse détruire impunément, si l'on restreint à mesure l'étendue des parties auxquelles le cœur envoie le sang. Il a pris un lapin âgé de six semaines ; et, après lui avoir ouvert le ventre, il a lié l'aorte entre les artères cœliaque et mésentérique antérieure, après quoi il a détruit toute la moelle lombaire. Ce lapin était encore bien vivant, se soutenant sur ses pattes antérieures, et portant bien sa tête plus d'une demi-heure après, quand la commission a levé sa séance, tandis qu'un autre lapin, à peu près du même âge, sur lequel la moelle lombaire a été détruite, sans lier l'aorte, pour terme de comparaison, est mort en moins de deux minutes.

M. Legallois a fait ensuite l'expérience de détruire la moelle cervicale dont l[']action sur le cœur est plus immédiat[e et] bien plus grande encore que celle d[e la] moelle lombaire, de la détruire, diso[ns-] nous, sur des lapins de cinq à six sem[ai]nes, sans arrêter la circulation. Il a d['a]bord décapité l'animal avec les précau[tions] ordinaires ; il a ensuite pratiqué l'in[suf]flation pulmonaire pendant cinq mi[nu]tes, au bout desquelles il a détruit to[ute] la moelle cervicale ; il a repris l'insu[ffla]tion pulmonaire aussitôt après, et l'a[ni]mal est demeuré bien vivant aussi lo[ng]temps qu'on a jugé à propros de contin[uer] l'insufflation. La même expérience a été [ré]pétée avec le même succès sur deux au[tres] lapins de même âge. De plus, sur u[n de] ceux-ci, cinq minutes après avoir dét[ruit] la moelle cervicale, l'auteur a dét[ruit] environ le tiers antérieur de la mo[elle] dorsale ; puis cinq minutes après le [se]cond tiers, et le troisième, cinq minu[tes] encore après. La circulation et la vie [ont] continué après la destruction des d[eux] premiers tiers, et n'ont cessé qu'ap[rès] celle du troisième. Durant toute ce[tte] expérience, l'insufflation n'a été int[er]rompue que le temps nécessaire, cha[que] fois, pour détruire la moelle. — Ces [ex]périences ont conduit M. Legallois à c[e] bien plus difficile, dont l'objet est [de] prouver qu'en limitant par des ligatu[res] la circulation aux seules parties qui c[or]respondent à une portion quelconque [de] la moelle, cette portion de moelle do[nne] au cœur des forces suffisantes pour e[n]tretenir la circulation dans ces parti[es.] Il a tronqué, par les deux bouts, un la[pin] de trente jours ; d'une part au niveau [de] la première vertèbre lombaire, et de l'a[u]tre, sur la deuxième vertèbre cervica[le,] puis, à l'aide de l'insufflation pulmonai[re,] il a entretenu la vie dans cette poitr[ine] de lapin, ainsi isolée. Nous ne décrir[ons] point le procédé opératoire, parce q[ue] l'auteur l'a exposé en détail dans [son] mémoire. Nous nous bornerons à d[ire] que l'expérience a très-bien réussi, qu[oi]que une artère, qui n'avait pu être li[ée] ait occasionné une hémorrhagie as[sez] abondante, et qui avait fait craindre po[ur] le succès. — Enfin, M. Legallois a op[éré] la mort partielle du train de derrière d[ans] un lapin d'environ douze jours, en li[ant] l'aorte entre les artères cœliaque et m[é]sentérique antérieure. Au bout de dou[ze] minutes, la mort paraissant bien co[m]plète, il a délié l'aorte, et la vie s'est r[é]tablie peu à peu dans tout le train [de] derrière, au point que l'animal a pu mar[cher]

er avec facilité. Cette résurrection
partielle prouve qu'on pourrait de même
espérer une générale, s'il était possible
de rétablir la circulation après l'extinction de la vie dans toute la moelle épinière. Mais les expériences de l'auteur
montrent beaucoup mieux qu'on ne
l'ait fait avant lui, pourquoi la résurrection de tout le corps est impossible.
L'auteur a fait aussi, devant nous, des
expériences sur les cochons d'Inde, desquelles il résulte que, dans ces animaux,
les forces du cœur dépendent pareillement de la moelle épinière ; seulement
il faut en détruire des longueurs plus
grandes pour arrêter la circulation, que
dans des lapins de même âge. — Nous
terminerons cet exposé des expériences
que M. Legallois a répétées devant nous,
par celles sur les animaux à sang froid,
et dont les résultats sont entièrement
opposés à ceux qu'ont obtenus et qu'ont
fait fait valoir les plus zélés partisans
de Haller, et entre autres Fontana. (Mém.
sur les parties sensib. et irritab. Tom. iii,
pag. 231. — Traité sur le venin de la
vipère, etc. Florence, 1781. Tom. ii,
pag. 169-171). L'auteur a ouvert, d'une
part, le crâne, et de l'autre, la poitrine
d'une grenouille, et mis le cœur bien à
découvert, puis il a fixé solidement l'a-
nimal ; et pendant qu'un de nous observait les mouvements du cœur avec une
montre à secondes, il détruisit le cerveau
et toute la moelle épinière, au moyen
d'un stylet introduit par l'ouverture du
crâne. (Mém. sur les parties sensib. et
irritab. Tom. iii, pag. 233. — Traité sur
le venin de la vipère, tom. ii, pag. 171.
A l'instant, les mouvements du cœur se
sont arrêtés ; ils n'ont recommencé qu'au
bout de quelques secondes, et leur rhythme n'était plus du toute même ; ils étaient
plus fréquents qu'avant la destruction
de la moelle. La même expérience faite
sur cinq grenouilles, a constamment donné les mêmes résultats. Les mouvements
du cœur n'ont pas été suspendus le même
nombre de secondes dans toutes, mais la
suspension a toujours été très-marquée
ainsi que le changement de rhythme ; nous
ajouterons que l'amputation des cuisses
dans des grenouilles dont la moelle venait
d'être détruite, n'a point fourni de sang,
et que les salamandres décapitées après
une opération semblable, n'ont point
saigné n'ont plus, tandis que, dans l'un
et dans l'autre cas, il y avait hémorrhagie quand la moelle épinière était intacte.

Ces expériences nous paraissent confirmer complètement toutes les conséquences que l'auteur en a déduites, et
par lesquelles il a terminé son mémoire.
Pour nous borner ici aux points principaux, nous dirons que nous regardons
comme démontré, 1° que le principe de
tous les mouvements inspiratoires a son
siége vers cet endroit de la moelle allongée qui donne naissance aux nerfs de la
huitième paire ; 2° que le principe qui
anime chaque partie du corps réside dans
ce lieu de la moelle épinière duquel naissent les nerfs de cette partie ; 3° que c'est
pareillement dans la moelle épinière que
le cœur puise le principe de sa vie et de
ses forces ; mais dans cette moelle tout
entière, et non pas seulement dans une
portion circonscrite ; 4° Que le grand
sympathique prend naissance dans la
moelle épinière, et que le caractère particulier de ce nerfs est de mettre chacune
des parties auxquelles il se distribue sous
l'influence immédiate de toute la puissance nerveuse. — Ces résultats résol-
vent sans peine toutes les difficultés qui
se sont élevées depuis Haller sur les causes des mouvements du cœur. On se rappelle que les principales consistent à expliquer, 1° pourquoi le cœur reçoit des
nerfs ; 2° pourquoi il est soumis à l'empire des passions ; 3° pourquoi il ne l'est
pas à la volonté ; 4° pourquoi la circulation continue dans les acéphales et
dans les animaux décapités. On se rappelle aussi que jusqu'ici aucune explication n'a pu concilier tous ces points, ou
du moins ne l'a pu qu'à l'aide d'hypothèses qui, comme nous l'avons vu, donnent
lieu à d'autres difficultés. Mais maintenant on conçoit très-bien pourquoi
le cœur reçoit des nerfs, et pourquoi il
se montre si éminemment soumis à l'empire des passions, puisqu'il est animé par
toute la moelle épinière. Il n'obéit pas
à la volonté, parce que tous les organes
qui sont sous l'influence de la puissance
nerveuse tout entière, n'y sont pas soumis. Enfin, la circulation continue dans
les acéphales et dans les animaux décapités, parce que les mouvements du cœur
ne dépendent pas du cerveau, ou du
moins n'en dépendent que secondairement. Nous devons faire remarquer que
ce dernier point, sur lequel M. Legallois
a répandu tant de clarté, ne présente
que confusion et qu'erreurs dans les auteurs de l'ancienne école hallérienne et
dans ceux de la nouvelle. Aucun d'eux
n'a distingué les mouvements du cœur,

qui ont lieu après la décapitation, de
ceux qu'on observe après l'excision de
cet organe, ou après la destruction de la
moelle épinière ; et ils ont pensé que les
uns et les autres seraient également capables d'entretenir la circulation. Mais
ces mouvements diffèrent essentiellement entre eux. Ces derniers n'ont aucune force pour entretenir la circulation,
ils sont absolument semblables aux faibles
mouvements qu'on peut exciter dans les
autres muscles, pendant quelque temps
après la mort. M. Legallois les désigne
sous le nom de *mouvements d'irritabilité*, sans attacher, pour le moment, d'autre sens à ce terme, que d'exprimer des
phénomènes cadavériques.

Il nous reste une dernière tâche à remplir, c'est d'indiquer ce qui appartient en
propre à M. Legallois dans le travail
qui fait l'objet de ce rapport, et ce que
d'autres pourraient y revendiquer. —
Nous pouvons affirmer, sans craindre
d'être contredits, que tout, dans ce travail, lui appartient : il suffit, pour s'en
convaincre, de lire son mémoire avec attention. Le hasard lui a donné l'idée de
faire sa première expérience, et c'est elle
qui a amené toutes les autres ; chacune
d'elles lui ayant été suggérée, et, pour
ainsi dire, commandée par celle qui la
précédait. En le suivant pas à pas, on
reconnaît que sa méthode a été son seul
guide, et que c'est elle seule qui l'a inspiré ; aussi est-ce une chose sans exemple en physiologie, qu'un travail d'une
aussi longue haleine, dans lequel toutes
les parties sont tellement liées, tellement
dépendantes les unes des autres, que,
pour avoir l'explication entière d'un fait,
il faut remonter à tous ceux par lesquels
l'auteur y est arrivé, et qu'on ne peut
pas nier une conséquence sans nier toutes celles qui précèdent, et sans ébranler
toutes celles qui suivent. — On aurait
pu s'attendre que dans des recherches
aussi nombreuses, et qui, par l'importance
des questions qu'elles embrassent, ont
fixé l'attention d'un grand nombre de
savants, l'auteur aurait été souvent amené, même en ne suivant que sa méthode,
à refaire des expériences déjà connues.
Néanmoins, parmi toutes celles qu'il a
consignées dans son mémoire, nous n'en
avons remarqué que deux qui aient été
faites avant lui : l'une par *Fontana* et
l'autre par *Stenon*. La première consiste
à insuffler et à faire vivre un animal après
l'avoir décapité. (*Traité sur le venin de
la vipère*, etc. Tom. 1, p. 317.) Fontana

n'avait fait cette expérience que p[our]
donner de l'oxigène au sang veineu[x]
l'on s'aperçoit facilement qu'elle [est]
étrangère à notre objet. Comme elle n[e se]
rattachait à rien, et qu'elle ne serva[it de]
preuve à aucun point de doctrine, o[n]
avait à peine fait attention, et elle é[tait]
confondue avec beaucoup d'autres [faits]
d'après lesquels on avait entrevu [que]
même les animaux à sang chaud peuv[ent]
survivre à la décapitation, sans qu[e l'on]
sût, d'ailleurs, qu'elle était la vérit[able]
source de leur vie dans cet état; o[n voit]
pourquoi elle était restée à peu près [in]
connue, excepté dans quelques éc[oles]
d'Angleterre et d'Allemagne, et M. [Le]
gallois l'ignorait entièrement, lorsq[u'il]
communiqua à la faculté de médecine [de]
Paris ses premières recherches sur [les]
fonctions de la moelle épinière. Du re[ste]
cette expérience n'a été, pour M. Le[gal]
lois, qu'un des moyens dont il s'est se[rvi]
pour démontrer deux de ses principa[les]
découvertes ; savoir : que le principe [des]
mouvements inspiratoires a son si[ége]
dans la moelle allongée, et que celui [de]
la vie du tronc réside dans la moelle é[pi]
nière.

L'expérience de Stenon est celle p[ar]
laquelle on lie, puis on délie l'ao[rte]
ventrale pour montrer que l'interce[p]
tion de la circulation paralyse les part[ies]
dans lesquelles elle a lieu, et que le r[e]
tour du sang y ranime la vie : cet[te]
expérience est très-connue, et elle a é[té]
fréquemment répétée. Les auteurs q[ui]
l'ont faite avaient en vue de prouver, l[es]
uns, que la contraction des muscles d[é]
pend de l'action du sang sur leurs fibr[es]
les autres, que dans chaque partie la se[n]
sibilité dépend de la circulation, et da[ns]
l'une et l'autre question elle servait ég[a]
lement à prouver le pour et le contr[e]
suivant la manière dont elle était fait[e]
Ainsi, lorsqu'on liait l'aorte ventrale ell[e]
même, le sentiment et le mouvement d[is]
paraissaient très-promptement dans [le]
train de derrière (Lorry, Journal de mé[d.]
an. 1757, pag. 15. — Haller, Mém. s[ur]
le mouvement du sang, p. 203, exp. 52[)]
mais lorsque la ligature était faite pl[us]
loin, et seulement sur une des artèr[es]
crurales, quoique dans ce cas la circu[la]
tion fût totalement interceptée dans [le]
membre correspondant, le sentiment [et]
le mouvement s'y conservaient long[
temps. (Schwekne, hœmatol., pag. 8. —]
Les expériences 57 et 58 de Haller, *lo[c.
cit.*, pag. 205, sont du même genre.[)]
Dans cette opposition entre les résultat[s]

chaque auteur ne manquait pas de s'en rapporter à ceux qui favorisaient son opinion; et il s'y croyait d'autant plus autorisé, que la véritable cause de cette opposition n'était pas connue. — Entre les mains de M. Legallois, cette même expérience se montre sous un aspect bien différent, elle prend un sens déterminé. On voit clairement que si le sentiment et le mouvement ne cessent dans les membres postérieurs que quand la ligature a été faite sur l'aorte, cela tient à ce que c'est dans ce cas seulement que la circulation est interceptée dans la portion de moelle épinière qui donne naissance aux nerfs de ces membres. — Telles sont, parmi les expériences de M. Legallois, les seules, à notre connaissance, qui pourraient être indiquées. Mais, outre que la manière dont elles font partie de son travail les rendent propres, il nous semble que les nouveaux points de vue sous lesquels il les a envisagées, et que la précision dans les détails et la clarté dans les résultats qu'il a fait succéder au vague et à l'obscurité qu'elles présentaient, en ont fait des expériences entièrement nouvelles. — Nous terminons par quelques mots sur une opinion de M. Prochaska, qu'on pourrait croire conforme à ce qu'a démontré M. Legallois sur les fonctions de la moelle épinière. Cet auteur place le sensorium commune dans le cerveau et dans la moelle épinière tout à la fois (Opera minora. Tom. II, p. 51. Avant lui Marherr, Hartley, etc., avaient eu la même opinion); mais il faut prendre garde qu'il pense que la puissance nerveuse est engendrée dans toute l'étendue du système nerveux, en sorte que chaque partie trouve dans ses nerfs isolément pris, le principe de sa vie et de ses mouvements. (Opera minora, pag. 82.) Il ne considère le sensorium que comme un lieu central où aboutissent et où communiquent les nerfs du sentiment et ceux du mouvement, et qui met en rapport les différentes parties du corps. (Opera minora, pag. 151.) Au contraire, M. Legallois a démontré que la moelle épinière n'est pas seulement un moyen de communication entre les différentes parties, mais que c'est d'elle que part le principe de vie et de force qui anime tout le corps. Ce qui prouve qu'en émettant son opinion, qu'il ne donne d'ailleurs que

comme une chose probable (Opera minora, pag. 153), M. Prochaska était loin de soupçonner les véritables fonctions de la moelle épinière, c'est qu'il ne regarde cette moelle que comme un gros faisceau de nerfs, *crassus funis nerveus*. (Opera minora, pag. 48.) — En un mot, il nous semble qu'on peut dire des divers auteurs qui ont eu quelques vues sur les matières que M. Legallois a traitées, ce que M. Laplace a dit avec tant de justesse dans une occasion semblable : « On peut » y rencontrer quelques vérités, mais el- » les sont presque toujours mêlées avec » beaucoup d'erreurs, et leur découverte » n'appartient qu'à celui qui, les sépa- » rant de ce mélange, parvient à les éta- » blir solidement par le calcul ou par » l'observation. » (Mém. sur l'adhésion des corps à la surface des fluides ; dans la Biblioth. britann. Tom. XXXIV, pag. 33.) — L'opinion de vos commissaires est que le travail de M. Legallois est un des plus beaux, et certainement le plus important qui ait été fait en physiologie depuis les savantes expériences de Haller ; que ce travail fera époque dans cette science sur laquelle il doit répandre un jour tout nouveau ; que son auteur, si modeste, si laborieux, si recommandable, mérite que la classe lui accorde sa bienveillance spéciale, et tous les encouragements qui pourront dépendre d'elle. Ils n'oublie- raient pas d'ajouter que le Mémoire dont ils viennent de rendre compte, est digne d'occuper une place distinguée dans le recueil des savants étrangers, si la pu- blicité des découvertes essentielles qui y sont consignées pouvait être différée jus- qu'à l'époque, peut-être tardive, de l'im- pression de ce recueil.

Signés DE HUMBOLDT, HALLÉ ;
PERCY, *Rapporteur.*

La classe approuve le rapport et en adopte les conclusions.

Elle arrête, en outre, que ce rapport sera imprimé dans l'histoire de la classe, et que le comité de la classe se concer- tera avec M. Legallois pour les dépenses occasionnées par les expériences qu'il a déjà faites, et pour les moyens de les continuer.

Certifié conforme à l'original,
Le secrétaire perpétuel, G. CUVIER.

ADDITION

POUR SERVIR DE SUPPLÉMENT A CE QUI PEUT MANQUER AUX DÉTA[…]
DES EXPÉRIENCES MENTIONNÉES DANS CET OUVRAGE.

Une des choses qui ont le plus nui aux progrès de la physiologie expérimentale, c'est le peu d'attention, et je puis même dire la négligence absolue que les expérimentateurs ont mise dans le choix des animaux. Ils les prenaient tels qu'ils leur tombaient sous la main, sans distinction d'espèce ni d'âge, et ils comparaient les résultats de diverses expériences, faites de cette manière, comme si toutes l'eussent été sur des animaux de même espèce et de même âge. J'ai suivi un plan tout différent ; quoique j'aie fait mes expériences sur plusieurs espèces, je me suis plus particulièrement attaché à une que j'ai prise pour base de toutes mes recherches. Ce sont les lapins que j'ai choisis pour cela, parce qu'ils se laissent aisément maîtriser dans les expériences, qu'il est facile de s'en procurer en grand nombre, et qu'en les élevant on peut être parfaitement sûr de leur âge ; tandis qu'on ne peut guères avoir chez soi des chiens et des chats en grand nombre, et qu'on n'est presque jamais sûr de l'âge de ceux qu'on se procure du dehors. J'ai donc fait constamment mes premiers essais sur les lapins, et c'est sur eux que j'ai épuisé tous les tâtonnements par lesquels il faut passer pour arriver aux résultats : de cette manière, toutes mes expériences sont comparables entre elles. Les résultats une fois obtenus et bien constatés, il ne restait plus qu'à les vérifier sur d'autres espèces, et c'est ce que j'ai fait sur les chiens, sur les chats et sur les cochons d'Inde. Pour éviter toute confusion, je n'ai guère parlé que des lapins dans les deux premiers paragraphes. Je conseille à ceux qui voudront répéter mes expé-riences, de commencer par se les re[ndre] familières sur ces mêmes animaux. [...]

Il faut prendre garde de les ch[oisir] d'un âge qui soit approprié aux e[xpé]riences que l'ont veut faire. Toute[s] fois que, dans une expérience, la r[espi]ration ou la circulation doit être arr[êtée] et qu'on peut voir ce que devien[nent] dans l'un et l'autre cas les différents [phé]nomènes de la vie, il faut que l'âge [des] animaux n'excède pas dix jours, afin [que] ces phénomènes durent plus long-te[mps] et qu'on ait plus de loisir pour les [obser]ver. C'est l'attention qu'il faut a[pporter] quand on veut reconnaître dans [quel] lieu de la moelle allongée réside le [pre]mier mobile de la respiration, ou c[om]parer les signes de la vie dans les [deux] portions d'un lapin, divisé transve[rsa]lement. Il est encore bon que les [ani]maux soient fort jeunes, lors même q[u'on] ne veut faire qu'une section transve[rsale] à la moelle, pour constater l'indé[pen]dance où les parties postérieures [à la] section se trouvent être alors des a[nté]rieures. Dans cette expérience, lor[sque] les animaux sont un peu âgés, et q[ue la] section a été faite vers les lombes, l[a pa]ralysie survient au bout d'un petit n[om]bre de minutes dans les parties po[sté]rieures, quoique la vie subsiste da[ns le] segment postérieur de la moelle, co[mme] on n'en peut douter, puisque la circ[ula]tion continue et qu'elle s'arrête si [l'on] vient à détruire ce segment. La para[lysie] paraît être due à ce que la circul[ation] est très-affaiblie dans la moelle, p[eut-] être à cause de la section des artères [spi]nales, supérieures et inférieures. Ce [qui] le ferait présumer, c'est qu'elle surv[ient] tard à mesure que la moelle est coupée plus près du col, et que dans les très-jeunes animaux, chez lesquels la circulation est fort active, la paralysie n'a pas lieu, ou bien elle ne se manifeste qu'à la longue. — La section de la moelle entre l'os occipital et la première vertèbre, produit assez souvent une syncope mortelle dans les lapins. C'est un fait assez singulier, dont je ferai connaître les diverses circonstances dans un autre moment; le plus sûr moyen d'éviter cet accident, c'est de couper la moelle entre la première et la seconde vertèbre cervicale. — Lorsqu'on veut observer les effets de la destruction, ou totale, soit partielle de la moelle épinière, il faut avoir soin que la destruction soit bien complète, ce qui n'est pas toujours facile, surtout dans les chiens et dans les chats. L'instrument glisse souvent entre le canal vertébral et les méninges, et ne fait que contondre la moelle. Celui dont je me sers, est un stylet de fer, d'un diamètre proportionné à celui du canal vertébral, et par conséquent plus gros à mesure que l'animal est plus âgé. Je fais en sorte de l'introduire en dedans des méninges; je l'enfonce dans toute la longueur que je veux détruire, puis je le retire, et je répète ces deux mouvements à plusieurs reprises, mais avec ménagement, dans la crainte de faire passer de l'air dans les vaisseaux, ou les déchirant trop brusquement. Les endroits les plus commodes pour l'introduction du stylet, et les plus faciles à distinguer sur l'animal vivant, sont à l'occiput, ou entre les deux premières vertèbres cervicales, et entre la dernière vertèbre dorsale et la première lombaire. Celui-ci se reconnaît aisément, lorsqu'on a divisé la peau longitudinalement sur l'épine, et mis les côtes à découvert; c'est l'espace intervertébral qui suit immédiatement la dernière côte. Quelle que soit la portion de moelle que je veuille détruire, c'est toujours par l'un ou l'autre de ces deux endroits que j'introduis le stylet. Pour détruire toute la moelle, je l'introduis par le premier; et je l'enfonce jusqu'à la queue. Lorsqu'on veut détruire qu'une des trois portions, la destruction de la portion lombaire ne présente aucune difficulté, il suffit d'introduire le stylet entre la dernière vertèbre dorsale et la première lombaire, et de l'enfoncer jusqu'à la queue. Mais celle des portions cervicale et dorsale exige quelque préliminaire, et

ne peut être faite avec quelque précision qu'autant qu'on connait d'avance les longueurs moyennes de ces portions dans un animal de l'espèce et de l'âge de celui sur lequel on opère. Voici quelles sont à peu près ces longueurs dans les lapins :

Ages.	Longueurs moyennes de la moelle cervicale.		Longueurs moyennes de la moelle dorsale.	
jours.	millim.	lig.	millim.	lig.
1 — 17	(7 ½).	— 33	(14 ½).
5 — 18	(8).	— 36	(16).
10 — 21	(9 ½).	— 44	(19 ½).
15 — 24	(10 ½).	— 47	(21).
20 — 27	(12).	— 51	(22 ½).
25 — 29	(13).	— 56	(25).
30 — 34	(15).	— 65	(29).

On prend, avec un compas, la longueur de la portion qu'on veut détruire; on la porte sur le stylet, et on l'y marque avec un fil; on enfonce ensuite le stylet jusqu'au fil dans le canal vertébral, en l'introduisant à l'occiput, pour détruire la moelle cervicale, et entre la dernière vertèbre dorsale et la première lombaire, pour détruire la dorsale; on pose l'ongle du doigt indicateur de la main qui tient le stylet sur le fil, pour empêcher qu'il ne glisse, et l'on s'assure, après l'opération, s'il n'a pas glissé en reportant le compas sur le stylet. L'expérience terminée, il est toujours bon d'ouvrir le canal vertébral, pour constater si la destruction de la moelle a été bien complète; des ciseaux suffisent pour cela dans les jeunes animaux jusqu'à l'âge d'un mois et même au-delà. — C'est toujours un des deux membres de derrière que j'ampute, pour essayer s'il y aurait hémorrhagie; je l'ampute avec des ciseaux au milieu du pied, au milieu de la jambe ou au milieu de la cuisse, selon le degré de force que la circulation me paraît conserver; lorsque je la présume arrêtée, j'ampute la cuisse tout d'abord. — Une des pratiques qui exigent le plus d'habitude dans les expériences mentionnées ci-dessus, et celle d'où dépend tout le succès de la plupart de ces expériences, c'est l'insufflation pulmonaire. — Note. (Cette opération a été désignée à tort sous le nom d'expérience de Hooke. Long-temps avant cet Anglais, Vésale [*De humani corporis fabricâ.* Basileæ. 1555, p. 824] s'en était servi pour prolonger la vie des animaux dont il avait ouvert la poitrine dans le dessein d'observer les mouvements du cœur. Parmi les auteurs qui l'ont ensuite reprise dans

des vues diverses, Goodwin [La connexion de la vie avec la respiration, tra-
duit de l'anglais par M. Hallé, Paris,
1798] a particulièrement le mérite de
l'avoir présentée comme le plus puissant
remède contre l'asphyxie; et c'est sur
quoi mes expériences ne laisseront, je
pense, aucun doute.) Toutes les fois que
le cerveau ne peut plus exercer d'action
sur les organes inspirateurs, soit que la
moelle allongée ait été désorganisée, soit
que la moelle épinière ait été coupée ou
détruite vers son commencement, si l'on
a fait en même temps quelqu'autre opération dont on veuille étudier les effets,
il est indispensable de souffler de l'air
dans les poumons, pour essayer de prolonger la vie de l'animal; autrement on
serait en doute si sa mort serait due à
cette opération ou bien à l'asphyxie. Souvent même il est nécessaire de recourir
à ce moyen, quoique le cerveau et le
commencement de la moelle épinière
soient dans toute leur intégrité; c'est
lorsque l'animal est très-affaibli, et qu'il
n'a plus assez de force pour respirer
lui-même. Dans ce cas, la circulation
continue encore, mais l'asphyxie ne tar-
derait pas à la faire cesser. Je ferai remarquer à ce sujet, que le plus faible
degré d'action de la moelle épinière, qui
soit compatible avec la vie, est celui qui
entretient un reste de circulation. Le
degré nécessaire pour les dernières inspirations d'un animal mourant, en approche à la vérité d'assez près, mais il
est toujours un peu plus fort. Dans les
animaux adultes, la différence de ces
deux degrés, n'est pas toujours facile à
distinguer; mais elle est bien marquée
dans les très-jeunes animaux. C'est pour
cela que, quand on asphyxie ces derniers
par l'interception de l'air, les efforts
d'inspiration finissent toujours plusieurs
minutes avant la circulation, et qu'on
peut les rappeler à la vie, assez long-
temps après la cessation entière de la
respiration.

Les principales conditions qu'on doit
se proposer de remplir en pratiquant
l'insufflation pulmonaire, sont d'introduire dans les poumons une quantité
d'air proportionnée à leur capacité, ou
plutôt à celle qu'ils reçoivent naturellement; de renouveler cet air à chaque insufflation, et de faire un nombre d'insufflations à peu près égal à celui des inspirations naturelles dans un temps donné. Le succès dépend beaucoup de l'instrument qu'on emploie; celui dont je

me sers est une seringue ordinair[e]
étain. Cette seringue a un trou sit[ué au]
bas du corps de pompe, et qui doi[t être]
un peu plus grand que l'orifice de l[a ca]
nule; de plus, outre l'anneau qui te[nt]
la tige du piston, elle en a deux situ[és au]
haut du corps de pompe, l'un d'un [côté]
l'autre de l'autre: c'est là tout ce q[u'elle]
a de particulier. Voici comment o[n en]
fait usage: on la prend de la main d[roite]
en passant le doigt indicateur et l'a[nnu]
laire dans les anneaux du corps de po[mpe]
et le pouce dans celui du piston; o[n in]
troduit la canule dans l'ouverture [faite]
préalablement à la trachée-artère, [sous]
et en arrière du larynx; on place l'[ani]
mal sur le dos, et on le tient par la [tête]
et par le cou; ou, s'il a été décapité, [par]
le cou et par la trachée-artère, av[ec la]
main gauche placée par derrière, et [de]
on ramène le doigt indicateur en de[ssus]
sur la trachée pour fixer la canule et [re]
tenir l'air insufflé; puis on fait jou[er le]
piston en rapprochant et en éloig[nant]
alternativement le pouce des deux a[utres]
doigts. Pour que, dans ces mouve[ments]
alternatifs, l'air soit régulièrement po[ussé]
dans les poumons, évacué au deho[rs et]
renouvelé, il faut boucher le trou qu[i est]
au bas du corps de pompe avec le p[ouce]
de la main gauche, pendant deux m[ou]
vements consécutifs de piston, dont [l'un]
le pousse et l'autre le retire, et dé[bou]
cher ce même trou en levant le p[ouce]
pendant les deux mêmes mouvem[ents]
subséquents. En effet, si, lorsque le c[orps]
de pompe contient la quantité d'air q[u'on]
veut introduire dans les poumons, [on]
bouche le trou et qu'on pousse le pi[ston]
cet air passe dans la poitrine; et si, [te]
nant toujours le trou bouché, on reti[re le]
piston, le même air revient dans le c[orps]
de pompe. Voilà les deux premiers m[ou]
vements: ce sont l'inspiration et l'e[xpi]
ration. Après cela, si on débouch[e le]
trou, en levant le pouce, et qu'on po[usse]
le piston jusqu'au fond de la sering[ue]
ce même air s'échappe entièrement [par]
le trou, par lequel il trouve moins [de]
résistance que par la canule; et si le t[rou]
restant toujours ouvert, on retire le [pis]
ton, il entre de nouvel air. Ce sont [les]
deux mouvements subséquents, lesq[uels]
évacuent et renouvellent l'air du c[orps]
de pompe.—Note. (L'instrument qu'e[m]
ployait Goodwin était aussi une espèc[e de]
seringue; mais, par une erreur diffici[le à]
expliquer, le trou destiné au renouve[lle]
ment de l'air, au lieu d'être au ba[s du]
corps de pompe, était au tiers supéri[eur]

cette manière, l'air ne pouvait jamais être renouvelé que très-imparfaitement.) Il n'est pas possible de dire quelle est précisément la quantité d'air qui convient pour chaque insufflation ; car si la quantité d'une inspiration naturelle est si difficile à déterminer dans l'homme, elle est bien plus encore dans les animaux : et ce qu'on peut faire à cet égard, c'est se guider sur des à peu près. J'ai trois seringues de différentes grandeurs, qui suffisent pour toutes mes expériences; j'emploie l'une ou l'autre, suivant l'âge et la taille de l'animal. En voici les dimensions :

	Longueur mesurée en dehors.	Diamètre intérieur.
	millim. pouc. lig.	millim. lig.
petite,	77 (2 10).	— 18 (8).
moyenne,	81 (3).	— 23 ($10\frac{1}{2}$).
grosse,	92 (3 5).	— 37 ($16\frac{1}{2}$).

La petite suffit pour les lapins jusqu'à l'âge de vingt jours ; et elle pourrait même servir beaucoup plus tard, si sa capacité n'était pas diminuée de tout le volume du piston. Dans les premiers jours de la naissance, je borne l'excursion du piston à 6 millim. (de 2 à 3 lignes), et je l'augmente peu à peu avec l'âge de l'animal. Les petites seringues d'étain ont l'inconvénient qu'assez souvent leur canule est trop grosse pour la trachée-artère des lapins nouvellement nés, et surtout pour celle des cochons d'Inde : j'y remédie par une canule en argent qui s'ajuste sur celle d'étain. Cette canule, menue par le bout, doit être conique ; et en général, les canules de toutes les seringues destinées à l'insufflation doivent être coniques et grossir assez promptement, afin qu'en les enfonçant convenablement dans la trachée-artère, elles puissent la remplir à plein calibre. J'emploie la moyenne seringue pour les lapins depuis l'âge de vingt jours jusqu'à celui de deux mois et au-delà, et je gradue de même l'excursion du piston ; cette seringue me sert aussi pour les cochons d'Inde adultes. — Je n'ai recours à la troisième que pour les grands lapins ou pour les animaux plus jeunes qui ont une grande capacité pulmonaire, tels que les chiens. Une précaution importante dans toutes ces seringues, c'est que le piston remplisse bien le corps de pompe, et que néanmoins ses mouvements soient très-doux et très-faciles ; autrement l'insufflation serait fatigante, et l'on ne pourrait pas la continuer long-

temps ; d'ailleurs, les saccades, que des mouvements rudes ne manqueraient pas d'occasionner, produiraient des désordres dans les poumons. — Quant au nombre d'insufflations qu'il convient de faire par minute, on ne peut pas l'assimiler entièrement à celui des inspirations naturelles dans les lapins et dans les cochons d'Inde, lesquelles sont en général de plus de 80. Il ne serait pas sans danger de brusquer ainsi les insufflations, on romprait les vaisseaux du poumon et on ferait extravaser l'air insufflé. J'en fais ordinairement environ 50 par minute. — La décapitation dont on a besoin pour plusieurs expériences peut être faite de diverses manières, qui se réduisent toutes à lier les vaisseaux du cou avant de retrancher la tête, et à commencer l'insufflation pulmonaire avant que l'animal soit asphyxié à mort. Il faut se souvenir que l'asphyxie commence à l'instant où la moelle épinière a été coupée entre la tête et l'origine des nefs diaphragmatiques, et qu'on doit recourir à l'insufflation pulmonaire d'autant plus promptement que l'animal est plus âgé. Le plus sûr est de se régler pour cela sur les bâillements ; il y a tout lieu d'espérer que l'insufflation réussira quand on la pratique avant qu'ils aient cessé. Si quelque circonstance empêche de les observer dans une expérience, on préjuge l'époque de leur cessation d'après les tableaux de la page 237. Le procédé que j'ai décrit pag. 244 et 247 convient spécialement pour les lapins déjà avancés en âge. On peut le simplifier pour ceux qui sont âgés de moins de quinze jours, et qui n'exigent pas qu'on recoure si promptement à l'insufflation pulmonaire. Voici celui que j'emploie pour ces derniers. L'animal étant placé sur le ventre, je le tiens de la main gauche par la tête ; je tends la peau de la nuque entre le pouce et le doigt indicateur de cette main ; je reconnais, avec l'indicateur de la droite à travers la peau, l'intervalle de la première et de la seconde vertèbre cervicales, et j'y enfonce une forte aiguille à coudre, que je saisis de cette même main, et avec laquelle je coupe la moelle en travers. Je mets l'animal ensuite sur le dos, et je l'y maintiens en le tenant toujours de la main gauche par la tête, et en accrochant à un clou fixé sur la table l'anse d'une ficelle attachée d'avance à ses pattes postérieures ; je prends un scalpel de la main droite, et tendant la peau et les parties molles avec le pouce

et le doigt indicateur de la gauche, je découvre la trachée-artère et les vaisseaux
du cou; je lie la carotide de chaque côté,
et avec elle les veines jugulaires externe
et interne, au moyen d'une aiguille à
coudre ordinaire, garnie d'un fil.—Note.
(Des aiguilles légèrement courbes seraient plus commodes; mais j'ai renoncé
à celles des chirurgiens, qui sont tranchantes sur les côtés, parce qu'il m'est
arrivé plusieurs fois de couper l'artère
avec ces aiguilles.) Je glisse le scalpel
sous le larynx, pour le détacher de l'os
hyoïde; cela fait, je quitte le scalpel pour
prendre des ciseaux avec lesquels je coupe
le cou près l'occiput; et c'est alors seulement que je commence l'insufflation
pulmonaire. Assez souvent on entend un
bouillonnement dans la poitrine aussitôt
après la décapitation. C'est un indice que
l'air a passé dans les vaisseaux; l'expérience est manquée. Si l'on trouvait quelque difficulté à distinguer les premières
vertèbres cervicales à travers la peau,
on les mettrait à découvert en faisant à
celle-ci une incision longitudinale. Je
préfère l'aiguille au scalpel pour couper
la moelle épinière, parce qu'elle occasionne moins d'hémorrhagie. — Il faut
avoir l'attention, dans toutes les expériences, de choisir des animaux sains et
bien portants. S'ils étaient malades, et
surtout si le froid les avait rendus languissants, les résultats ne seraient plus
les mêmes, particulièrement en ce qui
concerne la durée des phénomènes. Le
froid modifie et prolonge les phénomènes
de l'asphyxie d'une manière fort remarquable dans les très-jeunes animaux;
fait curieux, susceptible d'applications
importantes au fœtus humain, et qui se
rattache à la théorie de la léthargie hiver-
nale de certains animaux. Je n'ai fait que
l'annoncer à la société de la Faculté de
médecine (Bulletin de la Faculté de médecine de Paris, 1812, n° 1.), je le développerai dans une autre occasion. Si l'on
coupe les nerfs de la huitième paire sur
des chiens nouvellement nés, mais en-
gourdis par le froid, la température de
l'atmosphère étant à 10 degrés, ils pourront vivre toute une journée dans cet
état, sans qu'il soit nécessaire de leur
faire une ouverture à la trachée-artère.
C'est que leur glotte ne se ferme pas aussi
exactement que dans les chats, et que la
très-petite quantité d'air à laquelle elle
peut encore donner passage suffit à

l'entretien d'une existence aussi faible.
Quand on coupe la huitième paire sur
les cochons d'Inde, et qu'on fait une ouverture à la trachée-artère, ce canal étant
étroit dans ces animaux, il est fort difficile d'empêcher qu'il ne se bouche. Il
faut y apporter une attention continuelle.
—J'ai dit que le degré de plénitude des
carotides était un signe aussi sûr que
commode pour juger de l'état de la circulation, et que leur vacuité annonce
toujours que cette fonction a cessé. Mais
il arrive quelquefois que ces artères contiennent encore un filet de sang et qu'elles sont plus ou moins arrondies, quoique la circulation soit arrêtée. Pour s'assurer de la vérité dans ce cas, il suffit de
découvrir une des carotides dans une certaine étendue, et de la presser du bout
du doigt en le faisant glisser de la poitrine vers la tête. Si après avoir ôté le
doigt, elle reste blanche et aplatie, ou
s'il n'y revient un peu de sang que du
côté de la tête, il n'y a aucun doute que
la circulation ne soit arrêtée; car lorsqu'elle subsiste, même au plus faible degré, le sang revient toujours dans la carotide ainsi vidée, aussitôt qu'on a ôté
le doigt, il y revient du côté de la poitrine, et en répétant plusieurs fois la
même épreuve, le résultat est toujours
le même. — Lorsque la circulation a
été affaiblie par la destruction d'une portion de moelle épinière, et par toute
autre cause, le degré de pression nécessaire pour aplatir la carotide dans ce
point fait assez bien reconnaître celui
de cette affaiblissement. Dans l'état de
santé, si l'on presse sur cette artère avec
un stylet, il faut une certaine force pour
l'aplatir, et elle ne s'aplatit que dans
l'endroit pressé; si l'on passe le stylet
dessous pour la soulever, elle demeure
cylindrique, même sur le stylet, à
moins qu'on ne la soulève beaucoup, et
avec effort. Mais lorsque la circulation
est affaiblie, une pression médiocre suffit
pour affaisser cette artère, non-seulement dans l'endroit comprimé, mais
plus ou moins loin des deux côtés en a-
vant et en arrière; et en la soulevant avec
le stylet, elle s'aplatit sur cet instrument et au-delà de chaque côté. On peut
ainsi apprécier et comparer, dans les
différents cas, le degré d'affaiblissement
de la circulation, par la facilité et l'é-
tendue de l'aplatissement de la carotide.

NOTE

SUR LES DENTS DES LAPINS ET DES COCHONS D'INDE.

Je me suis assuré, par des observations répétées presqu'à tous les âges sur les lapins et sur les cochons d'Inde, que ces animaux n'ont pas de dents de lait, et qu'ils conservent pendant toute leur vie celles qui leur viennent avant ou après la naissance. Ces dents sont légèrement coniques ou pyramidales, tronquées dans le jeune animal, en sorte qu'à mesure qu'elles s'usent par la couronne, la partie qui pousse de l'alvéole est de plus en plus grosse; ce qui continue jusqu'à ce que l'animal ayant acquis à peu près tout son développement, ses dents sont prismatiques. Ce fait indique assez clairement la cause finale du remplacement des dents dans les espèces qui y sont sujettes. Il est bien prouvé maintenant que les dents sont des substances excrétées qui, ne croissant point par intussusception, restent constamment telles qu'elles étaient au sortir de l'alvéole. Dans cet état de choses, celles qui garnissent les arcades alvéolaires d'un jeune animal, et qui sont en rapport avec les dimensions de ses mâchoires, ne devaient plus l'être dans le même animal devenu adulte, et c'eût été particulièrement le cas dans les carnassiers, dont les dents ne s'usent point, et cessent de pousser après leur entière sortie. Pour remédier aux inconvénients des dents stationnaires dans des mâchoires qui continuent de croître en tout sens, la nature a employé deux moyens : le remplacement des premières dents, et l'éruption tardive des autres. Mais il est évident que, dans les animaux tels que le lapin et le cochon d'Inde, dont les dents poussent continuellement en devenant de plus en plus grosses, à mesure qu'elles s'usent par la couronne, les dents et les mâchoires devaient rester dans le même rapport à tous les âges, et qu'ainsi le remplacement était inutile; et, en effet, il n'a pas lieu. On peut déduire des mêmes principes la raison pour laquelle les ongles, et beaucoup d'autres corps de cette nature, qui sont, comme les dents, des substances excrétées, ne tombent point pour être remplacés. — J'ai aussi observé que les lapins ont six dents molaires de chaque côté de la mâchoire supérieure, et non pas seulement cinq comme à l'inférieure; la sixième et postérieure est fort petite, et c'est sans doute pour cela qu'elle avait échappé aux zoologistes.

NOTE

Sur la durée de la gestation dans les cochons d'Inde.

Les cochons d'Inde sont naturalisés et multipliés depuis si long-temps en Europe qu'il doit paraître étrange qu'aucun auteur n'ait connu la véritable durée de la gestation dans ces animaux. Buffon dit qu'elle est de trois semaines, le *Nouveau Dictionnaire d'Histoire naturelle* a répété la même opinion; d'autres ont assigné des durées différentes, mais également erronées. La cause de cette incertitude tient à ce qu'on n'était jamais sûr du moment où le mâle avait couvert la femelle, et cela parce qu'il a beaucoup de peine à en venir à bout. Il lui faut souvent quinze jours et quelquefois plus pour y parvenir. Durant tout ce temps, son ardeur apparente et tous ses efforts échouent contre une disposition singulière du vagin de la femelle. Cette disposition consiste en ce que l'orifice extérieur en est collé et complètement fermé. Il faut que le mâle le décole pour que la copulation ait lieu; il se recolle ensuite

au bout de trois jours ; il se recolle de
même après l'accouchement. C'est en sé-
parant les femelles d'avec les mâles, aussitôt que je m'apercevais du décollement, que j'ai reconnu que la durée de
la gestation est de soixante-cinq jours. Du
reste, cet heureux privilége d'être toujours vierge, même après de nombreux
accouchements, n'appartient pas exclusivement à la femelle du cochon d'Inde ;
celle d'un ancien habitant de notre Europe en a aussi été gratifiée, c'est la souris.

NOTE

*Sur le relâchement des symphises du
bassin dans les cochons d'Inde à l'e-
poque du part.*

On sait que dans les vives discussions
qui se sont élevées touchant la section de
la symphise des pubis dans certains accouchements laborieux, les partisans de
cette opération ont principalement fondé
l'espoir du succès sur ce que toutes les
symphises du bassin se gonflent et se relâchent vers la fin de la grossesse. Ils
ont vu dans ce gonflement un moyen employé par la nature pour augmenter les
diamètres du bassin, une indication de
les augmenter davantage par l'écartement
artificiel des symphises, et la possibilité
d'obtenir un écartement suffisant des deux
os pubis, à cause du mouvement de char-
nière que peuvent permettre les symphises sacro-iliaques infiltrées et ramol-
lies. Mais tandis que leurs adversaires
contestaient ce gonflement et les conséquences qu'on en déduisait, il ne parait
pas que personne ait jamais fait connaître
aucun cas dans lequel la nature opère
elle-même une véritable et complète dé-
symphisation, pour rendre l'accouchement possible. C'est néanmoins ce qu'on
observe dans une espèce entière d'animaux, celle des cochons d'Inde. — Si
l'on compare le bassin d'une femelle de
cochon d'Inde avec la tête d'un fœtus à
terme, on sera convaincu, à la première
inspection, qu'il serait de toute impossibilité que la tête traversât le bassin, et
par conséquent que l'accouchement eût
lieu si le bassin conservait constamment
l'état et les dimensions qu'il présente hors
le temps de la gestation. Sans entrer ici
dans de longs détails sur les dimensions
respectives de la tête du fœtus et du bassin de la femelle dans cette espèce, il suffira de remarquer que l'accouchement dépend spécialement du diamètre transversal de l'une et de l'autre. Or le diamètre
tranversal de la tête d'un fœtus de moyenne grosseur et à terme, couverte de sa
peau, mais desséchée, est de 20 millimètres, tandis que celui du bassin d'u-
ne femelle de taille ordinaire, mesuré
entre les cavités cotyloïdes sur les os nus
et desséchés, n'est que de 11 millimètres.
Si l'on tient compte des parties molles
qui revêtent le bassin intérieurement, on
comprendra que, dans l'état de vie, ce
diamètre n'est qu'environ la moitié de
celui de la tête du fœtus ; et cependant
les cochons d'Inde accouchent avec beaucoup de facilité. Il fallait donc nécessairement que la nature eût pourvu de
quelque manière à cette énorme disproportion : c'est en effet ce qui a lieu.
J'ai fait connaître en 1809 (voyez la note
précédente) que la durée de la gestation
dans ces animaux est de soixante-cinq
jours. Environ trois semaines avant l'accouchement, on s'aperçoit que la symphise des pubis acquiert plus d'épaisseur et un peu de mobilité. Cette épaisseur et cette mobilité se prononcent de
plus en plus. Enfin, huit ou dix jours
avant l'accouchement, les pubis commencent à s'écarter l'un de l'autre. Cet
écartement s'accroît d'abord lentement
et ne prend une augmentation rapide
que pendant les trois ou quatre jours qui
précèdent l'accouchement. Il est tel au
moment de l'accouchement qu'il admet
sans peine le travers du doigt du milieu,
et quelquefois même celui de ce doigt et
de l'index réunis. — L'accouchement terminé, les pubis ne tardent pas à se rapprocher. Au bout de douze heures, l'é-
cartement est déjà diminué de plus de
moitié ; au bout de vingt-quatre heures, ils
sont contigus à leur extrémité antérieure,
et en moins de trois jours ils le sont dans
toute la longueur de leur symphise, laquelle ne présente alors qu'un peu d'é-
paisseur et de mobilité. Quelques jours
après, il n'y reste plus qu'une très-légère
mobilité, qui disparaît elle-même plus
tôt ou plus tard. Mais quand les femelles
sont vieilles ou malades, la réunion se
fait plus lentement.

J'ai mesuré l'écartement des pubis dans
trois femelles qui avaient été tuées à l'é-
poque de l'accouchement. Dans deux qui
étaient à soixante-quatre jours de gestation, cet écartement avait 11,5 millimètres, et 13,5 millimètres dans la troisième,
qui était au soixante-cinquième jour. Dans

trois femelles, les symphises sacro-iliaques jouissaient d'une grande mobilité, mais sans aucun écartement notable. Cette mobilité des symphises sacro-iliaques, sans laquelle l'écartement des pubis ne pourrait être que fort borné, permet le plus un mouvement du sacrum en arrière ; et comme ce n'est que l'extrémité postérieure du sacrum qui correspond à la symphise des pubis, on voit, d'une part, que la tête du fœtus, en pressant contre cette extrémité, agit sur les symphises sacro-iliaques au bout d'un assez long levier ; et de l'autre, qu'un petit mouvement de bascule du sacrum et des os innominés dans ces deux symphises suffit pour produire un assez grand écartement entre l'extrémité postérieure du sacrum et la symphise des pubis. — Il résulte de tout cela que le bassin de la femelle du cochon d'Inde est considérablement augmenté dans tous ses diamètres au moment de l'accouchement. Il ne fallait pas moins qu'un semblable mécanisme pour qu'un animal aussi petit pût mettre bas des fœtus qui sont pour le moins aussi gros que ceux du lapin, et qui sont d'ailleurs dans un état presque adulte. Car on voit courir les petits cochons d'Inde presque aussitôt qu'ils sont nés ; ils ont les paupières et les oreilles ouvertes ; toutes leurs dents sont sorties, et ils peuvent mâcher l'herbe dès le premier jour de leur naissance ; à peine ont-ils besoin de téter, et dans un climat plus chaud que le nôtre, ils pourraient entièrement se passer de leur mère. Enfin, ce qui prouve peut-être mieux que toute autre chose à quel point ils sont développés au moment de leur naissance, c'est qu'ils se comportent alors par rapport à l'asphyxie, comme font les autres animaux dans un âge voisin de l'adulte. D'après mes expériences, l'asphyxie que peuvent supporter les lapins est environ sept fois plus longue au moment de leur naissance que dans l'âge adulte ; et il en est à peu près de même dans les chiens et dans les chats ; au lieu que le cochon d'Inde nouvellement né n'en peut supporter qu'une, qui est à peine double de celle que supporte l'adulte. Aussi la durée de la gestation, qui est en général d'autant plus courte que les animaux sont plus petits, est-elle deux fois aussi longue, et même un peu plus, dans le cochon d'Inde que dans le lapin. Mais ce ne sont pas là les seules anomalies qu'on rencontre dans ces singuliers animaux ; j'en indiquerai d'autres par la suite.

(Les travaux physiologiques de Legallois sont tous si remarquables que nous avons cru devoir insérer à la suite des *Expériences sur le principe de la vie*, les trois mémoires du même auteur sur la *Chaleur des animaux* qu'on entretient vivants à l'aide de l'insufflation pulmonaire, le mémoire sur la question de savoir si le *Sang est identique dans tous les vaisseaux qu'il parcourt*, et enfin l'article sur l'*Anatomie et la physiologie du cœur*.)

PREMIER MÉMOIRE

SUR

LA CHALEUR DES ANIMAU[X]

QU'ON ENTRETIENT VIVANTS

PAR L'INSUFFLATION PULMONAIRE.

(Lu à la première classe de l'Institut de France dans la séance du 2 mars 1812.)

Un membre de la société royale de Londres, M. Brodie, en répétant les expériences par lesquelles on entretient la vie dans les animaux décapités, s'est appliqué à rechercher quelles altérations subissent dans les animaux la circulation du sang, les sécrétions et la température. Il a conclu de ses expériences, que l'influence du cerveau n'est pas immédiatement nécessaire à l'action du cœur, mais que les sécrétions et la formation de la chaleur ne peuvent avoir lieu sans cette influence. — J'ai peu de choses à dire ici sur l'opinion que les mouvements du cœur sont indépendants du cerveau. On sait que depuis plus d'un demi-siècle, c'était une chose assez généralement admise, et que la théorie de l'irritabilité était principalement fondée là-dessus. Haller, et les auteurs de son école, ayant voulu prouver que l'irritabilité était une propriété inhérente à la fibre musculaire, s'étaient spécialement attachés à montrer que dans le cœur, qui est si éminemment irritable, cette propriété ne dépend pas du cerveau. Il est vrai que ces auteurs avaient perpétuellement confondu les mouvements du cœur, qui sont impropres à entretenir la circulation, avec ceux qui peuvent encore l'entretenir; mais, comme cette disti[nc]tion avait pareillement échappé à le[urs] adversaires, ceux-ci n'en avaient po[int] fait une objection, et toute la disp[ute] entre les divers auteurs roulait sur [la] difficulté de concilier les faits et les [ex]périences qui paraissaient établir que[l'ac]tion du cœur ne dépend pas du cerv[eau] avec certains faits anatomiques et c[er]tains phénomènes de la circulation [qui] semblaient attester le concours de [la] puissance nerveuse. Ce qu'il y avait d[onc] à faire, ce me semble, dans cet état [des] choses, était de prouver par des ex[pé]riences directes, non pas seulement [que] les mouvements du cœur sont indép[en]dants du cerveau, ce qui eût laissé s[ub]sister les anciennes difficultés, m[ais] comment ils peuvent l'être, sans, p[our] cela, cesser de dépendre de la puissa[nce] nerveuse. C'est sous ce point de vue q[ue] j'ai examiné cette question dans le d[er]nier mémoire que j'ai eu l'honneur [de] présenter à la classe, et qu'elle a dai[gné] accueillir avec tant de bienveillance. [—] Pour ce qui concerne la nullité des [sé]crétions dans les animaux décapit[és,] nous verrons jusqu'à quel point ce[tte] opinion est fondée, lorsque j'aurai expo[sé] les résultats de mes recherches sur leur

[tem]pérature. — Dès mes premières ex-
[pér]iences, publiées deux ans avant celles
[du sa]vant anglais, je m'étais bien aperçu
[que] les animaux décapités se refroidis-
[sent] quand on prolonge leur existence
[pen]dant un certain temps. J'avoue toute-
[fois] que, n'ayant point mesuré le degré
[de le]ur refroidissement, je ne l'avais pas
[cru] aussi considérable qu'il est. Je n'a-
[vais] donné aucune suite à cette objec-
[tion], parce que ce phénomène m'avait
[paru] tenir à des causes connues. Mais
[M.] Brodie en a fait un objet d'une haute
[imp]ortance, par la manière dont il l'a
[envi]sagé, et par les conséquences qu'il a
[dé]duites de ses expériences. Ces con-
[séqu]ences ne tendent pas à moins qu'à
[ren]verser la théorie actuelle de la cha-
[leur] animale, c'est-à-dire une des plus
[heu]reuses et des plus brillantes applica-
[tion]s de la chimie à la physiologie. En
[effe]t, l'auteur anglais annonce que, tou-
[tes] choses égales d'ailleurs, les animaux
[déca]pités et entretenus vivants par l'in-
[suf]flation pulmonaire se refroidissent
[aut]ant et même un peu plus que ceux qui
[son]t morts, et que cependant le sang
[pre]nd dans les poumons cette belle cou-
[leu]r rouge qui caractérise le sang arté-
[rie]l, qu'il s'y absorbe du gaz oxygène,
[qu]'il s'y forme de l'acide carbonique,
[de] même que dans l'animal entier, et qui
[exp]ire naturellement. Il conclut de ces
[fait]s qu'il ne se produit plus du tout de
[cha]leur dans les animaux décapités,
[quo]ique tous les phénomènes de la res-
[pira]tion aient lieu, et que, par consé-
[que]nt, la respiration n'est pas, comme
[on] le pense maintenant, la source de la
[cha]leur animale. L'auteur va plus loin
[enc]ore, il prétend que toutes les fois
[que] la température de l'air ambiant est
[infé]rieure à celle de l'animal, ce qui est
[le c]as le plus ordinaire, l'effet de la res-
[pira]tion est constamment de diminuer la
[cha]leur, loin d'en former. Il appuie cette
[der]nière assertion sur ce que la tempé-
[rat]ure des animaux décapités baisse un
[peu] plus dans le même temps que celle
[des] animaux morts; ce qu'il attribue à ce
[que] l'air insufflé dans les premiers pour
[les] entretenir vivants ne fait qu'enle-
[ver] du calorique aux poumons et au sang
[qu'i]l les traverse. — Aussitôt que j'ai eu
[con]naissance du mémoire de M. Brodie,
[dans] la Bibliothèque britannique (N° 384,
[dé]cembre 1811, pag. 380), je me suis
[hâ]té de répéter ses expériences; et l'in-
[vit]ation qu'a bien voulu me faire M. La-
[pla]ce, d'examiner cette matière avec attention, a été pour moi un puissant mo-
tif d'y apporter tout le soin et toute
l'exactitude qu'il était en mon pouvoir
d'y mettre. — J'ai préféré, pour mes expériences, les jeunes animaux à ceux
d'un âge plus avancé, parce que l'insufflation pulmonaire réussit mieux dans les
premiers, et qu'on peut la continuer plus
long-temps sans fatigue, et aussi parce
qu'il était utile d'examiner les mêmes
cas à différents âges. — La température
a toujours été prise dans le ventre, au
milieu des intestins et près de l'estomac,
par une petite ouverture faite à la ligne
blanche.

Première expérience. J'ai pris deux
lapins âgés de onze jours, et qui pesaient, l'un 1 hectogr. 87 gram. (6 onces
1 gros), l'autre 2 hectogr. 3 gram. (6
onces 5 gros ½); j'ai décapité le premier,
suivant la méthode que j'ai indiquée
dans mes précédents mémoires, et avec
la précaution de lier les vaisseaux pour
arrêter l'hémorrhagie, puis je l'ai abandonné dans cet état. Le second, après
avoir été décapité de la même manière,
a été entretenu vivant à l'aide de l'insufflation pulmonaire. Voici les résultats
de cette expérience. — Les temps sont
comptés du moment où la moelle épinière a été coupée à l'occiput, pour pratiquer la décapitation. — La température
initiale des deux lapins était à 40 d. centigrades. — Celle de la chambre était à
12,2 d.

minutes.	Tempér. du lapin mort. degr.	Tempér. du lapin vivant. degr.
A 30	30,5	32,5
A 60	25,5	27
A 90	21,6	23,5

Cette première expérience donnait des
résultats contraires à ceux obtenus par
M. Brodie, puisque l'animal insufflé,
quoique perdant de sa température de
plus en plus, avait toujours conservé de
1 ½ à 2 d. au-dessus de l'autre. Il est vrai
qu'il était un peu plus gros que ce dernier. Voulant savoir si la différence des
températures pouvait être attribuée uniquement à celle des volumes, j'ai pris
deux autres lapins âgés de dix-huit jours,
de même couleur et de même portée,
mais de volumes différents : l'un pesait
2 hectogr. 3 gram. (6 onc. 5 gr. ½), l'autre 1 hectogr. 72 gram. (5 onc. 5 gr.);
après les avoir décapités tous les deux,
j'ai entretenu la vie dans le plus petit :
voici les résultats.

	Tempér. du lapin mort.	Tempér. du lapin vivant.
minutes.	degr.	degr.
A 30	32,6	31,8
A 60	28.	28
A 90	24,3.	24

La température de la chambre était à 7,2 d. — Il est remarquable que, dans cette expérience, la température du lapin vivant, qui était inférieure à celle du lapin mort de 0,8 d. à trente minutes, lui était égale à soixante minutes, et inférieure de 0,3 d. à quatre-vingt-dix minutes.

Troisième expérience. J'ai répété la même expérience sur deux autres lapins beaucoup plus gros. Ils étaient âgés de six semaines, et pesaient, l'un 5 hectogr. 77 gram. (1 liv. 2 onc. 7 gr.); l'autre 6 hectogr. 86 gram. (1 liv. 6 onc. 3 gr. ½). —Leur température initiale était à 40 d.; celle de la chambre à 8,5 d.

	Tempér. du lapin mort.	Tempér. du lapin vivant.
minutes.	degr.	degr.
A 30	35	36

L'air insufflé s'étant extravasé dans la poitrine à trente-six minutes, l'expérience n'a pas pu être continuée plus longtemps. — On voit que dans ees expériences, en tenant compte de la différence des volumes, l'animal vivant paraît avoir conservé une température un peu plus élevée que l'animal mort. Mais, dans quatre autres semblables, dans lesquelles les animaux, toujours comparés deux à deux, étaient à peu près du même poids, la température de l'animal mort était égale ou même supérieure de ¼ et presque de 1 d. à celle de l'animal vivant. — Je ne doute plus qu'en répétant ces expériences sur de très-jeunes lapins, la température de l'animal vivant ne fût assez constamment supérieure à celle de l'animal mort, parce qu'à cet âge les sections et les blessures de la moelle épinière affaiblissent beaucoup moins la circulation que dans un âge plus avancé, ainsi que je l'ai fait voir dans le mémoire cité plus haut (Voy. tom. i. Expér. sur le princ. de la vie.) Mais les petits lapins sont si délicats, qu'il est fort difficile de les insuffler pendant un certain temps sans que la trachée se rompe, ou que l'air insufflé s'extravase dans les vaisseaux sanguins ou dans les cavités du thorax et de l'abdomen.

Quatrième expérience. Les petits chats m'ont paru plus commodes pour cet objet, mais je n'ai pu en avoir que qu… à ma disposition ; ils étaient de la … portée et âgés de vingt-quatre heu… Ces quatre animaux, conservés ense… dans le même nid, étaient sensible… d'une même température, laquelle, p… dans le centre de l'un deux, était à … d. Tous les quatre ayant été décapité… la même manière, deux seulement… été entretenus vivants par l'insuffla… pulmonaire pendant quarante-cinq … nutes. — Au bout de ce temps, des d… animaux morts, la température de c… au ventre duquel j'avais fait une p… ouverture au commencement de l'e… rience, était à 19,7 d. ; et celle de l'a… à 22,6 d. Quant aux deux qui avaient… insufflés, la température était dans l… à 24 d. ; et dans l'autre à 24,7 d. ; le v… tre n'avait été ouvert aux trois dern… pour prendre la température qu'à l'… piration des quarante-cinq minutes. … poids moyen de chacun de ces chats … de 84 gram. (2 onc. 6 gr.) Les deux … n'avaient point été insufflés étaient … peu plus pesants que les autres ; mai… plus grande différence entre les p… n'était que de 7,6 gram. (2 gr.) —… température de la chambre, pendant l… périence, était à 8 d. — Il résulte de … expériences qu'il s'en faut bien que… température des animaux décapités… entretenus vivants par l'insufflation p… monaire soit constamment au-dess… de celle des animaux morts ; mais il … meure vrai qu'elle en approche be… coup, et qu'elle continue de baisser… plus en plus à mesure qu'on prolong… vie de ces animaux. — C'est assurém… une chose fort singulière et digne d'… tention que des animaux dans lesqu… la circulation continue, qui jouissent … sentiment et du mouvement volontai… et qui, en un mot, paraissent bien v… vants quoique décapités, se refroidiss… à peu près comme s'ils étaient morts. … phénomène est-il dû à ce que la for… tion de la chaleur animale dépend … cerveau et non du poumon? M. Bro… se fonde, pour le penser, sur ce q… l'insufflation pulmonaire remplace p… faitement la respiration naturelle da… les animaux décapités. Mais est-il bi… certain qu'il en soit ainsi? Il m'a sem… que le meilleur moyen de s'en assur… était de substituer l'insufflation à la r… piration dans un animal entier et b… portant, et de voir quel en serait l'e… sur la température.

Cinquième expérience. J'ai donc p…

Un lapin âgé d'un mois et pesant 6 hectogr. 73 gram. (22 onc.); je l'ai fixé sur
une table dans la même attitude que les animaux décapités que l'on insuffle, et sans
faire d'autre lésion qu'une ouverture
à la trachée-artère pour l'insuffler, et
une autre petite à l'abdomen pour prendre la température, j'ai pratiqué environ
cinquante insufflations par minute avec
une seringue dont la canule remplissait
toute la trachée, et ne permettait pas à
l'animal de recevoir d'autre air que celui
que je lui donnais par cette voie. — La
température de la chambre était à

Température de l'animal.

minutes.	degr.
A 30.	. . . . 35,5.
A 60.	. . . . 33,8.

L'insufflation a été cessée à soixante
minutes. Désirant savoir en combien de
temps il reprendrait, en respirant de lui-
même, la température qu'il avait perdue,
je l'ai laissé sur la même table, étant encore attaché, mais pouvant se mouvoir et se retourner sur le ventre. Au
bout de soixante minutes, la température
était à 30 d,5 : ainsi, il avait perdu un
peu plus de trois degrés, dans cette
sixième heure. Détaché et mis sur du
foin pendant la troisième heure, il a encore perdu, mais un demi-degré seulement; il a continué à perdre un demi-degré
par heure pendant les trois heures suivantes; en sorte qu'à la fin de la sixième
heure, sa température était à 28,2 d.
Ayant alors ôté de dessus le foin, et réchauffé entre mes mains et contre mes
habits, il a regagné un demi-degré dans
l'espace de vingt minutes. J'ai voulu
voir si, dans cet état, l'insufflation pulmonaire accélérerait encore l'abaissement
de la température. Je l'ai reprise pendant
une heure, elle a fait perdre deux degrés
de chaleur. L'animal était extrêmement
faible et languissant; ses inspirations et
les battements de son cœur étaient considérablement ralentis : il est mort trois
quarts d'heure après la dernière insufflation, principalement de froid, à ce
qu'il paraît. Sa température, au moment
de sa mort, étais à 24,7 d. — Un effet
aussi inattendu de l'insufflation pulmonaire dans un animal entier, et parfaitement sain d'ailleurs, m'a engagé à répéter cette expérience sur des lapins de
différents âges, et pris comparativement
deux à deux, comme je l'avais fait pour
les animaux décapités,

Sixième expérience. J'en ai choisi
deux âgés de trois semaines. Après en
avoir fait périr un par la section de la
moelle épinière à l'occiput, je l'ai abandonné sur la table; j'ai insufflé l'autre,
sans lui faire d'ailleurs aucun mal. —
Leur température initiale était à environ
4,0 d. et celle de la chambre à 14 d.

	Tempér. du lapin mort.		Tempér. du lapin vivant.
minutes.	degr.		degr.
A 60.	. 32,2.	. . . . .	33.

Ces deux lapins pesaient chacun à peu
prés 3 hectogr. 34 gram. (10 onces 7
gros $\frac{1}{7}$.)

Septième expérience. J'en ai pris deux
autres âgés d'environ trois mois, et qui
pesaient à peu près le même poids,
15 hectogr. 59 gram. (3 liv. 3 onc.) J'en
ai encore fait mourir un, et l'autre à été
seulement insufflé comme dans le cas
précédent. — Leur température initiale
était à 40,5 d; celle de la chambre à
10 d.

	Tempér. du lapin mort		Tempér. du lapin vivant.
minutes.	degr.		degr.
A 90,	. 34,8.	. . . .	36.

Le lendemain et peut-être avant, le
dernier avait repris sa température initiale de 40,5 d. —Je ne rapporterai point
ici toutes les expériences de ce genre que
j'ai faites; je me bornerai à dire que dans
toutes, les animaux se sont considérablement refroidis; mais que dans le plus
grand nombre des cas, toutes choses égales d'ailleurs, leur température n'est pas
descendue jusqu'à celle des animaux
morts; la différence néanmoins n'a ja-
mais excédé 2 d $\frac{1}{2}$. La durée la plus ordinaire de mes expériences a été de 60 à
90 minutes; mais j'ai quelquefois prolongé l'insufflation plus long-temps dans
le dessein de m'assurer si le refroidissement continuerait d'augmenter : par
exemple, la température de la chambre
étant à 12 d., j'ai insufflé pendant 120
minutes un lapin de trois semaines, et du
poids de 2 hectogram. 75 gram. (9 onces);
au bout de ce temps, sa température intérieure était à 28,5 d., c'est-à-dire qu'il
avait perdu environ 12 d.; je l'ai ensuite
abandonné à lui-même sur du foin, dans
une autre pièce dont la température était
à 6 d.; au bout de sept heures, à dater
du commencement de l'expérience, il
était expirant; sa température était à 17 d.
Cette dernière expérience, de même que

la première de celles de ce genre que j'ai
rapportées, prouve que le refroidissement augmente à mesure qu'on prolonge
l'insufflation ; elles indiquent en même
temps que lorsqu'un animal s'est refroidi
à un certain degré, il ne peut plus reprendre sa température initiale, à moins
qu'on ne l'abrite et qu'on ne le rechauffe,
et qu'il continue de se refroidir jusqu'à
ce qu'il meure. Or, il est important de
remarquer que la cause pouvait en être
due à ce que la respiration demeure laborieuse ; ce qui provient des engorgements sanguins que l'insufflation prolongée occasionne dans les poumons et du
gonflement qui survient dans la plaie
du col et de la trachée.—On peut demander si c'est l'insufflation seule qui fait
baisser ainsi la température des animaux,
ou si la situation dans laquelle on les place
pour cette expérience n'y contribue pas
elle-même. Pour savoir ce qu'il en était,
j'ai mis des lapins de différents âges dans
la même position que si j'eusse voulu les
insuffler, en les attachant sur le dos par
les pieds de derrière, et les tenant par les
oreilles, sans leur faire autre chose
que de les maintenir dans cette position
pendant 90 minutes. — Voici les résultats de six expériences : 1º Un lapin âgé
de trois mois, et pesant 18 hect. 80 gram.
(3 livres 13 onc. ½), a perdu 2,5 d. La
température de la chambre était à 8,5 d.
2º Un autre de même portée que le premier et du poids de 15 hectogr. (3 liv.
3 onc.), a perdu 1,5 d. La température
de la chambre était à 11,5 d. 3º Le troisième, âgé de deux mois et pesant 11
hectogr. 62 gram. (2 liv. 6 onc.), a
perdu 1,7 d. La température de la chambre était à 10,5 d. 4º Le quatrième âgé
de cinq semaines et pesant 3 hectog.
79 gram. (22 onc. 1 gros), a perdu
2,5 d. La température de la chambre était
encore à 10,5 d. 5º Le cinquième, âgé
de 25 jours et du poids de 2 hectog. 90
gram. (9 onc. ½) a perdu 3 d. La température de la chambre était à 14 d. 6º Enfin le sixième, du poids d'un hectogram.
15 gram. (3 onc. 6 gr.), et âgé de dix
jours, a perdu 11 d. La température de
la chambre était à 10 d. — La perte
éprouvée par ce dernier est sans doute
considérable ; mais elle n'est pas due uniquement à la position sur le dos : elle
dépend principalement de ce qu'avant
l'âge de dix jours et même au-delà, les
lapins ne forment pas autant de chaleur
qu'ils en perdent, ce qui est commun à
plusieurs autres espèces, en sorte qu'ils

meurent de froid assez promptement
avec des phénomènes que j'expos…
dans une autre circonstance, lorsqu…
les ôte du nid pour les exposer à l'air…
Quant aux lapins plus âgés, et qui p…
vent aller et venir à l'air sans perdre…
leur chaleur, comme étaient ceux…
cinq premières expériences, la cause…
laquelle ils se refroidissent quand…
sont étendus sur le dos tient-elle à…
qu'ils sont plus exposés à l'impres…
de l'air que quand ils sont ramassés…
leurs pattes, à ce que cette posit…
gêne l'exercice de leurs fonctions et…
minue la formation de la chaleur? P…
m'en éclaircir, j'ai repris le lapin d…
deuxième des six dernières expérienc…
et je l'ai étendu de rechef sur le dos p…
dant 90 minutes, après l'avoir envelo…
d'une flanelle légère, mais que j'ai ju…
suffisante pour rendre insensible la di…
rence de l'impression de l'air dans ce…
position et dans celle sur les pieds ; m…
il a encore perdu près de 1 degré, c'…
à-dire un peu plus de la moitié de…
qu'il avait perdu dans le premier c…
J'en ai conclu que la formation de la c…
leur était réellement diminuée dans…
lapins auxquels on ne fait autre ch…
que de les tenir allongés sur le dos; j'en…
cherché la cause, et je n'en ai pas aper…
d'autre qu'une gêne dans la respirati…
En effet, si on examine la respiration…
animaux qu'on maintient dans cette po…
tion, on reconnaît qu'elle devient de pl…
en plus haute et moins fréquente, a m…
sure que l'expérience est prolongée. C…
faits s'accordent parfaitement avec cet…
observation des vétérinaires que, quan…
on fixe des chevaux sur le dos, et qu'…
les y maintient pendant un certain temp…
ils y périssent ; sans doute, parce qu…
leur respiration s'embarrassant de pl…
en plus, ils s'asphyxient. — Je revie…
à l'insufflation pulmonaire, puisque cet…
opération, pratiquée sur des lapins en…
tiers, les refroidit au point que leur te…
pérature se rapproche beaucoup de cel…
des animaux morts, et que la plus gran…
différence n'excède pas 2,5 d., on conço…
aisément que, dans des animaux au…
gravement affectés que le sont ceux qu'…
a décapités, la différence doit être enco…
plus petite et qu'elle ne pourra mêm…
être nulle : en conclura-t-on qu'il n…
se forme point de chaleur dans ces an…
maux? Mais cette conclusion serait appl…
cable parfois aux animaux entiers insuf…
flés ; d'ailleurs il faut prendre garde que…
toutes choses égales d'ailleurs, un ani…

vivant perd plus de chaleur dans un temps donné qu'un animal mort. M. Brodie convient lui-même que l'air insufflé enlève au sang qui circule dans les poumons, et par conséquent à tout le corps, une certaine quantité de chaleur que ne perdent pas les animaux morts ; mais il est fort vraisemblable que l'air ambiant doit de même faire perdre à la surface du corps d'un animal dans lequel la circulation continue une quantité de calorique qu'elle n'enlève pas à l'animal mort. Pour essayer de jeter quelque jour sur cette matière, j'ai pris deux lapins de la même portée, âgés de cinq semaines, et du poids, chacun d'environ 6 hect. 72 gram. onc.) ; j'en ai fait mourir un par la section de la moelle à l'occiput, et aussitôt après je l'ai introduit dans un bas de laine séché et réchauffé d'avance ; j'ai mis par-dessus, tout autour, un morceau de flanelle, puis je l'ai abandonné dans cet état ; j'ai pareillement introduit le second lapin dans l'autre bas de la même laine, séché et réchauffé de la même manière, et je l'ai aussi entouré d'un morceau de flanelle semblable en tout au premier : je n'ai fait d'autre mal à celui-ci qu'une immersion à la trachée-artère pour l'insuffler ; l'un et l'autre avaient la tête et le col à découvert, parce que cela était nécessaire pour insuffler le second. La température de la chambre était à 9 d., au bout de 90 minutes de la mort du premier et de l'insufflation du second ; le thermomètre a marqué 3 d,8 dans celui-ci et seulement 33,5 dans le premier. La différence a donc été de 4,5 d., et plus grande de deux degrés que si les deux animaux eussent été exposés à l'air. J'ai répété la même expérience deux autres fois ; la différence n'a pas été tout-à-fait aussi grande, mais elle n'a pas été moindre de 2 degrés, et par conséquent elle a toujours été un peu plus forte que dans le cas de l'exposition à l'air. Ces expériences me paraissent mettre hors de doute que l'animal vivant perd notablement plus de chaleur par la peau que l'animal mort. Pour prouver que, dans telle circonstance, il ne se forme point de chaleur dans un animal vivant, il faudrait donc connaître la quantité qu'il en perd en excès par les poumons et par la peau, et montrer que sa température s'abaisse de toute cette quantité au-dessous de celle de l'animal mort. Nous sommes encore fort loin de là.

Il résulte de ce que j'ai exposé dans ce Mémoire : 1º Que la température des animaux décapités et entretenus vivants par l'insufflation pulmonaire ne tombe pas toujours au niveau de celle des animaux morts ; 2º qu'en supposant qu'elle y tombât, dans tous les cas on ne pourrait pas en conclure qu'il ne se forme point de chaleur dans ces animaux ; 3º qu'on ne serait pas plus autorisé à prouver que le poumon n'est pas le foyer de la chaleur animale, puisqu'il est prouvé, au contraire, que tout ce qui dénature ou altère la respiration, tel que l'insufflation pulmonaire, la fixation sur le dos, etc., fait baisser la température dans des animaux parfaitement sains d'ailleurs. — Il reste à déterminer pourquoi l'insufflation pulmonaire produit cet effet ; c'est ce dont je m'occuperai dans un autre Mémoire. — A ces conséquences, qui forment le sujet principal de celui-ci, j'ajouterai quelques autres considérations. — 1º La température des animaux n'est pas aussi constante qu'on le pense communément. Quand on dit que dans chaque espèce, il y a un degré de température constant, cela doit signifier, non pas que les animaux de ces espèces ne puissent prendre, et même assez facilement, une température inférieure à ce degré, mais qu'en vertu des lois de l'organisation, ils tendent sans cesse à y revenir, et qu'ils y reviennent en effet, aussitôt que les causes qui les en ont écartés n'ont plus lieu. 2º. Puisqu'on entretient très-bien la vie dans les animaux décapités, quoique l'insufflation pulmonaire remplace si imparfaitement la respiration naturelle, on ressent quels effets surprenants on en obtiendrait si on pouvait faire en sorte qu'elle la remplaçât mieux.

Il me resterait à examiner le troisième objet, dont s'est occupé le savant anglais, je veux parler des sécrétions ; mais on a vu assez que l'insufflation pulmonaire ayant pour effet de jeter un si grand trouble dans les fonctions de l'animal insufflé, le refroidit presque comme s'il était mort ; il se pourrait qu'elle suspendît les sécrétions dans un animal décapité, sans qu'on pût accuser l'absence du cerveau. Le moyen de s'en assurer serait d'examiner ce que devient, par exemple, la sécrétion de l'urine dans un animal dans lequel on n'aurait fait que substituer l'insufflation pulmonaire à la respiration. — Je me fais un devoir de dire en finissant, que

M. Thillaye fils m'a aidé dans quelques-unes de mes expériences, et qu'il a eu la complaisance de vérifier l'échelle de mon thermomètre sur celle d'un autre gra- dué d'après la méthode de M. Gay-[Lus]sac.

DEUXIÈME MÉMOIRE

SUR

LA CHALEUR ANIMALE.

1813.

Dans un premier Mémoire que j'eus l'honneur de présenter à la classe le printemps dernier, j'ai comparé le refroidissement qui survient dans les animaux décapités, et qu'on entretient vivants par l'insufflation pulmonaire, avec celui qui a lieu dans le même temps, après la mort, chez des animaux de même espèce et de même poids; et j'en ai examiné les principales circonstances. On avait avancé, en Angleterre, que le refroidissement était à peu près égal dans les deux cas, quoiqu'il subsistât de l'oxygène, et qu'il se formât de l'acide carbonique dans les poumons de l'animal décapité qu'on insuffle. On avait même assuré que l'animal décapité se refroidissait un peu plus que l'animal mort, ce qu'on avait attribué à ce que l'air insufflé enlève du calorique. On avait conclu de là que la chaleur animale n'a nullement son foyer dans les poumons, et que les animaux perdent du calorique par la respiration, au lieu d'en acquérir. Les résultats de mes premières recherches ont été : — 1° que les animaux qu'on fait vivre après les avoir décapités se refroidissent en effet considérablement, mais que néanmoins, dans certaines espèces, et surtout dans les chats, ils conservent assez constamment une température supérieure, de 2 à 3d. cent., à celle des ani- maux morts ; 2° que pour se refr[oidir] d'un égal nombre de degrés, ce[s ani-] maux perdent notablement plus de [calo-] rique dans un temps donné que [ceux] qui sont morts, et que, par conséq[uent,] même en supposant que la tempér[ature] des uns et des autres s'abaissât d[e la] même quantité, on n'en pourrait [pas] conclure qu'il ne se développe poi[nt de] chaleur dans les premiers ; 3° que [l'in-] sufflation pulmonaire, pratiquée su[r des] animaux entiers et parfaitement [sains] d'ailleurs, suffit pour faire baisser [leur] température, et qu'on peut aller ju[squ'à] les faire mourir de froid, en contin[uant] cette exécution pendant un certain te[mps;] 4° que tout ce qui gêne ou dénatu[re la] repiration produit le même effet [; et] qu'il suffit, par exemple, de teni[r un] animal allongé sur le dos pour qu'i[l se] refroidisse, et jusqu'à en mourir si [on le] maintient long-temps dans cette posi[tion.] —Ces résultats faisaient voir que [dans] les différents cas où les animaux se [re-] froidissent, il y a toujours en m[ême] temps un dérangement dans la res[pira-] tion ; mais le point capital était de [me-] surer si lorsqu'un animal se refr[oidit,] le dérangement qu'on observe alors [dans] la respiration est toujours accomp[agné] d'une diminution dans l'absorption [de] l'oxygène, et dans la formation de [l'a-]

[carbonique, et si cette diminution [est en] rapport avec le degré du refroidis[sement]. C'est l'objet du Mémoire que j'ai [l'honn]eur de présenter aujourd'hui à la [classe].—Ce sont, comme je l'ai dit, les [expér]iences sur les animaux décapités [qui o]nt donné lieu aux recherches dont [il s'ag]it. Leur refroidissement ne pou[vait êt]re attribué qu'à l'absence du cer[veau], c'est-à-dire à ce que la formation [de la] chaleur animale dépend essentielle[ment] de l'action de ce viscère, ou bien [à ce] que l'insufflation pulmonaire ne [produit] pas dans l'économie animale tous [les ef]fets de la respiration naturelle. Le [refro]idissement que l'insufflation pulmo[naire] occasionne dans les animaux en[tiers] rendait cette dernière cause très[vrai]semblable. Il s'agissait de savoir [comm]ent l'insufflation produit cet effet, [spé]cialement si, dans un temps donné, [il] absorbe moins d'oxygène, et s'il se [for]me moins d'acide carbonique dans un [mêm]e animal pendant l'insufflation que [pend]ant la respiration naturelle. Mais [c'éta]it une chose presque impossible à [cons]tater par des expériences directes; [car s]'il est facile de connaître les change[men]ts qu'un animal fait éprouver à un [volu]me donné d'air dans lequel il est ren[ferm]é, et où il respire de lui-même, il [n'en] est plus ainsi lorsque, ne respirant [qu'à] l'aide de l'insufflation pulmonaire, [il n]e peut pas être isolé dans des vais[seau]x clos. Les appareils embarrassants [et c]ompliqués qu'il faudrait employer [dan]s le dernier cas, pour mesurer la [qua]ntité de l'air introduit dans les pou[mo]ns au moyen de la seringue, et pour [rec]ueillir et mesurer celui qui en sort, [don]neraient nécessairement lieu à trop [d'er]reurs dans la pratique pour qu'on [pût] compter sur les résultats. En réflé[chi]ssant à cette difficulté, il m'a semblé [qu']on serait suffisamment en droit de [pré]senter la cause du refroidissement qui [a li]eu pendant l'insufflation pulmonaire, [en] en recherchant celle du refroidisse[me]nt qu'on observe lorsque la respira[tio]n est troublée de toute autre manière, [on] trouvait que cette cause est toujours [la] même, et qu'elle dépend dans tous les [ca]s, si on peut la constater, de ce que [l'a]nimal consomme moins d'oxygène et [for]me moins d'acide carbonique. C'est [su]r ce plan qu'ont été faites les expérien[ce]s dont je vais rendre compte. Mais [av]ant d'aller plus loin, je dois déclarer [qu']elles me sont toutes communes avec [M.] Thillaye fils, si recommandable à la

fois par ses lumières et par sa dextérité dans les manipulations, et qu'elles ont été faites dans les cabinets de la Faculté de médecine, où tous les instruments dont nous pouvions avoir besoin ont été mis à notre disposition.

J'ai fait voir dans mon premier Mémoire, et j'ai déjà rappelé dans celui-ci, qu'entre autres moyens de faire baisser la température d'un animal en troublant sa respiration, une des plus simples et des plus faciles à pratiquer consistait à le tenir étendu sur le dos. Nous avons donc cherché à connaître quel est, dans ce cas, la cause du refroidissement. C'est sur des lapins âgés d'environ six semaines, et sous la cloche de la cuve pneumato-chimique à l'eau, que nous avons d'abord fait nos expériences. L'eau de la cuve était de l'eau de chaux. Chaque animal a constamment été soumis à deux épreuves : dans l'une, il était abandonné en toute liberté sous la cloche; dans l'autre, il y était étendu sur le dos, et attaché sur une planche par les quatre membres. Nous ne mettions, pour l'ordinaire, qu'un ou deux jours d'intervalle entre ces deux épreuves, et nous commencions, à dessein, tantôt par l'une et tantôt par l'autre. Voici comment nous opérions : Après avoir placé la cloche pleine d'eau sur la tablette de la cuve pneumato-chimique, nous prenions un bocal de verre à goulot étroit, et dont l'orifice, usé à l'émeril, fermait exactement avec une plaque de verre, usée de même; ce bocal nous servait de jauge; nous le fermions avec la plaque avant de plonger son goulot dans l'eau de la cuve, puis nous faisions passer sous la cloche tout l'air qu'il contenait; nous y faisions de même passer un second bocal d'air : ces deux formaient ensemble 14,890 centimètres cubes : c'est la quantité d'air que nous avons constamment employée dans toutes les expériences de ce genre. Après l'avoir introduite sous la cloche, nous y passions, à travers l'eau, un petit support en bois, qui s'élevait au-dessus de l'eau, et sur lequel nous placions l'animal, soit en liberté, soit attaché, en l'y introduisant pareillement à travers l'eau; nous l'y laissions trois heures, au bout desquelles nous le retirions à travers l'eau; nous retirions de même le support, après quoi nous enfoncions verticalement la cloche dans la cuve, jusqu'à ce que le robinet qui la fermait en haut fût entièrement plongé sous l'eau. Nous prenions le bocal qui nous servait de jauge, et,

après l'avoir rempli d'eau dans la cuve,
nous renversions son goulot sur le robinet de la cloche, et nous faisions passer
l'air de la cloche dans le bocal, non tout
à la fois, mais à plusieurs reprises. A chaque reprise, nous fermions le bocal avec
la plaque de verre, et nous agitions fortement l'air et l'eau qu'il contenait ; cette
eau, comme je l'ai dit, était de l'eau de
chaux. Nous replacions ensuite le bocal
sur la cloche, pour y faire entrer une
nouvelle portion d'air, que nous lavions
de même avec l'eau de chaux, et ainsi de
suite jusqu'à ce que le bocal se trouvât
presque rempli de l'air de la cloche, et
qu'il n'y restât plus qu'une médiocre
quantité d'eau. Alors, en plongeant convenablement le goulot du bocal dans l'eau
de la cuve, nous établissions le niveau
entre l'eau du bocal et celle de la cuve ;
puis nous fermions le bocal avec la pla-

que, pour le retirer de la cuve, et
mettions dans un vase, à part, l'eau
s'était trouvé contenir après la pr
niveaux. Le premier bocal d'air
nous procédions de même à l'extr
du second, et lorsque tout ce qui
d'air dans la cloche y avait passé,
avoir encore pris les niveaux, nous
tions l'eau qui restait dans le b
celle que nous avions déjà mise à
et nous la pesions avec d'excellent
lances. La température et la pressio
rométrique n'ayant pas sensiblemen
rié pendant l'expérience, il est év
que le volume de cette eau, qu'il
facile de déterminer par son poids
présentait exactement celui de l'a
avait disparu dans l'expérience.
quels furent les résultats que nous
nèrent d'abord ces expériences :

Durée des expériences :
3 heures.

Volume de l'air employé :
14890 centim. cubes.

Poids des lapins.		Air consumé.	
	gramm.	centim. cubes.	
1er lapin. . . .	436. . .	{	1656,8, en liberté. 878,3, attaché.
2e.	420. .	{	1471,8, en liberté. 892,3, attaché.
3e.	363. .	{	1552,8, attaché. 1683,0, en liberté.
4e.	319. .	{	341, 3, attaché. 1508,8 en liberté.
5e.	300. .	{	461,8, attaché. 1197,2, en liberté.

Il n'y a pas de doute que l'air qui a
disparu dans ces expériences ne soit de
l'oxygène. On voit que dans toutes, hors
la troisième, la quantité qu'en a consommée le même animal a été considérablement plus grande lorsqu'il respirait librement que lorsqu'il était attaché : la
raison elle-même semblait indiquer d'a-
vance ce résultat. Il paraissait en effet
tout simple qu'un animal consommât
moins d'oxygène lorsque la respiration
était gênée que lorsqu'elle était libre, et
si la troisième expérience n'avait présenté qu'une différence médiocre, nous

étions portés à l'attribuer à quelqu
reur dans les manipulations. Pour
assurer, nous nous décidâmes à ré
encore quelques expériences. Ce ne
qu'après une interruption d'une qui
ne de jours que nous reprîmes ce tra
Les résultats que nous obtînmes
furent bien différents de ceux que
attendions, et nous jetèrent dans
grande perplexité. En les comparant
tre eux, ils n'étaient pas tous dans le m
sens, mais la plupart étaient en sens
traire de ceux que je viens de rappo
Voici quels furent ces résultats :

Durée des expériences : 3 heures.	Volume de l'air employé : 14890 centim. cubes.

Poids des lapins.	Air consumé.
gramm.	centim. cubes.
1er lapin. . . . . 218. . . {	843, libre. 1091,8, attaché.
2e. . . . . . 367. . {	1517,4, libre. 1647,8, attaché.
3e. . . . . . 416,5. . {	1549,8, libre. 1768,8, attaché.
4e. . . . . . 271. . . {	1509,2, libre. 1334,8, attaché.
5e. . . . . . 401. . . {	1563,4, libre. 1489,0, attaché.

On voit que les résultats des trois premières expériences étaient en opposition directe avec ceux que nous avions trouvés précédemment, seulement la différence entre la consommation par l'animal libre et celle par l'animal attaché n'était pas, à beaucoup près, aussi grande. La principale cause à laquelle nous pensions attribuer une aussi étrange anomalie était un changement survenu dans la température de l'atmosphère ; car, du reste, toutes nos expériences avaient été faites avec les mêmes appareils et de la même manière en tout point. Mais, à la première époque où nous les avions faites, la température de l'atmosphère était entre 8 et 10 deg. centigr., au lieu que lorsque nous les reprîmes, après une interruption de quinze jours, le temps avait changé ; la température de l'atmosphère s'était élevée, et elle se maintint entre 15 et 19 deg. centig. Cependant, ne pouvant nous rendre raison à nous-mêmes, comment il se faisait qu'une augmentation médiocre dans la température de l'atmosphère produisît une pareille anomalie, nous voulûmes nous assurer si ce singulier effet était bien réel, et si nous ne nous étions pas trompés en transposant et en mesurant l'air de la cloche ; car pour purger complètement un certain volume d'air de tout l'acide carbonique qu'il contient, il faut l'agiter longtemps et fortement avec l'eau de chaux, et quelque soin qu'on ait apporté à cette manipulation, on n'est pas toujours bien sûr de n'avoir pas laissé sortir ou rentrer un peu d'air ; nous eûmes donc recours à l'analyse eudiométrique, comme moyen de vérification. Nous recommençâmes nos expériences, et, à la fin de chacune, nous prîmes un échantillon de l'air de la cloche ; nous déterminâmes la quantité d'oxygène qu'il contenait, et par conséquent celle qui avait été consommée, par la détonation avec le gaz hydrogène : les résultats de ces analyses furent conformes à ceux que nous avait donnés la mesure des volumes. Les uns et les autres concouraient à prouver qu'à une température un peu plus élevée un lapin consomme, non pas toujours, mais assez souvent, un peu plus d'oxygène lorsque sa respiration est gênée que lorsqu'elle est libre. — Il s'agissait de savoir s'il en serait de même dans les autres espèces d'animaux. Deux chats, âgés de vingt jours, de même portée et à peu près de même poids (290 gram.), furent renfermés l'un après l'autre dans le même appareil, dans la même quantité d'air, et durant le même temps que l'avaient été les lapins. L'un d'eux consomma 1952,2 centim. cub. d'oxygène étant libre, et le lendemain il en consomma 1595,2 étant attaché sur la planche ; l'autre en consomma 1922,4 étant libre, et le lendemain 1414,2 étant attaché. — Des résultats aussi opposés étaient sans doute fort embarrassants. Réfléchissant au principal but de toutes ces recherches, lequel était de comparer le refroidissement qui survient dans un animal attaché pendant un temps donné, avec les quantités d'oxygène que cet animal absorbe dans le même temps lorsqu'il est libre et lorsqu'il est attaché, il me vint dans la pensée que le refroidissement n'avait peut-être pas lieu dans tous les cas, et qu'il pourrait bien en être à cet égard comme de l'absorption de l'oxygène. C'était sur la fin de l'hiver, et lorsque la température de l'atmosphère n'excédait pas 9 degrés, que j'avais observé cette cause de refroidissement ; mais s'il arrivait qu'elle n'eût pas lieu également dans toutes les espèces d'animaux à une température plus élevée, il serait possible que les divers résultats que je viens de rapporter n'offrissent plus de difficultés, du moins en ce qui concernait l'objet principal de nos recherches. Je revins donc à fixer des lapins sur le dos à l'air libre de l'atmosphère : la température étant entre 13 et 20 degrés, je trouvai qu'ils se refroidissaient constamment, et qu'à cette température, de même qu'à une plus basse, en prolongeant l'expérience, le refroidissement pourrait aller jusqu'à les faire mourir. Seulement je remarquai que le degré du refroidissement, au bout d'un temps donné, variait beaucoup dans des animaux de même âge, de même poids, et à une température de l'atmosphère à peu près semblable ; seulement il était en général moins prompt dans une atmosphère plus chaude. Dans certains cas, le refroidissement était de plus de 8 degrés dans trois heures, tandis que dans d'autres il était à peine de 3,5 deg. dans l'espace de près de quatorze heures, ce qui ne fait guère que deux tiers de degré pour trois heures. Je m'assurai que la principale cause de ces différences dépendait de la force avec laquelle l'animal avait été attaché d'abord, ou du relâchement qui était survenu dans le cours de l'expérience, et qu'en le resserrant davantage on pourrait toujours accélérer son refroidissement. Enfin, j'observai que, quand l'expérience durait plusieurs heures, le refroidissement était en général plus prompt pendant les dernières, sans doute parce que l'animal étant alors fatigué, sa respiration était plus faible.

Ces nouvelles recherches nous déterminèrent à comparer, dans la même expérience, le degré du refroidissement avec l'absorption de l'oxygène, afin de voir si ce plus petit refroidissement ne correspondrait pas à la plus grande absorption. Il fallait, pour cela, prendre la température des animaux au commencement et à la fin de chaque expérience ; mais c'était une chose qu'il était presque impossible de faire avec quelque exactitude en se servant de l'appareil pneumato-chimique, à cause de la nécessité qu'il y avait d'introduire les animaux sous la cloche et de les en retirer à travers l'eau, ce qui devait ajouter au refroidissement occasionné par la gêne de la respiration, et en rendre le degré précis indéterminable. Il était donc indispensable de recourir à quelque autre appareil à l'aide duquel on pût reconnaître à volonté et avec précision, d'une part,

l'absorption de l'oxygène et la for[mation] de l'acide carbonique, et de l'au[tre la] température des animaux. Auc[un] nous parut plus propre à remplir ces conditions que le manomètre tel [qu'il] a été perfectionné par M. Bertholl[et et] décrit par cet illustre savant dans l[e pre]mier volume des Mémoires de la S[ociété] d'Arcueil. Malheureusement cet i[nstru]ment n'existait pas dans les cabin[ets de] la Faculté de médecine ; mais M. [le ba]ron Corvisart, informé du besoi[n que] nous en avions, le fit construire [à nos] frais, et il eut la bienveillance d'y [join]dre un eudiomètre de Volta, beau[coup] plus parfait que celui que nous avi[ons.] Ce fut donc dans le manomètre que [nous] répétâmes les expériences que nous [avions] faites sous la cloche pneumato-chi[mique,] en y plaçant chaque animal d'ab[ord en] liberté, et le lendemain attaché [sur un] bout de planche. Au moment de l'[in]troduire, nous prenions sa tempé[rature] entre l'omoplate et la poitrine par u[ne pe]tite ouverture faite à la peau près du [ster]num ; nous prenions en même tem[ps la] hauteur du baromètre et le degré du [ther]momètre qui devait être suspendu d[ans le] ballon. A la fin de l'expérience, d[ont la] durée ordinaire était encore de trois [heu]res, nous prenions derechef le deg[ré au] même thermomètre, la hauteur du [baro]mètre et celle de l'éprouvette (ca[r c'é]tait une éprouvette que nous avion[s fait] adapter à notre instrument), et nou[s en] tirions des essais d'air. Aussitôt a[près] nous dévissions la plaque et nous [pre]nions la température de l'animal ; [il ne] restait plus qu'à analyser les essais [d'air.] Après avoir absorbé par l'eau de c[haux] l'acide carbonique qu'ils contenai[ent et] en avoir constaté la quantité, nous d[éter]minions celle de l'oxygène par la dé[tona]tion dans l'eudiomètre de Volta av[ec le] gaz hydrogène préparé par le zinc [et l'a]cide muriatique. Nous faisions tou[jours,] pour chaque expérience, deux ana[lyses] dont l'une servait de contre-épre[uve à] l'autre. Dans la première, nous fa[isions] détonner un mélange de deux me[sures] de l'air du manomètre et d'une me[sure] de gaz hydrogène ; et si la déton[ation] n'avait pas lieu, ce qui arrive, co[mme] l'ont observé MM. de Humboldt et [Gay-] Lussac, lorsque l'oxygène ne fait p[as la] quinzième partie du mélange, nous [ajou]tions une nouvelle mesure de l'air du [ma]nomètre, ou bien une mesure d'air [atmo]sphérique. Pour la seconde analyse, [nous] mêlions une mesure de l'air du man[omètre] une d'air atmosphérique et une de gaz hydrogène ; nous avions toujours soin en même temps de faire l'analyse de l'air atmosphérique avec le même gaz hydrogène. — En suivant ce procédé, nous trouvâmes encore que le plus souvent les lapins consommaient ou un peu plus d'oxygène, ou pour le moins autant, lorsqu'ils étaient attachés que lorsqu'ils étaient libres, et que cependant leur température baissait d'environ 2 deg. 5. Nous trouvâmes aussi que lorsqu'ils étaient libres leur température augmentait de 0 deg. 5, et même un peu plus. — De cinq expériences faites sur de jeunes chats, en comptant toujours deux épreuves pour chaque expérience, dans deux, l'animal attaché absorba un peu plus d'oxygène que l'animal libre ; l'absorption fut sensiblement égale dans les trois autres. Dans ces expériences, la température de l'animal libre resta la même, ou subit une légère augmentation ; celle de l'animal attaché baissa de 1 1/2 à 2 degrés. — Nous fîmes trois expériences semblables sur de jeunes chiens ; dans la première, le chien libre consomma un peu moins d'oxygène que le même chien attaché, mais ce fut le contraire dans les deux autres, dans lesquelles les chiens libres en consommèrent davantage. Dans ces 3 expériences, la température des chiens attachés baissa de 1 1/2 à 2° 1/2, et il est très-remarquable que dans les deux dernières celle des chiens libres baissa elle-même d'environ 1 deg. 1/2 ; je dois noter aussi que le chien qui servit à l'une de ces deux dernières expériences, était le même que nous avions employé pour la première. Or lors de celle-ci il n'était âgé que de huit jours et ne pesait que 615 gram., au lieu qu'à l'époque de la deuxième expérience il était âgé de trente jours et pesait 1070 gram. — Durant toutes ces expériences, la température de l'atmosphère fut maintenue entre 19 et 23 degrés. Parmi ces résultats divers, ceux qui concernaient les chats fixèrent d'abord notre attention. Nous avions trouvé que, sous la cloche pneumato-chimique, ces animaux avaient absorbé constamment plus d'oxygène lorsqu'ils étaient libres, et nous obtenions le contraire dans le manomètre. Or la seule différence notable qu'il y avait entre ces deux ordres d'expériences dépendait des quantités d'air employées. J'ai dit que cette quantité sous la cloche était constamment de 14,890 centim. cubes, tandis que notre manomètre en contenait 41,720 ; il était évident que des

animaux de même espèce et de même force, et qui consommeraient en temps égaux des quantités à peu près égales d'oxygène, devaient réduire, au bout d'un certain temps, au bout d'une heure, par exemple, la proportion de ce gaz dans la cloche, beaucoup au-dessous de ce qu'elle serait dans le manomètre, et que si ces animaux continuaient de séjourner dans les deux appareils, la différence toujours croissante dans la proportion de l'oxygène devait en occasionner une dans la gêne de la respiration, et il était bien présumable que cette gêne, plus grande de la respiration sous la cloche que dans le manomètre, avait beaucoup influé sur la différence des résultats. Pour m'en assurer, je comparai les proportions d'oxygène qui restaient sous la cloche et dans le manomètre à la fin des expériences faites sur les chats, je trouvai que sous la cloche la proportion, en prenant la moyenne, était de 10 centièmes, tandis que dans le manomètre elle était de 17 centièmes sur 21 qu'il y avait au commencement.

Les trois expériences faites sur les chiens dans le manomètre, nous fournirent une nouvelle preuve que la gêne de la respiration provenant d'une certaine réduction dans la proportion de l'oxygène, avait réellement une grande part dans les résultats ; j'ai dit que c'était le même chien qui avait servi dans deux de ces expériences, lesquelles néanmoins avaient donné des résultats contraires. Mais l'animal étant plus fort et plus âgé de quatorze jours, dans la deuxième expérience que dans la première, il avait dû consommer plus d'oxygène ; et en effet, il en restait 14 centièmes dans le manomètre, à la fin de la première expérience, et seulement 11 centièmes à la fin de la deuxième. Il n'en restait de même qu'un peu plus de 11 centièmes à la fin de la troisième expérience, dont le résultat avait été semblable à celui de la deuxième. — Quant aux lapins, j'ai fait voir que dans plusieurs cas, ils consommaient un peu plus d'oxygène étant attachés qu'en liberté, même sous la cloche ; mais c'est qu'aussi la proportion de l'oxygène sous la cloche, à la fin des expériences, n'allait pas au-dessous de 12 centièmes, et on conçoit que dans le manomètre elle était encore plus grande. — Il paraissait donc que la différence dans les quantités d'oxygène absorbées par l'animal attaché et par l'animal libre, dépendait beaucoup de la proportion à laquelle ce gaz se trouvait réduit par l'animal lui-même. — Nous

trouvâmes que les variations que nous
avions observées dans la température des
animaux, lors même qu'ils avaient été
mis en liberté dans le manomètre, en
dépendaient pareillement. Ainsi, celle
des chiens, dans ces deux dernières expériences, était diminuée, mais ils avaient
réduit la proportion de l'oxygène à 11
centièmes ; celle des chats était restée la
même, ou avait un peu augmenté, mais
ils n'avaient réduit la proportion de
l'oxygène qu'à 17 centièmes. Enfin, celle
des lapins était pour l'ordinaire un peu
augmentée, parce que ceux que nous
avions employés, n'étant âgés que d'environ six semaines, ils n'avaient par réduit la proportion de l'oxygène au-dessous
de 12 centièmes ; mais il arrivait tout le
contraire, lorsque la réduction était beaucoup plus considérable, ce que nous étions
toujours les maîtres d'opérer en employant des lapins beaucoup plus gros.
Dans ce dernier cas, la température de
l'atmosphère étant à 20 d., ces animaux
perdaient de 1 à 2 d. en trois heures,
quoiqu'ils fussent parfaitement libres
dans le manomètre, et que la température
intérieure de l'instrument se fût élevée
de quelques degrés au-dessus de celle de
l'atmosphère, comme cela a toujours lieu.
— En récapitulant tous les faits dont j'ai
parlé jusqu'ici, on trouve, 1° que les animaux attachés se refroidissent constamment, mais à des degrés très-variables,
ce qui dépend de la température de l'atmosphère et plus particulièrement de la
force avec laquelle on les tient étendus,
et par conséquent du degré de gêne de la
respiration. 2° Que si on les place dans
des vaisseaux clos, ils y consomment
beaucoup moins d'oxygène qu'ils ne feraient dans l'état de liberté, lorsque la
température de l'atmosphère est au-dessous de 10 d.; et qu'au contraire, tout en
se refroidissant, ils peuvent en consommer un peu plus, lorsque la température
de l'atmosphère est au-dessus de 15 d.,
mais seulement dans les cas où ils ne
sont étendus qu'avec une force médiocre.
3° Que, quelle que soit la température de
l'atmosphère, lorsque les animaux, soit
à raison de leur taille, soit à raison de la
capacité des vaisseaux, consomment environ la moitié d'oxygène que ces vases
contenaient d'abord, il arrive constamment alors que ceux qui sont attachés en
consomment notablement moins que ceux
qui sont libres, et que la température
baisse même dans ceux-ci, mais moins en
général que dans ceux qui sont attachés.

Les principales conséquences aux
les ces faits semblaient conduire, éta
1° que lorsqu'un animal sent sa res
tion gênée, il agrandit ses mouve
inspiratoires, au point d'arriver sou
à inspirer autant ou un peu plus
que lorsque sa respiration est libre,
que cet effet n'a lieu qu'autant que la
de la respiration n'excède pas cert
limites ; 2° que les efforts soutenus
fait pour surmonter cette gêne, lui
perdre plus de calorique qu'il n'en
perdu dans l'état naturel. Ces consé
ces sont assez évidentes en elles-mê
car il suffit de voir respirer un an
dont la respiration est gênée, pour
connaître qu'il agrandit beaucoup
mouvements inspiratoires ; et, d'un a
côté, on ne peut guère se refuser d
mettre qu'un animal qui est dans
lutte, dans un travail continuel, ne p
plus de calorique que s'il était en re
J'ajouterai que ces mêmes conséque
expliquent très-naturellement toute
difficultés, toutes les contradictions
nous avons rencontrées jusqu'ici. —
conçoit, en effet, que si un animal
placé dans des circonstances telles q
consomme plus d'oxygène que dans l'é
naturel, il devrait, en raisonnant d'ap
la théorie actuelle, produire plus de
lorique ; mais si, par l'effet de ces mê
circonstances, il en perd plus qu'il n'
fait autrement, il pourra arriver qu
température reste la même, ou b
qu'elle devienne supérieure ou inféri
à ce qu'elle était d'abord, suivant la
nière dont se compenseront l'acquisi
et la perte du calorique. Les expérie
rapportées ci-dessus fournissent des e
ples de tous ces cas. Ainsi nous avons
que des lapins mis en liberté dan
manomètre, loin de s'y refroidir, s'y
chauffent un peu, lorsque la gêne de l
respiration ne provient que d'une ré
tion dans la proportion de l'oxygè
n'allant pas au-dessous de 14 centiè
auquel cas les efforts médiocres, né
saires pour vaincre cette gêne, leur
perdre peu de calorique. Les chat
comportent à peu près de la même
nière dans les mêmes circonstances,
lorsque la respiration est un peu
difficile, comme il arrive, entre au
lorsque les animaux sont étendus su
dos, il peut y avoir à la fois, ainsi
nous l'avons vu, refroidissement et
sorption plus grande d'oxygène, parce
les mouvements plus considérables q
sont obligés de faire pour inspirer, jo

efforts qu'ils font pour se débarrasser de leurs liens, leur font perdre en sus de l'état naturel, plus de calorique qu'ils n'en acquièrent par le petit excès d'oxygène qu'ils absorbent. Nous avons vu aussi que ce dernier cas n'avait lieu qu'autant que la température de l'atmosphère était un peu élevée. La raison s'en conçoit facilement. L'animal attaché se refroidit d'autant plus promptement, toutes choses égales d'ailleurs, qu'il est exposé à une température plus basse. (Voyez le tableau ci-joint.) Or, parmi les causes qui peuvent l'affaiblir davantage, et par conséquent diminuer l'énergie de ses mouvements inspiratoires, l'abaissement de sa température est une des plus considérables. Un lapin, par exemple, ne peut pas perdre au-delà de 7 à 8 degrés sans en être affaibli, au point qu'il ne peut plus revenir de lui-même à sa température initiale, et qu'il mourrait si l'on ne prenait pas soin de le réchauffer. Aussi les lapins que nous employâmes à la première époque de nos expériences, étaient-ils languissants, quand nous les retirions de dessous la cloche, au lieu qu'à la seconde époque ils conservaient presque toute leur vigueur. — Il résulte de ce que je viens de dire, que la limite de tous les cas dans lesquels les animaux se refroidissent en même temps qu'ils consomment un peu plus d'oxygène, a nécessairement lieu lorsque la gêne de leur respiration est portée au point que, quelques efforts qu'ils fassent, ils ne peuvent plus faire entrer dans leurs poumons la même quantité d'air que dans l'état naturel, et qu'à partir de cette limite, les quantités d'oxygène qu'ils absorbent doivent être plus ou moins en rapport avec les degrés de leur refroidissement : il était donc important de vérifier, par des expériences directes, s'il en était réellement ainsi. Or, entre la limite dont il s'agit et l'asphyxie complète, la gêne de la respiration peut être portée à différents degrés ; il s'agissait donc de savoir si dans les différents cas, les animaux se refroidissent davantage à mesure qu'ils consomment moins d'oxygène dans un temps donné. Pour cela, il fallait trouver un moyen de gêner leur respiration qu'on pût graduer à volonté. La fixation par les liens n'était pas propre à remplir cet objet ; car si l'on tient un animal trop fortement alongé, il est très-promptement asphyxié, et si on l'attache d'une manière moins serrée, il peut survenir un relâchement et l'on retombe dans les ano-

malies dont j'ai parlé. Il me sembla que le moyen le plus facile et le plus sûr pour graduer la gêne de la respiration d'un animal, ou, ce qui revient au même, pour le contraindre à ne consommer qu'une certaine quantité d'oxygène dans un temps donné, était de diminuer, dans des proportions connues, la quantité de ce gaz que contient l'air où on le renferme. Car il est certain que, dans ce cas, il est forcé d'en consommer moins, faute d'en trouver une quantité suffisante.

Ce fut d'abord en raréfiant l'air du manomètre que nous nous proposâmes d'atteindre ce but. Pour cela, nous faisions le vide dans un grand ballon de verre avec la machine pneumatique, et, après avoir placé l'animal dans le manomètre, nous vissions ce ballon sur la plaque de cet instrument ; nous établissions ensuite la communication entre les deux capacités en ouvrant les robinets. L'éprouvette du manomètre nous indiquait le degré de la raréfaction de l'air, si elle n'était pas aussi grande que nous le voulions. Nous répétions la même opération en faisant derechef le vide dans le ballon ; et, si elle était trop grande, après avoir ôté le ballon de dessus la plaque du manomètre, nous ouvrions avec précaution le robinet du manomètre pour y laisser rentrer de l'air, jusqu'à ce que l'éprouvette marquât juste le degré de raréfaction que nous voulions obtenir. Nous laissions l'animal en expérience pendant trois heures comme à l'ordinaire ; à l'expiration de ce terme, nous notions avec soin les indications de l'éprouvette. Nous faisions, d'ailleurs, au commencement et à la fin de chaque expérience, toutes les opérations dont j'ai parlé précédemment, soit par rapport au thermomètre, au baromètre et à l'extraction des essais d'air, soit pour prendre la température des animaux. Pour mieux distinguer l'effet de la raréfaction de l'air sur la chaleur animale, nous avions toujours soin, quand nous placions un animal dans l'air raréfié, de renfermer le même animal pendant ce même temps, la veille ou le lendemain, dans le manomètre rempli d'air à la pression atmosphérique. Les résultats que nous obtînmes constamment par ce nouveau mode d'expériences, furent que la température des animaux baissait d'autant qu'ils consommaient moins d'oxygène.— On aurait pu objecter que l'abaissement de leur température ne dépendait peut-être pas tant de l'absorption de l'oxygène que de la raréfaction de l'air en elle-même, laquelle pouvait avoir pour effet de faciliter et d'augmenter la transpiration, soit cutanée, soit pulmonaire. Pour éclaircir ce doute, après avoir placé l'animal dans le manomètre et y avoir raréfié l'air, nous y introduisîmes du gaz azote jusqu'à ce que l'éprouvette fût à zéro : ce gaz avait été préparé par la combustion rapide du phosphore sous une cloche de verre. Les résultats furent sensiblement les mêmes que dans l'air raréfié ; et ils ne changèrent pas lorsqu'au lieu de gaz azote, nous employâmes de l'acide carbonique pour remplir le vide du manomètre. Seulement dans ce dernier cas, lorsque le vide avait été fait au même degré que dans les deux précédents, ce refroidissement était, en général, beaucoup plus grand ; aussi l'absorption de l'oxygène était-elle en même temps beaucoup plus petite. Nous avons fait ces expériences sur quatre espèces d'animaux, les chiens, les chats, les lapins et les cochons d'Inde. Ceux de chaque espèce ont toujours été soumis comparativement à quatre épreuves différentes; savoir: 1° dans l'air et à la pression atmosphérique; 2° dans l'air atmosphérique simplement raréfié ; 3° dans un mélange d'air atmosphérique et de gaz azote à la pression de 76 centi.nètres; 4° enfin, dans de l'air atmosphérique et du gaz acide carbonique mélangé à la même pression : le plus souvent, pour que les résultats fussent encore plus comparables, les quatre épreuves ont été faites successivement, et à quelques jours d'intervalle, sur le même animal.—J'ai réduit, sous forme de tableaux, les résultats de toutes ces expériences. Il y a, pour chaque espèce, un tableau divisé verticalement en huit colonnes. La première indique le numéro des expériences, le poids des animaux et la qualité de l'air contenu dans le manomètre; la seconde, l'âge des animaux ; la troisième, la durée des expériences. Pour qu'on puisse comparer plus facilement les quantités d'oxygène absorbé et celles d'acide carbonique formé dans les différents cas, j'ai ramené le volume de ces gaz à la pression constante de $0^m,76$, à la température de 20 d. centig., et je l'ai indiqué en centièmes de la capacité du manomètre. M. Poisson a eu la bonté de vérifier les formules qui m'ont servi à calculer ces réductions d'après les indications du baromètre, de l'éprouvette, du thermomètre, et en tenant compte de la force élastique de la vapeur. Les quatre colonnes suivantes contiennent ces ré-

ductions, savoir : la quatrième, la q[uan]-
tité d'oxygène que renfermait le m[ano]-
mètre au commencement de l'expérie[nce] ;
la cinquième, celle qu'il renfermait [à la]
fin ; la sixième, celle qui a été absor[bée],
et la septième celle de l'acide carboni[que].
Enfin, la huitième colonne indiqu[e la]
température de l'animal au comme[nce]-
ment et à la fin de chaque expérie[nce].
Pour ne pas donner trop d'étendue à [ces]
tableaux, je n'y ai pas marqué les qu[an]-
tités absolues de l'oxygène absorbé [et]
celles de l'acide carbonique formé. [Mais]
il est très-facile de les connaître : il s[uffit]
pour cela de multiplier la capacité [du]
manomètre par les quantités indiqu[ées]
dans les colonnes de réduction, et q[ui],
comme je l'ai dit, en expriment des c[en]-
tièmes.

Le résultat général de tous ces table[aux]
est que le plus grand refroidissem[ent]
correspond toujours à la plus petite [ab]-
sorption d'oxygène. Si le contraire pa[raît]
avoir lieu dans quelques cas, on remar[que]
d'abord que ce n'est jamais que dans [les]
expériences qui, comparées entre ell[es],
présentent à peine un degré de di[ffé]-
rence dans le refroidissement; m[ais]
toutes les fois que la différence est [de]
deux degrés, ou au-delà, l'absorption [de]
l'oxygène est constamment diminuée [en]
proportion. En second lieu, ces peti[tes]
anomalies ne sont qu'apparentes et e[lles]
dépendent toujours de la même cau[se],
une gêne plus grande dans la respirat[ion]
dans un cas que dans l'autre. Par exe[m]-
ple, dans les expériences sur les lapi[ns],
ce refroidissement est plus grand [de]
$0^o,5$, et en même temps l'absorption [de]
l'oxygène est plus considérable de 2 c[en]-
tièmes dans la neuvième expérience q[ue]
dans la dixième; mais c'est qu'aussi [la]
quantité d'oxygène employée au co[m]-
mencement de la neuvième expérien[ce]
n'était que d'environ 13 centièmes [et]
demi, et celle qui restait à la fin é[tait]
d'environ 5 centièmes; au lieu que d[ans]
la dixième expérience, ces quant[ités]
étaient d'environ 16 centièmes et de[mi]
au commencement, et de 10 à la fin. [La]
gêne et le travail de la respiration étai[ent]
donc beaucoup plus grands dans la ne[u]-
vième expérience que dans la dixièm[e].
Ainsi, cette anomalie, quoique la p[lus]
grande de celles qu'on rencontre d[ans]
les tableaux que je joins à ce mémoi[re],
n'est donc réellement qu'apparente. [Les]
autres, plus légères, n'ayant jamais l[ieu]
que dans les mêmes circonstances, p[eu]-
vent toujours être attachées à la m[ême]

que ; toutes concourent à confirmer la conséquence que j'avais déduite de mes premières expériences, savoir, que lorsque la gêne de la respiration est portée à un certain degré, elle a constamment pour effet, toutes choses égales d'ailleurs, d'augmenter la déperdition calorique. On voit donc qu'en comparant entre elles les expériences rapportées dans les tableaux, il ne faut pas seulement examiner les quantités d'oxygène absorbées, mais qu'il faut encore tenir compte de la gêne de la respiration qui avait lieu en même temps, et qu'on apprécie par les proportions d'oxygène qui existaient dans le manomètre au commencement et à la fin de ces expériences. Je dois avertir aussi qu'il est important de ne comparer, dans chaque tableau, que les expériences qui ont été faites sur le même individu ; car des individus différents, quoique de même espèce et de même poids, peuvent consommer des quantités différentes d'oxygène. C'est pour cela que dans chaque tableau j'ai désigné les individus par des lignes horizontales. — On peut remarquer que dans tout ce que j'ai dit jusqu'ici, je n'ai comparé le refroidissement des animaux qu'avec les quantités de gaz oxygène qu'ils ont consommées, et nullement avec celles de l'acide carbonique qu'ils ont formé en même temps, quoique celles-ci aient été constatées avec soin, qu'elles se trouvent calculées et réunies dans une des colonnes de chaque tableau. Mais si l'on jette un coup-d'œil sur cette colonne, on s'apercevra que dans la plupart des cas les quantités d'acide carbonique ne sont en rapport ni avec celles du gaz oxygène consommé, ni avec le refroidissement. Cette circonstance nous a long-temps embarrassés ; et en raisonnant d'après la théorie que nous examinions, comme c'est pendant la formation de l'acide carbonique dans les poumons que se dégage le calorique qui sert à entretenir la chaleur animale, nous nous étions d'abord occupés spécialement, dans nos expériences manométriques, à constater si les quantités d'acide carbonique formées variaient dans le même rapport que la température des animaux ; mais nous trouvâmes, à cet égard, une discordance telle que nous fûmes obligés de revenir à prendre, comme nous l'avions fait dans nos expériences sous la cloche pneumato-chimique, l'oxygène consommé pour base de toutes nos recherches et de toutes nos

comparaisons. Mais il restait à savoir pourquoi les quantités d'acide carbonique trouvées à la fin des expériences, étaient moins en rapport avec le refroidissement que celles de l'oxygène consommé. En examinant la septième colonne de chaque tableau, on remarque non-seulement que les quantités d'acide carbonique sont plus petites que celles de l'oxygène, mais encore que la différence est très-variable, étant quelquefois assez légère et d'autres fois considérable. Un fait noté dans la même colonne mérite surtout de fixer l'attention, c'est que dans la plupart des expériences, au commencement desquelles nous avions introduit une quantité bien déterminée d'acide carbonique, nous n'avons pas retrouvé à la fin cette quantité tout entière ; il en avait disparu une portion. Qu'était devenue cette portion d'acide carbonique dans des vaisseaux parfaitement clos ? Il est hors de doute que l'animal l'avait absorbée. Mais puisque les animaux absorbent ainsi l'acide carbonique qu'on introduit avec eux dans des vaisseaux clos, pourquoi n'absorberaient-ils pas celui qu'ils y forment eux-mêmes ? Ce même fait semblait prouver que cette absorption avait réellement lieu ; car puisque nous n'avons pas retrouvé tout l'acide carbonique que nous avions introduit, l'animal avait donc absorbé non-seulement cette portion qui manquait, mais encore toute celle qu'il avait dû former pendant trois heures d'expérience, ou une équivalente. Il semblait donc qu'on pouvait inférer de là que lorsqu'un animal est plongé dans de l'air qui contient du gaz acide carbonique, soit formé par lui-même, soit ajouté, il en absorbe une partie, et que c'est parce que cette absorption se fait à des degrés très-variables dans les différents cas, qu'il n'existe aucun rapport constant entre les quantités d'acide carbonique qu'on trouve à la fin des expériences, et celles de l'oxygène qui a disparu.

En faisant des recherches sur ce phénomène, j'ai trouvé qu'il avait été indiqué par MM. Allen et Pepys ; que M. Nysten s'en était occupé, et qu'il s'était même assuré expérimentalement que c'est par le poumon que se fait l'absorption. Ces auteurs ont en même temps reconnu que cette absorption d'acide carbonique n'a lieu que lorsque l'animal respire plusieurs fois le même air ; et qu'au contraire, comme l'avait vu Menzies, le volume de l'acide carbonique formé remplace rigoureusement celui de l'oxygène qui a disparu, lorsque l'animal n'a respiré le même air qu'une seule fois : beaucoup d'expériences plus anciennement faites viennent à l'appui de ces résultats. En effet, plusieurs auteurs ont observé que la production de l'acide carbonique est inférieure à l'absorption de l'oxygène ; mais si on y prend garde, on verra que cette observation ne paraît avoir été faite que lorsque des animaux avaient été renfermés dans des vaisseaux clos. On sait que c'est d'après des expériences de ce genre, que Lavoisier, frappé de cette différence des volumes, avait été conduit à admettre dans son deuxième mémoire sur la respiration (en 1785), que tout l'oxygène absorbé n'est pas employé à produire de l'acide carbonique, et qu'une portion se combine avec l'hydrogène du sang, pour former de l'eau : opinion qui a été admise par beaucoup de physiologistes. — C'était aussi principalement d'après des expériences faites dans des vaisseaux clos, que MM. de Laplace et Lavoisier avaient déterminé la quantité de gaz acide carbonique que forme un cochon d'Inde dans un temps donné, lorsqu'ils firent cette expérience si célèbre, dans laquelle ils comparèrent la quantité de calorique qui se dégage dans les poumons d'un animal de cette espèce, avec celle qu'il perd dans le même temps en conservant sa température. Ces deux quantités se trouvèrent rapprochées, néanmoins l'acquisition était un peu inférieure à la perte, dans le rapport de 10,38 à 13°. Dans leur calcul de la quantité de calorique qui se dégage dans les poumons du cochon d'Inde pendant la formation de l'acide carbonique, ces illustres auteurs n'avaient pas pu tenir compte de la portion de cet acide qui est absorbée par l'animal ; il est certain que la quantité de calorique dégagé qu'ils avaient admise pour terme de comparaison, était inférieure à celle qui se dégage réellement, et il est singulièrement remarquable qu'en faisant les corrections qu'indiquent les nouvelles expériences, l'acquisition et la perte se trouveraient à peu près compensées. — Note. (En supposant que l'acide carbonique absorbé par un cochon d'Inde, soit le quart de celui qu'on trouve sous forme de gaz à la fin de l'expérience, ce qui ne s'éloigne pas beaucoup de la vérité, comme on en peut juger par les expériences 1re, 5e et 7e du tableau sur les cochons d'Inde,

le poids de l'acide carbonique, fo[rmé] dans l'expérience de MM. Laplace et [La]voisier, deviendrait 280 grains, au [lieu] de 224, et la quantité de glace fon[due] 12 onc. 97, au lieu de 10 onc. 38. [Par] conséquent, le calorique acquis sera[it au] calorique perdu dans le même te[mps] : : 12,97 : 13. On ne peut pas désirer [de] plus grande approximation.) Mais je [re]viens à l'examen des causes qui [font] baisser la température des anim[aux]. L'auteur anglais paraît croire que [c'est] de la puissance nerveuse, et spécia[le]ment du cerveau que dépend la prod[uc]tion de la chaleur animale. Il n'y a [pas] de doute que la puissance nerveuse [ne] joue un très-grand rôle dans ce phé[no]mène, de même que dans tous ceux [qui] supposent la vie. Car il n'y a pas [de] fonction dans l'animal vivant qui ne [soit] sous l'influence plus ou moins directe [de] cette puissance ; et toute partie [qui] cesse d'en recevoir l'action cesse aussi [tôt] d'exercer les fonctions propres à la v[ie]. Ainsi, tout phénomène qui dépend [de] la vie dépend par cela même de la pui[s]sance nerveuse ; mais cela n'empê[che] pas que d'autres conditions physiq[ues] ou chimiques ne soient nécessaires à [la] production du phénomène dont il s'ag[it]. Quand on demande quelles sont les cau[ses] de la chaleur animale, il y a trois cho[ses] à considérer dans cette question, la sour[ce] ou la matière qui fournit le calorique, [le] lieu ou le foyer dans lequel il est d[é]posé, et enfin le mécanisme ou les for[ces] en vertu desquelles il est dégagé dan[s ce] foyer et réparti dans tout le corps. Il [est] certain que la puissance nerveuse in[ter]vient dans cette dernière opératio[n]. Mais comment et sous quel rapport y in[ter]vient-elle ? J'ai fait voir dans mo[n] mémoire sur la section des nerfs de [la] huitième paire, que la combinaison de l'oxygène atmosphérique avec le carbo[ne] du sang ne dépend pas de cette puis[s]ance ; mais ce qui en dépend ce son[t] les mouvements et toutes les fonction[s] nécessaires pour que l'air arrive en con[tact avec le sang. Le sang veineux, en prenant le caractère artériel dans les poumons par l'action de l'oxygène, ac[quiert une capacité plus grande pour le calorique, en sorte qu'il peut se charge[r] de tout le calorique que lui cède l'oxy[gène, sans que sa température augmente. Revenu au cœur, et poussé de là dans toutes les parties du corps, en arrivant vers les extrémités des artères dans le système capillaire, il y perd ses qualité[s]

térielles et se convertit en sang veineux ; par conséquent, il change de capacité pour le calorique, et reprend celle
qu'il avait avant de traverser les poumons, en laissant dégager tout le calorique dont il s'était chargé dans ces organes. C'est sur cette conversion du sang
artériel en sang veineux, et sur le changement de capacité qui l'accompagne,
que la puissance nerveuse a une action
immédiate. Aussi remarque-t-on que le
développement du calorique, soit dans
tout le corps, soit dans une partie déterminée, est en raison de l'énergie de cette
puissance, marquée par l'activité de la
circulation. On conçoit donc que tout
ce qui peut affaiblir la puissance nerveuse tend à faire baisser la température
de l'animal, et c'est ce qu'on observe
dans beaucoup de maladies. Or, il n'y a
pas de doute que, dans un animal décapité, le reste de la puissance nerveuse
qui entretient la vie dans le tronc, ne
soit dans un état de souffrance et d'affaiblissement, et que la circulation n'en
soit rallentie. Cet état doit donc avoir
une influence marquée sur le développement du calorique dans le système capillaire ; il est très-vraisemblable que
c'est pour cela que l'insufflation pulmonaire fait presque toujours baisser davantage la température des animaux décapités que dans ceux qui sont entiers.
Ceci explique un fait que j'ai fréquemment observé ; c'est que lorsque les animaux dans lesquels on entretient la vie
après la décapitation, sont arrivés à un
grand degré de faiblesse, le sang conserve
en passant dans les veines à peu près la
même couleur que dans les artères, et il
est presqu'aussi vermeil dans les veines
vives que dans l'aorte. La puissance nerveuse est trop faible alors pour opérer
complètement la conversion du sang artériel en sang veineux, et il n'y a plus ou
presque plus de développement de chaleur, quoique l'animal continue de vivre
encore quelque temps.

Il résulte de ce que j'ai exposé dans ce
mémoire que, 1° lorsqu'un animal est
attaché sur le dos, il se refroidit constamment, mais à des degrés différents,
suivant la température de l'atmosphère
et la force avec laquelle il est étendu.
2° Si un animal, ainsi attaché, est placé
dans des vaisseaux clos, il s'y refroidit
pareillement, quoique, pendant le cours
de l'expérience, la température de l'intérieur de ces vaisseaux s'élève au-dessus
de celle de l'atmosphère. 3° Si l'on compare la quantité d'oxygène qu'il consomme dans cet état avec celle qu'il y aurait
consommée étant en liberté, on la trouve
plus petite, ou bien à peu près égale,
ou même un peu plus grande. 4° Ces
différences sont relatives à la température de l'atmosphère, à la force avec laquelle l'animal est attaché, et à la réduction qu'il a lui-même opérée dans la
proportion de l'oxygène contenu dans les
vaisseaux. 5° Ces trois causes peuvent
ensemble ou séparément rendre la consommation de l'oxygène plus petite dans
l'animal attaché que dans celui qui est libre, savoir : 1° la température lorsqu'elle
est au-dessous de 10 degrés, parce qu'en
accélérant et en augmentant le refroidissement de l'animal attaché, elle affaiblit
ses mouvements inspiratoires ; 2° la fixation sur le dos d'une manière étroite,
parce qu'elle limite trop l'amplitude de
ces mêmes mouvements ; 3° la réduction
dans la proportion du gaz oxygène, parce
qu'elle le met hors d'état d'inspirer au-
delà d'une certaine quantité de ce gaz
dans un temps donné, quelque amplitude
qu'il s'efforce de donner à ses mouvements inspiratoires. 6° Mais si la température de l'atmosphère est un peu élevée,
et si en même temps les mouvements
inspiratoires ne sont pas trop gênés par
les liens, et que la proportion de l'oxygène dans les vaisseaux soit suffisante
pour les besoins de l'animal, il arrive
fréquemment qu'il consomme autant ou
même un peu plus d'oxygène, quoiqu'il
soit attaché et qu'il se refroidisse, que
lorsqu'il est libre et qu'il conserve sa
température. — Ce singulier effet paraît
être dû à ce que la gêne de la respiration
le sollicite à agrandir ses mouvements
inspiratoires au-delà de ce qu'ils sont
dans l'état naturel, et que les efforts
qu'il fait pour y parvenir lui font perdre beaucoup plus de calorique qu'il n'eût
fait en consommant la même quantité
d'oxygène par une inspiration libre. 7° Ce
n'est pas seulement quand un animal est
attaché qu'il se refroidit, le même effet
a lieu lorsque la respiration est gênée
par toute autre cause. Une des plus faciles à graduer à volonté est la diminution du gaz oxygène dans l'air qu'il doit
respirer, soit que, pour opérer cette diminution, on raréfie simplement cet air,
soit qu'on y augmente la proportion de
l'azote, soit qu'on y ajoute une certaine
quantité d'acide carbonique, soit enfin,
comme je le disais tout-à-l'heure, que
cet effet ait été produit par l'animal lui-

même en respirant le même air pendant un certain temps. 8° La difficulté de respirer qui a lieu dans tous ces cas, se mesure d'après les proportions d'oxygène qui existaient dans les vaisseaux au commencement et à la fin des expériences ; et l'on trouve constamment que le refroidissement est en raison composé de cette difficulté et de la consommation de l'oxygène, en sorte que, lorsque la difficulté de respirer est la même dans deux épreuves différentes faites sur le même animal, le plus grand refroidissement correspond à la plus petite consommation d'oxygène, et réciproquement. 9° Puisque la simple raréfaction de l'air, portée au degré de faire baisser le baromètre de moins de 30 centimètres, suffit pour faire refroidir l'animal qui le respire, il en résulte que le froid qu'on éprouve sur les hautes montagnes ne dépend pas uniquement de celui de l'atmosphère, et qu'il reconnaît de plus une cause intérieure, laquelle agit par la respiration. 10° Il y a toujours du refroidissement dans l'asphyxie, et il peut devenir considérable dans les asphyxies incomplètes et long-temps prolongées. Je ferai voir, dans une autre circonstance, que, dans ce dernier cas, tous les secours seraient insuffisants pour rappeler l'animal à la vie sans la chaleur artificielle, et que cette chaleur seule peut fréquemment tenir lieu de tout autre moyen. 11° Le volume du gaz acide carbonique qu'on trouve à la fin des expériences, n'est en rapport constant ni avec celui de l'oxygène qui a disparu, et auquel il est presque toujours inférieur, ni avec le refroidissement. La raison paraît en être qu'une partie du gaz formé est absorbée par l'animal même, et que cette absorption a lieu à des degrés différents, même dans des circonstances à peu près semblables. 12° Cette absorption du gaz acide carbonique paraît s'opérer dans les poumons, et comme elle est d'autant plus grande que l'expérience est plus prolongée, on ne peut guère douter qu'elle n'ait lieu pendant toute la durée de l'expérience. Ce qui semble prouver que ce n'est pas, comme on l'a pensé, sans entrer dans les poumons, et seulement en occasionnant le resserrement de la glotte et l'abaissement de l'épiglotte que ce gaz produit l'asphyxie. 13° Il est fort vraisemblable que l'anxiété toujours fort grande que le gaz acide carbonique fait éprouver aux animaux, lorsqu'il est mélangé, même en

quantité médiocre, avec l'air atmosphérique, est due principalement aux qualités malfaisantes que ce gaz absorbé communique au sang artériel.

Il reste beaucoup de recherches à faire sur cette curieuse et importante question de la chaleur animale ; il y a surtout une expérience que je regarde comme un complément nécessaire de toutes celles que j'ai rapportées dans mes deux mémoires. Je regrette beaucoup que le temps et l'occasion m'aient manqué pour la faire. Voici en quoi elle consiste. Des animaux à peu près de même poids, mais d'espèces différentes, consomment, dans le même temps, des quantités fort différentes d'oxygène. Par exemple, un lapin du poids de 947 gram. n'en a consommé, dans l'espace de trois heures, que 2724 centimèt. cubes ; tandis qu'un chien, du poids de 917 gram., en a consommé 5503 centimèt. cubes ; et qu'un chat, du poids seulement de 634 gram., en a consommé 3963. Cependant tous ces animaux se maintiennent à peu près à la même température, ce qui ne peut avoir lieu si la chaleur animale a sa source dans la respiration, qu'autant que ceux qui consomment le plus d'oxygène éprouvent en même temps une déperdition calorique, qui soit en excès dans le même rapport que la consommation d'oxygène. Il s'agirait donc de constater si les animaux qui consomment le plus d'oxygène sont aussi ceux qui, toutes choses égales d'ailleurs, perdent le plus de calorique. Je me propose de faire cette expérience le printemps prochain. — Maintenant qu'on connaît plusieurs moyens pour faire baisser la température des animaux, il serait fort important, à cause des applications qu'on en pourrait faire à la médecine, de constater sur plusieurs animaux à sang chaud, 1° quel est le degré de refroidissement qui les fait mourir sans qu'aucun secours puisse les sauver ; 2° jusqu'à quel degré de refroidissement les secours peuvent être utiles, et quels sont ces secours ; 3° jusqu'à quel degré les animaux peuvent se rétablir d'eux-mêmes et sans secours ; 4° quel est l'état des fonctions à ces divers degrés de refroidissement. Je me suis assuré que lorsque des lapins âgés d'environ six semaines ou deux mois, ont perdu 8 d. centigr. celle de l'atmosphère était d'environ 16 d., ils ne peuvent plus se remettre d'eux-mêmes, mais qu'à plusieurs degrés au-dessous on peut encore les rétablir les réchauffant.—J'aurais eu quelques remarques à faire sur l'analyse éudiométue, particulièrement sur une petite cur à laquelle peut donner lieu l'absorption de l'oxygène par l'eau, quand on lave d'abord avec l'eau de chaux l'air qu'on peut analyser ; mais ce mémoire est déjà trop long.

Tableau des expériences faites d'après celles de M. BRODIE, et dans l'appareil de cet auteur, principalement pour constater, 1° s'il est vrai qu'un animal dont les fonctions cérébrales sont anéanties, et qui ne continue de vivre qu'à l'aide de l'insufflation pulmonaire, se refroidit autant que s'il était entiè-rement mort; 2° qu'en même temps il consomme la même quantité d'oxygène que dans l'état naturel.

Mai et Juin 1813.

DÉSIGNATION DES EXPÉRIENCES.	POIDS des animaux.	Température de la salle.	TEMPÉRATURE DES ANIMAUX prise entre l'omoplate et les côtes.			OXYGÈNE		ACIDE CARBONIQUE	
			au commencement.	à la fin.	Différence.	Absorbé.	Différence.	Formé.	Différence.
	gram.	deg.	deg.	deg.	deg.	centim. c.		centim. c.	
Ire EXPÉRIENCE.									
1° Lapin mis sous la cloche de l'appareil de M. Brodie, dans l'état naturel.	428 3	21 0	39 5	39 5	0	159 79		209 16	
2° Le même, une demi-heure après avoir été retiré de l'appareil, a la moelle épinière coupée à l'occiput, et est remis sous la cloche pour y être insufflé.	id.	id.	39 5	35 »	4 5	109 11	50 68	109 99	99 17
IIe EXPÉRIENCE.									
1° Un autre lapin mis sous la cloche dans l'état naturel.	293 5	21 0	» »	» »	» »	169 47		142 45	
2° Le même, une demi-heure après avoir été retiré de l'appareil. Moelle épinière coupée à l'occiput, insufflé sous la cloche.	id.	id.	39 3	36 2	3 1	125 6	44 41	137 8	15 37
3° Un autre, tué par la section de la moelle épinière à l'occiput, est placé sous une autre cloche, sur la même table et en même temps que le précédent, mais il n'est pas insufflé.	370 0	21 0	40 2	35 6	4 6				
IIIe EXPÉRIENCE.									
1° Un autre lapin mis sous la cloche dans l'état naturel.	412 0	21 0	» »	» »	» »	237 43		221 2	
2° Le même, une demi-heure après; moelle épinière coupée, insufflation.	id.	id.	39 2	34 6	4 6	192 7	45 36	134 36	86 66
3° Un autre, tué et placé en même temps que le précédent sous une cloche, sans être insufflé.	443 21	21 0	40 0	34 2	5 8				
IVe EXPÉRIENCE.									
1° Un autre lapin mis sous l'appareil dans l'état naturel.	415 0	18 6	» »	» »	» »	185 71		259 8	
2° Le même, une demi-heure après; moelle épinière coupée, cerveau détruit; entretenu vivant par l'insufflation.	id.	id.	39 3	34 6	4 7	141 15	44 56	206 51	52 57
3° Un autre, mis sous une autre cloche; moelle épinière coupée, pas d'insufflation.	427 0	18 6	40 0	35 0	5 0				

[ligne supérieure effacée]	[illegible]	[illegible]	[illegible]	[illegible]						
1° Autre lapin placé sous une cloche sans être insuflé, moelle épinière coupée à l'occiput.	641 0	20 0	39 5	35 3	4 3	(a)				
2° Un autre, tué par la destruction de la moelle cervicale, mis ensuite et insuflé dans l'appareil.	450 0	20 0	40 2	33 6	6 6					
VIᵉ EXPÉRIENCE.										
1° Un autre, mis sous l'appareil dans l'état naturel.	410 0	19 0	» »	» »	» »		253 69		337 49	
2° Le même, une demi-heure après, entretenu vivant par l'insufflation ; moelle épinière coupée à l'occiput, cerveau détruit.	id.	id.	39 0	35 5	3 5		219 6	34 63	241 11	96 35
3° Un autre, tué par la destruction de la moelle cervicale, puis insuflé dans le même appareil.	475 0	19 0	39 0	33 6	5 4		75 83		112 9	
4° Un autre, tué de même et mis sous une autre cloche, et sans être insuflé.	470 0	19 0	39 3	35 0	4 3					
VIIᵉ EXPÉRIENCE.										
1° Un autre, ayant la moelle épinière coupée à l'occiput et le cerveau détruit, est entretenu vivant par l'insufflation pulmonaire.	391 0	19 5	39 8	34 8	5 0					
2° Un autre, tué par la destruction de la moelle cervicale, puis insuflé dans le même appareil.	410 0	19 5	40 0	33 5	6 5					
3° Un autre, tué et insuflé de même.	395 0	19 5	39 6	34 0	5 6					
4° Un autre insuflé, après la section de la moelle épinière, dans l'intention de l'entretenir vivant, meurt au bout de trois minutes, insufflation continuée pendant trente minutes.	373 0	19 5	39 6	33 8	5 8					
VIIIᵉ EXPÉRIENCE.										
1° Un autre lapin ayant la moelle épinière coupée à l'occiput et le cerveau détruit, est entretenu vivant par l'insufflation.	477 0	17 5	39 75	35 5	4 25					
2° Un autre, insuflé après la même opération, meurt au bout de quelques minutes, insufflation continuée pendant une demi-heure.	461 0	17 5	39 3	33 5	5 8					
IXᵉ EXPÉRIENCE.										
1° Un autre, ayant la moelle épinière coupée à l'occiput et le cerveau détruit, ne conserve qu'un reste de vie par l'insufflation.	450 0	18 0	39 5	34 5	5 »					
2° Un autre, tué par la destruction de la moelle cervicale, puis insuflé dans l'appareil.	535 0	18 0	39 6	33 6	6 0					

(a) *N. B.* Dans tous les résultats précédents, on a supposé que l'air atmosphérique ne contenait que 20 2/3 de gaz oxygène, l'expérience 1 est la seule où cette proportion ait pu être comptée : elle était de 21 p. 0/0 dans les autres.

Lapins renfermés dans le manomètre dont l'air a été amené à différents degrés de pression barométrique, ou bien mélangé avec du gaz azote ou avec du gaz acide carbonique, pour comparer les variations de leur température, dans ces divers cas, avec les quantités de gaz oxygène qu'ils ont absorbées.

La capacité du manomètre = 41,720 centimètres cubes, et les animaux n'étaient gênés par aucun lien.

DÉSIGNATION DES EXPÉRIENCES.	AGES des ANIMAUX.	DURÉES des EXPÉRIENCES.	Réduction des vol. des gaz oxygène et acide carb. à la pression de 76 centim., à la température de 20 d. centigr. et centièm. de la capacité du manomètre.				TEMPÉRATURE des ANIMAUX.		
			OXYGÈNE			ACIDE carbonique.	Au comm.	A la fin.	Différence.
			Employé.	Restant.	Consumé.				
1° Un lapin du poids de 997 gr. Air et pression atmosphériques.	3 mois.	3 heures.	20,88	13,38	7,50	7,03	d. 39	d. 39,5	d. +0,5
2° Le même, le lendemain; air et pression atmosphériq.	3 m. 1 jour.	3 heures.	20,93	13,88	7,05	6,16	39	39,2	+0,2
3° Le même, trois jours après la dernière expérience; air simplement raréfié.	3 m. 4 jours.	3 heures.	12,15	5,72	6,43	5,02	39	37	—2
4° Un autre lapin du poids de 947 gr. Air et pression atmosphériques.	70 jours.	3 heures.	20,60	14,07	6,53	6,56	39,7	40	+0,3
5° Le même, au bout de deux jours; air simplement raréfié.	72 jours.	3 h. 6 m.	11,35	5,38	5,97	4,56	39,2	37	—2,2
6° Le même, cinq jours après la dernière expérience; mélange d'air atmosphérique et de gaz acide carbonique.	77 jours.	3 heures.	10,96	8,52	2,44	Introduit 47,78. A la fin 44,24.	39,5	32,7	—6,8
7° Un autre lapin du poids de 1 k. 840; air et pression atmosphériques.	110 jours.	3 heures.	21,08	9,	12,08	8,55	40	38,7	—1,3
8° Le même, au bout de six jours; air simplement raréfié.	116 jours.	3 h. 3 m.	16,63	6,67	9,96	7,60	39,5	38,2	—1,3
9° Le même, le lendemain; mélange d'air atmosphérique et de gaz azote.	117 jours.	3 h. 3 m.	13,62₄(1)	4,96	8,64	6,54	40,3	35,3	—5
10° Le même, le lendemain; mélange d'air atmosphérique et de gaz acide carbonique.	118 jours.	3 heures.	16,40	9,96	6,44	Introduit 21,90. A la fin 21,76.	40	35,5	—4,5
11° Un autre lapin du poids de 1 k. 173; air et pression atmosphériques.	3 mois.	3 h. 10 m.	20,93	13,72	7,21	6,81	38,7	39,5	+0,8
12° Le même, le lendemain; mélange d'air atmosphérique et de gaz acide carbonique.	3 m. 2 jours.	3 h. 7 m.	14,47	6,14	8,33	7,06	39,5	37,7	—1,8

(1) Y compris un pour 0/0 dans le gaz azote.

chats renfermés dans le manomètre dont l'air a été amené à différents degrés par [illegible] carbonique, pour comparer les variations de leur température, dans ces divers cas, avec les quantités de gaz oxygène qu'ils ont absorbées. [illegible]

La capacité du manomètre = 41,720 centièmes cubes, et les animaux n'étaient génés par aucun lien.

DÉSIGNATION DES EXPÉRIENCES.	AGES des ANIMAUX.	DURÉES des EXPÉRIENCES.	Réduction des vol. des gaz oxygène et acide carbon. à la pression de 76 centim. a la température de 20 d. centig. et centiem. de la capacité du manomètre, OXYGÈNE Employé.	Restant.	Consumé.	ACIDE carbonique.	TEMPÉRATURE des ANIMAUX. Au comm.	A la fin.	Différence
1° Un chat du poids de 634 grammes; air et pression atmosphériques.	74 jours.	3 heures.	20,76	11,26	9,50	7,40	d. 39,5	d. 39	d. —0,5
2° Le même, le lendemain; air atmosphérique simplement raréfié.	75 jours.	3 h. 15 m.	13,64	6,71 (1)	6,93	. . . . .	39,5	35,3	—4,2
3° Le même, deux jours après la dernière expérience; mélange d'air atmosphérique et de gaz acide carbonique.	77 jours.	3 h. 22 m.	13,73	9,71	4,02	{Introduit 34,58. A la fin 30,79.}	40,3	30,3	— 10
4° Le même, onze jours après la dernière expérience; mélange d'air atmosphérique et de gaz azote.	88 jours.	3 h. 8 m.	13,34 (2)	6,75	6,59	6,00	39,6	34	—5,6
5° Autre chat du poids de 737 grammes; air et pression atmosphériques.	3 mois.	3 heures.	21,25	12,73	8,52	6,20	38,7	38,4	—0,3
6° Le même, le lendemain; air atmosphérique mélangé d'azote.	92 jours.	3 heures.	13,95 (3)	7,16	6,79	5,10	40,3	33,5	—6,8
7° Le même, le lendemain; air atmosphérique simplement raréfié.	93 jours.	3 h. 5 m.	13,83	6,17	7,66	6,12	40	33	— 7
8° Le même, le lendemain; air atmosphérique mélangé de gaz acide carbonique.	94 jours.	5 heures.	15,18	12,05	3,13	{Introduit 27,73. A la fin 26,91.}	40,2	27,5	—12,7

(1) Les essais d'acide carbonique ayant été perdus, cette quantité a été calculée par la proportion 21,13,64::10,33:x.
(2) Y compris 3 pour 0/0 dans le gaz azote.
(3) Y compris 3 pour 0/0 dans le gaz azote.

Chiens renfermés dans le manomètre dont l'air a été amené à différents degrés de pression barométrique, ou bien mélangé avec du gaz azote ou avec du gaz acide carbonique, pour comparer les variations de leur température, dans ces divers cas, avec les quantités de gaz oxygène qu'ils ont absorbées.

La capacité du manomètre = 41,720 centimètres cubes, et les animaux n'étaient gênés par aucun lien.

DÉSIGNATION DES EXPÉRIENCES.	AGES des ANIMAUX.	DURÉES des EXPÉRIENCES.	OXYGÈNE			ACIDE carbonique.	TEMPÉRATURE des ANIMAUX		
			Employé.	Restant.	Consumé.		Au comm.	A la fin.	Différence.
1° Un chien du poids de 2,713 kil.; air atmosphérique simplement raréfié.	26 jours.	2 h. 12 m.	16,63	4,53	12,08	9,45	d. 38,6	d. 35,2	d. —3,4
2° Le même, le surlendemain; mélange d'air atmosphérique et du gaz acide carbonique.	28 jours.	2 h. 15 m.	16,74	6,13	10,61	Introduit 20,29. A la fin 25,79.	38,4	34,6	—3,8
3° Le même, onze jours après la dernière expérience; mélange d'air atmosphérique et de gaz azote.	39 jours.	3 h. 5 m.	16,13 (1)	4,53	11,60	9,30	38,9	34,9	— 4
4° Le même, six jours après la dernière expérience; air et pression atmosphériques.	15 jours.	2 h. 12 m.	21,24	7,96	13,26	9,12	39	37,3	—1,7
5° Le mêm·, le lendemain; air simplement raréfié. . .	46 jours.	2 h. 18 m. (2)	15,68	4,77	10,91	9,11	39	34,8	—4,2
6° Autre chien du poids de 917 grammes; air et pression atmosphériques.	1 mois.	3 heures.	21,20	8,01	13,19	7,65	38	34	— 4
7° Le même, le lendemain; air simplement raréfié. .	31 jours.	3 heures.	15,52	5,13	10,39	6,63	39,2	33	—6,2
8° Le même, le lendemain; mélange d'air atmosphérique et de gaz azote.	31 jours.	3 h. 12 m.	15,70 (3)	5,95	9,75	7,41	38,6	33	—5,6
9° Un chien du poids de 749 grammes; mélange d'air atmosphérique et de gaz acide carbonique.	6 semaines.	3 heures.	17,31	12,76	4,55	Introduit 17,55. A la fin 21,55.	39,6	25,6	— 14

(1) Y compris 2 pour 0/0 dans le gaz azote.
(2) Retiré mourant.
(3) Y compris 1,16 pour 0/0 dans le gaz azote.

gaz acide carbonique, pour comparer les variations de leur température, dans ce [illegible] en les mélangeant avec du gaz azote ou avec du

La capacité du manomètre = 41,720 centièmes cubes, et les animaux n'étaient gênés par aucun lien.

N. B. Nous avons toujours employé deux cochons d'Inde à la fois a cause de la grande capacité du manomètre.

DÉSIGNATION DES EXPÉRIENCES.	AGES des ANIMAUX.	DURÉES ces EXPÉRIENCES.	Réduction des vol. des gaz oxygène et acide carbon. à la pression de 76 centim. à la température de 20 d. centig. et en centièm. de la capacité du manomètre. OXYGÈNE Employé.	Restant.	Consumé.	ACIDE carbonique.	TEMPÉRATURE des ANIMAUX (1). Au comm.	A la fin.	Différence.
1° Deux cochons d'Inde du poids, l'un de 474 gramm., et l'autre de 332; air et pression atmosphériques.	Adultes.	3 h. 2 m.	12,02	12,53	8,49	6,27	d. l'un, 39,5 l'aut.39,4	d. 38,9 38,7	d. —0,16 —0,7
2° Les mêmes, le lendemain; air atmosphérique simplement raréfié.	Idem.	3 h. 2 m.	11,54	4,17	7,37	6,56	l'un, 40 l'aut.39,5	37,2 37	—2,8 —2,5
3° Les mêmes, deux jours après la dernière expérience; mélange d'air atmosphérique et de gaz acide carbon. (2)	Id.	3 h. 15 m.	11,27	9,61	1,66	Introduit 46,32. A la fin 42,64.	l'un, 39,5 l'aut. 39	31,5 30,2	— 8 —8,8
4° Deux autres cochons d'Inde du poids, l'un de 629 gr., et l'autre de 585; mélange d'air atmosphér. et de gaz azote.	Id.	3 heures.	9,17	2,76	8,06	6,84	l'un, 39 l'aut.38,8	35,2 34,9	—3,8 —3,9
5° Les mêmes, au bout de quatre jours; air et pression atmosphériques.	Id.	3 heures.	21,31	10,41	10,89	8,36	l'un, 39,5 l'aut.39,3	37,6 37.5	—1,9 —1,8
6° Deux autres cochons d'Inde du poids, l'un de 699 gr., et l'autre de 596; air atmosphérique simplement raréfié.	Id.	3 heures.	12,88	3,30	9,58	8,42	l'un, 39,5 l'aut.39,9	35,2 34.6	—4,3 —5,3
7° Les mêmes, le lendemain; air et pression atmosphériques.	Id.	3 heures.	21,88	9,97	11,41	9,10	l'un, 40 l'aut.40,6	39,2 38,7	—0,8 —1,9
8° Les mêmes, le lendemain; mélange d'air atmosphériques et de gaz azote.	Id.	5 heures.	12,75	3,83	10,12	9,42	l'un, 40,6 l'aut.40,2	36.1 36,3	—4,5 —3,9
9° Le même, deux jours après la dernière expérience; mélange d'air atmosphérique et de gaz acide carbon. (3).	Id.	3 heures.	14,16	12,94	1,22	Introduit 32,38. A la fin 30,01.	l'un, 39,8 l'aut. 40	28,4 28,4	—11,4 —11,6

(1) Celle du plus gros est toujours indiquée la première.
(2) Morts tous les deux avant la fin de l'expérience.
(3) Morts, l'un au bout de 30 minutes, et l'autre au bout d'une heure 45 minutes; mais ils n'ont été retirés du manomètre qu'à l'expiration des trois heures.

TROISIÈME MÉMOIRE

SUR

LA CHALEUR ANIMALE.

La Bibliothèque britannique a publié, le printemps dernier, de nouvelles expériences de M. Brodie, sur la chaleur animale. Ces expériences viennent à l'appui de celles que cet auteur avait faites précédemment, et qui ont donné lieu aux deux derniers Mémoires que j'ai eu l'honneur de présenter à la classe. — On se rappelle que celles-ci l'avaient conduit à établir ; 1° qu'un animal dont les fonctions cérébrales sont anéanties ou suspendues, et qu'on entretient vivant à l'aide de l'insufflation pulmonaire, absorbe de l'oxygène, et forme de l'acide carbonique ; 2° que néanmoins cet animal se refroidit autant que s'il était mort ; 3° que toutes les fois que la température de l'air inspiré est au-dessous de celle de l'animal, la respiration peut contribuer à le refroidir, en lui enlevant du calorique, au lieu de lui en donner. — Mais en s'assurant de l'absorption de l'oxygène et de la formation de l'acide carbonique dans le cas dont il s'agit, M. Brodie avait négligé d'en déterminer les quantités. Quel que fût le refroidissement de l'animal, il ne pouvait donc légitimement rien en conclure contre la théorie reçue ; car il était possible que la quantité d'oxygène absorbé, fût trop petite pour exercer une influence notable sur la température de l'animal. Ce défaut dans les expériences de l'auteur anglais, n'avait pas échappé à M. de Laplace, et c'est à la recommandation de cet illustre savant, que je me suis occupé, dans mon dernier Mémoire à déterminer les quantités d'oxygène, que consomment les animaux dans divers cas où ils se refroidissent. Pendant que nous nous livrions à ces recherches, M. Thénard fils et moi, M. Brodie avait senti lui-même la nécessité d'en faire de semblables, et son deuxième Mémoire a pour objet de comparer les quantités d'oxigène que consomment des animaux de même espèce et de même volume, dans le cas où ils respirent librement, et dans celui où ils ne peuvent plus vivre qu'à l'aide de l'insufflation pulmonaire. Mais, pour connaître les quantités, il était nécessaire de pratiquer l'insufflation dans des vaisseaux parfaitement clos : ce qui exigeait un appareil approprié à cet usage. De tous ceux que nous avions imaginés pour cela, aucun ne laissait assez de facilité pour insuffler l'animal, et contenait l'air d'une manière trop inexacte, pour qu'on pût l'employer avec confiance. — Nous avions donc renoncé à nous occuper de cette question d'une manière directe, et nous nous étions appliqués à observer le refroidissement qui arrive dans d'autres circonstances, bien persuadés que la cause de celui-ci pourrait servir à trouver celle de l'autre.

M. Brodie, au contraire, n'a considéré que le cas où les fonctions cérébrales sont anéanties ou suspendues. Il a trouvé un moyen de pratiquer l'insufflation pulmonaire dans des vaisseaux fermés d'une manière à la fois sûre et commode. L'appareil qu'il a imaginé pour cela est fort simple, et réunit toutes les conditions qu'on pourrait désirer pour le succès de l'expérience. Il consiste dans une planche de bois épaisse d'environ 7 centimètres, supportée sur trois petits pieds, et sur la face supérieure de laquelle est creusée une rainure circulaire, ayant 2 centimètres de profondeur et autant de longueur. Cette rainure est destinée à recevoir une cloche de verre, et du mercure pour intercepter toute communication entre l'atmosphère et l'air intérieur de la cloche. Le diamètre du cercle qu'elle circonscrit, et par conséquent celui de la cloche, doit être assez grand pour qu'un lapin âgé de 1 à 2 mois, puisse y être étendu. Dans l'intérieur de ce cercle, près de la circonférence, la planche est percée d'un trou dans toute son épaisseur, pour laisser passer un tuyau d'argent ou de fer-blanc. Ce tuyau, placé horizontalement sous la planche, s'élève verticalement pour traverser le trou, et après avoir dépassé la planche d'environ 3 centimètres, se recourbe de nouveau pour se terminer par un ajûtage horizontal de longueur et de grosseur convenable pour entrer dans la trachée-artère d'un jeune lapin. Un robinet est soudé à l'autre extrémité de ce tuyau. Un autre robinet sur lequel une poire de gomme élastique est fixée très-étroitement, se visse sur celui-là. Un cuir gras, interposé entre les deux robinets à leur jonction, prévient toute communication de l'air atmosphérique avec l'air du tuyau. On conçoit qu'en comprimant la poire de gomme élastique, l'air qu'elle contient sort par l'ajûtage qui termine l'autre extrémité du tuyau en dedans de la cloche, et qu'en cessant la compression, l'air de la cloche rentre dans la poire par ce même ajûtage. On peut donc se servir de cette poire comme d'un soufflet, ou comme d'une seringue pour pratiquer l'insufflation pulmonaire en vaisseaux clos.—Mais on conçoit pareillement que si le tuyau ne communiquait avec l'intérieur de la cloche que par l'ajûtage, et que celui-ci fût introduit à plein calibre dans la trachée-

artère d'un animal, il n'y aurait d'autre air employé à la respiration artificielle que celui qui serait contenu dans le tuyau et dans la poire de gomme élastique; et, à moins que la poire ne fût d'un grand volume, cet air serait promptement vicié, et deviendrait impropre à la respiration avant que l'expérience eût été continuée assez long-temps pour que la température de l'animal eût baissé de quelques degrés. Il fallut donc trouver un moyen de renouveler l'air de la poire aux dépens de celui de la cloche à chaque insufflation, c'est-à-dire à chaque fois qu'on comprimerait la poire. C'est à quoi M. Brodie est parvenu d'une manière fort simple : il lui a suffi pour cela, de faire un trou au tuyau en dedans de la cloche, entre la planche et l'ajûtage, et de donner à ce trou un diamètre un peu plus petit que celui de l'ajûtage. Lorsqu'on comprime la poire de gomme élastique, l'air tend à s'échapper à la fois par l'ajûtage et par le trou latéral, et si l'ajûtage est introduit dans la trachée-artère d'un animal, la résistance que cet air est obligé de vaincre pour gonfler les poumons de l'animal, fait que la plus grande partie sort par le trou latéral. Par conséquent, lorsqu'on cesse la compression de la poire, et qu'elle reprend son premier volume, il y rentre par le trou latéral une quantité d'air égale à celle qui en était sortie. Ainsi, à chaque insufflation, l'air de la poire est en partie renouvelé aux dépens de celui de la cloche, et en même temps, si la poire est comprimée avec une certaine vivacité, il en entre assez dans la poitrine de l'animal pour une respiration ordinaire.

Tel est l'appareil fort ingénieux qu'a imaginé M. Brodie, pour pratiquer l'insufflation pulmonaire dans des vaisseaux fermés. Voici maintenant quel est l'usage qu'il en a fait. — C'est sur des lapins qu'il a pratiqué ses expériences. Ces animaux étaient tous à peu près du même volume et du poids d'environ 750 grammes. Il en a d'abord fait respirer trois dans l'état naturel, en les plaçant pendant une demi-heure chacun sous la cloche de son appareil. Ces trois animaux avaient la même température à la fin qu'au commencement de l'expérience : l'un a formé 25,3 pouces cubes anglais (395,312 centimèt. cub.) d'acide carbonique; et les deux autres chacun 28,22 p. c. (440,937 centimèt. cub.) — Après avoir déterminé la quantité d'acide carbonique que forment, dans un temps donné, des lapins d'un volume connu, il en a pris deux autres, auxquels il a coupé la moelle épinière à l'occiput ; et, pour anéantir plus complètement encore toute action du cerveau sur le tronc, il a coupé à l'un de ces lapins tous les vaisseaux et tous les nerfs du col, après avoir fait aux vaisseaux les ligatures convenables ; puis il l'a placé sous la cloche de son appareil, et l'a entretenu vivant par l'insufflation pulmonaire. L'autre, sans être insufflé, a été mis simplement sous une cloche semblable à la première, où il est mort. Ce dernier était destiné à faire connaître ce que devient, au bout d'un temps donné, la température d'un animal mort, comparativement à celle de l'animal qu'on entretient vivant par la respiration artificielle. Au moment où ces deux lapins avaient été mis sous la cloche, leur température prise dans le rectum était la même à 97 d. (36°,11 c.) Farenhert. Au bout d'une demi-heure, le lapin vivant avait formé 2,02 p. cub. d'acid. carbon., c'est-à-dire environ ⅓ de moins qu'il n'eût fait par la respiration naturelle, et sa température était à 90 d. ; celle du lapin mort était à 91(32,77 cent.).

M. Brodie a fait trois autres expériences semblables. Seulement, au lieu de couper la moelle épinière des lapins, il leur a inoculé un poison qu'il suppose avoir la propriété de suspendre les fonctions cérébrales, en sorte que les animaux qui en éprouvent l'influence ne peuvent continuer de vivre qu'à l'aide de l'insufflation pulmonaire. — Il en a d'abord inoculé deux avec le woovara. Lorsque la température de l'un et de l'autre fut à 90 d. F. (32 d.,11 centigr.), il en a mis un sous la cloche de son appareil, et l'a insufflé ; l'autre a été abandonné sous une autre cloche, où il est mort : au bout de 30 minutes, le lapin insufflé avait formé 25,55 pouces cubes anglais (399,218 c. cub.) d'acide carbonique, et la température était à 91 d. F. (32 d.,77 c.), celle du lapin mort n'était qu'à 92 d. F. (33 d.,33 c.) — Deux autres lapins inoculés avec le même poison, et expérimentés de la même manière, donnèrent un résultat semblable. Leur température, au moment de l'introduction sous la cloche, était à 97 d. F.(36 d.,11 c.), Après un séjour de 35 minutes, celui qui avait été entretenu vivant, avait formé 31,75 p. c., (425,15 centim. c.) d'acide carbonique ; sa température était environ à 90 d. (32 d.,16), et celle du lapin mort

à peu près à 90 d.5 F. (32 d.,50 c.) Enfin, dans une dernière expérience, M. Brodie a inoculé un lapin avec l'huile essentielle d'amandes amères. L'action de ce poison étant moins que celle du woovara, l'animal n'a pas tardé à faire des inspirations naturelles ; néanmoins l'auteur a insufflé pendant trente minutes sous son appareil. A l'expiration de ce terme, l'animal, qui respirait encore spontanément 40 fois par minute, avait formé un peu plus de 28 p. c. (440 centim. c. et quelques centièm.), et la température de 96 d. F., (35 d.,55 c.) où elle était au commencement, était descendue à 90 d. F. (32 d.,11). — Telles sont les nouvelles expériences qu'a faites M. Brodie, pour prouver qu'un animal qu'on entretient vivant, et dont le cerveau n'exerce plus ses fonctions, forme autant d'acide carbonique que s'il respirait en liberté, et se refroidit néanmoins autant que s'il était mort. Mais il faut observer que des quatre animaux sur lesquels il a pratiqué l'insufflation pulmonaire, le premier avait formé moins d'acide carbonique qu'aucun des trois qui avaient respiré naturellement sous l'appareil, pour terme de comparaison ; et que le quatrième, celui qui avait été inoculé avec l'huile essentielle d'amandes amères, ayant fait, peu de minutes après l'inoculation, et même après l'expérience, des inspirations spontanées, on ne peut pas dire que les fonctions cérébrales fussent entièrement suspendues chez lui, ni, par conséquent, que le refroidissement qu'il avait éprouvé fût dû à cette suspension. D'ailleurs, le même lapin ayant été insufflé derechef pendant une demi-heure, deux heures vingt minutes après l'inoculation, et il avait vécu par ses propres forces pendant tout ce temps, s'était refroidi de plus en plus, et n'avait formé que 13 p. c. (203,12 centimèt.) d'acide carbonique, c'est-à-dire, un peu moins de la moitié de ce qu'il en avait formé la première fois. Des expériences de l'auteur il n'y en a donc que deux, celles qui ont été faites avec le woovara, qui semblent déposer en faveur de son opinion ; encore n'offrent-elles pas la précision nécessaire pour conduire à des conséquences rigoureuses.

En répétant ces expériences, nous nous sommes appliqués à en écarter les circonstances qui nous avaient paru devoir affecter les résultats de quelque inexactitude. Les principales sont, 1° que M. Brodie ne s'est pas servi du même animal pour comparer les quantités d'acide carbonique formées par une respiration naturelle, et pendant l'insufflation pulmonaire; il a seulement pris la précaution de choisir à peu près de même volume, ceux qu'il laissait respirer librement, et ceux qu'il soumettait à l'insufflation pulmonaire. Mais les quantités d'oxygène qu'absorbent, et d'acide carbonique que forment, en temps égaux, des animaux de même espèce et de même volume, diffèrent quelquefois assez notablement, comme on peut s'en assurer, en jetant les yeux sur les tableaux annexés au dernier Mémoire que j'ai eu l'honneur de présenter à la classe, et sur ceux que je joins à celui-ci. — Ainsi, il se pourrait que deux animaux de même volume, dont l'un respirant librement, et l'autre seulement à l'aide de l'insufflation pulmonaire, formassent autant d'acide carbonique l'un que l'autre, sans qu'on pût en conclure, d'une manière absolue, que les quantités d'acide carbonique formées par une respiration libre et par une respiration artificielle, fussent les mêmes, parce qu'il est très-présumable que l'animal insufflé en aurait formé beaucoup plus, si, de même que l'autre, il eût pu respirer naturellement. — Il nous a donc paru plus exact d'établir cette comparaison sur le même animal, dans chaque expérience. Pour cela, après avoir constaté, dans une première épreuve, la quantité d'oxygène que consomme un animal, et celle d'acide carbonique qu'il forme, nous l'avons mis hors d'état de respirer de lui-même, par section de la moelle épinière à l'occiput; et dans plusieurs cas, par la destruction du cerveau, moyen qui nous a paru beaucoup plus sûr que l'inoculation avec le novara. Puis, nous avons replacé l'animal dans le même appareil, où nous l'avons fait vivre à l'aide de l'insufflation pulmonaire. A la fin de l'expérience, nous avons déterminé les quantités d'oxygène et d'acide carbonique qui se trouvent sous la cloche. Cette seconde épreuve a d'ailleurs été faite dans les mêmes circonstances, en tout point, que la première, et pour l'ordinaire une demi-heure seulement après celle-ci. 2° M. Brodie a supposé, dans ses expériences, que le gaz oxygène que consomme un animal est exactement représenté par l'acide carbonique qu'il forme; mais cela n'a jamais lieu, du moins lorsque l'animal respire dans des vaisseaux clos. Dans ce dernier cas, la quantité d'acide carbonique formée est toujours inférieure à celle de

l'oxygène qui a disparu ; et il nous a paru que la différence n'était pas toujours la même dans des circonstances d'ailleurs à peu près semblables. De plus, il nous a semblé que la détermination de la proportion d'acide carbonique était sujette à plus d'incertitude que celle du gaz oxygène. Deux analyses consécutives du même échantillon d'air peuvent donner, par rapport à l'acide carbonique, une différence qui va quelquefois jusqu'à 2 centièmes lorsqu'on opère sur l'eau ; et lors même qu'on opère sur le mercure avec la potasse caustique, on peut encore trouver une différence, si l'on n'apporte pas un grand soin à bien laver la jauge avant de recommencer l'analyse. Lorsqu'au contraire c'est la proportion de l'oxygène qu'on cherche, il est assez rare que la différence des analyses aille au-delà de quelques fractions de centième. 3° Enfin, l'auteur anglais n'a analysé que l'air contenu dans la poire de gomme élastique, et nous avons trouvé quelquefois que la proportion, soit d'oxygène, soit d'air carbonique, n'était pas précisément la même dans la cloche que dans la poire. Afin d'éviter ces diverses causes d'erreur, c'est le gaz oxygène, dont nous nous sommes appliqués à déterminer la proportion en analysant séparement, à la fin de chaque expérience, l'air de la cloche et celui de la poire. 4° L'auteur anglais prend la température des animaux en introduisant dans leur rectum le réservoir du thermomètre, mais il convient lui-même qu'on pourrait commettre quelque erreur, si l'on n'avait pas soin, à chaque expérience, d'enfoncer le thermomètre exactement à la même profondeur, parce que les parties d'un animal se refroidissent d'autant plus lentement qu'elles sont situées plus profondément. Mais, malgré cette précaution, ce procédé nous paraît plus embarrassant et moins sûr que celui que nous avons suivi; c'est en introduisant la boule du thermomètre entre l'omoplate et les côtes, par une petite ouverture faite à la peau, que nous avons constamment pris la température. 5° Enfin, pour comparer le refroidissement de l'animal mort avec celui de l'animal entretenu vivant par l'insufflation pulmonaire, M. Brodie s'est contenté d'abandonner l'animal mort sur une table, et de le recouvrir d'une cloche de verre pareille à celle sous laquelle était placé l'animal qu'il insufflait. Mais on conçoit qu'un animal insufflé ayant à réchauffer toute la masse d'air qu'on fait passer dans ses poumons, doit perdre plus de calorique et se refroidir davantage dans un temps donné, que celui qui n'est pas exposé à cette cause de refroidissement. Nous avons donc, dans plusieurs expériences, insufflé l'animal mort, de la même manière et dans le même appareil que celui qui était entretenu vivant ; et, comme nous l'avions prévu, cette différence dans le mode d'opération en a produit une autre dans la température.

Telles sont les principales modifications que nous avons cru devoir apporter au procédé de M. Brodie. Nous avons fait neuf expériences dont les résultats sont consignés dans le tableau ci-joint. Chaque expérience comprend plusieurs épreuves, lesquelles ont toutes été faites le même jour et presque à la même heure. — Ce sont aussi des lapins que nous avons choisis. Nos recherches avaient un double objet : nous voulions connaître d'abord la quantité d'oxygène qu'absorbe un animal par la respiration naturelle et par la respiration artificielle. En second lieu, nous devions comparer la température dans ce dernier cas à ce qu'elle est après la mort chez un animal de même espèce. Pour cela, après avoir laissé un lapin respirer naturellement dans l'appareil pendant une demi-heure, nous le retirions pour analyser l'air qu'il avait employé ; cette analyse durait environ une autre demi-heure, que le lapin passait en liberté. Ensuite nous commencions la seconde épreuve par prendre la température du même animal ; après quoi nous lui coupions la moelle épinière à l'occiput ; puis nous pratiquions l'insufflation pulmonaire pendant une ou deux minutes, au bout desquelles nous l'interrompions pour détruire le cerveau avec un stylet introduit dans le crâne par le trou occipital ; nous reprenions ensuite l'insufflation afin de nous assurer si l'animal était vivant, et pour le bien ranimer avant de l'enfermer dans l'appareil. Il s'écoulait ainsi environ 4 minutes depuis le moment où nous avions constaté la température de l'animal jusqu'à celui où nous le replacions dans l'appareil, pour y continuer l'insufflation. Pendant que l'un de nous se livrait à cette manœuvre, l'autre prenait un autre lapin semblable au premier, et le plus souvent de même portée, mais toujours un peu plus fort, ce dont nous nous assurions en les pesant à la balance ; et il faisait sur ce lapin les mêmes opérations que nous avions faites sur le premier pour la deuxième épreuve,

excepté qu'il ne soufflait point d'air d[ans] ses poumons. Ainsi il prenait d'abor[d] température de la même manière et a[vec] le même thermomètre ; il coupait ens[uite] la moelle à l'occiput, puis il détrui[sait] le cerveau. L'animal n'étant point in[suf]flé ne tardait pas à mourir ; enfin 4 [mi]nutes après que la température avait [été] prise, cet animal était mis sous une a[utre] cloche sur la même table ; il y restait [une] demi-heure, au bout de laquelle il [était] était retiré, et sa température était p[rise] de nouveau. D'autres fois, dans la vu[e de] connaître quel serait l'effet de l'insuf[fla]tion pulmonaire sur le refroidissemen[t de] l'animal mort, au lieu de le mettre s[im]plement sous une autre cloche, nou[s] mettions sous celle de l'appareil de Brodie, et nous l'insufflions pendant [une] demi-heure. Mais on conçoit que l'in[suf]flation pulmonaire aurait entretenu ce [la]pin vivant, si nous nous étions conten[tés] de lui couper la moelle épinière à l'oc[ci]put et même de lui détruire le cerve[au], ce qui eût été contraire à l'objet que n[ous] nous proposions; mais j'ai fait voir aille[urs] (Expériences sur le principe de la v[ie]) que pour tuer irrévocablement un a[ni]mal, il ne fallait que détruire une ét[en]due de moelle épinière suffisante po[ur] arrêter la circulation. Ainsi, au lieu [de] détruire le cerveau sur l'animal que no[us] destinions à ce genre d'expériences, no[us] détruisions la portion cervicale de [la] moelle épinière : il ne survivait à ce[tte] opération que le temps qu'il pouvait [vi]vre sans circulation, une minute à p[eu] près, sans que l'insufflation pulmona[ire] fût capable de prolonger son existen[ce]. Quelquefois nous faisions ces trois ex[pé]riences en même temps ; je veux dire [que] nous entretenions un lapin vivant [par] l'insufflation pulmonaire, qu'un au[tre] était abandonné mort sous une cloche, qu'un troisième, tué par la destruct[ion] de la moelle cervicale, était insufflé. [La] durée de l'expérience pour chaque a[ni]mal était d'une demi-heure, non co[m]pris les 4 minutes qui s'écoulaient en[tre] le moment où la température était d'ab[ord] prise et celui où il était mis sous la c[lo]che. A l'expiration de ce terme, s'il [s']agissait de l'animal vivant, nous fermi[ons] le robinet de la poire de gomme élastiq[ue] après l'avoir vidée et remplie, à plusie[urs] reprises consécutives, de l'air de la c[lo]che ; et nous faisions passer de l'air [de] cette même cloche, dans une vessie fi[xée] à son sommet, en gonflant avec un souf[f]let une autre vessie contenue dans l'a[p] rieur de l'appareil, et en diminuant ainsi sa capacité. Après quoi nous retirions l'animal pour prendre sa température. Cette opération était la seule qu'il y eût à faire pour ceux qui étaient morts ; dans un cas, néanmoins, nous avons pris dans la cloche où un animal mort avait été insufflé, des échantillons d'air pour l'analyser.

En prenant la température sous l'aisselle, par une petite ouverture faite à la peau, nous avons évité l'erreur dont la méthode de M. Brodie peut être la cause, de l'aveu même de l'auteur, et qui a d'ailleurs l'inconvénient de donner toujours une température plus basse que ne l'est, en réalité, celle des animaux décapités, car la circulation étant toujours plus ou moins affaiblie dans les animaux que l'on entretient vivants par l'insufflation pulmonaire, elle l'est davantage dans les parties qui sont plus éloignées du cœur, et par conséquent la température s'y soutient moins bien que dans celles qui en sont plus voisines. — M. Brodie prenait la température immédiatement avant de placer les animaux sous la cloche : nous l'avons toujours prise 4 minutes plus tôt. Comme il est nécessaire de la prendre d'avance chez les animaux qu'on entretient vivants, à cause des difficultés que l'on éprouverait à le faire avec exactitude pendant l'insufflation, nous avons dû en agir de même dans tous les cas.

J'ai dit plus haut que nous nous étions surtout appliqués à déterminer les quantités d'oxygène absorbé ; c'est en faisant détonner l'air de la cloche dans l'eudiomètre de Volta, avec du gaz hydrogène préparé par l'action de l'acide muriatique sur le zinc, que nous y sommes parvenus. On se rappelle que l'absorption n'était pas toujours la même dans la poire de gomme élastique et dans la vessie fixée au haut de la cloche. (Il restait toujours un peu moins d'oxygène, et par conséquent, il en avait disparu un peu plus dans l'air de la poire que dans celui de la vessie.) Dans chaque expérience, nous analysions séparément l'air de la vessie et celui de la poire, et nous prenions la somme de ces deux analyses, pour la quantité totale d'oxygène qui avait disparu. Nous avions jaugé avec de l'eau toute la capacité que contenait la cloche, lorsqu'elle était appliquée sur le mercure de l'appareil nous avions jaugé de même celle de la poire de gomme élastique : ces deux capacités réunies étaient de 8058 centimèt. cubes. Il n'y avait donc qu'à multiplier ce nombre par

la somme donnée dans chaque cas, par l'analyse eudiométrique, pour avoir, en centimètres cubes, les quantités d'oxygène absorbées. Ces quantités sont exposées dans le tableau. — Les deux principaux résultats que présente ce tableau sont : 1º que, dans tous les cas, sans exception, l'animal respirant naturellement, a consommé plus d'oxygène que le même animal dont le cerveau avait été détruit, et qui ne respirait qu'à l'aide de l'insufflation pulmonaire. La plus grande différence a été de 143,23 c. cub. (expér. 6ᵉ), et la plus petite de 34,63 (idem); dans le premier cas, l'animal insufflé avait eu la moelle cervicale détruite ; 2º que le refroidissement qu'éprouve l'animal entretenu vivant par ce procédé, est constamment moindre que celui de l'animal mort, quoique ce dernier fût toujours, ou presque toujours, plus volumineux que le vivant, et que, par conséquent, il ait dû se refroidir moins dans un temps donné. (Ceci résulte des expériences du premier Mémoire.) La plus grande différence a toujours eu lieu, lorsque l'animal mort avait été insufflé à la manière de l'animal vivant : elle a été une fois dans ce dernier cas de près de 2 d. ½ ; la plus petite différence dans trois expériences a été d'environ 1 ½. Mais il faut observer qu'on n'obtient ce résultat qu'en comparant la température entre des animaux expérimentés le même jour et dans les mêmes circonstances. Si l'on comparait la température d'un animal mort avec celle d'un animal à peu près de même volume, entretenu vivant, un autre jour on pourrait trouver qu'ils se sont refroidis de la même quantité, sans qu'on en pût rien conclure par rapport à la question dont il s'agit, parce qu'à température égale de l'air, le refroidissement peut être plus prompt, et par conséquent plus grand, suivant les différents états de ce fluide.

Quoique ces faits soient contraires à ceux qu'a obtenus M. Brodie, on n'en peut rien inférer contre l'opinion de cet auteur. Il s'agit de savoir, avant tout, si la chaleur que conserve, au-dessus de l'animal mort, l'animal qu'on entretient vivant, peut être expliquée par la quantité d'oxygène qu'il absorbe pendant l'insufflation, et, par conséquent, si les degrés de refroidissement qu'il éprouve sont en rapport avec ce qu'il consomme en moins d'oxygène, de ce qu'il aurait consommé par une respiration naturelle. Or, il est facile de voir que ces compensations n'ont pas lieu. En effet, un lapin du volume de ceux que nous avons soumis à nos expériences, consomme environ 200 centimèt. c. d'oxygène dans une demi-heure, et il conserve sa température. Un lapin de même volume perd environ 4 c. dans la première demi-heure après sa mort. En raisonnant d'après la théorie reçue, ces 4 c. lui auraient été rendus par 200 c. cub. d'oxygène : l'animal dont les fonctions cérébrales sont anéanties, et qui ne continue de vivre qu'à l'aide de l'insufflation pulmonaire, ne conserve qu'environ 1 d. de température au-dessus de l'animal mort ; c'est-à-dire, que le refroidissement qu'il éprouve, est environ les $\frac{3}{4}$ de celui de cet animal, il ne devrait consommer que $\frac{1}{4}$ de 200 cent. c. d'oxygène, ou 50 centimèt. ; au lieu de cela, il en consomme environ 150 c. c. — Les résultats de nos expériences, quoiqu'opposés à ceux de M. Brodie, nous conduisent donc à une conclusion générale, qui est à peu près conforme à celle de l'auteur anglais, savoir : que le refroidissement qu'éprouve un animal entretenu vivant par l'insufflation pulmonaire n'est nullement en rapport avec la quantité d'oxygène qu'il consomme pendant cette opération. — Mais cette conclusion est-elle subversive de la théorie chimique de la chaleur animale, et peut-on en inférer que la température des animaux dépend spécialement du cerveau, et qu'il ne se dégage pas de calorique dans leurs poumons pendant l'acte de la respiration, parce que l'animal dont le cerveau est entièrement détruit, et qu'on insuffle, conserve toujours une température un peu supérieure à celle de l'animal mort? Nous ne le pensons pas : 1° parce que, comme je l'ai fait remarquer dans quelques-unes des expériences de M. Brodie, quoique l'animal ait recouvré, presque dès le commencement, ses fonctions cérébrales, il n'a pas laissé cependant de se refroidir pendant l'insufflation pulmonaire ; 2° parce que, comme je l'ai fait voir dans mon premier Mémoire, si on pratique cette opération sur un animal parfaitement sain et entier d'ailleurs, il se refroidit considérablement, et quelquefois autant que s'il était mort, suivant la manière dont l'insufflation est modérée. — Or, tous ces faits sont absolument inexplicables dans l'opinion de l'auteur anglais. — Et nous ne voyons rien, ni dans nos expériences, ni même dans celles de M. Brodie, qui puisse autoriser cette opinion. En effet, de ce qu'un animal, dont les fonctions

cérébrales sont anéanties, se refroidit beaucoup plus qu'il ne devrait, eu égard à la quantité d'oxygène qu'il consomme, il ne s'ensuit pas immédiatement que la formation de la chaleur puisse dépendre du cerveau ; et lors même qu'il se refroidirait autant que s'il était mort, comme M. Brodie prétend l'avoir observé, ne s'ensuivrait pas encore que cet animal ne forme plus de chaleur. Car, à quelque degré qu'un animal vivant se refroidisse, avant d'en conclure qu'il ne forme point de chaleur, il faut s'assurer s'il n'éprouve pas l'influence de quelque circonstance qui lui en fasse perdre beaucoup plus qu'il n'en forme. Or, c'est ce qui arrive dans toutes les expériences dont il s'agit. En effet, toutes les fois qu'un animal est soumis à l'insufflation pulmonaire, cette opération lui fait perdre plus de calorique qu'il n'en acquiert. — Ce simple raisonnement indique que la respiration doit faire perdre du calorique à l'animal, et qu'elle doit, dis-je, lui en faire perdre toute la quantité nécessaire pour élever la température de l'air qu'elle emploie, du degré qu'avait cet air au moment de l'expiration, à celui qu'il a au moment de l'inspiration. Dans la respiration naturelle, lorsque la température de l'atmosphère n'est pas trop basse, la quantité de chaleur que forme l'animal suffit pour réparer non seulement cette perte, mais même celle qui se fait par la peau. Il est bien remarquable qu'il n'en est plus ainsi lorsque l'animal ne respire qu'à l'aide de l'insufflation pulmonaire, et que dans ce cas, lors même que la température est assez élevée, il perd toujours plus qu'il n'acquiert. Ce phénomène n'a pas lieu seulement dans les animaux décapités et dans ceux dont l'action du cerveau sur le tronc a été anéantie de toute autre manière ; mais on l'observe pareillement dans ceux qui n'ont subi aucune opération semblable, et chez lesquels on n'a fait que substituer l'insufflation pulmonaire à la respiration naturelle. Il n'y a pas de doute que dans ceux-ci le refroidissement ne soit dû uniquement à l'insufflation, et de plus il doit en dépendre, du moins en grande partie, dans tous les autres cas. J'avais observé cette cause de refroidissement dès mes premières expériences ; mais ce n'est que dans celles que nous avons faites, M. Thillaye et moi, que j'en ai reconnu le mode d'action. Il me paraît bien prouvé que ce mode d'action consiste en ce que l'air insufflé en-

[..]e beaucoup plus de calorique que l'a-[ni]mal ne devrait en perdre pour conser-[ve]r sa température. Beaucoup de faits [c]oncourent à démontrer cet effet de l'in-[su]fflation. Ainsi, l'animal mort et qu'on [in]suffle, se refroidit toujours plus, et [q]uelquefois très-notablement, que celui [qu']on n'insuffle pas; et dans ceux qui sont [vi]vants, on remarque, toutes choses éga-[le]s d'ailleurs, que le refroidissement est [d']autant plus considérable, que, dans un [te]mps donné, on a fait passer un plus [g]rand volume d'air dans les poumons.

[O]n pourrait conclure de là qui si on [d]irigeait l'insufflation de manière à ne [p]ousser dans les poumons que la même [q]uantité d'air qu'y ferait entrer une res-[pi]ration naturelle, il ne devrait plus y [av]oir de refroidissement; c'est ce que j'ai [es]sayé d'obtenir en variant, autant que [j]'ai pu, les quantités d'air insufflé, mais [sa]ns y avoir réussi. Il me paraît que ce [dé]faut de succès tient à la différence qu'il [y] a entre la quantité d'air qui est poussé [da]ns les poumons par l'insufflation pul-[m]onaire, et celle qui y pénètre par une [re]spiration naturelle. Dans la respiration [na]turelle, c'est l'animal lui-même qui fait [le] vide dans sa poitrine en abaissant son [d]iaphragme, et en remuant ses côtes; l'air [n]e fait que pénétrer dans ce vide par son [p]ropre poids. Dans l'insufflation pulmo-[n]aire, au contraire, c'est l'air qu'on [in]suffle dans la poitrine qui doit lui-même, [e]n y entrant, abaisser le diaphragme et [s]oulever les côtes, et par conséquent cet [a]ir est toujours comprimé, et d'autant [p]lus que l'abaissement du diaphragme et [l]e soulèvement des côtes lui en opposent [p]lus de résistance. Il suit de là que, sous [u]n volume égal, la quantité d'air insufflé [e]st toujours plus grande que celle de l'air [in]spiré; que si l'on n'insuffle qu'une [q]uantité d'air égale à celle d'une inspi-[ra]tion naturelle, il se trouve réduit, par [l]a compression, à un trop petit volume [p]our dilater convenablement les poumons [e]t pénétrer jusque dans les vésicules pul-[m]onaires, et l'animal meurt asphyxié. Le [r]efroidissement occasionné par l'insuffla-[ti]on pulmonaire dépend donc principa-[l]ement de la grande quantité d'air que [c]ette inspiration fait passer par les pou-[m]ons, et qui s'y échauffe aux dépens de [l]'animal. — On conçoit qu'un semblable [e]ffet doit avoir lieu, même dans la res-

piration naturelle, toutes les fois que ces mouvements sont agrandis au point que ce volume de l'air inspiré surpasse nota-blement celui d'une respiration naturelle. Lorsque, par une cause quelconque, la respiration d'un animal éprouve un cer-tain degré de gène, cet animal se refroidit toujours plus ou moins, quoique dans certaines circonstance que j'ai fait con-naître, il consomme autant d'oxygène que s'il respirait librement; mais, dans tous ces cas, il faut des inspirations beaucoup plus grandes que dans une respiration naturelle, et il fait par conséquent entrer beaucoup plus d'air dans ses poumons. J'avais d'abord attribué son refroidisse-ment à ce que les efforts continuels qu'il faisait pour agrandir ses inspirations, lui font perdre plus de calorique qu'il ne ferait pendant une respiration libre et tranquille: cette cause me paraît toujours très-réelle; car, si un animal est très-exercé, et qu'il fasse de grands efforts, il doit perdre plus de calorique dans un temps donné que s'il était tranquille; mais la respiration étant libre et s'accé-lérant, comme il arrive toujours en rai-son de ces efforts, il consommera beau-coup plus d'oxygène et il conservera sa température. Mais si cet exercice est accompagné d'une gène de la respiration, et que l'animal ne puisse parvenir à con-sommer que la même quantité d'oxygène ou à peu près que s'il était tranquille, alors cette perte de calorique qu'éprouve l'animal ne peut plus être compensée par une consommation suffisante d'oxy-gène. — Ainsi toutes les fois qu'un ani-mal se refroidit au-delà de ce qu'indique la théorie reçue, d'après la quantité d'oxygène qu'il consomme en respirant, soit naturellement, soit artificiellement, c'est qu'il se trouve en même temps dans des circonstances qui lui font perdre plus de calorique qu'il ne dégage d'oxygène. Les principales de ces circonstances, sont une transpiration augmentée lorsque l'a-nimal est obligé de faire des efforts con-tinuels pour respirer, et la grandeur des inspirations, lesquelles enlèvent d'autant plus de calorique à l'animal, que la quan-tité de l'air inspiré est plus grande dans un temps donné, et que sa température est plus basse. Il résulte, du second Mé-moire, que la quantité d'oxygène n'est point variable, comme on l'a dit.

LE SANG EST-IL IDENTIQUE

DANS

TOUS LES VAISSEAUX QU'IL PARCOURT ?

AVERTISSEMENT.

La question que je me propose de résoudre ici m'a conduit à en discuter beaucoup d'autres. Presque partout le résultat de cette discussion a été la réfutation d'opinions très-répandues et qui tiennent aux principaux points de la physiologie. Je n'ignore pas que ces opinions ont été introduites dans la science par des hommes d'un grand nom, dont j'admire, dont je révère les talents autant que personne. Mais il me semble qu'en physiologie et dans les sciences physiques en général, l'autorité d'un nom, quelque grande qu'elle puisse être, n'impose d'autre devoir que celui de ne rejeter qu'après un mûr examen les faits et les opinions qu'elle couvre de son égide.

Pour réfuter une opinion, on se borne assez souvent à lui opposer quelques expériences, quelques faits nouveaux qui paraissent la contredire. Mais, comme il n'est pas facile de saisir toutes les faces, d'apprécier toutes les circonstances d'un ordre de faits aussi compliqués que ceux de l'économie animale, il peut arriver, et il arrive en effet fréquemment que ces faits, surtout quand ils sont récents et non encore mûris par le temps, frappent à faux, et que les partisans de l'opinion attaquée trouvent moyen de se les approprier à leur manière. Il m'a paru plus [rigou]reux de n'examiner les opinions qui [se] sont présentées à moi dans le cours de cet[te] dissertation que d'après les faits mêm[es] sur lesquels les appuient leurs partisan[s]. Celui qui s'appliquerait à apprécier à leur juste valeur les principaux faits su[r] lesquels reposent toutes les opinio[ns] équivoques qu'on rencontre dans u[ne] science, et à chercher la liaison qui [se] trouve entre ces faits et ces opinions, f[e]rait plus pour cette science que celui q[ui] ne s'occuperait qu'à la surcharger [de] nouveaux faits incohérents et mal appr[é]ciés. Du moins est-il certain que l'hor[i]zon de la science ayant été éclairci p[ar] cet inventaire raisonné, on distinguer[a] mieux la route qu'on aurait à suivre po[ur] s'avancer ultérieurement.

On trouvera surtout dans les corolla[i]res le canevas d'une pathologie, ou, po[ur] m'exprimer plus généralement, d'un[e] étiologie humorale toute nouvelle. Ma[is] pour remplir ce canevas avec tout le suc[cès] possible, il faudrait que la chimie fû[t] en état de résoudre le problème que j'a[i] proposé dans le troisième paragraphe de[s] corollaires.

La méthode que j'ai suivie est celle de[s] géomètres. A une certaine époque, la physiologie faisait un grand usage de ces calculs. Elle ne s'en est pas très-bien trouvée. Il me semble qu'elle pourrait tirer un meilleur parti de leur méthode en y apportant toutefois la modification qu'exige la différence du sujet. En géométrie, quand on a démontré une proposition, et qu'on en a déduit un corollaire, ce corollaire est démontré par là même et n'a pas besoin d'autre preuve. Ainsi quand le géomètre a démontré qu'il est toujours possible de faire passer une circonférence de cercle par trois points qui ne sont point en ligne droite, on conclut qu'on peut toujours inscrire dans un cercle un triangle donné ; et de ce corollaire il en déduit immédiatement nouveaux comme d'une proposition démontrée. Mais en physiologie on risquerait fréquemment de tomber dans l'erreur si l'on s'en tenait rigoureusement à cette méthode ; d'abord parce qu'une proposition de physiologie, quelque bien prouvée qu'elle paraisse, n'est jamais démontrée comme une proposition de géométrie ; en second lieu, parce que les corollaires déduits de la première étant d'un ordre plus compliqué que ceux déduits de la seconde, l'évidence ne nous accompagne point au même degré dans la déduction des uns comme dans celle des autres, et qu'ainsi les premiers pourraient quelquefois être faux, quand même la proposition d'où on les aurait déduits serait vraie. La méthode géométrique ne peut donc être appliquée à la physiologie qu'à l'aide d'un correctif qu'on trouve tout naturellement dans la confrontation des faits avec chaque corollaire. Il ne peut rester aucun doute sur la vérité d'un corollaire, quand, par cette confrontation, il se trouve être précisément l'expression générale de tous les faits qui s'y rapportent. Telle est la marche que j'ai suivie. Elle consiste à choisir dans l'économie animale un fait très-général, qui

soit le moins compliqué possible, et à le bien constater, pour en déduire ensuite toutes les conséquences auxquelles peuvent conduire les rapports qu'il se trouve avoir avec les différentes fonctions et les différents phénomènes de l'économie, puis à vérifier chaque corollaire par l'examen de tous les faits qui le concernent, pour le considérer à son tour après cette vérification comme une proposition fondamentale dont on peut tirer de nouveaux corollaires ; et ainsi de suite en procédant toujours de conséquence en conséquence, et en vérifiant à mesure chaque conséquence par le rapprochement et l'examen des faits. Dans cette dissertation, je n'ai vérifié de cette manière que les corollaires relatifs à l'hématose, je reviendrai sur les autres dans un autre temps. Après avoir poussé par cette méthode un premier fait général aussi loin qu'il peut aller, on pourrait successivement constater et poursuivre de même chacun des autres faits les plus généraux de l'économie.

Outre l'avantage de mettre sur la voie des faits et des recherches par le raisonnement, et de confirmer ensuite le raisonnement par les faits et les recherches, cette méthode aurait encore celui de former un corps de doctrine parfaitement lié et exempt des contradictions qui se rencontrent si fréquemment dans les livres de physiologie, dans lesquels il n'est point rare qu'on affirme d'une fonction des choses incompatibles avec ce qu'on a dit précédemment de telle autre, et qu'on attribue à un même organe deux fonctions qui s'excluent mutuellement. Il est évident aussi que chaque nouveau corollaire qui se trouverait confirmé par les faits, confirmerait à son tour toutes les propositions antérieures, à la suite desquelles il aurait été déduit, et qu'ainsi l'édifice acquerrait de plus en plus de solidité à mesure qu'on avancerait.

ART. PREMIER.— DES FAITS GÉNÉRAUX, CON-
SIDÉRÉS COMME CAUSE DES FAITS PARTICU-
LIERS.

Les anciens regardaient le corps de
l'homme comme un petit monde, et l'appelaient en conséquence *microcosme*.
Cette dénomination, qui n'était guère
fondée que sur des idées singulières ou
puériles, peut offrir au physiologiste un
sens très-véritable. Le corps humain est
en effet pour lui un petit monde, c'est-à-
dire, un ensemble, un système de corps
parfaitement coordonnés, et dont tous les
phénomènes sont dans une dépendance
mutuelle. Et si le grand objet du physicien, dans ses recherches, est d'observer
les phénomènes que lui présente l'ensemble des corps qui composent le globe ou le
grand monde, et de déterminer les rapports qui lient entre eux tous ces phénomènes, c'est absolument ce même objet
que se propose le physiologiste en étudiant le corps humain. En physique, on
ne peut pas remonter aux causes premières ; on se borne à comparer les faits,
et à prendre pour causes les plus généraux d'entre eux : en sorte qu'on tient
pour expliqué tout phénomène qui a un
rapport bien connu avec un ou plusieurs
faits généraux pris pour causes. Le physiologiste, qui n'a sans doute pas plus de
prétentions que le physicien à la connaissance des causes premières, doit donc
se borner comme lui à la recherche des
faits les plus généraux de l'économie animale pour en déduire l'explication de
tous les autres. —Or, si l'on recherche à
quelles fonctions doivent appartenir les
faits les plus généraux de l'économie, on
reconnaît bientôt que ce sont celles du
cœur et celles du cerveau. Ces deux organes sont en effet les seuls qui communiquent immédiatement avec tous les autres, et les tiennent sous leur dépendance. Il n'est aucun organe qui ne reçoive des vaisseaux, aucun qui ne reçoive des nerfs. C'est par les nerfs et par
les vaisseaux que l'affection d'une partie
se communique à une autre ; c'est par eux
que toutes les parties du corps sont so-
lidaires en santé comme en maladie ; et
c'est sur l'action des uns ou des autres
que reposera toujours, en dernière analyse, tout système général de pathologie
sous quelque dénomination qu'on le produise. En un mot, le cœur et le cerveau
sont deux centres auxquels tout se rapporte, et qui président à tout. Mais la
recherche des faits généraux qu'ils peu-

vent offrir, a cela de fort embarrass...
que les fonctions du cœur et celles du...
veau étant totalement différentes, é...
ont néanmoins entre elles une conne...
si intime, qu'elles ne peuvent exister...
unes sans les autres, et que leur conc...
est indispensablement nécessaire à l'e...
cice de toutes les autres fonctions. D...
une pareille complication, non-se...
ment il est fort difficile de démêler ce...
dépend de l'un des deux centres de...
qui appartient à l'autre ; mais quand...
saurait auquel des deux appartient...
cialement tel fait général de l'écono...
tous les phénomènes dans lesquels ce...
serait pris pour une des causes, n'en...
teraient pas moins inexpliqués aussi lo...
temps que l'action nécessairement co...
mittante de l'autre centre serait indé...
minée. — Néanmoins, on ne peut...
conclure de là que la connaissance...
faits qui ne dépendent que d'un des c...
tres, soit inutile, infructueuse. Car, m...
gré qu'elle ne puisse pas nous condu...
immédiatement à celle des faits qui...
pendent de l'autre centre, à cause de...
différence absolue qui règne entre...
deux ordres de faits, elle peut contrib...
puissamment à les mettre en évidence...
voie d'exclusion, d'élimination, et en s...
plifiant de plus en plus le problème...
second lieu, lors même qu'une cause c...
nue pour concourir à la production d'...
phénomène, ne suffit pas seule pour n...
en donner l'explication pleine et entié...
pour nous en représenter la cause p...
chaine, comme disent les médecins,...
peut très-bien nous faire entendre co...
ment les variations qui surviennent d...
ce phénomène peuvent dépendre en p...
tie de celles qu'éprouve la cause conn...
Enfin, cette connaissance a encore...
avantage, c'est que tout en nous laiss...
dans l'ignorance de ce qu'est précisém...
une chose, elle peut souvent nous app...
dre ce qu'elle n'est pas : avantage...
n'est pas peu considérable dans...
science où l'imagination fait si fréque...
ment les frais des opinions qu'on y adop...
Admettons, par exemple, que l'iden...
du sang dans tout le système artériel...
un fait général bien constaté, une...
de l'économie, n'est-il pas évident...
ce fait exclurait nécessairement toute...
plication d'une fonction, dans laquel...
on supposerait au sang artériel des q...
lités particulières, et qu'il n'aurait pas...
ailleurs ? Et l'action du centre nerveux,...
quelque propre qu'elle puisse être à voi...
ler les défauts d'une explication, serait

nement invoquée au secours de celle-ci; car, quelle que soit cette action, elle ne peut pas faire que ce qui n'existe pas dans le sang d'un organe, que ce qui n'y a point été apporté, y existe réellement.

ART. II. — DE LA COMPOSITION CHIMIQUE DU SANG EN TANT QU'IDENTIQUE OU VARIABLE DANS LES DIFFÉRENTS VAISSEAUX, CONSIDÉRÉE COMME UN DES FAITS LES PLUS GÉNÉRAUX DE L'ÉCONOMIE.

Si l'on recherche quels sont dans le système vasculaire les faits les plus généraux, il me semble que ce sont ceux qui concernent le mouvement et la nature chimique du sang. La considération du mouvement du sang, en tant qu'il doit être accéléré ou retardé dans telle ou telle partie par des causes manifestes, et qui sont ou indépendantes de l'influence nerveuse, ou appréciables malgré cette influence; cette considération, dis-je, mènerait à des développements étendus, qui ne seraient pas sans importance. Je m'occuperai peut-être, dans une autre circonstance, de cette question, qui est presque redevenue problématique parmi les physiologistes. Je me borne maintenant à la recherche des faits relatifs à sa nature, à la composition chimique du sang. — Mais, pour que cette recherche puisse conduire à des résultats simples et précis, il est évident qu'il faut la réduire elle-même à la question la plus simple et la plus précise; c'est-à-dire, et, à l'exemple des géomètres, il faut faire abstraction de toutes les circonstances qui la compliquent, et qui pourraient altérer la pureté des résultats. J'éliminerai donc de cette question le nombre et la proportion des principes qui entrent dans la composition du sang, pour examiner uniquement si cette composition subit ou ne subit pas quelques changements pendant le cours de la circulation. Ainsi, quelle que soit la composition chimique du sang au moment où il est poussé par le cœur dans les artères, je me bornerai à rechercher s'il conserve partout cette même composition, ou si elle subit des changements quelque part, par l'action de causes constantes, sans m'embarrasser d'ailleurs en quoi consistent ces changements, qu'elle en est la nature et l'intensité. — La question même, amenée à ce point de simplicité, semblerait être encore exclusivement du ressort de la chimie. Mais jusqu'ici cette science ne s'est occupée de l'analyse du sang que d'une manière générale, et sans descendre à l'examen comparatif de celui qui remplit les différents vaisseaux. D'ailleurs cette analyse comparative serait hérissée de difficultés sans nombre, et il est fort douteux que la chimie pût les surmonter toutes, du moins dans l'état actuel; en un mot, il me semble que c'est par des considérations anatomiques et physiologiques, et par l'examen attentif des faits, beaucoup plus que par des analyses chimiques, que cette question peut être résolue.

ART. III.—LE SANG ARTÉRIEL DIFFÈRE-T-IL DU SANG VEINEUX?

Bornons d'abord notre examen à la grande circulation. Elle se compose de deux ordres, de deux systèmes de vaisseaux fort distincts, les artères et les veines. Le premier point à constater est donc de reconnaître si le sang qui remplit les artères, est en tout semblable à celui contenu dans les veines. — Il y a long-temps que les chirurgiens savaient distinguer, par la couleur du sang, si celui qui sortait d'une plaie, venait d'une artère ou d'une veine. Quelques auteurs avaient pareillement observé que la couleur du sang, dans l'artère pulmonaire, différait de celle dans les veines de ce nom, et ils en avaient inféré que le sang change de nature en traversant les poumons. Mais ce changement, dont on ne pouvait alors démêler la cause, et qui s'accordait mal avec la théorie qu'on admettait sur la respiration, était rejeté par d'autres physiologistes d'un grand poids. Et ce qui a lieu de surprendre dans une question qui pouvait être décidée par la simple inspection, ces derniers mêmes, et surtout Haller, allaient jusqu'à contester qu'il existât une différence entre la couleur du sang artériel et celle du sang veineux, sans doute à cause de la difficulté qu'ils trouvaient à l'expliquer; car en parcourant les opinions qui se sont succédées en médecine, il faut bien convenir qu'on a plus d'une occasion de se rappeler ce mot du citoyen de Genève, « que tout au contraire des théologiens, les médecins et les philosophes n'admettent pour vrai que ce qu'ils peuvent expliquer. » En un mot, la question était demeurée, et devait demeurer indécise, jusqu'au moment où la chimie pneumatique s'est occupée de dé-

terminer ce qui se passe dans la respiration. Elle a démontré que le sang, en
traversant les poumons pour devenir artériel, subit des altérations chimiques
qui le font différer de ce qu'il était avant
de les traverser. Les expériences et les
observations auxquelles a donné lieu cette
découverte, ont ensuite mis hors de doute, que quelle que soit la grandeur de
cette différence considérée chimique-
ment, elle est immense considérée phy-
siologiquement, puisqu'elle s'étend de
la vie à la mort, et que le sang des veines
ne peut aller remplir les artères sans
faire périr l'animal. C'est donc maintenant une vérité constatée, et sur laquelle
il est inutile d'insister ici, qu'il existe
une différence bien tranchée entre le
sang artériel et le sang veineux. — Mais
chacun de ces deux sangs reste-t-il partout semblable à lui-même? Le sang artériel est-il identique dans toutes les artères? le sang veineux l'est-il dans toutes
les veines? On ne doit pas chercher des
notions précises sur ces deux questions,
avant la découverte des chimistes sur la
respiration, puisqu'avant cette époque,
la différence capitale qui existe entre le
sang artériel et le sang veineux, était
elle-même contestée. Depuis cette découverte, les physiologistes, satisfaits en
quelque sorte de connaître que le sang
artériel diffère du sang veineux, se sont à
peine occupés des différences secondaires
que chacun de ces deux sangs peut présenter. S'ils en parlent quelquefois, c'est
d'une manière qui tantôt est vague, et
tantôt implique contradiction. Ainsi,
quelques-uns regardent le sang artériel
comme différent dans les différentes régions du corps; mais on voit que ce n'est
là qu'une opinion qu'ils mettent en avant
d'après de simples aperçus dont ils ne
s'arrêtent pas à discuter la valeur. D'autres, au contraire, paraissent regarder
ce sang comme identique partout; mais
ils admettent en même temps sur certaines fonctions, des opinions qui sont absolument incompatibles avec cette identité. Quant au sang veineux, l'attention
des physiologistes s'est encore moins fixée
sur la constance ou la variabilité de sa
nature. Il paraît néanmoins qu'ils le regardent assez généralement comme identique dans tout le système veineux, sauf
le sang de la veine porte, auquel ils s'accordent à attribuer des qualités particulières. — Essayons de résoudre ces deux
questions.

ART. IV.—LE SANG EST-IL IDENTIQUE DANS
TOUTES LES DISTRIBUTIONS DU SYSTÈME
ARTÉRIEL?

Examinons les causes qui pourraient le
faire varier.

§ I. *Le mouvement.*— La force impul-
sive que le cœur exerce sur le sang, agissant simultanément sur toute la masse de
ce liquide, doit l'envoyer, le répandre
partout avec la totalité de ses principes,
et l'on ne voit rien dans cette force qui
puisse déterminer telle partie constituante du sang à se porter vers une artère, plutôt que vers une autre. On ne
voit rien non plus dans le sang, qui
puisse favoriser cet effet. Comme il forme un tout homogène, et dont les principes sont unis, retenus ensemble par
des attractions chimiques, il est hors de
toute vraisemblance qu'un mouvement
commun et simultané puisse vaincre ces
attractions, dissocier ces principes, et
les dissocier de telle manière dans une
région, et de telle manière dans une autre. Aussi le partage mécanique des divers principes du sang dans les divers
artères, admis autrefois, est maintenant
rejeté par le plus grand nombre des physiologistes. Il était sans doute fort commode de faire arriver à un organe, tel ou
tel principe du sang en plus grande abondance, suivant qu'on croyait en avoir
besoin pour expliquer tel ou tel phénomène; de faire monter à la tête les parties les plus volatiles, en raison de leur
légèreté spécifique, quand on voulait
expliquer la sécrétion du fluide nerveux,
et d'y faire monter le mercure, en raison
aussi de sa pesanteur spécifique, quand
on voulait expliquer la salivation mer-
curielle. Il ne manquait à tout cela que
d'être appuyé de quelques preuves qui
eussent au moins un air de vraisemblance.

§ II. *La transsudation au travers des
tuniques artérielles.*—Plusieurs physiologistes admettent que la partie la plus ténue du sang, transsude continuellement
au travers des pores des vaisseaux. Il est
en effet incontestable que toutes les parties du corps sont humectées par un liquide séreux, dont l'accumulation forme
les hydropisies. Que ce liquide s'échappe du sang par des pores inorganiques,
comme le veut Mascagni, ou par des orifices organisés, comme le veut Cruik-
hank, c'est une question que je ne prétends pas décider, et qui est étrangère à

objet. La seule chose que je veuille établir ici, c'est que cette transsudation, quelque manière qu'elle se fasse, n'a lieu qu'aux extrémités capillaires des artères, c'est-à-dire là où se font toutes les sécrétions, et où le sang artériel subit toutes les transformations qui le font passer à l'état veineux. C'est dans ce sens, que l'avait admis Leewenhoek, d'après ses observations microscopiques : c'est aussi l'opinion d'Albinus, qui reste seulement incertain si cette exhalation se fait par les pores des capillaires artériels, ou par les bouches ouvertes de petits vaisseaux nés de ces capillaires (An. Ac. lib. 3 cap. 10). C'est encore celle de Hewson et de Cruikshank. Il est vrai que plusieurs autres auteurs, non moins recommandables, et surtout Mascagni, soutiennent au contraire, que cette transsudation a lieu dans les troncs comme dans les extrémités capillaires; mais il n'est pas possible d'admettre les preuves qu'ils en donnent. Presque toutes ces preuves sont déduites d'injections, d'expériences cadavériques : or, on sait que ces expériences ne sont nullement concluantes en pareilles matières; et c'est maintenant une chose hors de doute que telle humeur qui, dans le cadavre, transsude au travers de son receptacle ne peut transsuder dans le vivant. Cruikshank cite à ce sujet une expérience remarquable; il rapporte que Hunter ayant injecté du lait dans les veines mésentériques d'un animal vivant, jusqu'à ce que l'injection revînt par les artères, ne put s'apercevoir qu'il en eût rien passé dans la cavité intestinale correspondante, malgré qu'il eût pris toutes les précautions pour s'assurer de ce passage, et qu'il eût continué l'injection pendant longtemps. Mais, l'animal étant mort, de l'air poussé dans les mêmes veines passa dans la cavité de l'intestin, quoique ce fluide soit d'une nature moins pénétrante que le lait.

D'ailleurs, il reste à savoir, même dans les injections cadavériques, si c'est bien par les pores des troncs qu'est sortie la portion du liquide injecté qui s'est passée au-dehors des vaisseaux, ou si ce n'est pas plutôt par les vaisseaux capillaires qui existent partout, et dans les tuniques artérielles comme dans les parties adjacentes. Mascagni tranche la difficulté et nous assure que c'est par les pores. Sa principale raison est qu'ayant employé pour ses injections, une dissolution de colle colorée avec du cinabre, la

dissolution transsudait incolore ; ce qui ne pouvait avoir lieu, selon lui, qu'autant que l'injection n'avait passé qu'au travers des pores, qui seuls peuvent arrêter la matière colorante. Mais cette raison sur laquelle il revient souvent, et qui lui sert à prouver que les artères ne communiquent immédiatement avec aucun autre vaisseau que les veines, attendu que les injections poussées dans les artères ne conservent leur couleur que dans les veines, et qu'elles passent incolores dans les conduits excréteurs, dans les aréoles du tissu cellulaire, dans les grandes cavités, en un mot partout ailleurs ; cette raison, dis-je me paraîtrait avoir elle-même grand besoin de preuves. Il ne m'est pas du tout démontré qu'il ne puisse pas y avoir des vaisseaux aussi petits que des pores, et capables comme, ces derniers, d'arrêter la matière colorante, surtout quand elle n'est que suspendue comme l'est le cinabre dans l'injection ; de même qu'il pourrait y avoir des pores assez grands pour la laisser passer.

Et puis admettons que ce soit par des pores et même par des pores inorganiques que s'est faite cette transsudation, n'est-il pas évident qu'elle a dû se faire beaucoup plus facilement par les pores des capillaires que par ceux des troncs ? Mascagni lui-même en fournit la preuve, car ayant poussé son injection colorée dans l'artère humérale d'un cadavre, il la vit transsuder incolore sur la peau du bras ; et, loin de prétendre que cette transsudation se soit faite à travers l'épaisseur du bras depuis l'artère jusqu'à l'épiderme, il explique, au contraire, comment les vaisseaux capillaires qui sont au-dessous de l'épiderme, peuvent, par leur nombre et leur disposition, suffire à cette transsudation. Or, on voit bien qu'en pareil cas les capillaires du tronc injecté, de l'artère humérale, par exemple, et des parties qui l'environnent immédiatement, doivent offrir à l'injection une voie plus facile encore que ceux de la peau du bras, tant parce que la force qui pousse l'injection y est plus grande, que parce que l'artère et les parties ambiantes, participant davantage à la température de l'injection, celle-ci conserve mieux sa liquidité en pénétrant dans leurs capillaires. — En attribuant ainsi aux *vasa vosorum*, aux artérioles qui se distribuent dans les tuniques des artères, un effet que d'autres font dépendre de la porosité de ces tuniques, je n'avance point une hypothèse gratuite; je ne fais que copier en quelque sorte l'opinion des plus grands anatomistes. Haller affirme que ces artérioles fournissent une exhalation : *Ab istis arteriolis*, dit-il, *reliquas arteriæ majoris tunicas ali, et vaporem exhalare, qui cellulosa spatia obungit, id quidem manifestum est.* (Phys. t. 1. p. 69.) Or, cette exhalation doit, à plus forte raison, avoir lieu dans les injections cadavériques. Ces expressions de Haller sont d'autant plus dignes de remarque, que, quelques pages auparavant (p. 35), ce savant anatomiste semble croire, comme Mascagni, que les injections fines s'échappent par les pores des troncs artériels ; et même je dois dire que la plupart des anatomistes ont partagé cette opinion : presque tous ont pensé que les injections s'échappaient par les pores des vaisseaux, et c'est d'après cette transsudation dans le cadavre que plusieurs ont été conduits à l'admettre dans le vivant. Cruikshank lui-même, qui a consacré le premier chapitre de son ouvrage sur les vaisseaux absorbants, à réfuter la doctrine de la transsudation dans le vivant, admet, comme les autres, que les injections cadavériques transsudent au travers des troncs vasculaires. — Cependant, si l'on examine attentivement les faits cités par les divers auteurs, et même par Cruikshank, on n'y découvre rien qui prouve que c'est réellement au travers des troncs que les injections ont transsudé. Les circonstances concomittantes semblent plutôt prouver le contraire ; car, la surface des membranes, le tissu cellulaire, et plusieurs autres parties qui ne contiennent que des vaisseaux capillaires, se trouvaient recouvertes et remplies de la même injection, douées de la même couleur que celle qui s'était rassemblée autour des vaisseaux sanguins. Dans l'expérience de Hunter, citée plus haut, et qui démontre dans le cadavre une perméabilité qui n'existait pas dans le vivant, on voit que c'est aux extrémités capillaires que cette perméabilité s'est manifestée, et que c'est par là que l'air a pénétré dans la cavité intestinale.

Enfin le raisonnement vient à l'appui de ces faits. Mascagni, le plus zélé défenseur de la transsudation universelle, est bien obligé d'admettre que dans le vivant elle se fait principalement aux extrémités capillaires. Dans la section de son ouvrage où il traite de la terminaison des artères et de l'origine des veines, explique comment sont disposées les extrémités capillaires des artères, et il fait voir qu'elles le sont de manière à présenter une très-grande surface, et à pouvoir fournir une transsudation considérable. Cette disposition doit sans doute être encore favorisée par une texture particulière dans les tuniques de ces petits vaisseaux ; mais si la mort occasionne, suivant les uns, augmente seulement, suivant les autres, la perméabilité des parties contenantes, n'est-il pas évident que, de l'aveu de tous, cette perméabilité doit être plus grande dans les parties qui étaient spécialement le siége de la transsudation pendant la vie ?—Ce n'est pas que je veuille affirmer que les injections ne puissent jamais pénétrer par les pores des troncs artériels. Il y a sans doute des cas où elles sont assez fines, où la force qui les pousse est assez considérable pour qu'elles s'échappent par cette voie : cas que ces deux circonstances rendent plus que jamais étrangers à l'état de nature. J'ai seulement voulu dire que ce ne sont pas les plus communs, que les anatomistes se sont trop hâtés d'expliquer de cette manière l'extravasation des injections. Quelques-uns surtout se sont trop hâtés de transporter cette explication à ce qui se passe dans le vivant.

Au reste, par quelque voie, de quelque manière que se fasse cette transudation dans le cadavre, les preuves déduites de ce qu'on observe dans le vivant sont, comme je l'ai déjà dit, beaucoup plus concluantes. Mascagni en allègue deux de ce genre à l'appui de son opinion. Il trouve une de ces preuves dans l'humidité qu'il a remarquée à la surface externe des vaisseaux, dans la facilité avec laquelle cette humidité reparaissait bientôt après qu'il l'avait essuyée, et enfin dans la vapeur qui s'exhalait de cette même surface. Mais il ne nous dit point si les vaisseaux qu'il a vu redevenir humides à mesure qu'il les essuyait étaient recouverts d'une membrane séreuse, comme dans les grandes cavités, ou s'il les avait disséqués et mis à nu. Dans le premier cas, la rosée qu'il attribue à la transsudation vasculaire peut s'attribuer, avec beaucoup plus de vraisemblance, à l'exsudation de la membrane, exsudation que Kaaw Boerhaave et Haller ont vu reproduire absolument de la même manière une rosée sur le péritoine, à mesure qu'on l'essuyait. (*Etiam post incisum vivi animalis ventrem abs-*

...us redit, novisque guttulis suas membranas irrorat. Haller, ibid, p. ...) Dans le second cas, l'humidité ...entretenue, reproduite par l'exhala... que fournissent les capillaires conte... dans les tuniques des troncs ; à quoi ...t ajouter que les petits vaisseaux ca...ires, lymphatiques, etc., qui unis...t les troncs aux parties voisines, ...t été coupés, devaient laisser suinter ...s liquides, et d'autant plus facilement ...e que l'équilibre de pression était ...pu. Quant à la vapeur qui s'exhalait ...a surface externe des vaisseaux, on ne ...pas la nécessité de la faire provenir ...e transsudation, quand l'humidité et ...mpérature un peu élevée d'une sur...suffisent pour la produire. Mascagni ...it son autre preuve de ce qu'ayant ...ieurs fois intercepté du sang entre ...ligatures, dans un tronc artériel, ...toujours vu la partie la plus ténue de ...ang s'échapper au travers des tuni..., et le tronc, auparavant très-plein, ...nir flasque. Mais n'est-on pas fondé ...oire que l'exsudation, qui avait lieu ...ce cas à la surface de l'artère, dé...lait des mêmes causes que dans le ...précédent, c'est-à-dire, de l'exhala...fournie par les artérioles du tronc et ...a section qu'on avait faite des petits ...seaux de ce tronc pour le mettre à nu? ...nt à la flaccidité de ce tronc, ne suf...pas qu'il ait été plus ou moins expo...l'air pendant un certain temps, pour ...le sang qu'il contenait en perdant de ...empérature ait perdu de son volume, ...ait par conséquent moins rempli? De ..., la constriction des ligatures, et la ...ection au moins partielle du tronc lié, ...pu contribuer encore à sa flaccidité, ...e privant de sa vitalité, de sa tonicité. ...n ces mêmes ligatures ont pu con...re l'artère et endommager sa tuni...interne au point qu'elle ait permis ...transsudation, l'infiltration du liquide ...enu. Suivant Bichat, le moindre ef...une ligature un peu serrée, suffi...pour rompre cette tunique ; en un ...dans une expérience de ce genre, ...effet peut dépendre de plusieurs cau...t de causes variables même, suivant ...différentes circonstances qui ont ac...pagné l'expérience. Il est toujours ...hasardeux de le rapporter à l'unique ...e que l'on a en vue, et de tout expli...dans le cas présent par la transsu...on poreuse. Ajoutons que cette expé...ce, quoique faite sur le vivant, ne ...re guère d'une expérience cadavé-

rique : il n'y a rien ou presque rien de commun entre une artère ainsi mutilée, et celle qui remplit librement ses fonctions.

Je me rappelle, à ce sujet, qu'un autre auteur italien, Michel Rosa, a fait une expérience tout-à-fait semblable à celle de Mascagni, dans la vue de constater l'existence d'un gaz dans les artères des animaux vivants. Mais le tronc artériel, loin de devenir flasque entre les deux ligatures, resta au contraire distendu jusqu'au moment où l'auteur y fit une incision pour en évacuer le sang. Et comme ce sang se trouva être en quantité inférieure à celle nécessaire, non-seulement pour distendre la portion d'artère qui le contenait, mais même pour la remplir médiocrement, l'auteur en inféra que la distention n'avait été produite que par la présence d'un gaz qui s'était dissipé au moment de l'incision. Ainsi, deux expériences parfaitement semblables font voir à leurs auteurs des résultats totalement opposés ; et chacun trouve, dans ce qu'il a vu, la preuve de son opinion.— C'est une réflexion déjà faite bien des fois que, dans les expériences de ce genre, on ne voit souvent que ce qu'on désire y voir ; et malgré toute ma considération pour le savant professeur de Sienne, je soupçonne un peu que cette réflexion lui est applicable. Il avait à cœur d'enlever aux petits vaisseaux artérioso-veineux, aux vaisseaux blancs admis sous différents noms, par Boerhaave, Vieussens, Haller et leurs sectateurs, la circulation et l'élaboration des liquides séreux, pour l'attribuer toute entière au système des lymphatiques valvuleux. Il a donc nié formellement l'existence de tous ces petits vaisseaux, et il a établi que les artères ne se terminent, ne se continuent dans aucun vaisseau de quelque dénomination que ce soit, hors les veines qui seules en sont la continuation immédiate et non interrompue. D'après cela il a dû nécessairement admettre que les liquides séreux, que la matière de la nutrition, que celle des sécrétions transsudent au travers des pores inorganiques des vaisseaux sanguins, car il ne restait point d'autre voie par où ces substances pussent s'échapper du sang. Et cette transsudation, loin de l'embarrasser, lui présentait au contraire l'avantage de rehausser encore l'importance du système lymphathique ; car un liquide transsudé par des pores inorganiques devant avoir partout à peu près la même nature, c'est à la propriété absorbante du système lymphatique qu'il doit être réservé de donner à chaque secrétion un caractère propre; aussi ce système devient-il, dans l'opinion de Mascagni, le principal agent des sécrétions. Il paraît donc que ce sont moins les expériences qui ont conduit cet auteur à son opinion sur la transsudation que ce n'est cette opinion qui l'a conduit aux expériences dont il a voulu l'étayer. Mais dans ces expériences il n'a pas assez distingué sur le vivant, ni même sur le cadavre, ce que font, ce que sont destinés à faire les vaisseaux capillaires, de ce que ne font ni ne doivent faire les troncs. Et, oubliant, pour ainsi dire, qu'il n'y a aucune partie où l'exhalation capillaire n'ait lieu, il a admis que les liquides naturels ou injectés, qui se trouvaient au-dehors et autour des troncs vasculaires, avaient transsudé par les pores de ces troncs. C'est ainsi que tout, en revendiquant, que tout en agrandissant la prérogative des vaisseaux lympathiques, il en est venu à rendre le corps perméable comme une éponge ; car, selon cet auteur, ce ne sont pas seulement les artères qui sont perméables aux liquides séreux, les veines, les vaisseaux lymphatiques, le canal alimentaire, la vessie, etc., le sont également ; et on conçoit, en effet, que toute ces parties doivent l'être si les troncs artériels le sont.

Cette perméabilité dans le vivant n'est donc rien moins que prouvée par tous les faits qu'on cite en sa faveur, et elle a contre elle des difficultés insolubles. Cruikshank et Hewson objectaient à Hunter, et aux autres auteurs qui admettaient aussi la transsudation, sans toutefois lui donner autant d'extension et lui faire jouer un rôle aussi important que l'a fait Mascagni, que, si elle avait lieu, l'hydrothorax et l'ascite seraient constamment jointes ensemble et à l'anasarque, et que ces maladies ne pourraient même pas subsister long-temps, puisque l'eau s'échapperait bientôt au travers de la peau. Hewson observait de plus qu'une goutte de liquide ne pourrait arriver de l'estomac au rein qu'après avoir été successivement exhalée et absorbée un très-grand nombre de fois. Il me semble même qu'elle n'y pourrait jamais arriver, car, comme elle éprouverait une pression moins forte dans les aréoles du tissu cellulaire que dans les vaisseaux, elle s'échapperait sans cesse de ces derniers, bientôt après que la force absorbante l'y aurait fait entrer. Si on ajoute à ces considérations que, quoiqu'il y ait dans le péritoine un assez bon nombre de troncs artériels, ce n'est pas dans cette membrane, mais dans sa cavité que se font les amas de sérosité, et qu'en général les principaux amas de ce genre se font dans des membranes, dans des parties qui ne reçoivent que des vaisseaux capillaires ; si, de plus, on fait attention que d'autres réceptacles, que d'autres canaux moins denses que les artères ne laissent point transsuder leurs liquides, que la graisse ne s'échappe point des follicules minces qui la contiennent ; que les kystes retiennent parfaitement leurs liquides ; que la bile, qui, dans le cadavre, transsude au travers de la vésicule du fiel, ne transsude pas dans le vivant ; que, de l'aveu de Haller, les oreillettes du cœur ne laissent rien transsuder, dans le péricarde ; si on fait attention encore à la fonction des artères qui est de servir de canaux de conduite au sang que le cœur envoie aux différentes parties, serait troublée d'une manière variable et irrégulière par la transsudation ; qu'on ne peut point établir de comparaison entre la facilité de la transsudation entre les troncs et les vaisseaux capillaires, et que ces derniers étant le siége de toutes les sécrétions, doivent avoir indépendamment de la minceur de leurs tuniques, une texture, une disposition particulière et favorable à la transsudation ou exhalation qui s'y fait, on aura, je pense, une masse de preuves suffisantes pour conclure que le sang ne peut rien perdre par transsudation au travers des tuniques artérielles ; qu'il ne peut, dis-je, rien perdre ailleurs qu'aux extrémités capillaires, c'est-à-dire au moment de devenir veineux.

§ III. *La sécrétion de la graisse.* — Haller (Phys. t. 1 , pag, 38) pensait que la graisse transsudait par les pores des artères, dans toute la longueur des vaisseaux. Je pourrais regarder cette opinion comme réfutée par tout ce que je viens de dire sur la transsudation. Mais elle a été, et elle est même encore si généralement admise, que j'ai cru devoir en faire l'objet d'un paragraphe. « La sé- » crétion de la graisse, dit cet illustre » anatomiste, n'est point aussi obscure » que l'a pensé Winslow. On la conce- » vra fort aisément, si l'on fait attention » que la graisse circule, toute formée, » avec le sang artériel ; que les pores des » artères lui offrent partout un passage » libre et facile dans le tissu cellulaire, jacent, et que ce passage est encore favorisé par la manière dont la graisse, dans son mouvement commun avec le sang, est portée, appliquée contre les parois des artères en raison de sa légèreté spécifique. » La chose serait en effet assez claire si tout cela était vrai. Mais d'abord est-il bien certain qu'il existe de la graisse toute formée dans le sang ? Haller cite, à l'appui de l'affirmative, le témoignage de Morgagni, qui a vu la graisse s'écouler par gouttes des vaisseaux sanguins coupés ; celui de Malpighi, qui en a vu circuler dans les vaisseaux sanguins des grenouilles; ceux de Ruisch et de Glisson qui en ont vu dans le sang des scorbutiques. Mais il est singulièrement digne de remarque que Haller n'avait jamais vu lui-même de la graisse dans le sang. Ce qu'il avoue avec une grande franchise : *quœ equidem feras*, dit-il, *numquam mihi contigit*. Comment a-t-il donc pu admettre si facilement un fait que ses nombreuses expériences ne lui avaient jamais présenté ? C'est qu'il était persuadé qu'il devait exister de la graisse dans le sang, malgré qu'il n'y en eût point vu. Quand un fait paraît douteux, une méthode assez sûre pour savoir qu'en penser, c'est de remonter à l'opinion à laquelle on le rattache, et d'examiner quelle influence cette opinion a dû exercer ou sur l'observation du fait ou sur la facilité avec laquelle on l'a admis. Or, Haller croyait que le chyle contenait une partie butyreuse; que, passé dans les vaisseaux sanguins, il y circulait quelque temps, et que l'agitation et le froissement qu'il y éprouvait, élaboraient de plus en plus sa partie butyreuse, à-peu-près comme il arrive au beurre quand on bat la crème, et lui donnaient à la fin le caractère de graisse animale. D'après cette opinion, il n'est point étonnant qu'il n'ait fait aucune difficulté d'admettre les faits qu'il cite. — Mais si la graisse se formait, s'élaborait dans le sang, il devrait être fort commun d'y en apercevoir. Et cependant, quoique les occasions d'examiner le sang ne soient pas plus rares de nos jours que du temps de Ruisch et Morgagni, et que cet examen se fasse d'une manière plus exacte et plus scrupuleuse, je n'ai pas appris qu'aucun de nos contemporains ait vu de la graisse dans le sang. M. Ricerand avait cru en observer dans le sang de la veine porte, que la plupart des physiologistes sont convenus, je ne sais trop pourquoi, de regarder comme

surchargé d'huile et de graisse ; mais un examen plus attentif lui a fait reconnaître qu'il s'était trompé. MM. Déyeux et Parmentier, à qui nous sommes redevables d'un excellent mémoire sur le sang, dans lequel ils ont relevé bien des erreurs accréditées, ne font point mention de graisse dans le sang, ce que n'auraient pas omis des observateurs aussi exacts, s'ils en avaient vu. M. Déyeux a d'ailleurs bien voulu me confirmer de vive voix que réellement ils n'avaient jamais vu de graisse dans le sang. Cependant le travail de ces deux savants a duré une année entière, pendant laquelle ils étaient sans cesse dans le sang. Ils ont examiné, analysé des sangs de toute espèce, et notamment celui de sujets scorbutiques. Si au milieu de tant d'occasions d'apercevoir de la graisse dans le sang, ils n'en ont point vu, il faut bien qu'il n'y en ait point, puisque, comme me l'a fait observer M. Déyeux, la graisse est une des substances qu'on y distinguerait le plus facilement. J'ajoute qu'il n'y a aucune comparaison à établir entre des recherches si multipliées et suivies avec tant de soin et de constance, et quelques observations faites accidentellement et d'une manière plus ou moins superficielle. Il est donc indubitable que ceux qui ont cru reconnaître de la graisse dans le sang, se sont trompés, quelle qu'ait été la cause de leur erreur. — Puisque la graisse ne circule point toute formée dans les vaisseaux sanguins, je suis dispensé d'examiner les autres raisons qu'allègue Haller, pour expliquer sa filtration au travers des artères. Il est seulement remarquable que le refoulement de la graisse contre les parois de ces vaisseaux est déduit d'une expérience de physique dont on a fait plus d'une application en physiologie et toujours fort malheureusement. — Avant de terminer ce paragraphe, je ne puis m'empêcher de faire observer par quel enchaînement d'erreurs on arrive à la transsudation de la graisse au travers des artères. On suppose que les matières huileuses des aliments passent dans le chyle, qu'elles y vont former une partie butyreuse, que le chyle passe et circule dans les vaisseaux sanguins de la grande circulation ; que sa partie butyreuse s'y élabore, et devient graisse animale par le mouvement et par son mélange avec la lymphe ; qu'elle est portée par sa légèreté spécifique contre les parois artérielles ; qu'enfin ces dernières la laissent

transsuder par leurs pores. Il n'y a pas
une de ces propositions qui ne soit fausse;
et si elles étaient vraies, la sécrétion de
la graisse n'en serait que plus incompré-
hensible. Car comment concevoir, avec
cette explication mécanique, pourquoi la
graisse est abondante dans certaines parties et nulle dans d'autres, qui pourtant
reçoivent beaucoup de vaisseaux, et pourquoi elle a des qualités différentes dans
les différentes régions du corps? On s'est
beaucoup tourmenté pour expliquer la
secrétion de la graisse; en vérité, je ne
vois pas sur quel fondement. Cette sécrétion n'a rien ni de plus mystérieux, ni
de plus intelligible que les autres. Nous
en savons, et vraisemblablement nous en
saurons à jamais tout autant sur la sécrétion de la graisse que sur les autres sécrétions, et sur les autres sécrétions
que sur celle de la graisse. — Elles
ont cela de commun, que le sang ne
contient point, comme on l'a cru si
long-temps, leurs produits tout formés.
Cette opinion, qui était nécessairement
liée aux élaborations et aux filtrations
mécaniques, n'est point encore assez
complètement rejetée par beaucoup de
physiologistes modernes. Elles ont encore cela de commun qu'elles ont toutes
lieu dans le système capillaire : c'est là
le grand laboratoire de la nature. Elles
s'y opèrent en vertu d'un concours de
forces, dont nous ne connaissons ni le
genre, ni le nombre, ni l'intensité proportionnelle, mais parmi lesquelles il
est hors de doute qu'on doit compter le
mouvement. Si la sécrétion de la graisse
est plus variable que la plupart des autres, cela paraît dépendre de ce que le
concours des causes qui la produisent est
susceptible d'être influencé d'une manière spéciale par certaines circonstances
que nous pouvons souvent distinguer,
quoiqu'il nous soit impossible de comprendre le mode de leur influence.

§ IV. *L'absorption par les vaisseaux
lymphatiques.* — Haller et plusieurs autres auteurs ont pensé que les vaisseaux lymphatiques étaient une des ter-
minaisons des artères. Je ne m'arrêterai
pas à discuter cette opinion. Mascagni l'a
réfutée fort au long; mais, vraie ou fausse,
elle ne fait rien à mon objet, puisque
cette terminaison n'aurait lieu qu'aux extrémités capillaires. Cruikshank, et surtout Mascagni, ont considéré la chose
autrement. Ils admettent qu'il naît des
vaisseaux lymphatiques de la cavité des
vaisseaux sanguins, comme il en naît en

général de toutes les cavités du corps. Ces
lymphatiques devant exercer une force
absorbante dans les vaisseaux sanguins,
on pourrait leur attribuer la fonction de
faire varier le sang dans les différentes
régions du corps, et de lui donner des
qualités particulières et appropriées à
l'usage auquel il est destiné dans chaque
organe. — Qu'il y ait des vaisseaux lymphatiques dans les tuniques artérielles
c'est ce dont on ne peut guère douter,
puisque ces tuniques sont, comme nous
l'avons vu, le siége d'une exhalation.
Mais que ces vaisseaux naissent et absorbent dans la cavité des artères, c'est une
opinion plutôt déduite de l'analogie que
de l'observation. Il faudrait pour la soutenir et pour donner aux vaisseaux lymphatiques la fonction dont je viens de parler, faire plus d'une hypothèse. Ainsi
il faudrait supposer qu'ils sont assez nombreux pour altérer, par leur absorption,
la nature du sang artériel, malgré la
grande vitesse de ce liquide. Il faudrait
supposer de plus que leur force absorbante varie dans les différentes artères.
Et après cela, on serait peut-être encore
dans la nécessité d'imaginer quelqu'autre supposition pour éluder l'objection
qu'on pourrait tirer d'une circonstance
qu'ont eux-mêmes observée Cruikshank
et Mascagni. C'est que les liquides que
charrient les vaisseaux lymphatiques retiennent ordinairement plus ou moins la
couleur qu'ils avaient à la source où ils
ont été puisés. Or, Mascagni ne dit pas
avoir jamais rencontré aucun vaisseau
lymphatique provenant d'un tronc artériel et dont le liquide fût coloré en rouge.
Il est vrai que Cruikshank paraît avoir
été plus heureux : il dit que dans certains
cas le sang et même les injections passent
immédiatement des vaisseaux sanguins
dans les lymphatiques. Mais Mascagni nie
formellement que ce passage ait lieu. Il
affirme que toutes les fois qu'on a cru
l'observer, la substance, soit sang, soit
injection, qui paraissait avoir passé immédiatement des vaisseaux sanguins dans
les lymphatiques, s'était d'abord échappée des premiers par transsudation ou par
une rupture, et que ce n'était qu'après
cet épanchement qu'elle avait été reprise
par les lymphatiques. En un mot, ces
deux auteurs, tout en admettant l'un
et l'autre que des vaisseaux lympha-
ques naissent de la surface interne des
vaisseaux sanguins, ne sont point
d'accord sur les preuves qu'ils en donnent. Toutes les preuves que cite

[Cru]ikshank, et que d'autres auteurs [ava]ient déjà citées auparavant, sont niées [par] Mascagni. Et quant à celles que [don]ne ce dernier, elles se réduisent [à di]re qu'ayant poussé de l'eau chaude [c]olorée dans les vaisseaux sanguins [d'u]n animal vivant, il a pu, à l'aide du [mic]roscope, apercevoir les lymphatiques [de c]es vaisseaux. Je doute qu'on trouve [un]e expérience démonstrative. Enfin, [il]s ne sont pas plus d'accord sur les usa[ges] que ces lymphatiques peuvent avoir [dan]s les cavités vasculaires. Qu'on me [per]mette de ne pas insister davantage [sur] le rôle qu'on peut faire jouer à des [vai]sseaux dont l'existence, encore pro[blé]matique, est même rejetée formelle[me]nt par Bichat, et de conclure qu'il [n'] a aucune preuve que le sang artériel [ne tire?] de rien par l'absorption des lympha[tiq]ues, du moins avant d'arriver aux ca[pill]aires.

§ V. *Le mélange de quelque li[qu]ide hétérogène.* — Il est pareillement [inc]ontestable qu'il n'acquiert rien, qu'il [ne] reçoit aucun liquide étranger à sa na[tur]e; du moins l'anatomie ne nous fait [con]naître aucun vaisseau, aucun récep[tac]le, qui verse dans les artères un li[qu]ide hétérogène. Le seul liquide de ce [gen]re qu'on pourrait admettre dans les [art]ères est celui qu'on supposerait lubré[fier] leur tunique interne. Mais l'existen[ce] d'un pareil liquide n'est nullement [pro]uvée : elle n'est même pas probable, [et] il est tout-à-fait inadmissible qu'un [fl]uide qui, comme le sang artériel, [bai]gne habituellement tous les organes, [qu]elque délicats qu'ils soient, possède [au]cune acrimonie. Avancer que ses vais[se]aux ont besoin d'être enduits par un [fl]uide moins acrimonieux pour être à [a]bri de son action, ou plus onctueux [po]ur faciliter son mouvement, serait une [su]pposition bien gratuite. Et puis, quand [on] admettrait l'existence d'un liquide de [cet]te nature, il resterait encore à prou[ve]r qu'il agit sur le sang à la manière [d'u]n ferment, ou qu'il l'altère d'une ma[niè]re variable, en s'y mêlant en diffé[re]ntes proportions, selon le diamètre [de]s artères. En attendant qu'on eût prou[vé] tout cela, on pourrait très-bien sup[po]ser que ce liquide est parfaitement [f]ermentescible, et que, pour mieux [re]mplir sa fonction, il est immiscible au [sa]ng, et reste adhérent à la tunique in[ter]ne des artères. Car ce qu'il y a de con[st]ant dans toutes ces hypothèses, c'est [qu]e, s'il est facile d'en créer pour faire

des objections, il ne l'est pas moins d'en imaginer d'autres pour y répondre. — M. Bichat, qui, dans son Traité des membranes, avait admis que la tunique interne des vaisseaux était sans cesse humectée par un fluide muqueux, reconnaît, dans son Anatomie générale, qu'il ne se fait pas plus d'exhalation que d'absorption à la surface de cette membrane.

§ VI. *Les combinaisons graduelles progressives de l'oxygène atmosphérique.* — Une question bien autrement digne de fixer notre attention est celle qu'a fait naître, parmi les physiologistes, la théorie chimique de la respiration. Il s'agit de savoir si le gaz oxygène atmosphérique, que la respiration met en contact avec le sang, s'y combine immédiatement dans les poumons, et forme incontinent l'acide carbonique et l'eau qui s'exhalent pendant l'expiration, ou bien si cette combinaison s'opère plus tard et dans d'autres lieux. Plusieurs pensent que ce gaz ne fait d'abord que s'unir au sang, sans se combiner ni à son carbone, ni à son hydrogène, et que ce n'est qu'à mesure que le sang s'éloigne du cœur, en parcourant les canaux de la grande circulation, que cette combinaison a lieu. Si la chose se passait ainsi, il est évident que la nature du sang varierait à mesure qu'il s'éloignerait du cœur. Car il ne pourrait pas abandonner de plus en plus au gaz oxygène une portion de son carbone et de son hydrogène, ni recevoir le calorique que ce gaz laisserait échapper pendant ces combinaisons, sans éprouver successivement diverses altérations chimiques. Mais on ne cite aucune preuve directe en faveur de cette opinion. Celles qu'on allègue se réduisent à dire que si les combinaisons de l'oxygène s'opéraient dans les poumons, il en résulterait un dégagement de calorique trop considérable, et qui produirait dans la poitrine une chaleur incompatible avec la santé. — Il faut convenir qu'il existe beaucoup d'incertitude dans toutes les données, dans tous les calculs relatifs à la respiration. Ainsi, Goodwin évalue la quantité de gaz oxygène contenue dans l'air atmosphérique à 0,18 ; tandis que les physiologistes français l'évaluent, d'après Lavoisier, à 0,27, et que, d'après les expériences faites tant au Caire qu'à Paris, par M. Berthollet, elle paraît être de 0,22. — Goodwin a cru trouver qu'à chaque inspiration il n'entre dans les poumons que 198 centim. et 168 millim. cubes (10 p. c.) d'air atmosphérique. Se-

lon Jurine, il entre 396 centim. et 336
millim. c. (20 p. c.) ; 653 centim. et 954
millim. c. (33 p. c.), selon Menzies ; et
selon les physiologistes français, de 594
centim. et 504 millim. c. à 792 centim.
et 672 mill. cub. (de 30 à 40 p. c.) — On
n'est pas plus d'accord sur la quantité du
gaz oxygène qui est consommée à chaque
inspiration. Selon Goodwin, elle est de
treize parties en volumes sur 18. Menzies
ne s'explique point sur ce sujet ; mais
comme il admet que tout le gaz consommé
est employé à former de l'acide carbonique, si on calcule la quantité qu'en contiennent les 589 centim. et 153 millim.
cub. (29,73 p. c.) d'acide carbonique
qu'il dit se former chaque minute dans
les poumons, on trouve qu'elle ne fait
pas tout-à-fait le quart de celle qui, selon
cet auteur, doit être inspirée dans le
même temps. Je trouve dans un tableau
manuscrit de M. Chaussier sur la respiration, que sur vingt-sept parties de gaz
oxygène qui entrent dans les poumons,
il en est consommé treize, c'est-à-dire un
peu moins de moitié. La quantité d'acide
carbonique qui se forme dans les poumons n'est pas mieux déterminée ; Goodwin veut qu'elle forme les 0,11 de l'air
inspiré, et Menzies seulement les 0,05 ;
la plupart des autres auteurs admettent
des quantités moyennes entre ces deux
extrêmes. — La vapeur aqueuse qui s'exhale des poumons n'est évaluée par
Menzies qu'à 106 milligram. (2 grains)
pour chaque minute. Mais quelques autres physiologistes estiment qu'elle est
de 978 gram. et 292 milligram (2 liv.) en
vingt-quatre heures, ce qui fait environ
636 milligram. (12 gr.) par minute. —
Enfin, on ne connaît point au juste
quelle est la quantité de sang qui traverse
les poumons dans un temps donné. —
Toutes ces incertitudes, et l'ignorance
où nous sommes encore de beaucoup de
circonstances relatives, tant à ce qui se
passe dans la respiration, qu'au dégagement du calorique en général, rendent
impossible de déterminer, je ne dis pas
seulement avec précision, mais même
par approximation, la quantité de calorique que pourraient laisser dégager dans
les poumons les combinaisons de l'oxygène atmosphérique. Néanmoins, comme
ceux qui prétendent que la chaleur serait
trop grande dans les poumons si les
combinaisons s'y opéraient, n'ont pu,
n'ont dû embrasser cette opinion, que d'après des supputations basées sur l'état actuel de nos connaissances, tant en chimie

que sur la respiration ; cherchons, si,
partant de données plutôt trop fortes
trop faibles, on arriverait à un résu
conforme à cette opinion. Voyons si v
tablement il y a quelque lieu de redou
cette déflagration pulmonaire, dont
blent nous menacer quelques physi
gistes, si nous ne réléguons pas hor
poumon, si nous ne transportons
avec eux dans la grande circulation
combinaisons de l'oxygène atmosph
que. — Admettons donc, — Que le n
bre des contractions du cœur étan
72 par minute, celui des inspirations
de 18.; — Qu'à chaque inspiration il
tre dans les poumons 693 centim. et
millim. cub. (35 p.) d'air atmospériq
— Que les 0,22^{cs} de cet air soient du
oxygène ; — Que la moitié de ce gaz
consommée dans les poumons, et
ployée à former d'abord uniquement
l'acide carbonique, puis de l'acide c
bonique et de l'eau tout à la fois ; — Q
la vapeur aqueuse qui s'exhale des p
mons soit de 636 milligram. (12 grai
par minute ; — Enfin, que la quantité
sang qui traverse les poumons penda
une minute, soit de 3913 gram. et 1
milligram. (8 liv.) — Évaluation plu
trop faible que trop forte, puisqu'e
supposant que le ventricule droit c
tienne seulement 61 gram. et 143 m
gram. (2 onc.) de sang, qu'il se contra
72 fois par minute, et qu'à chaque s
tole il se vide complètement, il pou
rait dans les poumons 4402 gram. et
milligram. (144 onc. ou 9 liv.) de s
par minute ; — Et calculons quel surcr
de température pourrait donner à
sang le calorique qui se dégagerait d
moitié du gaz oxygène inspiré, si ce
se combinait immédiatement dans
poumons.

Supposons d'abord qu'il ne forme
de l'acide carbonique. — Puisque le n
bre des inspirations est de 18 par
nute, qu'à chaque inspiration il e
693 cent. et 588 millim. c. (35 p.) d'
atmosphérique dans les poumons, et
les 0,22^{es} de cet air sont du gaz oxygè
il entre à chaque minute dans les p
mons 2746 centim. et 607 millim. c
(138,6 p.) de gaz oxygène. La moitié
ce gaz pèse 1839 millim. (34,65 g
½ grain le pouce cube) et doit être e
ployée à former de l'acide carboni
Mais puisque 72 parties en poids de
oxygène, forment 100 parties d'acide c
bonique, 1839 milligram. (34,65 gra
en doivent former 2554 milligr. (4

ans), dont le volume est à celui de l'air atmosphérique inspiré, comme 11 à 100 : rapport qui est précisément celui qu'indique Goodwin, et qui est plus que double de celui qu'a trouvé Menzies. Selon Lavoisier, il se dégage, pendant la formation, de 489 gram. et 146 milligram. (1 liv.) d'acide carbonique, une quantité de calorique capable de fondre 27 liv. de glace, que, pour éviter la multiplicité des chiffres que donneraient les comparaisons des poids, nous considérerons comme autant de parties dont chacune a une valeur déterminée de 489 gram. 146 milligram. Il doit donc s'en dégager pendant la formation de 2547 millig. (48 grains en négligeant la fraction) d'acide carbonique une quantité qui ferait fondre 0,1406 part. de glace. Une portion du calorique ainsi dégagé est enlevée par la vapeur et par les gaz expirés qui se mettent à la température du poumon. Suivant le doct. Watt, 151 gram. et 512 mill. (4,956 onc.) d'eau absorbent, tant pour se maintenir sous forme de vapeur, que pour rendre la température du poumon, une quantité de calorique capable de fondre 0,19 part. de glace, 636 milligr. (12 gr.) d'eau, en absorbant donc, dans les mêmes circonstances, une quantité capable de fondre 0,016 part. de glace. Le même doct. Watt estime que le gaz acide carbonique, et les gaz résidus de la respiration, enlèvent et dissipent sous forme de chaleur sensible, dans l'espace de vingt-quatre heures, une quantité de calorique qui ferait fondre 20,9262 part. de glace ; ils en enlèvent donc chaque minute une quantité capable de fondre 0,014 part. de glace. Cette dernière évaluation convient spécialement aux données du doct. Menzies ; d'après celles que j'admets, les gaz expirés étant un peu plus considérables, ils doivent enlever une plus grande quantité de calorique ; mais la différence est trop petite pour mériter d'être calculée. Elle ne serait d'ailleurs qu'à mon avantage. — La quantité de calorique qu'enlèvent tant la vapeur aqueuse que les gaz expirés, étant donc exprimée par 0,016 d'une part, et par 6,014 de l'autre, si on déduit que leur somme 1,03 de 0,1406 que nous avons trouvée pour l'expression de tout ce qui se dégage de calorique pendant la formation de l'acide carbonique ; le reste 0,11 indique la quantité de glace que ferait fondre le calorique qui demeure dans les poumons, et se fixe dans

le sang à chaque minute. Il ne reste plus qu'à connaître la température que pourrait donner ce calorique à 3913 gram., et 168 milligram. (8 liv.) de sang. Or, suivant Lavoisier, une partie de glace (c'est-à-dire 1 liv.) à zéro, absorbe pour se fondre une quantité de calorique capable d'élever 489 gram. et 146 milligr. (1 liv.) d'eau de zéro à 60 degrés, échelle de Réaumur ; 0,11 part. de glace doivent donc en absorber une quantité capable d'élever la même quantité d'eau de zéro à 6,6 deg., ou plus généralement d'augmenter de 6,6 deg. la température de cette eau, en supposant, comme on le fait pour l'ordinaire, qu'un corps qui ne change ni de nature ni d'état, conserve la même capacité calorimétrique à toutes les températures, capable par conséquent d'augmenter de 0,82 d. celle de 3913 gram. et 168 milligr. (8 liv.) d'eau. Mais, d'après le doct. Crawford, l'eau et le sang veineux ont des capacités pour le calorique, qui sont : : 1000 : 892. La température que peut donner à deux corps une même quantité de calorique, étant, en raison inverse de leurs capacités, celle que prendraient 3913 gram. et 168 milligr. (8 liv.) de sang par le calorique en question, se détermine donc par cette proportion, 892 : 1000 : : 0,82 : $x = 891$. Ainsi, le calorique que laisserait dégager en formant de l'acide carbonique la moitié du gaz oxygène inspiré dans un temps donné, ne pourrait élever que 0,91es deg. la température du sang veineux qui traverserait les poumons dans le même temps, et partant celle du même sang devenu artériel s'il conservait la capacité veineuse. — Cherchons maintenant qu'elle augmentation subirait la température du sang dans les poumons, s'il y avait, à la fois, formation d'eau et d'acide carbonique : circonstance dont il est d'autant plus important de nous occuper, que c'est particulièrement de la formation de l'eau que plusieurs physiologistes semblent redouter un trop grand dégagement de calorique.

Supposons donc qu'une partie des 1839 milligr. (34,65 grains) d'oxygène qui sont consommés chaque minute dans les poumons, soit employée à former de l'eau ; supposons même toute l'eau qui est entraînée par l'expiration, et que nous avons évaluée à 636 milligr. (12 grains) par minute, soit produite de cette manière. Les expériences de Lavoisier nous apprennent qu'il se dégage, pendant la formation, de 489 gr. et 146 milligr. (1 liv.) d'eau, une quantité de calorique capable de fondre 41,338 part. de glace. Celle qui se dégagerait pendant la formation de 636 milligr. (12 grains) d'eau, en pourrait donc fondre 0,0577 part., et même un peu moins; car Lavoisier ayant employé, dans ses expériences de l'hydrogène à l'état de gaz, tout le calorique qui donnait à cet hydrogène la forme gazeuse, et qui s'est mis en liberté pendant la formation de l'eau, doit être en moins dans les poumons où l'hydrogène, dont se forme l'eau, n'est pas à l'état de gaz.—Puisqu'il entre 85 parties en poids d'oxygène dans 100 parties d'eau, il en doit entrer 541 (110,12 grains) dans 636 millig. (12 grains) d'eau. Il n'en restera donc, pour former de l'acide carbonique, que 1298 milligr. (24,45 grains) lesquels en formeront 1799 millig. (33,9 grains), en abandonnant une quantité de calorique capable de fondre 0,0993 part. de glace. Si on ajoute à ce calorique celui qui se dégage pendant la formation des 636 millig. (12 grains) d'eau, leur somme pourrait fondre 0,157 part. de glace; mais il faut retrancher de cette somme toute celle qui s'en échappe pendant l'expiration, et dont la quantité est sensiblement la même dans ce cas-ci que dans le précédent, où nous supposions qu'il ne se formait que de l'acide carbonique : quantité que nous avons représentée par la fusion de 0,03 part. de glace. Ce qui reste dans les poumons, de tout le calorique fourni, tant par la formation de l'eau que par celle de l'acide carbonique, pourrait donc fondre 0,127 part. de glace. Mais puisque nous avons trouvé précédemment que la température de 3913 gram. et 168 milligr. (8 liv.) de sang veineux serait augmentée de 0,91 degrés par une quantité de calorique, comme 0,11; elle le serait de 1,05 deg. par une quantité de calorique, comme 0,127. Ainsi le calorique qu'abandonnerait la moitié du gaz oxygène, inspiré dans un temps donné pour former à la fois de l'eau et de l'acide carbonique, ne pourrait élever que de 1,05 deg. la température du sang veineux qui traverserait les poumons dans le même temps, et par conséquent celle du même sang devenu artériel, s'il conservait la capacité veineuse.—Résumons en peu de mots tous ces calculs :

Ier CAS. *La moitié du gaz oxygène inspiré, n'est employée qu'à former de l'acide carbonique.* — 18 inspirations,

contenant chacune 693 centim. et 5 millim. cub. (35 pouces) d'air atmosphérique, dont les 0,22es sont du gaz oxygène font entrer à chaque minute dans les poumons 2746 centim. et 697 millim. c. (138,6 pouces) de gaz oxygène.—La moitié de ce gaz, ou 1373 centim. et millim. cub. (69,3 pouces), pèse 1 milligram. (34,65 grains), et contribue former 2,547 millig. (48 gr.) d'acide carbonique, en laissant dégager une quantité de calorique représentée par 0

Si l'on retranche de ce calorique celui qui se dissipe pendant les expirations, et qui a pour expression. 0

Le reste. 0
pourrait augmenter
    de 6,6 deg. la température
        489 gram. et 1
        milligram. (1 liv.)
        d'eau ;
    de 0,82, celle de 3913 gram.
        168 millig. (8 liv.)
        d'eau ;
    de 0,91, celle d'une égale
        quantité de sang
        veineux.

IIe CAS. *La moitié du gaz oxygène inspiré, évaluée comme dans le premier cas à 1,839 milligr. (34,65 gr.) par minute, contribue à former tout à la fois de l'eau et de l'acide carbonique.—L*es 636 milligr. (12 gr.) d'eau expirés chaque minute, ont besoin, pour se former de 541 milligr. (10,2 gr.) d'oxygène, dégagent, en se formant, une quantité de calorique qui est comme . . 0,055

Si on ajoute à ce calorique celui que les 1298 millig. (24,45 gr.) de gaz oxygène restant abandonnent pour entrer dans la composition de 1799 millig. (33,9 gr.) d'acide carbonique et qui est comme 0,09

et si de leur somme. . . . . 0,15 on retranche celui qui se perd pendant les expirations et qui est encore ici représenté par . . 0,

le reste a pour expression. . . 0,1 et pourrait augmenter de 1,05 deg. la température de 3913 gram. et 168 millig. (8 liv.) de sang veineux. — Concluons donc que *la plus haute température que les combinaisons de l'oxygène atmosphérique puissent donner au sang dans les poumons, est de 1,05 deg. de Réaumur.* — Ces calculs sont imités du docteur Menzies. J'ai cru devoir les refaire ici tout au long, attendu que les données que j'ai admises, sont beaucoup plus sûres que celles du médecin anglais. La marche que j'ai suivie est d'ailleurs un peu différente de la sienne. Au lieu de chercher comme lui à déterminer quelle est précisément la quantité de calorique qui se dégage dans les poumons, j'ai seulement voulu connaître quel en pouvait être le *maximum*. Car, en examinant les choses d'après l'état actuel de nos connaissances, je regarde les deux résultats que j'ai obtenus, et surtout le dernier comme le *maximum* de température que la respiration puisse ajouter au sang. En effet, la donnée principale, celle d'où dépend spécialement l'augmentation de température dans les poumons, est la quantité de gaz oxygène qui se combine. J'ai évalué cette quantité à la moitié de celle inspirée : évaluation indubitablement trop forte. Elle est supérieure à celle admise ordinairement par les physiologistes, excepté Goodwin, et toutes les mesures de gaz inspirés et expirés, paraissent être erronées. Il est possible même que l'évaluation des autres physiologistes, quoique plus faible que celle d'après laquelle j'ai calculé, soit encore trop forte. L'erreur est ici très-facile. Un homme qui fait de l'exercice, ou qui parle depuis un certain temps, expire un air très-peu vicié, et il ne trouble que faiblement l'eau de chaux ; tandis que, si cet homme fût resté tranquille et dans le silence, l'air qui de ses poumons aurait troublé davantage l'eau de chaux, et l'aurait même troublée d'autant plus, à volume égal, si l'expiration auraité été plus profonde. Il est évident que, dans ce dernier cas, tout l'acide carbonique expiré n'est pas le produit d'une seule inspiration, et que ; pour peu que l'expiration ait été profonde, on évalue trop haut le degré d'altération de l'air inspiré. — Une autre supposition qui contribue à rendre le dernier résultat trop fort, est que toute l'eau expirée se forme dans les poumons ; tandis qu'il est généralement reçu qu'une partie de cette eau s'échappe du sang par transpiration. Il est même plus que probable qu'elle provient toute de cette source, et qu'il ne s'en forme point du tout dans les poumons.

Nonobstant tout cela, et malgré qu'on calcule d'après toutes les données de la chimie sur les quantités de calorique qui se dégagent pendant les différentes combinaisons de l'oxygène ; malgré qu'on sup-

pute le plus exactement possible tout ce qui se perd du calorique dégagé et tout ce qui en reste dans les poumons ; enfin, malgré qu'on néglige toute différence de capacité calorimétrique, entre le sang artériel et le sang veineux, à peine peut-on trouver que la température du sang artériel surpasse d'un degré celle du sang veineux. Et il est évident que quoique les poumons soient le foyer permanent du calorique qui se dégage, ils ne peuvent pas prendre une température plus élevée que celle du sang, qui ne fait que les traverser. Baignés d'un côté, et dans tous leurs points, par ce sang, en contact de l'autre avec une vapeur qui s'en exhale, ils ont nécessairement la même température que ce liquide et que cette vapeur. — Je viens de dire que j'ai négligé à dessein toute différence entre la capacité calorimétrique du sang veineux et celle du sang artériel. On ne peut guère douter néanmoins qu'il n'en existe une. Plusieurs considérations l'indiquent. Elle paraît d'ailleurs avoir été constatée par des expériences. Le docteur Crawford a même essayé d'en déterminer le quantum. Il a trouvé que la capacité du sang veineux est à celle du sang artériel : : 100 : 115. Différence assez grande pour opérer des réductions notables dans les températures, et, qu'en conséquence, il n'est pas permis de négliger. Aussi le docteur Menzies s'est-il gardé de l'omettre. Mais il est tombé à cet égard dans une étrange erreur. C'est que, tout en admettant le rapport indiqué par le docteur Crawford, il n'en a tenu compte que pour calculer l'effet thermométrique que doit produire sur le sang artériel le calorique dégagé par la respiration. Et quant à celui que contenait déjà le sang veineux, en entrant dans les poumons, et qui déterminait sa température, il a supposé, ou il paraît avoir supposé qu'il pouvait encore élever au même degré la température de ce sang devenu artériel, c'est-à-dire qu'il pouvait remplir au même niveau des capacités si différentes. — Voyons donc ce que doit devenir dans la capacité artérielle, telle qu'elle a été déterminée par le docteur Crawford, non pas seulement le surcroît de température que la respiration peut donner au sang veineux, mais toute la température qu'avait ce sang, augmentée de celle qu'il peut recevoir dans les poumons. — Nous avons trouvé que quand il se forme à la fois de l'eau et de l'acide carbonique dans les poumons, la température du sang veineux pourrait être augmentée de 1,05 degrés. Supposons que la température de ce sang soit de 30 degrés avant qu'il subisse l'action pulmonaire, elle serait donc de 31,05 degrés après avoir reçu le calorique que cette action pourrait lui donner. Pour déterminer ce qu'elle devient dans le sang artériel, par la différence de capacité, on établit cette proportion : $115 : 100 : : 31,05 : x = 27$ deg. Nous sommes donc amenés à cette conclusion, que si le sang veineux a une température de 30 degrés avant de subir l'action pulmonaire, celle qu'il aura après l'avoir subie et en avoir reçu tout le calorique qu'elle peut lui fournir, loin d'être augmentée, sera au contraire diminuée de plusieurs degrés. La diminution doit même être plus grande encore que celle que je viens de trouver. Car, en cherchant à la déterminer, je n'ai pu éviter de commettre une erreur analogue à celle du docteur Menzies. En effet, je n'ai ramené à la capacité artérielle que la quantité de calorique que contient le sang veineux au-dessus du zéro ; et j'ai supposé que tout ce qu'il en contient au-dessous, monte au même niveau dans les deux capacités, et qu'il peut élever à zéro la température de l'un comme de l'autre sang. Autrement, j'ai calculé comme si le zéro du thermomètre répondait à zéro de calorique. Or, ces deux termes n'ont rien de commun. Le zéro de calorique est un terme inconnu, inassignable. Le zéro du thermomètre n'est qu'un terme de convention, un point de départ pour la graduation, au-dessous comme au-dessus duquel le thermomètre fait sa fonction, et partant indique la présence du calorique. Pour connaître avec précision ce que devient la température du sang veineux dans la capacité artérielle, il faudrait avoir un thermomètre dans lequel ces deux termes coïncidassent. On pourrait, à l'aide d'un pareil instrument, établir cette proportion : $115 : 100 : :$ la température à laquelle est élevé le sang veineux, par tout ce qu'il contient de calorique non combiné, est à celle à laquelle serait élevé, par cette même quantité de calorique, ce même sang devenu artériel. Il est évident qu'elle donnerait pour quatrième terme, une température inférieure, et peut-être même de beaucoup, à celle de 27 deg. Résultat qui ne cadre guère avec les idées reçues, touchant l'influence de la respiration sur la chaleur du sang, mais qui dérive nécessairement de toutes les données relatives à cette

fonction. Si le docteur Menzies [a] trouvé un opposé, c'est qu'il n'a pas [...] toute l'attention convenable à une d[...] données, et qu'il ne l'a pas prise d[...] toute sa latitude. Aussi cette inexactit[...] rend-elle erronées les deux princip[...] conséquences qu'il a déduites de tout [...] travail sur la respiration : l'une, [...] l'augmentation de température que [...] sang artériel acquiert dans les poum[...] est un des principaux stimulus des cav[...] gauches du cœur ; l'autre, que c'est [...] cette même augmentation de températ[...] que la chaleur de tout le corps est ren[...] velée et entretenue. Il peut être v[...] que la chaleur animale ne soit entrete[...] que par le calorique que la respirat[...] fixe dans le sang artériel ; mais il ne l[...] pas qu'elle le soit par l'augmentation [...] température en question, ou du mo[...] ses données ne l'autorisaient point à [...] conclure.

J'ai encore omis, dans les calculs p[ré]cédents, une circonstance fort imp[or]tante, et dont on ne peut s'empêcher [...] tenir compte ; je veux parler de la qua[n]tité de calorique qu'absorbe un corps [...] prenant une capacité plus grande. A [...] vérité, le docteur Crawford n'a attrib[...] cette absorption qu'à ce que la capac[...] devenue plus grande a besoin d'u[...] quantité de calorique plus considéra[...] pour être remplie depuis zéro de calo[...] que, jusqu'au degré que se trouve av[...] le corps au moment où il change de c[...] pacité. Dans ce sens, cette absorption [...] serait point une circonstance à part ; e[...] se trouverait calculée par la même pr[...] portion qui déterminerait l'effet que p[ro]duit sur la température l'augmentati[on] de capacité. Mais les chimistes franç[ais] ne partagent pas cette opinion. Ils o[nt] établi que, pendant l'augmentation [...] capacité, une certaine quantité de calo[ri]que se combine avec le corps qui la subi[t] en devient partie constituante, et ces[...] de marquer au thermomètre. Je sais bi[en] que c'est particulièrement dans le cas [...] l'augmentation de capacité est produi[t] par ce qu'ils appellent un changeme[nt] d'état, c'est-à-dire par le passage de l'[é]tat solide à l'état liquide, de l'état liqui[de] à celui de fluide élastique, qu'ils ont a[d]mis cette combinaison de calorique. Ma[is] si l'on examine les raisons qu'ils en do[n]nent pour ces cas, on conviendra qu'u[ne] pareille combinaison doit avoir lieu da[ns] tous les autres cas de changement de c[a]pacité, et qu'il est indifférent à cet éga[rd] que les corps changent d'état, ou qu'[...]

servant le même état ils changent seulement de nature. En un mot, ce paraît être un axiome dans la théorie du calorique, que tout corps, dont la capacité calorimétrique augmente dans quelque circonstance et par quelque cause que ce soit, absorbe, pour prendre cette augmentation, une certaine quantité de calorique qu'il ne contient pas à l'état d'interposition, pour me servir des expressions de M. Séguin, mais à l'état de combinaison. C'est ainsi que de la glace à zéro absorbe en se fondant, c'est-à-dire en prenant la capacité de l'eau, tout le calorique nécessaire pour élever de zéro à 60 degrés, la température d'une égale quantité d'eau, et qu'après cette absorption, elle se trouve encore être à zéro; quoiqu'à vrai dire, tout ce calorique ne se combine pas avec la glace pour lui donner la capacité de l'eau, mais qu'une partie serve à remplir l'augmentation de capacité une fois opérée. Car il est indispensable de concilier l'opinion du docteur Crawford avec celle des chimistes français. On ne peut pas apprécier quelle portion du calorique absorbé reste simplement interposée, et quelle portion se combine. Mais cela est indifférent pour notre objet, puisque nous voulons seulement connaître la quantité totale qu'en absorbe le changement de capacité. Bornons-nous donc ici à répéter, qu'une partie de glace absorbe uniquement, pour se fondre, tout le calorique nécessaire pour augmenter de 60 degrés la température d'une égale quantité d'eau, sans nous embarrasser de ce que devient ce calorique après son absorption. Mais, suivant Kirwan, la capacité de la glace est à celle de l'eau : : 9 : 10, c'est-à-dire : : 100 : 111. Et nous avons dit précédemment que, suivant Crawford, la capacité du sang veineux est à celle du sang artériel : : 100 : 115. Si donc la quantité de calorique qu'absorbe un corps en changeant de capacité était proportionnelle à la différence qui existe entre les deux capacités qui se changent l'une dans l'autre, le sang veineux devrait en absorber beaucoup plus pour prendre la capacité artérielle, que ne fait la glace pour prendre la capacité de l'eau. Le calcul donne qu'il devrait en absorber tout ce qu'il faudrait pour augmenter de 81,81 degrés, la température d'une égale quantité d'eau, et de 79,43 degrés, celle d'une égale quantité de sang artériel, la capacité de l'eau étant à celle du sang artériel : : 100 : 103. — Véritablement, je ne

sais où prendre l'énorme quantité de calorique nécessaire pour assouvir une pareille avidité; car on voit bien que les 0,91es, et les 1,05es de degré que nous avons trouvés pour résultat des combinaisons pulmonaires, ne seraient que de très-chétifs morceaux pour un si terrible appétit, et que toute la température qu'ont les poumons au-dessus de zéro, serait elle-même insuffisante. Ainsi, pendant que plusieurs physiologistes veulent transporter hors du poumon, les combinaisons de l'oxygène atmosphérique, pour prévenir la déflagration, l'examen de tout ce qui se passe dans ces combinaisons nous fait connaître que ce n'est réellement pas de ce côté que se trouve le danger, et que c'est, au contraire, la congélation que nous avons à redouter. En effet, si l'on ne tient compte d'aucune différence de capacité entre le sang artériel et le sang veineux, on trouve, à la vérité, que le premier reçoit dans les poumons une augmentation de température. Mais cette augmentation ne va qu'à un degré; encore pour la trouver faut-il exagérer la plupart des données. Or, ce degré de température, loin de pouvoir être considéré par les physiologistes comme nuisible dans la poitrine, est même inférieur à la différence que plusieurs d'entre eux admettent, et admettent d'après l'expérience, entre la température du sang veineux et celle du sang artériel. Mais si l'on admet, et il ne paraît pas possible de s'en dispenser, si l'on admet dis-je, une différence de capacité entre les deux sangs, on trouve que la respiration, loin d'augmenter la température du sang artériel, la rendrait inférieure de plusieurs degrés à celle du sang veineux, quand bien même tout le calorique de celui-ci, en passant d'une capacité dans l'autre, continuerait d'être simplement interposé. Mais, comme toute augmentation de capacité produit une absorption de calorique, dont une grande partie passe à l'état de combinaison; si l'on suppute cette absorption d'après les données actuelles, on trouve qu'elle pourrait amener les poumons au-dessous du degré de la congélation. — J'aurai donc assez beau jeu pour soutenir qu'un des usages de la respiration, est de diminuer la température du sang veineux au moment où il devient artériel. Et il me semble que les partisans de l'opinion contraire en seraient quittes à fort bon marché, si je leur demandais seulement que cette diminution fût de deux degrés; d'autant plus qu'à l'appareil des calculs je pourrais ajouter d'autres preuves. Je rappellerais, par exemple, que dans les lieux où l'on respire mal, et où l'air n'est pas renouvelé, on ressent en soi une chaleur incommode que dissipe la respiration d'un air libre et pur. Je ferais remarquer aussi la chaleur des cadavres dans certaines asphyxies. Puis, je ferais intervenir l'opinion de nos devanciers qui voulaient qu'un des principaux usages de la respiration fût de rafraîchir le sang. Enfin, une circonstance très-précieuse, et que je ferais valoir de mon mieux, c'est que je pourrais réunir dans mon opinion celle des anciens et des modernes, en faisant voir que le poumon est tout à la fois le réfrigérent du sang et le foyer de la chaleur animale.—Mais au lieu de m'embarquer ici dans des paradoxes étrangers à mon sujet, je conviendrai que les calculs précédents, comme presque tous ceux de ce genre, quoique fort bons pour combattre des opinions vagues et hypothétiques, ne le sont pas pour nous faire connaître au juste ce qui est. Et après les avoir employés inutilement à réfuter une erreur, ce serait en commettre une autre que de prendre leurs résultats pour l'expression exacte de ce qui se passe réellement dans la nature. Je le disais au commencement de ce paragraphe : toutes les données relatives à la respiration sont incertaines ; et par conséquent tous les résultats auxquels elles conduisent ne peuvent être considérés que comme des probabilités plus ou moins éloignées de la vérité. Parmi ces données, il faut surtout distinguer le rapport indiqué par le docteur Crawford entre les capacités artérielles et veineuses : rapport qui donne un caractère d'exagération à tous les produits dans lesquels il entre comme facteur. Ce qui suffirait pour prouver qu'il est erroné, quand on ne saurait pas d'ailleurs que la méthode d'après laquelle il a été déterminé est essentiellement défectueuse. C'est une fort belle découverte en physiologie, que celle de la différence de capacité entre les sangs artériel et veineux. Mais il faut ne l'admettre que comme un fait dont le *quantum* n'est point déterminé, et ne le sera vraisemblablement jamais. Tout ce qu'on peut faire, c'est de hasarder quelques conjectures sur cette détermination. Ainsi, dans l'hypothèse que la respiration peut augmenter d'un degré la température du sang veineux en le portant de 30 à 31 deg., et que ces 31 deg. sont ramenés dere-

chef à 30 par la capacité artérielle, les deux capacités seraient entre elles : : 100 : 103, en ne tenant compte ni du calorique que contient le sang veineux au-dessous du zéro thermométrique, ni de celui qui se combine pendant le changement de capacité. Mais comme il n'est pas possible de négliger ces deux quantités de calorique, il est manifeste que ce rapport est trop grand, et je doute si celui de 100 à 101 ne l'est pas lui-même.

Quand on est obligé de corriger, de rapetisser ainsi les données, pour ne pas trouver la température du sang artériel inférieure à celle du sang veineux, conçoit à peine comment divers auteurs ont pu annoncer, et annoncer d'après des expériences thermométriques, qu'elle est supérieure de deux degrés. On m'objectera que tous les raisonnements doivent se taire devant les faits, et que quand le thermomètre atteste que cette différence existe, on doit l'en croire, nonobstant toute supputation contraire. Je suis fort éloigné de récuser le témoignage du thermomètre, mais on me permettra de faire observer qu'en pareille matière, cet instrument peut fort aisément devenir un faux témoin. Il n'est pas du tout facile de déterminer avec précision la température qu'a le sang dans tel ou tel vaisseau. Si l'on ne se sert pas de l'instrument le plus propre à faire promptement sa fonction, c'est-à-dire d'un thermomètre à mercure, construit sur les plus petites dimensions, et si l'on ne prend pas garde que suivant la vitesse avec laquelle le sang circule, suivant l'épaisseur des tuniques du vaisseau et suivant son diamètre, le thermomètre doit remplir sa fonction plus ou moins promptement, et le sang perdre plus ou moins de sa température pendant qu'il la remplit, surtout si la température atmosphérique est un peu basse ; on pourra fort bien se tromper d'un ou deux degrés sur trente, et croire que le sang de tel vaisseau est plus chaud de cette quantité que celui de tel autre, quoique l'un et l'autre soient réellement à la même température. Aussi les auteurs qui ont tenté des expériences de cette nature sont-ils peu d'accord entre eux. Les causes d'erreur dont je viens de parler expliquent assez pourquoi c'est le sang veineux que plusieurs ont trouvé moins chaud. Ce n'est point, à la vérité, en plongeant le thermomètre dans les troncs artériels et veineux que Schwencke a observé la différence de température de leurs sangs ; mais sa méthode, qui consis-

à remplir deux vases, l'un du sang re- de la carotide, l'autre de celui retiré de la jugulaire, est manifestement plus défectueuse. A quoi il faut ajouter que les thermomètres étaient construits sur des dimensions beaucoup trop grandes. Ce n'est pas que je veuille dire que le sang contenu dans les veines extérieures ne puisse pas avoir une température infé- rieure. Mais, sauf les cas où il se fait à la surface du corps une grande et subite soustraction de calorique, ce sang, en se mêlant à celui des veines intérieures et en traversant les grandes cavités pour arriver au cœur, doit reprendre, avant d'y arriver, la température de ces cavi- tés, c'est-à-dire la température artérielle. La vitesse peu considérable, le peu d'é- paisseur des tuniques veineuses, les os- cillations qu'il éprouve dans les deux vei- nes caves, et peut-être encore quelques autres causes dont il serait déplacé de faire mention ici, lui en donnent la faci- lité. En un mot, il n'est point du tout probable que le sang des veines intérieu- res et celui de l'artère pulmonaire aient, comme le veulent plusieurs physiologis- tes, une température inférieure à celle du sang artériel. — Il résulte de là que ce n'est point par un excès de température que le sang artériel renouvelle et entre- tient la chaleur du corps. Ce mode de re- nouvellement serait sujet à bien des dif- ficultés dans le détail desquelles je ne puis pas entrer, mais qui sont levées par le changement de capacité. On conçoit très-bien que le sang, en prenant dans les poumons une capacité plus grande, peut se charger du calorique que dégage la respiration sans augmenter de tempéra- ture, et qu'arrivé aux extrémités capil- laires de la grande circulation, il doit, en y reprenant la capacité veineuse, abandonner tout le calorique pris dans les poumons. Cette théorie simple et lumi- neuse que je ne puis qu'indiquer ici, a été exposée dès 1790 par M. Seguin, et n'a peut-être point assez fixé l'attention des physiologistes. M. Seguin attribuait particulièrement le changement de capa- cité qu'éprouve le sang dans les poumons à la soustraction d'une certaine quantité d'hydrogène carbonné, et celui qu'il trouve dans les extrémités capillaires de la grande circulation à une absorption de la même substance. C'était pénétrer trop avant dans les causes et gâter une bonne théorie par une étiologie vicieuse. Il est très-douteux que le sang perde tout son hydrogène dans les poumons ; il

l'est encore plus, il est même tout-à-fait invraisemblable qu'il reprenne ni hydro- gène ni carbone dans les extrémités ca- pillaires de la grande circulation. Il change de capacité dans ces dernières par- ties, parce qu'il y devient veineux, et il y devient veineux par des causes qui va- rient comme les organes auxquels il se distribue, et qui font sans doute qu'au sortir de ces organes les sangs veineux ont entre eux des capacités différentes. Quant à l'augmentation de capacité que prend le sang en traversant les poumons, elle dé- pend du changement intime qu'il y su- bit dans sa composition ; changement en- core inapprécié, mais qu'on ne peut pas attribuer uniquement à une soustraction d'hydrogène carboné. Contentons-nous des faits qui sont à notre portée, quand nous ne pouvons pas aller plus loin, et ne nous croyons pas sans cesse obligés d'en développer toutes les causes, de peur que des étiologies trop hasardées ne jettent du louche sur les faits eux-mêmes. —Mais ces questions s'éloignent de mon sujet. Je ne dois pas oublier que je ne suis entré dans toute cette discussion sur la respiration que pour rechercher si les combinaisons de l'oxygène atmosphérique peuvent s'opérer immédiatement dans les poumons, et notamment si elles peuvent s'y opérer sans produire une chaleur in- compatible avec la santé. Il me semble que l'affirmative résulte assez clairement de tous les détails dans lesquels je suis en- tré. J'ajouterai pourtant encore quelques considérations. — Il est indubitable que le sang ne devient artériel dans les pou- mons qu'en y subissant des combinaisons chimiques, et que l'action du gaz oxygène atmosphérique est en quelque sorte l'âme de ces combinaisons. Mais comment ce gaz pourrait-il les déterminer en ne fai- sant que se dissoudre dans le sang, et sans éprouver lui-même une véritable combinaison? Cela ne paraît point s'ac- corder avec les notions que nous donne la chimie de la manière dont les corps agissent les uns sur les autres. Veut-on qu'il se combine réellement, mais que la combinaison n'aille pas jusqu'à former l'acide carbonique! Cette combinaison, quelle qu'elle soit, ne peut pas avoir lieu sans que l'oxygène abandonne le calori- que qui le tenait à l'état de gaz, et il reste à savoir si ce calorique n'égalerait pas en quantité celui qui se dégagerait pendant la formation de l'acide carboni- que.—Cependant on cite une expérience pour prouver que réellement le gaz oxy-

gène peut, sans se combiner immédiatement, faire prendre au sang veineux le caractère artériel. Elle consiste à mettre dans
un vase du sang veineux en contact avec
du gaz oxygène. On assure que ce sang
prend la couleur artérielle bien avant qu'il
s'en soit dégagé de l'acide carbonique.
Tout ce qu'on peut conclure de là c'est que
le dégagement de l'acide carbonique n'est
pas essentiel à la coloration du sang, ce dont
on ne doute plus d'après la belle découverte
de M. Fourcroy sur le rôle que joue
le phosphate de fer dans cette coloration.
Mais cette expérience ne nous apprend
pas ce que devient le gaz oxygène qui est
absorbé au moment de la coloration du
sang, s'il ne fait d'abord que se dissoudre ou s'il se décompose pour se combiner d'une manière quelconque. Elle ne
nous apprend même pas s'il se forme ou
non de l'acide carbonique dès le premier
instant. Car, malgré qu'il ne s'en dégage
point d'abord, il pourrait s'en être formé
qui restât dissous dans le sang, jusqu'à
ce que sa quantité ou l'agitation du vase
le fît se dégager ; tandis que dans les
poumons, la température, la vitesse du
sang, l'affinité de l'acide pour la vapeur
aqueuse, pourraient l'obliger à se dégager dès le moment de sa formation. Enfin,
quand il serait vrai que dans cette expérience il ne se forme point d'acide carbonique au moment où le sang change
de couleur, en pourrait-on inférer qu'il
ne s'en forme point immédiatement dans
les poumons? Les circonstances du contact du gaz oxygène avec le sang sont-elles les mêmes dans les deux cas? Y a-t-il
dans l'un comme dans l'autre un organe
destiné à présenter au gaz oxygène les éléments du sang dans un certain état d'atté-
nuation, d'isolement, doués d'une certaine température, d'une certaine vitesse,
etc.? Et la chimie a-t-elle démontré qu'une
différence dans toutes ces circonstances
n'en peut occasionner aucune dans les
combinaisons? En vérité c'est une chose
étonnante que cette facilité avec laquelle
on cite en preuve de ce qui se passe dans
les fonctions les plus compliquées des expériences qui n'ont presque aucun rapport avec ces fonctions. Tout indique que
ce qui se passe entre du gaz oxygène et
du sang veineux que l'on a mis dans un
vase ne représente point du tout ce qui
se passe dans le poumon, et que la similitude dans la couleur produite n'annonce
point une identité parfaite dans les résultats. Si cette vérité avait besoin de nouvelles preuves, je citerais les expériences

qu'a faites M. Chaussier sur les asphy[xies]
produites par les gaz carboneux et hydr[o-]
gène carboné, et desquelles il résu[lte]
qu'un animal peut être asphyxié, mal[gré]
que son sang continue de prendre u[ne]
belle couleur vermeille en traversant [les]
poumons. Beddoës avait déjà fait cette [ob-]
servation par rapport au gaz hydrog[ène]
carboné.—Au reste, après avoir prou[vé]
autant qu'il était en moi, que nous n'av[ons]
aucune raison pour croire que le gaz o[xy-]
gène atmosphérique ne subit pas imm[é-]
diatement et complètement dans les p[ou-]
mons toutes les combinaisons auxquel[les]
il est destiné ; j'admettrai, si l'on ve[ut,]
qu'il ne fait que s'y dissoudre dans [le]
sang. Mais alors il faudra dire qu'il [est]
de l'essence du sang artériel que le g[az]
oxygène lui soit uni de cette manière, [et]
que ce mode d'union doit persévé[rer]
aussi long-temps que le sang reste ar[té-]
riel. Car il n'est pas possible de croire q[ue]
la nature qui a si bien pris ses mesu[res]
pour ne laisser arriver dans le sang ar[té-]
riel aucune substance sans lui avoir pré[a-]
lablement fait éprouver toutes les mo[di-]
fications capables de lui donner une i[n-]
ocuité convenable, y laisse errer à l'ave[n-]
ture et avec la faculté de se combiner [à]
son gré une substance aussi active, aus[si]
désorganisatrice que l'oxygène. Les co[m-]
binaisons que produirait cette substan[ce]
altèreraient successivement la compos[i-]
tion du sang artériel ; et il est ina[d-]
missible que ces altérations soient ind[if-]
férentes à l'intégrité des fonctions. [Je]
sais bien qu'on peut dire ou plutôt su[p-]
poser qu'en effet elles n'y soient point i[n-]
différentes, et que chaque organe exi[ge]
qu'elles aient lieu à tel degré particuli[er]
dans le sang qu'il reçoit. Puis, on supp[o-]
sera, comme on l'a fait par rapport a[ux]
reins et au cerveau, et comme on aur[ait]
pu le faire avec tout autant de fondeme[nt]
par rapport aux autres organes ; on su[p-]
posera, dis-je, que ce degré dépend [de]
la distance au cœur, et ensuite q[ue]
l'organe qui l'exige est juste à cette d[is-]
tance. Car, tel est d'ordinaire le so[rt]
de toute explication purement hypoth[é-]
tique, que tandis qu'on la croit propr[e à]
lever une difficulté réelle ou apparent[e]
dont on était embarrassé, on voit naî[tre]
de cette explication même d'autres di[ffi-]
cultés, lesquelles ont besoin, pour être [le-]
vées, qu'on imagine successivement [de]
nouvelles hypothèses. Sans m'arrêter d[a-]
vantage à celles-ci, je terminerai tout [ce]
long paragraphe en concluant : que c'[est]
une hypothèse tout-à-fait gratuite d'av[ancer]

pour que l'oxygène atmosphérique ne peut pas former immédiatement de l'acide carbonique dans les poumons, et que si, indépendamment de la formation de cet acide, une portion de l'oxygène inspiré s'unit au sang, ce qui est très-vraisemblable, ce ne doit, ni ne peut être d'une manière graduelle, mais que cette combinaison, quelle qu'elle soit, étant de l'essence du sang artériel, doit subsister telle que l'ont opérée les poumons, jusqu'aux extrémités capillaires de la grande circulation.

§ VII. *Un changement opéré dans le sang par certaines dispositions que prennent les artères avant de pénétrer dans les organes.* — C'est une opinion admise par des savants d'un grand poids, que le sang, avant de pénétrer dans les organes, subit dans les artères qui l'y portent un changement préparatoire et approprié à la fonction qu'il doit remplir dans chacun. — J'ai cherché, avec toute l'attention que m'inspirait l'autorité de ces savants, quelles pourraient être les causes capables d'opérer un pareil changement. Il ne m'a pas été possible d'en découvrir aucune. Je sais fort bien qu'un fait n'encourt pas déchéance du moment que les causes en échappent à nos recherches, et que, malgré l'inutilité des miennes, le changement en question n'en pourrait pas moins être une vérité de fait. Mais au moins cette vérité de fait a dû être admise qu'après avoir été constatée ; et il m'a été impossible de m'assurer qu'elle l'ait jamais été. Tout ce qu'on cite, tant sur l'existence du fait, que sur ses causes, se réduit à des conjectures. — Il m'a semblé que c'était spécialement d'après l'usage qu'on attribuait à certaines sécrétions, qu'on avait été conduit à admettre une qualité particulière dans le sang aux dépens duquel elles s'opèrent. Il est en effet très-difficile et même impossible de concilier l'usage qu'on attribue à la sécrétion de l'urine, par exemple, avec l'identité du sang dans l'artère rénale et dans la carotide interne. Mais, pour pouvoir conclure ainsi d'après l'usage d'une sécrétion, il faudrait être bien assuré qu'elle n'en a point d'autre que celui qu'on lui attribue ; ou tout au moins il faudrait que la conclusion ne donnât pas au sang une qualité non-seulement hypothétique, mais même incompatible avec tout ce qu'on sait sur la circulation. Si, pour expliquer l'usage d'une sécrétion, on est obligé d'admettre, contre toute vraisemblance,

une qualité particulière dans le sang d'où elle provient, et qu'ensuite pour expliquer comment le sang acquiert cette qualité, on soit obligé d'imaginer d'autres raisons plus ou moins improbables, et qui ont à leur tour besoin d'explication, on ne fait évidemment que reculer, que transposer successivement la difficulté. — Les autres considérations dont on appuie l'opinion que j'examine ici, sont l'oxygénation graduelle du sang sur laquelle je me suis suffisamment expliqué dans le paragraphe précédent, et surtout la direction qu'affectent beaucoup d'artères avant de se plonger dans les organes ; direction qu'on suppose avoir pour but de modifier la vitesse et par suite la nature du sang. Ainsi on a remarqué avec Haller, que la plupart des artères qui se distribuent aux muscles, se recourbent sur elles-mêmes avant d'y entrer. On en conclut que cette direction leur a été donnée à dessein par la nature, pour retarder la vitesse du sang et lui faire subir un changement préparatoire et favorable à la sécrétion de la fibrine. A l'appui de cette opinion, on cite comme une preuve remarquable de ce que peut sur le sang la vitesse augmentée ou diminuée, l'exemple de la rate, dans laquelle, dit-on, le sang ne devient veineux que parce qu'il y perd de son mouvement. On cite plus particulièrement encore l'exemple du foie. — On ne peut pas nier que la vitesse avec laquelle le sang arrive dans un organe, n'ait une influence sur la sécrétion qui s'y opère, ou sur l'altération quelconque qu'y éprouve le sang. Le foie et les poumons en fournissent des preuves irréfragables. Le sang nous offre manifestement dans ces deux organes, les deux extrêmes de sa vitesse dans l'économie animale ; et il n'est indubitable que dans chacun elle est en rapport avec la fonction de l'organe. Car, si dans la matière brute et animée où la nature ne dispose pas elle-même les circonstances qui doivent concourir à la production de tel ou tel phénomène, mais agit seulement en raison de celles que le hasard rassemble, les effets sont toujours proportionnels aux causes, et s'il n'est pas une des circonstances concomittantes qui n'ait sa part dans l'effet produit, il serait bien extraordinaire qu'il en fût autrement dans les corps organisés, et que, quand la nature elle-même a tout disposé, tout calculé pour produire un phénomène, quand elle a dû et qu'elle a pu n'employer que les circonstances nécessaires, on pût sans erreur négliger une des circonstances dont est constamment accompagnée la production de ce phénomène. Convenons donc que la vitesse entre comme élément dans l'expression des forces ou des conditions d'où dépendent les altérations que subit le sang dans les divers organes. — Mais un changement survenu dans la vitesse du sang, un simple ralentissement, peut-il seul et sans le concours d'aucun organe ni d'aucune autre circonstance, modifier ce liquide et lui faire éprouver une altération chimique? C'est ce dont on n'administre aucune preuve et qui pourtant en aurait grand besoin. Car on ne doit pas supposer que les principes du sang puissent se séparer pendant ce ralentissement, comme ils feraient pendant un repos total, et encore moins comme ils feraient dans un vase à l'air libre. D'ailleurs je ferai voir dans le paragraphe suivant, que quand ils le pourraient ils n'en auraient pas le temps. — L'exemple de la rate qu'on revendique ici, ne prouve absolument rien. Outre que c'est en général une supposition tout-à-fait gratuite et même tout-à-fait improbable que de borner l'action d'un organe sur le sang à diminuer ou à suspendre le mouvement de ce liquide; la grande quantité de vaisseaux lymphatiques qui sortent de la rate atteste qu'il s'y passe réellement autre chose qu'une simple modification dans le mouvement du sang. Car, quel que soit le fluide que charrient ces vaisseaux, il est clair qu'il est pris aux dépens du sang artériel et qu'il se trouve en moins dans le sang veineux. La rate destinée à former un sang veineux, d'une nature appropriée à un usage déterminé, en mettant en jeu dans un certain ordre, d'une certaine manière, les affinités des principes qui constituent le sang artériel, rejette de ce dernier tout ce qui ne doit pas entrer dans la nouvelle combinaison; et c'est ce rebut qu'emportent les vaisseaux lymphatiques. En général, je ne connais dans l'économie animale aucun cas où le sang change de nature sans avoir rien perdu, ni rien acquis. Partout où il devient veineux, il fait quelque perte au moment où il le devient. On peut m'objecter que Hunter ayant intercepté du sang entre deux ligatures dans l'artère carotide, trouva, au bout de quelques heures, que ce sang était caillé, et qu'il avait l'apparence veineuse. J'ai dit précédemment que la

même expérience avait été faite par d[es] autres auteurs, et que chacun d'eu[x] avait trouvé la preuve qu'il y cherch[a]. On présume bien que Hunter n'a pas [été] moins heureux; mais j'avoue que je [ne] puis apercevoir dans la circulation [au]cun cas analogue. C'est une de ces n[om]breuses expériences qui n'ont aucun s[ens] hors d'elles-mêmes, et dans lesquelle[s] pour toute conclusion, pour toute c[on]séquence, on est réduit à répéter l[e] résultat. Tout ce qu'on peut conclure[,] celle de Hunter, se borne à répéter qu[', en] interceptant du sang entre deux ligatu[res] dans un tronc artériel, on trouve, [au] *bout de quelques heures*, que ce sang [est] caillé et qu'il a l'apparence veineu[se]. Encore ne voudrais-je pas garantir q[ue] ce résultat est constant, et qu'il ne va[rie] pas suivant que les circonstances con[co]mittantes varient elles-mêmes. On p[eut] m'objecter encore que les matériaux e[n]portés par les vaisseaux lymphatiques [de] la rate dans un temps donné, sont [en] trop petite quantité, comparativeme[nt] au sang qui traverse ce viscère dans [le] même temps, pour occasionner dans [le] sang un changement notable. Je r[é]ponds, 1° que ce changement doit s'o[pé]pérer plus facilement à l'aide de cet[te] soustraction quelque petite qu'elle soi[t,] que sans elle; 2° que nous ne savon[s] pas dans quelle proportion le sang ni l[es] autres liquides doivent perdre de leu[rs] principes, pour subir un changeme[nt] notable. Il est vraisemblable que le sa[ng] n'éprouve nulle part une altération au[ssi] considérable que dans les poumons[;] qu'on suppute la perte qu'y font 39[?] gram. et 168 milligram. (8 liv.) de san[g] en passant de l'état veineux à l'état a[r]tériel, on sera étonné de la trouver [si] petite.—Quant à l'exemple du foie, s[ur] lequel on insiste beaucoup, il est vr[ai] que ce viscère reçoit un sang d'une n[a]ture particulière. Mais est-ce donc p[ar] un simple ralentissement de vitesse da[ns] les branches de la veine porte, et par [la] disposition qu'ont ces branches, que [le] sang acquiert cette nature? Pour qu'o[n] pût conclure ainsi du foie à tous les a[u]tres organes, il faudrait que les vai[s]seaux qui portent le sang dans ces der[]niers, eussent une origine et une disp[o]sition analogues à celles qu'a la vei[ne] porte, ou que la veine porte en e[ût] d'analogues à celles qu'ont ces vaisseau[x]. Si, par exemple, la veine porte, au li[eu] d'être formée par des veines, l'était p[ar] des artères, et que le sang eût manifesment dans ces artères, l'apparence et le caractère que nous lui reconnaissons dans la veine porte, on en pourrait conclure que ce caractère dépendrait de la direction et de l'arrangement que prennaient ces artères avant d'entrer dans le foie. Et l'on serait assez bien fondé à étendre cette conclusion à tous les organes, en disant que, par une disposition plus ou moins analogue dans les vaisseaux qu'ils reçoivent, le sang peut acquérir, avant de pénétrer dans leur substance, un caractère approprié à leurs fonctions. Mais rien de tout cela n'a lieu. Si le sang de la veine porte jouit d'une nature particulière, c'est qu'il est devenu veineux en subissant l'action des viscères gastriques. Or, nous n'apercevons point que le sang subisse aucune action analogue, avant de pénétrer dans les autres organes. En un mot, je conçois bien que la sécrétion de la bile peut exiger un sang d'une nature particulière, et que la qualité et l'activité de cette sécrétion, devant être en rapport avec les fonctions du reste du système gastrique, c'est de ce dernier que le foie doit recevoir ce sang. Mais je doute qu'il y ait aucune loi dans l'économie animale, aucune règle dans la logique, qui autorisent à penser que parce qu'un organe a besoin de recevoir un sang d'une matière particulière, et parce qu'il en reçoit en effet de tel en vertu de causes que nous apercevons, tous les autres organes ont de même besoin de recevoir des sangs qui leur soient spécialement appropriés, malgré que rien n'indique un pareil besoin; et qu'ils en reçoivent en effet de tel, malgré que nous ne puissions nous en assurer d'aucune façon, ni en apercevoir aucune cause. D'ailleurs, si tous les organes étaient à cet égard comparables au foie, ils devraient tous recevoir comme lui deux espèces de sang, l'un approprié à la fonction qu'ils remplissent, l'autre destiné à leur nutrition, à l'entretien de leur vie. Car il paraît par exemple du foie et aussi par celui du poumon que, quand un organe reçoit pour sa fonction un sang d'une nature particulière, ce sang ne peut pas servir en même temps à la nutrition et à l'entretien de la vie de l'organe. Cependant nous ne connaissons point dans les autres organes une pareille distinction entre le sang de la fonction et celui de la vie. La même artère leur fournit l'un et l'autre.

§ VII. *Les ramifications des artères.* — Il résulte de ce qui a été dit dans les paragraphes précédents, que toutes les raisons d'après lesquelles on pourrait croire que le sang varie dans les différentes régions du système artériel, sont ou erronées ou hypothétiques. Et comme en bonne logique on doit admettre qu'une chose reste identique aussi long-temps qu'on ne peut acquérir aucune preuve valide qu'elle a changé, nous serions déjà suffisamment autorisés à regarder le sang artériel comme identique partout, lors même que nous n'en aurions pas de preuves plus directes. Mais l'anatomie nous en fournit une qu'on peut regarder comme directe. — C'est une chose bien constatée en anatomie, que si l'origine des troncs artériels est constante, celle des rameaux est singulièrement variable. Ils naissent tantôt d'une artère, tantôt d'une autre, tantôt plus près et tantôt plus loin; ce qui ne peut avoir lieu qu'autant que le sang conserve partout les mêmes qualités. Car alors la source commune où puisent tous les organes, étant partout la même, il est fort indifférent que le sang qui arrive à tel organe, vienne de tel endroit, de telle artère ou de telle autre. Ajoutons qu'une même branche, qu'un même rameau fournit souvent à deux ou plusieurs organes, dont les fonctions sont fort différentes. Voulez-vous que le sang acquière dans l'artère rénale des qualités appropriées à la sécrétion de l'urine, qu'il y soit chargé de matières aqueuses, excrémentitielles, etc.? Mais outre qu'il n'est pas facile de comprendre comment le sang peut se charger ainsi tout-à-coup de ces substances, l'artère rénale donne parfois naissance à l'artère spermatique; et il est singulièrement probable que la préparation nécessaire pour le rein, ne serait pas du tout celle qui conviendrait au testicule. A son tour, l'artère spermatique qu'on supposerait remplie par un sang approprié à la délicate sécrétion de la semence, fournit à des parties qui n'ont rien de cette délicatesse, telle que la tunique adipeuse du rein, l'uretère, etc. : j'en pourrais dire autant de l'artère carôtide interne. Admettra-t-on que le sang y prend des qualités particulières et spécialement adaptées à la grande et importante fonction du cerveau? Mais au moment où cette artère va se diviser pour pénétrer dans la masse cérébrale, elle donne l'ophthalmique qui se rend à des parties dont la texture et les fonctions sont totalement différentes de celles du

cerveau. Pour que deux artères dont
l'une donne naissance à l'autre, ne se
dépouillent pas réciproquement des principes nécessaires aux organes auxquels
elles se rendent, il faudra donc admettre que l'une retient, et que l'autre prend
juste ce qui lui convient; c'est-à-dire
qu'il faudra admettre que presque à chaque subdivision artérielle, il se fait une
sécrétion sans organe sécrétoire. Est-ce
seulement après qu'une artère a fourni
tous les rameaux qu'elle doit donner,
que le sang y prend un caractère analogue à la sécrétion? mais alors le sang
n'a plus qu'un trajet fort court à parcourir pour arriver à l'organe sécrétoire. Et
si l'on fait attention, d'une part, qu'il le
parcourt avec une assez grande vitesse,
et de l'autre, que l'altération qu'on l'y
supposerait éprouver étant spontanée,
ne devrait survenir que lentement, on
ne concevra point qu'elle puisse avoir
lieu. Quand il serait possible qu'elle
survînt sans le concours d'aucune nouvelle circonstance, il en est une indispensable et qui lui manquerait : c'est
le temps. — Concluons donc qu'un liquide qui ne perd rien, qui ne reçoit
rien, qui dans ses canaux reste parfaitement isolé partout, qui conserve partout sa température, dont le mouvement
est entretenu par les mêmes forces vitales, et avec une vitesse qui ne lui donnerait pas le temps d'éprouver une altération spontanée, lors même qu'elle
serait d'ailleurs possible ; qui, pris à
différents endroits de son cours, peut
également servir à la même fonction ; et
qui, pris au même endroit, peut servir
à des fonctions fort différentes ; concluons, dis-je, qu'un pareil liquide ne
peut pas avoir en divers lieux des
qualités différentes, et qu'ainsi : — *Le
sang est parfaitement identique dans
toutes les distributions du système artériel.* — Et comme en recherchant, par
la méthode que nous venons de suivre
dans les paragraphes précédents, quelles
pourraient être les causes capables de le
faire varier dans les veines pulmonaires,
nous n'en trouverions aucune, nous pouvons étendre cette conclusion à la petite
circulation, en disant : —Que *le sang artériel reste parfaitement identique depuis sa formation dans les poumons,
jusqu'aux extremités capillaires de la
grande circulation.* — C'est particulièrement, comme je l'ai déjà dit, la diversité des sécrétions, et surtout la qualité
et la quantité de quelques-unes qui ont

porté la plupart des physiologistes à
mettre une variation dans la nature
sang artériel. Mais qu'on y réfléchi
et l'on conviendra qu'il était beauc
plus facile à la nature de former un
artériel identique partout, et des org
différents, que des organes sembla
et un sang artériel différent partou
lui-même. On conviendra pareille
qu'elle pouvait obtenir beaucoup
sûrement par la première disposi
que par la seconde la précision né
saire à l'exercice de chaque fonction.
la diversité des organes sécrétoi
jointe au diamètre de leurs artères,
fise pour expliquer celle qui existe
dans la qualité que dans la quantité
sécrétions, c'est ce qui ne peut pas f
la matière d'un doute. Lui chercher
auxiliaire dans la diversité du sang a
riel, c'est, à une cause palpable et qu
simple autopsie démontre, vouloir
ajouter une autre dont l'existence n
ni prouvée, ni probable, et dont la s
supposition fait naître une foule de
ficultés inexplicables. S'il y a des cas
malgré la structure particulière de l'
gane sécrétoire, le sang artériel et id
que ne puisse pas suffire à la sécréti
parce qu'il n'en contient pas tous les
tériaux, ou plutôt tous les éléments,
parce qu'il ne les contient pas dan
proportion ou dans la condition con
nable, la nature alors y pourvoit par
sang particulier et différent du sang
tériel. C'est ce qui a lieu pour la sé
tion de la bile.

ART. V — LE SANG EST-IL IDENTIQUE D
TOUTES LES DISTRIBUTIONS DU SYST
VEINEUX ?

Avant la découverte des vaisse
lymphatiques et de leurs usages, les v
nes passaient pour contenir, outre
sang qu'elles rapportent au cœur,
divers liquides qu'on supposait qu'
avaient absorbés par leurs radicules. M
il paraît maintenant bien établi, qu'e
n'ont ni radicules, ni bouches absorb
tes et qu'elles ne contiennent point d'
tre liquide que celui qu'elles ont r
des artères dont elles sont la continu
— Le sang veineux n'est donc que
sang artériel lui-même, retournant
cœur après avoir fourni à toutes les sé
tions, la nutrition y comprise. De q
que manière que s'opèrent ces foncti
il est prouvé, il est généralement ad
que le sang artériel en fournit les m

...ux. Mais puisque ce sang est identique partout, les pertes qu'il fait dans les divers organes variant comme ces organes eux-mêmes, le sang veineux doit varier dans la même proportion, car si de choses égales on retranche des choses inégales, les restes seront inégaux. Il est donc indubitable que de chaque organe différent provient un sang veineux différent. Mais si les organes produisent une première différence entre les sangs veineux; les réunions des veines, en rassemblant, et mêlant ces sangs de proche en proche, font naître successivement de nouvelles différences, jusqu'à ce qu'enfin le sang contenu dans le côté droit du cœur, se trouve être composé de la somme des sangs veineux, plus d'une certaine portion de chyle et de lymphe. L'expérience confirme cette théorie. Car quelques auteurs ont observé que le sang contenu dans telle veine, paraissait moins différé du sang artériel, que de celui contenu dans un tronc veineux plus rapproché du cœur. — Concluons que *le sang diffère de lui-même dans toutes les distributions du système veineux.*

ART. VI. — COROLLAIRES.

De l'identité du sang depuis l'origine des veines pulmonaires, jusqu'aux dernières ramifications de l'aorte, on peut déduire comme corollaires : Que le sang conserve jusqu'aux extrémités capillaires de la grande circulation, le caractère qu'il a reçu dans les poumons; — que ce caractère, quel qu'il soit, lui donne les qualités nécessaires pour servir à toutes les sécrétions, pour présider à toutes les fonctions de l'économie; — qu'en conséquence, la diversité des sécrétions dépend entièrement de celle des organes sécrétoires. Le sang artériel également propre pour toutes, n'est nulle part adapté spécialement à aucune; — que dans l'état de santé, dans le libre exercice des fonctions, tous les principes qui existent dans le sang et qu'il a pris ou retenus en passant de l'état veineux à l'état artériel, ne s'y trouvent qu'en vertu des lois de l'économie, et font partie de ce caractère artériel avec lequel le sang va présider à toutes les fonctions; — que si le chyle avait besoin de circuler un certain temps avec le sang, et de passer plusieurs fois au travers des poumons pour être complètement hématosé, il faudrait dire alors que c'est une loi de l'économie, une des conditions requises

pour le libre exercice des fonctions, que le sang artériel contienne toujours une certaine quantité de chyle élaboré à différents degrés, depuis celui qui n'a passé qu'une fois au travers des poumons, jusqu'à celui qui, les ayant traversés un nombre de fois suffisant, est complètement hématosé; — que cette loi serait néanmoins très-irrégulièrement, très-infidèlement observée, puisque la quantité de chyle qui passe dans le sang, peut varier considérablement aux différentes heures du jour. Variation, qui, comme toutes les infractions aux lois de l'économie, ne pourrait manquer de produire des dérangements notables dans les fonctions; — que cette même loi serait d'ailleurs en opposition avec l'opinion qui statue que le sang artériel n'est bien pur, bien parfait que quand l'hématose du chyle est complète; — que si cette dernière opinion était véritable, et qu'il fût pareillement véritable que le chyle n'est complètement hématosé qu'après avoir circulé pendant plusieurs heures avec le sang, il en résulterait que la nature aurait arrangé les choses de manière que notre sang ne pourrait jamais jouir de toute sa pureté, de toute sa perfection, que pendant un court espace de temps; encore cette perfection du sang n'aurait-elle guère lieu qu'aux heures où elle nous serait le moins nécessaire. Et quant aux personnes qui soupent fort tard et déjeunent fort matin, il est très-vraisemblable qu'elles n'y pourraient jamais prétendre; — que toutes ces difficultés, toutes ces contradictions ne permettent pas de douter que le chyle ne soit parfaitement et complètement hématosé dès son premier passage au travers des poumons; — que par conséquent il n'existe dans le domaine de la grande circulation, aucun organe destiné médiatement ou immédiatement à élaborer le chyle passé dans les artères, à en compléter l'hématose; — qu'ainsi le lait n'est point du chyle élaboré à un certain degré. Il n'existe pas plus de lait que de chyle dans la grande circulation; — que ce qui vient d'être dit du chyle peut l'être également de tous les autres liquides que verse le système lymphatique dans le torrent de la circulation; — que tous ces liquides une fois passés dans le sang artériel sont poussés, répartis avec lui dans tous les organes indistinctement, dans le cerveau comme dans les reins; — qu'ils doivent donc, de même que le chyle, avoir été complètement assimilés dès leur premier passage au travers des poumons ; — que devenus ainsi partie intégrante du sang artériel, ils n'y peuvent porter rien de nuisible, rien d'excrémentitiel. Je parle toujours de l'état de santé : — que par conséquent, il n'existe dans le domaine de la grande circulation aucun organe destiné à purifier le sang artériel, à le dépouiller de matières hétérogènes, trop ou trop peu animalisées, du résidu de la digestion et de la nutrition, etc. ; — que les reins, entre autres, ne peuvent point avoir pour fonction de purifier le sang, ni de le débarrasser d'aucune matière nuisible ou même superflue ; (je rechercherai dans un mémoire particulier quelle est leur véritable fonction) ; — que de même on ne peut point admettre avec quelques physiologistes qu'un des caractères particuliers des membranes muqueuses soit de sécréter un liquide essentiellement excrémentitiel ; — que les matières qu'on nomme excrémentitielles ne peuvent porter ce titre qu'en tant qu'elles ne rentrent pas dans le torrent de la circulation, et nullement en tant qu'elles avaient dans le sang artériel rien d'hétérogène, rien d'excrémentitiel ; — que ces matières ne pouvant contenir rien de nuisible, puisque la source homogène dont elles proviennent ne contient rien de tel, elles peuvent toutes être absorbées et rentrer dans la masse des humeurs : si quelques-unes n'y rentrent pas, c'est que l'usage auquel elles sont destinées a nécessité qu'elles eussent une forme, une manière d'être qui ne permet pas qu'elles rentrent ; — que le corps ne se renouvelle ni tous les sept ans, ni suivant aucune autre période, puisque tout ce qui n'y rentre pas, en était sorti sans distinction de vieux, ni de récent, de nouveau, ni d'ancien ; — que les règles des femmes ne peuvent point avoir pour usage d'évacuer un sang altéré, nuisible, etc. ; et que, sous ce rapport, on ne peut pas les considérer comme des purgations ; — que les substances médicamenteuses qui seraient capables d'éluder l'action des puissances assimilatrices, et de passer dans le sang artériel, se trouvant répandues uniformément dans toute sa masse, ne pourraient se diriger vers aucun organe en particulier, et que sous ce rapport, il n'y a point de sudorifiques, point de diurétiques, point d'emménagogues, point d'apéritifs, point d'incisifs, point d'astringents internes, etc. — (Les béchiques et les expectorants ne peuvent pas à la rigueur trouver place dans ce corollaire, et ne le mériteraient pas moins.)

Mais y en a-t-il en ce sens que la matière médicamenteuse, par son action sur les nerfs d'une partie, avant d'être assimilée, détermine sympathiquement l'action d'un organe plus ou moins éloigné ; ou en ce sens, que bien qu'elle soit répandue uniformément dans le sang artériel, et qu'elle le modifie d'une certaine manière, elle ne puisse exercer sa puissance que sur tel organe en particulier ? c'est ce dont je m'occuperai dans un autre temps, lorsqu'en traitant des urines j'aurai occasion de parler des diurétiques ; — que les substances qui, absorbées des différentes parties du corps et reportées dans le sang par le système lymphatique, seraient capables d'éluder l'action des puissances assimilatrices, étant de même répandues uniformément dans le sang, ne pourraient pas aller se déposer spécialement sur telle partie, et qu'ainsi, — il n'y a point de métastases (je ferai de ce corollaire l'objet d'un mémoire particulier) ; — que l'identité du sang artériel étant une des lois de l'économie dans l'individu qui a respiré, il est plus que probable que cette loi s'étend au fœtus, et que le sang qui remplit ses artères est identique partout ; qu'ainsi le sang qui revient du placenta ne peut pas être exclusivement destiné pour les parties supérieures du fœtus, et les parties inférieures ne peuvent pas être bornées à ne recevoir que le sang veineux qui vient des supérieures. (Je rechercherai, dans une autre circonstance, si les faits s'accordent avec ces deux derniers corollaires.) (*Voyez* tom. I, art. *cœur*, où l'opinion de Sabatier sur la distribution du sang dans le fœtus est combattue et réfutée.)

§ II. — De ce que la nature du sang varie dans chaque veine, on peut conclure : — que tout au contraire du système artériel, où le sang n'éprouve aucune altération, le système veineux est un laboratoire où chaque veine, versant dans la branche ou le tronc auquel elle s'unit, un sang plus ou moins hétérogène à celui de cette branche ou de ce tronc, y détermine progressivement des combinaisons nouvelles ; — que ces combinaisons, favorisées par le mouvement peu rapide, non uniforme, mais progressivement accéléré du sang veineux, et par sa masse plus grande que dans les artères, ont leur dernier terme dans les deux

nes caves et l'oreillette droite du
cœur ; — que c'est aussi dans ces dernières parties que le sang veineux subit
ses principales transformations, tant par
la mixtion du chyle et de la lymphe que
par les oscillations et les reflux considérables auxquels il y est exposé; — que
la nécessité de cette permixtion et de ces
oscillations explique pourquoi l'oreillette
droite a plus de colonnes, est plus ru-
gueuse et plus ample que la gauche, et
pourquoi les veines caves n'ont point de
valvules à leur insertion dans l'oreillette,
tandis que les veines coronaires en ont
une. En effet, le défaut de valvules pour
celles-ci n'aurait presque rien ajouté aux
oscillations et à la permixtion du sang,
et aurait pu nuire beaucoup à sa circulation dans la substance du cœur ; — que
cette combinaison des sangs veineux entre eux, et avec le chyle et la lymphe,
ne permet pas d'admettre, avec quelques
physiologistes, que le chyle est déposé
dans le parenchyme pulmonaire, repris
par les lymphatiques et reporté au cœur,
puis rapporté, déposé et repris de nouveau dans les poumons jusqu'à ce qu'il
a subi une élaboration complète, tant
dans ces viscères que dans les glandes
bronchiques ; — que cette même combinaison des sangs veineux et des sucs
chyleux et lymphatiques est une des conditions, une des circonstances nécessaires à la reproduction du sang artériel,
qui reçoit ensuite dans les poumons sa
dernière façon, si je puis m'exprimer
ainsi : c'est cette combinaison qui détermine les proportions des principes de ce
sang ;—que toutes les autres circonstances, restant d'ailleurs les mêmes, si une
veine d'un certain diamètre vient à fournir beaucoup plus ou beaucoup moins de
sang que ne le comporte un juste état d'é-
quilibre, il en devra résulter un changement dans la proportion des principes du
sang artériel, un état particulier de ce
sang, dont l'influence se fera sentir dans
tout le corps, et notamment dans le genre
nerveux ; — que par conséquent le sang
artériel est susceptible de varier en différents temps, c'est-à-dire que celui qui
sort des poumons dans un temps conserve bien, comme je l'ai exposé, le caractère qu'il a pris jusqu'à ce qu'il ait
subi l'action des organes de la grande
circulation, mais que celui qui lui succède ou qui l'a précédé peut avoir un caractère plus ou moins différent, caractère
qu'il conservera de même jusqu'aux extrémités capillaires de la grande circula-

tion ; — que si l'augmentation ou la diminution dans la quantité du sang fourni
par une veine n'est qu'accidentelle, elle
ne produira qu'une inégalité passagère
dans l'exercice des fonctions, qu'une
courte anomalie dans l'état physique ou
moral du sujet ; — que si elle est constante et habituelle, le type qu'en reçoit
le sang artériel l'étant de même, elle
aura sur le tempérament une influence
marquée ; — que le sang fourni par les
veines hépatiques étant particulièrement susceptible de cet excès en plus ou
en moins, le foie, ou plus généralement
le système gastrique, doit se faire remarquer par une grande influence sur
l'économie, il doit donner un type au
tempérament, ou produire une anomalie
dans les fonctions, suivant que cet excès
est constant ou accidentel ; — que parmi
les causes capables de produire accidentellement cette influence, on doit compter une digestion laborieuse, qui augmente ou prolonge l'activité du système
gastrique ; — qu'on doit attribuer en
partie à cette influence de la digestion
sur l'économie, la nécessité d'approprier
la nature plus ou moins digestible des
aliments au genre de vie de ceux qui en
usent, nécessité que sentait bien Horace
quand il s'écriait : *O dura messorum
ilia !*

Que les vomitifs et les purgatifs doivent être rangés parmi les moyens les
plus efficaces et les plus prompts pour
déterminer un changement dans le sang
artériel ; — que le sang veineux de tout
autre organe ou de tout autre système
d'organes peut avoir la même influence,
s'il est en assez grande quantité, et s'il
est susceptible de dépasser l'état d'équilibre en plus ou en moins d'une manière
constante ou accidentelle : tel pourrait
être le système musculaire ; — que le
système lymphatique doit exercer une pareille influence sur la composition du
sang artériel, et partant sur le tempérament, suivant la quantité et la qualité
des liquides qu'il verse dans le torrent
de la circulation. — Je ne poursuivrai
pas plus loin la théorie des tempéraments ; je n'ai pas la prétention de retrouver par cette méthode tous les beaux
résultats que nous a donnés M. Hallé sur
cette matière. Ce n'en est pas moins une
circonstance bien favorable à mes opinions, de n'être point opposées dans
leurs conséquences aux idées d'un savant aussi distingué.—Que sous le rapport de l'influence qu'exerce tel ou te

sang veineux sur la composition du sang artériel, la veine azygos mérite spécialement d'être remarquée tant par la grosseur qu'elle conserve jusqu'à son extrémité inférieure que par son origine en apparence si singulière dans les veines rénales ou cave inférieure, et par le mode et le lieu de son insertion dans la veine cave supérieure — Note. (Bichat, frappé de ces circonstances, a pensé qu'un des principaux usages de la veine azygos était d'obvier aux embarras qui pourraient s'opposer à la circulation du sang dans la veine cave inférieure. Un cas cité par Winslou paraîtrait favorable à cette opinion. Mais, outre que si l'azygos et la demi-azygos comptaient cet usage parmi ceux qu'elles sont destinées à remplir, elles devraient l'une et l'autre s'insérer constamment dans la veine cave inférieure ; je n'aime point à n'attribuer qu'une fonction de vicariat à une disposition qui, étant la même à tous les instants, doit reproduire à tous les instants l'effet quelconque dont elle est nécessairement cause); insertion qui est manifestement en rapport avec les combinaisons qui se font au confluent des sangs veineux, de même que l'est celle des deux troncs lymphatiques dans les deux sous-clavières (j'aurai occasion de revenir ailleurs sur ce corollaire); — que les cautères et les autres exutoires agissent sur les liquides, non en évacuant une humeur nuisible, mais en opérant un changement dans la crase du sang;— que l'insuffisance de la saignée pour remédier à la suppression des règles, du flux hémorroïdal, etc., peut dépendre en partie de la différence des sangs évacués ; — que cette même différence doit être comptée parmi les causes qui ne permettent pas de regarder la saignée du bras comme équivalente à celle de la jugulaire.

§ III. — De l'identité du sang artériel et de la diversité des sangs veineux, on peut conclure : — Qu'une analyse fondamentale dans l'examen chimique du sang est l'analyse du sang artériel ; — qu'analyser ce sang mélangé avec un sang veineux, c'est analyser un sang qui n'existe pas, et qui sans doute ne peut pas exister dans l'économie animale ; ce n'est réellement analyser ni le sang artériel, ni le sang veineux, qui lui est mélangé, puisqu'après l'analyse il restera toujours à déterminer si le nombre des matériaux trouvés provient également de l'un et de l'autre de ces sangs et quelle était

leur proportion dans chacun;—que le sang d'un même individu, analysé de cette manière, peut donner des résultats différents, suivant que ce sera tel ou tel sang veineux qui aura été mélangé au sang artériel ; — que ces causes d'incertitude, indépendamment des difficultés de l'analyse en elle-même, suffiraient pour rendre précaires toutes les conséquences qu'on en pourrait déduire ; — que le triomphe de la chimie animale serait de trouver des rapports entre le sang artériel, la matière de telle sécrétion et le sang veineux correspondant, tant dans l'état sain que dans l'état pathologique des divers animaux ; de trouver des différences entre les divers sangs veineux ; de trouver enfin ces différences proportionnelles à celles des sécrétions correspondantes ; — qu'arrivé à ce degré de perfection, il serait souvent possible, qu'elle dégageât l'inconnue dans cette équation : *sang artériel* $=$ *telle sécrétion* $+$ *sang veineux correspondant*, c'est-à-dire que le premier membre étant donné, elle pourrait deviner à peu près ce que doit être la sécrétion si elle connaissait le sang veineux, et ce que doit être le sang veineux si elle connaissait la sécrétion.

ART. VII. — SUR L'ACCORD DE FAITS AVEC QUELQUES-UNS DES COROLLAIRES PRÉCÉDENTS.

J'aurais pu augmenter beaucoup le nombre de ces corollaires. Il est évident que les propositions d'où je les déduis, étant très-générales, l'application aux différentes fonctions de l'économie n'en est restreinte par aucune circonstance. Mais il suffit d'avoir indiqué les principaux pour montrer comment, en déterminant le rapport qui lie différents faits particuliers à un fait général, on peut arriver à connaître ou celui qui lie ces faits particuliers entre eux, ou du moins l'inexactitude des idées qu'on avait pu se faire de ce rapport. En attendant que je m'occupe *ex professo* de quelques-uns de ces corollaires, je crois convenable de terminer cette dissertation par la discussion sommaire des principales raisons d'après lesquelles on a admis que le chyle et les humeurs excrémentitielles circulent avec le sang, l'un pour compléter son hématose, les autres pour être expulsés au dehors.

§ Ier. *Sur l'hématose.* — L'existence du chyle dans les vaisseaux sanguins étant une question de fait et, en quelque sorte,

...e pure autopsie, semblerait être la chose ...u monde la plus facile à constater. Cependant, quand on examine sérieusement ...elle question, on est fort embarrassé si ...e sont les faits qui ont conduit à l'opinion qu'on s'est faite de l'hématose, ou si ...ne n'est pas plutôt cette opinion qui a fait ...oir quelques-uns des faits dont on l'appuie, et qui a donné aux autres un sens qu'ils n'avaient pas. — De quelque manière que les physiologistes aient expliqué l'hématose, que ce soit par des atténuations et des élaborations mécaniques ...u par des forces chimiques, ils s'accordaient tous à la regarder comme une opération difficile, qui ne peut se faire que graduellement et par l'action répétée des organes assimilateurs. C'est vraisemblablement la grande différence qui paraît exister, du moins pour la couleur, entre le chyle et le sang, qui a fait admettre cette opinion, que plusieurs faits ont ensuite paru confirmer. J'examinerai dans un instant jusqu'à quel point cette lenteur, cette difficulté de l'hématose est fondée en théorie : arrêtons-nous d'abord aux faits qu'on cite pour la prouver. Ce sont certaines qualités telles que l'odeur, la couleur, etc., que quelques produits de l'économie retiennent des aliments ; l'acide carbonique qui se forme à la surface du corps, l'analogie du lait avec le chyle et la présence de véritable chyle, de véritable lait, reconnue dans le sang par plusieurs auteurs. — Il est hors de doute que différentes substances introduites dans l'estomac donnent à certains produits animaux, et surtout à l'urine, une odeur particulière. Mais cette odeur ne prouve point la présence du chyle dans le sang artériel, si elle subsiste à une époque où les auteurs conviennent que le chyle est complètement hématosé. Or l'hématose est, dit-on, complète environ douze heures après l'introduction des aliments dans l'estomac ; et cependant l'odeur que les asperges donnent à l'urine dure souvent vingt-quatre heures. Elle subsiste donc dans le sang douze heures après que le chyle qui l'y a portée n'existe plus, et partant elle est indépendante de la présence du chyle. De plus, ce n'est pas seulement aux excrétions que les substances introduites dans l'estomac donnent de l'odeur ; les chairs et les autres produits de la nutrition, qu'on ne regardera pas sans doute comme formés par le chyle, en sont souvent imprégnés d'une manière plus ou moins durable. *Boileau* trouvait que des lapins domes-

tiques qu'on lui avait servis dans un repas,

> Sentaient encor le chou dont ils furent nourris.

Enfin, ce qui achève de prouver que le sang peut par lui-même, et indépendamment de la présence du chyle, s'imprégner de certaines substances odorantes, et communiquer ensuite cette odeur aux divers produits dont il est la source, c'est que si un homme a respiré dans un lieu verni avec l'huile de térébenthine, ses urines auront la même odeur de violette que s'il avait pris de cette huile à l'intérieur. Il résulte de ces faits, d'abord que certaines matières peuvent échapper à l'action des organes assimilateurs, et passer dans le sang ; en second lieu, que, dans plusieurs cas, ces matières peuvent être incapables, par leur quantité et par leur qualité, de troubler l'économie, quoique leur présence y soit reconnaissable par l'impression qu'elles font sur les sens. On sait que les substances odorantes se font sentir à des quantités si prodigieusement petites, qu'on les cite en physique pour prouver la divisibilité de la matière à l'indéfini. Quand c'est avec le chyle que ces substances pénètrent dans le sang, elles ont d'abord éludé l'action des organes qui président à la chylification. Il peut donc très-bien arriver qu'elles éludent de même l'action de ceux qui président à l'hématose, et que le chyle qui les tenait dissoutes ne fasse que les déposer dans le sang au moment où il en devient partie constituante. — Ce que je viens de dire des odeurs peut s'appliquer aux couleurs que les os, les urines, etc., retiennent de certaines substances introduites dans l'estomac. Ce n'est pas parce que les matières colorantes font partie du chyle qu'elles circulent avec le sang, mais parce qu'elles ont résisté aux forces assimilatrices, et qu'après avoir été tenues en dissolution par le chyle elles le sont par le sang au moment où le chyle s'hématose. Elles vont ensuite se fixer sur les produits animaux avec lesquels elles ont le plus d'affinité. La durée de ces colorations, qui subsistent jusqu'à sept ou huit jours et plus, après qu'on a cessé l'usage de l'aliment qui y donnait lieu, et la nature de la substance colorée, qui souvent est un produit de la nutrition, annoncent évidemment que la présence du chyle n'est pour rien dans ce phénomène. — Je n'entreprendrai pas d'expliquer pourquoi certaines matières colorantes, odorantes, sapides, etc., résistent ainsi, du moins pendant quelque temps, à toute l'énergie des forces assimilatrices, tandis que les substances d'où elles proviennent, et avec lesquelles elles ont pénétré dans l'économie, ont subi toutes d'abord une assimilation complète, ni pourquoi l'économie peut, dans quelques cas, tellement s'accoutumer à la présence de ces matières qu'elle en est imprégnée à un degré considérable, sans en éprouver aucun dérangement sensible. Je m'en tiens aux faits, ils sont certains; et ils sont encore confirmés d'une manière irréfragable par les recherches de M. *Deyeux* sur le sang des personnes affectées de jaunisse. Ce savant a constaté que le sang de ces malades ne contient pas un atôme de bile : il n'en contient que la partie colorante. Cette humeur, quand, par une cause quelconque, ses canaux excréteurs sont obstrués, étant absorbée, retravaillée et reportée dans le torrent de la circulation par le système lymphatique, est donc complètement décomposée, et tous ses éléments redeviennent partie constituante du sang, comme ils l'étaient avant la sécrétion, à l'exception de la partie colorante, qui résiste à cette décomposition.

La formation de l'acide carbonique à la surface du corps est admise par plusieurs physiologistes. M. Séguin l'a révoquée en doute, et, comme il s'occupait alors de recherches sur l'économie animale, en commun avec Lavoisier, il est vraisemblable que son opinion à cet égard exprime en même temps celle du créateur de la chimie pneumatique. Mais, quand il serait vrai qu'il se forme de l'acide carbonique à la surface du corps, on n'en pourrait rien conclure en faveur de l'hématose graduelle du chyle. Je conçois bien que si la présence du chyle dans le sang artériel était prouvée, et qu'on fût embarrassé pour indiquer les usages que remplirait la formation de l'acide en question, on pourrait, faute de mieux, lui attribuer celui de décarbonner le chyle et de contribuer à son hématose. Mais, quand la présence du chyle dans le sang reste à prouver, on serait d'autant moins fondé à la réclamer pour expliquer la formation de l'acide carbonique à la surface du corps qu'il ne serait pas fort difficile d'en trouver d'autres explications. La peau et l'épiderme ont besoin de se réparer, de s'entretenir par la nutrition. Cette nutrition, s'opérant à l'extrême surface, et sous l'influence de l'oxygène atmosphérique, ne pourrait-elle pas donner de l'acide carbonique pour résidu? ne pourrait-il pas encore que l'action de l'oxygène atmosphérique sur l'épiderme, les poils et l'humeur onctueuse qui les lubréfie, produisît de l'acide carbonique sans que ni dans l'un ni dans l'autre de ces cas la production de cet acide dépendît en rien de l'hématose du chyle.—On a généralement admis l'analogie du lait avec le chyle. Cependant M. Deyeux qui a analysé le chyle, ne lui a trouvé rien de commun avec le lait; mais, en revanche, il lui a trouvé tant de rapport avec le sang que, dans une note qu'il a bien voulu me communiquer, il est presque disposé à croire que le chyle est du sang, moins la matière colorante rouge. Ceux qui connaissent les travaux de ce savant sur le sang et sur le lait conviendront, je m'assure, qu'il était bien capable de distinguer auquel de ces deux liquides ressemblait le chyle qu'il analysait. M. Hallé, qui a aussi fait des expériences sur le chyle, ne lui a trouvé non plus aucune analogie avec le lait. Ces deux grandes autorités me suffiraient pour établir que toutes les raisons qu'on a alléguées pour prouver que le lait vient immédiatement du chyle circulant dans les vaisseaux sanguins, et n'ayant subi qu'un premier degré d'élaboration, sont fausses ou hypothétiques. Un court aperçu de ces raisons achèvera de montrer combien en effet elles sont insignifiantes. — La couleur blanche commune au lait et au chyle a particulièrement frappé les physiologistes, et a peut-être influé sur leur opinion plus qu'aucune autre circonstance. Mais si elle suffisait pour prouver que ces deux liquides sont identiques entre eux, il faudrait donc dire qu'ils le sont pareillement avec une émulsion; genre de substance auquel on les a d'ailleurs fréquemment assimilés.— On allègue beaucoup les qualités que le lait retient des aliments, telles que l'odeur, la couleur, etc. Mais nous avons vu tout à l'heure que pareille chose arrivait aux os, aux urines et à d'autres produits de l'économie, et que la présence du chyle n'y contribuait en rien. Je ne puis pas apercevoir pourquoi elle y contribuerait davantage dans le lait. Il est possible que le lait s'imprègne plus facilement de quelques-unes de ces qualités. Mais la matière colorante de la garance ne se fixe-t-elle pas de préférence sur certains produits animaux et spécialement sur les os? L'odeur de l'ail que l'on fait manger aux poules ne se com panique, dit-on, qu'à leur graisse ; tout cela dépend des affinités. MM. Deyeux et Parmentier, qui, dans leur travail commun sur le lait, n'ont rien omis pour constater l'influence des aliments sur ce fluide, ont bien reconnu que certaines substances lui communiquent de la couleur, de l'odeur ou de la saveur ; mais ils ont reconnu en même-temps qu'il s'en faut beaucoup que cette influence ait toute la latitude qu'on ait prétendu lui donner. Cela se réduit toujours à ce que certaines matières qui ont éludé l'action de l'économie sont tenues en dissolution dans le lait, et par telle ou telle des parties constituantes du lait, suivant l'affinité qu'elles ont avec telle de ces parties plutôt qu'avec telle autre. Mais le lait n'en reste pas moins un véritable lait, et n'en conserve pas moins ses caractères essentiels. Si les aliments lui font éprouver quelque altération, soit dans sa quantité, soit dans la proportion de ses parties constituantes, cela ne dépend point de ce que leurs caractères particuliers passent dans ce liquide, mais plutôt de l'influence qu'exerce le régime sur les forces digestives et sur l'économie en général. Un fait rapporté par les deux savants que je viens de citer ne laisse aucun doute à cet égard : c'est que du sel ajouté à des fourrages fades et détériorés concourt à rendre le lait plus crèmeux. Or, comme l'observent ces savants, on ne peut pas dire que ce soit cet assaisonnement qui fournisse les éléments de la crème. Cependant les auteurs ne tarissent pas sur les qualités que les substances introduites dans l'estomac peuvent donner au lait. Ils en disent tant, ils en ont tant vu, qu'à la fin la confiance de Haller en est ébranlée ; et quand ils attestent qu'ils ont vu de la bière, du vin, etc., s'écouler tout purs des mamelles, il ne peut s'empêcher de convenir que c'est un peu fort : *Hæc penè nimia* (tome. 7, pag. 27.) — On cite encore la montée du lait après le repas chez les nourrices. Mais, est-il donc indispensable, pour que la sécrétion du lait soit augmentée, que la partie alimentaire qui passe dans les vaisseaux sanguins y circule sous forme de chyle ? Et n'est-ce pas là proprement une pétition de principe ? D'ailleurs cette explication de la montée du lait, déduite de la présence du chyle dans le sang, traîne après elle d'assez grandes difficultés. Et entre autres, il est certain que la quantité du chyle qui se mêle au sang dans un temps donné, est très-petite par rapport à celle du sang auquel elle se mêle ; il est certain aussi que si le chyle subsistait encore dans le sang après avoir traversé les poumons, il y serait disséminé uniformément et réparti avec lui dans toutes les artères indistinctement ; il est encore certain que les artères qui se distribuent aux mamelles sont fort petites, et même si petites qu'on a douté qu'elles pussent suffire à la sécrétion du lait. Si donc, la montée du lait n'était produite que par le chyle, il faudrait dire qu'elle l'est par une très-petite portion d'une quantité de sang, qui, tout entière, est à peine jugée capable de suffire à la sécrétion du lait. Il faudrait dire aussi, comme on l'a en effet assuré, que chez les nourrices, la plus grande partie du chyle est employée à la formation du lait ; tandis qu'il est évident que la moitié seulement du chyle qui provient d'un repas ne pourrait arriver aux mamelles qu'à l'aide d'un temps considérable, et qui excéderait la durée qu'on assigne à l'hématose, puisqu'elle ne pourrait s'y rendre qu'en progression géométrique décroissante. Il faut bien que l'abord du chyle aux mamelles présente réellement beaucoup de difficultés par les voies ordinaires de la circulation, puisque quelques-uns des auteurs qui continuent de l'admettre, trouvent moins d'inconvénient à forcer les valvules des vaisseaux lymphatiques, pour lui frayer par ces vaisseaux une voie directe des intestins aux mamelles.

La présence du chyle et du lait dans le sang paraît avoir été constatée par un assez grand nombre d'auteurs. On peut les voir cités dans la grande physiologie de Haller, pag. 14 et 15 du second volume, et dans quelques autres endroits du même ouvrage. Les uns ont vu du chyle avec sa couleur blanche circuler dans les vaisseaux sanguins. Les autres y ont vu de véritable lait semblable à celui de vache ; et il n'y a presque point de parties, presque point de vaisseaux où ils n'en aient vu. Ils en ont vu dans le sang de la carotide, dans celui des saignées, dans celui d'une hémorrhagie nasale ; ils en ont vu sortir des ulcères, et des endroits où l'on avait appliqué les ventouses. Quelques-uns ont trouvé que ce lait était en quantité notable, qu'il avait bon goût (*id lac boni saporis esse*), et qu'on pouvait en retirer du fromage en le traitant avec un acide. Tout cet appareil de citations serait véritablement imposant si l'on ne savait pas quelle énorme influence les opinions exercent en médecine sur les observations. On suppute, on imagine, qu'il doit se trouver du chyle dans le sang ; il n'en faut pas davantage pour qu'on y en trouve en effet, et ce serait un grand hasard si une foule de faits ne venaient bientôt se ranger sous la bannière de cette opinion. Haller, en parlant dans une autre occasion d'un certain auteur qui prétendait avoir constaté par l'observation je ne sais quelle opinion mal fondée mise en avant par un autre, lui applique assez plaisamment l'épithète de *Felix in videndis quæ finxerant alii.* Plus d'un auteur a joui de ce bonheur-là ; et l'on ne doutera point, je m'assure, que ceux qui ont vu si communément, si abondamment du lait dans le sang, n'en aient eu leur part, si l'on fait attention que quelques-uns d'entre eux ont vu des choses encore plus merveilleuses, telles que des potions vulnéraires prises par la bouche, des bouillons de viandes, etc., sortir presque purs, *ferè absque mutatione,* d'une veine ouverte, et d'un ulcère profond (*ibid.*, tom. 7, pag. 59). Il faut convenir qu'il y a des hommes qui malheureusement ne savent presque jamais voir les choses telles qu'elles sont, et qui, plus malheureusement encore, se croient dans l'obligation d'informer le public de tout ce qu'ils ont vu. Ce n'est pas seulement touchant l'hématose qu'on trouve de ces faits singuliers. Il n'est point du tout rare d'en trouver de semblables dans les divers parties de la physiologie et de la pathologie. Qu'on lise dans le traité du cœur de Senac différents endroits des chapitres 4 et 5 du 6ᵉ livre, on y verra, sur certaines affections du cœur, des choses encore plus inconcevables, auxquelles ce judicieux écrivain se garde bien d'ajouter foi, et telles à coup sûr que n'en a jamais rencontrées Corvisart, lui qui pourtant a plus diagnostiqué de maladies du cœur, et même de lésions organiques en général, et qui en a plus constaté par l'ouverture des cadavres, que n'a jamais fait aucun médecin ancien ni moderne.— Je conviens cependant que parmi les auteurs qui font mention du chyle dans le sang, il en est dont le témoignage mérite d'être distingué. Cruikshank est de ce nombre ; mais il semble en parler plutôt comme d'une chose possible que comme d'une chose qu'il a vue. Il n'est point étonnant qu'il l'ait cree possible, puisque la raison qu'il donne de l'insertion du canal thoracique dans une veine plutôt

que dans une artère, est la résistance moins grande qu'oppose la première à l'afflux du liquide que contient ce canal. Cruikshank cite d'ailleurs lui-même une circonstance qui a pu, qui a dû même en imposer à plus d'un observateur sur la présence du chyle dans le sang, et dont quelques autres auteurs font aussi mention. C'est que quelquefois la sérosité du sang devient blanche comme du lait, et conserve cette apparence pendant des mois entiers, puis reprend ensuite sa couleur naturelle, sans qu'on sache ni pourquoi elle l'avait quittée, ni pourquoi elle la reprend. —Enfin, si le chyle passait dans les vaisseaux sanguins de la grande circulation, cela ne pourrait arriver qu'en vertu des lois de l'économie. Or, ces lois étant constamment les mêmes, on devrait retrouver constamment du chyle dans le sang à une certaine époque des repas. Cependant beaucoup d'auteurs et de praticiens d'un grand poids n'y en ont jamais vu. Cullen, si recommandable par la saine critique qu'il apporte ordinairement dans l'appréciation des faits, n'avait jamais vu ni chyle ni lait dans le sang, pendant quarante ans de pratique, et il assure que ceux qui prétendent y en avoir vu ont été trompes par des apparences qu'on peut expliquer différemment. Hunter, Mascagni, et la plupart des autres auteurs qui ont travaillé à l'anatomie et à la physiologie des vaisseaux lymphatiques, ont examiné avec beaucoup d'attention et à différentes époques des repas les veines du mésentère, dans le dessein de vérifier si le chyle était absorbé par ces veines, sans qu'ils aient jamais pu en apercevoir, soit absorbé directement des intestins, soit amené par le torrent de la circulation ; et, s'il est arrivé quelquefois que le sang de ces veines leur ait paru rayé de blanc, c'était à des époques du repas où il ne pouvait exister de chyle ni dans les intestins ni dans le sang. Les chimistes ont fréquemment soumis le sang à l'analyse, et n'y ont vu ni chyle ni lait. Je tiens de M. Deyeux que, ni dans le travail qu'il a fait en commun avec M. Parmentier, ni dans ses recherches particulières, il n'a jamais rien vu de semblable dans le sang. Enfin, il est si bien avéré qu'on ne peut reconnaître aucune apparence de chyle dans les vaisseaux sanguins que quelques-uns même des physiologistes qui continuent d'admettre qu'il circule avec le sang, et qu'il y prend successivement

...fférents degrés d'hématose, avouent *qu'on ne peut l'y distinguer ni par le secours des sens, ni par l'expérience.* (CULLEN, phys. no 271.)

Mais supposons que réellement le chyle circule et complète son hématose dans ses vaisseaux sanguins : de quelle manière s'opère ce complément ? A-t-il lieu dans toutes les artères indistinctement par le mouvement et l'agitation qu'y éprouve le chyle? ou bien est-ce plutôt, comme le pensent plusieurs physiologistes, dans l'organe cutané et par l'action de l'oxygène atmosphérique ? Dans le premier cas, le chyle devrait être d'autant mieux hématosé qu'il se trouverait dans un vaisseau plus éloigné du cœur, et par conséquent les orteils recevraient un sang plus parfait que ne serait le cerveau. De plus, ce complément d'hématose produit, dit-on, un résidu excrémentitiel qui se sépare du chyle, et doit s'échapper partie par la peau, partie par les reins. Or, je ferai voir dans le paragraphe suivant, que ce résidu ne pourrait jamais sortir en totalité. Dans le second cas, supposera-t-on que la modification que reçoit le chyle dans l'organe cutané est la même que celle qu'il reçoit dans le poumon? Mais le moyen d'admettre qu'une substance puisse être modifiée de la même manière, par des causes et dans des circonstances si différentes ? Il faudra donc dire que cette modification a quelque chose de particulier, et qu'elle est véritablement complémentaire de celle imprimée par le poumon. Mais, comme le chyle ne pourrait se porter à la peau que successivement, il est évident que ce complément s'effectuerait en progression géométrique, et qu'une partie du chyle ne le recevrait jamais. Enfin, si l'on veut que l'hématose ne s'opère que dans le poumon, mais qu'on veuille en même temps que pour être parfaite elle ait besoin de l'action répétée de cet organe, c'est une opinion qui n'a d'autre fondement que la persuasion où l'on est que cette opération ne peut pas se faire d'un seul coup, et qui d'ailleurs s'accorde mal avec une autre opinion généralement admise, et suivant laquelle le résidu de l'hématose doit être évacué par certains organes de la grande circulation ; car, si le chyle ne reçoit des modifications que dans le poumon, il ne doit rien perdre dans la grande circulation, et par conséquent il n'y peut pas abandonner quelques-uns de ses principes pour fournir à certaines ex-

crétions. Que de contradictions ! que de difficultés dans toutes ces opinions ! et tout cela pour maintenir dans la grande circulation l'existence d'une substance qu'on *n'y peut distinguer ni par le secours des sens, ni par l'expérience.* — A la vérité, quelques-unes de ces difficultés n'existent pas dans l'opinion que j'ai citée dans le second paragraphe des corollaires, et qui établit pour l'hématose une petite circulation par laquelle le chyle est porté du cœur dans le poumon, par l'artère pulmonaire, et rapporté au cœur par les vaisseaux lymphatiques, jusqu'à ce qu'il soit complètement hématosé. Mais cette opinion ne s'autorise d'aucune preuve ; elle ne repose que sur des hypothèses. Pour l'admettre, il faudrait supposer que le chyle, intimement mêlé et vraisemblablement combiné au sang dans les veines caves et le côté droit du cœur, peut facilement s'en séparer dans les poumons ; que le grand nombre des vaisseaux lymphatiques du poumon prouve qu'ils sont destinés à la petite circulation du chyle ; que la couleur bleuâtre des glandes bronchiques ne peut être due qu'au carbone et aux fuliginosités qu'y dépose le chyle en passant ; que ces fuliginosités, reportées de rechef au cœur (car elles ne peuvent pas s'accumuler indéfiniment dans les glandes) et de là dans les poumons, s'y convertissent en acide carbonique, qui s'échappe par l'expiration ; que si elles n'ont pas pris cette forme dès la première fois qu'elles ont traversé les poumons, c'est que le carbone étant susceptible de différents degrés d'oxygénation, il est de toute impossibilité qu'il prenne du premier coup celui qui le convertit en acide carbonique. — Il est facile de reconnaître que tout ce qu'on a dit de la durée de l'hématose découle principalement d'une idée théorique que j'ai déjà indiquée plus haut, et qu'il me reste à examiner. C'est qu'on a regardé l'hématose comme une opération difficile et qui exigeait l'action répétée ou prolongée des organes assimilateurs; et véritablement on ne pouvait guères s'en faire d'autre idée dans les temps où l'on croyait qu'elle ne s'accomplissait que par des triturations et des atténuations mécaniques qui exigeaient une agitation long-temps continuée, et le passage réitéré du chyle à travers des couloirs et des filières de tout calibre. Mais aujourd'hui que les attractions chimiques ont pris la place de toutes ces explications mécaniques, il me semble que l'instantanéité de l'hématose n'a rien qui répugne ni qui puisse surprendre; car il ne faut pas croire que si les opérations chimiques exigent du temps, entraînent des longueurs dans nos laboratoires, il en soit de même dans les laboratoires que la nature a montés, dans les appareils qu'elle a organisés elle-même. — La nature fait toujours tout ce qu'il est possible qu'elle fasse dans des circonstances données; et le grand objet du chimiste comme du physicien est d'épier les circonstances d'où dépend la production de chaque phénomène. Mais, lors même qu'ils sont parvenus à les connaître, et qu'il est en leur pouvoir de les reproduire à volonté, ils sont souvent fort éloignés de connaître avec une exacte précision l'intensité de chacune, et le rapport qu'elles conservent entr'elles; et si, à force de recherches et dans quelques cas bien simples, ils réussissent à déterminer, à très-peu près, ce rapport et cette intensité, il n'est pas pour cela dans leur puissance de les obtenir à leur gré dans la juste mesure. Qu'un chimiste connaisse la composition d'un sel, qu'il puisse le former quand il lui plaît, ce n'est que bien rarement, et peut-être jamais, qu'il pourra parvenir à le former instantanément de toutes pièces, sans excès de base ni d'acide; il mettra ou trop ou trop peu d'acide; il faudra qu'il tâtonne le degré de saturation. Si la combinaison exige une certaine température, ce n'est que graduellement et d'une manière inégale qu'il pourra la lui donner; encore n'en a-t-il point de mesure bien exacte, et ne peut-il pas l'obtenir constante. S'il s'agit d'une composition moins simple, le résultat sera encore plus long à obtenir, et il sera infailliblement compliqué de substances hétérogènes dont il faudra le débarrasser par des évaporations, des cristallisations, des dissolutions, etc., opérations qui indiquent l'impossibilité où s'est trouvé le chimiste de faire intervenir à la fois, et dans un juste rapport, toutes les circonstances qui devaient concourir à ce résultat. — Mais quand la nature veut former une combinaison, elle est à l'abri de tous ces mécomptes, de tous ces tâtonnements. Comme elle connaît seule les proportions et toutes les conditions nécessaires, elle seule aussi sait se les procurer. Veut-elle convertir le chyle en sang artériel? elle connaît dans quelles proportions sont les principes du sang veineux, avec lequel elle doit l'amalgamer, et ce qui

manque à ce sang pour être artéri[el]. Elle calcule en conséquence les proportions des principes du chyle, en lui faisant subir des altérations convenabl[es], tant par l'action des glandes conglob[ées] que par son mélange avec la lymph[e], en le faisant arriver dans le sang av[ec] une température constante, et en [le] versant avec une vitesse et par [un] orifice tels que la quantité qui en pa[r]vient dans l'oreillette pendant un tem[ps] donné soit à celle du sang, qui [y] arrive dans le même temps, dans [un] rapport déterminé. Elle l'agite, e[lle] le combine avec ce sang par des refl[ux] et des oscillations qu'elle communique[à] ce liquide, puis elle pousse dans un o[r]gane vésiculeux la combinaison qui [en] résulte, l'y étend sur une vaste surfac[e], et y met toutes ses molécules en conta[ct] avec une quantité déterminée d'un a[ir] dont les parties constituantes sont da[ns] un rapport constant. Quand tout est ain[si] calculé, préparé d'avance pour produi[re] un effet, comment pourrait-on être surpr[is] qu'il s'opère instantanément? Je le sera[is] beaucoup, au contraire, que la nature [s'y] revînt à deux fois. Cela ferait croire à u[ne] sorte de mécompte dans ses calculs, [et] une sorte d'impuissance dans ses procédés qu'il est impossible de suppose[r] ni d'admettre.

Remarquons ici combien est différent[e] la marche que suit la nature dans le[s] combinaisons des corps organisés de cel[le] qu'elle suit dans les combinaisons de l[a] matière brute. Dans ces dernières, ell[e] ne fait qu'obéir à des circonstance[s] qu'elle n'a prévues ni voulues, et qu[i] dépendent du concours fortuit des choses; mais elle fait rigoureusement tou[t] ce que veulent ces circonstances. Dan[s] les premières, elle fait pareillement tou[t] ce que veulent les circonstances, mai[s] elle les a elle-même prévues et disposées; dans la matière brute, comme rie[n] ne la presse d'arriver à tel résultat, ell[e] ne compte pas le temps, et elle y arriv[e] au hasard, tantôt plus promptement[,] tantôt plus lentement, suivant que le[s] circonstances la favorisent ou la contrarient. Dans les corps organisés, au contraire, comme tous les résultats sont dan[s] une dépendance mutuelle, et que tell[e] opération doit être finie pour que tell[e] autre commence, le temps a dû fair[e] partie des conditions que la nature a prévues et calculées; et c'est ainsi qu'ell[e] emploie des siècles pour produire un blo[c] de marbre, tandis que le sang destiné

former le génie qui analyse ou qui sculpte
le marbre est l'ouvrage de quelques
instants. À l'appui de ces considérations
sur la promptitude avec laquelle s'accomplit l'hématose, ajoutons que presque toutes les sécrétions s'opèrent instantanément. Ajoutons aussi que la durée
de l'hématose est en rapport avec celle
de chacune des modifications que subit
l'aliment depuis le moment où il entre
dans l'estomac jusqu'à celui où il pénètre
dans les vaisseaux sanguins. On peut
distinguer dans ce trajet trois digestions,
une stomacale, l'autre intestinale, et
une troisième aussi indispensable que les
deux premières, qui a lieu dans le système absorbant, depuis la naissance des
vaisseaux lactés jusqu'à l'insertion du
canal thoracique dans la veine sous-clavière, et qui s'y opère, tant par l'action
des glandes conglobées que par le mélange de la lymphe. Or, la durée de chacune de ces trois digestions va toujours
en diminuant, parce que la matière à
élaborer devient de moins en moins hétérogène aux liquides animaux qui s'y
unissent, et que sa masse l'emporte de
moins en moins sur celle de ces liquides.

Ces deux circonstances de la masse et
de l'hétérogénéité qui rendent la troisième digestion plus prompte que la
deuxième, et celle-ci plus que la première, étant encore plus favorables à l'hématose, qui est elle-même une quatrième
et dernière digestion, doivent pareillement la rendre encore plus prompte que
la troisième. Ainsi, c'est dans ces trois
premières digestions que la nature a concentré tout le travail qui doit faciliter la
quatrième. Elle a abrégé la durée de cette
dernière de tout le temps dont elle a allongé celle des premières. — *L'existence
du chyle au-delà des poumons n'est
donc pas mieux fondée en théorie qu'é-
tablie par les faits.* — Il résulte de là
que le champ de l'hématose ne peut s'é-
tendre que depuis l'insertion du canal
thoracique dans la veine sous-clavière
jusqu'aux poumons. Mais est-ce graduellement dans toutes les parties de ce champ
qu'elle s'opère, ou bien est-ce spécialement dans les poumons ? Je n'entreprendrai point de résoudre directement cette
question ; mais j'examinerai dans quel
lieu se régularisent les proportions des
principes dont se compose le sang artériel ; si c'est dans les poumons, comme
on le pense assez communément, ou bien
au confluent des sangs veineux et des
sucs chyleux et lymphatiques, comme je
l'ai avancé dans les corollaires. Il est
vraisemblable que ce lieu est en même
temps le siége principal de l'hématose.—
Si c'est dans les poumons que se régularisent les proportions dont il s'agit, il est
évident que ce ne peut être qu'en vertu
des pertes et des acquisitions qu'y fait le
sang en devenant artériel. Les pertes ont
lieu par la formation de l'acide carbonique, par celle de l'eau, par la transpiration pulmonaire et par l'absorption des
vaisseaux lymphatiques. Les acquisitions
ne paraissent consister qu'en oxygène atmosphérique ; tâchons d'évaluer l'influence de ces différentes pertes et de
cette acquisition sur les proportions des
principes du sang artériel, et sur le caractère constitutif de ce sang. — En conservant les données d'après lesquelles
nous avons calculé précédemment la quantité de calorique qui se dégage dans les
poumons, il doit se former dans ces viscères 2517 millig. (48 grains) d'acide carbonique par minute, quand il ne s'y forme point d'eau, et 1799 millig. (33,9 gr.)
quand il s'y forme 636 millig. (12 gr.)
d'eau. Mais 2517 millig. (48 gr.) d'acide
carbonique contiennent 711 millig. (13,4
gr.) de carbone, et 1799 millig. (33,9 gr.)
en contiennent 498 millig. (9,4 gr.). Enfin, il entre 95 millig. (1,8 gr.) d'hydrogène dans 636 millig. (12 gr.) d'eau.
La plus grande quantité de carbone que
puissent perdre 3913 gr. et 168 millig.
(8 liv.) de sang, en traversant les poumons, est donc de 711 millig. (13 gr. et
4/10es de gr.), et la plus grande quantité
d'hydrogène dont ce sang puisse être dé-
pouillé dans le même trajet est de 95 mil.
(1 gr. et 8/10es de gr.). Il est manifeste
que ces deux quantités, toutes petites
qu'elles paraissent, excèdent encore de
beaucoup ce qui se passe réellement dans
la nature. Car, d'abord pour l'acide carbonique, outre que la quantité de gaz
oxygène que je suppose se consommer
dans les poumons est trop considérable,
comme je l'ai dit précédemment, j'ai calculé la quantité d'acide carbonique que
peut former ce gaz et celle du carbone
qu'il absorbe pour cela, d'après les proportions données par Lavoisier, et adoptées généralement, savoir : que cent parties d'acide carbonique sont composées
de soixante-douze parties d'oxygène et
de vingt-huit parties de carbone. Mais il
paraît par ce qu'en dit M. Berthollet, dans
le numéro 126 (30 prairial an x) des *An-
nales de chimie*, que Lavoisier avait

reconnu par la suite que ces proportions n'étaient pas exactes, et que celles de soixante-seize parties d'oxygène sur vingt-quatre parties de carbone l'étaient davantage. Nous pouvons donc conclure que 3913 gram. et 168 millig. (8 liv.) de sang perdent à peine 530 millig. (10 gr.) de carbone, en traversant les poumons. — Quant à la quantité d'hydrogène qu'y perd ce même sang, celle que j'ai indiquée est proportionnellement bien plus fautive encore ; car j'ai supposé que toute l'eau qui s'exhale des poumons y a été formée, ce que n'a jamais admis aucun physiologiste. Ils conviennent tous que la plus grande partie de cette eau provient de la transpiration pulmonaire. Lavoisier, qui a conjecturé un des premiers qu'il se formait de l'eau dans les poumons, avait été conduit à cette opinion d'après la comparaison de la quantité de gaz oxygène consommé dans les poumons pendant un temps, et de celle de l'acide carbonique expiré dans le même temps. Il avait calculé qu'il y avait un cinquième de ce gaz qui n'entrait point dans la composition de l'acide carbonique expiré, et qui devait ou se fixer dans le sang, ou s'unir à de l'hydrogène, pour former de l'eau, et c'était à cette dernière idée qu'il s'était arrêté. En faisant aux calculs de cet immortel chimiste quelques corrections, et entre autres celles qu'exigent les nouvelles proportions dont je viens de parler, on trouverait que 3913 gr. et 168 millig. (8 liv.) de sang ne perdent dans les poumons qu'environ 53 millig. (1 gr.) d'hydrogène.

Quand on compare à la petitesse de ces pertes l'immense altération que subit le sang en les faisant, on est fort en peine comment un si prodigieux effet peut dépendre de si petites causes. On l'est d'autant plus, qu'il y a manifestement une certaine latitude dans les proportions des principes qui composent le sang artériel. Qu'on admette ou non la manière dont j'ai expliqué la variation de ces proportions dans le second paragraphe des corollaires, il n'en restera pas moins incontestable que la composition du sang artériel varie non seulement de l'état de santé à celui de maladie, mais même dans l'état de santé ; et que, sans cette variation, sans cette latitude que la nature s'est ménagée, l'animal ne pourrait pas exister deux minutes. Or, cette latitude serait bien étroite si 530 millig. (10 gr.) de carbone sur 3913 gram. et 168 mill. (8 liv.) de sang en excé-

daient les limites. Mais s'ils ne les excédent pas, si le sang au sortir du pou[mon] est susceptible de contenir plus de carbone dans la proportion de 350 mil[lig.] (10 gr.) sur 3913 gr. et 168 millig. (8 liv.) il aurait donc pu retenir celui qu'il a perdu dans les poumons, abstraction faite des causes qui ont dû le lui faire perdre, c'est-à-dire que le sang artériel qui lui succèdera la minute suivante pourra avoir en plus les 530 millig. (10 gr.) de carbone que le premier a en moins, sans qu'il soit moins propre que celui-ci non seulement à l'entretien de la vie, mais même à celui de la santé. Ce n'est donc pas parce que le sang veineux était surchargé de carbone, et pour s'en débarrasser, qu'il a traversé les poumons, et ce n'est pas précisément cette soustraction de carbone qui constitue un des caractères du sang artériel. Il est d'ailleurs évident que si la respiration avait pour un de ses usages de régler et de rendre constante la proportion du carbone dans le sang artériel, la quantité d'acide carbonique expiré aux différentes heures du jour devrait être singulièrement variable et qu'elle devrait être très considérable après les repas, puisqu'on fait spécialement consister l'hématose dans la soustraction du carbone du chyle d'où il pourrait arriver souvent que tout le gaz oxygène inspiré ne pût pas suffire à cette décarbonisation : il en résulterait aussi un dégagement de calorique fort inégal, et souvent très-considérable. Mais tout au contraire, la quantité d'acide carbonique expiré paraît être assez régulièrement proportionnelle à celle du sang qui traverse les poumons ; en sorte que les variations en plus ou en moins qu'on y a remarquées sont plutôt apparentes que réelles. Par exemple, Jurine et quelques autres physiologistes ont observé que la digestion augmente la quantité d'acide carbonique qui se forme dans les poumons pendant un temps donné ; mais ils ont observé pareillement que l'exercice et tout ce qui accélère la respiration l'augmentent aussi, de manière que dans tous ces cas, c'est uniquement l'augmentation de la circulation qui en produit une dans la formation de l'acide carbonique. Enfin, si l'on examine d'après quels faits on a admis que le sang veineux est surchargé de carbone, et qu'il va s'en débarrasser dans les poumons, on trouve que c'est d'après la formation de l'acide carbonique dans ces viscères, et d'après la couleur noire du sang veineux.

Il est incontestable que le sang veineux ne peut pas contribuer à la formation de l'acide carbonique dans les poumons sans perdre de son carbone, et qu'ainsi le sang artériel contient moins de carbone que le sang veineux dont il provient; mais, d'après ce que je viens de dire, on n'en peut conclure que ce dernier était surchargé de carbone. On ne peut regarder la formation de l'acide carbonique dans les poumons que comme une circonstance concomitante et nécessaire d'une opération compliquée, opération qu'il faudrait connaître parfaitement dans tous ses détails pour apprécier le rôle qu'y joue la formation de l'acide carbonique. Quant à la preuve déduite de la couleur noire du sang, elle ne se repose que sur une de ces fausses analogies auxquelles ont si fréquemment donné lieu les ressemblances de couleur. J'en ai cité plus haut un exemple assez remarquable dans l'analogie qu'on a cru exister entre le sang et le chyle : on en pourrait alléguer beaucoup d'autres. Je ne suis point surpris que les chimistes, un peu trop enclins peut-être à attribuer au carbone les couleurs noires et sombres, aient, à une certaine époque, expliqué de cette manière la couleur du sang veineux ; mais je serais beaucoup qu'ils continuassent d'admettre cette opinion après la découverte qu'ils ont faite des causes qui produisent la coloration du sang artériel. Une grande partie de ce que je viens de dire touchant le carbone, peut s'appliquer à l'hydrogène, qu'on suppose en excès dans le sang veineux. Si la très-petite quantité de cette substance que l'oxygène atmosphérique enleverait au sang pour former de l'eau pouvait être considérée comme une surcharge, comme un trop-plein, il en faudrait conclure que la proportion de l'hydrogène dans le sang est rigoureuse, et qu'elle ne comporte aucune latitude. L'impossibilité d'admettre une pareille conclusion prouverait seule qu'il ne se forme point d'eau dans les poumons, mais d'autres raisons se joignent encore à celle-là. D'abord la vapeur aqueuse du poumon remplit un usage important et tout-à-fait étranger à la déshydrogénation du sang ; en second lieu, il n'existe aucune preuve directe de la formation de l'eau dans les poumons. On y a admis cette formation sur ce que le sang prend une couleur sombre par son contact avec le gaz hydrogène, mais ce n'est là qu'une apparence illusoire ; et aussi sur ce que tout

l'oxygène consommé dans les poumons, n'étant pas employé à former de l'acide carbonique, la portion qui n'y est pas employée doit remplir quelqu'autre usage. Mais quoique cet usage ne soit point rigoureusement déterminé par les expériences, il est pourtant beaucoup plus probable que la portion d'oxygène dont il s'agit se fixe dans le sang qu'il ne l'est qu'elle enlève de l'hydrogène à ce liquide ; puisque, d'une part, les découvertes sur la coloration du sang artériel annoncent que l'oxygène doit se fixer dans le sang pour l'opérer, et que, de l'autre, 53 millig. (1 gr.) d'hydrogène, exigeant près de 318 millig. (6 grains) d'oxygène pour former de l'eau, on conçoit que l'addition de ces 318 millig. (6 gr.) d'oxygène au sang doivent exercer une plus grande influence sur la composition chimique du sang que ne ferait la soustraction de 53 millig. (1 gr.) d'hydrogène.

Toute l'eau expirée est donc le produit de la transpiration pulmonaire. Mais est-ce par la quantité d'eau qu'elle enlève, est-ce en déterminant le degré de fluidité du sang artériel que cette transpiration influe sur la formation de ce sang ? tout porte à croire que ce n'est nullement là son usage. Nous avons évalué la quantité de cette transpiration à 636 millig. (12 gr.) par minute ; c'est-à-dire que 3913 gr. 168 millig. (8 liv.) de sang perdent 636 millig. (12 gr.) d'eau en traversant les poumons ; en sorte que si toute la masse du sang les traversait sans éprouver cette perte, la quantité d'eau qu'elle contient ne serait augmentée par là que d'environ 1 gr. 908 millig. (1/2 gros). Or, il n'est pas possible de supposer qu'une aussi petite quantité d'eau ne soit pas comprise dans la latitude dont est manifestement susceptible la fluidité du sang. Je sais bien que cette latitude n'est pas très-considérable et qu'elle ne l'est pas à beaucoup près autant que le supposent certains titres généraux de la matière médicale. Mais, quoique nous soyons fort éloignés de pouvoir augmenter à notre gré la fluidité du sang en augmentant la quantité des boissons, il n'en est pas moins prouvé par beaucoup de phénomènes que cette fluidité est susceptible d'une certaine variation, et que par conséquent le sang n'est point ramené dans les poumons à un degré de liquidité constant. Cette fonction serait incompatible avec celle que remplit incontestablement la trans-

piration des poumons', et qui consiste à
régulariser la température de ces organes.
— Les combinaisons exigent en général
une température d'autant plus précise
qu'elles sont plus compliquées. Celles
qui s'opèrent dans l'économie animale,
outre qu'elles le sont éminemment, se
répètent, se reproduisent les mêmes à
tous les instants. La température qui leur
est nécessaire à chacune devait donc être
précise et limitée dans son degré; elle
devait aussi se reproduire à tous les instants, c'est-à-dire être constante. Mais
si la transpiration cutanée a pour principal usage d'entretenir cette constance
de température dans les fonctions qui
sont sous l'empire de la grande circulation, on voit bien que les combinaisons
qui s'opèrent dans la petite circulation,
c'est-à-dire celles d'où dépend la formation du sang artériel, devaient avoir de
même un régulateur spécial de leur température; car il est évident que la transpiration cutanée n'y pouvait pas suffire,
et que les poumons étant de toutes les
parties du corps celles où la somme des
combinaisons et le dégagement du calorique sont les plus considérables dans un
espace donné, le régulateur de leur température ne pouvait pas être appliqué
uniquement à leur surface extérieure,
mais qu'il devait exercer son action sur
tous les points de leur surface intérieure;
c'est ce que remplit parfaitement la transpiration pulmonaire. Ce qui arrive dans
certains cas pathologiques montre de
quelle importance est ce régulateur. J'ai
dit que cette fonction de la transpiration
pulmonaire était incompatible avec celle
de régulariser le degré de liquidité du
sang artériel. En effet, la quantité de calorique enlevé par la vaporisation étant
en raison de celle de l'eau vaporisée, si
cette dernière variait suivant le plus ou
le moins de liquidité du sang, la température pulmonaire varierait de même,
et souvent d'une manière considérable.

Je puis donc conclure que la transpiration pulmonaire, bien qu'indispensable
à la formation du sang artériel, tant en
régularisant la température du poumon
qu'en maintenant la souplesse de cet organe, et en prévenant la sécheresse et
le racornissement qu'y occasionnerait
une chaleur sèche aidée d'un renouvellement d'air qui se répète à tous les instants, ne l'est point par la quantité d'eau
dont elle dépouille le sang. Il résulte de
là que la transpiration pulmonaire n'est

point propre, comme on l'a cru, à suppléer à la sécrétion de l'urine. La transpiration cutanée ne l'est pas davantage.
Il existe un rapport réel entre ces deux
transpirations et la fonction des reins,
mais il n'est point réciproque. Je reviendrai là-dessus dans un autre temps.
J'aurais à examiner maintenant quelle
est la nature des pertes que les vaisseaux
lymphatiques font éprouver au sang qui
traverse les poumons, et jusqu'à quel
point ces pertes sont capables d'influencer sur les proportions des principes de
ce sang, question fort obscure, et sur laquelle je hasarderai seulement quelques
réflexions. D'abord, on peut demander
si le grand nombre de vaisseaux lymphatiques des poumons n'est pas spécialement en raison de la vaste surface que
présentent les vésicules pulmonaires, et
si ces vaisseaux n'ont pas pour principal
ou même pour unique usage d'absorber
les liquides qui lubréfient cette surface,
et dont le prompt renouvellement est
plus important ici qu'ailleurs, à cause de
l'altération qu'ils ne tarderaient pas à
contracter par le contact de l'air. Dans
le cas de l'affirmative, ils n'influeraient
que d'une manière fort indirecte sur la
formation du sang artériel. En second
lieu, comme ces vaisseaux reportent immédiatement dans le torrent de la circulation les liquides qu'ils ont absorbés, on
ne voit pas bien comment ils pourraient
dépouiller le sang de quelques-uns de
ses principes : ils ne feraient jamais
qu'ôter pour remettre. — Il me reste à
parler de l'acquisition en oxygène atmosphérique que fait le sang dans les poumons. Si tout l'oxygène que Lavoisier
croyait employé à former de l'eau se
fixait dans le sang, nous avons vu ci-dessus que la quantité en serait d'environ
318 milligr. (6 grains) sur 3913 gram. et
168 milligr. (8 liv.) de sang. Mais d'a-
bord cette addition serait à peu près constante dans tous les temps pour une
même quantité de sang, et ne varierait
qu'en apparence, comme nous l'avons
vu par la formation de l'acide carbonique. Or, une addition constante n'est
point propre à régulariser les proportions
des principes du corps qui la reçoit. En
second lieu, cette même addition est manifestement trop petite pour n'être pas
comprise dans la latitude que comporte
la quantité d'oxygène contenue dans le
sang artériel, et pour que ce sang ne
puisse pas contenir indifféremment en
plus ou en moins la quantité d'oxygène

...elle exprime. Je serais très-fâché qu'on inférât de ce que je dis ici que je n'attribue à l'oxygène atmosphérique aucune influence par la formation du sang artificiel. Je pense, au contraire, qu'il en a une immense. Mais c'est uniquement en déterminant entre les principes du sang déjà réunis dans l'artère pulmonaire suivant les proportions requises, un ordre de combinaisons qui constitue le sang artériel, et lui donne, comme tel, un caractère inappréciable, ou du moins inapprécié jusqu'ici.

Ainsi, l'examen des pertes et des acquisitions que fait le sang au moment où il devient artériel nous conduit à reconnaître que les modifications qu'il subit pour le devenir ne dépendent point matériellement de ces pertes ni de ces acquisitions, et que ce n'est point dans les poumons que se régularisent les proportions de ses principes. On conçoit en effet que si la nature avait attendu si tard à déterminer les proportions des principes qui doivent composer le sang artériel, il en serait résulté une irrégularité extrême dans les fonctions du poumon, et surtout dans sa température.— C'est donc au confluent des sangs veineux et des sucs chyleux et lymphatiques que se régularisent les proportions en question. Du moins rien n'indique que ça puisse être ailleurs ; mais on voit très-bien, au contraire, que chaque organe fournissant un sang veineux dont les principes sont dans une proportion déterminée, et dont la quantité est dans un certain rapport avec celle de chacun des autres sangs veineux, et que le chyle et la lymphe, s'y réunissant de même dans une certaine quantité, et après avoir subi une élaboration constante qui leur donne une qualité déterminée, la somme de tous ces liquides doit avoir été calculée de manière à contenir les proportions qu'exige le sang artériel, sauf les variations accidentelles ou plus ou moins permanentes qu'y peut occasionner l'activité augmentée ou diminuée de tel organe ou du système lymphatique, soit entier, soit appartenant seulement à une ou plusieurs régions, variations que la nature n'a pu empêcher, mais qu'elle a prévues et rendues compatibles avec la santé, dans de certaines limites.

J'ai dit que le lieu où se régularisent les proportions dont il s'agit était aussi vraisemblablement celui où s'accomplit l'hématose. L'agitation qu'éprouve dans les veines caves et dans le côté droit du cœur la somme des liquides qui s'y réunissent, et qui s'y réunissent avec toutes les conditions propres à en déterminer instantanément les combinaisons, paraît être suffisante pour l'opérer. C'est du moins ce que porte à croire ce qui se passe dans les animaux qui n'ont qu'un ventricule au cœur, chez lesquels l'hématose ne peut s'accomplir que dans cet organe. La veine-porte nous en fournit encore une preuve. En effet, le sang que cette veine distribue au foie doit avoir une nature homogène ; mais il ne peut l'acquérir qu'autant que les divers sangs veineux dont il est composé se combinent en se mêlant dans le sinus de cette veine. Aussi est-il remarquable que tous ces sangs et même celui que rapportent les veines cystiques se réunissent et se mêlent dans ce sinus comme dans un laboratoire commun, avant de pénétrer dans le foie. Leur combinaison y est sans doute facilitée par les angles très-ouverts que les branches de la veine-porte ventrale et celle de la veine-porte hépathique font à leur confluent ; mais elle doit l'être particulièrement par les oscillations qu'y occasionnent les mouvements de la respiration. A la vérité, la circulation beaucoup moins rapide dans la veine-porte qu'à la base du cœur y donne plus de temps à la combinaison ; mais, en revanche, les oscillations dont je viens de parler sont plus promptes et plus considérables dans cette dernière partie que dans la veine-porte. Il paraît donc que les sangs veineux et les sucs chyleux et lymphatiques sont déjà réunis suivant les proportions requises, et combinés de manière à former un tout homogène, quand ils parviennent dans l'artère pulmonaire, et que ce n'est pas pour s'hématoser que le chyle et la lymphe traversent les poumons, mais pour y subir, conjointement avec le tout homogène dont ils sont devenus partie constituante, une sorte de coction, si je puis m'exprimer ainsi, coction pour et pendant laquelle le liquide qui l'éprouve fait des pertes et des acquisitions, parce qu'il paraît impossible, comme je l'ai déjà dit à propos de la rate, qu'une combinaison animale change de nature sans perdre ou sans acquérir quelque chose. Mais ces pertes et ces acquisitions ne nous apprennent rien, absolument rien sur le caractère étonnant que prend la nouvelle combinaison. Tout est encore mystère dans la fonction du poumon. Si l'on est parvenu dans ces derniers temps à mieux

connaître quelques-unes des circonstances qui l'accompagnent nécessairement,
on en est encore à apprécier la valeur
de leur influence sur la formation du sang
artériel. Plusieurs autres circonstances
restent à connaître et à apprécier dans
cette même fonction. On ne peut guères
douter, par exemple, que le fluide électrique n'y joue un rôle. C'est du moins
ce que rendent très-vraisemblable le
rapport qu'on remarque entre la respiration et l'irritabilité musculaire, et celui
que nous montrent les expériences galvaniques entre cette même irritabilité et
le fluide électrique. — En un mot, tout
ce que nous savons sur la formation du
sang artériel ne nous a point encore mis
en état d'y voir autre chose que ce qu'a vu
M. Cuvier dans les fonctions en géné[rale]
qu'une transformation de fluides, don[t la]
nature s'est réservée le secret. « Tou[tes]
les fonctions de l'économie anima[le,]
dit ce célèbre professeur, paraissent[se]
réduire à des transformations de fluid[es,]
et c'est dans la manière dont ces tran[s-]
formations s'opèrent que gît le vérita[ble]
secret de cette admirable économie[. »]
(*Leçons d'anatomie comparée*, recue[il-]
lies par M. Duméril, tome I, page 3[.])
Grande et belle vérité que j'aurais [eu]
occasion de rappeler plus d'une fois, [si]
j'avais eu le loisir de donner ici le p[a-]
ragraphe que j'avais annoncé sur les op[i-]
nions et les faits relatifs à la circulati[on]
des humeurs excrémentitielles avec [le]
sang.

ANATOMIE ET PHYSIOLOGIE

DU COEUR.

Le cœur est le principal organe de la circulation du sang. La circulation, suivant la signification de ce mot en physiologie, suppose trois choses, un fluide mis en mouvement, des canaux ou vaisseaux qui le contiennent, et une puissance ou moteur qui lui imprime le mouvement : le cœur est cette puissance. C'est un muscle creux, lequel a la faculté de se contracter sur le sang qui vient le remplir, avec une force suffisante pour pousser ce sang dans toutes les parties du corps. On conçoit donc qu'il y a des vaisseaux qui, partant du cœur, distribuent le sang dans toutes les parties du corps pour les diverses fonctions auxquelles il est destiné : ce sont les *artères* ; et qu'il y en a d'autres qui, de ces parties, le rapportent au cœur pour les soumettre à une nouvelle impulsion de cet organe : ce sont les *veines*. On conçoit aussi qu'il doit y avoir dans le cœur au moins deux cavités qui s'ouvrent l'une dans l'autre, et dont l'une est l'aboutissant des veines; l'autre donne naissance au tronc commun des artères. La première de ces cavités porte le nom d'*oreillette;* on a donné à la seconde celui de *ventricule.* Mais une circulation aussi simple, et qui ne consisterait que dans le passage continuel du même sang à travers les cavités du cœur, des veines dans les mêmes artères d'où les veines l'ont reçu, n'aurait pas suffi pour entretenir la vie, du moins dans un grand nombre d'animaux. Car le sang arrivé aux dernières divisions des artères, dans le système capillaire, y remplit, avant de revenir par les veines, certaines fonctions qui, en lui faisant éprouver des pertes et en altérant sa nature, le rendent impropre à servir de rechef aux mêmes usages. Il revient donc au cœur non-seu-

lement pour recevoir une nouvelle impulsion de cet organe, mais encore pour réparer ses pertes et pour recouvrer toutes les qualités qu'il avait d'abord. C'est le système absorbant qui lui fournit, dans le voisinage du cœur, les matériaux destinés à réparer ses pertes, et c'est dans les poumons et par l'action de l'air atmosphérique qu'il va s'identifier avec ces matériaux et reprendre toutes les qualités qu'il doit avoir dans les artères. Il fallait donc qu'une autre puissance, qu'un autre cœur semblable au premier, fût exclusivement destiné à pousser le sang dans les poumons ; il fallait en même temps un autre système de vaisseaux, artères et veines, par lequel se fît cette circulation, qu'on appelle *circulation pulmonaire*, à cause de l'organe auquel elle est limitée, et *petite circulation* par opposition à celle qui a lieu dans le reste du corps. Enfin, pour que le sang, après avoir achevé son cours dans la grande circulation, pût aller immédiatement se revivifier dans la petite, et que de celle-ci il pût revenir dans la grande, il est évident qu'il était nécessaire que les veines de la grande circulation aboutissent au cœur de la petite, et réciproquement que les veines de la petite circulation aboutissent au cœur de la grande; ce qui met les deux cœurs dans une dépendance mutuelle. Cette dépendance a exigé qu'ils fussent réunis et comme collés l'un à l'autre, oreillette contre oreillette, ventricule contre ventricule; c'est cette réunion, en un seul organe, de quatre cavités, dont chacune est l'origine ou la terminaison d'un tronc commun de vaisseaux, qui porte le nom de *cœur.*

Telle est l'idée générale qu'on peut se faire du cœur et de ses fonctions dans les

"

animaux à sang chaud, lesquels jouissent d'une respiration entière, c'est-à-dire chez lesquels tout le sang qui revient du reste du corps, doit, avant d'y retourner, passer en entier par les poumons. C'est un muscle à quatre cavités, dont deux oreillettes et deux ventricules servent à l'entretien de deux circulations. — Dans les autres animaux vertébrés, mais à sang froid, il n'en est pas tout-à-fait ainsi. Comme il n'est pas nécessaire, dans ces derniers, que le sang qui revient par les veines du corps subisse tout entier l'action pulmonaire, et qu'il suffit qu'une portion l'ait subie, pour donner au reste auquel elle se mêle, les qualités nécessaires à l'entretien de la vie, il n'était pas besoin de deux circulations distinctes, ni par conséquent de deux ventricules; il fallait même qu'il n'y en eût qu'un pour que le sang qui revient du poumon pût s'y mêler avec celui qui n'y a pas passé. Parmi ces animaux, il y en a à la vérité (les poissons), chez lesquels, comme chez ceux qui jouissent d'une respiration entière, il ne va pas une goutte de sang dans le reste du corps qu'elle n'ait d'abord passé par les poumons qui leur sont propres (les branchies), et qui néanmoins n'ont qu'un ventricule au cœur. Mais c'est que, malgré cette disposition, ces animaux n'ont qu'une circulation. Le ventricule unique de leur cœur ne donne naissance qu'à un seul tronc artériel, c'est l'artère pulmonaire, laquelle se distribue aux branchies par des ramifications qui se réunissent de rechef, pour former au-delà des branchies, un autre tronc qui est le tronc commun des artères du corps. Le sang qui revient des branchies est distribué immédiatement à toutes les parties du corps par les subdivisions de ce tronc, sans l'interposition d'aucun autre ventricule. En un mot, c'est une loi sans exception que dans tous les animaux vertébrés à sang froid, il n'y a qu'un ventricule au cœur. Les uns n'ont en même temps qu'une oreillette, d'autres en ont deux. Les chéloniens, les sauriens, et les ophidiens, ont deux oreillettes, dont l'une reçoit le sang des veines pulmonaires, et l'autre celui des veines du corps. Les batraciens n'en ont qu'une qui reçoit à la fois le sang qui revient des poumons, et celui qui revient du corps. Les poissons n'en ont pareillement qu'une dans laquelle se rendent les veines du corps. Dans les classes inférieures , les mollusques, les vers à sang rouge, et les crustacés, sont les seuls animaux chez lesquels on ait reconnu

une circulation. La forme et la corrélation des différentes parties du cœur sont beaucoup plus variées dans ces animaux que dans les vertébrés. En descendant plus bas dans l'échelle, on ne trouve plus rien de semblable. Il n'y a point de circulation, et par conséquent point de cœur dans les insectes, ni dans les zoophytes. Mais je ne dois pas m'arrêter plus long-temps à des détails qui appartiennent proprement à l'anatomie comparée. Si le lecteur en désire de plus étendus sur cette matière, il trouvera de quoi se satisfaire amplement dans le quatrième volume des Leçons d'anatomie comparée de M. Cuvier. — Dans tous les animaux, soit à sang froid, soit à sang chaud, les oreillettes sont minces et comme membraneuses. Au contraire, les ventricules sont épais et charnus ; et comme ils forment à eux seuls presque toute la masse du cœur, et qu'ils sont d'ailleurs la véritable puissance qui met le sang en mouvement, c'est assez souvent à eux seuls qu'on applique le nom de *cœur*. — Considérons cet organe plus en détail, en prenant pour type le cœur de l'homme. Examinons sa position, sa forme, sa structure anatomique dans l'adulte et dans le fœtus, les phénomènes et les causes de ses mouvements. En décrivant les différentes parties du cœur, et en indiquant que telle partie est à droite et à gauche, en haut et en bas, je supposerai que cet organe est dans sa place naturelle, et que l'individu est debout.

Position, forme et structure anatomique du cœur dans l'adulte. Le cœur est situé au milieu de la poitrine, entre les deux lames du médiastin. Il y est renfermé dans le péricarde, comme dans un sac fermé de toutes parts. Il est parfaitement libre dans ce sac auquel il ne tient que par les troncs artériels et veineux, et un peu par la partie postérieure des oreillettes; en sorte que ses quatre cavités peuvent jouir de toute la plénitude de leurs mouvements. Il y est contenu comme les intestins le sont dans le péritoine et les poumons dans la plèvre, c'est-à-dire que le péricarde, lorsqu'il embrasse les gros vaisseaux, se réfléchit sur eux vers le cœur en s'amincissant, et se prolonge ainsi sur toute la surface extérieure du cœur, à laquelle il adhère intimement. Le péricarde, ainsi réfléchi, forme la membrane externe de toutes les cavités du cœur, et dans le sac qui contient cet organe, c'est le péricarde qui est en contact avec le péricarde. Si l'on suppose par la

[pen]sée que cette membrane soit décollée [au-]dessus la surface du cœur, on aura un [sac] vide et sans ouverture, à peu près [sembla]ble en grandeur de la cavité ordinaire [du] péricarde. Dans l'état naturel, la sur[fac]e interne du péricarde est continuelle[me]nt humectée par une humeur sembla[ble] à celle qui lubréfie toutes les mem[bra]nes séreuses, et qui était particulière[me]nt nécessaire ici pour prévenir les ad[hé]rences, et rendre les mouvements du [cœ]ur plus faciles ; cette humeur est ce [qu']on a appelé l'*eau du péricarde*, sur [l'ex]istence, la source, la quantité et la [qu]alité de laquelle il s'est élevé tant d'o[pi]nions.—Le cœur a la forme d'un cône [co]mprimé et aplati d'un côté. Il repose sur [la] partie aponévrotique du diaphragme, [de] manière que sa pointe tournée en bas, [en] devant et à gauche, correspond vers [le] cartilage de la sixième des vraies côtes, [le] bord antérieur du poumon gauche [éta]nt échancré à cet endroit, la pointe du [cœu]r y touche, à travers le péricarde, la [pa]roi de la poitrine ; et c'est là pour l'or[di]naire qu'on sent ses battements. Sa ba[se] dirigée en haut, en arrière et à droite, [ré]pond à la huitième vertèbre dorsale.

[—] Le cœur, à raison de son aplatissement, [pr]ésente deux faces, l'une est plate et in[fé]rieure, c'est celle qui repose sur le dia[ph]ragme ; l'autre, qui lui est opposée, [es]t convexe. Ces deux faces sont séparées [l'u]ne de l'autre par deux bords, dont l'un, [to]urné à droite et en devant, est tranchant; [l'a]utre, tourné à gauche et un peu en ar[riè]re, est obtus et arrondi ; celui-ci a [m]oins de longueur que le premier. La [fac]e plate a aussi moins d'étendue que [la] face convexe. Chacune de ces faces est [di]visée parallèlement à l'axe du cœur par [un] sillon, lequel correspond à la cloison, [c']est-à-dire à l'adossement des deux ven[tri]cules. Ce sillon se prolonge jusqu'à la [po]inte du cœur, et y forme ordinaire[me]nt, par sa rencontre avec celui de la [fa]ce opposée, une petite bifurcation. Ces [de]ux sillons indiquent donc extérieure[me]nt la division des ventricules, compris, [l'u]n entre le plan qui passe par ces sillons [et] le bord arrondi ; l'autre entre le même [pl]an et le bord tranchant. D'après la di[re]ction que je viens d'assigner à ces deux [bo]rds, on voit que ce dernier ventricule [es]t situé à droite et un peu en devant, [et] que l'autre est à gauche et un peu en [ar]rière. C'est de cette situation qu'ils [on]t emprunté les noms qu'on leur a don[né]s. Ainsi, le ventricule qui correspond [au] bord tranchant a été appelé *ventricule*

droit, et celui qui correspond au bord ar-rondi, *ventricule gauche* ; dénominations qui leur conviennent plus particu-lièrement dans les quadrupèdes, chez lesquels l'axe du cœur est à peu près pa-rallèle à celui du corps. Mais d'autres anatomistes, et entre autres Lieutaud, ayant eu égard à ce que dans l'homme le ventricule droit est en même temps tourné en devant, et le gauche en arrière, ont voulu que le premier s'appelât simple-ment *ventricule antérieur*, et le second *ventricule postérieur*. Par les mêmes raisons, on a nommé *oreillette droite* ou *antérieure*, celle qui appartient au ven-tricule droit, et *oreillette gauche* ou *pos-térieure*, celle qui appartient au ventri-cule gauche. Ces quatre cavités ont encore reçu d'autre dénominations puisées dans les fonctions propres à chacune d'elles, et qui, sous ce rapport, sont d'une applica-tion plus générale. Ainsi, le ventricule droit, ayant pour usage de pousser le sang dans l'artère pulmonaire, à laquelle il donne naissance, et d'entretenir la petite circulation, a reçu le nom de *ventricule pulmonaire* ; le ventricule gauche, desti-né à la grande circulation, et donnant naissance à l'aorte, a reçu celui de *ven-tricule aortique*. L'oreillette droite a été appelée *sinus des veines caves*, parce qu'elle est la terminaison de ces veines, et le réceptacle du sang qu'elles rappor-tent ; et la gauche, *sinus des veines pul-monaires*, parce qu'elle remplit les mê-mes usages par rapport aux veines pul-monaires. Mais plusieurs des anatomistes qui ont employé ces dernières dénomina-tions, n'ont donné le nom de *sinus* qu'à la cavité principale de chacune des oreil-lettes, et, à l'exemple de Boërrhaave, qui paraît être le premier qui ait fait cette distinction, il ont réservé le nom d'*oreil-lette* pour désigner un prolongement ou appendice, en forme de crête de coq, ou d'*oreille* de chien, qui s'élève à la partie supérieure de chaque sinus, et qui, dans l'origine, a fait donner le nom d'*oreillette* à toute la cavité. Je conserverai dans cet article les anciennes dénominations d'o-reillettes et de ventricules droits et gau-ches, comme plus généralement connues. — Un collet ou sillon circulaire marque postérieurement la séparation des oreil-lettes et des ventricules.—Dans l'examen particulier de chacune de ces cavités, je suivrai l'ordre suivant lequel le sang les parcourt. — L'oreillette droite peut-être considérée comme une dilatation des deux veines caves supérieure et inférieure au concours de ces veines dans le péricarde. Néanmoins, ceci ne doit pas être pris dans un sens trop littéral, mais seulement comme une manière de concevoir la formation de l'oreillette, dont la texture est d'ailleurs différente de celle des veines caves. La veine cave supérieure ou descendante aboutit à l'extrémité supérieure et postérieure de cette oreillette ; et l'inférieure ou ascendante à son extrémité inférieure et postérieure. On distingue dans l'oreillette droite une partie libre et propre, et une partie par laquelle elle adhère à l'oreillette gauche, et qui lui est commune avec cette dernière. La partie libre est formée par deux membranes qui renferment entre elles des fibres musculaires. L'extérieure de ces deux membranes est formée, comme je l'ai dit, par le péricarde ; l'intérieure est la continuation de celle que tapisse la face interne des veines caves. La partie qui adhère à l'oreillette gauche est formée par la membrane interne des deux oreillettes, et par des fibres musculaires intermédiaires : cette partie est ce qu'on appelle *la cloison des oreillettes.* Vers le bas de cette cloison et entre les embouchures des deux veines caves, on remarque une dépression grande à peu près comme le bout du pouce, et terminée supérieurement par un rebord assez épais, et un peu plus que demi-circulaire. Cette dépression, reste du trou botal dont il sera fait mention par la suite, porte le nom de *fosse ovale,* quoique le rebord, dont je viens de parler, ne forme point une courbe fermée, et qu'il soit entièrement effacé en bas, c'est-à-dire, du côté des veines caves. Il y a presque toujours sous ce rebord, vers le sommet de sa concavité, une petite ouverture qui pénètre dans l'oreillette gauche, et qu'on découvre facilement en y promenant un petit stylet parallèlement à la cloison des oreillettes. Les deux côtés de ce même rebord, qui viennent se terminer vers les veines caves, s'appellent, l'un *le pilier antérieur* ou *gauche de la fosse ovale ;* c'est celui qui est entre cette fosse et le ventricule ; l'autre le *postérieur.* L'antérieur est plus épais que le postérieur, et l'on y observe assez souvent des anfractuosités plus ou moins profondes. Entre le pilier antérieur et le bord correspondant de l'orifice de la veine-cave inférieure, en avant et tout près de ces parties, s'élève verticalement et transversalement un repli membraneux, lequel, vu de la pointe du cœur, masque en partie par ses extrémités, d'une part,

le pilier antérieur de la fosse, et de l'autre, le bord antérieur de l'orifice de la veine cave. Ce repli, improprement appelé *valvule d'Eustache,* puisqu'il n'a ni la forme, ni la position d'une véritable valvule, et qu'il ne peut point en remplir les fonctions, est formé par une duplicature de la membrane interne de l'oreillette, et par quelques fibres musculaires interposées. Son bord tranchant et libre est falciforme et tourné en haut. La valvule d'Eustache est proportionnellement plus épaisse dans l'adulte que dans le fœtus, et son bord tranchant est quelquefois réticulaire dans l'adulte.

Près la cloison des oreillettes, entre la valvule d'Eustache et le ventricule, se trouve la valvule de la grande veine coronaire, laquelle est aussi quelquefois réticulaire chez l'adulte. — L'appendice de l'oreillette droite, où ce prolongement auquel on a voulu donner spécialement le nom d'*oreillette,* est situé à sa partie supérieure, il masque la droite de l'aorte. Des faisceaux musculeux forment à l'intérieur de cet appendice des saillies nombreuses, lesquelles interceptent des sillons de différentes formes et grandeurs. Des saillies et des sillons semblables, mais moins nombreux, existent à la paroi de l'oreillette contiguë à l'appendice. On n'en voit point sur celle qui fait partie de la cloison des oreillettes. L'oreillette droite communique avec son ventricule par une ouverture fort large, de forme elliptique et dont le pourtour a une densité particulière, et comme tendineuse. C'est l'*orifice auriculaire* du ventricule droit. De la circonférence de cet orifice, naît une valvule formée par le prolongement et la duplicature de la membrane interne de l'oreillette. Le bord libre de cette valvule s'enfonce dans l'intérieur du ventricule. Il est inégalement découpé ; mais on y remarque trois découpures plus profondes que les autres, lesquelles forment trois lambeaux d'inégale grandeur, terminés en pointe irrégulièrement arrondie, et qui ont fait donner à cette valvule le nom de *tricuspide,* ou de *triglochine,* mot grec qui signifie la même chose. — Après s'être ainsi repliée pour former la valvule triglochine, la membrane interne de l'oreillette se continue dans l'intérieur du ventricule droit qu'elle tapisse dans toute son étendue. — Pour se faire une idée nette de la figure que présente la cavité de ce ventricule, on peut admettre que la masse et la forme conoïde du cœur appartient spécialement au ventricule gauche, et que le ventricule droit est engendré par une paroi musculeuse, implantée à son pourtour, excepté à sa base, à la moitié du ventricule gauche ; en sorte que la paroi par laquelle les deux ventricules sont adossés l'un à l'autre, qui est ce qu'on appelle leur *cloison*, semble n'appartenir qu'au ventricule gauche, et qu'elle fasse dans le droit une saillie convexe ou plutôt ovalaire. Suivant cette manière de concevoir la formation du ventricule droit, on voit que l'intérieur de ce ventricule doit présenter deux surfaces, une convexe et l'autre concave, lesquelles se réunissent à angle aigu. Il faut observer à cet égard que les deux ventricules ne sont pas juxta-posés parallèlement l'un à l'autre, mais que le droit est jeté de biais, et comme en écharpe sur le gauche. Cette disposition mérite d'être remarquée en ce qu'elle n'a pas seulement lieu dans l'homme, mais encore dans tous les animaux à sang chaud.—A une certaine distance de la base, l'intérieur du ventricule droit offre un assez grand nombre de saillies ou colonnes charnues, dont plusieurs, dirigées de la pointe vers la base de cette cavité, donnent naissance à des filets tendineux, lesquels vont s'insérer et s'épanouir sur le bord libre de la valvule triglochine. D'autres sont des espèces de poutres ou de traverses musculeuses, qui tiennent au ventricule par leurs extrémités, et sont à jour dans le reste de leur étendue. D'autres enfin en plus grand nombre, sont des saillies plus ou moins grosses, dirigées en différents sens, et interceptant entre elles des sillons et des cavités, dont la forme et la profondeur varient.—Outre l'orifice auriculaire, le ventricule droit en a un autre situé au côté gauche, et à la partie la plus élevée de sa base. On l'appelle l'*orifice artériel*, parce qu'il donne naissance à l'artère pulmonaire. Cet orifice est voilé par le plus grand des trois lambeaux de la valvule triglochine.—L'artère pulmonaire, à son origine, présente intérieurement trois petites valvules appelées *sigmoïdes*, à cause de leur forme. Ce sont trois demi-cercles membraneux, formés par la duplicature de la membrane interne du ventricule. Leur bord convexe est tourné du côté du ventricule ; c'est par ce bord qu'elles tiennent à l'artère. Leur bord droit est flottant et tourne du côté opposé. Ainsi chacune de ces valvules forme, avec la paroi correspondante de l'artère, un cul-

de-sac fermé du côté du ventricule. Les valvules sigmoïdes se touchent deux à deux aux endroits où s'insèrent les extrémités de leur bord libre, de manière qu'elles embrassent toute la circonférence de l'artère. Ces trois points de contact et d'insertion sont marqués par autant de durillons. Les trois valvules sigmoïdes sont distinguées, d'après leur situation, par les noms d'*antérieure*, de *postérieure* ou *gauche*, de *supérieure* ou *droite*. — L'oreillette gauche pourrait être regardée comme une dilatation de quatre troncs veineux pulmonaires dont elle est la terminaison. Elle est assez semblable à la droite, à laquelle elle est accollée par la cloison dont j'ai parlé plus haut. Elle est également composée de deux membranes et de fibres musculaires intermédiaires, disposées en différents sens. La membrane externe appartient au péricarde, l'interne est une continuation de celles des veines pulmonaires. Son appendice, ridé et crêpu comme celui de l'oreillette droite, est moins large et un peu plus allongé. Il s'élève de sa partie supérieure et voisine de la cloison, et se dirige en devant vers le sillon qui partage les ventricules. A l'intérieur, cet appendice est hérissé de saillies ou colonnes divisées en différents sens, et interceptant des cavités de différentes formes. Le reste de cette oreillette est généralement assez lisse. On remarque à la paroi qui fait partie de la cloison, un peu au-dessus de l'endroit qui correspond à la fosse ovale, une saillie demi-circulaire, semblable au rebord qui termine la fosse ovale, mais moins épais, appartenant à un cercle plus petit, et tourné en sens contraire, c'est-à-dire que sa concavité est en haut, tandis que celle du rebord de la fosse ovale est tournée en bas. Les deux convexités de ces rebords ou saillies, opposées l'une à l'autre, sont distantes de sept à huit millimètres dans l'adulte. La saillie demi-circulaire, dont il est question ici, formait dans le fœtus le bord tranchant de la valvule du trou botal. Ce bord s'est un peu épaissi avec l'âge, et en même temps il s'est élevé le long de la cloison, de manière à dépasser de sept à huit millimètres le sommet du trou botal, ou de la fosse qui le représente. Le plus souvent il n'adhère point à la cloison dans une grande partie de cet espace, et il y forme un cul-de-sac qui a reçu le nom de *sinus de Morgagni*, et au fond duquel se trouve le petit trou de communication des deux oreillettes, dont j'ai parlé en décrivant la droite. L'adhérence ne commence, pour l'ordinaire, qu'aux approches du rebord de la fosse ovale. Dans certains cas, néanmoins, le sinus n'existe pas, il y a adhérence partout, et le rebord saillant est presque effacé.

L'oreillette gauche est percée de cinq ouvertures; la plus grande est l'orifice auriculaire, par lequel elle communique avec son ventricule; les autres sont les embouchures de quatres veines pulmonaires. Ces embouchures sont situées à la partie postérieure et supérieure de l'oreillette. Les deux de chaque côté sont très-voisines l'une de l'autre, et séparées par un assez grand intervalle de celles du côté opposé. — L'orifice auriculaire du ventricule gauche est à peu près circulaire, et beaucoup plus resserrée que celui du ventricule droit. De même que ce dernier, il est marqué par une ligne dense et comme tendineuse, et il donne naissance à une valvule circulaire, formée par la duplicature de la membrane interne de l'oreillette, et dont le bord libre est dirigé vers le fond du ventricule. Ce bord, dentelé dans toute son étendue, présente deux découpures profondes qui partagent cette valvule en deux lambeaux d'inégale grandeur, et qui lui ont fait donner le nom de *valvule mitrale*. Les dentelures donnent attache à des cordons tendineux pareils à ceux que nous avons remarqués dans le ventricule droit, mais plus forts. — Le ventricule gauche constitue la principale partie du cœur par sa forme et son volume. Sa forme est celle d'un ovoïde tronqué par l'extrémité sur laquelle est implantée l'oreillette gauche. Son épaisseur est triple, et même quadruple de celle du ventricule droit. Il est un peu plus long et plus étroit que ce dernier. Sa surface intérieure, concave dans toute sa circonférence, est tapissée par la continuation de la membrane interne de l'oreillette gauche. Elle est hérissée partout, excepté à la portion de la cloison voisine de la base, des colonnes charnues dirigées en différents sens, et qui forment des aréoles de diverses grandeurs. Celles de ces colonnes qui sont tout-à-fait détachées entre leurs extrémités, de manière à former des arcades et des traverses, sont moins nombreuses que dans le ventricule droit. Le plus grand nombre adhèrent par tout un côté aux parois du ventricule. Vers le fond de cette cavité, et à la paroi op-

posée à la cloison, on remarque quelques gros mamelons ou tubercules charnus, dont l'extrémité libre est dirigée vers l'orifice auriculaire. Cette extrémité donne naissance aux cordons tendineux qui aboutissent au bord flottant de la valvule mitrale, et s'épanouissent sur sa surface convexe ou interne. Dans les animaux, il n'y en a le plus souvent que deux, dont chacun donne naissance aux cordons tendineux qui s'insèrent à la moitié du grand lambeau de la valvule, plus à la moitié de l'autre lambeau. Dans l'homme, il y en a plusieurs, mais groupés de façon qu'on pourrait de même n'en considérer que deux, dont chacun est composé de quelques autres, plus ou moins distincts, et qui se partagent la valvule de la même manière. — Le ventricule gauche, de même que le droit, a deux orifices, l'auriculaire, dont j'ai parlé, et l'artériel. Ce dernier est marqué par le grand lambeau de la valvule mitrale; il est situé entre l'orifice auriculaire et la cloison des ventricules, tout près de cette cloison; il donne naissance à l'artère aorte. Cette artère est garnie à son origine de trois valvules en tout semblables aux valvules sigmoïdes de l'artère pulmonaire, mais qu'on désigne plus particulièrement sous le nom de *sémi-lunaires*, pour les en distinguer: l'une est *antérieure*, l'autre *postérieure*, et la troisième *inférieure*. On remarque au milieu de leur bord flottant, un nœud qu'on appelle *globule d'Arantius*, du nom d'un anatomiste italien du seizième siècle, qui passe pour l'avoir découvert, quoiqu'il paraisse que Vidus Vidius l'ait connu avant lui. Il y en a un semblable, mais moins prononcé, à chaque valvule sigmoïde.

Le tiers de la circonférence égalant à peu près le diamètre, la moitié du bord libre de ces valvules doit être à peu près égale au rayon de l'artère; et par conséquent, si le milieu du bord libre de chaque valvule est ramené vers l'axe de l'artère, les trois ainsi déployées doivent intercepter le cercle entier de l'artère. Elles l'interceptent d'autant mieux, qu'en général chaque valvule a un peu plus d'étendue que la portion correspondante de l'artère, et que l'espace qui pourrait demeurer vide dans l'axe de l'artère est fermé par la réunion des globules d'Arantius qui se touchent dans ce point: c'est l'usage qu'on attribue à ces globules. — Derrière chacune des valvules sémilunaires, la paroi interne de l'aorte tre un petit enfoncement, lequel donne lieu à une bosselure extérieurement. Ces trois enfoncements portent le nom de *petits sinus de l'aorte*. — Les deux ventricules et leur cloison sont tout charnus; le gauche, comme nous l'avons dit, l'est beaucoup plus que le droit. Et en général, toutes les parties correspondantes dans les deux côtés du cœur sont beaucoup plus épaisses et plus fortes dans le gauche que dans le droit. Il y a un endroit où le ventricule gauche est plus aminci, c'est à la pointe : la cloison partage l'épaisseur de ce ventricule, surtout vers la base. Le lieu où le ventricule droit est le plus mince, est à la paroi concave à une certaine distance de l'orifice auriculaire ; c'est là qu'on l'a vu quelquefois se rompre. — Les fibres musculaires des ventricules ont une disposition tout-à-fait particulière, et qui distingue éminemment le cœur de tous les autres muscles. Elles ne forment point, comme dans ceux-ci, des faisceaux plus ou moins parallèles, et séparés par un tissu cellulaire plus ou moins abondant; mais elles sont entrelacées immédiatement, et sans interposition du tissu cellulaire, et se croisent en différents sens. Plusieurs auteurs ont pris beaucoup de peine pour débrouiller et faire connaître les différentes directions qu'affectent les fibres du cœur ; ils n'ont guères réussi qu'à donner des descriptions presqu'inintelligibles. Ce qu'il y a de plus certain et de plus clair sur cette matière, c'est que l'entrelacement de ces fibres forme un tissu très-serré qui donne à la chair du cœur une dureté particulière, et qui fait que, de tous les organes musculeux, le cœur est celui qui, à volume égal, content la plus grande quantité de fibres musculaires.—Cet organe, comme toutes les autres parties du corps, reçoit des vaisseaux sanguins, des vaisseaux lymphatiques et des nerfs. — Les vaisseaux sanguins, artères et veines, portent le nom de *coronaires*, parce que leurs principaux troncs forment une sorte de couronne à la base du cœur, en parcourant le sillon circulaire qui sépare les oreillettes des ventricules : on les appelle aussi *vaisseaux cardiaques* (Ch.). — Les artères coronaires sont au nombre de deux : l'une *droite* ou *antérieure*, l'autre *gauche* ou *postérieure*; elles naissent de l'aorte, très-près, mais au-dessus du bord libre des valvules sémilunaires, qui ne peuvent jamais boucher leurs orifices pendant la contraction des ventricules,

comme l'avait supposé Boërhaave pour expliquer comment le relâchement du cœur succède à sa contraction. Ces artères font un angle obtus avec la direction de l'aorte pour se réfléchir vers le cœur. La droite ou antérieure porte aussi le nom d'*inférieure*, parce qu'elle est située plus inférieurement que la gauche. Le lieu de son origine correspond vers le milieu de la valvule sémilunaire antérieure, entre l'artère pulmonaire et l'oreillette droite. Cette artère se porte vers la face convexe ou supérieure du cœur, et à droite pour s'engager immédiatement dans le sillon qui sépare l'oreillette droite du ventricule de même nom. Elle le parcourt en se contournant autour de la moitié droite de la base du cœur, jusqu'à ce qu'elle ait rencontré le sillon longitudinal qui existe sur la face plate de cet organe ; arrivée à ce point, elle quitte le sillon circulaire pour s'engager dans le longitudinal qu'elle suit jusqu'à la pointe du cœur où elle s'anastomose avec la coronaire gauche. Celle-ci porte aussi le nom de *supérieure;* elle sort de l'aorte vers le milieu et au-dessus de la valvule sémi-lunaire postérieure entre l'artère pulmonaire et l'oreillette gauche. Bientôt après son origine, cette artère se divise en deux branches, l'une *antérieure*, l'autre *circonflexe*. L'antérieure se porte directement dans le sillon longitudinal de la face convexe du cœur, et va communiquer avec la coronaire droite à l'extrémité de ce sillon. La branche circonflexe s'insinue dans le sillon circulaire, et se porte aussitôt à gauche, en parcourant la portion de ce sillon qui est entre l'oreillette et le ventricule gauche, pour aller gagner la face plate du cœur; arrivée sur cette face, à une petite distance du sillon longitudinal, elle s'y perd en se prolongeant vers la pointe du cœur. Outre les branches antérieure et circonflexe, l'artère coronaire gauche en fournit quelquefois une troisième près de son origine, c'est la *profonde*, que Vieussens appelait *intérieure*. Cette branche pénètre dans l'épaisseur de la cloison des ventricules, et la parcourt dans toute sa longueur : elle n'est accompagnée d'aucune veine correspondante. Dans quelques cas on l'a vu naître immédiatement de l'aorte.

L'artère coronaire gauche est, pour l'ordinaire, plus grosse que la droite. Celle-ci se distribue particulièrement à l'oreillette et au ventricule droits, et la gauche à l'oreillette et aux ventricules gauches ; je ne m'arrêterai pas à décrire tous les rameaux qu'elles donnent dans leur trajet, ces rameaux ont entre eux de fréquentes anastomoses. Le cœur a beaucoup de veines. Je n'indiquerai ici que les principales, celles qui accompagnent les troncs artériels dont je viens de parler. Ces veines sont la grande coronaire, la moyenne ou la postérieure de Vieussens, et celle du sinus droit.—La grande veine coronaire a son embouchure sous la valvule que nous avons fait remarquer dans l'oreillette droite, entre le ventricule et la valvule d'Eustache, près la cloison des oreillettes ; cette veine s'insinue immédiatement dans le sillon circulaire qui sépare l'oreillette gauche de son ventricule à la face plate du cœur. Elle se porte d'abord à gauche, puis elle se contourne autour du bord arrondi de la base du cœur, en suivant toujours ce sillon jusqu'à ce qu'elle ait atteint, sur la face convexe du cœur, le sillon longitudinal dans lequel elle entre, et le long duquel elle accompagne et recouvre la branche antérieure de l'artère coronaire gauche jusqu'à la pointe du cœur. — La veine moyenne n'est le plus souvent qu'une branche de la grande coronaire, et qui s'en sépare près de l'embouchure de celle-ci ; d'autres fois elle a une embouchure et une valvule distinctes dans l'oreillette droite. Quoi qu'il en soit, cette veine appartient entièrement à la face plate du cœur ; elle accompagne l'artère coronaire droite tout le long du sillon longitudinal de cette face. — La veine du sinus droit a son embouchure dans celle de la grande coronaire, ou bien dans la veine moyenne. Elle marche sous la face plate du cœur, en se portant à droite entre l'oreillette et le ventricule de ce côté, jusque vers le bord tranchant du cœur, le long duquel elle descend vers la pointe de cet organe. Quelquefois cette veine s'avance davantage sur la face convexe du cœur, et elle s'y anastomose avec la branche de la grande coronaire qui parcourt le sillon longitudinal. — D'autres veines plus petites ont leur embouchure immédiate dans l'oreillette droite. Quoi qu'en aient dit Vieussens, Thebesius et d'autres auteurs, il n'est pas prouvé, et il est hors de vraisemblance qu'aucune veine s'ouvre directement dans les ventricules.—On ne remarque point de valvules dans l'intérieur des veines cardiaques. — Les vaisseaux lymphatiques se distinguent en ceux qui viennent de la face convexe ou supérieure du cœur, et en ceux qui viennent de la face plate. Les premiers se réunissent en un tronc qui monte au devant de l'aorte, et se rend dans les glandes qui sont situées sur la crosse de cette artère ; les seconds aboutissent à un ou deux troncs qui s'élèvent postérieurement entre l'aorte et l'artère pulmonaire, et vont traverser les glandes placées sur la branche gauche, près du bord postérieur et interne du poumon de ce côté, où ils se joignent aux lymphatiques pulmonaires. — Les nerfs du cœur sont très-nombreux ; ils sont fournis par les plexus cardiaques. Ces plexus sont au nombre de trois : l'*antérieur*, le *moyen*, ou *grand plexus cardiaque de* Haller, et le *postérieur*. Les nerfs qui forment ces plexus, viennent les uns de la huitième paire (pneumo-gastrique), les autres, en beaucoup plus grand nombre, des deux grands sympathiques. Ceux que donne la huitième paire, naissent en partie des troncs de cette paire, les uns un peu avant son entrée dans la poitrine, les autres après que les nerfs récurrents s'en sont détachés ; en partie des nerfs récurrents eux-mêmes, de la convexité que forment ces nerfs, lorsqu'ils se réfléchissent pour monter au larynx. Le nombre des filets qu'envoie la huitième paire avant son entrée dans la poitrine est sujet à varier ; mais il y en a constamment au moins un de chaque côté. Les filets que fournissent les deux sympathiques, partent du ganglion cervical supérieur, du ganglion cervical moyen (ce sont les plus considérables), et des ganglions cervical inférieur et premier thorachique.

Le plexus cardiaque droit ou antérieur se remarque à la partie antérieure et droite de l'aorte, entre l'oreillette droite et l'artère pulmonaire. Le plexus moyen est situé à la face concave de la crosse de l'aorte, principalement à droite du ligament artériel, au-dessus de la branche droite de l'artère pulmonaire. Le gauche ou le postérieur existe entre la naissance de l'artère pulmonaire et l'oreillette gauche. Le plexus moyen est le plus considérable des trois, et il contribue à la formation des deux autres. C'est à ce plexus qu'appartient le ganglion mou et transparent, découvert par Wrisberg, et appelé par M. Scarpa *ganglion cardiaque*. Ce même plexus donne naissance au grand nerf cardiaque, qui, du côté gauche de l'artère pulmonaire où il est collé, descend sur la face convexe du cœur, en distribuant des filets au plexus postérieur. Ce nerf paraît être celui que Ve-

lle, et plusieurs anatomistes après lui, l'ont admis comme le seul nerf du cœur. Enfin, ce plexus moyen est celui dont la compression, supposée pendant la diastole des artères aorte et pulmonaire, était regardée par Boërrhaave comme une des causes qui faisaient cesser la systole des ventricules, et ramenaient leur diastole. — Le plexus droit appartient spécialement au ventricule du même côté ; il suit les divisions de l'artère coronaire droite. Le plexus gauche accompagne, d'une manière encore plus évidente, les ramifications de la coronaire gauche, et là il se distribue comme cette artère au ventricule gauche. Suivant la remarque de M. Scarpa, ce plexus est plus considérable que le droit, dans le même rapport que l'épaisseur et la force du ventricule gauche l'emportent sur celles du ventricule droit. — La ténuité et la mollesse des nerfs cardiaques, qui permettent à peine de suivre ces nerfs dans la substance du cœur, le mode particulier de leur naissance dans des ganglions et des plexus, suffiraient pour indiquer que la puissance nerveuse ne doit pas s'exercer de la même manière dans le cœur que dans les muscles soumis à sa volonté. C'est à quoi la plupart des physiologistes n'ont pas fait assez d'attention, comme nous le verrons par la suite. Ils ont soumis les nerfs cardiaques aux mêmes épreuves que ceux des muscles volontaires ; et parce qu'ils n'en ont pas obtenu les mêmes résultats, ils ont été jusqu'à nier toute action de cette puissance sur le cœur. — Le cœur est souvent chargé de beaucoup de graisse à sa surface, surtout dans les sujets un peu avancés en âge. Cette graisse est particulièrement ramassée autour des principaux troncs des vaisseaux sanguins ; c'est sur le sillon circulaire de la base du cœur qu'elle existe en plus grande abondance.

Phénomènes des mouvements du cœur. Telle est la structure anatomique du cœur. Il suffit de la connaître pour concevoir comment cet organe remplit ses fonctions. J'ai dit, au commencement de cet article, que le sang revient au cœur, non-seulement pour y recevoir une nouvelle impulsion, mais encore pour y réparer ses pertes, et pour reformer un nouveau tout homogène propre à l'entretien de la vie. Voyons d'abord de quelle manière le cœur imprime le mouvement au sang. Toute son action sur ce fluide dépend de ses mouvements de systole ou de contraction, et de ceux de diastole ou de dilatation. C'est par la systole que chaque cavité, se réduisant à la plus petite capacité possible, se vide du sang qu'elle contient, et le force de passer dans d'autres espaces. La diastole n'est qu'un état passif, que la cessation de la systole. C'est le relâchement qui succède à la contraction, et qui, restituant à chaque cavité toute sa capacité, lui permet de recevoir une nouvelle quantité de sang, dont elle se débarrasse de rechef par une nouvelle systole, et ainsi de suite. — Ces mouvements de systole et de diastole s'opèrent constamment suivant un certain ordre dans les quatre cavités du cœur. Les deux oreillettes se contractent toujours simultanément, et pendant leur systole, les deux ventricules sont en diastole. Elles ne peuvent pousser le sang qu'elles contiennent que dans les veines caves et pulmonaires par une sorte de reflux, et dans les ventricules. Le reflux dans les veines étant limité par le sang dont elles sont remplies, et dont le mouvement est en sens contraire de ce reflux, tandis que les ventricules sont vides et prêts à le recevoir, c'est dans ces dernières qu'il passe presqu'en totalité. Aussitôt que les oreillettes se sont vidées dans les ventricules, leur contraction cesse, et elles entrent en diastole. Les ventricules se contractent alors. Il n'y a pareillement que deux voies par lesquelles le sang puisse s'en échapper, l'orifice auriculaire, par lequel il est entré, et l'orifice artériel. Mais le premier étant muni d'une valvule circulaire, le sang ne peut refluer vers l'oreillette sans pousser cette valvule devant lui, et se fermer le passage à lui-même. Les cordons tendineux qui, du fond de chaque ventricule, vont se fixer au bord flottant de cette valvule, empêchent, d'une part, que le sang versé par les oreillettes ne le colle contre les parois du ventricule, et de l'autre, que celui qui, du ventricule, tend à refluer vers l'oreillette, ne la refoule dans cette dernière cavité. Néanmoins, il y a toujours une certaine quantité de sang qui repasse des ventricules dans les oreillettes ; il y repasse entre autres tout celui qui est contenu au-dedans de l'espèce de cône que forme la valvule dans le ventricule. Tout le sang qui n'a pas reflué ainsi dans l'oreillette, est chassé par l'orifice artériel ; et lorsqu'il est entré dans les artères aorte et pulmonaire, il ne peut rétrograder vers les ventricules sans développer les valvules sémi-lunaires et sigmoïdes qui lui ferment le passage. — On voit donc que, d'après l'organisation du cœur et la succession de ses mouvements, le sang doit continuellement passer des troncs veineux dans les oreillettes, de celles-ci dans les ventricules, et des ventricules dans les artères d'où il revient au cœur par les veines. — Les mouvements du cœur, tels que je viens de les décrire, sont accompagnés de battements qui se font sentir vers le cartilage de la sixième des vraies côtes. Ces battements sont produits par la pointe du cœur, qui frappe à cet endroit les parois de la poitrine. Il est remarquable qu'ils ont lieu pendant la systole des ventricules, c'est-à-dire lorsque ces cavités étant diminuées en longueur comme en largeur il semblerait que leur pointe devrait s'écarter des côtes. Note. — (On a long-temps et fortement disputé dans le siècle dernier sur la question de savoir si les ventricules s'allongent ou s'ils se raccourcissent pendant leur systole. Plusieurs auteurs ont soutenu qu'ils s'allongent en même temps qu'ils se rétrécissent. Il est possible qu'il en soit réellement ainsi dans certaines espèces des classes inférieures, telles que l'anguille. Mais il paraît bien prouvé maintenant que le cœur se resserre dans toutes ses dimensions pendant la systole, chez tous les animaux à sang chaud). On les attribue à la réplétion subite des oreillettes, et surtout à celle de la gauche, laquelle, ayant un point d'appui contre les vertèbres, pousse les ventricules en avant; au reflux brusque d'une partie du sang des ventricules dans les oreillettes; et enfin à ce que les artères aorte et pulmonaire tendent à se redresser par la forte impulsion du sang qu'elles reçoivent, et que dans ce mouvement, elles soulèvent les ventricules, et leur font décrire un arc de cercle (Senac).

J'ai maintenant à indiquer comment le cœur contribue à restituer au sang veineux de la grande circulation, les qualités qu'il a perdues dans le tissu des différentes parties du corps. C'est en mélangeant et en amalgamant les parties hétérogènes dont se compose le sang, qu'il remplit cette fonction. Il est évident que le sang artériel fait, dans les diverses parties du corps, des pertes relatives à la nature et à la fonction de ces parties. La nature du sang diffère donc dans les différentes veines, comme celle des parties d'où il revient. Ces divers sangs vont se réunir dans l'oreillette

droite, et conjointement avec les fluides non moins diversifiés que rapporte le système absorbant; ils forment un tout dont les parties ont besoin d'être intimement mélangées pour constituer ce fluide homogène qui doit être converti en sang artériel dans la petite circulation. La direction opposée des embouchures des veines caves, les colonnes et les saillies qu'on remarque dans l'oreillette, le passage du sang de l'oreillette dans le ventricule par une ouverture plus ou moins rétrécie, les colonnes, les poutres et les traverses charnues du ventricule sont autant de causes qui contribuent à opérer ce mélange. Mais la plus puissante de toutes paraît être le reflux du sang du ventricule dans l'oreillette. Ce reflux qui se fait avec une force absolument égale à celle qui pousse le sang dans l'artère pulmonaire, doit imprimer une vive secousse à celui qui est contenu dans l'oreillette. Pareille chose a lieu dans les cavités gauches du cœur; souvent l'air n'a point ou presque point d'accès dans certaines parties des poumons, et le sang qui les traverse, revient au cœur avec sa couleur noire. J'ai fréquemment observé des cas de ce genre en pratiquant l'insufflation pulmonaire sur des animaux dont la poitrine était ouverte. L'air insufflé ne pénétrant pas également dans toute l'étendue des poumons, quelques-unes des veines pulmonaires demeuraient noires, pendant que les autres étaient vermeilles. Le sang qui a échappé ainsi à l'action pulmonaire ne peut participer aux qualités artérielles qu'en se mêlant dans les cavités gauches du cœur, à celui qui les possède. On voit, par ce qui a lieu dans les animaux à sang froid, qu'il peut les acquérir de cette manière. L'orifice auriculaire du ventricule gauche étant beaucoup plus étroit que celui du droit, le reflux est moins considérable de ce côté. Mais en revanche, il se fait avec beaucoup plus de force. — Le reflux du sang des ventricules dans les oreillettes sert à expliquer un autre fait, dont les physiologistes se sont beaucoup occupés; je veux parler de l'inégale capacité des ventricules. — En réfléchissant à la correspondance parfaite qui existe entre les mouvements des quatre cavités du cœur, et à la manière dont elles communiquent entre elles, soit immédiatement, soit médiatement par l'une et l'autre circulation, on est conduit à penser qu'elles doivent avoir rigoureusement la même capacité. Les oreillettes doivent avoir la même ca-

...acité que les ventricules, puisqu'elles sont destinées à les remplir, et les ventricules doivent avoir la même entre eux, puisque l'un ne peut se vider qu'autant que l'autre peut recevoir. Cependant, rien n'est moins prouvé que cette égalité. Hippocrate, ou du moins l'auteur du livre *de Corde*, avait dit que le ventricule droit était plus grand que le gauche. Les auteurs qui suivirent partagèrent cette opinion, jusqu'à Lower qui attribua la même capacité aux deux ventricules. Depuis Lower, il a régné une assez grande diversité d'opinions à cet égard, l'égalité de grandeur ayant été admise par les uns, et rejetée par les autres. Mais la plus généralement reçue a été que les cavités droites sont plus amples que les gauches, et que les ventricules le sont plus que les oreillettes, du moins dans l'adulte. C'était une chose fort embarrassante que d'expliquer d'où provenait cette inégalité, et comment elle était compatible avec la régularité de la circulation. Helvétius crut en trouver la raison dans la diminution de volume qu'il supposa que le sang éprouve, en traversant les poumons, par l'action rafraîchissante de l'air atmosphérique. Il se fonda sur cette observation, déjà faite avant lui, que la somme des ouvertures des quatre veines pulmonaires est notablement plus petite que l'ouverture de l'artère pulmonaire; tandis que partout ailleurs, dans la grande circulation, les veines ont toujours plus de capacité que les artères correspondantes. Il conclut de ce fait, que la même quantité de sang a moins de volume dans les veines pulmonaires qu'elle n'en avait dans l'artère de ce nom, et que par conséquent, les cavités gauches du cœur n'avaient besoin d'une capacité moindre pour la contenir que les cavités droites. Cette explication, appuyée sur une théorie fausse de la respiration, fut attaquée même avant que la véritable théorie fût connue.

Michelotti, Santorini, Senac en proposèrent d'autres qui ne parurent pas plus satisfaisantes. M. Sabatier examina de nouveau cette question : il pensa que les auteurs que nous venons de citer avaient voulu expliquer ce qui n'existait pas, et que l'inégalité de grandeur entre les cavités droites et les cavités gauches, ne survenait qu'après la mort, par l'effet de l'accumulation du sang dans les cavités droites pendant les derniers instants de la vie; mais que, dans l'état de santé, cette inégalité n'avait pas lieu. Il allégua, en

faveur de cette opinion, que chez les individus morts d'hémorrhagie, à la suite de coups d'épée, qui avaient ouvert les veines caves ou l'artère pulmonaire, les deux ventricules lui avaient paru avoir la même capacité ; qu'il avait observé la même chose chez les animaux qu'on tue dans les boucheries par la section de tous les vaisseaux du col ; et enfin, qu'ayant fait des expériences sur des chiens, il avait trouvé les deux ventricules égaux en capacité, lorsqu'il avait fait périr subitement ces animaux par l'hémorrhagie des vaisseaux du col ; qu'ils l'étaient pareillement lorsqu'il les avait fait mourir par la ligature de l'aorte ; que les cavités du côté droit étaient plus grandes que celles du côté gauche, lorsqu'il les faisait mourir d'une mort lente et sans hémorrhagie ; et qu'au contraire, c'étaient celles du coté gauche qui étaient plus amples, lorsqu'il avait à la fois lié l'aorte, et ouvert les veines caves. Mais M. Sabatier n'avait employé aucun procédé particulier pour mesurer les cavités du cœur; il s'était contenté de les apprécier à la vue; appréciation fort infidèle, surtout lorsqu'on est déjà préoccupé par des idées théoriques. Depuis les recherches de cet auteur, la plupart des physiologistes ont continué d'admettre que les cavités droites du cœur sont plus grandes que les gauches ; mais, à la vérité, sans trop s'expliquer si cette différence existait pendant la vie, ou seulement après la mort.

Il m'a paru difficile de mesurer les oreillettes avec quelque précision ; mais la droite est manifestement plus grande que la gauche. J'ai mesuré les deux ventricules chez plusieurs animaux différents d'âge et d'espèce, et morts les uns d'hémorrhagie plus ou moins rapide, les autres d'asphyxie plus ou moins lente. C'est le mercure que j'ai employé pour prendre ces mesures. Ce moyen m'a paru préférable à tout autre, parce que le mercure, par son poids, distend les cavités du cœur, et leur fait prendre tout le développement qu'elles doivent avoir. Voici comment j'ai procédé : après avoir retranché les deux oreillettes et les artères aorte et pulmonaire au niveau des orifices auriculaires et artériels, et débarrassé de mon mieux les deux ventricules, du sang et des caillots qu'ils pouvaient contenir, je versais du mercure d'abord dans le ventricule gauche comme étant le plus fort, et celui qui devait résister le plus à la pression du mercure, j'emplissais le droit ensuite ; et lorsque les deux me paraissaient également pleins, je vidais le droit le premier, en l'ouvrant dans toute sa longueur avec des ciseaux sur une capsule de verre. Je vidais le gauche en le renversant simplement sur une autre capsule, et je pesais séparément le mercure retiré de chacune de ces cavités. J'ai trouvé que dans tous les cas, le ventricule droit était plus grand que le gauche, et très-souvent la différence était si considérable, qu'en y réfléchissant, il me parut difficile qu'elle existât telle dans l'état de santé. Il me sembla qu'elle était due en grande partie à ce que les ventricules se contractent après la mort, et reviennent sur eux-mêmes par une cause analogue à celle qui produit la roideur cadavérique dans les muscles soumis à la volonté, et à ce que le gauche étant beaucoup plus fort et plus épais que le droit, il se contracte et se resserre beaucoup plus. Et, comme en tiraillant les muscles roidis d'un cadavre, on peut les amener à un relâchement complet, j'ai cherché à dissiper cette espèce de rigidité du ventricule gauche, en le malaxant avec les doigts, et en le roulant comme un cylindre entre les mains, jusqu'à ce qu'il fût dans un état de mollesse et de flaccidité. Alors je le remplissais de nouveau avec du mercure que je pesais à part. J'ai ainsi, dans beaucoup de cas, mesuré deux fois le ventricule gauche, d'abord non ramolli et conjointement avec le droit, et ensuite seul et ramolli. Cette deuxième mesure a toujours été plus grande que la première, et quelquefois elle a approché beaucoup de celle du ventricule droit, elle l'a même surpassée dans un cas. Néanmoins, dans le plus grand nombre des cas, elle en était encore assez éloignée, quoique le ventricule droit n'eût point été ramolli ni mesuré seul. Je donne ici en tableaux les résultats de ces mesures.

Capacités du ventricule droit et du ventricule gauche du cœur, évaluées par le poids du mercure contenu dans ces cavités.

I. Dans les Chiens.

GENRE de mort.	AGE.	POIDS du corps entier.	POIDS du cœur.	POIDS DU MERCURE contenu dans les deux ventricules.	
		grammes	grammes		grammes.
1° asphyxie.	7 heures.	. . . .	. . . .	le ventricule droit.	3,6
				le ventric. gauche, non ramolli.	3,4
2° asphyxie.	1 jour.	414,4	2,8	le ventricule droit.	4,8
				— gauche, non ramolli. . . .	1,0
3° asphyxie.	1 jour.	de même portée que le précédent.		le ventricule droit.	7,4
				— gauche, non ramolli. . . .	4,5
4° asphyxie.	5 jours.	624,8	4,4	le ventricule droit.	5,4
				— gauche, non ramolli.. . .	3,5
5° asphyxie.	25 jours.	. . . .	. . . .	le ventricule droit.	16,6
				— gauche, non ramolli. . . .	9,7
6° asphyxie.	27 jours.	733,7	4,9	le ventricule droit.	26,3
				— gauche, non ramolli. . . .	20,7
7° asphyxie.	40 jours.	1150,2	10,5	le ventricule droit.	50,6
				— gauche, non ramolli. . . .	18,8
8° hémorrhagie des carotides.	3 mois.	1079,5	8,2	le ventricule droit.	41,0
				— gauche, non ramolli. . .	13,0
				———— bien ramolli. . .	53,3

II. Dans les Chats.

GENRE de mort.	AGE.	POIDS du corps entier.	POIDS du cœur.	POIDS DU MERCURE contenu dans les deux ventricules.	
		gramm.	gramm.		
1º asphyxie.	2 mois.	663,0	3,4	le ventricule droit.	27,3
				— gauche, bien ramolli. . .	24,2
2º asphyxie.	même portée.	613,3	3,3	le ventricule droit.	24,5
				— gauche, très-peu ramolli. .	10,7
3º asphyxie.	2 ans très-gras	3611,2	11,8	le ventricule droit.	36,0
				— gauche, non ramolli. . .	8,6
				—— très-bien ramolli. . . .	34,8
4º asphyxie.	adulte et très-gras	3924,0	13,5	le ventricule droit.	44,9
				— gauche, non ramolli. . .	10,3
				—— bien ramolli.	30,0
5º hémorrhagie des carotides.	adulte.	. . . .	. . . .	le ventricule droit.	36,3
				— gauche, non ramolli. . .	10,5

III. Dans les Cochons d'Inde.

GENRE de mort.	AGE.	POIDS du corps entier.	POIDS du cœur.	POIDS DU MERCURE contenu dans les deux ventricules.	
asphyxie.	adulte pleine à terme.	le poids moyen des cochons d'Inde adultes est d'environ 620 gram., et celui de leur cœur d'environ 2 grammes.		le ventricule droit.	3,7
				— gauche, non ramolli. . .	2,3

IV. Dans les Lapins.

GENRE de mort.	AGE.	POIDS du corps entier après l'extraction des fœtus.	POIDS du cœur.	POIDS DU MERCURE contenu dans les deux ventricules.	
		gramm.	gramm.		
1° hémorrhagie des carotides.	adulte pleine à terme.	2858,4	7,9	le ventricule droit.	26,3
				— gauche, non ramolli. . .	8,5
				——— bien ramolli. . .	36,0
2° idem. . .	idem.	2747,6	11,1 (1)	le ventricule droit.	45,8
				— gauche, non ramolli. . .	5,3
				——— bien ramolli. . .	20,1
3° idem. . .	idem.	2258,5	5,2	le ventricule droit.	29,3
				— gauche, ramolli. . . .	19,1
4° idem. . .	idem.	2780,1	6,1	le ventricule droit.	43,7
				— gauche, bien ramolli. . .	30,9
5° morte le lendemain d'une hémorrhagie de l'artère fémorale.	idem.	2812,6	7,8	le ventricule droit.	59,5
				— gauche, bien ramolli. . .	53,5
6° morte deux jours et demi après une hémorrhagie semblable.	idem.	2873,7	7,3	le ventricule droit.	63,0
				— gauche, non ramolli. . .	23,5
				——— bien ramolli. . .	49,2
7° asphyxie.	idem.	. . . .	. . . .	le ventricule droit.	43,1
				— gauche, non ramolli. . .	5,0
8° asphyxie.	idem.	. . . .	6,7	le ventricule droit.	72,6
				— gauche, non ramolli. . .	16,8
				——— bien ramolli. . .	40,7
9° asphyxie.	idem.	. . . .	. . . .	le ventricule droit.	76,7
				— gauche, non ramolli. . .	11,8
				——— bien ramolli. . .	34,7

(1) Le ventricule était plus épais qu'à l'ordinaire, à cause d'une maladie du poumon.

J'ai pris des mesures semblables sur pnq cœurs humains. Ces cœurs m'avaient été procurés sans que je connusse ni sexe, ni l'âge des individus auxquels ils avaient appartenu ; seulement un était d'adulte, un d'enfant, et trois de fœtus morts-nés avant terme.

COEURS HUMAINS de différents âges.	POIDS DU MERCURE contenu dans les deux ventricules.	
		gramm.
1° cœur d'adulte.	le ventricule droit.	1172
	— le gauche, non ramolli avec les doigts, mais très-flasque.	1068
2° cœur d'enfant.	le ventricule droit.	827
	— gauche, non ramoll.	658
	—— ramolli.	822
3° cœur de fœtus mort-né avant terme.	le ventricule droit.	34
	— gauche, non ramolli.	37
	—— ramolli.	78
4° cœur de fœtus mort-né au terme d'environ sept mois.	le ventricule droit.	23
	—gauche, non ramolli, mais flasque.	34
5° cœur de fœtus mort-né à peu près au même terme.	le ventricule droit.	21
	— gauche, ramolli.	51

On voit, par ces tableaux que, dans les quatre espèces d'animaux dont il est mention, le ventricule droit a constamment plus de capacité que le gauche, quel que soit le genre de mort de l'animal. Le premier exemple sur les lapins fait seul exception, soit que, dans ce cas, le ventricule gauche fût réellement plus grand que le droit ; soit, ce qui est plus vraisemblable, qu'il eût été trop fortement ramolli. Les mêmes tableaux indiquent que, dans l'homme adulte, c'est pareillement le ventricule droit qui a le plus de capacité ; mais que le contraire a lieu dans le fœtus. Cette différence en sens contraire dans le fœtus, peut tenir à mode particulier de circulation qui existe à cet âge. Quant à l'adulte, il paraît difficile de croire que la différence de grandeur du ventricule droit ne soit l'accidentelle, comme quelques auteurs ont prétendu, ou qu'elle soit le simple résultat de l'accumulation du sang dans les derniers instants de la vie, comme l'a voulu M. Sabatier. Car lorsque le ventricule gauche a été fortement ramolli entre les doigts, il n'y a pas de doute que sa capacité ne soit pour le moins aussi grande que pendant la vie, et cependant elle se trouve être encore plus petite que celle du ventricule droit. Il paraît donc, non-seulement que cette différence existe pendant la vie, mais qu'elle a lieu à différents degrés dans des animaux de même espèce et de même âge. Et comme ceux chez lesquels elle était plus grande jouissaient d'une santé aussi parfaite que ceux chez lesquels elle était beaucoup plus petite, il en faut conclure que cette différence n'apporte aucun obstacle à la régularité de la circulation, et par conséquent que le ventricule qui a le plus de capacité n'envoie pas à l'autre tout le sang qu'il contient. Il reste à savoir comment il se peut faire que deux ventricules d'inégale grandeur se vident au même degré pendant leur systole, et que cependant le plus grand n'envoie au plus petit que la quantité de sang que celui-ci peut contenir. Il me semble que cela s'explique facilement par le reflux du sang du ventricule dans l'oreillette. C'est un fait incontestable que j'ai déjà rapporté plus haut, et qui est admis par tous les physiologistes, que pendant la systole de chaque ventricule, toute la quantité de sang renfermée dans l'espèce de cône tronqué ou d'entonnoir que formait la valvule auriculaire pendant la diastole, est repoussée dans l'oreillette. Or, il est évident que cette quantité doit être plus grande dans le ventricule droit que dans le gauche, puisque l'orifice auriculaire de ce ventricule est beaucoup plus large que celui du gauche. En considérant la disposition de la valvule triglochine, et la manière inexacte dont elle ferme son orifice, il me semble que le reflux ne se borne pas à la quantité que je viens d'indiquer, mais qu'une grande partie du sang qui est au fond du ventricule, et vers sa paroi concave, est pareillement refoulée dans l'oreillette ; et que c'est spécialement le sang contenu dans ce que Lieutaud appelait la cavité artérielle, c'est-à-dire dans la portion de la cavité du ventricule, située derrière le grand lambeau de la valvule triglochine, qui est poussée dans l'artère pulmonaire. La valvule mitrale ferme beaucoup mieux l'orifice auriculaire du ventricule gauche. Du reste, on conçoit très-bien que les quantités de ce reflux peuvent différer beaucoup dans les individus de la même espèce, et que les capacités des ventricules doivent varier dans le même rapport. En défalquant de la capacité de chaque ventricule la quantité du reflux, les restes seraient vraisemblablement égaux. Ces restes expriment les quantités de sang qui vont directement d'un ventricule à l'autre. Observons que, s'ils n'étaient pas égaux, ils ne tarderaient pas à le devenir, et que pour cela le plus petit des ventricules s'agrandirait, et le plus grand se rétrécirait en revenant sur lui-même, d'après cette loi constante dans l'économie animale qu'une cavité se moule toujours sur le volume du corps solide ou liquide qu'elle doit contenir, à moins que quelque cause, quelque circonstance particulière ne s'y oppose. Dans ce dernier cas, l'inégalité de capacité continue un état pathologique. Les exemples n'en sont pas rares ; j'en ai vu un récemment à Bicêtre. Un homme âgé de soixante-quatre ans, éprouvait une grande anxiété, sa respiration était difficile, les battements de son cœur étaient assez réguliers, mais on les sentait dans une grande étendue. Après sa mort, la principale lé-

sion que présentèrent les organes intérieurs, était une dilatation contre nature du ventricule gauche du cœur. La capacité de ce ventricule était évidemment beaucoup plus grande que celle du ventricule droit. Son épaisseur était en même temps augmentée, mais pas autant à proportion que sa capacité. Les poumons étaient gorgés de sang, et comme carnifiés en quelques endroits.—La dilatation du ventricule gauche est beaucoup plus fâcheuse que celle du ventricule droit, et si j'en juge par les cas qui me sont connus, toutes les fois que la capacité du ventricule gauche l'emporte sur celle du droit, il y a maladie : la raison s'en conçoit aisément. Lorsque ce genre d'inégalité existe, le ventricule gauche devant, chaque systole, faire refluer une assez grande quantité de sang qu'il contient non-seulement dans l'oreillette, mais jusque dans les veines pulmonaires, il en résulte un dérangement dans la petite circulation, des engorgements dans les poumons, et dans la respiration un trouble d'autant plus grand, que l'épaisseur du ventricule étant presque toujours augmentée dans ce cas, le reflux se fait avec une grande violence.—Note. (C'est dans les cas de ce genre que les maladies du cœur produisent l'apoplexie. J'en ai présenté deux exemples à la Société de l'Ecole de médecine). Au contraire, le ventricule droit peut avoir un assez grand excès de capacité sur le gauche, sans qu'il en résulte aucun désordre bien notable, parce que le sang, en refluant de ce ventricule jusque dans les veines caves, n'occasione qu'une altération médiocre, dans l'une et l'autre circulation, lors même que ce reflux va jusqu'à produire des battements dans les jugulaires, comme on l'observe quelquefois.

Senac expliquait la régularité de la circulation avec des ventricules inégaux, en disant que le ventricule droit, qui est ordinairement le plus grand, étant plus faible que le gauche, il se vidait moins complètement et qu'il ne se vidait que de la quantité que pouvait contenir le ventricule gauche, mais cette explication repose sur une erreur. Car c'en est une de croire que le ventricule droit a moins de force pour se vider dans l'artère pulmonaire que n'en a le gauche pour se vider dans l'aorte. Il est bien certain que la force absolue de ce dernier est beaucoup plus grande que celle du ventricule droit, mais c'est qu'aussi le ventricule gauche à une plus grande

sse de sang à mouvoir que le droit, et
es résistances plus considérables à surmonter ; dans l'un comme dans l'autre
de ces ventricules, les forces sont proportionnelles aux obstacles qu'ils doivent vaincre. C'est ce que prouvent
entre autres les différences qui surviennent dans l'épaisseur du ventricule droit,
suivant que la petite circulation, devenue plus ou moins difficile, exige plus
ou moins de forces ; nous en avons vu
un exemple dans le second cas du tableau sur les lapins, et nous en verrons
bientôt un autre dans le cœur du fœtus.
Quant aux oreillettes, leurs capacités,
moindres que celles des ventricules,
semblent mettre hors de doute qu'elles
ne suffisent pas pour remplir ces dernières cavités et que les veines dont elles
sont le réceptacle doivent y concourir ;
c'est d'ailleurs ce que portent à croire
la durée de la diastole des ventricules,
et la rapidité de la circulation. En effet,
la systole est un mouvement brusque et
subit qui ne dure qu'un instant, et elle
est très-courte en comparaison de la diastole. Si on examine le temps qui s'écoule
entre le commencement d'une systole et
celui de la suivante, on trouve que,
pendant la très-grande majorité de ce
temps, les ventricules sont dans le relâchement, et par conséquent en état de
recevoir le sang qui revient au cœur avec
une rapidité non interrompue. C'est surtout quand la circulation est languissante
dans les animaux dont la poitrine est ouverte, et lorsque l'intervalle d'une systole à l'autre est de plusieurs secondes,
qu'on distingue très-bien cette différence entre la durée de la systole et
celle de la diastole. On observe en même
temps que la systole des oreillettes,
aussi prompte que celle des ventricules,
a lieu immédiatement avant celle-ci, en
sorte qu'elle paraît n'avoir pour usage
que d'achever de remplir les ventricules,
et de déterminer leur systole.

§ *Du cœur et de la circulation dans le
fœtus.* Jusqu'ici je n'ai considéré le cœur
et la circulation que dans l'homme adulte.
Il me reste à faire connaître ce que l'un et
l'autre offrent de particulier dans le fœtus.
— L'absence de la respiration avant la
naissance et la fonction supplémentaire
qui s'exerce dans le placenta au-dehors
de l'individu ont nécessité des modifications dans les principaux organes de la
circulation. Ces modifications consistent
dans l'existence des canaux veineux et
artériel, dans celle du trou botal et dans

l'égalité d'épaisseur des deux ventricules. Le trou botal est la fosse ovale largement ouverte; ou plutôt cette fosse n'est
que le trou botal dont la valvule s'est
collée autour du rebord demi-circulaire
qui la termine. La valvule de ce trou est
une duplicature de la membrane interne
des oreillettes avec quelques fibres charnues intermédiaires; elle est située derrière le trou, dans l'oreillette gauche, et
fixée par la base et par les côtés. Son bord
supérieur et libre est assez lâchement
tendu pour retomber en forme de croissant renversé en sens contraire du bord
du trou. Il descend plus ou moins au-
dessous de ce bord, et forme avec lui,
du moins dans l'état de relâchement, une
ouverture ovale. Il descend d'autant plus
que l'individu est plus voisin de l'époque
de la conception; au contraire, après la
naissance, il remonte peu à peu de plusieurs millimètres au-dessus du même
rebord, à mesure que ses attaches latérales remontent elles-mêmes. — L'usage
du trou botal n'est pas équivoque; il
établit une communication libre entre
les deux oreillettes, mais de manière que
c'est de la droite dans la gauche que se
fait la communication. La valvule empêche le sang de repasser de celle-ci dans
la droite, en supposant toutefois que
son bord libre se relève pendant la contraction de ces cavités. Les poumons
étant compactes dans le fœtus, et la petite
circulation presque nulle, les cavités
gauches du cœur ne recevraient presque
point de sang, si celui des cavités droites
n'avait pas la faculté d'y passer par le
trou botal. Le sang de ces dernières se
partage donc au moyen de ce trou entre
les quatre cavités du cœur; mais celui
qui reste dans les cavités droites, ne pouvant pas parcourir la petite circulation
à cause de l'état des poumons, avait besoin de rentrer dans la grande, et c'est
ce qui a lieu par le canal artériel, lequel
fait communiquer l'artère pulmonaire
avec l'aorte au bas de la concavité de la
crosse de celle-ci. Ainsi le canal artériel
met les deux grosses artères, et par conséquent les deux ventricules en communication, de même que le trou botal fait
communiquer les deux oreillettes. Lorsqu'on saisit bien comment ces communications sont établies, on conçoit aisément
le mode de circulation propre au fœtus.
Ce mode consiste en ce que les quatre
cavités du cœur se comportent comme s'il
n'y en avait que deux; les deux cœurs comme s'il n'y en avait qu'un, dont toutes les

forces sont employées à entretenir la grande circulation, la seule, ou à peu près, qui existe alors, comme cela a lieu dans les reptiles. — Mais dans l'opinion assez généralement reçue depuis M. Sabatier sur ce mode de circulation, les choses ne se passent pas tout-à-fait aussi simplement. Suivant cette opinion, ce n'est pas indistinctement le sang des deux veines caves qui passe par le trou botal dans l'oreillette gauche, c'est uniquement celui de la veine cave inférieure lequel y est dirigé par la valvule d'Eustache. Le sang de la supérieure se rend directement dans le ventricule droit, d'où il est poussé dans l'artère pulmonaire, dans le canal artériel; et enfin dans toutes les distributions de l'aorte, inférieures à l'insertion de ce canal. Celui de la veine cave inférieure, au contraire, est chassé dans toutes les ramifications supérieures. De cette manière, le sang qui revient des parties inférieures passe par le cœur pour aller aux supérieures, et y revient pour retourner aux inférieures, et ainsi continuellement en décrivant un huit de chiffre, dont le croisement est dans l'oreillette droite. Quoique cette opinion soit assez généralement admise, je dois avouer qu'elle me paraît peu vraisemblable. Une des principales raisons sur lesquelles on la fonde, c'est que l'on considère la valvule d'Eustache comme une sorte de digue destinée à empêcher le sang de la veine cave inférieure de se répandre dans l'oreillette et à le diriger dans le trou botal. Mais ce n'est pas un simple repli d'une médiocre élévation, et tendu seulement d'un côté de la veine cave et du trou botal qui suffirait pour remplir cette fonction; ou du moins faudrait-il, pour qu'il pût la remplir, qu'au lieu d'être placé au bord antérieur de la veine cave inférieure et du trou botal, il le fût au bord postérieur de ces mêmes parties; qu'en même temps il fût assez élevé pour couvrir la plus grande partie du diamètre de la veine cave inférieure, et qu'il fût incliné vers cette veine de manière à présenter une sorte de voûte, sur laquelle glisserait le sang de la veine cave supérieure. Le pilier postérieur du trou botal, que l'on considère comme propre à remplir ce dernier usage, est évidemment insuffisant pour cela. Et je ne puis voir dans l'oreillette droite aucune disposition capable d'empêcher que les fluides des deux vaisseaux aussi gros que le sont les deux veines caves; et dont

le cours est presque directement oppo[sé], l'un à l'autre, ne se heurtent et ne [se] confondent à leur confluent dans cette oreillette. Je dirai même que la valvule d'Eustache, telle qu'elle est placée entre ce confluent et le ventricule, me paraît plus propre à favoriser le mélange qu'à le prévenir. Mais s'il est déjà si difficile de comprendre comment le sang des deux veines caves pourrait se croiser sans se mêler, lors même que le cours en serait parfaitement paisible, il l'est bien plus encore quand on songe aux contractions brusques des oreillettes et des ventricules, aux reflux et aux agitations plus ou moins considérables qui en sont les suites.

— D'ailleurs, si la valvule d'Eustache était propre au fœtus, elle disparaîtrait après la naissance, comme le canal veineux, comme le trou botal, comme le canal artériel, tandis qu'elle existe à tous les âges. Haller l'a trouvée toutes les fois qu'il l'a cherchée. Seulement son bord libre devient quelquefois réticulaire, ce que Haller considère comme accidentel. Enfin cette valvule manque dans certaines espèces. M. Cuvier ne l'a pas trouvée dans le lion. Je l'ai cherchée dans les chiens et dans les chats, et n'ai rien vu, même à l'époque de la naissance qui parût y ressembler. Il n'y en a qu'un vestige dans le cochon d'Inde. Cependant, il est bien présumable que la circulation s'exécute dans les fœtus de ces animaux comme dans celui de l'homme.

Une autre difficulté que présente encore l'opinion que j'examine ici, c'est que toutes les parties du fœtus inférieures à l'insertion du canal artériel ne recevraient jamais que du sang veineux. En effet, il paraît que le placenta tient lieu de poumon dans le fœtus, et que le sang qui revient de cet organe, en se mêlant au sang veineux du fœtus, lui communique les qualités artérielles nécessaires à l'entretien de ce genre d'existence. Mais si le sang de la veine cave inférieure, qui seul est chargé de celui qui a reçu l'influence du placenta, passe tout entier dans les cavités gauches du cœur, et que ces cavités ne le distribuent qu'aux parties supérieures à l'insertion du canal artériel, il n'y aura donc que ces parties qui recevront du sang artériel, et les inférieures ne recevront que le sang veineux qui revient des supérieures. Or, la différence considérable qui existe entre le sang artériel et le sang ieineux, par rapport à leurs effets sur économie animale, devrait en produire ame très-prononcée dans l'état, le déve- loppement et même la couleur des parties inférieures et supérieures comparées en- re elles, si une répartition aussi inégale avait réellement lieu. On objecte que si le sang qui revient du placenta, se mê- lait à celui des deux veines caves, une partie de ce sang retournerait au placen- ta, sans avoir rempli aucun usage. Mais c'est précisément ce qui a lieu dans les reptiles, dont la circulation a été compa- rée avec tant de raison à celle des fœtus des mammifères. Chez les reptiles, le sang qui se rend au poumon jouit des qualités artérielles, de même que celui du reste du corps ; mais il va y en pren- dre de plus énergiques encore, afin que son mélange, en petite quantité, à une certaine masse de sang veineux, suffise pour convertir celle-ci en sang artériel. On sait aussi que dans ces derniers ani- maux toutes les parties du sang qui arri- vent au cœur s'y mèlent intimement en- semble, et que les anatomistes ont remar- qué, dans le cœur de certaines espèces, une organisation évidemment destinée à opérer ce mélange. (Leçons d'Anatomie comp. de M. Cuvier, tom. IV, p. 219). L'analogie conduirait à admettre qu'il en a fait un semblable dans les fœtus des mammifères, lors même que la structure de leur cœur et les circonstances de ses mouvements n'en fourniraient pas la preuve. — Une autre particularité dans le cœur du fœtus est l'égalité d'épaisseur des deux ventricules. C'est un fait très- remarquable, et qui dépend de cette loi si générale et si connue dans l'économie animale, qu'un muscle a d'autant plus de force et de volume qu'il est plus exer- cé, et qu'il s'affaiblit et diminue à me- sure qu'il l'est moins. Dans le fœtus, d'une part, les poumons étant aussi den- ses et aussi compactes que les autres par- ties molles, le sang doit y être poussé avec la même force pour que la circula- tion s'y fasse; et de l'autre, les deux ventricules étant en communication par le canal artériel, ils doivent éprouver la même résistance, et exercer les mêmes efforts pour la surmonter; ce qui suppose qu'ils ont la même épaisseur, et ils l'ont en effet dans tous les animaux. Mais après la naissance, et lorsque les ventricules ne communiquent plus, le droit n'ayant plus à pousser le sang que dans les pou- mons, qui sont alors bien aérés, et dans lesquels il éprouve beaucoup moins de

résistance qu'avant la naissance, il n'a plus besoin de faire autant d'efforts, et il perd en conséquence de son épaisseur, comme le ferait tout autre muscle en pa- reil cas, ou plutôt, pour m'exprimer avec plus de justesse, ses parois cessent de croître et de se nourrir dans le même rapport que celles du ventricule gauche. Dans le lapin, et de même dans le chat, dans le chien et dans le cochon d'Inde, la différence d'épaisseur est déjà très- prononcée cinq jours après la naissance. Veut-on la preuve que c'est réellement parce qu'il est moins exercé que le ven- tricule droit prend moins d'accroisse- ment? l'affection appelée improprement *maladie bleue* en fournit une. Cette af- fection consiste essentiellement dans une communication contre nature, et qui sub- siste après la naissance, entre les cavités droites et les cavités gauches du cœur. Cette communication peut avoir lieu de différentes manières; mais le plus ordi- nairement c'est par un trou plus ou moins grand, pratiqué dans la cloison des ven- tricules, près l'origine des artères aorte et pulmonaire. Il est évident qu'au moyen de ce trou, les deux ventricules doivent être en équilibre de force et de résis- tance; aussi l'observation apprend-elle qu'à quelque âge que les individus atta- qués de cette maladie succombent, et ils vivent quelquefois jusqu'à l'âge de pu- berté, le ventricule droit demeure aussi épais que le gauche.

Causes des mouvements du cœur. Les mouvements du cœur sont un des phé- nomènes les plus admirables de l'écono- mie animale. Quel est le ressort qui ani- me cet organe? Quel est le principe par- ticulier qui préside à cette régularité surprenante, avec laquelle ses mouve- ments se succèdent sans interruption, depuis le moment de la conception jus- qu'à celui de la mort? Trouve-t-il ce principe en lui-même, ou bien l'em- prunte-t-il d'ailleurs? C'est là sans doute une des questions les plus curieuses de la physiologie; et il ne faut pas s'éton- ner qu'on ait imaginé tant de systèmes pour la résoudre. Avant Haller, tous ces systèmes avaient cela de commun qu'ils plaçaient le principe des mouvements du cœur dans la puissance nerveuse, et le foyer unique de cette puissance dans le cerveau. Ils ne différaient entre eux que par la nature particulière qu'ils attri- buaient à cette puissance, et par le mode d'action sur le cœur qu'ils en dédui- saient. Tout phénomène fournissant la preuve que les mouvements du cœur et la circulation pouvaient continuer sans la participation du cerveau, et lorsque cet organe avait été enlevé, ou même lorsqu'il n'avait jamais existé, renversait donc tous ces systèmes à la fois : or, il existe un grand nombre de faits de ce genre. Les fœtus acéphales, lesquels vivent et se développent dans le sein de leur mère, malgré l'absence totale du cerveau, sont un des plus connus et un des plus communs dans les différentes espèces d'animaux ; aussi tous ces système furent-ils facilement éclipsés par celui de Haller. Cet illustre physiologiste, considérant que les mouvements du cœur continuent, non seulement dans les animaux dépourvus de cerveau, mais même lorsque cet organe vient d'être arraché de la poitrine, et qu'il ne paraît plus recevoir aucune influence de la puissance nerveuse, fut conduit à une opinion diamétralement opposée. Il admit que le cœur n'est pas soumis à la puissance nerveuse, et qu'il recèle en lui-même et dans la nature de ses propres fibres le principe de ses mouvements. Sa doctrine à cet égard n'était qu'une des applications de la théorie si connue de l'irritabilité, laquelle s'étendait à tous les mouvements, soit volontaires, soit involontaires. Voici sommairement en quoi elle consistait. Les fibres musculaires du cœur possèdent essentiellement la faculté de se contracter quand elles sont irritées, c'est-à-dire quand elles sont mises en contact avec un stimulus, et elles tombent dans le relâchement aussitôt que le stimulus cesse d'agir sur elles. Leur stimulus naturel est le sang. Lors donc que les deux oreillettes sont pleines de sang, l'irritation qu'elles en éprouvent les fait se contracter, et elles chassent le stimulus dans les ventricules, lesquels, irrités à leur tour, le chassent dans les artères. Pendant que les ventricules se contractent, les oreillettes, débarrassées du stimulus, se trouvant en diastole, peuvent recevoir de nouveau sang qu'y versent les troncs veineux ; mais à peine sont-elles remplies, et prêtes à se contracter de rechef par l'action de ce sang, que les ventricules, ayant achevé l'expulsion de celui qui les irritait, se relâchent et deviennent en état de recevoir le sang qu'y vont pousser les oreillettes. — Le stimulus passant ainsi sans cesse d'une cavité dans l'autre, et celle qui vient de s'en débarrasser devenant par cela même en état d'en recevoir, et en recevant en effet

une nouvelle quantité, on conçoit que les contractions des oreillettes et celles des ventricules doivent se succéder régulièrement et sans interruption ; on conçoit pareillement que tous les mouvements sont indépendants du cerveau et en général de la puissance nerveuse, et que, par conséquent, ils le sont de la volonté.

Cette théorie, si séduisante par sa simplicité, était à l'abri des principales difficultés qu'on rencontrait dans les opinions qui l'avaient précédée ; mais elle en faisait naître d'autres non moins grandes. Car, d'une part, comment se faisait-il que le cœur ne fût pas soumis à la puissance nerveuse, et que cependant il reçût un grand nombre de nerfs ? Quel était donc l'usage de ces nerfs ? Pour éluder cette difficulté, fallait-il admettre, avec Sœmmering et Behrends, que les nerfs du cœur ne se rendent point aux fibres de cet organe, et qu'ils se distribuent exclusivement aux tuniques des artères coronaires ? Mais, quelqu'attention que méritent les opinions de ces savants, il était difficile de voir dans celle-ci autre chose qu'une subtilité. D'ailleurs, M. Scarpa, dans de profondes recherches, entreprises d'après le paradoxe de M. Sœmmering, n'avait pas pu découvrir que la distribution des nerfs se fît différemment dans le cœur que dans les autres muscles. — En second lieu, Haller ne pouvait pas expliquer l'influence que les passions exercent sur les mouvements du cœur. Et cependant rien n'est plus certain ni mieux connu que cette influence. Qui ne sait pas que telle affection de l'âme fait palpiter le cœur ; que telle autre donne à ses mouvements une énergie capable de produire des hémorrhagies, et quelquefois même l'apoplexie ; que telle autre enfin les ralentit et les affaiblit au point de produire la syncope ! C'est cette influence si manifeste qui, dans le langage vulgaire, fait rapporter au cœur toutes les affections morales, comme on rapporte au cerveau toutes les opérations de l'intelligence, et qui est la source de toutes les expressions métaphoriques dans lesquelles le cœur est synonyme d'affection. Quand on dit d'un homme que son cœur est ému, on ne songe pas ordinairement aux mouvements de cet organe ; on veut dire simplement que cet homme est vivement affecté. Mais c'est parce qu'une observation constante a appris que les mouvements du cœur participent à cette affection qu'on a fini, dans le langage ordinaire, par prendre ses mouvements pour désigner l'affection elle-même. Maintenant, comment concevoir qu'une correspondance si intime entre les passions et les mouvements du cœur, qu'une réaction si vive des unes sur les autres, puissent se faire sans l'intervention des nerfs? La vue d'un objet fait sur moi une vive impression, et mon cœur se trouble. Par quelle voie la vue de cet objet pourrait-elle produire cet effet sur mon cœur, si ce n'est par les nerfs? Serait-ce par les vaisseaux sanguins, par l'artère ophthalmique? Dans ce cas, les images agréables ou désagréables peintes sur la rétine d'un individu qu'une goutte sereine rendrait aveugle devraient affecter son cœur des mêmes mouvements que s'il jouissait de la vue. Il est évident que toutes les passions, que toutes les affections ont leur siége dans la puissance nerveuse, dont elles n'expriment que des modifications, que diverses manières d'être, et qu'ainsi tout organe dont la fonction se modifie suivant l'état des passions est nécessairement soumis à l'action de cette puissance. Comment se peut-il qu'une vérité aussi palpable ait été méconnue dans ces derniers temps? On sait que Bichat a prétendu que les passions sont étrangères à la vie animale, et par conséquent à la puissance nerveuse, et qu'elles ont exclusivement leur siége dans les viscères de la vie organique, dans le cœur, l'estomac. Si cette opinion était fondée, elle lèverait la difficulté dont il s'agit ici. Mais la seule preuve qu'il en donne est précisément celle que je citais tout à l'heure en faveur de l'opinion contraire; c'est la grande influence des passions sur ces viscères.

Or, cette influence déposera toujours pour l'intervention de la puissance nerveuse aussi long-temps qu'on ne pourra pas montrer comment un coup-d'œil, comment un seul mot, un simple souvenir, peuvent jeter le désordre dans les mouvements du cœur, sans la participation de cette puissance. Les passions supposent essentiellement un être vivant et sentant, qui en est le sujet; et les viscères de la poitrine et du bas-ventre ne constituent pas la vie, ils ne sont nécessaires qu'à son entretien. On peut concevoir, et il peut exister un être vivant, et affecté de diverses passions, quoique privé de ces viscères; tandis que ces mêmes viscères ne sont plus que des portions de cadavre, dès qu'ils sont séparés du véritable siége de la vie.

L'opinion de Bichat sur le siége des passions a la même origine que celle de M. Sœmmering sur les nerfs du cœur. L'une et l'autre se rapportent à certains faits, à certaines expériences qui semblaient indiquer que la puissance nerveuse n'a aucune action sur le cœur; car c'est ainsi que, pour expliquer des faits dont on est embarrassé, il n'arrive que trop souvent qu'on en suppose d'autres qui sont inadmissibles. Ces expériences étaient les mêmes qui avaient conduit Haller à n'attribuer les mouvements du cœur qu'à l'irritabilité. Je les ai déjà indiquées en partie. Examinons-les brièvement. On peut les réduire à trois chefs : 1° L'irritation des nerfs cardiaques, exercée soit mécaniquement, soit par l'électricité, ne paraît avoir aucun effet sur le cœur, tout au contraire de ce qui a lieu dans les muscles, qui sont manifestement soumis à la puissance nerveuse ; dans ceux-ci, l'irritation du nerf peut toujours faire contracter le muscle auquel il se rend, même quelque temps après la mort. 2° Si l'on intercepte d'une manière quelconque toute communication nerveuse entre le cerveau et le cœur, on n'arrête pas pour cela les mouvements de ce dernier organe. 3° On ne les arrête pas même en l'arrachant de la poitrine. — Le premier fait ne signifie pas que la puissance nerveuse n'a point d'action sur le cœur, mais seulement que, si elle en a, c'est d'une manière toute différente de ce qui a lieu dans les muscles soumis à la volonté ; et c'est ce qu'on peut admettre sans peine, puisque, comme je l'ai déjà observé plus haut, les nerfs cardiaques ont une origine et une texture qui les distinguent entièrement de ceux des muscles volontaires. Le deuxième fait ne veut dire autre chose, sinon que les mouvements du cœur ne dépendent pas du cerveau. Quant au troisième, il paraît être beaucoup plus décisif en faveur de l'irritabilité ; ou du moins, si les mouvements de diastole et de systole, qui continuent dans un cœur entièrement détaché du corps, dépendaient encore des nerfs, ce ne pourrait être que de ceux qui tiennent à ce cœur et qui font partie de sa substance ; et dès-lors, il faudrait admettre que la puissance nerveuse est disséminée dans toute l'étendue du système nerveux et non concentrée dans un foyer particulier, comme on l'avait cru généralement. Mais, avant de rien décider à cet égard, il faut examiner si les mouvements du cœur, isolé de cette manière, sont du même ordre que ceux qui ont lieu pendant la vie ou après la simple décapitation. Le meilleur moyen de s'en assurer est de rechercher si les uns et les autres sont également capables d'entretenir la circulation. Il n'y a pas de doute que la circulation ne continue ou ne puisse continuer dans les animaux simplement privés du cerveau. Elle continue dans les acéphales, puisqu'ils vivent et se développent; et j'ai fait voir qu'on pouvait l'entretenir dans les animaux que l'on a décapités avec les précautions nécessaires pour prévenir l'hémorrhagie. Ces animaux ne périssant que d'asphyxie, il suffit pour prolonger leur existence, de suppléer par l'insufflation pulmonaire à la respiration naturelle qu'ils ne peuvent plus exercer. — Il ne serait pas possible de constater, d'une manière directe, si les mouvements qui subsistent dans un cœur détaché de la poitrine sont capables d'entretenir la circulation; mais on peut y parvenir indirectement par deux moyens, dont l'un consiste à couper tous les nerfs qui se rendent au cœur, et l'autre à détruire tous les foyers de la puissance nerveuse; savoir, le cerveau et la moelle épinière. Le premier de ces moyens serait d'une exécution très-difficile, et même on ne serait jamais très-certain d'avoir coupé tous les nerfs. Le second est beaucoup plus facile et plus sûr. — Voyons donc ce que devient la circulation lorsqu'on blesse ou qu'on détruit le cerveau et la moelle épinière dans des animaux de différents âges.

EXPÉRIENCES SUR LES LAPINS DANS LE PREMIER JOUR DE LEUR NAISSANCE.

Première expérience. Moelle épinière coupée avec une aiguille entre l'os occipital et la première vertèbre. Aussitôt tous les mouvements inspiratoires sont anéantis et remplacés par des bâillements. L'animal s'agite pendant un peu plus d'une minute. La sensibilité s'éteint vers la seizième minute. A vingt minutes, les bâillements continuant encore, et les carotides étant noires et rondes, mais moins grosses que dans les premiers temps de l'expérience, insufflation pulmonaire commencée. En moins de cinq secondes, les carotides grossissent et deviennent bien vermeilles; peu après les bâillements s'accélèrent et se renforcent. La sensibilité renaît vers vingt-une minutes. Les

carotides deviennent promptement noires en interrompant l'insufflation, et vermeilles en la reprenant; à vingt-cinq minutes, amputation d'un des pieds, hémorrhagie vermeille pendant l'insufflation, noire hors de l'insufflation. A trente minutes, les mêmes phénomènes continuent; les deux carotides liées, chacune avec les jugulaires externe et interne de son côté.

Deuxième expérience sur le même lapin. A trente-deux minutes, décapitation sur la première vertèbre cervicale. La tête, séparée du corps, continue de bâiller pendant plusieurs minutes. Insufflation pulmonaire reprise à trente-trois minutes. La sensibilité se conserve dans le tronc. A quarante minutes, amputation de l'autre pied, hémorrhagie vermeille ou noire, suivant que l'insufflation est continuelle ou suspendue.

Troisième expérience sur le même lapin. A cinquante minutes, même état de la sensibilité et de l'hémorrhagie, les battements du cœur sont toujours distincts à travers les parois de la poitrine; toute la moelle épinière détruite jusqu'à la queue, en introduisant un stylet de fer dans toute la longueur du canal vertébral. A l'instant, tout le corps est flasque et entièrement privé de sentiment et de mouvement. Les battements du cœur ne sont plus distincts, et ne le redeviennent pas par la suite. Insufflation reprise à cinquante-une minutes; nul effet. Une cuisse, coupée à cinquante-cinq minutes, ne saigne point du tout. L'autre cuisse, coupée à soixante minutes, fournit deux ou trois gouttes de sang noir, qui paraissent venir de la veine fémorale. La plaie épongée ne saigne plus. Insufflation abandonnée à soixante-dix minutes. Les résultats de ces trois expériences sont évidemment que la circulation continue après la section de la moelle épinière à l'occiput et après la décapitation, mais qu'elle est arrêtée subitement par la destruction de toute la moelle épinière.

Quatrième expérience sur un autre lapin. Destruction immédiate de toute la moelle épinière, en introduisant un stylet entre l'os occipital et la première vertèbre dans toute la longueur du canal vertébral. Tout le tronc est aussitôt flasque et mort. Bâillements, seuls signes de vie dans la tête. Les battements du cœur ne sont plus distincts. A quatre minutes, les carotides étant à peu près vides, et ne contenant que très-peu de sang noir, insufflation pulmonaire commencée. Vers

nq minutes, il revient un petit filet de
ng vermeil dans les carotides, lequel
insuffisant pour les remplir, ne change
oint de couleur en interrompant l'insuf-
ation, et disparaît à la fin de la septième
inute. Les battements du cœur ne reviennent pas distincts, et les bâille-
ents cessent à douze minutes. Les deux
isses coupées, l'une à six, l'autre à neuf
inutes, ne saignent point. L'insufflation
t continuée avec grand soin, mais sans
ccès, jusqu'à dix-huit minutes. Dans
tte expérience, la circulation a été ar-
tée par le seul fait de la destruction de
ute la moelle épinière, sans décapita-
on ni aucune autre lésion prélimi-
aire.

*Cinquième expérience sur un autre
lapin.* Destruction immédiate de la moelle
épinière cervicale seulement. Bâille-
rents; le col est flasque et mou; les
pattes antérieures ne sont plus sensibles;
tout le reste du corps l'est. Les batte-
rents du cœur ne sont que très-faible-
ment distincts. Insufflation commencée
à trois minutes; les battements du cœur
accélèrent et deviennent plus distincts.
Les carotides, qui ne contenaient qu'un
petit filet de sang noir, s'emplissent davantage, et prennent une couleur vermeille. Mais bientôt après, les battements
du cœur cessent d'être distincts, et les
carotides se vident de plus en plus. A
dix minutes, elles ne contiennent plus
qu'un très-mince ruban de sang vermeil,
lequel conserve cette couleur pendant
l'interruption de l'insufflation. Une cuisse
coupée à six minutes saigne un peu. Le
sang est noir. Cette hémorrhagie continue pendant quelques minutes, et reste
noire. La sensibilité cesse à onze minutes, et les bâillements à douze. L'autre
cuisse coupée à quatre minutes ne saigne point. Insufflation abandonnée à
seize minutes. Dans cette expérience, la
destruction de la seule moelle cervicale
a arrêté la circulation; mais le cœur a
d'abord conservé assez de forces pour
pousser le sang dans les artères principales, quoi qu'il n'en eût pas assez pour
le faire passer des artères dans les veines.

*Sixième expérience sur un autre
lapin.* Destruction immédiate de toute
la moelle dorsale : la tête, le col et le
train de derrière demeurent vivants; le
milieu du corps est mort. Les mouvements d'inspiration subsistent, mais ils
sont affaiblis, et ne se font que par le
diaphragme. Les battements du cœur sont

pareillement affaiblis. A cinq minutes,
amputation d'un pied; point d'hémorrhagie. A six minutes, amputation d'une
jambe, hémorrhagie vermeille. A quinze
minutes, l'animal continuait de vivre et
de respirer, et les hémorrhagies étaient
vermeilles. Dans cette expérience, la circulation n'a été qu'affaiblie. Ce résultat
n'a pas toujours lieu. Assez souvent la
destruction de la moelle dorsale arrête
subitement la circulation.

*Septième expérience sur un autre
lapin.* Destruction immédiate de toute la
moelle lombaire : tout le train de derrière mort; le reste du corps est et demeure vivant. La respiration, un peu
troublée d'abord, se rétablit assez bien,
et se fait sans bâillements. A huit minutes, un des pieds amputés saigne,
sang vermeil. A quinze minutes, la respiration continue avec assez de facilité;
les battements du cœur sont distincts;
l'animal porte bien sa tête, et se soutient
sur les pattes antérieures. La circulation
n'a pas été arrêtée, et ne l'est jamais à
cet âge par la destruction de la moelle
lombaire.—Les mêmes expériences, répétées sur des lapins âgés de dix jours,
donnent des résultats semblables. Ainsi,
la circulation continue après la décapitation, et après la section de la moelle
épinière à l'occiput; elle est arrêtée subitement par la destruction de toute la
moelle, et par celle de la seule portion
cervicale; elle l'est plus souvent que
dans le premier jour de la naissance
après la destruction de la moelle dorsale. Enfin, elle continue encore dans le
plus grand nombre des cas après la destruction de la moelle lombaire. J'en
supprime les détails pour abréger. Mais
je vais donner ceux qui sont relatifs aux
expériences faites sur les lapins âgés de
vingt jours, parce qu'à cet âge les résultats sont à peu près les mêmes qu'à tout
autre âge plus avancé.

EXPÉRIENCES SUR DES LAPINS AGÉS DE VINGT
JOURS.

Première expérience. Section de la
moelle à l'occiput. La sensibilité disparaît à trois minutes, et les bâillements à
trois minutes trois quarts. Insufflation
pulmonaire commencée à quatre minutes
et demie, les carotides étant noires et
encore rondes, et les battements du cœur
étant distincts. En moins de cinq secondes, les carotides se remplissent davantage et deviennent bien rouges. Les bâil-

lements reparaissent à quatre minutes trois quarts, et la sensibilité vers cinq minutes. A huit minutes, amputation d'un pied, hémorrhagie vermeille pendant l'insufflation. A dix minutes, les bâillements, la sensibilité et l'hémorrhagie continuent; ligature des carotides et des veines jugulaires.

Deuxième expérience sur le même lapin. A onze minutes, décapitation sur la première vertèbre cervicale. Le moignon du col saigne assez abondamment, sang noir. Insufflation reprise à douze minutes. La sensibilité se ranime très-bien. A seize minutes, l'amputation d'une jambe cause une hémorrhagie vermeille.

Troisième expérience sur le même lapin. A dix-huit minutes, la sensibilité étant bien prononcée et les battements du cœur bien distincts, destruction de toute la moelle épinière; un instant après, les battements du cœur ne sont plus distincts, et ne le sont pas redevenus. Insufflation reprise à dix-neuf minutes, et continuée jusqu'à vingt-six; nul effet. Une cuisse coupée à vingt minutes ne saigne point, ni l'autre, coupée à vingt-quatre minutes.

Quatrième expérience sur un autre lapin. Destruction immédiate de la moelle cervicale; la sensibilité s'éteint à une minute un quart. A une minute et demie, les battements du cœur ne sont pas distincts; une cuisse amputée ne saigne point; les bâillements cessent. A deux minutes et demie, insufflation pulmonaire, les carotides étant plates et à peu près vides; il y revient lentement un mince ruban de sang vermeil, lequel diparaît bientôt après, et ces artères sont tout-à-fait blanches à cinq minutes. Les battements du cœur ne sont pas redevenus distincts; la cuisse amputée d'abord n'a point saigné, non plus que l'autre amputée à huit minutes. Insufflation abandonnée à quinze minutes.

Cinquième expérience. Destruction immédiate de la moelle dorsale; bientôt après, les battements du cœur ne peuvent plus être sentis; la sensibilité cesse à une minute et demie, et les bâillements un peu avant deux minutes. Les carotides sont plates et vides à deux minutes; amputation d'une cuisse à quatre minutes, point d'hémorrhagie.

Sixième expérience sur un autre lapin. Destruction immédiate de la moelle lombaire; les battements du cœur sont irréguliers, mais encore assez distincts. L'animal se soutient sur ses pattes anté-rieures, et porte bien sa tête. A une minute et demie, il chancelle, et à peine la soutenir. A deux minutes, il tombe sur le côté, et la respiration s'arrête tout à coup; quelques instants après, il survient des bâillements accompagnés de mouvements inspiratoires du thorax; les battements du cœur cessent d'être distincts. La sensibilité finit à trois minutes et demie, et les bâillements vers quatre minutes. Insufflation pulmonaire à trois minutes deux tiers; nul effet. Les carotides sont plates et vides à cinq minutes. Une jambe coupée à une minute et demie saigne un peu, sang vermeil; la cuisse de l'autre côté, coupée à trois minutes, ne saigne point, ni la même cuisse amputée à sept minutes. Insufflation abandonnée à dix minutes. — En comparant, dans ces six expériences, les signes tirés de la couleur ou de l'absence de l'hémorrhagie, de la plénitude, de la couleur, ou de la vacuité des carotides; de la facilité ou de l'impossibilité de sentir les battements du cœur à travers les parois de la poitrine, etc., il est évident que la circulation a continué après la section de la moelle épinière à l'occiput, et après la décapitation, et qu'elle a été arrêtée subitement par la destruction de toute la moelle, et par celle de chacune des portions cervicale et dorsale. Elle l'a été aussi, mais seulement au bout d'environ deux minutes, par la destruction de la moelle lombaire. — Nous avons vu que, dans les premiers jours de la naissance, la destruction de la moelle lombaire ne suffisait pas pour arrêter la circulation. Mais, à l'âge de vingt jours et au-delà, elle l'arrête presque constamment; et celle de chacune des portions cervicale et dorsale l'arrête dans tous les cas sans exception : à cet âge, la destruction d'une seule des trois portions de la moelle épinière suffit donc pour arrêter la circulation, tandis que la décapitation ne l'arrête à aucun âge. —En examinant les phénomènes qui accompagnent la destruction d'une certaine étendue de la moelle épinière, on remarque que lors même que la circulation en est subitement arrêtée, la vie ne cesse jamais tout d'un coup que dans les parties qui tirent leurs nerfs de la portion de moelle détruite, et qu'elle continue toujours un certain temps dans le reste du corps. Ce temps est d'autant plus long que l'animal est plus voisin de l'époque de sa naissance; et il est rigoureusement déterminé pour chaque âge. Or, puisque tous les signes annoncent que la circulation a cessé dès l'instant où la moelle a été détruite, il faut bien que ce reste de vie subsiste sans le secours de la circulation. C'est ce dont il était difficile de s'assurer d'une manière directe, en excisant le cœur chez les lapins de différents âges. Voici les résultats de ces excisions :

AGE	DURÉE	DURÉE
des lapins dont le cœur a été excisé.	de la sensibilité après l'excision.	des bâillements après l'excision.
jours.	minutes.	minutes.
1.	14.	20.
5.	6.	9.
10.	3 1/3.	4.
15.	2 1/3.	2 3/4.
20.	1 1/3.	1 2/3.
25.	1 1/4.	1 1/2.
30.	1.	1 1/3.

Si l'on détruit, aux mêmes âges, des portions de moelle épinière suffisantes pour arrêter la circulation, on observe constamment que les signes de vie qui subsistent dans les parties correspondantes au cerveau et aux portions de moelle non détruites ne durent jamais au-delà de ce qu'ils feraient après l'excision du cœur ; et, pour l'ordinaire, ils durent un peu moins, vraisemblablement parce que la moelle non détruite se trouve plus ou moins dans un état pathologique. — La destruction d'une portion quelconque de la moelle ne produit donc immédiatement la mort que dans les parties qui reçoivent leurs nerfs ; ce n'est que consécutivement, et en arrêtant la circulation, qu'elle l'occasionne dans le reste du corps. La vie continuerait indéfiniment dans ces dernières parties, si la circulation pouvait être entretenue. Avant l'âge de dix jours, la destruction de la moelle lombaire dans les lapins, en frappant de mort le train de derrière, n'empêche pas que la vie ne continue dans celui de dedans, parce qu'à cet âge il reste encore assez de forces au cœur après cette destruction pour entretenir la circulation ; mais lorsque, dans un âge plus avancé, cet organe a besoin, pour remplir sa fonction, de réunir toutes les forces que peuvent lui fournir les trois portions de la moelle épinière, si l'on vient à détruire une de ces portions, la vie ne pourrait continuer dans les parties qui correspondent aux deux autres qu'autant qu'on aurait quelque moyen de rendre les forces que ces deux portions fournissent au cœur, suffisantes pour entretenir la circulation. Il existe, en effet, un moyen d'obtenir ce résultat : il consiste à restreindre, par des ligatures, l'étendue des parties auxquelles le cœur doit distribuer le sang. On peut, par ce moyen, empêcher que la destruction de la moelle lombaire ne devienne mortelle à quelque âge que ce soit : il suffit, pour cela, avant d'opérer cette destruction, de lier l'aorte ventrale immédiatement au-dessous du diaphragme ; dans ce cas, le cœur est privé des forces que lui fournissait la moelle lombaire, mais en même temps la dépense de forces qu'il est obligé de faire est diminuée de toutes celles qu'exigeait l'entretien de la circulation dans le train de derrière ; en sorte que, tout compensé, il se trouve en avoir assez pour l'entretenir dans le train de devant. Le même procédé s'applique, avec le même succès, à la destruction des deux autres portions de la moelle. La cervicale paraît être celle qui a le plus d'influence sur la circulation, en ce qu'elle ne peut être détruite de prime-abord, à quelque âge que ce soit, sans que cette fonction soit subitement arrêtée, tandis que les deux autres peuvent l'être dans les premiers jours de la naissance, sans que le même effet ait lieu. Cependant cette même portion peut être détruite impunément ; il suffit pour cela de commencer par décapiter l'animal avec les précautions ordinaires. Le cœur, après cette opération, n'ayant plus à pousser le sang jusque dans la tête, peut se passer du contingent de forces qu'il tirait de la moelle cervicale. Enfin, c'est d'après les mêmes principes qu'on peut tronquer un animal par les deux bouts, en faisant aux vaisseaux les ligatures convenables ; le réduire à sa poitrine toute seule, et entretenir la circulation et la vie dans cette poitrine à l'aide de l'insufflation pulmonaire. Il est évident qu'on ferait vivre isolément de cette manière tout autre tronçon et la tête elle-même, si les poumons et le cœur, nécessaires pour la formation du sang artériel et pour la circulation, pouvaient en faire partie.

C'est encore d'après les mêmes principes qu'en détruisant la moelle successivement par petites parties, et en mettant un certain intervalle entre chaque destruction, on en peut détruire, sans arrêter la circulation, une longueur beaucoup plus grande que celle qui aurait suffi pour produire cet effet si elle eût été détruite en une seule fois : car la destruction d'une petite étendue de moelle, insuffisante pour arrêter la circulation générale, la diminue toujours beaucoup dans les parties qui tirent leurs nerfs de la moelle détruite, et y fait, jusqu'à un certain point, l'office d'une ligature. De plus, les forces du cœur étant affaiblies par cette opération, la circulation générale se concentre et ne conserve un peu d'activité que dans les parties voisines du cœur ; ce qui produit encore un effet analogue.—En un mot, soit par ce procédé, soit par celui des ligatures, il n'y a aucune portion de moelle épinière qu'on ne puisse empêcher de coopérer à entretenir la circulation sans que cette fonction soit arrêtée ; il n'y en a aucune qui ne puisse devenir suffisante pour l'entretenir, et l'on trouve qu'à tous les âges une portion quelconque fournit au cœur des forces capables d'entretenir la circulation dans toutes les parties qui reçoivent leurs nerfs de cette portion. Mais, de quelque manière qu'on s'y prenne, toutes les fois que l'on va jusqu'à anéantir l'action de la moelle dans toute son étendue, la circulation est arrêtée sans retour. — Les expériences dont je viens d'indiquer les résultats ont particulièrement été faites sur les lapins ; mais je les ai répétées, avec le même succès,

sur les chiens, sur les chats et sur les cochons d'Inde. La différence la plus notable qu'elles m'aient présentée, c'est que la circulation n'est pas arrêtée dans ces diverses espèces par la destruction des mêmes portions de moelle épinière. Telle portion qui, étant détruite, l'arrête à tel âge dans telle espèce, ne suffit pas pour l'arrêter au même âge dans toute autre ; mais alors on est toujours sûr de produire le même effet en en détruisant une plus grande longueur.—J'ai obtenu des résultats semblables sur les animaux à sang froid. Si l'on détruit toute la moelle épinière dans une grenouille, et qu'aussitôt après on ampute les cuisses, il n'y a point d'hémorrhagie, tandis qu'il y en aurait si on avait simplement décapité l'animal. Pareillement une salamandre dont toute la moelle a été détruite ne fournit point de sang quand on la coupe par tronçons. — Dans toutes les expériences dont j'ai parlé jusqu'ici, lorsque la destruction de la moelle a été portée au point d'arrêter la circulation, si on ouvre la poitrine aussitôt après pour observer l'état du cœur, on remarque constamment que les mouvements de cet organe continuent avec assez de régularité, et pendant un temps qui quelquefois est fort long. Or, puisque ces mouvements ont perdu, par la destruction de la moelle, la force nécessaire pour entretenir la circulation, il est évident que ceux qui subsistent dans un cœur récemment arraché de la poitrine d'un animal vivant seraient pareillement incapables de l'entretenir. Telle est donc la solution de la difficulté que nous avions à examiner ; elle repose sur ce qu'il existe une distinction bien réelle entre les mouvements du cœur pendant la vie, et les mouvements sans force qu'on observe dans ce même cœur quand il n'est plus soumis à l'action de la puissance nerveuse. Ce sont ces derniers mouvements qui ont trompé Haller et tous les auteurs de son école ; ils les ont comparés à ceux qui ont lieu soit dans les acéphales, soit après la décapitation, tandis qu'il est démontré qu'ils en diffèrent entièrement. Qu'on parcoure toutes les expériences qui ont été faites sur l'irritabilité, et toutes les conséquences qu'on en a déduites par rapport aux mouvements du cœur, on trouvera que la source de l'erreur a constamment été dans cette comparaison. On disait que les mouvements du cœur, que la circulation et la vie continuaient dans les acéphales et dans les animaux

apités ; cela est vrai : on en concluait
que les mouvements du cœur ne dépendent pas de la puissance nerveuse : cette conséquence supposait que la puissance nerveuse avait son foyer unique
dans le cerveau, et elle était fausse. On
pensait ensuite que les mouvements
continuaient dans un cœur entièrement
extrait de la poitrine, et qu'ils continuaient indépendamment de toute impulsion actuelle des foyers de la puissance nerveuse : cela était encore vrai ;
mais on en concluait que, pendant la vie,
les mouvements du cœur avaient pareillement lieu sans aucune impulsion de ce
genre. Cette conséquence supposait que
les uns et les autres de ces mouvements
étaient également capables d'entretenir la circulation, qu'ils étaient du même
ordre ; et elle était fausse. — Il résulte
de ce que j'ai dit dans cet article sur les
causes des mouvements du cœur, que la
puissance nerveuse a sa source, non dans
le cerveau uniquement, mais à la fois dans
le cerveau et la moelle épinière ; que,
quelles que soient les autres fonctions
du cerveau, il n'a qu'une influence bornée sur les mouvements du cœur ; que
c'est principalement dans la moelle épinière que le cœur puise ses forces, et
qu'il les puise dans tous les points de
cette moelle sans exception, à la différence des parties soumises à la volonté
dont chacune n'est animée que par une
portion déterminée de la moelle, par celle
dont elle reçoit ses nerfs.—Ces résultats
s'accordent facilement avec tous les faits
connus antérieurement. La circulation
et la vie dans les acéphales et les animaux décapités, l'empire des passions sur
le cœur et l'usage des nerfs cardiaques
se conçoivent sans peine ; et comme c'est
du grand sympathique que le cœur tire
la plus grande partie de ses nerfs, on en
déduit ces deux conséquences : l'une,
que ce nerf ne forme pas un système
nerveux à part, mais qu'il prend naissance dans la moelle épinière, ce qui termine
toutes les controverses qui se sont élevées sur l'origine du grand sympathique;
l'autre, que tous les organes auxquels ce
nerf se distribue sont sous l'influence
immédiate de la moelle épinière tout entière, ce qui fournit une nouvelle manière d'expliquer pourquoi ces organes ne
sont pas soumis à la volonté. En effet,
tous les muscles volontaires reçoivent
leurs nerfs d'un lieu déterminé et circonscrit du cerveau ou de la moelle épinière,
et la volonté, pour faire contracter un

muscle, n'a qu'à diriger son action sur
l'origine des nerfs de ce muscle ; mais
lorsqu'un organe tire ses nerfs de toute
la moelle épinière, la volonté ne peut
plus agir de cette manière. Il faudrait,
pour qu'elle modifiât les mouvements
du cœur, qu'elle exerçât son action sur
toute la moelle épinière. Or, jamais la
volonté n'exerce à la fois une action aussi
étendue ; on en a la preuve en ce qu'elle
ne peut déterminer simultanément qu'un
petit nombre de mouvements. Mais il arrive souvent que, sans le concours de la
volonté, l'énergie de toute la puissance
nerveuse est exaltée ou diminuée, et il est
évident qu'alors les mouvements du
cœur doivent se ressentir de cet état :
c'est ce que produisent les passions et
les maladies.

Quant à la permanence non interrompue de ces mouvements, on conçoit
qu'elle peut dépendre de la même cause,
je veux dire de ce que toute la puissance
nerveuse y contribue, et en même temps
de ce que la plus faible action de cette puissance suffit pour les entretenir ; car on
sait que la circulation continue encore
lorsque la faiblesse générale est portée
au point de rendre les mouvements volontaires impossibles. Une fonction que
la puissance nerveuse tout entière concourt à entretenir, et qu'elle entretient
encore lors même qu'elle est réduite au
plus haut degré de faiblesse, ne doit
cesser qu'avec l'extinction de cette puissance, c'est-à-dire, qu'avec la mort. —
Pour que *toute* la moelle épinière pût
agir *continuellement* sur un même organe, il fallait, sans doute, que les nerfs
par lesquels elle transmet son action
eussent une disposition particulière : les
communications, les ganglions et les
plexus du grand sympathique, paraissent se rapporter à cet usage, comme
l'ont pensé la plupart des physiologistes;
et c'est uniquement sous ce point de vue
qu'on pourrait dire que ce nerf forme à
lui seul un système nerveux particulier.
— Quelle est la mesure de ces forces que
le cœur puise dans la moelle épinière?
quelle est particulièrement celle des forces du ventricule gauche? Elles sont très-
grandes, comme on en peut juger par
une expérience que tout le monde connaît. Cette expérience consiste à croiser
les jambes, en appliquant sur un genou
le jarret de l'autre jambe, et à suspendre, au pied de cette dernière, un poids
de cinquante livres. Ce poids, quoique
placé à l'extrémité d'un si long levier,

est soulevé à chaque battement de l'artère poplitée, et il fait des oscillations qui sont isochrones aux battements du cœur. Mais l'évaluation de ces forces est très-difficile, et peut-être impossible ; du moins elle a été cherchée en vain jusqu'ici par des hommes d'un grand talent. Borelli, Keill, Jurin, Morand, Tabor, Hales, Morgan, Bryan Robinson, Sauvages, Daniel Bernouilli, etc., ont voulu la déterminer ; mais les résultats auxquels ils ont été conduits ne peuvent inspirer aucune confiance à cause de l'exagération ou de l'opposition extrême qu'on y remarque. Ainsi, Borelli évalue les forces dont le cœur a besoin pour entretenir la circulation à celles nécessaires pour soulever un poids de cent quatre-vingt mille livres ; mais Keill, le destructeur des miracles de Borelli, comme l'appelle Haller, les réduit à cinq, ou au plus, à huit onces ; Hales, à cinquante-une livres cinq onces, etc.: en un mot, il y a autant de résultats différents que de calculateurs. Il serait trop long, et d'ailleurs sans utilité, d'exposer ici les données sur lesquelles ces calculateurs ont établi leurs calculs ; toutes sont inexactes, incertaines ou hypothétiques. Mais je dois faire remarquer une circonstance à laquelle la plupart d'entre eux, si j'en excepte Keill, n'ont peut-être pas fait assez d'attention, je veux parler de la vitesse acquise qu'a déjà le sang à chaque nouvelle impulsion qu'il reçoit du cœur. Si l'on considère la vitesse du sang dans l'aorte au moment où le ventricule gauche vient de se contracter, cette vitesse n'est pas due uniquement à cette contraction ; mais elle se compose de celle qui existait déjà quand la contraction a eu lieu, plus de celle qu'y a ajoutée cette contraction. Il est même évident que, dans l'état de santé, et lorsque la circulation continue uniformément, chaque contraction du cœur ne doit imprimer au sang que la quantité de mouvement qu'il a perdue d'une contraction à l'autre : car si elle était plus grande, la vitesse du sang irait en s'accélérant indéfiniment ; et si elle était plus petite, cette vitesse diminuerait de plus en plus jusqu'à extinction. Il en est, à cet égard, comme d'une horloge, qui n'imprime de mouvement à son pendule que la quantité qu'il en a perdue pendant une oscillation. En supposant donc qu'on connût la vitesse du sang dans l'aorte à sa sortie du cœur, on serait encore fort loin de connaître pour quelle part y a contribué

la dernière contraction du cœur ; mais on ne connaît même pas la vitesse totale après cette contraction, quoique ce soit sur cette vitesse que plusieurs auteurs ont établi leur calcul. Il ne serait peut-être pas difficile d'en acquérir la connaissance, si le système artériel ne formait qu'un cylindre continu depuis le cœur dans toute l'étendue du corps. Mais il n'en est pas ainsi ; l'aorte se divise et se subdivise sans cesse de telle manière que la somme des aires des branches qui partent du tronc est toujours plus grande que l'aire du tronc. Le sang occupe donc un espace de plus en plus grand à mesure qu'il s'éloigne du cœur, et, par conséquent, sa vitesse est de plus en plus retardée. — On a ouvert la carotide et l'artère crurale pour y déterminer la vitesse du sang ; mais la vitesse du sang dans la carotide n'est pas la même que dans l'artère crurale, et ni l'une ni l'autre n'est la même qu'à l'origine de l'aorte. A proprement parler, il n'y a peut-être pas deux artères dans lesquelles la vitesse soit précisément la même : ceci soit dit pour donner une idée des difficultés insurmontables qu'on rencontre dans les calculs de ce genre. Mais ce qu'il y a de très-certain, c'est que la vitesse acquise qu'a déjà le sang quand il reçoit l'impulsion du cœur dispense d'attribuer à cet organe ces forces prodigieuses dont il aurait besoin s'il devait seul mettre en mouvement toute la masse des humeurs et vaincre les obstacles qu'elle rencontre dans son cours. Plusieurs auteurs ont aussi regardé la systole des artères comme un auxiliaire du cœur ; mais cette systole ne fait que restituer cette partie des forces du cœur qui avait été employée à dilater les artères et à produire leur diastole, et, par conséquent, elle la représente réellement. D'ailleurs, dans certains animaux, tels que l'esturgeon, l'aorte est toute cartilagineuse, et elle ne peut avoir aucun mouvement de systole ni de diastole. (Cuvier, tom. IV, pag. 177). On a pensé encore, et c'est particulièrement l'opinion de Bichat, que le cœur n'a d'action sur le sang que jusqu'au système capillaire exclusivement ; que le reste de la circulation, dans ce système et dans les veines, en est indépendant, et qu'il ne s'opère que sous l'influence des forces toniques du système capillaire, et à l'aide des contractions des muscles, des battements des artères contiguës, etc. ; mais je ne connais aucune preuve solide en faveur de cette opinion. Dans l'état de santé ordinaire, tout le système sanguin étant plein, je ne conçois point comment le sang pourrait avoir un mouvement progressif dans les artères, vers le système capillaire, sans que celui de ce système y participât; et la quantité de sang que les veines rapportent au cœur, dans un temps donné, devant être précisément égale à celle qui s'en échappe par les artères, je ne conçois pas mieux comment cet équilibre pourrait se maintenir avec tant de régularité si la circulation, dans le système capillaire et dans les veines, dépendait de causes variables, et qu'elle ne fût pas soumise à l'action du cœur. Ces opinions n'ont évidemment été imaginées que parce qu'on s'est effrayé des forces qu'on se croyait dans la nécessité d'attribuer au cœur, en le considérant comme l'unique moteur de la circulation.

La vitesse acquise dont j'ai parlé me paraît être, sinon la seule, au moins la principale circonstance qui favorise la circulation; et il n'y a pas de doute que, si cette vitesse se perdait, et que la circulation s'arrêtât tout d'un coup, les forces du cœur restant les mêmes qu'auparavant, ces forces seraient insuffisantes pour rétablir le cours du sang: mais il en faut bien que les forces du cœur puissent rester entières quand la circulation, a cessé. Nous avons vu plus haut que à la vérité la puissance nerveuse, qui en est la source, subsiste toujours un certain temps quand la circulation est arrêtée. Mais elle va en s'affaiblissant plus ou moins rapidement suivant l'âge; et en peu d'instants, dans l'animal adulte, le cœur n'a plus assez de forces pour entretenir la circulation, et il n'en aurait plus assez lors même que le sang conserverait sa vitesse acquise. Il est évident, d'ailleurs, qu'il ne peut pas les recouvrer, puisque c'est l'action du sang artériel sur la moelle rachidienne qui seule les lui donne et qui peut seule les lui rendre, et que dans l'hypothèse la circulation est arrêtée. Il est donc absolument impossible que le cœur puisse la ranimer.—Haller (*Élém. Phys.*, tom. 1, p. 441) et beaucoup d'autres physiologistes ont pensé différemment: ils ont cru que le cœur seul pouvait rétablir la circulation quand elle était arrêtée, et que cela arrivait fréquemment dans les asphyxies et les syncopes profondes; mais je ne connais aucun fait bien constaté qui soit conforme à cette opinion. J'ai asphyxié un grand nombre d'animaux de différentes espèces et de différents âges, dans la vue de connaître à quelle époque, à dater du premier instant de l'asphyxie, il n'était plus possible de les rappeler à la vie. Dans ces expériences, j'ai dû donner une attention particulière aux signes qui indiquaient cette époque; j'ai constamment observé qu'il n'était plus possible de rappeler un animal à la vie toutes les fois que l'asphyxie avait été prolongée jusqu'à ce que les carotides fussent vides et aplaties; et qu'au contraire il y avait quelque espoir d'y parvenir, quel que fût l'état de mort apparente de l'animal, lorsque les carotides étaient encore rondes et assez remplies. Cette dernière circonstance est surtout remarquable dans les très-jeunes animaux qu'on asphyxie par le froid; ils supportent long-temps, et à un haut degré, ce genre d'asphyxie; la sensibilité est éteinte, on n'aperçoit aucun mouvement de respiration; en un mot, ils paraissent morts; et cependant, assez souvent, il suffit de les réchauffer pour les rappeler à la vie. Mais, dans tous ces cas, si on découvre les carotides avant de les réchauffer, on remarque toujours que les seuls que la chaleur fasse revivre sont ceux dont ces artères étaient encore remplies. Dans les expériences que j'ai rapportées plus haut sur la destruction de la moelle épinière, bien que la sensibilité et les mouvements continuent d'abord dans les parties qui correspondent à la portion de moelle qui n'a pas été détruite, on est sûr que ces signes de vie vont finir, et qu'ils ont une durée déterminée relative à l'âge, et qu'il est impossible de prolonger, lorsque les carotides se vident et s'aplatissent un instant après la destruction. Ainsi, la plénitude des carotides laisse toujours l'espoir de rappeler un animal à la vie, lors même qu'il paraît mort, et leur vacuité annonce une mort inévitable, même dans celui qui paraît encore bien vivant. Or, la vacuité de ces artères ne doit être considérée ici que comme un signe certain que la circulation est arrêtée. — Tout ce qu'on a dit de la propriété qu'a l'irritabilité d'être le dernier foyer de la vie, et de servir à la ranimer quand toutes les fonctions ont cessé, est donc purement systématique, et n'est appuyé sur aucun fait positif; et c'est bien en vain qu'on s'est tant occupé à déterminer quel est l'organe dans lequel l'irritabilité se conserve le plus long-temps, dans la vue de diriger sur lui l'action des stimulants dans les cas de mort apparente. On a même conseillé de stimuler les cavités droites du cœur, au moyen d'un stylet introduit par la veine jugulaire externe du même côté. Qu'importe que le cœur conserve son irritabilité plus ou moins long-temps qu'un autre organe, lorsqu'il est certain que fort long-temps avant qu'il l'ait perdue, et lors même que ses battements sont encore assez réguliers, il ne peut déjà plus entretenir la circulation, et que, quand il est parvenu à ce degré de faiblesse, la mort est irrévocable.

Ce que je viens de dire explique pourquoi la mort par syncope est si fréquente; car elle l'est beaucoup plus qu'on ne pense : la plupart des maladies chroniques se terminent ainsi. Le malade fait un petit effort pour se lever, pour rendre une selle, pour parler, etc.; ses forces épuisées succombent, il tombe en syncope, et cette syncope est mortelle. Souvent même des individus non malades éprouvent inopinément une syncope : pour peu que cette syncope soit profonde et qu'elle se prolonge, il devient impossible de les rappeler à la vie. Ces cas ont fréquemment été pris pour des apoplexies nerveuses. — Cependant la circulation a eu un commencement; il n'y avait point alors de vitesse acquise, et le cœur seul paraît en avoir été le premier moteur. On peut donc demander pourquoi le cœur, étant capable de faire commencer la circulation dans un temps, ne le serait pas dans un autre de la ranimer quand elle est arrêtée. Ce moment où la circulation commence est celui de la conception, et c'est le moment où le cœur a le plus de volume et le plus de force par rapport aux résistances qu'il a à vaincre, résistances qui sont les plus petites possibles, tout le corps à cette époque étant gélatineux, et presque fluide. Si, dans un fœtus nouvellement né, on compare le poids du cœur à celui du corps, et qu'on fasse la même comparaison dans l'animal adulte, on trouve que le cœur du fœtus est proportionnellement beaucoup plus pesant, et par conséquent plus fort que celui de l'adulte. On trouve de même que le cœur du fœtus avant terme est plus fort que celui du fœtus à terme, et d'autant plus qu'il est plus voisin de l'époque de la conception. A la fin du cinquième jour de l'incubation, le cœur du poulet est plus gros que le foie, et aussi gros que la tête (Haller). C'est à cet excès de force du cœur dans le premier âge qu'on attribue, non sans raison, le développement de l'individu. — On conçoit donc que le cœur peut avoir assez de forces, à l'époque de la conception, pour faire commencer la circulation, quoiqu'il n'en ait pas assez pour la rétablir dans un âge plus avancé. Il s'agit seulement de savoir comment l'acte de la conception peut le faire passer de l'état de repos à celui de mouvement. Pour le concevoir, il suffit d'admettre que le sperme du mâle est une émanation de la puissance nerveuse, laquelle, à la faveur de la grande perméabilité dont jouissent alors les enveloppes et toutes les parties du germe, va imprégner et animer le système nerveux du nouvel être. Avant la conception, toutes les parties de l'animal étaient préformées dans le germe; mais il leur manquait ce principe sans lequel leur développement est impossible, sans lequel la vie n'existe point, et même sans lequel elle cesserait subitement d'exister dans l'animal le mieux vivant; ce principe, en un mot, qui donne à tous les organes la sensibilité et l'action qui leur sont propres, qui rend le cœur sensible à son stimulus naturel, et qui lui donne les forces nécessaires pour chasser ce stimulus et le faire circuler dans les vaisseaux, c'est la puissance nerveuse. Le germe en reçoit l'influence au moment de la conception, par la liqueur spermatique; aussitôt la vie commence, et dès-lors la circulation suffit pour entretenir et reproduire sans cesse cette puissance. En ce sens, on peut dire que, dans l'acte de la conception, le corps du nouvel être appartient à la mère, et que l'âme est fournie par le père. Je pourrais placer ici plusieurs considérations pour prouver que le principe fécondant de la liqueur séminale est analogue à celui qui constitue la puissance nerveuse; je les trouverais dans l'état de force et de vigueur que doit avoir le mâle pour qu'il soit en état de féconder, dans l'épuisement, c'est-à-dire dans l'affaiblissement de la puissance nerveuse qu'occasionne toujours l'émission trop répétée du sperme, dans l'odeur fortement spermatique des organes nerveux, etc., mais ce serait sortir de mon sujet.

Haller ne voyait dans le sperme qu'un stimulus, et expliquait la fécondation en disant que ce stimulus en pénétrant au cœur déterminait les contractions de cet organe, et faisait commencer la circulation, ou du moins lui donnait l'activité nécessaire au développement de l'individu; car il paraissait admettre que, même avant la fécondation, le cœur jouissait de

...quelques mouvements. Cette opinion est parfaitement dans les principes de l'irritabilité hallérienne, et elle est sujette aux mêmes objections. En effet, si c'est de la puissance nerveuse que le cœur emprunte toutes ses forces et jusqu'à la faculté d'être sensible au stimulus, il serait pleinement stimulé s'il était privé de l'action de cette puissance. On voit, au reste, que pour rectifier cette opinion de Haller, et en général la théorie de ce grand homme sur le mouvement musculaire, d'après les nouvelles expériences, il ne s'agit que de faire dépendre de la puissance nerveuse ce que Haller attribuait à une faculté inhérente à la fibre musculaire. On s'exprimerait donc d'une manière conforme à tous les faits connus par rapport aux mouvements du cœur, en admettant avec Haller que le sang en est le stimulus naturel, et que les cavités de cet organe se contractent successivement, à mesure que ce liquide passe de l'une à l'autre, mais avec cette modification que c'est la puissance nerveuse qui les rend sensibles à l'action de ce stimulus, et qui leur donne la faculté de se contracter avec le degré de force nécessaire à l'entretien de la circulation. Voilà pour l'état de vie. Mais de quel ordre sont les mouvements qu'on observe dans un cœur soustrait d'une manière quelconque à l'action et à la puissance nerveuse? Ces mouvements qui ont tant exercé l'imagination et la sagacité des physiologistes sont évidemment analogues à ceux que présentent les autres muscles dans les mêmes circonstances ; on peut dire jusqu'à un certain point que ce sont des phénomènes cadavériques. On examinera plus particulièrement, à l'article *Irritabilité*, quels rapports ces mouvements peuvent avoir avec ceux qui ont lieu pendant la vie. (v. le Dictionn. des Sc. méd.)

[Il me resterait beaucoup de choses à dire sur le cœur. Je me bornerai à rappeler quelques faits sur la force et la fréquence de ses battements. — Si l'on compare la force relative du cœur dans les différents animaux en l'évaluant par le rapport de son poids à celui du corps entier, on trouve non-seulement que cet organe a plus de forces dans les animaux de la même espèce, à mesure qu'ils sont plus jeunes, mais encore que chez ceux de même âge il en a plus dans une espèce que dans l'autre. Ce sont les animaux féroces ou courageux dont le cœur est le plus fort. Ainsi, il est plus fort dans les chiens et dans les chats que dans les lapins et dans les cochons d'Inde. Il est plus fort aussi dans les mâles que dans les femelles. Il a peu de force dans les animaux à sang froid, et surtout dans les poissons. — Quant à la fréquence de ses battements, c'est une chose bien remarquable, et qui tient à des lois de l'organisation qui ne sont point encore assez connues, mais qui mériteraient bien d'être étudiées, que le nombre des battements du cœur dans un temps donné varie beaucoup suivant l'âge et l'espèce des animaux, et qu'il soit à peu près constant chez tous les individus de même âge et de même espèce. En général, les animaux les plus timides sont ceux dont le cœur bat le plus fréquemment. Ses battements sont si fréquents dans le lapin et dans le cochon d'Inde qu'il serait impossible de les compter. Ils sont d'une fréquence extrême dans la souris. Ils sont beaucoup moins fréquents dans les chiens et dans les chats ; en sorte qu'il semblerait que dans les animaux timides, le cœur compense par la fréquence de ses battements ce qui lui manque en force. Le contraire a lieu dans les individus de même espèce, considérés à différents âges ; quoique dans ces individus le cœur soit d'autant plus fort qu'ils sont plus jeunes, les battements sont en même temps plus fréquents. Voici d'après M. Sœmmering le nombre des battements du cœur à différents âges dans l'espèce humaine. — Dans le fœtus naissant, de 130 à 140 battements par minute.

A un an. 120
A deux ans. 110
A trois ans. 90
A sept ans. 85
A la puberté. 80
Dans l'âge viril. 75
Dans la vieillesse. 70

Dans le langage ordinaire, le cœur se prend fréquemment pour l'estomac, et l'on dit que l'on a mal au cœur pour signifier qu'on a envie de vomir.

FIN DU TOME QUATRIÈME.

TABLE DES MATIÈRES

CONTENUES

DANS CE VOLUME.

9 782329 610832